침과 침술

침과 침술

: 아주 오래된 오해

홍도현 지음

옛날 사람들은 침으로 무얼 하고 싶어 했을까?

일취월장

프롤로그

　한 아이가 있었다. 그가 7살이 되던 해의 여름은 유난히 햇살이 따갑고 무더웠다. 그의 집 앞에는 커다란 소가 앞뒤 발을 모으고 옆으로 웅크린 채 쉬고 있는 모양을 한 밭이 있었다. 기다랗게 비탈진 밭의 중간쯤엔 잘록하게 들어간 자투리땅이 있었고 그곳엔 제법 큰 밤나무가 한그루 서있었으며 그 아래에는 일하다 잠시 땀을 식히기 좋은 그늘이 있었다. 어머니와 두 형들이 밭일을 하고 있을 때 심심하던 그는 몸이 불편하니 집에 있으라는 분부(?)에도 기어코 나오겠다고 억지를 부려 밭에 나왔다. 그러나 스스로 앉지를 못해 그의 형이 옆에서 거들어줘야만 했다. 이런지는 며칠 되었다. 처음엔 왼쪽 발이 절룩거려지더니 왼쪽 팔을 쓸 수 없었고 전날부터는 왼쪽으로 목이 굽어진 채 한쪽은 움직일 수 없는 지경이 되었다. 그에게 소아마비가 온 것이었다. 결국 그의 어머니는 수소문 끝에 산을 넘어야 갈 수 있는 의원을 연락해 침을 맞히기로 결정하셨다.

　다음날부터 어린 그는 먼 곳으로 침을 맞으러 다녔다. 아침 일찍 그를 업고 산을 넘어 갔다가 침을 맞히고 데려오는 것은 항상 돌아가신 아버지 역할까지 해야 했던 열두 살 터울의 그의 맏형 몫이었다. 다행히 그는 가지 않으려고 떼를 쓰지도 않았고 가서도 어린 아이에겐 제법 아팠을 법한 침을 한 번도 울지 않고 맞았다. 그를 치료하신 분은 그런 아이를 대견해 하며 끝나고 나서는 늘 사탕 하나씩을 손에 들려서 보냈다. 다행스럽게도 일주일쯤 지나면서 증상이 차도를 보이기 시작하였다. 열흘쯤 지나서는 업히지 않고 제법 걸으면서 침을 맞으러 다닐 수 있었으며 2주일 만에 그는 원래의 상태로 돌아올 수 있었다. 그에게는 더 이상 침을 맞으러 가지 않아도 된다는 기쁨이 다였겠지만, 그의 어머니에게는 훨씬 더 큰 기쁨과 안도감과 고마움이 가슴속에 가득했었다.

그 아이는 우여곡절 끝에 남들보다는 조금 늦게 침의학을 접하게 되었고, 그 길에 들어선 지도 어느새 20년이 훌쩍 넘었다. 그는 지금까지 2천년도 더된 오래전의 술법을 지금의 과학으로 이해하려 노력해오면서 한동안의 시간을 벼리고는 머리가 희끗희끗해진 지금 한 줄씩 이 책의 서문을 써가는 중이다.

"정말 인문학은 진취적이어야 한다. 그런데 이상하게 인문학을 하다보면 고전주의자가 되고 골동품 좋아하는 사람처럼 되는 거다. 그러나 이건 정말 아니다. 고전을 좋아한다고 해도 그 고전은 과거를 극복하고 살아남는 지혜를 가르쳤기 때문에 고전이 된 거다. 진짜 인문학은 늘 과거를 딛고 일어나는 학문이어야 된다."

―「게임夜화」 중에서

하물며 기술 분야, 특히 사람과 몸과 건강과 관련된 의술에 있어서랴!
어디선가 보았던 다음과 같은 지적이 아팠었다.

"전승된 선현들의 문화유산을 지금의 사회적 언어로 제대로 표현하지 못한다면 그것이 무슨 '계승'이란 말인가? 어설픈 흉내 내기지."

그동안 동양에서 무언가를 안다는 것은 실체의 규명에 의하기보다는 흐름을 이해하는 쪽에 가까웠다. 이는 세상을 끊임없는 변화의 공간으로 파악하는 인식적 토대와 밀접한 연관을 갖는다. 세상은 고정적인 실체를 갖는 물物에 의해서만 이루어 진 것이 아니다. 물이란 음양의 조화를 담고 있는 일시적인 모습일 뿐이다. 사람은 정형화된 보이는 몸과 보이지 않는 몸이 조화를 이룬 복합체이다. 흐름을 중시하는 한의학에 있어서는 어쩌면 후자가 더욱 중요한 세계일 수 있다. 보는 관점에 있어서도 마찬가지이다. 한의학적 관찰은 드러난 육체보다도 이면에 드리워진 상象에 더욱 주안점을 둔다. 한의학에서 신체를 장부론臟腑論보다도 장상론臟象論으로 다루는 이유도 여기에 있다. 음양의 기운이 상호작용하는 면을 다룰 때, 오장육부는 해부학적 실체가 아니라 관념적 이미지에 가깝다. 흐름으로 파악해야 마땅한 개념들이 중간 단계가 생략된 채 실체화된 개념으로 설명하려 할 때면 갈등이 생기고 모순이 생긴다. 섣부르게 지금의 간肝에 대한 실체적 지식을 가지고 고대인들이 설정한 간의 상象을 재단하는 것은 이런 이유로 바람직스럽지 않다. 이는 옳고 그름의 문제가 아닌 게임의 규칙에 관한 문제에서 비롯한다. 이렇게 접근해서는 한의학 본래의 토대를 재생하기도, 한의학의 현대화와 과학화를 이뤄내기도 어렵게 된다. 우선은 고대인들이 세운 그들의 관점과 경기의 규칙을 받아들이고 그 방식으로 침의학의 전반을 이해하도록 해야 한다. 다만, 여기서 그치면 지금도 활용되는 선인들의 술법은 시간적으로 점차 멀어지게 되고 점차 고립되고 본질에서 동떨어진 채 변질되어 도태되고 만다. 열린 관점으로 그러나 매의 눈으로 그들의 이야기를 경청해야 한다. 그들은 우리가 보지 못한 것을 보고 있었을 수 있으며 한편으로 지금의 우리가 쉽게 볼 수 있는 것을 머릿속으로만 관념화할 수밖에 없었을 수 있다. 지금의 언어로 구체적으로 표현할 것을 추상적인 언어로 표현했을 수 있으며 때로는 잘못 도출된 결과가 개입된 채 전해왔을 수도 있는 것이다. 선의들이 전해준 의미가 아무리 소중하다하더라도 그들의 사고와 이해가 오류일 수 있고, 그들의 표현이 절장취의截章取義일 수 있으며, 때로는 그들의 주장이 견강부회牽强附會일 수 있다는 것을 우리는 잊지 말아야 한다. 그들이 전해준 하나하나를 의미로 받아들이지 않고 수정이 불가능한 견고한 외형으로만 간주하여 가둬두고 여기에 꿰어 맞추려고만 할 때 우리는 그들이 전하고자 한 실체적 진실에 다가설 수 없게 될 것임은 물론 발전적 계승이라는 우리에게 주어진 사명을 이루어 내지도 못하게 될 것이다. 이는 그들이 전한 진정성 있는 마음에 대한 올바른 대응도 아닐 것이며 그들이 바라는 바는 더욱 아닐 것이다.

- 옛날 사람들은 지금이라면 침으로 무얼 하고 싶어 했을까? 그리고 어떻게 하고 싶어 했을까?
- 그들은 침법을 통해 후세에 무엇을 전하고 싶어 했을까? 그리고 그들이 지금과 같은 진보된 기술적 사회에 살고 있다면 이를 어떻게 적용하여 활용하고 싶어 했을까?

이 책의 출발은 처음부터 전적으로 이런 관점에서였다. 전자가 온고溫故의 관점이라면 후자는 지신知新의 관점이다. 전자가 선현들의 지식체계에 대한 헤아림이라면 후자는 이를 바탕으로 우리가 새롭게 해석하고 적용해야할 새로운 방향이라고나 할까?

그는 "침을 죽이는 세 가지 방법"을 안다. 하나는 '노릇'을 못하게 하는 것이다. 두 번째는 살기 어려운 곳에서 살게 하는 것이다. 뗏목은 물에서 잘살고 마차는 뭍에서 잘산다. 침은 물(경수經水)에서의 효용을 발휘하지 못한 채 주로 뭍(근육이나 신경)에서만 목숨을 영위하며 힘겹게 살아내고 있다. 셋째는 움직여 가는 길을 막으면 된다. 지금의 침은 전로電路, 자로磁路, 파로波路(기능적 노선)가 막혔고 수로水路와 공로空路가 막혔으며 육로陸路(구조적 노선)만 살아 남았다. 이렇게 사방 중 세 곳이 막힌 곳에서 침은 거친 숨을 내쉬며 버겁고 힘든 삶을 살아내고 있다. 제가 해야 할 기능을 제대로 못하게 되면 살아도 제대로 산 것이 아니다. 기능적 효용들이 줄고 사라진 현재의 침은 그의 눈엔 반쯤은 죽은 것이다. 그는 지금은 침이 죽은 아픈 사회라고 호소한다. 그리고는 온고溫故와 지신知新의 사이에서 '죽은 침 죽이기'를 외치며 '산 침 살리기'를 위한 방법론을 고민하고 있다. 어쩌면 그가 책속에서 수시로 말하는 침의학鍼醫學은 "아픈 사람을 고치는 침의학"이기에 앞서 "아픈 침을 살리는 침의학"을 말하는 것인지도 모를 일이다.

이 책은 4막 12장으로 구성하였다.

제1막 오래된 정원
1. 비전의 자극의학, 침술
2. 침의 기원을 찾아서
3. 기록의 원류

제2막 기 흐르는 신체
4. 반응하는 기능공간, 인체
5. 여명의 기능벡터, 경락과 경혈
6. 건강의 궤도이탈과 진단

제3막 선의들의 침술매뉴얼

7. 다기능 자극원, 침

8. 선의들의 침의학적 프로토콜

9. 단계별 자침공정

10. 감춰진 과학, 보사와 수기

제4막 온고지신 침술코드

11. 침을 놓을 때 몸 안에서 일어나는 일들

12. 침술혁명

    도입부라 할 수 있는 1막에서는 오랜 연원의 침의학을 법도, 도구, 기록의 관점에서 돌아보았고 2막에서는 침의학의 치료대상이 되는 인체의 생·병리 및 진단과 변증에 관한 체계를 살폈다. 3막에서는 치료도구인 침의 준비에서부터 실제로 자침과 수기보사기법을 적용하여 치료를 이루어내는 과정을 차례로 기술하되, 내용을 옮겨와 풀어놓기보다는 과정과정에 담긴 이유와 의미를 찾아 문제를 제기하려고 노력하였다. 그리고 마지막 4막은 옛날 사람들이 정립한 침술에 대한 현대적인 관점에서의 역지사지易地思之라 할 수 있다.

    전체적으로는 침술을 자극의학적 관점에서 고찰하였고 자극원인 침을 단순한 자입도구만이 아닌 생체전자기나 생화학 등이 연계된 기능적 매개로서 보려하였다. 인체를 경經과 경혈의 자극에 대한 다층화된 반응장으로 살펴보았으며 이러한 관점으로 자침의 전 과정을 바라보고자 하였다. 마지막으로 침의학적 효용을 극대화하고 지평을 넓혀서 패러다임을 뒤엎지(shift)는 못할지라도 흔들거나(shake) 비틀어(twist)는 보기를 희망하는 나름의 생각을 제안하였다.

책을 통해 생각을 함께하면 좋겠다고 마음에 둔 사람들은 한의학, 특히 침술에 대한 과거와 현재의 상황을 연계하여 이해하고자 하는 후배님들이나 일반인들이다. 제도권의학으로 편입된 지 수십 년이나 지난 현재에도 침술은 일반인들이 이해하는데 일정 정도의 간극이 있는 것이 사실이다. 나는 이렇게 된 주된 이유 중 하나가 오래된 과거의 기술체계를 지금의 언어로 풀이하는데 소홀함이 있어서라는 생각을 줄곧 해왔다. 이분들에게 조금이라도 침의학을 가까이 이해할 수 있는 징검다리일 수 있었으면 좋겠다는 생각으로 편집을 시작하였다. 그런데 막상 책을 내려고 보니 오히려 이 책으로 인해 이해가 더 어려워졌다는 사람이 있게 될까 두렵다.

그간 이 책을 엮어오면서 한 움큼도 안될 만큼의 알음알이를 내보이려 종이를 낭비하는가 싶어 마음이 편치 않은 때가 자주 있었다. '안 해도 될 업을 짓느라 괜한 욕심을 내나?'하는 내면의 소리에 마음이 위축되기도 하였다. 훗날 이글을 읽으며 잘못된 내용이나 편집상의 오류 등이 드러날 때 부끄럽고 혹여 후회스럽지는 않을까 많이 망설여지기도 하였다. 그럼에도 용기를 준건 "표현되지 않은 연구는 없는 것과 마찬가지다"라고 했던 누군가의 말씀이었고, 또한 어느 누군가에게는 힌트가 될 수 있고 참고가 될 수도 있을 거라는 믿음이었다. 이 둘 사이의 간극은 지혜로운 독자들의 꾸짖음을 통해 메꾸어질 것이라고 자위해본다.

소설『지리산』의 작가인 이병주는 "역사는 산맥을 기록하고 나의 문학은 골짜기를 기록한다"고 하였다. 나도 옛 사람들이 행하고 전하고자 했던 치열한 고민들의 크고 작은 뭉치들이 우리의 성긴 관점과 사고의 그물로 건지지 못한 것이 무엇일까에 대한 지속적인 번뇌로 골짜기들을 헤매고 다녔다. 더 정확히는 그러기는 했다. 그러면서 능선에 오를 때마다 선학제현들이 닦아놓은 길에 크게 도움을 받았고 이를 제대로 그려내고도 싶었다. 그러나 맘속으로 그리려던 산에서 본 웅맹한 호랑이는 간데없고 어설픈 고양이 한 마리를 그려낸 건 아닌가하는 진한 아쉬움에 입맛을 다신다.

 이 책은 오랫동안 스스로 고민한 납득을 위한 과정이자 흔적이다. 이 책의 내용은 저자의 잔꾀에 가까운 지식과 생각을 다른 사람들과 공유하고자 드러낸 것일 뿐이다. 그러니 때로는 격식을 벗어남이 있다거나 정제되지 않은 모남이 있을 것이다. 다만 그렇더라도 달을 가리키는 손가락의 진정성마저 의심하지는 않길 바라며 다시 한 번 독자들의 질정을 구한다.

초록이 점차 짙어가는 범띠해 초여름
보문산 자락에서 홍 도현 씀.

일러두기

- 내용을 정리함에 있어서는 《소문》,《영추》,《태소》,《유경》 등 앞선 시기의 침구학전문서들을 주로 참고하였고 뜸에 관한 내용보다는 침법과 침술에 관한 내용을 위주로 정리하였다.
- 뜻을 분명히 하기 위해 필요시에는 한자와 인접시켜 병기하였고, 부가적인 설명이 필요한 경우는 괄호 안에 부기하였다. 다만 인용한 단락이나 문장의 경우는 그렇게 하지 않았다.
  예) 상기上氣, 동진(東晉, 317년~420년)
- 책을 엮으면서 분량의 필요에 따라 침소봉대하기도 하였으며 내용상의 소밀疏密을 의도적으로 가미하기도 하였다. 말하자면 기존에 널리 알진 지식내용에 관련해서는 전체의 구성상 포함하되 그 개략과 요점만 기술하고 새롭게 생각한 부분이나 소개가 그동안 부족했다고 여긴 부분들은 좀 더 자세히 기술하였다.

차례

프롤로그 •4

제1막 — 오래된 정원

1장 비전의 자극의학, 침술

1. 침법의 기원과 발전 •27
2. 조기치신의 방법론 •30
3. 함부로 전하지 마라 •43
4. 침술, 오래된 자극의학 •46

2장 침의 원류

1. 폄석: 침의 기원이자 철침의 전신 •71
2. 도구혁명: 돌침에서 철침으로 •101
3. 구침 — 규격화된 9종의 철침 •107
4. 연결의 고리(탐색) — 폄석과 자석 •112

3장 기록의 원류

1. 춘추전국시대 •124
2. 진·한·삼국 •134
3. 수·당시대 •145
4. 송·금·원대 •150
5. 명대 •155

제2막 — 기 흐르는 신체

4장 반응하는 기능공간, 인체

1. 침의학적 인체관점: 심안과 혜안으로 체용을 함께 본다 •166
2. 침의학적 인체구조 •179
3. 다층 혼합구조로 구획화된 침의학적 반응공간, 인체 •210

5장 여명의 기능벡터, 경락과 경혈

1. 경락과 경혈의 의미 •260
2. 경락과 경혈의 기원과 형성 •265
3. 경락계통의 구성적 실체 •279
4. 경락체계(각론) •299
5. 경혈체계 •325
6. 밝혀지는 경특성 •367
7. 밝혀지는 경혈특성 •393

6장 건강의 궤도이탈과 진단

1. 항상성과 왜(歪; bias) •407
2. 왜를 일으키는 3가지 원인
   — 외인(外因), 내인, 불내외인(不內外因) •411
3. 병기: 인체 내의 병리의 진행과정 •416
4. 왜의 외현: 망문문절의 4가지 진찰 방법론 •418
5. 왜의 내재: 인체의 내적 변화 •450
6. 변증: 왜의 교정을 위한 인체 상태의 귀납적 분별 •457

제3막 — 선의들의 침술매뉴얼

7장 다기능 자극원 — 침
1. 전통침의 제법과 공정특이성 • 469
2. 전통침의 자극원적 특성 • 485
3. 현대침(1회용 호침)의 제법 • 493
4. 죽은 침의 사회 — 전통침의 왜곡과 침전통의 단절 • 495

8장 선의들의 침의학적 프로토콜
1. 어디가 아파서 오셨어요? • 506
2. 치료의 전제 • 514
3. 일반적 치료원칙 • 516
4. 선혈 및 배혈 • 536
5. 내경의 각종 자법 • 549

9장 단계별 자침과정
1. 자침전 • 556
2. 탐혈 • 562
3. 자입(진침) • 571
4. 후기 • 576
5. 최기 • 577
6. 득기 — 통하였느냐? • 578
7. 보사수기: 과부족과 치우침의 구체적인 조절 기법 • 582
8. 유침 • 582

9. 발침 •585
10. 발침후 •586

10장 감춰진 과학, 보사와 수기

1. 보사수기법의 분화와 형성 •589
2. 자침전 수기법 •594
3. 자입시점 보사수기 •597
4. 자입후 후기·행기·최기의 수법 •600
5. 자입후 보사수기 •604
6. 침을 뺄 때의 보사수기 •618
7. 침을 뺀 후의 보사수기 — 개합보사 •620
8. 보사수기 의미고찰
    — 적절한 질·량 자극의 선택 및 자극의 강화 •620

제4막 — 온고지신 침술코드

11장 침을 놓을 때 몸 안에서 일어나는 일들

1. 강체(剛體; solid body)의 강제 진입에 의한 부피작용 •644
2. 한열온량자극원의 항온장 진입 •649
3. 화학전지(Battery) 극판의 전해질장 진입 •651
4. 자성체(磁石)의 자기장 진입 •664
5. 인위적 손상과 회복을 통한 치유 •669
6. 혈액의 질적·양적 변동 •674
7. 근육의 수축과 이완 •679

8. 자침과 신경작용 •681
9. 자침과 반응속도 •705
10. 일침다역 •712

12장 침술혁명
1. 지금 알고 있는 것을 그때도 알았더라면 •721
2. 신 인체관점 •723
3. 신 기술혁명 •731
4. 신 도구혁명 — 삼태침 •758
5. 신 기법혁명 •762
6. 고도를 기다리며 •764

참고문헌 •769
에필로그 •779
찾아보기 •784

【제1막】

오래된 정원
역사의 뒤안길

1장 비전祕傳의 자극의학, 침술
2장 침鍼의 원류
3장 기록의 원류

선구자란 등에 모든 화살을 맞은 사람이다.
— 레이몬드 다마디안(1936~)

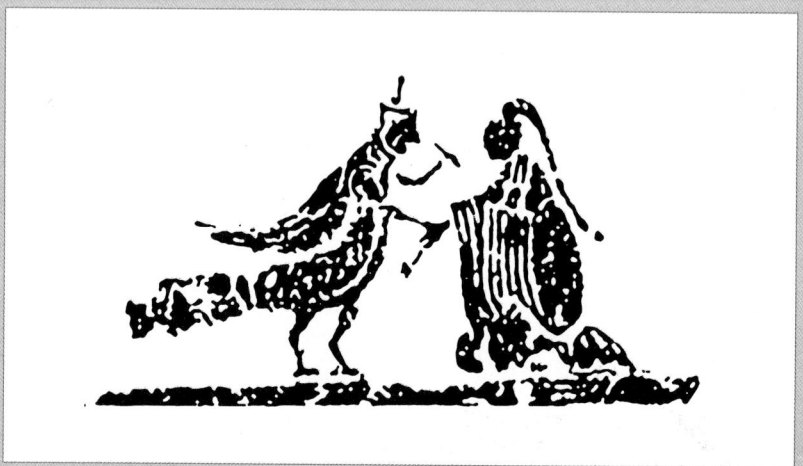

[그림 I-1] 편작시침도(扁鵲施鍼圖) 1972년 산동 미산호(微山湖) 양성산(兩城山)에서 동한(東漢)시기의 침구 화상석(畫像石) 4편이 출토되었다. 그림에는 돌의 한 쪽에 새의 몸을 하고 있는 사람이 새겨져 있고 상대편에는 무릎 꿇고 앉아 있는 병자가 있다. 한 손으로는 맥을 짚고 있고 다른 한 손은 침을 놓기 위해 침을 들고 있다. 사람도 아니고 새도 아닌(반신반조半身反鳥) 대상은 아마도 고대중국의 전설상의 인물인 신의(神醫) 편작일 것이라고 추정되고 있다. 즉, 이 화상석은 신화된 편작이 침구로 의술을 행하는 그림일 가능성이 많다고 해석되고 있다. 편작은 옛날 황제 시기의 인물이며 따라서 많은 사람들은 이 그림을 침구의 기원이 상당히 오래되었음을 증명하는 역사적인 자료로 본다.

침을 놓아 질병을 치료한다는 침술은 역사가 아주 오래다. 누구는 오천년도 넘었다고 하고 어떤 이는 낮추어 잡아도 2천년은 족히 되었다고 한다. 그러나 애석하게도 침술의 연원은 아직까지 명확히 밝혀져 있지 않다. 다만 원시 인류 사회에서부터 통증부위를 본능적으로 문지르거나 찌르거나 해서 효과적인 해소법을 발견한 것이 점차 도구와 이론을 갖춘 요법으로 발전한 것으로 자연스럽게 추정할 뿐이다. 그도 그럴 것이 이는 몇 십 년이나 몇 백 년 전이 아닌, 기원전까지 거슬러 올라가야할 까마득한 과거로부터 기원한 체계이기 때문이다. 실마리가 되어야할 자료의 결핍은 물론 그 전승과정의 모호성에 이르기까지 어느 하나 쉽사리 찾아 밝히기가 용이하지 않고 헤쳐 나가야 할 문제들이 산적한 참으로 어려운 길이다. 연구의 대상에 있어서도 수단(침)과 체계(경락시스템)는 물론 술법(보사수기법)이라는 삼원요소로 이루어진 침술의 특성상 그 각각에 대한 전면적이고 구체적인 기록이나 유물을 기대한다는 것이 어디 그리 쉬운 일일까? 이제 심호흡을 한번하고 깊고도 오랜 침과 침도鍼道의 원류 속으로, 그리고 역사의 강물처럼 유유히 이어온 전적典籍들과 인물들의 숨결이 스며있는 비밀스런 정원 속으로 한걸음씩 들어가 보기로 하자. 그저 보이는 만큼.

　사람을 치료하는 의학이나 의술에 굳이 동서東西를 따로 나누어 살필 필요는 없겠지만, 그 발전의 과정을 역사라는 통시성通時性으로 이해하는 관점에서는 그렇게 하면 편리한 점이 많다. 운송이나 통신 등의 발달로 인해 이른바 지구촌 시대에 살고 있는 지금이야 세계를 하나의 의학적 패러다임으로 묶어 낼 수 있겠지만 과거의 경우에는 그 우열은 차치하고서라도 치료에 있어서 지역적 수단이나 방식의 차이는 명확히 구분되었다. 사용지역(동양)이 치우쳐진 침술의 관점에서는 특히 그러하다. 서양의학이 중세이후 코페르니쿠스나 갈릴

레오로부터 시작된 실증주의적 분위기와 함께 수세기동안 이어져오고 최근의 과학과 기술적 성취를 접목하면서 급격한 발전양상을 보이는데 비해 침의학은 기원전후에 《황제내경》이라는 교본으로 1차적인 기술적 완결을 이뤄낸 이후 오랜 기간 정체 상태에 있었다. 최근(20세기 이후)에 이르러서야 새로운 관점에서 현대적인 기술적 관점에서의 2차적인 기술적 도약이 맹렬히 이루어지고 있다.

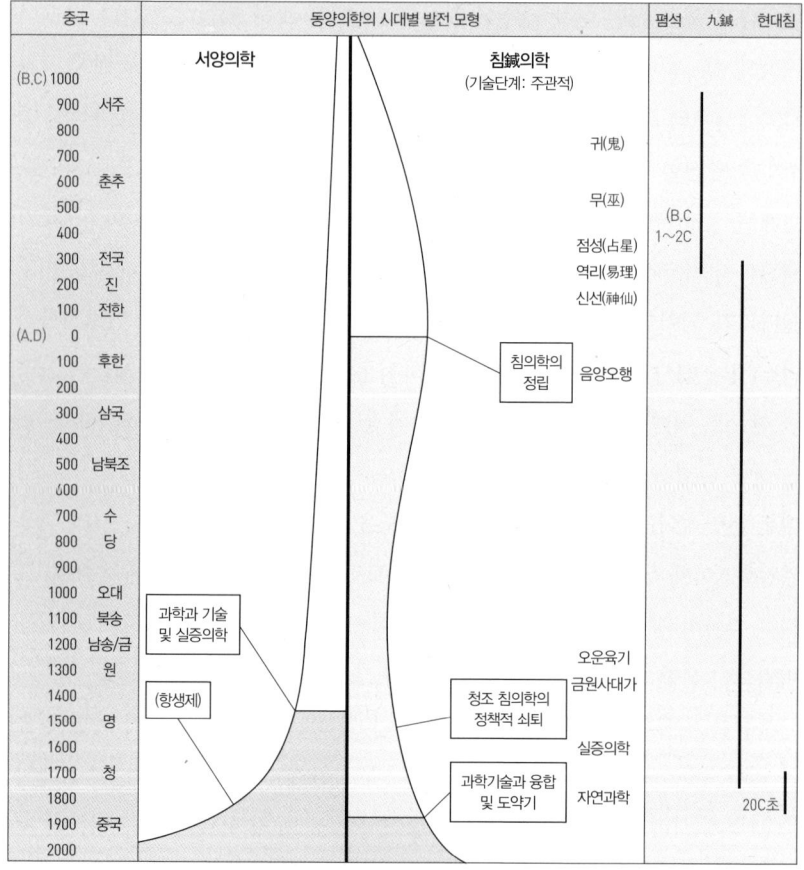

[그림 I-2] 동양의학의 시대별 발전 모형도[1]

1) 좌우의 양과 질의 비교가 아닌 서양의학이 획일적이고 발전적인 양상을 보이는데 비해 침학은 시대적 상황이나 기술적 진보에 따라 부침을 겪었다는 의미를 나타낸 필자의 주관적인 생각을 그림으로 나타낸 것이다.

【1장】

비전祕傳의 자극의학, 침술

침술과 쑥뜸, 그리고 한약으로 대표되는 전통의 한의학적 치료수단 중에서 침술은 고대의 폄석술砭石術에서 기원하여 다양한 전승과정을 통해 현재에 이르렀다. 초기의 폄석이란 종기를 째는데 사용하던 의료용 돌칼이었다. 오랜 시간이 흐른 지금에 있어서 침의 종류나 그 술법은 이루 말하기 어려울 정도로 다양화되었다. 그러나 그 본질에 있어서는 대략적으로 '**침이라는 자극수단을 사용하여, 인체를 침습하고 적절한 손놀림**(手技法)**을 통해 인체의 경락체계**(우선은 '침의학적 반응경로' 정도로 이해하고 지나가자)**에 작용시킴으로써 불균형 또는 부조화된 기혈**氣血**을 정상화하여 결과적으로 치료효과를 거두기 위한 행위의 총체**' 정도로 말할 수 있겠다. 말이 어렵다. 사실은 내용이 어려워서 그렇다. 대체 이러한 사고와 기법은 언제 어떻게 생겨난 것이며 무엇이 이러한 오래된 술법을 지금까지 흘러오도록 하였는가? 그리고 침을 놓으면 정말 치료가 되는 것이며 대체 어떤 방식으로 그렇게 된다는 말인가?

이러한 독특한 치료체계가 언제, 그리고 어떻게 이루어졌는지를 알아보는 것은 의료적 관점에서 필요할 뿐만 아니라 역사적인 측면에서도 흥미로운 담론일 수 있다. 보다 본질적인 것으로, 또 다른 근본적인 문제 하나는 과거와 현재와의 기술적 단절상태인 침술의 연원과 관련하여 **내재된 기술적 함의**를 찾아낼 수 있는지의 여부이다.

침술은 아주 오래전부터 그 체계에 있어서 이미 수단과 치법을 아우르는 정형화된 틀이 갖춰져 있었다. 수단인 침만 보더라도 이는 적어도 '뾰족한(acute)' 아무거로나 아무데나, 그리고 아무렇게나 '찌르는(puncture)' 도구만은 아닌 것이었다.[2] '아무거로나'가 아니란 것은 침이 찌르기 편한 가늘고 뾰족하기만 하면 되는 도구만은 아니라는 뜻이다. '아무데나'가 아니라는 것은 효과를 발현하기 위한 효율적인 특정한 위치나 공간적 지점의 존재를 뜻하며, '아무렇게나' 찌르는 것이 아니라는 것은 찌르고 나서 뭔가를 하고(침을 꽂은 채로 머무르든 침을 움직이든) 다시 이를 뽑는 과정에서 의미 있는 술법과정이 존재함을 의미한다. 선의先醫들은 이런 의미를 고스란히 담아 술기로써 우리들 후손에게 전해주었다. 그들은 다양한 시기의 다양한 기록들을 통하여 침법에 있어서 수단(침)과 인체와의 교감과 이를 위한 수법을 아우르는 이 세 가지가 핵심 요소임을 끊임없이 강조하였다. 따라서 침법의 원류를 고찰함에 있어서 이 세 가지 요소 중 어느 하나라도 빼놓고서는 말이 되지 않는다. 과거의 많은 유물이나 기록들은 이에 대한 근거들이며 기존의 침구학관련 서적들 역시 바라보는 관심의 지점은 달랐을지라도 대부분 이에 대한 내용을 담고 있다.

과거 오랫동안 적어도 한·중·일 동양 삼국의 주류의학 중 중요한 부분을 차지했던 침술이 얼마나 효과적으로 또 얼마나 광범위하게 사용되었는지를 명확히 알아내기는 쉬운 일이 아니다. 또한 2천여 년 전에 정리되어 사용되었던 관련 기록들은 지금은 많은 양이 복원되어 널리 유통되지만 그 침법의 정수를 머금고 있는 행간의 의미는 여전히 오리무중이다. 돌에서 철로, 다시 강철로, 특수강으로 변모해온 수단(침)의 변화 역시 외형만의 환생일 뿐, 가장 중요한 핵심적 기법의 정수는 지금도 여전히 각성覺醒중이고 회생回生중이다. 선의들이 침을 맞이하는[2] 핵심으로 전한 경혈經穴은 몸에서 아무리 찾아도 구조적 실체를 찾을 수가 없다고 한다. 알아보지 못했을 뿐이지 없기는 왜 없겠는가? 쉽게 말하기를 좋아하는 사람들은 옳거니 하면서 눈에 안 보이는데 있기는 뭐가 있느냐며 설레발을 친다. 그러기에 그럴 때마다 보는 수단이 눈만 있는 것은 아니라고 그들을 일깨우는 것은 참으로 번거로운 일이며 그보다는 다른 눈으로 찾아낼 수 있는 방법들과 이러한 결과들을 스스로 정립해나가는 것이 우선해야 할 일이다.

대체 "옛날 사람들은 침으로 무엇을 하고 싶어 했을까?"

---

[2] 우리는 침을 찌른다고 하지 않고 침을 '놓는다', '맞는다'고 한다. 이러한 표현은 행위에 대한 고유한 의미뿐만 아니라 행위가 가지는 의미에 대한 철학이 담긴 용어라 할 수 있다. 중국에서 '刺入'이니 일본에서 '打つ'니 하는 말과는 깊이가 사뭇 다르다.

앞에 말한 것이 침법의 본질적 원류에 관한 것이라면 여기에 추가해야할 것이 있다. 그것은 역사적 기록이다. 기록이란 침법에 관한 또 다른 중요한 원류라 할 수 있다. 침법에 있어서 기록이 전해진다는 것은 역사성을 지닌 유물로서만이 아닌 실제적인 의미에 있어서도 우리에게 중요하게 다가온다. 선현들이 행한 술기의 자취이기 때문이다. 기록을 함으로써 소중한 의미를 후세에 전한 사람들은 실제로 행림杏林[3]으로 인술을 펴온 사람들과는 다른 측면의 거장들이다. 당대의 의술을 펼친 사람들이 공시적인 측면에서의 의술적醫術的 기여자들이라면 이들은 통시적 관점에서 의학적醫學的 기여를 한 사람들이다. 이들이 없었다면 당시의 학술적 진면목은 흔적도 없이 사라졌을 것이다. 침술이라는 종합적 학學과 술術이 구전口傳과 수전手傳만으로는 이렇듯 장구한 세월을 통해 온전히, 그리고 자세하게 전해질 수는 없었을 터이다.

이러한 생각을 바탕으로 도입부에 해당하는 1막에서는 세 부분으로 나누어 침법이 살고 있는「오래된 정원」을 구성하였다. 하나는 침법의 기원에 대한 간단한 소개, 다음은 매개수단인 침의 기원과정에 대한 좀 더 자세한 설명, 그리고 마지막으로는 이 같은 침법의 전승과정에 필수적이었던 역사적 자료의 맥락적 소개이다. 특히 수단인 침에 대해서는 이 글의 전편을 통해서 기회가 있을 때마다 그 중요성을 강조할 것이다. 침술에 있어서 유일한 기술적 매개이자 핵심적 도구인 침이 그동안 이처럼 무관심하고 도외시되며 정리가 안 된 채 방치되어 왔는지는 아무리 생각해도 이해하기 어렵다. 그간 침 자체의 기능적 역할과 관련한 술법상의 가치인식, 그리고 역사인식의 심각한 결여 말고는 이해할 방도가 없다.

---

3) 본뜻은 "살구나무의 무성한 수풀"이지만 예전에는 의원醫員을 일컫는 말로 쓰였다. 중국 설화에서, 동봉董奉이라는 의원이 치료에 대한 대가로 중환자에게는 다섯 그루, 경환자에게는 한 그루씩 살구나무를 심게 한 것이 몇 년 뒤에 가서 울창한 수풀을 이루었다는 일화에서 유래하였다.

1. 침법의 기원과 발전

돌침에서 기원했다고 전해지는 침법의 기원을 아직은 명확히 설명해내지 못한다. 다만 다음과 같이 미루어 짐작할 뿐이다. 옛날 사람들은 노동하고 생활하면서 신체의 어느 부위에 불편함이 발생하였을 때 그 부위를 손으로 두드리거나 아니면 주변의 도구들을 이용하여 증상을 완화하는 경험을 하였다. 주변에서 쉽게 구할 수 있는 돌이나 뼈 등은 이러한 것을 행하는데 이용하기 쉬운 수단이었을 것이다. 그들은 이것들을 날카롭게 또는 둥글게, 때론 가늘게 연마하여 자극하면 효과적이라는 것을 알게 되었을 것이며, 나아가 신체의 어떤 특정 부위의 '자극'은 특별한 증상이나 질병에 효과적으로 기능함을 우연히 알게 되었을 수 있다. 어떤 경우 병증이 있는 부위를 자극하다가 우연히 멀리 떨어진 증상의 개선을 경험했을 수 있으며 어떤 눈 밝은 이는 이를 재현하고 검증했을 수 있다. 증상이 있는 곳 자체가 아닌 다른 곳을 자극함으로써 때로는 아주 멀리 떨어진 인체부위의 증상을 개선할 수 있다는 것을 경험하게 된 것은 당시로선 놀라운 의학적 발견이었을 것이다. 여러 가지 사례들이 탐색되었을 것이고 경험은 축적되고 공유되었을 것이다. 차츰 자극의 수단은 좀 더 효과 발현에 유리한 것으로 분화하고 발전되었을 것이며 효과가 발현되는 행로와 지점들은 끊임없이 연구되어 경락과 경혈을 형성하였을 것이다. 그렇게 형성되고 발전되고 축적된 치료 술기는 의료의 현장에서 사람과 사람을 통해, 또는 기록을 통해 후손들에게 전수되었을 것이다. 사람들은 대략 고대의 침법이 이런 일련의 과정을 거쳐서 체계화된 것으로 본다.

침술의 기원에 대한 시대적 연구는 일반적으로는 그 체계가 자세히 기록된 의서 《황제내경·소문》과 《영추》의 완성연대와 그 궤를 같이하고 있다. 이 둘은 합하여 《황제내경》이라고 하는데(또는 간단히 《내경》이라고 부르기도 한다), 81편으로 구성된 《소문》은 음양오행 사상에 기초해 고대 자연철학의 의학 이론과 침구 이론을 서술하고 있고, 《침경鍼經》이라고도 불렸으며 역시 81편으로 편제된 《영추》는 경락經絡과 침구鍼灸에 대한 자세한 내용을 담고 있는 보다 더(?) 침의학적인 책이라 할 수 있다. 책이름에 황제라는 이름이 들어간 것은 중국 고대 전설상의 인물인 황제黃帝[4]와 그의 신하인 기백岐伯 등이 행한 의술에 관한 토론 등을 기록한 것이기 때문이라 전해진다. 침술체계의 기원에 대한 연구는 현재의 인체의 생·병리에 바탕을 둔 것이기는 하지만, 인체에 대한 전혀 다른 관점의 이해(말하자면, 경락·경혈과 같은)를 전제로 한 술법이기도 하다는 측면에서 다른 분야와는 매우 다른 점이 있다. 그럼에도 그간 연구자들은 시간적으로나 공간적으로 조각조각 산재해온 자료들을 취합하고 분석하고 보완하면서 시기적으로는 대략 B. C 1~2세기에서 기원후 1~2세기경에는 이미 그 이론적 체계가 확립된 것으로 보고 있다. 전국시대 이전의 기록물인 앞서의《황제내경》에 이미 인체의 생·병리(경락·경혈, 오장육부 등), 침술 전반(진단, 치법, 술기, 효과의 확인에 이르기까지)의 내용이 자세히 수록되어 있기 때문이다.『중국의 과학과 문명(Science and civilization in China)』을 쓴 영국의 저명한 과학사학자인 조지프 니덤(Joseph T.M. Needham; 1900-1995)은《춘추좌전春秋左傳》[5]에 나오는「성공10년(B.C 581)」때의 "처치해도 안 되고 도달시키려 해도 미치지 못하며 약도 이르지 못한다(攻之不可 達之不及 藥不至焉)"라는 내용에 주목하여 '미치지 못한다(達之不及)'는 말이 침술의 의미를 담고 있는 것으로 보았다.[6] 물론 이에 관해서는 "도달케하려고 해도 미치지 못해 약이 도달하지 않는다(達之不及 藥不至焉)"고 해석하여 약의 작용에 대한 부연으로 볼 여지가 없는 것은 아니겠지만, 이전에도 시대적으로 가까운 서진시대의 학자 두예(杜預; 222-284)가 "달達은 침을 말한다(達, 鍼)"고 주해한 바 있었다.

이렇듯 오래전에 탄생한 독특한 치료기술이 첨단 기술이 융성하고 인공지

---

4) 중국 고대의 전설적 제왕으로 'Emperor'의 의미인 皇帝와는 구별되며 'Yellow Emperor'로 영역英譯된다.《사기史記》에 의하면 황제는 이름이 헌원軒轅이라고 하며 당시의 천자 신농씨神農氏를 대신하여 염제炎帝·치우蚩尤 등과 싸워 이겨 천자가 되었다고 한다. 전국시대의 각종 신화와 전설을 통하여 구성된 가상의 인물로 오제五帝의 한 사람이다. 집, 의복, 배, 수레, 활 등을 발명하고, 문자, 음률音律, 도량형, 의술, 달력 등을 제정하고 도입하여 중국문명의 개조開祖로 일컬어진다.

5) B.C722~B.C468의 역사기록으로《춘추》를 해설한 책이다.

6) Lu Gwei-djen, Joseph Needam, *Celestial Lancets: A history and Rationale of Acupuncture and Moxa*, Cambridge University Press. 1980. pp. 69-74.

능(AI; Artificial Intelligence)이 의사를 대신하게 될 날이 눈앞이라고 하는 작금의 21세기에 있어서도 여전히 기술적 원형이 그대로 유지되어 활용되고 있다는 것은 참으로 놀랄만한 일이다. 그러나 냉정하게 보자면 그 기술적 의미를 후대에서 제대로 계승하지 못한 때문으로 보아야 맞는지도 모를 일이다. 계승을 하려면 내재된 원리를 알아야 하는데 우리는 즈믄해가 두 번이나 지난 지금까지도 '아직 알아가는 중'이기 때문이다. 참으로 안타까운 일이 아닐 수 없다. 그런데 이러한 생각은 비단 오늘날 우리 같은 사람만이 한 것은 아닌듯하다. 일찍이 400여 년 전(1601년) 간행된 《침구대성》에서는 이러한 침법 전승의 요원함과 이에 대한 이해와 체득의 어려움을 다음과 같이 압축적으로 기록하여 전한다. 하려면 제대로 하라면서.

> 오호라! 황제 헌원軒轅과 기백岐伯은 아득히 오래전 분들이고, 편작扁鵲도 오래전에 돌아가셨으니, 침의 도道는 그윽하고 깊어 한마디 말로 다 할 수 없으며, 글들이 자세하고 치밀하니 오랫동안 익혀야 능히 통할 수 있으리라. 이것이 어찌 세상의 상투적인 말일 것이며, 용렬한 무리들의 넘치는 술법이겠는가? 이러한 도를 얻은 자는 과거에 급제한 것처럼 마음에 기쁨이 있을 것이고, 사용하는 사람은 화살을 쏘면 가운데를 적중시키는 것같이 눈으로 확인할 수 있을 것이다. 옛 성현으로부터 가르침을 적어서 후학에 전하니, 침을 쓰는 사람이 이에 뜻을 두고 깊고 미묘함을 환하게 꿰뚫어 그 정묘함을 다 알아낼 수 있다면 곧 세상에 병환으로 누워 있는 사람들이 인연이 있어 침을 맞게 되었을 때, 환자들의 질병들은 모두 술자術者의 손이 가는대로 낫게 되리라.
>
> ─『주해완역 침구대성』〈금침부金鍼賦〉

침술은 질병이나 증상에 대해 음식이나 약물 등을 내복하지 않고 침이라는 외부로부터의 자입刺入수단을 이용하여 질병을 치료하거나 증상을 개선할 수 있다는데 그 기술적 특성이 있다. 침술이란 조절 도구인 구침九鍼과 경락체계에 기반을 둔 인체의 생·병리, 그리고 조절의 객체인 기혈氣血이라는 요소가 어우러진 특별한 치법체계이다. 이 체계 안에서 치료는 다음과 같은 과정적 흐름을 통해 이루어진다.

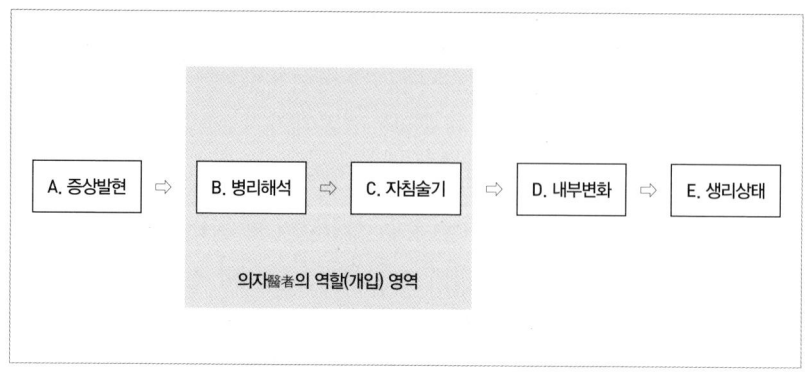

[그림 1-1] 침술치료의 개념적 흐름도

그런데 침은 지금 널리 사용되는 가느다란 호침毫鍼만 있었던 것이 아니었으며 활용의 범주 또한 다양하였다. 오래전 과거에는 침은 구침九鍼이라는 이름으로 불렸으며 용도에 따라 아홉 가지의 침종으로 정형화, 규격화되어 있었다. 여기에는 사혈이나 안마용은 물론, 국소부위에 대한 절개, 배농(排膿―고름을 제거)을 위한 수술도구 등이 포함되어 있었다.

2. 조기치신調氣治神의 방법론

침은 도대체 무슨 기능적 역할을 하며, 대체 어떻게 질병을 치유한단 말인가? 침술을 한마디로 압축하여 표현할 때 선의들은 **조기치신**調氣治神이란 표현을 썼다. "기氣를 조화하여 신神을 다스린다"는 뜻이다. 기는 무엇이고 어떻게 조절한다는 것이며 신은 또 무엇이고 이를 다스린다는 것은 또 무에란 말인가? 《황제내경·영추》의 〈자절진사편刺節眞邪篇〉에는 "침의 용도 중에 기를 조절하기 위한 것이 있다(用鍼之類 在於調氣)"고 하였고, 〈근결편根結篇〉에서는 "침을 쓰는 데는 음과 양을 조화하는 법을 아는 것이 중요하다(用鍼之要 在於知調陰與陽)"고 하였다. 또, 《소문》의 〈보명전형론寶命全形論〉에는 "자침에 있어서의 진수는 먼저 신을 다스리는 것(凡刺之眞 必先治神)"이라고 하였고, 〈이합진사론離合眞邪論〉에서는 구체적인 조기조기調氣의 방법론으로 "기의 성쇠나 좌우의 치우침은 경맥의 오수혈을 활용하여 아래를 써서 위를 조절하고, 왼편을 써서 오른편을 조절한다(氣之盛衰, 左右傾移, 以上調下, 以左調右, 有餘不足, 補寫於榮輸)"고 하였다.

그러나 《내경》에 나오는 침에 대한 설명을 "조기치신"만으로 포괄하기에는 부족하다는 생각이다. 《내경》은 온통 조기조기調氣와 조혈조혈調血의 내용으로 뒤덮여 있는데 조기치신에는 "기"만 들어있고 "혈血"이 빠져있으니 하는 말이다. 사실은 "조기혈치신調氣血治神"이 맞는데 네 글자로 맞추다보니 '기'를 '기혈'의 축약으로 사용한 것은 아닐까 하는 상상을 해본다.

조기치신調氣治神

《황제내경·영추》 81편중 첫 편인 〈구침십이원편九鍼十二原篇〉의 첫 단락에 "폄석을 쓰지 않고 미침(微鍼: 작은 침)을 써서 경맥을 통하게 하고 혈기血氣를 조절하려고 한다(無用砭石, 欲以微鍼 通其經脈 調其血氣)"는 잘 알려진 구절이 나온다. 이를 《침경》이라고도 불리는 중요한 의학서 《영추》의 첫째편의 첫째단락에 선언적으로 기술한 것이다. 당시의 의료 환경에서 기존(또는 과거)의 폄석과는 차별화된 가는 철침을 쓴다는 것이고, 통하게 한다는 것은 동태적 변화를 일으킨다는 것이며 통하게 되는 대상으로서의 경맥은 그 움직임의 장(場, 공간)을 뜻하는 용어임에 틀림이 없다. 무슨 뜻일까? 이를 이해하기 위해서는 먼저 한의학적 신체관에 대한 이해가 필요하다. 왜냐하면 "조調"와 "치治"의 기법이나 과정은 물론, "기氣"와 "신神"의 개념적 실체에 대한 어느 것도 2천여 년전 과거의 언어로 전해질 뿐 지금의 언어로 구체적으로 명확히 해석되지 못했기 때문이다. 모든 기술적 행위들이 온전하게 그 의미가 해명된 이후에야 그 활용이 의미를 갖는 것은 아니지만, 과정에 대한 구체적이고 세밀한 이해는 훨씬 더 정밀하고 합리적인 방식으로 기술적 적용을 가능하게 한다. 나아가 어떤 기법을 예측이 가능하도록 구사함에 있어서도 훨씬 도움이 되며 우리가 기술적 함의를 정밀하게 풀어내야할 이유이기도 하다. 그러나 이러한 과제 속에는 주의해야할 다음과 같은 두 가지의 위험도 포함되어 있다. 고대인이 행하던 예전의 기술체계 자체의 결함이나 불합리가 그 하나이고, 지금의 눈으로 과거의 실상을 이해하려 하는데서 오는 편협함이나 오해가 다른 하나이다. 우리에게는 최대한의 의심과 더불어 또한 그만큼의 열린 마음도 필요하다. 그런 마음으로 어떻게 기를 조절한다는 것인지 조금 더 찾아들어가 보자. 우선 《내경》의 각 편에 나오는 관련 문장들이다.

- "자침의 법도는 기가 조화를 이루면 되는 것이다(凡刺之道, 氣調而止)." 《영추》 〈종시終始편〉

▶ 자침법 원론으로 기를 조화시키는 방법론이 자침법의 정수라는 선언이다.

- "체형의 비수(肥瘦-말랐는지 살쪘는지)를 먼저 살피고나서 기의 허실을 조화시키는데 실하면 내보내고 허하면 채운다(必先度其形之肥瘦, 以調其氣之虛實, 實則寫之, 虛則補之)." 《소문》〈삼부구후론三部九候論〉

▶ 살찌고 마른 체형이 기를 조절하는데 중요한 참고사항이라는 말이다.

- "기의 조절은 오직 경맥의 시작과 끝에 달려있는 것이니 명심하라(調氣在於終始一者, 持心也)." 《영추》〈소침해小鍼解〉

▶ 경맥의 시작점과 끝점의 기세의 차이가 중요한 참고사항이라는 의미이다.

- "병의 변화는 (혈맥의) 부침심천浮沈深淺으로 다양하여 헤아리기 어려우나 그 소재하는 곳을 잘 파악해서 병이 가벼우면 얕게, 중하면 깊게, 그리고 가벼우면 적게, 중하면 여러 개(또는 여러 번)를 놓는다. 변화에 맞도록 자침하여 기를 잘 조절해야 좋은 의사다(夫病變化, 浮沈深淺, 不可勝窮, 各在其處, 病間者淺之, 甚者深之,

間者小之, 甚者衆之, 隨變而調氣, 故曰上工)."《영추》〈위기실상위기실상衛氣失常〉

▶ 침을 놓는데 병증의 경중에 따라 자침의 깊이와 개수(또는 횟수)가 조기의 변수라는 의미이다.

- "침을 놓는 의사는 기가 어디에 있는지를 잘 알아서 문호를 지키고, 조기, 보사의 소재, 서질의 의미, 취할 곳을 잘 알아야 한다(是故工之用鍼也, 知氣之所在, 而守其門戶, 明於調氣, 補瀉所在, 徐疾之意, 所取之處)."《영추》〈관능官能〉

▶ 경맥과 혈을 잘 선택하고 보사를 잘하는 것이 유능한 의사의 필요조건이다.

- "어떤 침을 쓰는가는 조기에 달렸는데 기는 위에 쌓였다가 각기 영위營衛의 길을 따라 통하고 종기宗氣는 기해氣海에 머물고 아래로는 기가氣街에 스며들고 위로는 기도氣道로 주행한다(用鍼之類, 在於調氣, 氣積於胃, 以通營衛, 各行其道, 宗氣留於海, 其下者, 注於氣街, 其上者, 走於息道)."《영추》〈자절진사刺節眞邪〉

▶ 영기를 조절할 것이냐 위기를 조절할 것이냐에 따라 침의 선택이 달라지고 침법도 달라진다는 것이다. 이는 매우 중요한 이야기다. 사혈(調血; 의미상)할 것이냐 조기調氣할 것이냐에 따라 구침九鍼은 용도를 달리하기 때문이다.

- "먼저 오장육부를 살피고 약한 사기邪氣를 제거하고 나중에 기를 조절하는데, 실하면 사하고 허하면 보한다(先其藏府, 誅其小過, 後調其氣, 盛者瀉之, 虛者補之)."《영추》〈대혹론大惑論〉

전통적인 동양의학적 신체관에서는 사람의 몸을 고정된 실체를 위주로 보지 않았다. 특히 육체를 기능하는 활동체로서, 더구나 정신활동과 밀접하게 연관된 유기적인 구조체로 파악한다는 점에서 사람의 몸을 사체의 해부를 바탕으로 쪼개고 나누어 파악하려한 서양의학적 시각과는 근본적인 차이가 있었으며 종종 대비되는 영역이기도 하다. 이 같은 동적이고 기능체적인 관점에서는 사람의 몸은 오장과 육부, 피육맥근골皮肉脈筋骨 등의 구조물처럼 눈에 보이는 부분만이 중요한 전부는 아니다. 이들 고정된 실체들은 조절의 직접적 대상이나 치료의 실질적 대상에서 비껴 있다는 점에서 오히려 상대적으로 덜 중요시되었다고도 할 수 있다. 그 안을 흐르는 유체流體가 동적 요소로서 중요하고, 이들의 통로가 중요하며 더불어 이곳을 통해 이들 요인들이 어떻게 흐르는지가 같은 크기로 중시된다. 또한 외부와 소통할 수 있는 오관五官[7]과 구규九竅[8]가 중요하며, 더욱이는 앞서 말한 것처럼 이들의 정신적인 측면과의 유기적인 연계가 중요하다. 이러한 흐름의 주체가 기氣, 혈血, 진액津液이며 통로에 해당하는 것은 경락과 경혈을 포함하는 계통적 경락이다. 선의들은 이러한 흐름이 막히거나 원활하지 못한 것이 정상적인 항상성을 깨뜨리고 건강상태를 훼손하게 하는 근본 원인이라고 보았고 이런 사고의 바탕아래에서 이를 해소하고 해결하기 위한 방법론을 찾아내고 정립해나갔다.

기氣는 무엇인가? 이는 의학적 용어로서만이 아닌 우리의 언어생활 속에서도 매우 친숙한 말이다. 그럼에도 기는 한마디로 정의하기 어려운 총괄적 개념이기도 하다. 사전적 의미에 있어서도 다양하기는 마찬가지여서 "생명체가 활동하는 데 필요한 육체적, 정신적 힘", "사람에게서 나오는 어떠한 기운", "숨을 쉴 때 나오는 기운", "체내에 움직여 흐르는 영양이 많은 정미精微로운 물질로서 음식물에 의해 의한 정기精氣"라거나, "장부조직의 활동능력" 등으로 상황이나 역할 등에 따라서 각기 다르게 규정된다. 기에 대해서는 위에 표현된 어느 것도 그 개념을 총체적으로 정의했다고 보기가 어려운 것을 보면, 기에 대한 개념이 보완되어야 할 무엇이라기보다는 상황에 맞는 분화된 개념으로 규정하고 활용하는 것이 보다 중요하다 하겠다. 기는 침의학에서 기능이나 존재하는 장소에 따라 음기陰氣, 양기陽氣, 경락지기經絡之氣, 장부지기臟腑之氣, 위기

---

[7] 눈, 혀, 입, 코, 귀의 5가지 감각기관을 일컫는다. 각각 간, 심, 비, 폐, 신의 오장과 외부로 연결되어 있는 것으로 생각한다.
[8] 사람의 몸에 있는 아홉 개의 구멍. 눈(2), 코(2), 귀(2), 입(1), 전음(1), 후음(1)을 말한다.

衛氣, 영기營氣, 종기宗氣, 원기元氣, 진기眞氣 등으로 다양하게 활용된다. 음기와 양기는 기의 상대적 속성에 따른 구분이고, 경락지기와 장부지기, 그리고 종기, 위기, 진기는 기능적 역할이나 위치에 관한 개념적 구분이며 위기와 영기는 기혈조절의 직접적 대상이자 중요한 실체이다. 여기서는 "침에 의해 조절의 대상이 되는 체내의 물物 및 질質적 기초"로 범위를 축소하여 이야기를 전개할 것이므로 위기와 영기는 특히 중요한 의미를 갖는다. "물物 및 질質적 기초"라 하여 둘을 갈라놓은 이유가 있다. 물物을 "자연계를 구성하는 요소로, 공간의 일부를 차지하고 질량을 가지는 것"이라고 규정한다면 전電·자磁·파波·온溫·열熱 등처럼 공간과 질량으로 정량되지 않는 것은 질質적 요소로 개념화할 수 있다. 이렇게 기능적 요소를 설정해두면 뒤에서 자기나 전기, 파동, 빛, 열 등의 물리적 또는 기능적 요소를 설명할 때도 편리한 측면이 있다.

이제 치신治神이다. 신神이란 한의학적으로는 의식과 사유 활동 및 장부臟腑·정精·기氣·혈血·진액津液 등의 활동에 대한 외재적 현상을 표현한 것이며 생명활동을 총칭한 것이다.[9] 침법에 있어서 치신治神은 목적이고 조기調氣는 방법이고 절차이다. 《영추》〈구침십이원〉편에서는 "수준이 낮은 의사는 겉으로 드러난 것形이 기준이 되지만 고명한 의사는 신神을 중시한다(粗守形, 上守神)"고 하였다. 그리고 《소문》의 〈보명전형론〉에는 "침의 핵심은 반드시 먼저 신을 다스려야 한다(凡刺之眞 必先治神)"는 구절이 나온다. 이번에는 조금 진전된 치신에 대한 설명으로 《침구대성》에 수록된 침구가부鍼灸歌賦 중 〈금침부金鍼賦〉의 다음과 같은 구절을 음미해보자. 오장의 허실과 삼부구후맥三部九侯脈[10] 의 비교진단을 통해 올바로 침을 놓는 것이 그 방법이라는 노래이다.

무릇 자침의 진수는 먼저 신神을 다스리는 것으로, 오장의 허실을 알고 구후맥九侯脈이 구비된[파악된]다음에야 침을 놓을 수 있습니다. (중략) 이렇게 치료에 임한다면

---

9) 신은 의식과 사유 활동 및 장부·정·기·혈·진액 등의 활동에 대한 외재적 현상을 고도로 표현한 것이며 생명활동의 총칭이다. 채우석, 한의학개론. 1997. 대성문화사. p.91.
10) 삼부구후란 온 몸의 맥을 보는 부위로 몸을 상부(머리), 중부(팔), 하부(다리)로 나눈 3개 부위와 각 부위를 다시 상(天)·중(人)·하(地)로 나눈 9개 부위를 말한다.

반드시 그 신기神氣를 바로잡을 수 있을 것입니다.

—《주해완역 침구대성》〈금침부金鍼賦〉

사람은 신체 활동과 정신적 활동을 함께하면서 살아간다. 특히 마음에 기반을 둔 사유 활동은 육체적인 활동과 쉼 없이 교감하며 서로 영향을 미치게 된다. 치신治神이란 '병리적 상태의 외후外候들이 생리적 상태로 돌아오도록 하는 방법론'으로, 그리고 침법이란 이 과정에서 '침이라는 수단에 의한 외치적 자극-반응 기법' 정도로 인식한다면 많이 어긋난 것은 아닐 것이다.

사진(四診—망문문절) — 진診과 찰察의 방법론

질병을 고치기 위해서는 먼저 몸의 상태를 알아야 한다. 치료적 관점에서 신을 드러내는 것은 환자이고 드러남의 현상과 원인을 파악하여 원래대로 돌아가도록 하는(治)것은 의자醫者의 몫이다. 예로부터 동양의학에서는 네 가지의 분화된 진찰의 방법이 있어왔다. 의자는 각기 다른 진찰의 방법론으로 환자의 신의 비상非常을 관찰하였으며 그 각각은 망望·문聞·문問·절切이라는 방식이었다. 이에 대해서는 뒤에서(6장 건강의 궤도이탈과 진단) 자세히 논하기로 하고 여기서는 간단히 의미의 소개정도로만 그친다. 망진望診이란 시진(視診; 보아서 진찰함), 문진聞診은 청진(聽診; 들어서 진찰함), 문진問診은 물음을 통한 필요한 사항의 확인, 그리고 절진切診은 촉진(觸診; 만져보아 진찰함)의 의미로 맥을 살피는 맥진과 복부의 상태를 살피는 복진이 포함된다. 모두가 지금도 활용되는 방법들이며 특히 맥진은 동의학 진단법에서 발전해온 독특한 방법론이다. 시진視診에서는 환자의 얼굴을 중심으로 한 색택色澤이 중시되었다. 청적황백흑青赤黃白黑別 색의 발현은 환자의 정기신精氣神과 관련된 병정을 고유하게 반영하며, 오색과 배합된 윤택함의 정도는 병리적 정도와 깊이 연관된 요소로 활용되었다. 문진聞診은 청각기관 및 후각기관을 통해 환자로부터의 각종의 비정상적인 소리(뿐만 아니라 냄새를 통해서도)로 병리적 상태를 확인하는 것이며 문진問診은 환자가 호소하는 증상을 참고하여 의자가 치료에 필요한 정보를 취득하기 위한 질문과정이다. 그리고 마지막으로 촉진에서는 복진과 더불어 맥진이라고 하는 독특한 한의학적 방식이 이미 임상적으로 정리되어 있었다. 촉지觸指를 통해 인식되는 도처에서의 환자의 박동 양상은 특히 망·문·문진을 통해 파악된 신체의 상태를 최종적으로 확인하는 중요한 판단절차였다. 결국 사진四診이란 의사가 온몸으로 환자의 상태를 알아내고자 하는 다각화된 노력이라고 할 수 있겠으며 그 내면에는 진단의 정확성을 확보하기 위한 교차검증의 의미가 포함되어 있었다. 보고, 듣고, 물어보고, 만져보면서 진찰의 정확성을 높여 질병의 양태를 보다 잘 파악하고자 한 이 같은 노력은 지금과 같은 과학기술의 발전에 힘입은 보조적인 진단기기가 없었던 당시의 의료환경에서 의사가 활용할 수 있는 최선이었을 터다. 또한 모든 수단과 방법을 이용하여 환자의 병리적 상태를 보다 잘 파악하고자 하였다는 측면에서, 이천 여 년 전 사람들의 진단에의 접근방식은 지금의 그것과 본질적으로 다르지 않다.

음양허실과 변증

진단의 결과, 상규를 벗어난 신체의 불균형상태를 표현하기 위해서는 이를 나타내기 위한 기준이 필요하였는데 당시의 음양오행이론이 이를 위해 차용되었다. 의학적 측면에서 음양론은 건강함을 벗어난 상태를 세 가지 요소를 사용하여 그 과부족過不足(또는 과불급過不及)을 표현하고자 하였다. 가령, 체온의 과부족은 한열로, 병처의 위치관계는 표리表裏로, 정기와 사기의 과부족상태는 허실虛實로 표현하는 식이었다. 음양이라고 하면 고리타분한 구시대적 유물로 여기는 사람들이 많이 있지만 상대적 과부족의 자연 현상을 신체에 적용시켜 생·병리로 적용한 의학적 응용자체는 굉장한 혜안이 아닐 수 없다. 마치 자연수만 존재하던 세상에서 음수를 생각해내고 기준(0)을 만들어 정수의 세계로 확장해낸 것과 같은 새로운 세상의 창조일 수 있는 것이다. 더구나 그 확장과 분화에 의한 사상四象, 팔괘八卦, 64괘卦로의 확장은 지금의 컴퓨터 프로그램의 이분법적 기법에 대한 직접적 힌트는 아니었을까? 그러나 음양론은 기준常이 있는 전제에서 과부족을 논하는 것이므로 어느 면에서는 삼원적 접근이라 할 수 있다. 삼분법이 0, 1, 2로 표시되는 양적 표현에 국한된 기법이라면 음양론이란 기준을 중심으로 과(+α)와 부족(-β)을 논하는 것이므로 질적인 차원을 포괄하는 3원적 해석기법이며 방향성을 가지는 벡터적 삼분법이라고 할 수도 있겠다. 여기서 중요한건 '기준'인데, 매사에 이러한 기준 없이 무분별하게 사용하다보면 이른바 '귀에 걸면 귀걸이 코에 걸면 코걸이(耳懸鈴鼻懸鈴)'가 되어 통째로 매도당하기 십상이다. 그러나 이는 사용하는 사람의 문제이지 개념자체의 문제는 아니다. 이 같은 '기준이 있는 과부족'을 기본 개념으로 하는 음양론은 인체의 항상성의 유지라는 침의학적 조절의 관점에서도 매우 중요한 기본 개념이자 원칙이 되었다. 물론 이것은 절대적 수치를 진단에 활용하는 지금의 의학적 검사기법이 가능하지 않았던 당시의 의료 환경에서 선택할 수 있는 최선의 방식이었을 것이다.

역시 중요한 한의학적 개념인 허실虛實은 정기正氣와 사기邪氣의 상대적 과부족 상태를 의미한다. 정기는 삿된 기운인 사기에 대비한 상대적인 개념으로 인체 내의 생리적 역할을 담당하는 기의 총칭으로 진기眞氣나 원기原氣와 통용되기도 한다. 허와 실은 정상적인 생리 상태에서 부족한 상태虛와 과잉한 상태實로 구분하여 바라본 개념으로 이때 주의해야할 것은 허실의 대상이 다르다는 점이다. 허는 인체 정기의 상태에 관한 것으로 정기가 주체이며, 실은 인체에 병을 있게 한 병인病因에 관한 것으로 사기가 주체가 된다.《황제내경》《소문》에서는 이를 이렇게 표현하고 있다.

> "허실이 무엇입니까? 사기가 지나친 것이 실이고 정기가 소진된 것이 허입니다(黃帝問曰 何謂虛實? 歧伯對曰 邪氣盛則實, 精氣奪則虛)."《소문》〈통평허실론편通評虛實論篇〉

정기는 부족함에서 기준(0)까지의 개념적 범주 하에 있는 것이며 사기는 기준(0)에서부터 잉여의 범주 하에 설정된 개념이다.《소문》에 보이는 "정기가 체내에 잘 간직되어 있으면 사기가 감히 침범하지 못하고 사기가 몰려와서 병이 생기려면 반드시 정기가 먼저 허한 상태에 있다(正氣存內 邪不可干 邪之所湊 基氣必

虛"는 의미가 바로 정기와 사기 사이의 구분된 질병관점을 명료하게 말해주는 구절이다. 따라서 정기가 실한 것이라든가 사기가 허하다는 개념은 동의학에서는 애초부터 없는 개념인 것이다.

침의학에서 음양과 허실을 파악하는 목적은 침을 써서 기혈을 조절하기 위한 방법을 찾아내기 위함이다. 이를 위한 진찰 작업의 귀결을 변증辨證이라 한다. 증證은 증症과는 다른 말이다. 증症은 증상을 말하며 증證을 판단하는 준거의 하나이다. 개별적 증상들은 이들을 야기한 원인의 파악과 이러한 결과로서의 인체의 상태의 변별을 위해 활용된다. 발열이라는 증상(症)은 망문문절이라는 변별의 기법을 통해 감염(외감)에 의한 것인지 음식문제(내상)인지 진액의 문제인지(가령, 음허陰虛) 혈의 이상(가령, 혈열血熱)인지 등이 구별된다.

왜 이렇게 하는가? 조절의 대상, 이른바 치료의 목표가 다르기 때문이다. 열이 대상이면 해열해야 할 것이고 식적食積으로 의한 발열은 소적消積이 목표가 된다. 앞의 것이 증치症治라면 뒤엣것은 증치證治가 된다. 한의학치료의 근간은 증치證治이지 증치症治가 아니다. 엄밀하게는 증치症治를 포괄하는 증치證治이다. 이 둘이 치료의 방식에 있어서 서의학(증치症治)과 동의학(증치證治)을 가르는 근본적인 차이중 하나라고 강조하는 사람도 있다. 그러나 이는 지나치게 개념을 과장한 것이다. 서의학적 치료가 전체적인 원인과 상태에 대한 파악에 소홀하지 않으며 한의서에서도 급하면 급한 불을 먼저 끄라고 하면서 표치表治하라는 말을 잊지 않는다. 증치症治와 증치證治가 서로 어긋나지 않는 경우도 허다하다. 그러므로 이런 식의 논쟁은 전혀 생산적이지 않으며 부질없는 소모적 논쟁에 불과하다.

각설하고 침의학으로 돌아와서, 이상의 모든 변별의 과정이란 어디에 어떤 과부족의 상태인지를 파악하여 치료의 방침을 설정하기 위함인데 그렇다면 대체 어떻게 함으로써 증상의 소실이나 치료의 단계에 도달할 수 있다는 것인가? 여기서부터는 침의학적 기전에 해당하는데 그 개략은 이렇다. 사람의 몸 안에는 기혈이 통하는 통로(경經)가 있고 요처마다에는 이의 조절이 용이한 지점(경혈)들이 있으며 뾰족하고 긴 철제 도구(침)로 찌르고 적절히 손기술을 써서 바로 그 '조절'이 가능하다는 것이다. 증상은 이러한 경經의 이상으로 귀납되는 것이고 진단은 이를 찾는 과정이며, 변증은 이 같은 진찰의 결과를 분별해내는 것이다. 한의학적 변증에는 팔강변증, 기혈변증, 경락변증, 체질변증, 장부변증, 외감열병변증 등 다양한 방법들이 있으나 이는 복약(한약)을 아우르는 치료의 방법론에 따른 분화이며 침의학에서는 경락진단을 중심으로 여타의 방법론을 두루 활용하고 있다. 여기는 간략히 개요를 설명하는 곳이므로 여기서 그치고 자세한 것은 해당 장(6장 건강의 궤도이탈)에서 자세히 살펴볼 것이다. 도구(침)에 대한 것 역시 다음 장(2장 침의 원류)에서 자세히 기술할 것이다.

경락과 경혈 — 기혈운행의 설계도이자 통로

이제 침을 써서 치료할 차례다. 어디에 어떻게 침을 놓을 것인가? 침의학에 있어서 가장 중요한 생·병리적 전제는 계통적 경락과 경혈이다. 계통적이란 하나가 아닌 여러 가지가 상호 연관을 가지면서 긴밀한 체계를 이루고 있다는 말이다. 경락학설의 기원에 관해서 사람들은 일반적으로 질병과의 투쟁 속에서 많은 경험과 실천을 통해서 체표에 나타난 반응점, 자극과 반응의 경험, 주치 경험의 축적, 생리현상의 관찰 등을 종합적으로 귀납[11]시킨 것으로 생각한다. 그럼에도 선으로서의 경락과 점으로서의 경혈의 기원적 선후관계는 여전히 쟁점으로 남아 있다.[13] 무슨 얘기냐 하면 경락이 먼저 만들어지고 경혈이 형성된 것이냐 아니면 그 반대이냐 하는 상반된 견해이다. 그러나 실용적인 관점에서는 이것이 그렇게 중요한 것은 아니다. 수맥을 먼저 발견했는지 샘이 먼저 찾아졌는지 보다는 이들을 인체 내에서 발견하고 치료적 관점에서 활용한 선의들의 치열함이나 판단이 훨씬 더 중요한 의미이기 때문이다. 인체에는 기혈

---

11) 채우석, 한의학개론, 大星文化社, 1997, p.113.
12) 경맥과 관련한 가장 오래된 기록으로 알려져 있는 1973년 중국의 장사長沙에서 발굴된 여러 종의 의서는 경락이 선행한다는 주장을 뒷받침하는 자료로 인정되고 있다. 《족비십일맥구경》과 《음양십일맥구경》 등의 유물이 매장연도가 기원전 168년도로 밝혀진 마왕퇴3호묘에서 출토되었는데 여기에는 11맥의 순행노선은 상세히 도시되어 있으나 혈위에 대한 기록은 없다.

의 운행통로가 되는 경락계통이라는 여러 갈래의 길이 정연하게 분포하며, 각 경락계통에는 각기 다른 특성을 갖는 여러 조절점(경혈)들이 존재한다는 것이 이에 대한 골자다. 고경古經에서는 경락계통과 그 안에 포함된 경혈이라는 이 특별한 구조에 대해 기·혈·진액이 운행되는 통로로 인체의 반응의 주요 매개이자 조절의 계통임은 물론, 생명활동과 병리변화 및 질병의 진단과 치료에 있어서 중요한 근거가 된다고 하였다. 《내경》에는 이미 인체에는 경맥이란 이름으로 12개의 기본 노선(12정경正經)과 이들과 연계된 8개의 별도 노선(기경奇經)이 있음을 자세히 기술하고 있다. 그리고 경혈이라 불리는 고유한 특성을 가진 특이점들이 이 경맥을 따라 나열되어 있고 이들 지점들은 진단과 치료에 있어서 결정적 역할을 한다고 기술해 놓았다. 침술의 거의 모든 기법은 이 같은 경락과 경혈체계에 기반하고 있으며, 기원전후에서 지금에 이르는 이천 여년이라는 엄청난 시간동안 이론이나 치료적 내용을 담고 있는 모든 기록들은 모두 이에 근거한 것이라고 해도 과언이 아니다. 실제로 당시의 경락계통과 경혈이론은 지금에 이르러서도 개념적으로 거의 원래의 상태에 가깝게 활용되고 있으며 기원전 1세기에 저작된 것으로 보이는[13] 황제명당경(黃帝明堂經: 명당공혈침구치요明堂孔穴鍼灸治要)에 기재되어 있던 349개의 혈위는 1999년 세계보건기구(WHO)에 의해 국제적 표준으로 정해진 361개의 혈위에 모두 포함되어 있다. 다만 문제는 이들의 실체와 실상에 대한 구명究明작업이 아직도 진행 중이라는 점이다. 이러한 실체가 구조적인 것인지 기능적인 것인지 아니면 이 둘이 결합된 것인지 아직은 자세히 알지 못하며 이들의 작용상의 기전도 여전히 확인중이다. 이와 관련한 보다 진전된 논의는 뒤에서(5장 여명의 기능벡터, 경락과 경혈) 자세히 다룰 것이므로 여기서는 그 기원과 형성과정에 대해 간략히 소개하는 정도로 그친다. 다만, 전체적인 모습은 '구조와 연계된 기능적 혼합'에 가까운 실체로 보인다는 결론적 내용만은 미리 말해두고 간다.

---

[13] 손성철, 김갑성, 윤종화. 황제명당경에 관한 문헌 고찰. 대한침구학회지. 2003;20(2), p.197.

보허사실補虛瀉實 — 치료의 원칙

허실과 보사를 빼놓고 침의학을 논할 수는 없다. 인체의 항상성이 깨진 상태의 회복을 위한 인식적인 틀이 바로 보허사실補虛瀉實이고 침의학은 그 구체적인 방법론이다. 보허사실이란 한자어는 술목述目구조로 이루어진 두 개의 대립적인 어구의 조합이다. 그 속에 보사와 허실이라는 두 의미가 담겨 있다. 앞에서 허실이란 정기가 부족(虛)함과 사기가 잉여(實)함을 나타내는 뜻임을 설명한 바 있다. 보사란 이 같은 부족함을 보충한다는 의미(補其不足)와 잉여의 사기를 없앤다는 의미(瀉其有餘)를 가진다. 따라서 보허사실은 항상성을 회복하는 과정에의 기여이고 그 최종적이고 올바른 결과는 당연히 치유가 될 것이다.

《침구대성》에서는 이에 대해 다음과 같이 의미를 자세히 설명하고 있다.

기의 허실을 알아서 침의 서질徐疾과 진퇴進退를 적절하게 해야 합니다. 침으로 이미 득기하였으면 기가 새나가지 않도록 잘 막아서 지켜내야 합니다. 기가 왕성하면 보補하면 안 되며, 기가 허한 경우 사瀉하면 안 됩니다. 기의 순역과 허실을 알고, 기를 취할 수 있는 때를 알아야합니다. 가는 것은 역逆이 되고, 오는 것은 순順이 되며 거슬러서 빼앗는다는 것은 사瀉한다는 것이고 좇아서 더해준다는 것은 보補한다는 것입니다. 이른바 허하면 실하게 한다란 기구氣口가 허하면 마땅히 보해야 함을, 가득하면 빼낸다는 것은 기구氣口가 성盛하면 마땅히 사瀉해야 함을 말하는 것입니다. 오래도록 머물러 있는 것은 없앤다는 것은 울체된 혈맥을 제거한다는 것입니다. 사기가 성盛하면 약화시킨다는 것은 여러 경맥의 사기가 왕성할 때 모두 사해야 함을 말합니다. '천천히 놓고 빠르게 빼는 것은 실實'이란 말은 천천히 침을 놓고 빠르게 빼는 것을 말합니다. '빠르게 놓고 천천히 빼는 것은 허虛'라는 것은 빨리 침을 놓고 천천히 빼는 것을 말합니다. '실實이란 사기가 있음을, 허는 정기가 없음을 말한다'에서 실實은 사기가 있을 때를, 허虛는 정기가 없을 때를 말하는 것입니다. 사기가 있는지 정기가 없는 지를 살피고 나서 보사의 선후를 결정한다는 것은 기가 쇠했는지 아직 존재하는지를 살핀 후에 기의 허실에 따라 보사의 선후를 결정한다는 것입니다. 침을 쓰는 사람은 허하면 실하게 하고 가득 차서 넘치면 빼내야 하며, 기혈이 오랫동안 울결되어 있으면 이를 제거해야 하고, 사기가 왕성하면 약하게 해야 합니다. 허하면 자침해서 실하게 한다는 것은 침을 놓아 열이 나도록 하는 것이니, 정기가 실해지면 이에 열이 나게 됩니다. 사기가 그득하면 빼내라는 것은 침을 놓아 차갑게 하는 것입니다. 사기가 성盛하면 약화시킨다는 것은 침을 빼고 나서 침자리를 눌러서 막지 말라는 것이며, 천천히 하고나서, 빨리하여 실하게 한다는 것은 침을 천천히 빼고 침구멍을 빨리 눌러 막으라는 것입니다. 빨리 하고나서 천천히 하여 허하게 한다는 것은 침을 빨리 빼고 나서 침구멍을 천천히 눌러 막으라는 것입니다.

— 『주해완역 침구대성』〈금침부金鍼賦〉

침의학에서 보사는 구체적으로 침의 선택과 자침 및 수기手技에 의해 이루어진다. 수기는 침법에 있어서 침으로 보사를 행하는 구체적인 침의 운용방법론이다. 이에 관하여는《내경》에서 영수보사, 염전보사, 호흡보사 등이 구체적인 기법으로 제시되어 있다. 말하자면 병리적 상황의 경락과 경혈에 침을 놓아서 기를 제어함으로써 증상이나 질병의 회복을 이루어낼 수 있다는 것으로 침의학은 요약된다. 보사에 대한 내용과 방법은 워낙 범위가 방대하고 방법이 다양하여 몇 마디 말이나 문장으로 규정할 수는 없다. 따라서 자세한 내용에 대해서는 각론(10장 감춰진 과학, 보사와 수기)에서 구체적으로 살펴볼 것이다.

3. 함부로 전하지 마라

비인부전非人不傳이라는 낯익은 어구가 있다. 이 말은 동진東晉시대(317~420)의 서성書聖이라 일컬어지는 왕희지(王羲之, 321~379)가 제자들에게 말한 "비인부전 비기자부전非人不傳 非器者不傳"이라는 문장에서 온 것이라고 전한다. 왕희지는 중국 한나라 때 실용서체를 예술적인 서체로 승화시킨 중국 최고의 서예가였으며 이 말의 의미는 "(자질이 뛰어나더라도) 됨됨이가 부족한 자에게는 기술을 전하지 않으며, (인품이 훌륭해도) 감당할 만한 그릇이 아니면 기술을 전하지 않는다"는 뜻이라고 하였다.

그러나 이 말의 의미는 시대적으로 훨씬 앞선 기록에 해당하는 의서인《황제내경·소문》에 이미 전해진다.

"받을만한 사람이 아니면 가르치지 말고 참된 것이 아니면 전해주지 않으니 이를 일컬어 득도得道라 한다(非其人勿教 非其眞勿授 是謂得道)."

―《소문》〈금괴진언론〉

또,《영추》에는 비밀을 전수하는 구체적인 정황이 글로 전해진다. 먼저 뇌공이 황제에게 다음과 같이 전수를 간곡히 요청하는 장면이 나온다.

"사람의 재주와 능력에는 때로 풍부하고 부족함이 있으니 지혜와 사고가 편협하거나 얕아서 크고 넓고 깊고 심오하게 할 수 없으며 열심히 노력해도 제대로 해내지 못한다면 어떻게 해야 합니까?"

―《영추》〈금복禁服〉

그러자 황제가 다음과 같은 의식을 통해 비법을 전수한다.

"선의先醫가 사사로이 전하지 말라면서 금기한 것을 전하니 먼저 팔을 베어 입술에 피를 묻히는 맹서血盟를 해야 전해줄 수 있는데 할 수 있겠는가?"

뇌공은 절을 하고 물러나 3일 동안 혼자 잠을 자며 몸가짐을 바로한 후 제실로 들어가 피로 맹서하는 서약의식을 수행한다. 뇌공은 책을 주면서 삼가고 또 삼갈 것을 권고한다.

《영추》〈관능편〉에도 나온다.

"(적절한) 사람을 얻어야 전하는 것이지 그렇지 않은 자에게 전해서는 안된다(鍼論曰, 得其人乃傳非人勿言)."

그러면서

"각각 그 재능을 얻으면 비로소 이에 행할 수 있고 그 이름이 널리 퍼질 수 있으나 그 적합한 사람을 만나지 못하면 공을 이루지 못하고 그 스승의 명성이 없어질 것이므로 적합한 사람을 만나면 전수하고 그렇지 못하면 전하지 말라고 한 것이 이를 말하는 것이다(各得其能 方乃可行 其名乃彰 不得其人 其功不成 其師無名 故曰 得其人乃言 非其人勿傳 此之謂也)."

라고 그 이유까지 상세히 부연하고 있다.
16세기 대의학자 장경악은 이에 대해 반대상황을 들어 풀이하였다.

"현명하고 지혜로운 자가 아닌데도 이를 가르치면 도를 해하게 되고 참된 사람이 아닌데 이를 전수해주면 그것을 어지럽히게 된다(不得賢智而教之 適足以害道 不得眞人 而授之 適足以亂眞)."

《침구대성》에도 나온다.

'마치 문을 닫고 수레를 만들고, 문을 나서 바퀴를 짜 맞춘다'는 비유가 있는데, [이 말은] 문득 뜻있는 선비를 만나거든 세밀히 살펴서, 말귀를 아는 사람이 아니면 말하지 말고, 그 중에 올바른 이치를 깨달아 아는 자가 있으면, 바로 이런 사람이 의가醫家의 뛰어난 인재인 것이다.

— 『주해완역 침구대성』

예로부터 도제식 전통을 이어오던 장인들이 자신들의 예藝나 도道를 전수함에 있어서 가장 중요시한 덕목이 바로 이런 문구 속에 고스란히 담겨 있다. 침법도 역시 예외일 수 없었다. 인격이 갖추어지지 않은 사람에게 비기祕技를 가르치는 것은 악을 키우는 것일 수 있고 감당하지 못할 사람에게 기술을 전수하는 것은 진면목을 전승하는데 문제가 생길 수 있다고 보아서였으리라. 어쩌면 그들이 진실로 두려워한 것은 정도正道의 단절만이 아니라 잘못된 사술邪術로 이어지는 것이었을 수 있다. 이 뜻이 잘 지켜진 가상의 예로 소설 속에 등장하는 조선중기 명의 허준(許浚: 1546~1615) 과 그의 스승 유의태柳義泰의 관계를 들 수 있을 것이다.[14]

침의학적 관점에서 전수를 신중하게 해야만 했던 다른 이유는 또 어떤 것이 있었을까? 아마도 위험해서였을 것이다. 침술은 인체에 날카로운 도구의 삽입을 통해 이루어지는 기술적 행위인데다 더욱이 당시에는 지금보다 매우 큰 침을 많이 사용했었다. 따라서 해부학적 지식이나 적절한 치료원칙(치료의 금지를 포함)이 갖춰져 있지 않은 섣부른 술기는 자칫 장기의 손상이나 심한 경우 생명을 위태롭게 할 수 있음을 의미하기 때문이다. 도구의 관리나 처치과정상의 문제에 기인한 감염 등의 위험이나 자침 과정상의 위험 역시 세심하게 전수해야 할 중요한 이유가 되었을 것이다. 실제로 자침과정상의 위험은《영추》에 한편을 따로 설정하여 기술할 정도였다. 출혈에 따른 변화양상이나 주의사항 등에 나타나는 표현들을 보면 간접적이나마 그 위험성을 짐작할 수 있다.

4. 침술, 오래된 자극의학

그러면 우리는 이렇게 전해진 침술을 받아들여 어떻게 이해하고 활용할 것인가? 한·중·일 동양 삼국을 중심으로 활용되던 침술은 이제는 전 세계적으로 활용되는 의료기법이 된지 오래다. 그러나 그 침술을 대하는 태도나 활용의 방식은 조금씩 다른데 기본적으로 과거의 의경醫經을 기반으로 그 의미를 현대적으로 되살려 응용하려는 동양식 응용에 비해 서양에서는 과거의 전해진 내용을 참고하되 과학과 기술적 검증을 통해 실제로 확인되는 결과들을 중심으

---

14) 이은성의『소설 동의보감』에서 유의태는 자신의 아들을 제쳐두고 곧은 성품과 실력을 갖춘 허준에게 자신의 의술醫術을 전수하였다. 도道의 전수를 명받아 삶을 이루고 전하고 가는 전도자 傳道者에게 잠시 동안의 생물학적 인연이야 '다수의 고통 받는 민중들을 위한 올바른 도의 사회적 전수'라는 사명의 테두리로 보더라도 그리 큰 관점은 아니었을 테고 순천順天의 길도 아니었을 테니까.

로 활용하는 쪽에 가깝다. 이른바 대체·보완의학식 접근이다. 전자는 과거인의 관점이 지나치게 중시되면서 새로운 사실을 받아들이는데 인색할 수 있고 후자는 누적되어 전수된 과거의 자료를 활용하는데 어려움을 겪거나 소홀히 할 위험이 있다. 중요한 것은 본질에 어떻게 제대로 도달할지인 것이며, 본질이란 외부적 자극수단을 제대로 치료에 활용하는 것이다. 그리고 그렇게 하기 위해서는 이런 두 가지 접근 방식을 서로 보완적으로 활용하는 것이 필요해 보인다.

이런 차원에서 나는 침의학을 "자극에 따른 반응을 기반으로 하는 새로운 의학적 패러다임"으로 재정립할 것을 제안한다. 나는 선구적으로 이를 "자극-반응 의학(Stimulus-Response Medicine)"이라고 거칠게 규정하고 침의학을 가급적 이러한 틀 속에서 설명하려고 한다. 원론적으로 보자면 인체에 있어서 환경의 변화는 모두 자극이고 그것에 대한 유기체의 모든 대응은 반응이다. 살아 있는 인체는 각종 자극에 반응하는 특성이 있으며, 따라서 전기적, 화학적 또는 기계적 변화를 일으키는 다양한 자극은 개별적으로 인체에 영향을 미칠 수 있다. 이러한 자극에 대한 인체의 대응은 각기 다를 것인데 의학적으로 생물학적 자극이란 원래 '생체에 작용하여 반응을 일으키게 하는 일 또는 그런 작용의 요인'이거나 '유기체에 작용하여 반응을 일으킬 수 있거나 일으킬 가능성이 있는 사상事象[15]'을 의미한다. 여기서의 사상은 '관찰할 수 있는 형태를 취하여 나타나는 여러 가지 사물과 현상'이다. 침자극을 구조적, 기능적 작용으로 대입하더라도 오롯이 담아낼 수 있다고 보면 자극을 사상이라고 표현한 것은 탁월한 어휘선택이라 하겠다.

자극과 반응이라는 고유의 의미를 살리려면 "자극-반응의학"이라는 용어가 더욱 의미를 명확하게 전할 수 있는 이름인듯하다. 그러나 뒤에서 자극의학을 구성요건을 제안하면서 설명하겠지만 자극의학에서의 '자극'은 반응을 전제한 것이므로 "자극반응의학"을 "자극의학"으로 축약하는데 그리 큰 문제가 되지는 않을 것이다. 이러한 용어와 관련해서는 기존에 "자극요법"이라는 용

---

15) 지제근. 의학용어사전, 아카데미아, 2014.

어가 있다. 그런데 요법(療法; theraphy/medical treatment)이란 '병을 치료하는 방법'을 의미하며 식이요법, 민간요법 등과 같은 예에서 보듯이 '치료법'과 유사하나 보다 협소하고 단편적인 기법이라는 의미가 내포되어 있다. 또, "자극치료학"이란 용어도 소개된 적이 있었다. 치료학(therapeutics)은 사전적으로 '질병의 치료와 관련된 의학의 한 분야'라거나 '질병을 퇴치하고 환자의 통증이나 상처를 경감시키는 목적으로 행하는 처치와 보호'정도로 정의되어 있다. '미술치료학'이니 '작업치료학'이니 '전기치료학'이니 하는 것들이 그러한 예이다. 그런데 침의학은 이미 의학의 한 분야로 정립되어 있을 뿐만 아니라 요법이나 치료학과 같은 단편적이고 부분적인 개념적 범주를 벗어나 있다. 따라서 침의학은 자극요법이나 자극치료학이 아닌 자극의학의 범주로 설정하는 것이 옳다고 생각한다.

생물학에서 자극에 대한 자연적 수용이나 감응은 인체의 항상성에 기반을 두고 처리된 결과이다. 또, 자극은 많은 경우(심지어 정신적이거나 심리적인 경우라도) 에너지 형태로 전달된다. 이들 에너지적 자극원들은 때로는 물리적인 힘으로 때로는 화학적 작용을 통해서, 그리고 때로는 온열이나, 전기 또는 자기의 양태로 인체에 작용하게 된다. 사람과 같은 유기체에서는 자극과 반응 사이에는 물리적, 화학적 및 생물학적 메커니즘이 개입된다. 만약 침의 조작과 같은 의도된 조절을 통해 자극-반응의 연계를 유도해낼 수 있다면 이는 매우 중요한 의미를 갖는 의학적 성과일 수 있다. 침술은 이러한 관점에서 파악하기에 아주 적당한 기법적 특성을 가진다. 자주 같이 언급되는 뜸 의학도 마찬가지로 이러한 체계에서는 자극의 양상만 다른 자극의학적 범주로 위치시킬 수 있을 것이다.

(1) 자극의학의 구성요건

본격적으로 침의학적 차원의 자극의학을 말하기 전에 자극과 반응에 대한 확대된 관점의 이해가 필요할 듯하다. 그간 우리는 '자극과 반응'하면 생물체에 흥분의 원인이 된 외계의 조건 변화만을 자극(stimulus/stimulation)이라고 좁혀 생각[16]하고 역치[17]와 실무율[18]에 지나치게 신경 쓰면서(?) 정작 중요한 의미인 '외계의 자극에 대해 생체·기관·조직 또는 세포가 나타내는 상태의 변화 또는 활동' 또는 '물질 사이에 일어나는 화학적 변화'를 의미하는 반응(response)이라는 본연의 의미를 제대로 이해하려는 노력을 덜한 것은 아닐까. 그렇다면 이것은 주로 우리가 자극과 반응을 감각수용체와 신경계의 활동을 통한 오감자극 만으로 편협하게 이해한 데서 온 것이다. 그 정황은 이렇다.

  신경의 자극에 의해서 일어나는 흥분은 생체의 내부 상태의 모종의 변화이고 반응은 흥분의 결과 나타나는 부수적인 변동이다. 더욱이 자극의 효과로서의 반응은 특정 요소의 상승(흥분)뿐만 아니라 저하로도 나타날 수 있는 양면성을 가진다. 이는 매우 흥미로운 내용이다. 우리는 인체의 자극-반응 기전과 관련하여 '외부로부터의 약한 자극은 생체기능을 향상시키는 작용이 있고 자극에 의하여 나타나는 반응은 생활기능을 높이고 병에 대한 저항력을 증가시킨다.'[19]는 자극의 다른 의미도 중요하게 살필 필요가 있다. 역치이하의 약한 자극이라고 의미 없는 자극은 아닌 것이며 아무리 작은 자극이라도 자극은 자체로 신경계만이 아닌 체내의 다양한 영역에서 다양한 물리·화학·생물학적 변화를 유발할 수 있는 대상일 수 있다.

  자극은 반응의 원인이며(역으로 반응은 자극의 결과이다) 이러한 관점에서 자극의학이란 자극을 설계하여 반응을 도모하는 측면에서 인과론의 변용일 수 있다. 따라서 이 같은 시각에서 보면 감각기관에 작용하는 것뿐만이 아닌 인체에 영향을 줄 수 있는 모든 외부적인 요인이 자극이 될 수 있고 또 그래야 옳다. 반응에 있어서도 마찬가지다. 인체의 감각기관이 역치 이상의 자극을 수용하여 변화한 결과만이 아닌 한 개체가 자극을 인지했든 그렇지 않든 영향을 받

---

16) 지제근, 앞의 책, p.1571.
17) threshold; 생체에 반응을 일으키게 하는 최소한의 자극. 생체는 자극에 대해서 반응을 하지만 반응을 일으키는 데에는 일정 강도이상의 자극이 필요하다. 유효자극 중에서 최소의 것을 자극역이라고 하며 자극의 형태나 지속시간에 따라 달라진다.
18) all or none; 생체의 반응은 자극이 역치 이하일 때는 전혀 나타나지 않고 역치에 달하면 최대에 달하며 그 이상의 자극을 가해도 변화가 없다는 법칙
19) 지제근, 앞의 책, p.1571.

았든 받지 않았든 이러한 모든 상황을 반응으로 범주화할 수 있는 것이다. 당장 그것을 연구의 대상으로 삼지 않더라도 말이다. 그러나 이런 포괄적인 범위를 가지고서는 의학적 관점의 자극의학을 더 이상 진전시키기 곤란하다. 따라서 나는 여기서 침술을 이해하는 방편으로 조금 더 범위를 좁혀 자극과 반응의 의미를 설정하고 이를 바탕으로 자극의학을 다음과 같이 새롭게 규정해 보려고 한다.

1) 자극의학이 성립하려면

자극의학은 치유의 목적을 이루기 위한 방편으로 설계되고 조절되고 시행되는 자극술법이다. 따라서 자극을 어떻게 범주화하느냐에 의해 치유기법은 모두가 자극의학의 범주로 환원될 수 있다. 사실 자극이라는 말은 앞서 말한 것처럼 매우 광범위한 개념적 범위를 가진 말이다. 극단적으로 말하면 약물의 내복을 통한 치료과정의 경우에도 궁극적으로는 자극과 반응의 범주로 회귀시킬 수도 있을 것이기 때문이다. 따라서 침의학과 그 하부 구성요소로서의 침술기법을 특성화하고 규정하기 위해서는 차별화된 외연의 설정과 구획의 설정이 필요하며 이런 관점에서 자극의학은 내복의학과는 구분될 필요가 있다. 이런 면에서 '외치적 자극·반응의학'으로서의 '자극의학'이란 우선 '자극과 반응을 치료에 응용하는 의학적 체계'의 개념으로 범주화할 필요가 있다. 침의학에서 이러한 시술자의 인위적 자극(보사수기를 통한 기혈의 조절)에는 인체의 자체 회복(항상성)능력을 바탕에 둔 것임은 물론이다. 그러나 이러한 일반적 현상의 설명만으로는 치료를 전제하는 자극의학을 규정하기에는 부족하다. 따라서 자극의학이 정의되기 위해서는 다음의 세 가지 조건이 충족되어야할 것이다.

우선, 이러한 자극자체가 직접적인 치료행위가 아닌 인체의 반응과정을 전제한 자극이어야 한다. 예를 들어 항생제를 상처부위에 바른다거나 고대의 폄석의 예에서 보듯 절개하여 고름을 짜내고 종기를 제거하는 것은 자극의학적 관점과는 분리하여 생각할 필요가 있다는 말이다. 물론 어느 경우나 생체인 특성상 모든 치료과정에서 어떤 식으로든 인체의 반응이 개입될 수밖에 없겠지만, 의도된 자극이라 하더라도 그 자극이 치료목적을 위해 직접적으로 개입된 자극은 자극 의학적 범주에서는 조심스럽게 구분할 필요가 있다는 뜻이다.

다음으로, 자극이 치유를 위해 의도된, 말하자면 설계된 자극이어야 한다. 이 자극은 구체적인 기전으로 인체에 작용하여 치료적 반응을 유도하게 된다. '자극은 인체의 대응(작용)을 통한 변화(반응)요인이다[20]'라고 하면 설명의 범주이지만 '변화의 유인이 가능한 체계적 자극'이 되는 순간 의학이 된다. 여기서 말하는 체계적 자극은 제대로 설계된 자극을 말한다. 설계된 자극을 통하여 인체에 적정한 자극을 가하고 이를 통해 치료적 반응을 유도해내는 것이 바로 자극의학의 기본 골격이며 이에 따라 반응은 구체화된 자극의 특성에 의해 제어되고 그 양상 역시 달라지게 된다. 치료적 관점에서 이렇게 예견되는 반응을 전제로 설계된 자극만이 의학적 자극의 범주로서의 가치를 갖는 것이다. 동시에 영향을 주는 여타의 자극들은 고려되거나 통제되어야 할 변수일 뿐이다.

마지막으로 이같이 의도된 자극에 따른 반응과정이 합리적으로 연계되어 설명될 수 있어야 한다. 이른바 기전(機轉; mechanism)의 구명이다. 이는 설령 그 구체적인 기작(機作)이 해명되지는 않았더라도 축적된 경험이나 이성적인 판단, 근거에 기반을 둔 논리적인 합리성이 담보되지 않는다면 이는 의학적 대상으로 간주되기 어렵다는 의미이다.

따라서 필자는 이상의 개념들을 종합하여 **자극의학을 '적절하게 설계된 자극을 통해 인체의 정립된 내부 변화체계를 활용하여 의도한 반응결과를 도출하기 위한 의학적 체계'로 정의**하고 논의를 이어가고자 한다.

다음 그림은 이렇게 정의한 자극의학의 개념적 모식도이다.

---

[20] 앞에서 생물학적 자극이란 '생체에 작용하여 반응을 일으키게 하는 일 또는 그런 작용의 요인'이라고 하였다. '작용'은 고유하게는 '어떠한 현상을 일으키거나 영향을 미침'이며, 물리학에서는 '어떠한 물리적 원인이나 대상이 다른 대상이나 원인에 기여함 또는 그런 현상'을 말한다. '반응'은 '자극에 대응하여 어떤 현상이 일어남 또는 그 현상'이며, 화학에서는 '물질의 성질이나 구조의 변화를 동반하는 물질 사이에 일어나는 화학적 변화'를 의미한다. 이에 상응하는 영어단어로는 'reaction'과 'response'가 있다. 전자는 우리말로는 '반응, 반작용' 등으로 쓰이며 음식이나 약물 등에 대한 '작용'의 의미로도 사용되고 후자는 '반응, 응답' 등으로 사용된다. '작용'과 '반응'의 구분은 자극의학을 부연하려는 차원에서 아주 유용하고도 중요한 내용이다. 자극에 대한 인체의 직접적(일차적; primary) '대응'과 '대응의 결과'를 구분할 필요가 있기 때문이다.

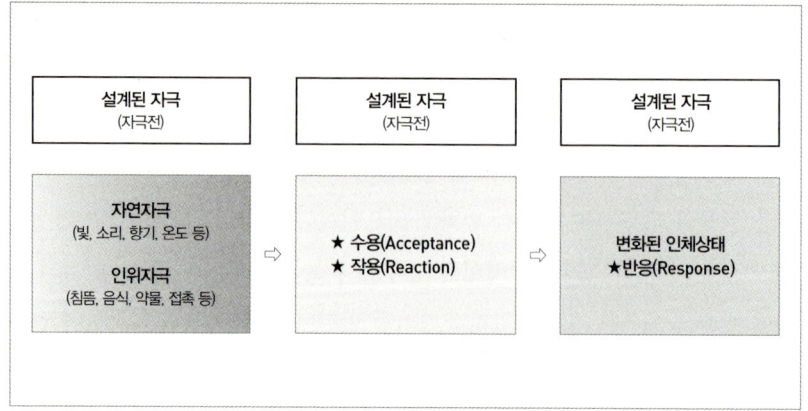

[그림 1-2] 자극의학의 개념적 구성

그러나 뒤에서 자세히 살펴보겠지만 자침공정 자체에도 10가지 단계로 세분화될 수 있으며 그 과정마다 가능한 다양한 메커니즘이 내재되어 있으므로 자침은 단일한 자극과 반응과정은 물론 아니다. 어떤 자극을 선택할 것인가, 자극을 어떻게 강화하거나 약화할 것인가, 자극의 개시(역치, 실무율)는 어떻게 판단하고 응용할 것인가, 최적의 자극량은 어떻게 도달시킬 것인가 등등, 어느 관점에서 어떤 도달기법을 쓰느냐는 의사의 판단에 의할 것이며 이것이 정확한 진단에 기반을 두어야할 것임은 물론이다.

2) 치료자극

앞에서 자극의학을 정의하기 위해서는 자극이 치료적 반응을 전제한 설계된 자극이어야 된다고 하였다. 여기에는 침과 같은 외치자극[21] 뿐만 아니라 치료적 반응을 전제한 외치적 내부자극[22]을 포함한 다양한 자극이 포함될 수 있다. 자극원刺戟原의 관점에서 치료자극은 자극원의 성격에 따라 체성자극(Somatic stimuli)과 오감자극 및 정서자극(오욕칠정) 등으로 나눌 수 있겠다.

21) 외치자극은 치료자극의 자극기점起點이 인체의 외부임을 의미한다.
22) 가령, 소화흡수에 의한 복약방법이 아닌 소화관을 경유하여 반응을 유도하는 자극반응치료 기법도 광의의 의미에서 자극의학에 해당한다고 본다.

체성 자극	감각기자극 (촉각외)	정서자극 (심리적자극)
• 물리적 자극(온열/압력/진동(주파수)/전기·자기/양(공간점유) • 화학적 자극(내복약물/외부약품) • 생물학적 자극(감염)	• 시각 자극 • 음악치료법 • 청각 자극 • 아로마테라피 • 후각 자극 • 본초(기미론) • 미각 자극 • 색체요법	• 7정(희노우사비공경) • 신뢰감

[표 1-1] 치료자극의 분류

체성자극이란 치료자극이 1차적으로 감수되는 지점이 신체 기관들(피부, 혈관, 신경, 체액, 근육, 근막, 골막 등)인 자극을 의미한다. 그 성질에 따라 외기(外氣), 빛, 한열, 습도, 압력, 진동(주파수), 전·자기, 부피(공간점유) 등과 같은 물리적 자극과 주사제나 패취제나 도포제와 같은 외용약물 등처럼 화학적 성분이나 반응을 유도하기 위한 화학적 자극 및 생물학적 자극(거머리 요법 등)으로 세분할 수 있다. 침과 뜸은 대표적인 체표자극원이다. 동일한 자극이라 하더라도 자극원은 달라질 수 있다. 가령 온열자극의 자극원은 적외선이 될 수도 있고 뜨거운 물이 될 수도 있으며 태양빛이 될 수도 있다.

오감자극이란 눈·코·귀·입 등의 감각기관을 통한 자극으로 일상적인 기능 외에 치료적 측면에 주목한 것이다. 일상적인 기능은 시각에 의한 물체의 식별, 후각을 통한 냄새의 식별, 청각을 통한 소리의 식별, 미각을 통한 맛의 식별이겠지만 자극 의학적 치료관점에서는 주로 정서적 및 정신적 반응을 유인하기 위한 자극에 해당할 수 있다. 시각자극은 색체요법으로, 청각자극은 음악치료법으로 후각자극은 아로마요법으로 그리고 미각자극은 쓴맛을 이용한 구토요법 등이 이러한 의학적 운용이라 할 것이다.

정서자극은 동양의학에서 예로부터 중시된 영역이다. 심신상관心身相關이라는 의학적 관점이나 이정변기移情變氣[23]의 적용에서 보듯 상대적이고 주관적 자극은 정신적 문제 자체뿐만 아니라 심신증心身症[24]과 같이 정신적 소인으로

---

[23] 이정변기는 고대의 의가醫家들이 일찍부터 정신적인 치료에 적용한 의료기법으로 '환자의 마음을 바꾸어서 기를 변화시킨다'라는 뜻이다. 대화 등을 통해 환자의 기분을 전환시켜 주는 등 환자의 의식을 움직이고 분산시켜서 치료의 목적을 달성하는 치료법이라 할 수 있다

인해 신체화된 증상[25]에 이르기까지 일정한 범위에서 치료효과를 낼 수 있다는 차원에서 매우 중요한 의미요소일 수 있다. 기계론적이고 환원론적인 바탕과 해부학적 관점위에 있었던 과거의 서양의학에서는 나름의 우수한 많은 장점들에도 불구하고 정신적인 부분처럼 건강과 매우 밀접한 영향을 미치지만 눈에 보이지 않는 영역에서는 비집고 자리 잡을 여지가 많지 않았다. 특히 육체와 관련된 정서나 심리적 관계에 있어서는 더욱 그러하였으며 중세의 '마녀사냥'[26]은 정신적인 문제에 대한 잘못된 접근을 보여주는 상징적인 사례라고 할 수 있을 것이다. 동양에서는 2000여 년 전의 《황제내경》에 심리적인 요인을 명확히 질병의 주요한 원인으로 파악하고 있었음은 물론 이를 세분화하여 구체적으로 병정을 기록하고 있다. 《영추》〈백병시생편百病始生篇〉에서는 "온갖 병이 생기는데 감정조절이 안 돼도 장부를 상하게 한다(黃帝問於岐伯曰 夫百病之始生也 皆生於風雨寒暑 淸濕喜怒 喜怒不節則傷藏)"고 하였고, 《영추》〈구문편口問篇〉에서도 유사한 의미[27]를 전하고 있다.

우리는 근심으로 인해 소화불량에 이르거나 지속된 분노로 신체적 질환에 이를 수 있음을 잘 알고 있으며 두려움이나 설렘으로 인한 불면 등을 너무나 쉽게 경험할 수 있다. 더구나 두려움에 의한 불면과 설렘에 의한 불면의 양태가 다름도 역시 잘 알고 있다. 이 같은 개인적 차원의 심리적 상태와는 별도로 치료과정에서 치자治者와 피치자被治者 사이의 심리적 신뢰관계는 치료의 성패를 결정할 수 있을 만큼 결정적인 역할을 한다. 광의의 자극의학적 관

---

24) 과민성 대장 증상, 비궤양성 소화불량, 건강염려증 등의 사례에서처럼 신체적, 생리적 기능의 손상이 아니라 불안, 두려움, 공포, 분노, 슬픔 등의 부정적 정서가 신체증상으로 표출되는 질환이다.

25) 신체질환을 시사 하는 신체적인 증상이 나타나지만 실제로는 신체질환이 아닌 심리적 요인이나 갈등에 의하여 나타난 것으로 판단되는 증후군이다.

26) 중세에 유럽 및 북아메리카 일대에서 행해졌던, 마녀魔女나 마법魔法 행위에 대한 일련의 재판 및 처형 등을 이르는 말이다. 계속되는 사회적 혼란과 농촌사회를 휩쓸었던 불행 등의 희생양으로 지목된 이들이 바로 마녀들이었다. 재판관, 성직자, 정부 관리, 지주들과 같은 지배 계층의주도로 마녀 사냥이 시작되었으며 수만에서 수십만으로 추정되는 여성들이 희생되었다.

27) 온갖 병은 陰陽喜怒 飮食居處 大驚卒恐 등에서 생긴다(夫百病之始生也 皆生於風雨寒暑 陰陽喜怒 飮食居處 大驚卒恐則血氣分離 陰陽破散 經絡厥絶 脈道不通 陰陽相逆 衛氣稽留 經脈虛空 血氣不次 乃失其常 論不在經者 請道其方).

점으로는 자극의 수단에 있어서 물질자극과 플라시보 효과를 포함한 정서자극을 망라하며, 자극의 범위에 있어서도 침자극과 같은 인체의 외부뿐만 아니라, 투약 등을 포함한 내부 자극, 나아가 미지자극(동종요법, 기공자극, 형태장, 사요시(Sayoshi)[28] 등)도 망라한다고 할 수 있겠다. 또한, 과거의 미신적 행위들을 포함한 거의 모든 치료적 행위들은 넓은 의미에서 자극의학이라고 할 만하다. 다만, 위에 기술한 것처럼 자극이 있고 이 자극이 치료를 전제하고 있으며 인체의 적용을 통해 그 효과를 거둘 수 있는 한에 있어서 말이다. 그러나 이런 영역들은 본 주제에서 벗어난 영역이므로 여기서는 침술이라는 주제의 성격상 체표를 통한 외부자극기법을 중심으로 그 의미를 살펴보도록 할 것이다.

3) 반응의 공간

어떤 자극을 선택하여 치료에 응용이 가능한 어떤 반응(결과로서의)을 도출해 내는 데는 자극이 변화를 일으키는 내부적 공간에 대한 이해가 필수적이다. 오장과 육부, 그리고 기항지부奇恒之府가 바탕이 된 인체는 생존의 필요와 효율을 따라 소화계, 호흡계, 순환계, 비뇨기계, 생식기계, 면역계, 내분비계, 근골격계, 신경계 등을 갖추고 고유의 기능을 수행하지만 때로는 자극에 의해 반응하는 역할공간이기도 하다. 이런 면에서 인체는 자극과 반응이 일어나는 종합적인 무대이며 이른바 자극에 따른 반응공간이다. 자극의 수단이 침인 경우에 과거인들은 이 공간에 계통적 경락과 경혈을 중요한 통로로 포함시켰고 그 안에는 혈맥(경맥), 피부(십이피부), 근육(십이경근) 등을 담았다. 지금의 눈으로는 피부, 근육, 근막, 신경 등을 포괄하고 있었으며 그 안에는 그간 우리가 주목하지도 않고 따라서 잘 드러나지도 않았던 열두 갈래의 물줄기가 충전充塡하고 있다. 선인들은 이를 **십이경수**十二經水라고 불렀으며 경經이라는 여러 갈래의 다발 속에

---

[28] 체내에서 생리적인 작용을 하는 미지의 공간적 성격의 양量적 상태(Sayoshi is an unknown quantity of state in space which has a physiological function in the body). Yoshio Manaka, Kazuko Itaya, Stephen Birch, Chasing the Dragon's tail, 2014, Paradigm Publications (U.S.A), 2014, p. 385.

서 경수는 경맥을 감싸고 피부와 기육에 스미어 위기衛氣를 머금은 채 포용과 반응의 물바다를 이루고 있다. 이 물의 바다가 있지 않고서는 오장육부의 정상적 활동은 물론 피육맥근골皮肉脈筋骨이 제대로 작동할 수 없으며 신경과 혈액이, 그리고 체내의 전자기적 흐름이나 호르몬 등의 작용이 제대로 작동할 수 없다. 이렇게 보게 되면 여러 특성의 물질공간과 전기, 자기, 이온 등을 포함한 여러 가지 기능요소들이 어우러진 경經의 모습이 선명하게 눈에 들어오게 된다. 이에 대해서는 5장(여명의 기능벡터, 경락과 경혈) 등에서 자세히 설명할 것이다. 전편을 아울러 매우 중요한 주제이기도 하다.

(2) 침술, 내치內治를 지향하여 외부外部를 자극하다

영국의 역사학자 토인비(Arnold Toynbee; 1889~1975)는 역저 『역사의 연구(A Study of History)』에서 변증법적 역사 해석 방식으로 '도전'과 '응전'을 말하면서 역사는 어떠한 '자극'에 대한 '반응'으로 연속된다고 하였다. 그러면서 도전에 대한 성공적인 대응을 통해 문명은 성장하며 창조적 대응이 멈추었을 때 문명은 몰락한다고 하였다. 그런 면에서 침술은 그가 말한 도전과 응전의 의학적 전형이라고도 할 수 있지 않을까? 더구나 침술은 '침이라는 자입刺入수단을 자극원으로 사용하여 치료의 대상이 되는 인체의 기질적인, 또는 기능적인 반응특성을 활용하여 다양한 자극기법을 활용하여 적절한 반응을 유도하고 이를 치료에 응용하는 술법[29]'이기 때문에 다른 많은 치료행위와 마찬가지로, 아니 훨씬 더 적당하게 도전(자극)과 응전(반응)의 관점으로 이해하기 좋은 기법이다.

침술은 일반인들 사이에서는 '작고 뾰족한 금속을 피부를 통해 체내에 삽입하여 일정한 치료효과를 실현하는 신비로운 술법'으로 인식되어 왔다. '신비로운'이라는 형용사속에 숨어있는 전근대성이 문제이긴 하지만, 우리는 이 오래된 치유기법을 어떻게 이해하고 받아들이고 있는가? 나는 자극과 반응의 범주

---

[29] 이런 면에서 자극 의학은 행동주의 심리학에서 인간의 행동을 설명하는데 사용되는 자극(Stimulus)과 반응(Response), 강화(Reinforcement) 등의 구조 이론과 일맥상통한 측면이 있다.

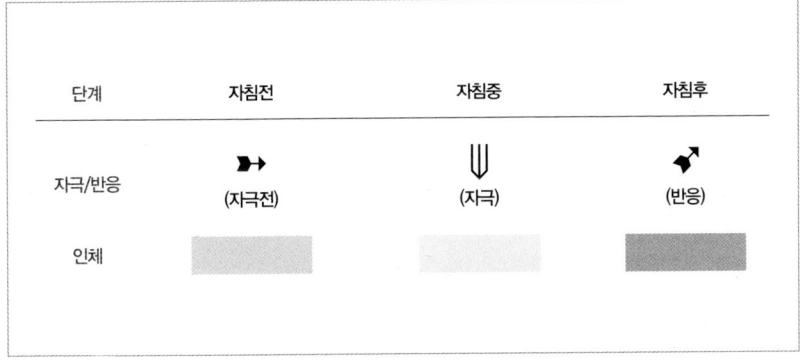

[그림 1-3] 침술의 자극의학적 개념도

에서 해석하고 정립할 필요가 있다고 지속적으로 말하고 있는 중이다. 자극에 따른 인체의 반응이라는 관점에서 보자면, 침은 명백히 자극의 매개인 자극원이고 인체는 이에 반응하는 자극수용체이며 반응의 결과는 변화된 인체상태를 수반한 증상의 변화를 의미한다. 이때, 의도한 자극에 의한 긍정적인 반응결과는 물론 치유治癒이다. 침의학에는 "자극에 대한 생체의 반응을 치료에 이용하는 학술체계" 또는 "환자가 가진 치유능력을 자극을 통해 유인하여 질병 치료를 촉진하는 학술체계"라는 뜻이 담겨 있다. 나는 앞에서 이러한 의미를 참고하여 '자극에 따른 반응을 치료에 응용하는 의료술법'이라는 의미로 자극의학(엄격하게는 자극-반응의학)을 정의하였고 이를 침의학을 설명하는 도구로 삼으려 한다.

제대로 된 자극과 이에 대한 인체의 반응을 예로 든 말이 《내경》에 나온다. "부고상응桴鼓相應"이라는 말로 '채로 북을 치면 이에 반응하여 울린다'는 뜻이다. 치료적 자극은 명백하게 반응을 목표로 한 설계이며, 이러한 자극이라야 효과적으로 치유적 반응으로 귀결될 수 있음을 일러 표현하고 있다.[30]

그러나 간과해서는 안 되는 점은 침의학의 구성이 '침-인체-자극-반응'이

---

30) 자극에 해당하는 한자를 우리는 '刺戟(극(戟)은 창(槍)의 일종이다)'이라 하는데 중국이나 일본은 刺激(중국 cìjī/일본 しげき)이란 단어를 쓴다. 격激이 내포하는 격랑의 의미를 생각해보면 자刺와 어울리는 것은 우리가 쓰는 극戟이다. '창으로 찌르다'는 원래의 뜻도 침의학적 의미 도입에 제격이라는 생각이다.

라는 단순한 연결고리로만 이어져 있는 것이 아니라는 것이다. 술사術士를 포함한 인체외부의 환경(天地)과도 긴밀히 연계되고 더욱이 이러한 과정을 통해 일어나는 자극의 방식(소위 침술)이나 인체내부의 변화과정에 대한 것들은 아직은 미지의 영역으로 많이 남아 있다. 가령, 침을 놓고 난 후 술사가 침을 매개로 하여 환자와 연결된 것은 전기적 통전과정으로 확인할 수 있으며 침의 기전은 외부의 환경적 여건에 의해 많은 영향을 받기도 한다.

1) 자극의 선택: 진단과 변증

몸이(때로는 마음이) 아프다. 외인, 내인 및 기타요인(不內外因)에 의해 생리적 탄소성의 범위를 벗어난 인체는 병적 상태가 되면서 다양한 증상의 노출공간이 된다. 그리고 이러한 병증이 침의학적 치료의 대상이라면 어느 기능요소가 어떻게 왜곡되었는지를 파악하는 것이 진단에 있어서 가장 시급한 과제일 것이다. 고전에는 12정경正經과 8기경奇經에 대한 병증이 시동병是動病, 소생병所生病으로 나뉘어 증상이 요약되어 있다. 그러나 이에 대한 것은 아직도 해석상 논란이 많고 진단의 준거로 삼아 지금의 진료환경과 맞추려면 향후 많은 보완과 분화가 필요할 것으로 여겨진다. 어떠한 병증을 치료하는 방법은 여러 가지가 있을 수 있다. 침의학적 관점에서 치료의 도구는 침이고 방법은 선혈(選穴: 혈자리의 선택)과 자침 및 수기의 방법으로 귀결된다. 따라서 병증과 체내의 병리적 상황을 연계하는 것은 무엇보다도 중요하다. 이것은 자침의 효용과 관련하여 어느 생리적 기능이 어떻게 병리적으로 화化하였는지에 대한 파악으로만 도달이 가능하다. 그러나 이게 참 어렵다.

2) 자극의 방식: 치료의 설계

자주 강조하지만 치료적 자극은 상응한 반응을 전제한 것이어야만 의미가 있다. 그런 다음에 어떤 자극수단으로 어떤 자극방식을 써서 얼마만큼 자극을 가하여 왜곡된 인체 내의 기능 특성을 회복시킴으로써 반응을 유도(병증을 개선)

할 것인지를 결정하는 것이다. 따라서 그야말로 치밀한 계략이 필요하다. 침의학적 작전의 실패는 때로는 다음번을 기약한 '이번'의 치료의 실패일 수도 있으나 때로는 다음번이 없는 비명횡사일 수 있기 때문이다. 증상은 물론이고 남녀노소, 개인차, 계절, 치료의 완급, 등등등 많은 것이 고려되고 제어할 변인과 통제될 변인도 구분해야 한다. 생사를 담보로 하는 지난至難하고 지험至險한 과정이 아닐 수 없다.

3) 자극의 도구: 침

여기도 유감이 많은 곳이다. 자극에 대한 인체의 반응을 치료에 응용하는 것이 자극의학이고 침의학은 침을 자극 수단으로 하는 자극의학의 한 분과라고 하였다. 인체는 자극에 대해 감응하는 생명장이고 침법은 침을 통해 어떤 기능 영역에 어떻게 영향을 미쳐 모순상태(질병이나 증상)를 변화시키는가에 대한 술법이다. 그러므로 침의학에 있어서 연구의 시작이 무엇보다도 침이어야 하는 것은 어쩌면 당연한 일이다. 그럼에도 우리는 그동안 침이 가진 기능적 역할을 '구하기 편한 재료로 찌르기 좋도록 가늘게 만들기만 하면 되는 물건'정도로 편하게 여기고 지나쳐왔다. 침의학적 비밀의 실마리가 여기에 숨겨져 있을 수도 있는데 말이다. 아니 여기 숨겨져 있는데 말이다. 나는 침이 가지는 여러 가지의 역할특성을 반응공간인 인체와의 감응관점에서 다양하게 나누어 고찰할 것이다. 더불어 침의 기원이라고 알려진 폄석과 철침의 변천을 살펴서 침술의 전승과정을 엿보고(2장 침의 원류) 숨겨진 주요한 기능적 속성을 파악하려고 노력할 것이다(7장 다기능 자극원 침).

구름속의 용은 언제쯤 꼬리라도 내밀어 우리에게 그 실체적 모습을 보여줄 것인가?

4) 자극의 기법: 수법(手法)·보사(補瀉)

보사와 수기는 자극을 부여하는 방식이다. 치자治者의 손이 침이라는 도구를 매개로 환자의 몸속을 헤집는다. 그 방식은 너무나 가짓수가 많고 현란하여 어지럽기까지 하다. 그러나 게재된 모든 기법들은 다소 사변적이거나 번잡할지언정 결코 난잡하지 않다. 오히려 일사분란하다고 해야 옳다(10장 감춰진 과학, 보사와 수기). 천연의 재료를 1차가공(절단/연마)에 의해서 폄자砭刺의 도구로 사용하던 돌침의 단계에서 발전하여, 손쉽게 생산, 가공 등이 가능한 철침을 사용하게 되면서 침을 사용한 기술은 이론적인 체계의 확립과 어우러져 비약적인 발전이 이루어졌다. 그 학學과 술術의 총체는 수기와 보사법으로 정리되었다. 손으로 하는 모든 기법이 수기이므로 보사는 수기와 동반하여 이루어지고 때로는 독립적으로 이루어지기도 한다. 피침자와 긴밀하게 연계된 침자의 손길은 정기를 돋우거나 사기를 내보내는데 전적으로 집중되어 있다. 보사든 수기든 이는 모두 환자의 불편함이나 아픔, 때로는 생사와 관계된 것들이므로 시술자들은 항상 신경을 곤두세워 실천하는 기법들이다. 그 중요한 방식변수들로는 자극의 지점, 자극의 범위, 자극의 정도(자극량, 강도, 깊이), 자극의 시간(지속遲速, 장단長短, 패턴, 빈도), 자극의 순서 등이다. 어쩌면 가장 중요한 인간(人間; 그야말로 사람(시술자)과 사람(피시술자) 사이)변수도 있다.

5) 자극과 반응의 경로: 경經과 경혈

자극의학적 관점에서 침과 교감해야 하는 인체는 반응이 일어나는 실공간이다. 침의학에서 우리의 몸은 아직도 어두운채로인 블랙박스이다. 마찬가지로 침의학적 근간인 경락과 경혈 계통 역시 아직도 오리무중五里霧中이다. 2천 년 전의 선조들이 던져준 경락과 경혈이라는 이름을 부여잡고 우리는 아직도 어둠속 터널에 갇혀있다. 오랜 시간 여러 사람들의 노력으로 이제는 실루엣정도만 보이던 용의 본모습이 어둠속에서 점차 모습을 드러내고 있다. '보는 대로 보인다'고 하였다. 누가 보느냐, 언제 보느냐에 따라 다르고 무슨 색의 안경을 끼고 보느냐에 따라 다르다. 특별히 "관점", 즉, 어떻게 볼 것인가의 문제에 있어서는 침의 기능적 역할이 그 기준이 되어야 온당하다. 침습되는 이물질로서의 침이 인체에 진입하였을 때 체내에서 일어나는 변화가 주요한 고려의 관점(12장 침을 놓을 때 몸 안에서 일어나는 일들)이 되어야 한다는 말이다.

6) 반응의 결과: 증상의 개선을 포함한 인체의 회복

"음지陰地에서 일하고 양지陽地를 지향한다"

어디서 많이 본 말이다. 그렇다. 국정원 표지석에 새겨져 있는 문장이다. 앞뒤의 말만 뒤바꾸면(음양만 바뀌면) 침의학적 속성을 표현하는데 제격이다.

"양지陽地에서 일하고 음지陰地를 지향한다"

양지란 인체의 외부를, 음지는 내부를 말함이다. 외부를 자극하여 내부의 조정을 도모하므로 침의학은 명백히 "외치적 내과의학"이라 할 만하지 않은가?
시간과 공간은 그 간극이 멀면 멀수록 많은 것들에서 내재된 속성들의 차이를 크게 변화시키곤 한다. 이해를 위한 접점들은 이에 비례하여 점차 옅어지게 마련인 것이고, 이제 우리는 선의들이 전한 속내를 멀리 떨어진 지금의 관점에서 새로운 생각과 새로운 사실을 담아 표현할 차례이다.

옛날 사람들은 침으로 대체 무엇을 하고 있었던 것일까?

당시의 기술적 환경에서 선의들이 행해왔던 고도의 기술적 행위들은 과연 어떤 목적을 가지고 어떤 기술적 함의를 가지고 진행되었던 것일까? 그리고 만약에 그들이 정신문화적 퇴행과의 반대급부로 과학과 기술적 진보를 이뤄가는 지금 인류의 지적 성취를 자극의학적 관점에서 응용하고자 한다면 과연 그들은 무엇을 보려하고 어떻게 쓰려고 할까? 과연 그러한가? 또한 얼마나 그러한가? 그러하지 않은가? 그렇다면 왜 그러하지 못한가?
안타깝게도 우리가 이런 물음에 대답을 다하지 못하고 있는 동안 침의학은 용기만 바뀐 끓는 냄비 속에서 지금도 하릴없이 졸여지고 있다.

[2장] 침鍼의 원류

사람들은 왜 침의 원류에 대해 관심을 갖는가? 검법이 완성되려면 훌륭한 칼이 있어야 하는 것처럼, 침법의 완성에 있어서 양질의 침의 구비는 필수적일 것이다. 체계화된 침법의 내용을 수록하고 있는《황제내경》이 형성되던 기원 전후의 시기에 이미 철로 된 침이 사용되고 있었음이 기록으로 확인되지만 애초부터 침이 철로 만들어진 것은 아니었다. 그 정확한 연원은 알 수 없지만 침은 오래전에 폄석砭石[1]이라고 하는 이른바 '돌 도구'에서 기원[2]한 것으로 인정되고 있다. 오랜 기간 사용된 것으로 보이는 이러한 돌침은 한동안의 과도기(돌침에서 철침으로의)를 거쳐 9가지의 침종(九鍼)으로 용도에 따라 규격화되어 사용[3]되다가 '복잡한' 전승과정을 통해 현재에 이른 것으로 본다.

침의학의 성경(聖經―의미 그대로 holy scripture)이랄 수 있는《황제내경》에는 폄석과 구침九鍼의 기원과 관련하여 다음과 같은 내용이 전한다.

동쪽 지역은 천지가 생하는 곳으로 생선과 소금이 많이 나며, 그곳 사람들은 물고기를 먹고, 짠 것을 좋아하는데, 물고기는 사람의 몸속을 덥히고, 소금은 혈을 손상하므로, 그곳 사람들은 모두 피부색이 검고 성기며, 병은 모두 옹양癰瘍이 되니, 그 치법은 폄석이 마땅하다. 그러므로 폄석은 동방으로부터 온 것이다. 남쪽 지역은 만물을

---

1) 고대의 가장 원시적인 자침도구를 폄석砭石이라 한다. 폄자砭刺는 자침요법의 전신이다.
2) 최초에 폄석은 주로 곪은 종기를 째어 농을 제거하고 피를 내는 용도로 사용되었으며 후에 오면서 점차 발전하여 침자鍼刺치료의 도구로 변하였다.
3) 야금기술의 발달에 따라 폄석은 점차 금속 침으로 대체되었다. 이는 의료기기의 중대한 발전이다. (중략) 고대에는 침구가 다종다형으로 만들어 졌는데《제왕세기》에서는 "복희가 9침을 만들었다"고 했다. 또 황제가 9침을 만들어 참석과 폄석을 대체했다는 설이 있는데 이는 일찍부터 9침이 만들어지고 있었음을 보여준다. 平世芸, 中國學術史, 北京:一中社, 1991, p.36.

기르는 곳으로 양이 성한 곳이다. 그 지역은 낮고 토질이 약하며 안개와 이슬이 모이는 곳이다. 그곳에 사는 사람들은 신맛을 좋아하고 발효된 것을 많이 먹으므로, 사람들은 모두 주리가 치밀하고 붉으며, 그 병은 연비攣痺가 많이 생기니, 그 치법은 가는 침이 마땅하다. 그러므로 구침은 남방으로부터 유래한 것이다.

— 《소문》〈이법방의론異法方宜論〉

요지는 이렇다. 바닷가 인근 해안 지역 사람들은 식생활 특성상 악창이나 종기가 생기기 쉬우므로 이를 째거나 도려내는데 특수한 돌을 갈아 만든 폄석을 사용하게 되었고, 고온 다습한 남쪽 지역 사람들은 경련이나 마비와 같은 증상이 많이 생기므로 기혈을 소통시키는 아홉 종의 철침(九鍼)을 쓰는 것이 좋다는 의미이다. 재밌는 것은 옹양의 치료를 위한 폄석과 우리가 이를 계승한 것으로 알고 있는 구침을 다른 용도로 독립적으로 소개하고 있다는 점이다. 따라서 위의 내용은 폄석에서 구침으로 완전히 이행되기 이전의 과도기적인 내용을 담고 있는 것으로 볼 여지가 있다.

그러나 원시적 침형태라고 인정되는 폄석의 구조적 실체와 기능적 쓰임이 어떠했으며, 또한 어떤 연결고리로서 장기간의 청동기소재를 거쳐 구침으로 흡수, 통합되게 되었는지에 대한 과정은 아직 명확하게 규명되어있지 않다.[4] 사람들은 돌에서 철에 이르는 이 같은 침 소재의 변화를 석기시대에서 청동기, 철기시대[5]를 거쳐 현대의 산업사회에 이르기까지 사회의 주요 재료의 변천에 따른 흐름과 그 궤를 함께 하는 자연스런 수단의 변천으로 이해하였다. 그러나 과연 돌침에서 9종의 철침으로의 변화가 주류 도구의 변화에 부응한 자연스런 결과만일까? 그렇지 않았을 것이라고 생각하는 것이 합리적이다. 다음과 같은 몇 가지 이유에서다. 우선, 오랫동안 지속된 청동기 시대에는 생활용품이나 장

---

[4] 오늘날 폄석은 송곳모양(錐形) 혹은 쐐기모양(楔形)으로 연마해서 만들어진 소석기小石器로서 피부를 자극하고 천자淺刺로서 출혈시키며 절개배농切開排膿하는데 사용하였다고 설명하지만 현재까지 그 원형과 재질이 분명하게 정리되지 못하고 있다. 임용수 외, 砭石의 한반도 기원과 형성에 관한 연구, 한국한의학연구원논문집 제 15권 2호, 2009, p.52.

[5] 철기가 나타난 것은 B.C 600년경 춘추전국시대이나 본격적인 보급은 진·한대에 가서야 이루어졌다.

식 등은 물론 칼이나 화살 등 각종 무기류에 이르기까지 다양한 정교한 청동제품이 만들어지고 사용되었음에도 침의학적 주류소재는 여전히 폄석이었고, 철제 침으로 대체되어 본격적으로 철침이 사용되는 시기도 철기 시대의 도래와는 상당한 시간적 간극이 있었다. 그렇다면 도구의 변천과정에서 이러한 잠복기가 필요했던 이유는 무엇이었을까? 나는 그것이 '폄석이라는 특수한 돌 재료의 기능적 속성이 모종의 기술적 도약에 의해 철침으로 대체가 가능해지기까지 시간이 필요'했기 때문이었을 것으로 판단한다. 무슨 말인가? 천연의 재료로 만든 예리하게 가공된 폄석은 째고 도려내는 수술도구이자, 찔러서 피를 내는 사혈도구였으며, 또한 자극치료효과를 내게 하는 조기調氣를 위한 기능도구이기도 하였다(물론 이들 수단은 용도별로 각각 분화되어 사용되고 있었다). 수술용 폄석砭石이나 사혈용 참석鑱石은 수술 후의 부작용(감염)이 문제가 되었을 것이고 조기용 잠석箴石의 경우 기능의 발현이 관건이었을 것이다.[6] 오랫동안 철침으로의 이행에 장애가 되었던 이들 부작용의 극복과 기능발현을 위한 기술적 토대가 마련되면서 비로소 철침으로의 이행이 완성될 수 있었을 것이라는 의미이다.

폄석(광의의 돌침)은 철침이 보편화되기 이전에 사혈과 절개와 배농에 사용되던 원시적 외자外刺도구[7][8]인 것으로만 주로 알려져 있지만, 인체의 기를 조절補瀉하는 수단으로도 사용되었다. 우리가 철침이전의 돌로 만들어진 석침石鍼을 폄석이라고 통칭하지만 사실 고대의 폄석은 형태와 기능이 다른 다종의 도구를 포함하는 포괄적인 외치요법 수단이었다. 실용성을 가진 어떤 도구라도 마찬가지겠지만 그 도구의 특성은 용도에 따라 그 기능을 가장 잘 발현할 수 있

---

6) 이런 구분에 대해서는 뒤에서 논의를 이어갈 것이다.
7) 폄석은 신석기시대에 기원하여 최초에 절개배농의 도구로 사용되다가, 후에 점차 침자치병鍼刺治病의 수단화하였으며 (중략) 폄석에서 유래한 침구는 구침으로, 구침은 다시 근대의 침구로 변해왔다. 康鎭彬, 鍼法灸法學, 河北科學技術出版社, 1995. pp.2-6.
8) "철기가 널리 응용됨에 따라 폄석은 점차 금속침으로 바뀌었다. 이에 따라 자침의 치료범위가 급속히 확대되어 침구학의 비약적 발전을 가져왔다. 이 시대에 나온《황제내경》의 기술에 의하면 당시 구침이라 불리는 형상과 용도가 다른 9종의 금속 침이 있고 자침, 외과수술, 안마 등의 도구로써 사용됐다고 한다." 王雪苔, 中國鍼灸學略史, 「동양의학 제5권」, 서울: 도서출판 디딤돌, 1999, p.68.

는 방식으로 만들어지고 개량된다. 물론 원재료의 조달이나 제조상의 한계가 없다면 말이다. 식칼은 손으로 대상을 잘 썰 수 있도록, 낫은 서 있는 식물을 베거나 식물의 가지를 치기 가장 편하도록 하는 식으로. 오랜 기간 다수의 사람들에 의해 사용된 폄석의 경우에도 예외가 아닐 것이므로 이러한 도구로서의 특성을 이해하기 위해서는 먼저 용도에 따른 기능을 좀 더 알아볼 필요가 있다.

고대의 폄석은 폄석이라는 용어 이외에도 참석鑱石, 잠석鑱石, 침석鍼石 등의 여러 이름이 있고 사람들은 이를 단순히 폄석의 다른 이름으로 보는 경향이 있으나 사실 이들은 각각 용도도 달랐고 당연히 형태도 달랐으며 단일한 기준으로 분류된 용어도 아니다. 앞서 말한바 있지만 그럼에도 이들 모두는 '철제 침의 전구적 도구인 돌침'이라는 차원에서 폄석이라는 통칭으로 불렸을 뿐이다. 구별된 의미로 보자면 폄석이란 한쪽 끝이 예리하게 연마된 칼모양(刀形)의 석괴石塊로 용도는 옹종에 대한 절개와 배농을 위한 것이었고, 참석은 송곳같이 날카롭게 연마된 사혈용 돌침이었으며, 잠석鑱石은 가는 돌기둥 모양(細石棒)의 경기조절용 석제 도구로 호침의 원형으로 추정된다. 《소문》〈이정변기론(移情變氣論)〉편에는 "약성이 강한 약으로 안에서 치료하고 침과 폄석으로는 밖에서 치료한다(毒藥治其內, 鍼石治其外)", "가는 침으로 밖을 치료하고 탕액으로 안을 치료한다(微鍼治其外, 湯液治其內)"는 구절이 나오고, 《소문》〈탕액요례론(湯液醪醴論)〉편에는 "약성이 강한 약으로 안을 치료하고 참침과 폄석, 미침과 쑥으로 밖을 치료한다(毒藥攻其中, 鑱石鍼艾治其外)"는 구절이 나온다. 이 문장들은 당시의 치료수단과 방법을 엿볼 수 있는 매우 중요한 내용이다. 특히 마지막 구절(鑱石鍼艾)에 주목해보자. 많은 이들이 이를 참석과 침, 애艾로 보고 참석鑱石을 하나의 의미단어로 보아 예리한 돌침으로 해석하기도 하였는데, 필자의 주관적 견해로는 문맥상 참침(鑱)과 폄석(石)과 잠석(鍼)[9]과 쑥뜸(艾) 등 당시의 치료수단 각각을 나열한 것으로 볼 여지가 있다. 위에서 말했듯이 참침은 사혈용 도구이고

---

9) 《설문해자》에 "'잠箴'은 본래 '침鍼'자로 의사가 환자의 질환을 치료하는 의료기구이다"라고 하였다.

폄석은 절개·배농용 수술도구이며 잠석은 경기조절용 호침을 포함하며 쑥은 뜸의 재료이다.

수대의 저명한 의학자로 최초로《소문》을 주해하기도 했던 전원기(全元起; 5~6세기)는 주注에서 "폄석은 고대의 외치법으로 세 가지 명칭이 있었다. 침석鍼石, 폄석砭石, 참석鑱石인데 실제로는 같은 것이다. 예전에는 철로 주조鑄鐵할 수 없었기 때문에 돌(石)로 침鍼을 만들었다"고 하였는데 이 말은 반은 맞고 반은 틀린 것이다. 왜냐하면 위의 용어들은 치료도구를 통칭하여 모두 "폄석"으로 부를 수는 있겠지만 침석은 경기조절용이고, 폄석은 수술용이며, 참석은 사혈용으로 용도는 물론 크기나 모양이 모두 다른 도구이다. 또, 철로 만들 수 없어서 돌을 사용한 것도 아니다.

신석기 시기가 지나고 청동기를 거쳐 철기가 주된 소재가 된지도 한참 지난 어느 시점에 외치도구분야에서는 돌침에서 철침으로의 혁신적인 변화가 일어나게 된다. 침사鍼史적 측면에서 철로 침을 만들 수 있게 되었다는 것은 돌을 연마하여 만드는 것과 비교하였을 때 그 제작과정의 용이성이나 재료의 조달과 보급은 말할 것도 없고 동일한 규격의 대량생산이 손쉽게 가능해진다는 면에서 일대 사건이 아닐 수 없었다. 구침의 제조과정이 주조(鑄造―틀에 부어서 만듦)의 기술이 주가 되었든 단조(鍛造―두드려 만듦)의 기술이 주로 사용되었든지 간에 나는 앞서 지적한 바와 같이 돌침에서 철침으로의 변혁과정에 어느 뛰어난 술사에 의한 기술적 혁신이 있었을 거라고 거듭 확신한다. 정밀한 철제 농기구나 무기 등의 제작이 가능했던《황제내경》발간 당시의 기술적 환경에서도 절개용 폄석은 구침과 더불어 사용되고 있었다(《내경》의 여러 편에 나오는 폄석砭石의 사용기록이 이를 증명한다).

누차 말하듯, 침법과 관련한 가장 앞선 완비된 기록은《황제내경》이다. 이는 침법 전반을 아우르는 침구학총서라 할 수 있으며, 침의학적 이론적 바탕은 대부분 이에 근거하고 있다. 1973년 중국 호남성 장사시長沙市에서 기원전 168년에 매장된 것으로 밝혀진 한나라 때의 무덤이 발굴되었는데, 서한시대 장사국의 대후(大侯; 유력한 제후) 이창利倉의 아들의 묘라고 알려진 마왕퇴馬王堆이다. 여기에서 경락체계의 원형 또는 원시형태를 추정할 수 있는 다수의 의서가 출토되면서 고대 의학 연구에 일대 전기가 마련되었고 특히 침구 경락체계에 대한 광범위한 고증연구와 검토가 속속 이어졌다. 연구를 통해 사람들은 침의 기원과 관련하여 중요한 두 가지 사실을 확인할 수 있었다. 하나는 경맥체계가《내경》의 기록(12경맥)과는 달리 11개였다는 점이고 다른 하나는 수단에 있어서도 폄석에 대한 것만 있을 뿐 침에 대한 것은 없더라는 것이었다.《내경》과의 비교 연구와 고증을 통해 이들 출토된 의서들의 저작시기가 경락계통에 대한 전면적인 논술을 기록하고 있는《황제내경(소문, 영추)》보다 시기적으로 앞설 뿐만 아니라 이들 의서의 내용이 그대로《내경》에 흡수·계승되었음을 보여주는 문장들도 많았다. 이를 통해 알 수 있는 중요한 의미가운데 하나는 이 기록이 '폄석과 완비되지 않은 경맥체계'에서《내경》이후의 '구침과 완비된 경락체계'로의 이행을 문헌적으로 증거하고 있다는 점이다. 나중에 사혈용이나 절개용 등으로 사용되던 폄석을 포함한 돌침들은 차츰 철침으로 이행되었고 후에 규격화되어 9종의 관침官鍼으로 정립된 것으로 보인다. 물론 그 사이에 뼈(骨鍼), 대나무(竹鍼), 도편(陶鍼) 등 다양한 소재가 침으로 사용된 흔적들이 있다고 하나 이들은 주류소재가 아니었고 실제로 얼마나 광범위하게 활용되었는지에 대한 자료 역시 찾아보기 어렵다.

그 순서에 있어서는 초기에 옹종에 대한 절개와 배농을 위해 폄석이 사용되다가 후에 혈관을 찔러 피를 사혈하는 참석의 개발이 이어졌고 이런 치료과정에서 경기조절용 인체 침습도구가 맨 나중에 개발된 것이 자연스런 흐름으로 보인다. 실제로 출토된 폄석의 경우 신석기 초기에는 수술용의 인형刀形폄석이 많이 출토되나, 사혈 용도의 송곳모양(錐形) 폄석은 주로 신석기 후기 이후에 출토된다. 동양의학을 깊이 연구했던 프랑스인 피에르 위아르(Pierre Huard; 1901-1983)가 경기조절용 폄석과 관련하여 "폄석보다 훨씬 용이하게 깊게 찌를 수 있으면서도 심한 고통이나 위험이 작은 금속으로 된 침의 이용이 가능해진 점과 침술의 합리적인 이론체계가 생기게 되면서 B.C 3세기말과 2세기 초에 표준적인 방법으로 정립되었다"[10]고 하였는데, 그 시대적인 상황이나 승계의 타당성을 합리적으로 설명하고 있는 것으로 보인다.

이런 관점에서 침구의 발전과정을 아래 도표와 같이 유추해 본다.

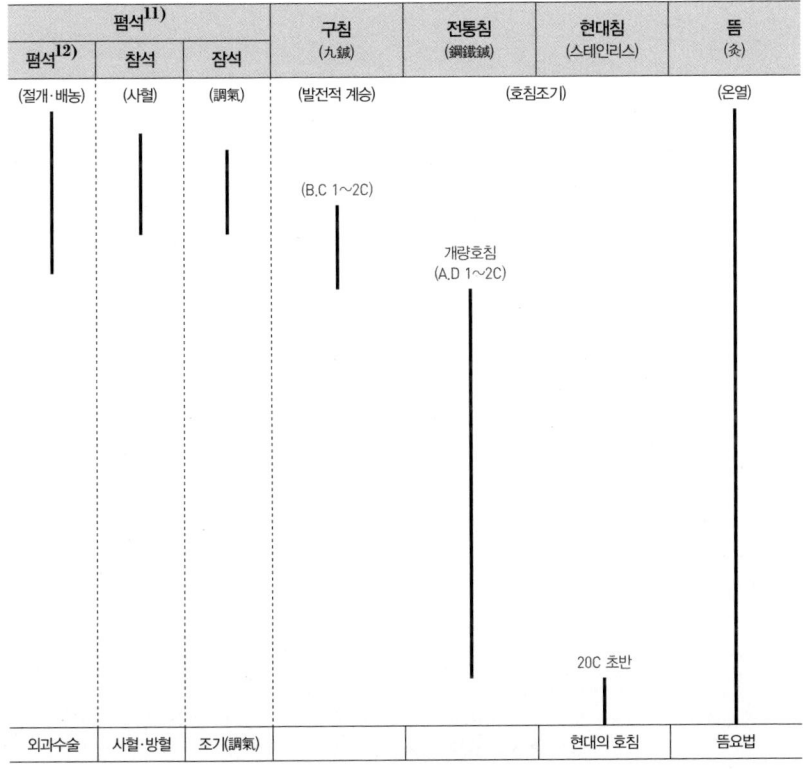

[그림 2-1] 침구의 발전도(추정)

9침은 이후 여타의 용도에 쓰이던 침종들이 서양의학적 수술도구 등으로 흡수되거나 사용이 줄면서 현실적으로 기능적 역할이 단절되었고 지금은 침하면 호침, 장침, 대침 등 경기經氣조절을 위한 가늘고 긴 자입刺入도구를 지칭하는 정도로 여겨진다.

어쨌든 2000여년이 지난 지금은 재질이 강인하고 녹이 슬지 않으며 탄성이나 내열성, 내화학성 등 물리·화학적 성질이 우수한데다 경제적 측면에서

---

10) Pierre Huard, Ming Wong, 허정역, 동양의학사, 신광출판사, 1993, p.227.
11) 총칭으로서의 폄석.
12) 용도분화된 침종으로서의 폄석.

값도 싼 '스테인리스(stainless)'라는 이름이 붙은 특수강이 주류 소재로 된지 오래다.

철鐵과 강鋼

인류는 청동기 시대를 거쳐 철을 도구로 사용하는 철기 시대를 열어가게 되는데 인류가 최초로 만든 철기는 쇠를 녹여 만든 것이 아니라, 불순물이 섞여 있는 스펀지 형태의 덩어리를 달군 다음 해머로 단조해서 만든 것이었다. 이런 방법으로 도구를 만드는 방법은 히타이트(Hittite)인들이 처음으로 창안한 것으로 알려져 있는데 히타이트 제국은 아주 오래 전(기원전 18세기경)부터 철을 도구로 사용하고 있었으며 기원전 1300년경 당시 쇠를 녹여 야금하는 기술을 독점적으로 보유하고 있었다. 이러한 철 야금 기술은 기원전 1200년경이후 이집트, 이란을 비롯한 전 세계로 급속히 퍼져 나가 철기의 보편화를 가져 왔으며 기원전 8세기경 이후에는 세계적으로 철을 본격적으로 사용하게 되었다. 당시에는 절반쯤 녹은 철을 두드려 물건을 만드는 단철鍛鐵 기법이 주를 이루었고, 유럽에서는 14세기에 이르러서야 주물鑄物을 사용하는 주철鑄鐵 작업이 시작되었다. 그러나 중국에서는 춘추시대(기원전 7~5세기경)이후 단조철기와 거의 동시에 주조철기가 만들어지기 시작하였으며 이러한 중국의 철기 주조기술은 유럽에 비해 무려 2천년이나 앞서는 것이었다. 한반도 철기 문화는 한나라 시대 이전 것으로 보이는 주조 철기가 한반도 서북 지역에서 발굴되는 것으로 보아, 이미 기원전 3-4세기 무렵부터 독자적인 형태로 발전되어 온 것으로 추정된다.

철은 화학기호 Fe, 원자번호 26, 원자량 55.85, 비중 7.85의 금속원소로서 순수한 철은 제조가 곤란할 뿐만 아니라 너무 물러서 실용적이지 못하다. 일반적으로 사용하고 있는 철강 재료는 화학적으로 순수한 철(Fe)이 아니고 철을 주성분으로 하여 각종 성분 즉, 탄소(C), 규소(Si), 망간(Mn), 인(P), 황(S)등을 포함하고 있다. 탄소는 철강의 5원소(탄소, 규소, 망간, 인, 황) 중 하나로, 탄소가 얼마나 함유됐는가에 따라 순철, 강, 선철, 주철로 나뉜다.

- 순철(純鐵, Pure Iron): 성분이 거의 100%가 철(Fe)로만 되어 있으며 그 밖의 원소는 거의 함유되어 있지 않다. 천연적으로 유성이 지구에 떨어진 그대로인 운석의 형태로 존재한다.
- 선철(銑鐵, Pig Iron): 선철은 용광로에서 철광석을 녹여 만든 철로서 철의 5대원소(C, Si, Mn, P, S)가 많고 단단하지만 강하여 부서지기 쉽다. 특히 선철은 탄소가 많이 함유되어 있기 때문에 철 본래의 인성, 가단성을 상실하고 있어 주형鑄型에 부어 주물로 만들 수는 있지만 압력을 가해 얇게 하든가 늘리는 등의 가공은 어렵다. 선철은 이와 같은 성질로 인해 주물에도 이용하지만 대부분은 강鋼을 만들기 위한 원료로 사용된다. 보통 생산되는 선철은 탄소(C) 3.0~4.5%, 규소(Si) 0.2~3.0%, 망간(Mn) 0.5~2%, 인(P) 0.02~0.5%, 황(S) 0.01~0.1%등이 포함되어 있다.
- 강(鋼, Steel): 선철을 제강로에 넣어 거의 대부분의 탄소나 기타 성분을 감소시켜 정련한 것이 강이다. 강은 질기고 늘어나는 성질이 있기 때문에 불에 달구어서 해머로 두들기든지 롤(Roll)사이로 통과시켜 여러 가지 형의 판이나 봉, 관 등을 만들 수 있어 가공성이 우수하고 또한, 외력에 견디는 힘이 좋다. 강은 탄소 함유량에 따라 저탄소강, 중탄소강, 고탄소강으로 구분한다.

강에 특수한 성질을 주기 위하여 특수원소 즉 니켈(Ni), 크롬(Cr), 텅스텐(W), 몰리브덴(Mo)등을 첨가하거나 5대원소중 일부 원소를 첨가하여 내열강, 내마모강 및 고장력강 등을 만드는데 이것을 특수강이라고 부른다. **침소재로 쓰이는 스테인리스강은 이러한 특수강의 일종이다.**

그럼 이제부터 좀 더 구체적으로 폄석은 무엇이며, 어떻게 만들어지고 어떻게 사용되었는지와 더불어 이상의 내용을 뒷받침할 수 있는 9종의 철침으로의 변화과정에 대해 살펴보도록 한다.

1. 폄석: 침의 기원이자 철침의 전신

폄석은 작고 정교한 의료기구로 돌을 갈아서 가공한 것이다. 지금은 명맥이 끊어진지도 오래되었고[13] 따라서 문헌상의 기록[14]은 있으되 그 실체를 확인하기란 여간 어려운 일이 아니다. 아주 오래된 분묘에서 간헐적으로 발굴되는 정도가 전부이며, 생각해보면 유적에서 발굴되는 폄석은 의료용으로 분류하는 것조차 용이하지는 않았을 것이다. 왜냐하면 실제로 길거나 짧은 칼일 수도 있고 돌낫이나 돌화살촉일 수 있으며 농기구나 다른 생활용품일수도 있기 때문이다. 또한, 앞서 살펴본 바와 같이 폄석은 오랫동안 용도에 따라 몇 갈래로 분화된 채 사용되다가 후에 9종의 철침으로 통합된 것으로 보이므로, 형태에 있어서도 그 모양이 일정하지 않아(검형劍形, 도형刀形, 침형鍼形과 겸형鎌形 등)[15] 발굴 시 이에 대한 식견을 갖춘 전문가가 아니고서는 이를 구분하기도 어렵고 사실 발굴과정에서 다양한 유물들 중에서 이러한 작은 유물들이 주목되기도 어려웠을 것이다.

폄석 실물의 발견은 그 기원이 오래되었다는 것을 밝혀주는 직접적인 증거가 된다. 함경북도 경흥군 웅기면 송평동 패총에서 뼈침(骨鍼)과 함께 구석기 시대 유물로 폄석이 발굴된 바 있다. 또 중국 산동성山東省 일조현日照縣에 있는 신석기시대 말기의 무덤 속에서도 8.3cm와 9.1cm길이의 폄석 두 자루가 발견되었다고 하는데 하나는 끝이 뾰족한 삼릉추형三稜錐形으로 피를 빼는 용도로 다

---

[13] 중국에서는 사빈부석泗瀕浮石을 재료로 괄사요법刮痧療法으로 사용되는 동일한 명칭의 의료 도구가 있으나 고유한 의미(침의 원형)의 승계로 보기는 어렵다.
[14] 《소문》〈보명전형론寶命全形論〉에 "크고 작은 폄석을 만들었다(制砭石大小)"는 구절이 있다.
[15] 중국 침뜸의학의 역사, 1997, 집문당. p.21.

른 하나는 끝이 원추형圓錐形으로 경기經氣를 조절하는데 사용되던 것으로 추정되었다. 내몽고內蒙古 다륜현에 있는 신석기시대의 유적지에서는 양쪽 끝이 다르게 가공된 것이 발견되었는데 한쪽 끝은 납작하고 둥근 호형弧形날, 다른 끝은 사릉추형四稜錐形으로 만들어진 4.5cm 길이의 폄석이었다. 이 역시 한쪽은 농양膿瘍을 절개하는, 또 한쪽은 피를 빼는 데 사용된 것으로 추정되었다.

한편, 16세기 명나라 이시진(李時珍: 1518~1593)이 집대성한 약초서인《본초강목》에는 〈폄석편〉에 다음과 같은 내용이 있다. 침의 한반도 기원설[16]에 자주 인용되는 내용(고씨산高氏山과 석노石砮)이기도 하다.

【석명】 침석鍼石[17]

【집해】《동산경》에 고씨산, 부여산에는 침석이 많이 난다고 하였는데, 곽박(郭璞)은 폄침이 될만하다고 주를 달았다.《소문》〈이법방의론〉에 "동방지역은 물고기와 소금이 나는 곳으로 옹양癰瘍병이 많으니, 폄석으로 치료하는 것이 좋다. 폄석이 동방으로부터 온 이유이다"고 한 내용에 왕빙王冰이 다음과 같이 해석하였다. 폄석은 옥처럼 침을 만들 수 있다. 예전에는 돌이 침이었는데 나중에 철침으로 대체된 것이다. 지금 사람들이 자침瓷鍼으로 찌르기도 하는데 이 또한 폄의 의미가 남아 있는 것이다. 하물며 폄석도 모르는 사람들이 석노石砮가 뭔지는 알겠는가?

【주치】 온갖 옹종癰腫에 사용한다.

【부록】 석노石砮 석노는 숙신肅慎[18]에서 난다. 이 나라 사람들은 싸리나무로 화살을 만들고 청석靑石으로 촉을 만들어 독을 묻혀 쏘았는데 사람이 맞으면 즉사하였다. 이 돌은 산속에서 난다. 청석靑石으로는 도끼나 검劍을 만들기도 했으며, 동銅이나 철鐵처럼 여성용 반지로도 제작되어 쓰이기도 하였다. 유리국琉璃國 사람들은

---

16) 원시 침의 기원과 관련한 중요한 내용 중에서 고씨산高氏山, 석노石砮, 숙신肅慎 등이 나오는데 이들은 모두 고조선에서 유래한 것이라는 것이 핵심이다.
17) 李時珍, (圖解)本草綱目, 高文社, 1987, p.358.
18) 기원전 6~5세기 중원 북계를 비롯한 산동반도 및 만주 동북부 지역에 살았던 종족으로 호시楛矢와 석노石砮를 사용하는 종족으로 알려져 있다. 또한, 조선朝鮮이라는 왕조명을 갖기 이전에 고조선인 들을 부르던 호칭으로도 보기도 한다. 한국민족문화대백과사전, 한국정신문화연구원, 1997, 숙신肅慎편.

밭을 개간할 때 길이가 한척이 넘는 돌을 칼로 썼는데 모두 이런 돌이었다.

—《본초강목》〈폄석편〉

침석鍼石 또는 잠석箴石, 참석鑱石 등 용도에 따라 각기 다른 이름으로 불렸던 고대의 폄석은 고문헌에 기록된 내용을 살펴보면 그 의미하는 바가 서로 조금씩 다름을 알 수 있다. 이제 폄석의 어원에 대해 알아보고 그 분화와 용도, 그리고 문헌상에 나타난 활용 등을 알아보도록 하자.

(1) 폄석의 어원

앞서 폄석은 돌침의 총칭(광의)이기도 하고 수술용 도구(협의)를 의미하기도 한다고 하였다. 따라서 폄석은 문장의 맥락을 통해서 어떤 뜻으로 쓰였는지를 판단하여 구별하여 사용할 필요가 있다.

1) 폄석

《한서예문지漢書藝文志》[19] 안사고주顔師古注(AD 1세기)에서는 "침은 병을 치료하는 수단이다. 석石은 폄석을 말하는 것으로 돌로 만든 침이다(鍼所以制病也, 石謂砭石則石鍼也)."라고 유래를 설명하였다.

《설문해자說文解字》[20] (A.D 2세기 초)에는 폄砭은 刺으로 "병난데 찌르는 돌(以石刺病也)"이라고 하였다. 이를 풀이한 책《설문해자주》를 쓴 청대의 단옥재(段玉裁, 1735~1815)는 "돌로 병난 곳을 찌르는 것을 폄이라고 한다. 그래서 그 돌을 폄석이라고 한다(以石刺病曰砭, 因之名其石曰砭石)."라고 해석하였다. 그리고 그는 '석石'

---

[19] 《한서예문지》는 한대에 반고班固가 편찬한 문학작품으로 중국에서 현존하는 가장 이른 시기의 문헌이다.
[20] 후한의 허신(許愼; 58-147)이 편찬하였다. 그는 이 책을 문자의 형태와 결구를 분석하고 원래의 의미를 탐구하기 위한 목적으로, A.D 100년부터 121년까지 무려 22년간의 집필 끝에 완성하였다. 국사편찬위원회, 한국고대사료집성; 중국편-1, 서울: 학연문화사, 2006, p.24.

과 '폄乏'의 합성자인 폄砭의 의미를 설명하면서 "《춘추전春秋傳》[21]"에 '反正爲乏
(正의 반대가 乏이다)'라 하였는데, "화살을 맞는 방향이 정正이고 등지는 방향이
폄乏이다(受矢者曰正 拒矢者曰乏)"라고 하면서 이를 근거로 "폄은 바로 돌화살이라
는 뜻(故砭也就是石矢之意)"이라고 해석하였다.

《본초강목本草綱目》에는 「폄석」을 설명하면서 "옛날 사람은 돌로 침을 삼았
다. 후세에 철침으로 대체되었다. 주로 여러 가지 병이나 옹종을 치료한다(釋名)
鍼石(集解)(…)王氷注雲砭石如玉古者以石爲鍼. 季世以鍼代石(…)(主治)刺百病癰腫)."
라고 하여 폄석이 자刺하는 수단이었음과 후에 철침으로 대체되었음을 기록하
고 있다.

2) 참석鑱石

B.C 1세기경의 《사기史記》[22] 〈편작전〉에는 참석교인鑱石橋引이라 하여 참석
이라는 명칭과 도인안교導引按蹻라고 하는 의료기법이 등장한다.
A.D 1세기경의 《설문해자》에 참鑱은 鑯으로 "(까끄라기처럼) 날카로운 것이다
(鑱: 銳也)[23]"고 하였다.
《소문》〈탕액요례론〉에는 "요즘시대에는 편벽된 성질의 약을 복약시켜 내
부를 치료하고, 참석鑱石, 침, 뜸을 써서 외부를 다스린다"는 문장이 나온다.

3) 잠석(箴石)

중국 선진시대先秦時代에 저술되었다고 추정되는 《산해경山海經》[24]의 〈동산경
東山經〉에는 "고씨산의 위에는 옥이 많고, 아래에는 잠석이 많다. 진晉의 곽박郭
璞은 "이것을 갈아 돌침을 만들어 악창과 종기를 치료할 수 있다(高氏之山, 其上多
玉, 其下多箴石. 晉·郭璞注: 箴石, 可以砥砭鍼治癰腫)"는 내용이 전하며, 이외에도 "고씨산

---

21) 공자孔子가 지은 노나라魯의 역사서인 춘추春秋의 주석서.
22) 편찬 시기는 기원전 109년에서 기원전 91년 사이로 추정된다.
23) 설문해자에 예銳는 '芒也'라 한 것을 차용하였다.

에는 옥과 같은 돌이 있는데 잠箴으로 쓸 수 있다(高氏之山, 有石如玉, 可以爲箴)"는 구절도 나온다. 또, "다시 남쪽으로 오백리를 가면 부려산이 있는데 산위에는 금과 옥이, 기슭에는 잠석이 많이 난다(又南五百裏 曰鳧麗之山 其上多金玉 其下多箴石)." 는 구절 역시 잠석에 관한 기록으로 이들 잠箴에 대한 내용은 특별히《산해경》중 〈동산경〉에만 보인다.

《설문해자》에 잠箴은 莇으로 옷을 꿰매는 수단이(綴衣箴也)라고 하였으며, '잠箴'은 본래 "침鍼자로 의사가 환자의 질환을 치료하는 의료기구이다."라고 하였다.[25]

《예기禮記》〈내칙內則〉(A.D 1세기경)에도 "옛날 사람은 병을 치료하기 위해 돌로 잠箴을 삼았다(古者以石爲箴, 所以爲刺病)"라는 내용이 나온다.

《예문지》(A.D 80년경)의 잠석주箴石注에는 "잠箴은 병을 치료하기 위한 도구이고, 석石은 폄석으로 돌로 된 잠箴이다. 옛날 사람이 병을 치료할 때 폄술이 있었는데 지금은 그 기술이 단절되었다(箴, 所以刺病也. 石謂砭石卽石箴也. 古者攻病則有砭 今其術絶矣)."라고 하여 폄석이 병에 자刺하는 돌재료라는 것과 폄석과 잠석箴石이 같은 의료도구임을 기술하였다. 그러나 앞서 언급한 바와 같이 이는 폄석을 광의의 의미, 즉, 고대침을 대표하는 것으로 간주하는 경우에만 옳은 것이며 절개배농용 수술도구라는 협의의 고유한 의미에서는 잠석과는 구별하여야 한다.

《한자자원漢字字源》의 해석[26]

잠箴은 본래 옷을 꿰매는 대나무로 만든 침의 의미로 사용되다가 후에 침鍼

---

24) 고대의 지리서인《산해경山海經》의 판본은 복잡한데 지금 유통되는 것은《山經》5권 ,《海經》13권을 합하여 총 18권이다. 각권의 저작연대는 각기 다른 것으로 보이는데 이중《山經》을 포함한 14권은 전국시대, 4권은 서한시대 초기의 작품으로 보고 있다. 百度百科(http://www.baidu.com/) /國史編纂委員會,「韓國古代史料集成:中國編-1」. 서울: 학연문화사, 2006, p.26.

25) 한편, 사람의 잘못을 지적하거나 규계規戒하는 말을 의미하기도 한다. 의사가 침석鍼石으로 병을 치료하듯이 잠언箴言으로써 사람의 잘못을 예방도 하고 치유도 한다는 데서 붙여진 이름이다"라는 말에도 그 의미가 확장되어 녹아 있다. 한국민족문화대백과사전, 한국정신문화연구원, 1997.

26) 駢字騫, 漢字字源, 沈陽:萬卷出版公司, 2009.

으로 의미가 옮겨간 것으로 보았다.

그런데 위의 《한자자원》을 비롯한 여러 문헌에서 잠箴의 한자구성과 관련(竹+箴)하여 잠箴을 죽침의 존재를 말하는 것으로 당연시하는 경우가 있다. 예컨대, "잠箴자로 미루어 보건데 대나무

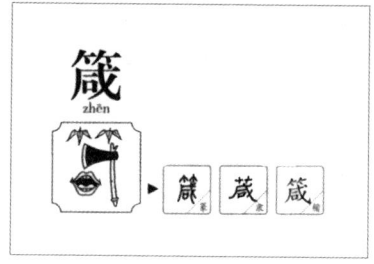

도 사용되었을 것이다. 대나무로 만든 것이 출토되지 않는 이유는 보존의 어려움 때문"[27]이라고 보는 경우 등이다. 그러나 나는 조금 다르게 볼 필요가 있다고 본다. 우선, 『竹+○』의 글자조성이 반드시 「죽竹으로 만들어진 ○」을 의미하는 것은 아니다. 이것은 필(筆; 붓)이 '죽竹소재의 모毛'를 의미하지 않고, 전(箭; 화살)이 '죽竹소재의 전箭'을 의미하지 않는 것과 같다. 오히려 폄석을 대나무와 결합한 형태로 운용하였을 가능성이 있다. 또한, 고문헌에 대나무(竹)로 만든 침에 관한 내용이 거의 없고, 유물로 발견된 적도 없을뿐더러, 돌침이라고 규정한 잠箴의 원래 의미를 생각해보면 더욱 그렇다. 따라서 잠箴은 자체가 대나무라기보다는 돌침에 대나무를 연결하여 사용한 재료로 보는 것이 옳다고 생각되는 것이다. 금속화살촉을 끼운 화살처럼 말이다.

이상에서 고문헌상에 나타난 폄석과 참석, 그리고 잠식의 어원석 의미를 살펴보았다. 이제 이러한 세 가지 용도 관점에서 문헌상에 나타난 이들 수단의 활용에 대해 알아보기로 한다. 말하자면 '어디에 쓰는 물건인고?'에 관한 것이다.

(2) 폄석砭石의 활용(용도)

폄석이 어떤 치료목적을 가지고 어떤 구체적인 시술(행위)과정을 통해 활용되었는지 알아보는 것은 후에 계승된 철침의 응용과정과 연관하여 매우 중요한 부분이다. 먼저 용도와 형태적 관점에서 폄석에 관한 정리된 내용을 잘 설

---

27) 고대문자에 鍼자를 箴이라고 쓴 것은 당시의 鍼具에 竹製가 있었음을 말해주는 것이다. 최용태 외. 鍼灸學(下), 서울:집문당. 1998. p.1022.

명한 다음의 내용을 살펴보자. 분화된 관점이 아닌 뭉뚱그려진 관점에서 기술된 내용이기는 하지만 폄석과 참석 및 잠석의 모양이나 기원을 파악하는데 도움이 된다.

폄석은 형태상으로 날선모양(刀形), 송곳모양(錐形), 침모양(鍼形), 원기둥모양(圓柱形) 등으로 나눌 수 있는데, 그 중에서 날선 모양(刀形) 폄석은 다시 자귀모양(錛形), 칼모양(刀形), 검모양(劍形), 낫모양(鎌形) 및 기타 등으로 나눌 수 있다. 이른 신석기시대의 폄석은 자귀모양(錛形), 칼모양(刀形)이 많았고, 주로 피부와 기육을 절개하고 배농排膿·방혈放血하는데 사용되었다. 후기에는 침모양(鍼形), 송곳모양(錐形), 화살촉모양(鏃形) 등의 폄석이 출현하여, 피부와 기육을 찌르고, 배농·방혈하거나 혹은 천자淺刺하고, 체표를 안마하는 용도로 사용하였다. 은나라와 주나라 시기에는 체표를 안마하거나 위첩(熨貼—따뜻하게 하여 문지름)하는 폄석이, 춘추전국시기에는 안마석, 위석熨石이 더욱 다양해졌고 그 형태 또한 풍부해졌다. 출토된 폄석 중에서는 《황제내경》에 기술된 "구침九鍼" 중 원침圓鍼, 봉침鋒鍼의 원형에 해당하는 것도 있다고 한다. 한대에 출토된 폄석은 제작기법이 더욱 복잡하고 정교해졌는데 다만 출토된 수량은 오히려 전보다 감소하였다. 그 이유로는 금속 침이 성행하면서 돌침을 대체한 것과 관련된 것일 수 있다.[28]

구침으로의 계승에서도 연관성을 알 수 있지만 날선 모양(刀形)은 폄석砭石(협의), 송곳모양(錐形)은 참석鑱石, 침모양(鍼形)은 잠석箴石, 원기둥모양(圓柱形)은 구침중 안마용 원침圓鍼과 관련된 것으로 볼 수 있다. 시기적으로도 배농·방혈용 폄석이 사용되다가 후에 사혈(참석) 및 추가 기능도구로 발전했음을 기술하고 있으므로 기존의 관점과 크게 다르지 않다. 또 《소문》〈혈기형지편〉의 내용을 보면 맥에 생긴 병은 뜸을 뜨거나 혈관을 취하였고(灸刺), 기육에 생긴 병은 침과 폄석(조기혈과 폄석—절개배농)으로 다스렸으며, 인대나 힘줄의 손상은 온열이나 도인법으로, 속병에는 복약을 통해서, 그리고 경락의 불통에 의한 불인의 경우에는 안마와 요약(醪藥—酒藥)으로 구분하여 치료하였음[29]을 알 수 있다. 폄

---

28) 張入文, 古代醫用砭石的應用, 河南中醫, 2014, vol. 4.

석만으로 한정하여 용처를 보더라도 혈관(경맥)을 대상으로 자刺하는 도구와 기육(경근)의 이상에 사용했던 침석이 다른 도구였음을 생각하기는 어렵지 않다. 이제 각각을 살펴보자.

1) 폄석—옹종이나 배농을 다스림

폄석은 절개와 배농을 위한 주된 치료수단이었다.

기원전 3세기경의 작품으로 추정되는《한비자韓非子》[30] 〈외저설外儲說〉에 다음과 같은 문장이 나온다.

- "좌저痤疽로 인한 고통은 골수까지 깊이 찌르지 않으면 초조함에 견딜 수 없다. (그리고) 이렇게 하지 않으면 다섯치의 지석砥石으로 시술할 수 없다(夫痤疽之痛也, 非刺骨髓, 則煩心不可支也; 非如是, 不能使人以半寸砥石彈之)."

법치주의를 설파하려한 저술인《한비자》에서 왜 이런 문장이 나왔을까? 사실은 뒤에 이어서 나오는 "군주와 정치에 대한 관계도 이와 마찬가지여서 고난을 견뎌내야 평안이 온다"는 것을 말하기 위함이었다. 어찌됐든 우리의 관심은 이 당시에 심한 악창惡瘡에 골수까지 '자刺'하고 나서 지석으로 '탄彈'하는 보편적인 시술법이 있었다는 것에 있다. 이 문구의 풀이에 관하여는《한비자》의 몇몇 번역서를 봐도 그렇고 대부분 '돌침' 정도로 해석하고 있다. 그러나 여기서 관심을 두어야 할 것은 앞문장의 '자刺'와 뒷문장의 '탄彈'의 주체가 다르다는 것이다. '자刺'의 수단은 골수까지 이르는 긴 도구이어야 하고 '자刺'는 일반적으로는 찌르거나 벨 때 쓰는 동사이다. 일반적으로 폄석을 시술할 때는 '폄한다砭之'고 하지 '자한다刺之'고 하지 않는다. '탄彈'의 주체는 5치라고 명시되어 있는 지석이다. 결국 당시의 악성 종기의 치료는 어떤 긴 도구로 '자刺'한

---

29) 形樂志苦, 病生於脈, 治之以灸刺. 形樂志樂, 病生於肉, 治之以鍼石形苦志樂, 病生於筋, 治之以熨引. 形苦志苦, 病生於咽嗌, 治之以百藥形數驚恐, 經絡不通, 病生於不仁, 治之以按摩醪藥, 是謂五形志也.
30) 전국시대에 한비자(B.C 280~B.C233)가 지은 책.

다음 지석으로 '탄㶱'하는 선후의 치료법을 병용하여 수행했다고 추론할 수도 있을 것이다.

기원전(B.C 168) 자료인 마왕퇴 출토물《맥법脈法》에는 "종기가 곪으면 그 크기에 적절한 폄석으로 시술한다(癰腫有膿, 則稱其大小而爲之砭)"라는 구절이 나온다. 옹종은 피부에 생긴 일종의 종기를 말한다. 옛날 사람들은 종기가 곪으면 절개해서 제거하는 방식으로 치료하였으며 당시의 수술용 칼이 폄석이었다. 폄석은 실열實熱을 덜어내고 종기를 없애는데 쓰되 다음과 같이 농의 크기와 깊이(大小深淺)를 살펴 폄의 대소를 정한다(膿多而深者 上黑而大 膿小而深者 上黑而小, 膿多而淺者 上白而大, 膿小而淺者 上白而小 此不可不察也)고 하였다.

이에 대해 중국의 마왕퇴의서연구회 회장으로『마왕퇴의학문화馬王堆醫學文化』[31]를 쓴 주일모(周一謀: 1934-)는 이를 다음과 같이 풀이하였다. "농이 많고 깊은 것은 표면이 검고 크다. 농이 작지만 깊은 것은 표면이 검고 작다. 농이 많지만 얕은 것은 표면이 희고 크다. 농이 작고 얕은 것은 표면이 희고 작다. 이것을 잘 살피지 않으면 안된다." 이어서 "망진으로 농을 판단하는 방법을 설명했는데 이는 풍부한 임상경험에서 얻어진 것이다."라고 부연[32]하였다. 이는 농이 얼마나 많으냐 그리고 얼마나 깊으냐에 따라 적절한 폄석을 선택하여 사용해야한다는 의미를 내포하고 있는 매우 중요한 구절이다. 실제로《소문》〈보명전형론〉에는 크고 작은 폄석을 만들었다는 기록(制砭石小大)이 있다.

다음에는 이르면 1-2세기, 늦어도 2-3세기에 정리된 것으로 보이는《내경》의 관련 내용을 살펴보자.

- "옹양을 폄석으로 치료하고 폄석이 동방에서 유래했다"(東方之域, 天地之所始生也, 魚鹽之地, 海濱傍水, 其民食魚而嗜鹹, 皆安其處, 美其食. 魚者使人熱中, 鹽者勝血, 故其民皆黑色疎理, 其病皆爲癰瘍, 其治宜砭石. 故砭石者, 亦從東方來.)

—《소문》〈이법방의론편異法方宜論篇〉

---

31) 국내에『고대 중국의학의 재발견』으로 번역출간(법인문화사)되어 있다.
32) 주일모周一謀, 김남일 외 譯, 고대 중국의학의 재발견, 법인문화사. 2000, p.64-65.

- "크기별로 폄석을 만들었다(一曰治神, 二曰知養身, 三曰知毒藥爲眞, 四曰制砭石小大, 五曰知府藏血氣之診. —《소문》〈보명전형론편寶命全形論篇〉)"는 내용을 담고 있는데 폄석의 크기가 일률적이지 않았다는 것을 알 수 있는 중요한 내용이다.

- "마땅히 독약(猛藥), 자刺(침), 뜸시술, 폄석, 탕액(달인 약)을 처치한다"(雷公曰 肝虛, 腎虛, 脾虛, 皆令人體重煩冤, 當投毒藥, 刺灸砭石湯液, 或已或不已, 願聞其解. —《소문》〈시종용론편示從容論篇〉)고 하였는데 여기서도 '자刺'는 '폄석'과 구분되어 쓰였다. 또한 '구灸'는 자刺하는 대상이 아니므로 '폄석'과는 다른 용도의 '돌침'이나 '철침'의 행위를 의미하는 술법으로 쓰인 용어로 보인다.

- "침, 뜸, 폄석, 독약(猛藥)은 각각 어느 경우에 사용하는 것인지를 알아야 한다"(故曰 聖人之治病也, 必知天地陰陽, 四時經紀, 五藏六府, 雌雄表裏, 刺灸砭石, 毒藥所主. —《소문》〈소오과론편疏五過論篇〉)는 내용에는 당시의 의료기술의 종별을 엿볼 수 있는 말(刺灸砭石)이 기술되어있다.

- "폄석을 함부로 쓰면 환자의 몸에 후유증을 남긴다"(受師不卒, 妄作雜術, 謬言爲道, 更名自功, 妄用砭石, 後遺身咎, 此治之二失也. —《소문》〈징사실론편徵四失論篇〉)

- "폄석을 쓰지 않고 가는 침으로 경맥을 소통시키고 싶다"(餘欲勿使被毒藥 無用砭石, 欲以微鍼通其經脈, 調其血氣, 營其逆順出入之會, 令可傳於後世. —《영추》〈구침십이원론九鍼十二原論〉) 돌로 된 수술용 의료도구인 폄석과 경기를 조절하는 지금의 호침의 전신으로서의 가느다란 철침이 구별되어 기록된 매우 중요한 문장이다. 칼이나 검, 철제농기구 등을 정교하게 제작할 수 있었던 당시, 절개용 돌침을 철제로 대체할 수 있었을 것임에도 이들은 수술용으로는 폄석을 도구로 사용하고 있었다.

- "(옹저에) 피고름이 심한 사람은 치료할 수단이 폄석, 피침, 봉침뿐이다"(歧伯曰 以小治小者其功小, 以大治大者多害, 故其已成膿血者, 其唯砭石鈹鋒之所取也. —《영

추)《옥판玉版》) 역시 폄석과 구침의 공존을 알 수 있는 문장으로 봉침은 농혈 부위를 터뜨리는 용도로 사용된 듯하며 후에 폄석을 대신하게 되는 봉침鋒鍼과 폄석의 역할 분담이 어떠했는지는 더 정밀한 고증이 필요한 부분이다.

- "미저는 폄석으로 치료한다. (이때 폄석은) 가늘고 긴 것을 쓰며 성글게 흩은 다음에 폄술을 행한다. 폄석으로 '자刺'한다고 하지 않고 '폄砭'한다"(發於腋下赤堅者, 名曰米疽, 治之以砭石, 欲細而長, 疎砭之, 塗已豕膏, 六日已, 勿裹之. ―《영추》〈옹저癰疽〉)고 하였다.

한편, 민간에서는 이른바 도침陶鍼요법이라하여 일부 사람들이 도자기 재료로 만든 폄침을 외과질병 등에 쓰고 있었는데[33], 이는 자기편磁器片 혹은 도기편陶器片[34]을 이용하여 체표의 특정부위를 천자淺刺해서 질병을 치료하는 방법으로 폄석에 의한 사혈이나 배농법의 일환으로 보인다.

2) 참석

사혈瀉血이란 치료목적으로 혈액을 방혈放血하는 것을 말한다. 이는 고대 중국은 물론 유럽 등지에서 오래(약 2000년 이상)전부터 광범위하게 활용된 기법이었다. 침의학적 관점에서 사혈요법은《내경》이 형성되던 당시는 실열實熱의 제거와 혈행血行의 개선을 통한 병증치유를 주된 목적으로 활용하였다면 지금은 용처가 많이 달라진 셈이다. 가령, 소화기 증상에 활용되는 사지의 정혈井穴 부위에 대한 점자출혈(點刺出血; 주로 말단의 손끝, 발끝, 이첨耳尖 등을 삼릉침三稜鍼 등을 써서 한 점을 콕 찔러 출혈시킨다), 성뇌개규(醒腦開竅; 잠자는 뇌를 깨워 소통시킨다는 의미로 내관, 인중, 삼음교혈 등의 사혈을 포함한 침자요법)가 필요한 것으로 판단되는 경우에 활용되는 손끝 십선혈十宣穴의 자락, 어혈증상이나 발열 또는 혈행 개선 등을

---

33) 주일모周一謨, 앞의 책, p.61.
34) 도기와 자기를 합하여 도자기라 통칭하는데 도기는 진흙(陶土)을 자기는 돌가루(瓷土)를 사용하며 성분도 다르고 굽는 온도(도토: 600~1,200℃, 자토: 1,200℃이상)도 다르다.

위한 수지와 족지부위에 있는 팔사八邪·팔풍혈八風穴의 출혈, 국소부위 증상개선이나 어혈 증상에 활용하는 혓밑에 울혈鬱血로 노창怒脹된 정맥(금진옥액金津玉液)의 방혈, 기혈 소통을 목적으로 습부항濕附缸이라는 이름으로 시행되는 통처나 정맥 울혈 부위에 대한 자락 요법, 슬괵膝膕, 곡주曲肘 부위를 중심으로 한 출혈 등이다. 사혈이라 하더라도 사혈의 대상이나 기법에 있어서 정맥뿐만이 아니라 동맥처의 사혈도 광범위하게 시행되었던 것으로 보이는 당시의 사혈요법에 비해 지금은 주로 정맥의 울혈을 중심으로 소량의 출혈에 그치는 경우가 많다. 사혈의 양에 있어서 당시에는 안색이 바뀔 정도로 다량의 방혈을 실시한 경우도 많았음을 간접적으로 유추할 수 있는 많은 기록이 있다. 참석鑱石은 이러한 인체의 혈맥을 찔러서 피를 내는 수단으로, 철침이 등장하기 오래전에 사용되던 사혈요법의 도구였다. 이에 대한 오래전 과거의 문헌에서는 어떻게 기록하고 있는지 살펴보도록 한다.

마왕퇴 한묘 백서 중《맥법脈法》

"(양)기가 팔꿈치와 무릎을 통해서 나간다. □해서 폄砭한다. 폄석으로 맥을 터줄 때에는 일정한 격식에 맞게 해야 한다(氣出膝與肘, □而砭, 用砭啓脈必如式)"라는 내용이 기록되어 있다. 여기서 '계啓'는 '열다(open, operation)는 뜻[35]이며, '계맥啓脈'이란 돌침으로 환자의 혈맥을 절개해 출혈시키는 것으로, 즉 출혈 요법에 해당한다. "맥을 터줄 때는 규칙에 따라야 한다"는 구절에 비추어 보면 당시에는 이미 돌침으로 사혈하는 구체적인 방법이 정립되어있었음을 유추할 수 있다.

《황제내경》

- "참석과 침과 쑥으로 외부를 다스린다."(當今之世, 必齊毒藥攻其中, 鑱石鍼艾治其外也. —《소문素問》〈탕액요례론湯液醪醴論篇〉)고 하여 참석을 비롯한 치료 수단을 나열하였다.
- "몸이 마르고 파리한 사람은 참석을 써(서 출혈을 하)지 않는다"(所謂無損不足者,

---

[35] "教也, 又開也". 上海辭書出版社]辭海編輯委員會 編纂, 辭海, 上海辭書出版社, 1999.

身羸瘦, 無用鑱石也 ―《소문》〈기병론편奇病論篇〉

- "서투른 의사가 폄석술을 시행하여 병이 나았는데, 피를 많이 흘리게 했고 피가 멎자 몸이 가벼워졌다고 하는데 이게 어떤 상황인가?"(雷公曰 於此有人, 四支解墯, 喘欬血泄, 而愚診之, 以爲傷肺, 切脈浮大而緊, 愚不敢治. 粗工下砭石, 病愈, 多出血, 血止身輕, 此何物也? ―《소문》〈시종용론편示從容論篇〉)

《삼국지·위서魏書》〈오환선비동이전烏丸鮮卑東夷傳〉

- "병이 나면 쑥으로 뜸하거나 소석(燒石; 불에 구운 돌)으로 따뜻하게 문지르고 따뜻한 곳에 눕히거나 아픈 데나 병이 난 곳의 혈맥을 피도鈹刀로 따서 피를 내었다.(有病, 知以艾灸, 或燒石自熨, 燒地臥上, 或隨痛病處, 以刀[36]決脈出血)"

3) 잠석

앞에서 우리는 폄석(광의)을 사용한 치료용 수단 중에서 옹종배농의 도구 또는 출혈의 도구로서의 폄석의 쓰임에 관련된 기록들을 구분하여 살펴보았다. 그런데 자세히 살펴보다 보면 우리는 기존에 알고 있던 절개, 배농, 출혈 등의 용도 외에 돌침인 폄석이 경기조절용經氣調節用으로 활용된 것이 아닌가 생각할 수 있는 내용들을 발견하게 된다. 이것은 경맥의 기를 조절하는 용도로 쓰이는 현재 호침의 직접적인 도구적 기원이 될 수 있을 뿐만 아니라, 돌침에서 철침으로 이어진 기술적 속성을 탐색하는데 있어서도 중요한 연결 지점일 수 있다. 이러한 용도의 돌침은 폄석(협의)이나 참석이 아닌 잠석箴石이라는 분화된 의미로 사용되었다. 만약 그렇다면 잠석은 구침 중 호침의 원형으로 볼 수 있는가? 세밀한 고증이 필요한 부분이라 생각하지만 나는 그렇게 생각한다. 또, 단어의 기원과 관련하여서도 앞에서 잠箴과 침鍼은 밀접한 연관을 갖는다고 하였다. 설문해자에서 잠箴은 "옷을 꿰매는 도구(綴衣箴也)"라 하였으며 청대 단옥재는 《설문해자주》에서 "철의綴衣라는 말은 맞대어 꿰매어서 연

---

36) 刀＝鈹刀＝鈹鍼

결시킨다는 것이다. 바느질을 하려면 쇠로된 침을 쓰는데 (중략) 예전에는 잠箴과 침을 같은 말로 썼다((尚書)贅衣包綴也(綴衣, 聯綴之也. 謂箴之使不散. 若用以縫則從金之鍼也. (중략) 古箴鍼通用)"라고 하였다. 더불어 《설문해자》에서 침鍼자 역시 "꿰매기 위한 도구(所以縫也)"라 하였고 단옥재의 주에서도 "꿰맨다는 것은 침에 실을 꿰어 옷을 깁는 것(縫者, 以鍼紩衣也)라 하였고 재질에 있어서 대나무와 쇠의 변화(以竹爲之, 僅可聯綴衣. 以金爲之, 乃可縫衣)로 잠(竹+箴)에서 침(金+箴)으로의 직접적인 연관을 기술하고 있다. 실제로 '鐵(침: 金+箴)'은 침鍼의 이체자이며 중국어에서 잠箴과 침鍼은 발음은 물론 성조 또한 같다(둘 다 [zhēn]). 이는 침재료의 시간적 변화와 기능적 효용 관점에서 매우 중요한 사적史的 의미를 가진다. 그 의미에 대해서는 차츰 살펴보기로 하고 우선 그 내용에 대해 알아보도록 한다.

《춘추좌전春秋左傳》

- '병이 그 속에 들어가면 낫기 어렵다'는 내용으로 잘 알려진 '고황병膏肓病의 고사' 중 "직접 병처에 시술할 수도 없고 (어떤 효과를 그곳에) 도달시키지도 못하며 약을 써도 그곳에 이르지 못하니 어쩔 도리가 없다(攻之不可 達之不及 藥不至焉 不可爲也)"라는 내용이 나오는데 한대의 주석에서는 공攻은 뜸법, 달達이란 '침을 놓음'이라고 하였다.[37] 또 서진西晉의 주석가 두예杜預는 이 말에 침이라는 주석을 달았다. 백과형 언어사전인 『사해辭海』에는 달達을 풀이하여 "도로가 대통한 것이다(道路大通也)"라고 하였는데, '유여부족有餘不足'의 의미와 연관지어 해석해보면 이 역시 침에 의한 조기調氣의 방법론으로 원치遠治의 의미를 유추해 볼 수 있겠다.

- 또, 《좌전》의 양공23년(B.C 550) 장손의 말 가운데 "계손씨가 나를 좋아하는 것은 질환이 되고, 맹손씨가 나를 미워하는 것은 약석藥石이 된다. 질환이 보기에는 좋더라도 고통스런 돌(침)만 못한 것이다(季孫之愛我疾疢也. 孟孫之惡我藥石也.

---

37) 이재동·김남일(편). 중국 침뜸의학의 역사, 1997, 집문당, p.37.

美疢不如惡石)"라는 문장이 나오는데, 동한의 복건服虔은 이에 대해 "약석惡石은 폄석을 말한다(惡石……砭石也)"고 주석을 달았다. 한편, 여기 나오는 약석藥石이 무엇을 지칭하는지에 대해서 주석을 한 양백준(楊伯峻; 중국, 1909-1992)의 견해는 주목할 만한데, 자석이 폄석의 가능성 소재중 하나로 언급됐다는 점 때문이다. 이에 대해서는 뒤에서 다시 언급할 것이며 그 내용은 다음과 같다.

"약은 초목으로 병을 치료하는 것이고, 석은 종유석, 명반, 자석 등으로 병을 치료하는 것이다(藥謂草木之可治病者, 石謂如鐘乳·礬·磁石之類可用治病者)."[38]

마왕퇴馬王堆 한묘漢墓《백서帛書》

- "성인은 머리는 차갑고 발은 따뜻하게 한다. 병을 치료할 때는 넘치는 것은 덜고 부족한 것은 보태주는 방법으로 하였다(故聖人寒頭而暖足治病取有餘而益不足)." 고 한 구절이 보이는데 여기 나오는 맥병의 주요 치료원칙 즉 "넘치는 것은 덜고 부족한 것은 보태주는" 방법은 《영추》〈경맥〉편의 맥병 치료원칙 "실하면 덜어내고 허하면 보충한다"(盛則瀉之, 虛則補之)로 계승된 것으로 볼 수 있다.[39] 이러한 《맥법》에서의 '잉여는 덜고(取有餘)'와 '부족은 보탠다(益不足)'는 치료원칙은 절개배농이 아닌 폄석(광의)에 의한 경기조절經氣調節의 예이며 이것은 후에 살펴볼 《내경》의 보사이론의 출발이기도 하다. 《내경》에서 계승 발전시킨 근거를 살펴보면 《영추》의 〈한열병〉, 〈열론〉에 "잉여하면 덜어내고 부족하면 보탠다(損有餘益不足)"는 구절이 있고, 《소문》〈골공론〉에는 "부족하면 보태고 잉여하면 사한다(不足則補 有餘則瀉)", 《소문》〈학론〉편과 《영추》〈근결〉편, 《영추》〈구침십이원론〉에도 같은 의미를 담은 구절이 보인다. 모두 사기邪氣가 치성하면 덜어내고 정기가 부족하면 보충한다는 의미를 담고 있다.

---

38) 楊伯峻, 春秋左傳注, 中華書局, 1990.
39) 周一謀. 김남일, 이재동 역, 고대중국의학의 재발견, 법인문화사. 2000, pp.52-53.

《염철론鹽鐵論》[40] (B.C 1세기)

한나라 때 조정 내에서 소금과 철에 관하여 회의한 내용을 기록한 환관桓寬의《염철론》에는 "잠석을 놓아 관격關格[41]증을 통하게 한다(下箴石 通關隔)"[42]는 잠석의 역할을 엿볼 수 있는 중요한 구절이 나온다. 하下는 "하침(下鍼; 침을 놓다)"과 같은 쓰임처럼 (잠석을) "놓았다"는 뜻으로 풀이할 수 있다.

《소문》〈통평허실론편〉에서는 "여간해선 침석을 쓰지 말라는 것은 옹저를 말하려는 게 아니다. 옹저라면 조금이라도 머뭇거리지 말아야 한다(所謂少鍼石者, 非癰疽之謂也, 癰疽不得頃時回)"라고 하였다. 무슨 말인가? 옹종배농용 폄석이 아닌 다른 종류의 폄종砭種의 존재를 명시적으로 지적한 것이다. 이는 사혈용 또는 경기조절용 돌침의 존재를 염두에 둔 표현이다.

이상에서 폄석의 종류별 활용과 더불어 과거의 기록들을 살펴보았다. 폄석(광의)은 당시의 여러 치료수단(약, 뜸, 도인안교 등) 중 하나였으며, 외과 수술적 치료도구(瀉血, 切開, 排膿) 뿐만 아니라, 경기조절經氣調節적 치료의 수단으로도 사용된 것으로 보인다.

(3) 폄석의 소재

폄석은 오랫동안 의료용으로 사용되던 돌을 재료로 한 마제磨製 도구였다. 그렇다면 폄석은 어떤 돌로 만들어졌을까? 폄석의 재질이 무엇이었는지에 관해서는 역시 아직은 정확히 알려져 있지 않다. 이에 대한 구체적인 연구도 별로 없다. 더구나 위에서 줄곧 말했었지만 폄석은 각기 다른 용도로 사용된 의료도구의 총칭이다. 따라서 용처가 다른 폄석군을 뭉뚱그려 소재를 논하는 것

---

40) 전한前漢 선宣시대에 편찬된 것으로 12권 60장으로 되어 있다. B.C 81년 전한의 조정에서 열렸던 토론내용을 재현하는 형태로 정리한 독특한 형식으로 엮었다. 國史編纂委員會, 韓國古代史料集成:中國編-1, 서울: 학연문화사, 2006, p.19.
41) 소변을 못 보고 계속 구토하는 병증으로 관關이란 소변불통小便不通을 말하며, 격格이란 토역吐逆하여 음식이나 물을 먹지 못해 아래로 내려 보내지 못하는 것을 말한다.
42) 國史編纂委員會, 앞의 책, p.63.

도 무리가 있다. 발굴된 소재에 대해 용도를 구분하고, 다음으로 외형이나 광물분석 등을 통한 분석도 가능한 방법일 수 있겠으나 아직 이런 식의 연구는 보지 못하였다. 사실 이런 쪽은 아예 관심이 없는 사람들도 많고, 그게 뭐가 중요하냐는 생각을 가진 사람들도 많다. 폄석이란 단지 철을 만들지 못하던 시대의 외치도구의 흐름과정이라는 정도의 의미부여로 족하다는 인식도 있다. 그러나 폄석 재질에 대한 탐색은 그 자체의 특성을 파악하는 것도 있겠지만 철침으로의 승계과정을 파악하는데 있어서도 중요한 의미일 수 있다. 고대 중국사를 깊이 있게 연구한 일본의 야마다 게이지(山田慶兒; 1932-)의 지적도 이런 맥락과 닿아 있다고 본다.

"폄석이 기록된 당시에 일반 침과 폄석을 구분하여 사용하였다. 엄법罨法에 사용하는 이 같은 돌은 폄석砭石이 아니라 그냥 돌이라 불렀다." [43]

이 말은 의료용 폄석이란 철을 제대로 정련하고 가공하여 사용하기 이전 시대의 마제도구중 하나로 통상의 마제석기 소재를 사용한 것은 아닐 거라는 뜻이다.

그간 폄석의 소재와 관련하여서는 흑요석, 화산 유리, 점판암 등으로 추정하는 여러 견해들이 있어왔다.

뚜렷한 증거도 없이 침술의 종주국임을 자처하는 중국에서는 폄석의 기원에 대하여 《황제내경·소문》〈이법방의론〉에서 동방의 해안지역에서 폄석이 유래한다는 내용과 고씨산高氏山에 옥석玉石과 잠석箴石이 많이 난다는 《산해경山海經》〈동산경東山經〉의 내용을 거론하며 폄석의 유래가 산동 반도일대라고 주장한다.[44] 그들은 그 근거로 산동 반도에서 고씨가 많이 살고 옥생산이 많은 바닷가라는 점을 들고 있다. 나아가 이곳 바닷가에서 산출되는 "사

---

43) 야마다 게이지, 중국의학은 어떻게 시작되었는가, 사이언스북스, 2002, p.71.
44) 역적인 제한(산동 성을 중심으로 한 동방지역), 재료의 소멸(佳石眞乏)로 인한 한계로 말미암아 철로 대체되었다. 耿引循, 穀世喆 主編, 實用砭石療法, 北京: 學苑出版社, 2007, pp. 5-7

빈부석泗濱浮石[45])"과 같은 석재가 폄석이라고 주장한다.[46]) 그러나 이것은 폄석의 기능과 종류 등에 대한 단편적인 이해에서 비롯한 신뢰하기 어려운 주장이다. 이들은 어떤 용도의 폄석에 대한 것인지도 구분하지 않았고 더욱이 그 성질에 있어서도 "중의中醫에서는 사빈부석의 성질은 따뜻하나 영벽석靈碧石은 차다고 생각한다(中醫認爲泗濱浮石其性屬溫, 而靈碧石屬寒)"이라 하여 열증에 사용하여 청열작용을 하는 폄석의 찬 속성[47])과의 모순을 스스로 드러내고 있다.[48])

동북공정東北工程[49])을 통한 역사귀속 당시의 태도와는 사뭇 다른 접근방식으로 동방을 만주지역이나 한반도등을 배제하고 자의적으로 산동山東으로 해석한 점도 그렇고, 해안이나 '옥의 산지' 등의 지엽적인 관련성을 들어 동방지역을 산동 반도로 보는 것 역시 근거가 없는 아전인수식 주장이다.《산해경》에 기재된 고씨산은 동쪽 한반도의 고조선 지역으로 보는 것이 옳다. 이에 대해서 의견을 제시한 의학사학자이자 서지학자인 김두종(1896-1988)의 견해를 주의 깊게 참고할 필요가 있다. 그는 폄석의 기원과 용도와 관련하여 다음과 같이 기술하였다.

"砭石의 術이 이미 古朝鮮에 행하게 되어, 그것이 다시 漢土에까지 전해진 것이 아닌가 생각된다. (…) 石鍼으로써 三陽經과 五會穴을 利通케 하는 것이므로, 그때에 이미 經脈 孔穴을 補瀉하는 鍼術이 행하여진 것이다." 이와 같이 古朝鮮時代에 실용되었으리라는 砭石術에 관련하여 한 가지 더 첨부할 것이 있다. 이것은 魏志에 挹

---

45) 사수泗水가에서 나는 가벼운 돌(浮石)이라는 의미.《尙書·禹貢》泗濱浮磬料泗濱浮石; 產於山東泗水之濱, 故名泗濱砭石.(百度)
46) 孟競璧, 孟子敬. 砭石學. 北京:中醫古籍出版社, 2007: 15-36. 실제로 많은 돌 제품들이 폄석이라는 이름으로 만들어져 유통되고 있다.
47) "灸法은 주로 虛寒에 溫補하는데에, 砭法은 주로 實熱을 덜어내고 종기를 치료하는데 써왔다." 周一謀. 고대중국의학의 재발견, 김남일·이재동역, 법인문화사. 2000, p.61.
48) 孟競璧, 앞의 책, p.1.
49) 중국 국경 안에서 전개된 모든 역사를 중국의 역사로 만들기 위해 2002년부터 중국이 추진하고 있는 국가적 연구 사업. 동북쪽의 변경 지역인 만주 지방의 역사, 지리, 민족 문제 따위를 연구한다.

婁國이「靑石으로 鏃을 만든다」하고 晉書肅愼條에「肅愼一名은 挹婁니 石砮가 있다」하며 그 下文에는 肅愼이 楛矢50)와 石砮51)를 春秋戰國時의 周武王時에 獻하였다는 것을 記하였다. 그리고 楛矢와 石砮의 獻納은 國語의 魯語에도 孔子의 말이라 하여 肅愼이 楛矢와 石砮의 獻한 것을 記하였다. 이로써 古代東方人들이 石으로 鏃과 砮를 제작하는 技術이 충분하였던 것을 알 것이며 또한 앞서 記한 晉書肅愼條 下의 文에 계속하여「其國이 東北의 山에 石이 出하니 其利가 入鐵이라」하였으므로 東北의 지역에서 鐵같이 利한 石材가 산출되었던 것을 알 것이다. 그런 까닭으로 古代東方의 지역에서 砭石術에 사용된 石鍼같은 것이 용이하게 제작되었으리라고 믿어진다.52)

그는 고조선의 조기용調氣用의 폄술이 한나라에 전해진 것으로 보았으며 구체적으로는 동북쪽의 산(고조선; 중국에서 보았을 때)에 철을 뚫을 만큼의 예리하고 강한 돌(其國東北有山出石, 其利入鐵)이 화살로 이용되었으며 이것이 기술적으로 폄석의 제작과 연계된다는 의견을 피력하고 있다.

사혈용 폄석이나 현재 호침의 원형에 해당하는 경기조절용 폄석의 재료가 무엇인지에 대해서도 역시 아직은 잘 알지 못한다. 인체가 매일 직접 접촉하고 디디며 살아가는 땅의 일부분으로 만들어진 폄석이 어떤 성품을 가진 광물이었는지 그 기능적 속성과 관련하여 자못 궁금할 따름이다. 한편 그 용도와 관련하여 가능한 추론중의 하나는 절개와 배농으로 쓰이던 칼모양이나 검모양 등의 폄석이 예기치 않은 치료효과를 내는 것을 계기로 세장형細長形의 폄석으로 발전한 것은 아닐까하는 것이다. 폄砭이라는 형성자가 '흔하지 않은 돌'53) 이라는 의미를 내포한다고 볼 때 이는 폄석이 가늘고 길게 가공할 수 있는 기능성 있는 소재이어야 함을 전제하는 것은 아니었을까?

---

50) 호시楛矢: 옛날 숙신국에서 사용하던 싸리나무(혹 자작나무)로 만든 한자가 넘는 길이의 화살대를 의미한다.
51) 단단한 청석靑石을 갈아서 만든 화살촉.
52) 김두종, 한국의학사, 1981, 탐구당, pp. 26-28.
53) 폄乏은 부족하다. 희귀하다는 의미를 포함한다.

(4) 폄석의 제법

이제는 폄석을 만들 차례다. 폄석은 어떻게 만들었을까? 이 역시 절개용이냐 사혈용이냐 조기調氣용이냐 하는 세 가지 용도관점에서 살펴야할 것이다. 폄석을 만드는 방법 역시 알려진 것이 거의 없다. 17세기《침구대성》에 다음과 같은 기록이 노래로 전하는 정도이다.

밖은 폄침砭鍼으로 취혈하여 사기를 제거하고 정기를 돋울 수 있으며, 폄침砭鍼이란 폄석을 말한다. 이 침[砭石]은 동해에 있는 고봉高峯이라고 하는 산에서 난다. 그 산에는 모양이 옥잠화(아래 그림)같이 생긴 돌이 있는데, 둥그렇고 길게 자라서 끝을 뾰족하게 갈면 침으로 쓸 수 있으며, 병사病邪를 치료하는 데 써서 낫지 않는 병이 없다.[54]

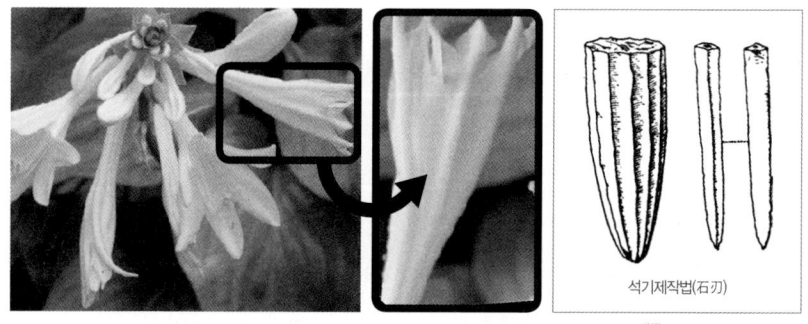

[그림 2-2] 옥잠화의 꽃모양과 고고학 사전에 나오는 석기시대 돌칼(石刃)제작법[55](右)의 비교

어떻게 보이는가?

동그랗고 긴 모양의 돌을 갈아서 침으로 썼다는 것을 보면 사혈용이나 조기용 폄석을 만드는 방법에 대한 기술記述로도 보인다.

《본초강목》에는 폄석, 자침瓷鍼, 지석砥石, 월지越砥, 석노石砮가 연계되어있는

---

54) 양계주, 홍도현 譯, 위의 책, p.207.
55) 水野淸一, (圖解)考古學辭典, 1959, 東京, 東京創元社, p.563.

문장이 나오는데 다음과 같다.

"자침瓷鍼은 폄침의 의미가 남아 있는 것이며, 석노石砮 역시 폄석에 속하는 것이고, 숙신국肅愼國에서 청석靑石으로 화살촉을 만들었으며 도검刀劍의 재료나 부인의 장신구등으로 이용되기도 했다" [56]

이는 폄석의 기원과 전파는 물론 제작과정이나 기능체로서의 가능성 측면에서도 주목할 만하다. 김두종은 『한국의학사』에서 이 내용에 대해 다음과 같이 기술하고 있다.

"근래에 함경북도 경흥군 웅기면 송평동에 석기시대의 유적이라는 출토품 중에 石鏃, 石鍼, 骨鍼 등을 발견한 것이 있다. 이러한 석침, 골침 등이 당시의 砭石술에 실용된 것인지 자세치 않으나 여하튼 石鏃, 石鍼같은 특징 있는 석기시대의 유물이 실재한 것은 고대의 砭石術을 연상시킬 좋은 재료라고 하겠다." [57]

이러한 관점에서 여기서는 마제석기의 제작기술과 관련한 고고학적 자료를 살펴 유사한 도구들의 제조방법을 살펴봄으로써 그 제조방식을 간접적으로 엿보려고 한다. 인체를 '베(刺)'거나 '뚫을(穿)' 수 있는 도구로서 돌칼, 돌화살촉, 돌창 등의 제작과정을 살펴봄으로써 폄석의 제조과정을 역지사지易地思之하려는 것이다.

타제석기를 사용하던 구석기 시대가 지나고 신석기시대가 되고나서는 새로운 마제술磨製術과 고타술敲打術 등의 기술적 진보가 이루어지며 다양한 무기나 농기구가 개발되었다. 재료로는 현무암, 사암, 점판암, 사문암 등이 튼튼한 도구를 만드는데 적당하여 많이 사용되었다. 우선 타격법이나 찰절법擦切法으로 대강의 도구의 형태를 만들고 나서 숫돌로 문지르거나 망치로 두드려 표면

---

56) 이시진, 앞의 책, p.358.
57) 김두종, 앞의 책, p.27.

구분	종류	구분	종류/기법
석도 石刀	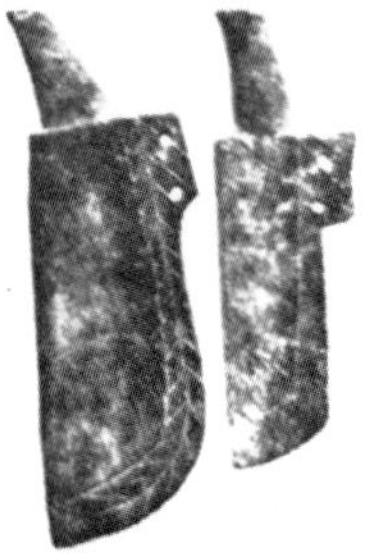	석촉 石鏃	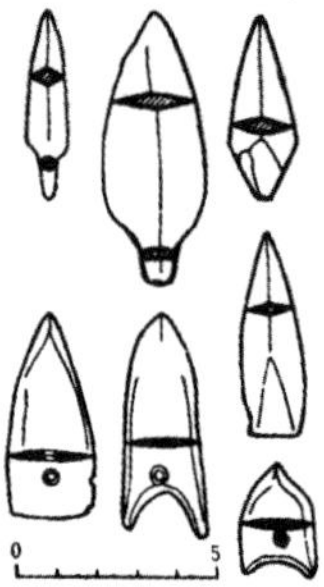
석검 石劍	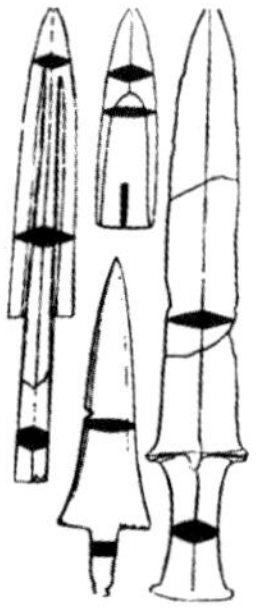	골침 骨鏃	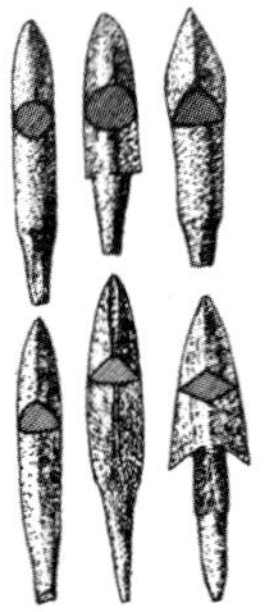
석렴 石鐮	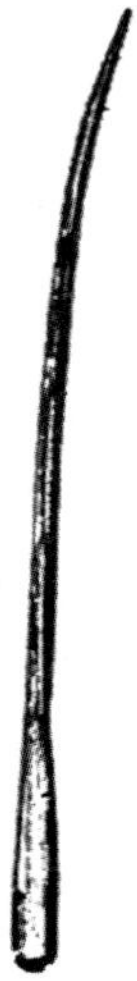	철촉 鐵鏃	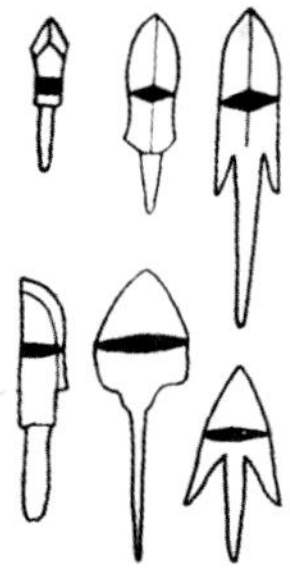
		제작법 石刃	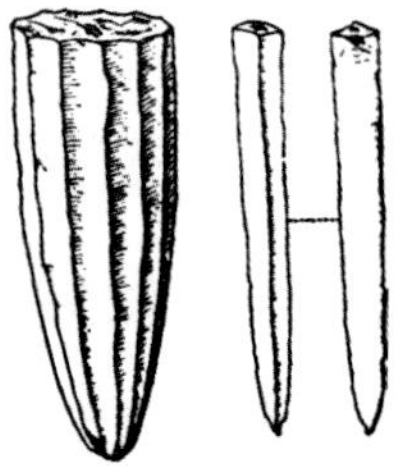

[그림 2-3] 마제 석기 종류별(자료―몇몇 고고학사전 편집정리)

제1막 — 오래된 정원

을 매끄럽게 하는 방식으로 마석부(磨石斧; 마제 돌도끼), 석렴(石鎌; 돌낫종류), 석검 石劍, 투부(鬪斧; 양날 또는 외날 돌도끼)등을 만들었다. 또한 신석기시대의 후기에 구멍을 뚫는 천공술도 나타나면서 곤봉두棍棒頭, 석추石錘, 소옥小玉 등도 만들어졌다.[58]

1) 돌칼(石刀)

도刀는 한쪽에만 날이 있는 것으로 날을 양쪽으로 세운 검劍과는 구별된다. 돌칼은 주로 곡식의 이삭을 따는 용도의 석기로 청동기 시대의 대표적인 농경도구였다. 돌칼의 석재는 보통 몇 가지의 다른 목적에 의해 선택된다. 우선, 제작의 편리함에 의하여 선택된다. 이를 위해서는 쪼개지는 성질이 강한 편암, 점판암,

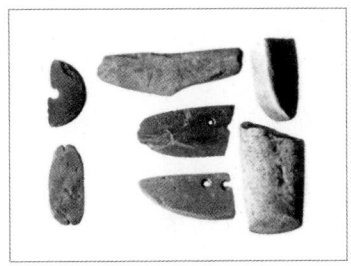

[그림 2-4] 석도(石刀)

혈암은 돌칼의 제작과 부서진 석기를 다시 가공하는 데의 편리함을 위하여 석재로서 이용되었다. 이와 달리 단단한 사암은 돌칼을 오랫동안 사용하기 위하여 선택된 석재이다. 또한 주위에 어떤 석재가 분포하는가에 따라서도 석재의 선택이 결정된다. 돌칼의 제작공정은 '적당한 석재의 선택 → 두드려 깨뜨리면서 전체적인 형태 만들기 → 거칠게 갈아서 표면을 다듬음 → 구멍 뚫기 → 세밀하게 갈아서 마무리 → 완성품'의 순서로 정리된다.[59)60)] 편석의 경우 이러한 제조기법이 일정부분 응용되었으리라 유추해본다.

---

58) 水野淸一, 「(圖解)考古學辭典」, 東京: 景仁文化社 1987, p.564.
59) 국립문화재연구소 유적조사연구실, 韓國考古學專門辭典, 大田:國立文化財硏究所, 2004, pp160-161.
60) 석도의 제작공정은 타격 → 약마 → 투공 → 정마 또는 타격 → 략마 → 투공의 경우가 다수를 차지하지만 반드시 일정한 순서로 이루어진 것은 아니다. 孫晙鎬, 靑銅器時代 磨製石器硏究. 서울:도서출판서경문화사, 2006, pp. 30-31.

2) 간돌검(磨製石劍)

돌로 된 검은 집터를 비롯하여 고인돌, 돌널무덤, 조개더미유적 등에서 나오는데 청동검과 함께 사용되다가 철기가 보편화되는 기원전후에 소멸된 것으로 보인다. 돌검은 크게 목제 자루를 결합하여 사용하는 슴베(칼, 호미, 낫 등에서, 자루 속에 들어박히는 뾰족한 부분)달린 형식(有莖式)과 돌검 자체에 자루달린 형식(有柄式)으로 구분된다. 돌검은 크기와 형태가 일정한 것이 많다는 점, 제작의 어려움 등을 들어 전문적인 제작 집단이 만든 것으로 추정되고 있다. 돌검의 재료로는 혼펠스(hornfels; 접촉변성암의 일종)가 가장 많이 이용된다. 혼펠스는 상대적으로 단단하기 때문에 만들기는 어렵지만 보다 강한 석기를 생산하는 것이 가능하며, 돌의 결이 발달되어 있어 갈아서 날카롭고 정교하게 제작하는 데 용이하기 때문이다.

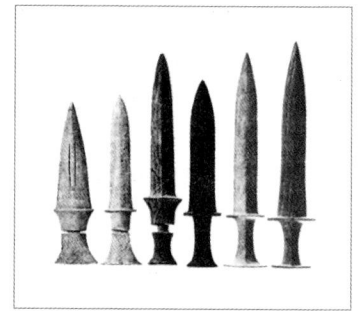

[그림 2-5] 마제석검

3) 간돌화살촉(磨製石鏃)[61]

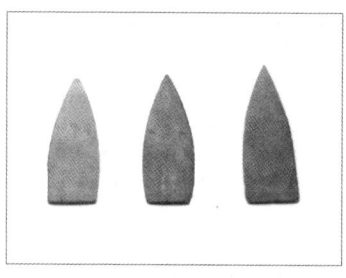 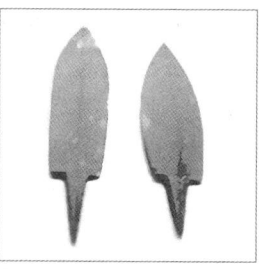

[그림 2-6] 마제석촉. (좌) 무경식, (우) 유경식

---

61) 韓國精神文化硏究院, 앞의 책.

간돌 화살촉은 신석기시대에 출현하지만 대부분은 청동기시대에 제작되어 사용된 것이고 초기철기시대에도 일부 지속된다. 길이가 5-10cm가 대부분이고 부장품용으로 20cm내외의 것도 있다. 돌화살촉은 수렵이외에도 무기로도 사용되었을 가능성이 많다. 무기로서 사용된 사실은《삼국지·위지魏志》〈동이전東夷傳〉,〈읍루전挹婁傳〉기록에 청석靑石으로 화살촉을 만들어 무기로 사용했다는 기록을 통해 간접적으로 알 수 있다. 또 일본 야요이(彌生)시대 무덤 유적에서 사람 뼈에 간돌 화살촉이 박힌 예가 있어 무기로서도 널리 사용된 것으로 이해된다.[62]

간화살촉은 북유럽, 중국, 만주, 한반도, 일본 등 지구의 북반부에 한정되어 발견된다. 재료에 있어서는 흑요석, 혈암頁巖, 이암泥巖, 편암片巖, 판암板巖, 혼펠스hornfels 등 다양한 재료가 이용되었다. 일본고고학 사전에는 "돌화살촉은 벽옥[63]으로 만든 것이다."는 내용도 있고 "석재의 용재는 흑요석, 역청암, 규암, 점판암, 안산암등이 있다.[64]"는 기록도 있으므로 여러 가지 재료가 사용된 것으로 보인다.

돌화살촉의 형식은 돌검의 경우처럼 화살대와 결합하는 부분의 뿌리의 유무에 따라 유경식有莖式과 무경식으로 나누기도 하며, 형태에 따라서는 버들잎형(柳葉形), 삼각형, 능형(菱形—정사각형), 석침형石鍼形으로 나누기도 한다.

특이한 예로는 연길의 소영자 고분군[65]에서 다수 발견된 가늘고 긴 특수한 간화살촉이다. 이들은 매우 아름다운 간석기로 여러 개가 인접하여 부장되어 있었다. 다음과 같은 설명이 전한다.

---

62) 국립문화재연구소 유적조사연구실, 앞의 책, pp. 41-42.
63) 산화철을 가지고 있는 잠정질 석영의 일종으로 산화철의 종류에 따라 녹색, 붉은색, 갈색, 노란색 등을 띠고 모두 거의 불투명하며 얼룩점이나 줄무늬 모양을 가진 것도 있다.
64) 水野淸一, 앞의 책, p.547, pp.552-553.
65) 소영자유적은 한국 동북부 지역 또는 간도 지역을 대표하는 청동기시대의 유적으로 간주되고 있다. 일제강점기 고고학 조사는 대부분 역사시대 고분을 중심으로 이루어졌는데, 소영자유적은 당시 조사된 선사시대 무덤군 가운데 발굴조사가 이루어진 거의 유일한 유적으로 비록 보고서의 내용은 소략하지만 학술적 가치는 매우 높다. 한국민족문화대백과사전.

"유경식의 일종으로 간주되나 경부는 양면에서 깎아서 얇고 봉의 단면이 마름모꼴이고 길이는 10-20cm 이다. 또한 돌침(石鍼)이라고 불리어도 좋을만한 가늘고 긴 길이가 10-20cm 정도의 돌화살촉도 같이 발견되었다. 그 단면은 원형 또는 다각형인데 앞쪽 끝은 침처럼 뾰족하게 하였고 다른 끝은 편평하게 다듬어 경부으로 한 것이다."[66]

미즈노(水野淸一)가 써놓은 뒷문장이 눈에 들어온다.

"단면이 원형이고 앞끝이 침처럼 뾰족하며 다른 끝은 편평한 10cm~20cm길이의 가는 돌침이라고 불리어도 좋을만한 마제 화살촉"

그렇다면 이것은 '돌침(石鍼)이라고 불리어도 좋을만한 화살촉'이 아니라 '화살촉으로 보이는 돌침'은 아니었을까?
다음은 후에 연구된 관련 내용[67] 중 일부이다.

소영자小營子유적 출토의 석침은 슴베가 있고 촉의 몸통이 긴 석촉들이다. 석침은 석촉, 몸통, 받침 등으로 구분할 수 있는데, 전반적으로 잘 다듬어져있다. 석재는 암회색의 점판암 계통으로 아주 무른 편이며, 석촉의 끝에는 사용 흔적이 남아 있는 것이 있다. 또 다른 석촉은 슴베가 있고, 선단부와 긴 봉부의 신부로 이루어져 있다. 이 유물은 화살촉과 달리 촉을 실제로 화살대에 부착 하기는 어려웠을 것으로 보인다. 반면에 몸통부분이 납작하게 되어서 손으로 쥐고 무언가를 하도록 편리하게 되어 있다. 완형을 기준으로 할 때에 18cm 내외(유물번호 1107)와 15-12cm(유물번호 1106), 8cm 내외(유물번호 1106) 등 3등급으로 나뉜다.

특히 원래의 모습이 보이는 2번과 7번과 같은 석침이라면 지금의 장침과 견

---

66) 水野淸一, 앞의 책, pp.921-922.
67) 강인욱, 차웅석, 연길 소영자 출토 유물로 본 동아시아 침구류鍼具類의 기원, 대한의사학회지, 제26권 제3호(통권 제57호) 2017년 12월.

구분	길이	너비	두께
1	12.2	0.5–0.6	0.2–0.3
2	17.6	0.5–0.6	0.2–0.4
3	12.9	0.5–0.7	0.2–0.3
4	18.3	0.4–0.8	0.2–0.3
5	15.3	0.5–0.8	0.2–0.3
6	11.5	0.4–0.9	0.2–0.4
7	12.8	0.5–0.7	0.2–0.5
8	15.0	0.4–0.8	0.2–0.3

[표 2-1] 소영자유적의 석침류(단위: cm)

주어도 별반 다를게 없을 정도이다. 소영자유적의 연대가 기원전 11-9세기경 도로 추정된다[68]고 하니 우리의 직접 조상들은 놀랍게도 의학의 정립이라는 《황제내경》이 쓰이기 이미 1000년 전에 이미 저렇게 정교한 가는 돌침을 만들어 쓰고 있었음이다.

이상에서 몇몇 마제석재의 제작공정 및 소재특성을 살펴보았다. 폄석의 형태적 특성과 관련해서는 발굴된 것들의 모양이 검모양, 칼모양, 침모양 등으로 일정하지 않은데 이는 아마도 그 용도에 따라 분화된 것으로 생각된다. 소재를 언급한 내용으로는 '석촉石鏃'에는 벽옥, 흑요석, 역청암, 안산암, 규암, 점판암, 혈암(셰일), 니암泥巖, 편암片巖, 판암板巖, 혼펠스가 '석노石砮'로는 점판암, '석도石刀'는 편암, 점판암, 혈암(셰일), '석검石劍'은 점판암을 주로 썼다고 하는데 정작 폄석(광의의)은 어떤 소재를 썼을까 사뭇 궁금해지는 대목이다. 폄석과 저들 소재는 하나는 사람을 살리기 위한 것이고 하나는 사람들을 해치기 위한 것들로 소재나 기능 등이 동떨어진 수단들이고 이런저런 이유로 이들 재료가 곧바로 폄석의 소재로 사용되었으리라고 생각하기 어렵다. 그럼에도 불구하고 가늘고 긴 몸체와 날카롭고 뾰족하게 가공하고 처리하는 공정을 감내할 수 있는 재질이어야 함은 공통적인 필요조건이었을 것이다. 석촉石鏃, 석노石砮, 석도石刀, 석

---

68) 강인욱·이준정·양시은 등, 박물관 소장 두만강 유역 선사시대 유물 연구: 연길 소영자유적을 중심으로, 서울: 서울대학교 박물관, 2009.

검석劍 등 마제석기의 제작기술이 당시의 폄석을 만드는 것과 동일한 기법으로 쓰였을지는 좀 더 검증이 필요하겠지만 유사한 기술적 함의를 가지는 것은 쉽게 생각할 수 있을 것이다. 시간을 들여 자세히 살펴본 이유이다.

(5) 폄석의 연마와 지석(砥石; 숫돌)

사마천(B.C145-B.C86?)이 쓴《사기史記》[69]의〈편작전〉에 이런 문장이 나온다.

"그래서 편작이 제자 자양을 시켜 침석鍼石을 숫돌에 갈게 해서 이것으로 세 개의 양경락과 다섯 회혈會穴을 취했다(扁鵲乃使弟子子陽厲鍼砥石[70]以取外三陽五會)"

의사학자인 김두종은 이를 해석하여 "이것은 석침石鍼으로서 삼양경三陽經과 오회혈五會穴을 이통利通케하는 것이므로 그때에 이미 경맥經脈 공혈孔穴을 보사補瀉하는 침술이 행해진 것이다."[71]라고 하였다. 여기서 침석을 갈았다고 하는 "여침지석厲鍼砥石"이라는 말에 주목해보자. 우선 여厲와 지砥에 대해 알아보자. 여厲는 여礪와 통용되는 글자이다(礪: 經典通用厲).《설문해자》에서 여礪는 𠪵로 되어있으며 갈다(礦(=磨)也)는 뜻으로 사용되었다. 지砥는《설문해자》에서 𥑹으로 되어있다.《사해辭海》에서는 "지려砥礪는 저려底厲와 같은데 숫돌이다. 지砥는 곱게 갈고 여礪는 거칠게 갈린다(礪砥礪同底厲. 磨石也. 砥細而礪粗)"[72]라 하여 지려는 조세(粗細; 거칠기)의 차이만 있는 숫돌이라고 하였다. 고대의《산해경》에는 지砥, 지석砥石, 지려砥礪가 산출되는 다수의 지역이 나온다. 곽박郭璞 역시 주를 달아

---

69) 황제黃帝에서 시작하여 전한무제말기前漢武帝末期까지의 역사를 130권으로 구성한 중국 최초의 통사로 한무제漢武帝 정화征和 2년(B.C 91)경에 완성되었다고 한다. 國史編纂委員會, 앞의 책, p.28.

70) '여침지석厲鍼砥石'에서 '厲'는 '礪'로 '礪(粗)'는 '砥(細)'와 더불어 칼을 가는 돌(磨刀石; 숫돌)이며 침과 폄석을 숫돌로 연마하였다는 의미이다.

71) 김두종, 앞의 책, p.26.

72) 辭海編輯委員會 編纂, 辭海, 1999, 上海辭書出版社, p3198.

지砥는 가는 숫돌, 여礪는 거친 숫돌로 풀이[73]하였다. 또한《산해경》에 지砥, 지석砥石, 지려砥礪, 잠석箴石이 구분되어 기록되어 있는 점도 주목할 만한데 이는 당시 지석砥石과 잠석箴石이 구별되어 사용되고 있음을 알 수 있게 해주는 지점이기 때문이다.

『한국고고학사전』에는 지석(砥石; 숫돌)을 다음과 같이 기술하고 있다.

"일정한 형태로 타정하여 만든 후 석기와 금속기의 형태와 날을 세우는데 사용했던 석기로 신석기 시대부터 나타난 숫돌은 간석기가 상용되는 청동기시대에 와서 다양한 형태와 석재를 이용한 숫돌이 등장한다. 숫돌은 그 형태가 매우 다양하며, 주로 사암과 이암 계통의 석재를 사용하였는데 석기의 종류와 제작공정에 따라 각기 다른 석재를 사용하였다. 또한 석재의 입자에 따라 거친 숫돌, 중간숫돌, 그리고 입자가 곱고 미세한 완성용 숫돌로 구분할 수 있다. 도구의 제작 과정 정도에 따라 입자가 거친 것에서 점차 날카로운 날을 세우는 숫돌로 바뀌게 된다. 청동기와 함께 출토되는 숫돌의 입자는 매우 미세하고 곱다."[74]

이를 참고로 "여침지석礪鍼砥石"을 풀어보자면 여기에는 일반적인 '연마하기'라는 행위 외에 '비비기'라는 기술적 의미가 내포되어 있는 건 아닐까 하는 생각을 하게 된다. 이들을 숫돌에 갈아서 재활용했다는 물리적 행위 외에 숫돌을 사용하여 폄석이나 쇠침을 기능적으로 마찰했을 가능성에 관한 얘기다. 재활용함에 있어서라면 침이나 폄석을 '뾰족하게 또는 날카롭게 하여 시술을 용이하게 하는 것이 당연하지 그게 뭔 대수냐'라고 할 수도 있겠지만 뒤에서 다룰 침의 기능적 측면(특히 축전기의 극판으로의 작용 관점)에서 '작용력의 향상을 도모하기 위한 복원과정의 가능성'에 주목한다면 약간은 다른 얘기일 수 있다. 자석을 철에 문지르는 행위와 같은 기능적 마찰의 경우 말이다. 물론 두 가지 다일수도 있는 것이고.

---

73) 정재서 역, 山海經, 민음사, 1993, p.108.
74) 국립문화재연구소 유적조사연구실, 韓國考古學專門辭典, 앞의 책, p.326.

여기서 잠시 바로 앞에서 말했던 소영자小營子 유물을 다시 불러와 보자. 앞서의 연구에 의하면 발굴과정의 특징중 하나로 다음과 같은 내용을 들고 있다.

석침과 함께 골침이 같이 나오는 경우가 많고, 더불어 둥근 형태의 돌이 같이 출토되는 경우가 많다. 중국의학사에서는 일반적으로 불에 달구어 국부에 온열자극을 주는 위석熨石 또는 안마석 정도로 인식하고 있다.[75]

그러면서 직접 찍었다는 사진 한 장을 올렸다. 길쭉한 거친 돌과 붉은 빛이 나는 감자 모양의 돌이 그것이다. 가만히 이를 바라보며 생각에 잠겨본다. 저 붉은 빛이 나는 돌멩이가 위에 정말 위석이나 안마석이 맞을까? 불에 그슬린 흔적도 별로 없어 보이는데 골침과 석침과 같이 곁에서 발굴되는 것이라면 오히려 이들과의 직접적인 연관관계속에서 저들을 보는 것은 어떨까? 나는 여기서 골침이나 석침을 연마하는 도구로서의 일말의 가능성을 조심스럽게 제기해본다. 비벼 갈기 위한 여침지석礪鍼砥石과 관련해서 말이다. 뭐 하러 비빌까? 가능성만 보자면 세 가지다. 하나는 뾰족하게 연마하는 것이다. 일회용이 아니니까 다시 쓰려면 숫돌에 갈아서 새롭게 해서 써야 한다. 그다음은 전기적 작용이다. 마찰에 의한 대전帶電, 이른바 마찰전기를 일으키는 것이다. 침을 대전시켜 인체 내로 삽입하던 기술적 흔적은 침을 머리에 쓱쓱 문질러 찌르던 것이었다. 지금은 위생적인 문제 등으로 사라진지 오래지만 내가 어렸을 때만 하더라도 침을 맞으러 가면 심심찮게 볼 수 있던 풍경이었다. 셋째는 자기적 작용이다. 폄석이 자기능磁氣能을 가진 소재이고 지려砥礪가 만약 자석체라면 마찰은 자성의 획득 공정일 수 있다. 물론 다 아닐 수도 있겠지만 그렇게 보니 거칠어 보이는(砥) 왼편과 매끈해(礪)보이는 오른편의 돌이 무언가를 말하려고 잔뜩 벼르는 듯도 하다. 그러나 이 대목은 근거가 없는 필자의 주관

---

75) 강인욱, 차웅석, 연길 소영자 출토 유물로 본 동아시아 침구류鍼具類의 기원, 대한의사학회지, 제26권 제3호(통권 제57호) 2017년 12월.

적인 상상이므로 불편한 독자라면 접어놓고 지나가도 좋다. 독자들의 환기된 관심만을 바래본다.

이상에서 폄석이라 통칭되는 과거의 침의 원형에 대해 어원, 문헌상의 기록, 간접적인 방법에 의한 제법 등을 살펴보았다.

요약하자면 폄석들 각각은 크게 보면 '돌로 만든 침'이라는 의미에서 '폄석'이라는 광의의 용어로 통칭될 뿐 주사기와 수술용 칼(mes)이 다른 것처럼 전혀 다른 도구라는 것이다. 따라서 우리는 폄석은 절개와 배농의 도구를 지칭하면서 철침 이전의 외과용 돌도구를 총칭하는 용어로, 참석은 혈관에 적용하기 위한 사혈용 의료기구로, 그리고 잠석은 뾰족하고 긴 형태의 지금의 경기조절용 호침의 전신前身에 가까운 것으로 구분하여 사용할 필요가 있다는 말을 강조하고자 하는 것이다.

2. 도구혁명: 돌침에서 철침으로

야마다 게이지는 저서 『중국의학은 어떻게 시작되었는가』에서 "우리는 침법이 폄법에서 발전해왔다는 것, 자법刺法용 침은 폄석 즉, 사혈 절개용 메스에서 진화한 것, 좀 더 정확히 말하면 침은 폄석에서 아이디어를 얻어 발명되었음을 높은 개연성을 가지고 추론할 수 있다. 사실 구침九鍼속에는 사혈, 절개에 쓰이는 것이 포함되어 있고 그것들은 폄석의 원형을 취하고 있다고 생각할 수 있다."[76]고 하였다. 폄석을 배농을 위한 절개용으로만 보지 않고 사혈용으로도 파악하고 있었다는 점에서 옳은 견해라 할 수 있지만, 지금의 침법이 바탕을 두고 있는 조기調氣의 원형으로서의 폄종砭種에 대한 언급이 없는 것은 아쉬운 대목이라 생각한다. 지금의 침법이 폄법에서 발전해온 것이라고 하기 위해서는 현대 침법의 핵심적 부분을 차지하고 있는 조기와 관련한 폄종에 대한 내용을 포함하고 있어야 하기 때문이다. 따라서 지금부터는 호침의 기원으로 여

---

76) 야마다 게이지. 앞의 책. p.68.

겨지는 잠석箴石에 대한 이야기를 포함하여 폄석에서 어떻게 구침으로 분화되고 전승되었는지를 추론해보고 잘 알려진 구침을 종류별로 알아보도록 할 것이다.

(1) 폄석砭石에서 피침鈹鍼으로

먼저 옹종을 수술하기 위한 의료도구인 폄석의 경우를 살펴보자. 예컨대 《내경》에는 1973년 출토된 마왕퇴 한묘 의서중 하나인 《맥법》의 구절이 그대로 옮겨온 듯한 문장이 나온다.
먼저 《맥법》의 내용이다.

"폄법砭法에 4가지 해로움이 있다. 농이 깊은데 얕게 폄砭하면 미치지 못한 것이니 첫 번째 해이고, 농이 얕은데 깊게 폄하면 지나친 것이니 두 번째 해이다. 농이 큰데 작게 폄하면 작은 부위를 째면 범람하다고 하여, 병이 낫지 않으니 세 번째 해이고 농은 작은데 지나치게 넓게 폄을 하면 생살을 상하게 한 것이니 네 번째 해이다(砭有四害, 膿深而砭淺 謂之不還 一害; 膿淺而砭深, 謂之過, 二害; 農大而砭小, 謂之瀲, 瀲者惡不畢, 三害; 膿小而砭大, 謂之砭, 砭者傷良肉殹也, 四害)"

이어서 《영추》〈관침편〉의 내용이다.

"병이 얕은데 침이 깊으면 생살이 손상되어 피부가 곪을 수 있고, 병이 깊은데 침이 얕으면 사기가 나가지 않고 심하게 곪을 수 있으며, 병은 작은데 침이 크면 정기가 빠져나가 큰 병이 나서 몸에 해가 되고, 병이 큰데 침이 작으면 사기가 나가지 못해 몸이 상한다(病淺鍼深, 內傷良肉, 皮膚爲癰; 病深鍼淺, 病氣不瀉, 及爲大膿; 病小鍼大, 氣瀉大疾, 必後爲害; 病大鍼小, 大氣不瀉, 亦復爲敗)"

비교해보면 '고름'이 '병'으로, '폄'이 '침'으로 치환되어 있을 뿐 구성도 같고 내용도 거의 같다. 둘 사이의 차이를 다음과 같이 도표로 나타내어 비교해 본다.

〈맥법〉	一害	二害	三害	四害	〈관침〉	一害	二害	三害	四害
膿砭	深淺	淺深	大小	小大	病鍼	大小	小大	淺深	深淺

　사람들은《황제내경》의 해당구절이 마왕퇴출토의서《맥법》의 직접적인 영향을 받은 문장임과 아울러 구침이 폄석에서 승계되었음을 보여주는 중요한 근거로 보고 있다. 이게 왜 중요할까? 그것은 폄砭에서 침鍼으로, 곧 돌침에서 철침으로의 변화를 단적으로 증거하고 있기 때문이다. 기원전 2세기 이전의 돌침 수단은 몇 백 년의 시간적 간극을 뒤로 한 채 철침으로의 완전한 탈바꿈을 이뤄내게 되는데 이곳에 그 흔적이 벗겨진 매미의 껍질처럼 여실히 보이는 것이다.

　또 하나, 우리가 침을 놓는다고 할 때 쓰는 '자침刺鍼'이라는 용어를 생각해 보자. '자침(刺鍼 혹은 침자鍼刺)'이라는 말은 침을 인체에 찌른다는 뜻을 가진 말이다. '자刺'는 원래 '군주가 대부를 (칼로) 죽인다'는 의미[77]의 글자이다. 이는 침의 시술과정을 나타내는 행위동사인 자刺가 폄석에도 적용이 가능하다는 점을 알 수 있는 대목으로 자침(刺鍼—침을 놓다)처럼 자폄석刺砭石이라는 표현이 가능하다는 뜻이 된다. 폄석이 철침보다 시간적으로 앞선 상황을 고려하면 철침이 폄석으로부터 유래되었음을 뒷받침하는 증좌證左일 수도 있는 게 아닐까?

(2) 참석鑱石에서 참침鑱鍼으로

　여러 침법을 소개한《소문》〈장자절론편長刺節論篇〉에는 "옹종을 치료하려면 그 위에 자침하는데 옹종의 크기와 깊이를 살펴 자침한다. 큰 것을 자침할 때는 많이 출혈시키고 작은 경우는 깊이 자침하는 것이니 반드시 곧게 찔러 넣는 것을 법도로 삼아서 시행한다(治腐腫者 刺腐上 視癰小大深淺刺 刺大者多血 小者深之 必端內

---

[77] 단옥재의《설문해자주》에도 '刺'를 주해한 내용에 "위글에서 표剽를 폄자砭刺한다거나 규자刲刺한다고 하는데 모두 찌른다(直傷)는 뜻이다(上文剽砭刺也刲刺也皆直傷之義)"라고 풀이하였다.

鍼爲故止.)"라는 문장이 있다. 이는 마왕퇴 의서의《맥법》가운데 폄석으로 계맥(啓脈—맥을 터주다)하는 치료법의 운용과 직접 관련된 문장으로 볼수 있으며, 이 또한 맥법의 치료원리가 철침으로 계승된 내용으로 볼 수 있다. 말하자면 참석으로 행하던 사혈용의 폄도구는 구침 중 참침이나 피침 등으로 분화되고 기능적으로 전승된 것으로 볼 수 있다.

(3) 잠석箴石에서 호침毫鍼으로

나는 조기치신調氣治神이라는 수법으로서의 현대의 호침술법毫鍼術法이 원류상으로는 폄석 중 잠석箴石의 효능을 전승한 것으로 본다. 사혈이나 절개, 배농 등의 외과적 용도와 별도로 경맥의 기를 조절하는 용도로서의 폄석(광의)은《내경》에 기록된 구침의 형태로 완벽하게 계승[78]되는데 마왕퇴에서 출토된 의서 속에서는 침鍼이라는 글자가 등장하지 않는다. 폄석의 기록만 있으며 경맥체계도 지금과 같은 완비된 형태의 것은 아니다.《영추》〈구침십이원편〉에서는 "폄석砭石을 사용하지 않고 미침微鍼으로써 경맥을 통하게 하고 기혈을 조절하며(無用砭石 欲以微鍼通其經脈 調氣血氣)"라 하여 폄석을 대체한 침의 사용에 대해 기록하고 있다. 따라서 경기조절을 전제로 한 폄석에서 침으로의 이행은 그 승계과정에 있어서의 내재된 속성이 핵심이자 풀어야할 중요한 과제가 된다. 다시 말해 우리는 침의학을 보다 잘 이해하기 위해 철침이 도구적으로 폄석의 어떤 속성을 발전적으로 승계할 수 있었는가의 문제를 풀어야만 하는 것이다.

중국에서는 기원전 1600년경부터 기원전 400년 전까지가 대략적인 청동기시대에 해당한다. 그리고 철기시대가 이어졌다(청동기 시대와 겹치지만 대략 B.C 600년 전부터 철기시대가 시작된 것으로 본다). '호모 파베르(Homo Faber)'[79]적 인간의 속성에 따라 신석기 기대의 농기구나 무기류 등은 대부분 제작이나 사용이 유리

---

[78] 구침九鍼 중에서 원리침圓利鍼, 호침毫鍼, 장침長鍼, 대침大鍼은 자용刺用, 참침鑱鍼, 봉침鋒鍼, 피침鈹鍼은 사혈, 절개, 배농용, 원침圓鍼, 시침鍉鍼은 압박, 마찰용.

한 청동으로 대체되었을 것이며 다시 철재로의 이행이라는 질적인 변화를 맞이하였을 것이다. 여기서 우리가 잊기 쉬운 것 중 하나는 석기시대에서 청동기시대로, 또 철기시대로 도구의 주도권이 혁신적으로 바뀐다고 하더라도 이전 시기에 사용하던 재료가 느닷없이 완전히 새로운 것으로 대체되는 것은 아니라는 점이다. 가령, 청동기 시대가 도래하였지만 청동기는 상류 계층의 무기, 장신구, 제기 등으로만 이용되었으며 농기구 등 많은 도구가 한동안은 여전히 석기로 제작되고 사용되었다. 또 철기가 보편적으로 사용된 시기에도 청동기는 여전히 다양한 분야에서 오랫동안 활용되고 있었다. 따라서 각 시대는 해당 재료만이 사용된 시기가 아니라 새로운 재료의 획득과 가공 기술이 확보되어 점차 사용의 점유를 넓혀가던 시기로 이해할 필요가 있는 것이다. 이렇게 보면 의료용구중 하나인 폄석도 이러한 주류 재료의 변천 양상에 따라 간석기에서 혼합사용기를 거쳐 청동침으로, 그리고 다시 철침으로 변화하였을 것임을 자연스럽게 유추할 수 있는 것이다[80]. 그 과정에서 제작과정이 어렵고 다루기도 어려웠을 폄석은 좁혀 잡아도 1000년 이상의 긴 시간에 해당하는 청동기의 전성시기에 자연스럽게 청동침으로 대체되어 역사 속으로 사라졌을 것이며, 청동침은 다시 철기시대의 도래에 따라 철침으로 대체되었을 것이라고 생각하는 것은 전혀 이상하지 않다. 그러나 실상은 그렇지 않았다. 장기간의 청동기시대가 있었음에도 불구하고 폄석은 사라지지 않았고[81] 철기시대가 도래한 후에도 한동안 계속하여 사용된 것으로 확인된다. 실제로 폄석은 후에 구침으로 흡수되어 통합되는데 일정기간은 함께 사용된 것으로 보인다.《황제내

---

79) '도구의 인간'을 뜻하는 용어이다. 인간의 본질을 도구를 사용하고 제작할 줄 아는 점에서 파악하는 인간관으로 1927년 노벨문학상을 수상했던 프랑스인 철학자 베르그송(Henri Bergson; 1859-1941)이 만든 말이다. 인간은 다른 동물들과 달리 유형, 무형의 도구를 만드는 동시에 자기 자신도 만든다고 보았다.

80) 조지프 니덤은 철기시대 초기부터 철제 침이 등장했을 것으로 보았다. Lu Gwei-Djen, Joseph Needham. 『Celestial lancets: A history and rationale of accpuncture and moxa』, 2012, pp. 69-74.

81) B.C 11~9세기의 유물로 추정되는 연길지역 소영자유적의 출토품에는 다수의 골침과 돌침이 발견되었고 외에도 청동기시대의 석관묘에서 이러한 현상은 보편적이라고 할 만큼 흔하다는 연구도 있다. 강인욱, 차웅석(2017), 앞의 논문, 339-377.

경》 등에서도 구침과 폄석의 내용이 함께 보이는 기록을 여러 군데서나 확인할 수 있다. 이미 철이나 청동을 이용한 칼이나 농기구 등의 제조기술이 충분히 확보되었던 시기에 왜 돌을 갈고 닦아서 수술용(절개·배농)으로 쓰고 있었을까? 상처부위를 도려내는데 칼을 쓰면 될 것을 왜 군이 돌, 그것도 특정지역(고씨산의 아래)에서만 나는 돌(폄석)을 사용해야만 했을까? 앞서 나는 그 주된 이유로 효용과 부작용의 가능성을 언급했었다. 만들어 쓰기는 좋은데 부작용이 심하다거나 아니면 돌침을 쓰는 만큼의 효과가 나지 않았다면 다른 재료로 선뜻 대체하기는 어려웠을 것이기 때문이다. 폄석이 위생적인 환경이나 지혈이나 마취수단 등 제반 여건이 열악한 당시의 환경 하에서 시행된 의료용 수술도구였음을 생각할 때, 탈이 난다는 것은 곧 심각한 위험이 발생하거나 사망할 수 있다는 것이고 효과가 없다는 것은 폄석이 가진 어떤 주요한 기능적 속성이 청동이나 철로 만든 것을 써서는 발현이 어려웠을 수 있다는 의미를 내포한다. 철을 사용했을 때의 부작용으로 가장 먼저 생각할 수 있는 탈(부작용)은 세균과 같은 감염에의 노출일 것이다. 당시의 병증을 기록하고 있는 여러 의서에 각궁반장(角弓反張: 몸이 뒤로 젖혀지는 증. 등이 가슴 쪽으로 휘어들어 반듯이 누울 때 머리와 발꿈치만 바닥에 닿고 등이 들린다)으로 묘사된 파상풍(破傷風)의 증례가 매우 많다는 것이 이를 예시하는 것이라고 생각한다 그들은 부작용 없이 시술할 수 있는 방법을 찾기 위해 노력했을 것이며 어느 시점에서 부작용을 줄이는 방법을 터득했거나, 기능성을 부여하는 방법을 터득했을 수 있다. 아니면 이 두 가지를 동시에 해결할 수 있는 기술적 성취를 이루게 되면서 폄석이 더 이상의 효용가치를 상실했을 수도 있는 것이다. 이것은 철침을 만드는 것은 폄석을 만드는 것에 비해 소재를 구하는 것이나 만드는 과정을 포함한 생산성에 있어서나 비교할 수 없을 만큼 비교우위가 있을 것이기 때문에라도 매우 의미 있는 기술적 성취였을 것이다.

 전자의 문제가 참석, 폄석, 잠석 모두에 해당하는 감염성 부작용과 관련한 것이라면 후자의 문제는 폄석과 잠석의 기능적 효용에 관한 것이다. 철침으로의 전면적인 대체가 이루어졌음은 완전하게는 아니더라도 철침을 사용함에 따른 부작용의 극복과 기능적 도구화를 가능하게 하는 기술적 도달이 어느 정도 이루어 졌음을 의미하는 것이다. 다시 말해 이는 폄석이 가진 장점과 기능이 철제의 도구에 의해 우월적으로(적어도 열등하지 않게) 대체가능하게 되었음과 철침이 가진 인체에의 폐해가능성이 상당히 극복되었음을 시사하는 것이다. 시대의 변천과 궤를 달리한 오랜 기간의 잠복기(latent time)가 필요했던 이유가 아니었을까 생각해 본다.

3. 구침九鍼 ─ 규격화된 9종의 철침鐵鍼

구침이란 참침鑱鍼, 원침圓鍼, 시침鍉鍼, 봉침鋒鍼, 피침鈹鍼, 원리침員利鍼, 호침毫鍼, 장침長鍼, 대침大鍼을 말한다. 이 9종의 침은 모양도 다르고 크기도 다르며 당연히 용도 또한 같지 않다. 어떤 계기로 철침이 돌침을 승계하게 되었는지는 탐색의 과제로 남아 있지만 우리는《내경》의 기록을 통해 철침이 용도에 따라 9가지의 종별로 규격화되어 사용되었음을 잘 안다.《영추》〈구침론〉에 그 크기와 모양이 자세히 설명되어 있다.

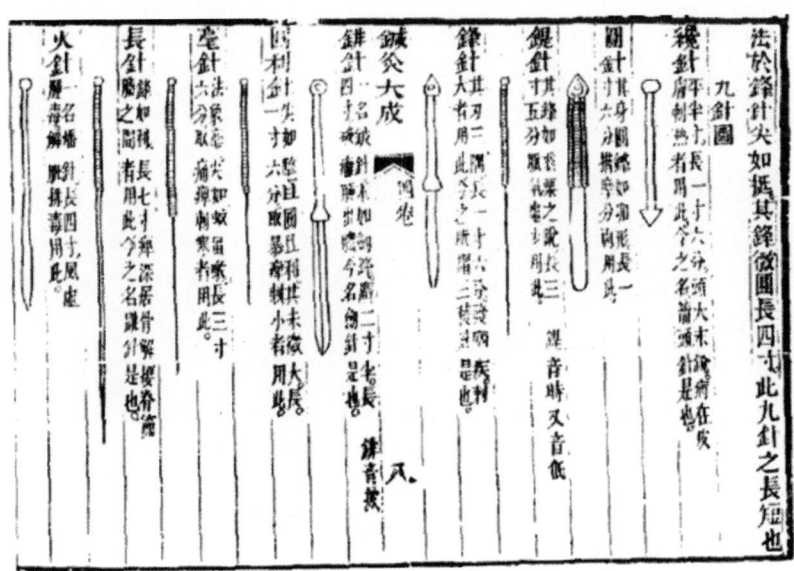

[그림 2-7] 명(明) 양계주《침구대성》에 수록된 구침도(九鍼圖)

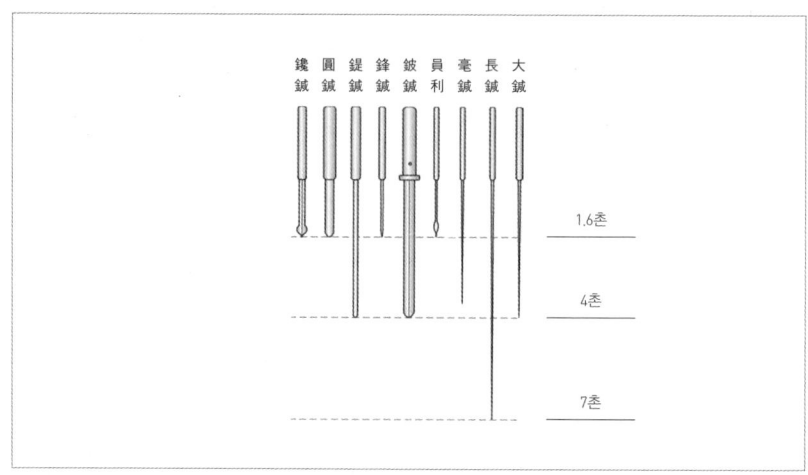

[그림 2-8] 고전의 치수에 근거한 개략적 구침모형도

1968년 하북성에서 B.C 113년 매장된 것으로 밝혀진 후한시대 유승劉勝의 묘가 발굴되었다. 그 속에서 비교적 완전한 형태의 구침의 일부가 출토[82]되었는데 금으로 된 4개는 비교적 완전하였으나 은으로 된 5개는 부식되어 개략적인 윤곽만을 추정할 수 있다. 학자들은 이것이 여자의 묘가 아닌 남자의 묘에서 출토되었고 "의공醫工"이라고 새겨진 다른 의료기구들과 함께 있었으며, 그 수가《황제내경》의 구침의 수와 같음 등을 근거로 이를 구침九鍼으로 보고 있다.

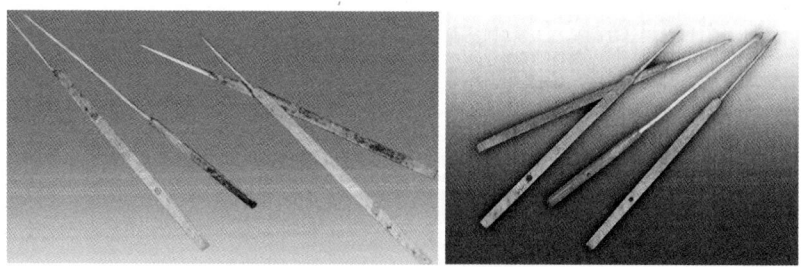

[그림 2-9] 하북성에서 출토된 금침(B.C 113)

---

82) 지금의 호침에 비해 훨씬 큰 모양임을 볼 수 있다.

폄석을 구조적 및 기능적으로 승계한 철침은 그 역할에 있어서 절개, 배농 등을 포함한 외과적인 수술이나 안마 등은 물론 인체의 기의 조절까지 포괄하며 용도에 따라 정형화된 관침官鍼으로 분화되어 체계를 갖추게 되었다. 이 같은 구침의 기원에 대해서는 다른 견해를 나타내는 몇몇 기록들이 전해진다. 《침구갑을경鍼灸甲乙經》의 저자인 진晉의 황보밀은 《제왕세기》에서 팔괘를 만들고 사람들에게 낚시와 사냥을 가르쳤다는 복희伏羲가 "온갖 약을 맛보고 구침을 만들었다(嘗味百藥而制九鍼)"고 하였고, 수대의 이름난 의가였던 손사막은 7세기 중엽에 자신이 쓴 《천금요방》 서문에 황제가 구침을 만들었다는 내용을 전하고 있다(黃帝受命,創制九鍼). 그러나 이들 모두 복희, 황제라는 유명인을 기탁한 서술로 보이며 실제로 이들이 기존에 없던 도구를 갑자기 만들었다고 받아들이기보다는 이들이 기존의 구침을 규격화(官鍼)하거나 제도화하는데 어떤 방식으로 기여했을 것이라는 정도로 받아들이는 것이 합당할 것이라는 생각이다. 채륜이 종이를 만들었다고 하는 것이 없던 종이를 처음으로 만들었다기보다는 새로운 의미와 기술방식으로 재정립했다는 의미인 것처럼.

이제 하나하나 선의들이 사용하던 아홉가지 침종鍼種을 살펴보도록 한다.

(1) 참침鑱鍼

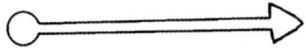

참침은 너비가 5푼, 길이는 1치 6푼으로 건침巾鍼을 본떠서 만들어 윗부분은 크고 끝은 뾰족하며 끝에서 1.5촌을 깍아서 예리하게 하여 모양을 화살촉과 같게 만든 것이다. 머리나 몸에 열이 있을 때 병소를 찔러서 열을 없애는데 사용하며, 전두침前頭鍼이라 부르는 것이 이것을 말한다. 용법은 피부를 천자하여(사혈하여) 양기를 제거한다. 피부가 흰 사람(혈이 부족한 사람)은 조심(膚白勿取)해야 한다고 경고하였다.

(2) 원침圓鍼

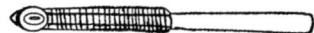

말 그대로 끝이 둥근 침으로 찌르기 위한 용도가 아니다. 원침은 길이가 1치 6푼이고 침체가 가는 원기둥처럼 생겼다. 침첨은 달걀모양으로 쓸 때에는 병소의 피부와 근육을 문질러 사용하며 기육에 있는 사기邪氣를 흩어 없애는 역할을 하며 근육이 상하지 않도록 조심해야 한다고 하였다.

(3) 시침鍉鍼

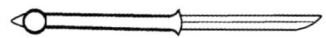

기장쌀과 좁쌀의 날카로운 모양을 본떠서 만들며 그 말단이 뾰족하고 길이는 3치 5푼이다. 맥기脈氣가 허하고 부족할 때 쓴다.

(4) 봉침(鋒鍼)

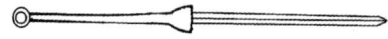

서침(絮鍼—솜이불을 누비는 침)을 본떠서 만들어 침신은 원주형이고 침두는 예리하며 삼면에 봉능이 있고 길이는 1치 6푼이다. 옹질癰疾을 치료하고 열을 발산시키고 출혈시킨다. 요즘에 삼릉침이라고 하는 것이 이것이다.

(5) 피침(鈹鍼)

일명 비침鈹鍼이다. 칼을 본떠서 만들어 끝이 마치 칼끝과 같고 너비는 2치 5푼, 길이는 4치이다. 옹종을 터뜨려서 농을 빼내는데 쓰며, 지금 검침劍鍼이라 부르는 것이 이것이다. 길이가 4촌이고, 넓이가 5푼 반이며, 모양은 검같고 날카롭다. 농양을 절개·배농하여 치료하는데 쓰는 침도구이다.

(6) **원리침**(圓利鍼)

이침(犛鍼—터럭처럼 가는침)을 본떠서 만들어 끝이 터럭과 같이 둥글면서 뾰족하고 날카로우며 침두는 좀 크지만 침신鍼身은 오히려 작다. 길이는 1치 6푼이다. 갑작스런 비증痺症에 침을 깊이 놓아 치료할 수 있다.

(7) **호침**(毫鍼)

터럭의 모양을 본뜬 것으로 침첨은 모기나 등에의 주둥이 같고 길이는 3치 6푼이다. 통증과 비증이 한사寒邪로 인한 것일 때 천천히 刺入하고 약간 오래 유침留鍼하여 병을 다스린다.

(8) **장침**(長鍼)

기침(綦鍼—옛말에 옷을 꿰매던 긴침)을 본떠서 만들어 침신은 가늘고 길며 침봉은 예리하다. 길이는 7치이다. 사기가 깊고 오래된 비증을 주로 치료한다.

(9) 대침(大鍼)

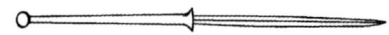

일명 번침燔鍼으로 봉침鋒鍼을 본떠서 만들었으며 그 길이가 4치이며, 침첨은 막대기와 같고 그 날은 좀 둥글다. 풍독으로 인하여 관절에 부종이 형성된 경우 기육을 풀어주고 독소를 배출하는데 이것을 쓴다.

4. 연결의 고리(탐색) — 폄석과 자석

지금까지 폄석에 대해 어원에서 용도분화와 소재의 조달, 제법 및 가공에 이르기까지 살펴보았다. 기본적으로는 철침으로의 이행과정에 대한 궁금증 때문이었지만, 처음부터 가져온 '지금 우리가 쓰는 침에 내재된 핵심적 기술적 함의는 무엇일까'에 대한 근원적인 단초가 있을까 하는 욕심에서였다.

우리가 침의 원형이라고 알고 있는 폄석은 사실은 오랜 기간의 기술적 진보를 거쳐 온, 당시의 의료 환경 아래에서는 매우 개량된 의료도구였을 것이다. 열이 펄펄 끓으면서 인사불성하고 살이 썩어 들어가며 생사를 오가는 급박하고 심각한 국면에서 주위에 아무 돌이나 주어다가 갈아서 찌르고 째고 할 수는 없었을 것이다. 어디 가서 어떤 돌을 구해서 어떻게 준비해야 탈이 안 나고 적절한 대응이 가능하다는 나름의 '매뉴얼'이 없었다면 저런 상황에서 어떻게 제대로 대응할 수 있었을까? 짧으나 뾰족하고 날카로운 찌르는 돌(참석), 째는데 용이하도록 예리하게 날이 서있는 돌(폄석), 그리고 기를 조절하기 위해 사용한 찔러 넣고 돌리고 빼고 할 수 있는 가늘고 긴 돌(잠석)은 각각 소재나 산지는 물론 가공의 방법, 작업의 공간마저 달랐을 수 있다.

나는 앞에서 돌침에서 철침으로의 이행을 막는 것으로 '부작용(파상풍 등)과 효용(경기를 조절할 수 있는 기능성 확보)'을 들었었다. 나는 어느 시점에서 철침으로의 이행을 막고 있던 이 두 가지 장애요인이 한 가지 기술적 수단으로 거의 동시에 극복되었을 가능성을 조심스럽게 추론해 본다. 폄석이 어떤 흡수과정을 통해 9종의 철침으로 전환되면서 역사 속으로 사라졌는지에 대해서는 좀더 구체적인 고증이 있어야겠지만, 나는 이 과정에서 자석磁石이 결정적인 역할을 했을 가능성을 다음과 같이 고찰하고 상상해본다. 다만 이 부분 역시 필자의 개인적인 의견일 뿐이므로 이를 감안하고 읽어보거나 아니면 건너뛰어 다음 장(3장)으로 넘어가도 좋다.

가능성의 보강을 위해 7장(다기능 자극원—침)에서 기술할 내용을 미리 당겨와 보자면 필자는 '예전의 선의들이 언제부터였는지는 알 수 없으나 철침의 제조공정에서 숙철(熟鐵―생철을 불에 달구어 탄소를 제거한 것)을 사용하여 침선鍼線을 만들고 이를 후공정 과정을 통해 천연자석으로 자화하여 사용해왔음을 재현을 통해 추론'[83] 한 바 있었다. 이를 염두에 두고 역지사지易地思之 해본다.

(1) 폄석砭石 — 절개배농과 자석의 효능

마취제나 소독제등이 갖춰져 있지 않던 과거의 수술실은 상상만 해도 고통스럽다. 세균감염 등으로 썩어 들어가 자칫 전신적 패혈증으로 번질 수 있는 위중한 상황도 많았을 것이다. 당시의 의료인들은 수준 높은 철제의 무기나 농기구를 상용하던 시기였음에도 환부를 째고(절개) 피고름을 짜내며(배농) 필요하면 환부를 도려내야하는 상황에서 철제 도구들을 수술용 도구로 활용하지 못하고 오래전부터 써온 돌칼을 오랫동안 사용해왔다. 구하기도 어렵고 만들기도 어려웠을 텐데 말이다. 왜 그랬을까? 소독도 안 된 수술부위, 극심한 통증, 수술 후 봉합도 잘 안된 환부, 재감염, 괴사…… 등으로 이어지는 수술전후의 불량한 예후 말고는 이유가 잘 떠오르지 않는다.

그러다가 만일, 누군가가 옹癰, 종腫, 누瘻 등 절개 배농의 적응증을 가진 증상

---

[83] 홍도현, 전통침의 製法 특성과 전자기적 상관성 연구, 대한침구의학회지, 30(5), 2013, 95-105.

에 자석이 좋은 효능이 있다는 것을 인식하고, 또 다른 누군가가 이를 제작과 사용에 용이한 철의 장점과 결합(자화)시킬 수 있는 기술적 방법을 생각해내고 실현시킬 수 있는 구체적인 방법을 터득했다면? 여기서 잠시 몇몇 본초서에 기록된 자석의 효능을 살펴보자.

- 《신농본초경》[84] : 심한 열이나 속이 답답하고 그득한 증상을 없애준다.(主周痺風濕, 肢節中痛, 不可持物, 洗洗酸消, 除大熱煩滿及耳聾, 一名元石, 生山穀)
- 《명의별록》[85] : ……옹종, 서루[86], 경핵[87]을 제거한다……(主養腎藏, 強骨氣, 益精, 除煩, 通關節, 消癰腫, 鼠瘻, 頸核, 喉痛, 小兒驚癇, 練水飲之, 亦令人有子)
- 《본초강목》: ……금창출혈[88]을 멎게 한다.(明目聰耳, 止金瘡血)

이들의 창조적인 결합에 해당하는 철의 자석화는 당시로서는 침의학적 기술혁명이다. 이것은 물론 이렇게 한 두 줄로 요약할 만큼 간단한 기술적 성취일 수는 없다. 각기 다른 시기에 각자 다른 곳에 살고 있던 많은 사람들, 자석의 효능을 생각하는 사람들, 침의 효능과 부작용을 생각하는 사람들, 철침의 자화를 생각하는 사람들, 그 방법을 실현할 수 있는 기술을 가진 사람들이 한데 모여서 하나를 이룰 때만 가능한 마술인 것이다. 이런 생각과 기술적 누하우들이 시간적, 공간적 격벽을 극복하고 결합될 수 있게 되었을 때 비로소 부작용으로 인해 폄석을 대체하지 못하던 미운오리새끼는 백조로 화려하게 재탄생 할 수 있게 된다.

이렇게 만들어진 수술용 메스가 작업성, 기능성의 향상은 물론 부작용마저 현저히 줄일 수 있었다면 오랜 기간 활용되어온 폄석이라는 의료용 석기는 비로소 시대적 종언終焉을 고할 수 있었을 터다. 마침내 폄석은 그동안의 수고로

---

84) 동한(25-220)시대 작품으로 본다.
85) 도홍경(陶弘景; 456-536)의 저술.
86) 목이나 겨드랑이 등의 멍울(結核).
87) 목에 생긴 멍울.
88) 칼, 창, 화살 등 쇠붙이로 인한 출혈.

움을 내려놓고 홀가분한 마음으로 철침에게 자리를 내주고는 역사 속으로 총총히 사라져 갈 수 있었을 것이다.

(2) 잠석 — 자석과 보사수기법

앞서 침(鍼; 金+咸)과 잠(箴; 竹+咸)은 발음과 성조도 같고([zhēn]) '鑱(金+毚)'은 '鍼(金+咸)'과 이체자인 어원적 근거 등을 들어 이들이 재료만 변화한 것일 뿐 동일한 기능체일 가능성을 추론하였다. 그러면서 잠箴은 죽침竹鍼이라기보다는 화살과 같이 대나무에 연결된 석침石鍼일 가능성을 제안하였다. 제작에 있어서 가늘고 긴 석침의 어려움은 철로 대체되고 나서는 다양한 효용의 검증과 기술적 진보를 이루게 되었을 것이다. 앞 단락에서 살펴본 바와 같은 절개배농용 폄석이 피침鈹鍼으로 대체되는 과정에 자석의 효용이 역할을 했다면 호침으로 대체된 잠석 역시 인체 삽입에 따른 부작용의 극복이라는 전제가 있었기에 가능했을 기술적 도약이었을 것이다.

경기조절용 폄석의 경우 보사수기법의 관찰은 위에서와는 조금 다른 차원에서 도구의 기능과 목적을 추론할 수 있는 힌트가 될 수 있다. 수기법의 경우가 그렇다. 10장(감춰진 과학, 보사와 수기)에서 자세히 살펴보겠지만 자침 후 침의 움직임의 차이(호흡, 좌우회전, 속도, 순서 등)에 따라 정반正反의 효과발현을 상정한 보사수기는 자석체의 움직임으로 해석해보면 상당하게 부합하는 행위기법이라 할 수 있다. 실제로 필자는 전통침의 제조 공정에 자화공정이 있으며 재현한 결과 실제로 일정정도의 자력이 부여됨을 확인한 바 있었다.[89] 더욱이, 자성은 후술할 인체의 전자기적 특성과 경락, 경혈의 미약전자기적 속성과 밀접하게 연관되는 기능적 요소로 침술의 주요한 자극원일 수 있다.

제작특성상 일정한 자화磁化가 수반되는 자편磁片의 활용[90]도 이런 맥락에서 이해할 수 있는데, 왜냐하면 자기(瓷器; 磁器)는 그 제조 특성상 일정정도의 자성

---

[89] 홍도현, 전통침의 製法 특성과 전자기적 상관성 연구, 대한침구의학회지, 30(5), 2013, 95-105.

을 가지게 되며 자기瓷器를 자기磁器라고 부르는 것도 이런 의미가 내포된 것이라고 볼 수 있기 때문이다.[91]

(3) 석철石鐵 — 석石과 철鐵의 중매자

나는 지금 계속해서 돌침에서 쇠침으로의 이행을 말하고 있으며 특히 둘 사이에 자석의 개입을 줄곧 생각하고 있다.

침도구의 변천과 관련한 필자의 생각을 담은 아래 도표를 보자.

이른 석침기		편석기			과도기			철침기
	⇨				정체기	탐색기	⇨	
조(粗)석침	소재 발전	편석 (特殊石)	참석	사혈	부작용	자철광 (石+鐵)	부작용	九鍼 (鐵)
			편석	배농				
			잠석	조절	기능성		자성	
기술과정	粗→細	소재선택/가공기술			-	磁石化		철의 자화

돌과 쇠. 둘 다 자연(땅)에서 나온다. 돌침은 채취해서 깨뜨리고 다듬고 갈아서 쓰는 것이고 철침은 채취하여 녹이고 그 다음에 형체를 만들고 두드리고 단련하고 가공해서 쓴다. 그래서인지 둘은 서로 멀어 보인다. 그러나 예전부터 둘은 섞인 채로 한 몸이기도 했다. 조금 섞인 것도 있고 많이 섞인 것도 있었다.

---

90) 가령, 자와편압법(炙瓦片壓法)의 활용이 있었다. 이는 풍한으로 생긴 근골격계 동통을 치료하기 위하여 사용하는 방법으로 약쑥을 물에 적시어 환처에 붙이고 기와조각을 뜨겁게 달구어 그 위를 눌러주는 수법이다. 오준호, 안상우, 전통침구기법의 복원을 위한 문헌조사, 한국의사학회지, 2005, 18(1), p.111.

91) 흙속에 있는 철산화물의 자성광물이 고온으로 달구어지면 일시적으로 자성을 상실하게 되는데 퀴리온도라고 불리우는 이 온도가 내려갈 때 외부의 자장에 의해 다시 더욱 강하게 자성화하는 현상이 일어나기 때문이다. 이를 '열잔류자성화'라고 한다. 퀴리온도는 물질마다 조그씩 다르며 철의 경우 약 770℃이다. 대부분의 열잔류자화는 퀴리온도로부터 100~120℃정도로 식는 동안 형성되는데, 외부의 자장, 즉, 지구의 자장과 같은 방향으로 재형성된다. 유적발굴과 물리탐사, 국립문화재연구소, 2006, p.34.

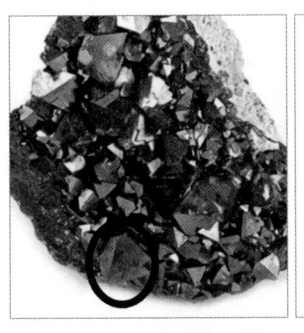
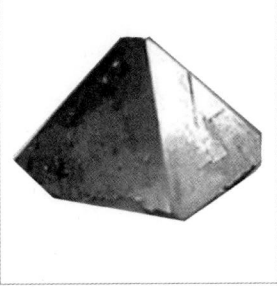

[그림 2-10] 정팔면체 모양의 자철석

우리말에서는 쇳돌이라고 했고, 철광석이라고도 했으며 철광이라고도 불렀다. 쇠를 채취하는 기술은 일찍이 발전되어 있었다. 쇳돌도 여러 질이라 함량, 성분, 색깔 등에 따라 나뉘는데, 그 한 종류로 자철석(磁鐵石; magnetite)이라는 잘 알려진 광물이 있다. 철의 산화광물(Fe_3O_4)로 약 72%의 철을 함유한다. 지구상에서 자연적으로 만들어진 모든 광물 중에서 가장 자성이 강하다. 그래서 지자기를 연구하는데 쓰며 과거에는 철을 채취하는 용도 외에 나침반으로도 활용되었다. 얇게 떼어낸 자철석 결정을 지자기장에 반응하는 자석으로 활용한 것이었다.

앞에서 나는 폄석의 소재에 대해서는 정확하게 규명된 것은 아직 없다고 하였다. 그럼에도 자연의 산출물로서의 원석을 이용해야 하는 한계로 인해 인위적 정형(定形—형태의 가공)이 어려운 제조상의 난점을 생각한다면, 폄석이 일정 이상의 강도를 가지면서 단면이나 결정구조가 매끄러운 돌을 활용하여 만들어졌을 것임은 어렵지 않게 추론할 수 있다. 사람들은 그래서 폄석의 소재로 옥이나, 자철석이나, 흑요석을 말한다. 이중 매끄러운 팔각의 결정구조로 되어 있는 자철석도 혹여 절개용 폄자砭刺도구로 사용되었을 가능성을 배제할 수는 없다.

만약 철이 2/3이상 함유된 강자성의 자성체가 예리하게 가공하기 용이할 뿐만 아니라 만약 위에서 살핀 것처럼 부작용이 없는 도구일 수 있다면 여기서 발라낸(?) 철은 훌륭한 폄석 대체용 소재일 수 있다. 어느 단계에서 자성과 철과의 교감이라는 자화현상을 생각한 뛰어난 이가 있었다면 그는 돌과 자석의 결합에서 철과 자석의 연결을 도모할 수 있었을 것이다. 이는 정련을 통해 얻어진 철에 다시 자성을 입힘으로써 천연의 돌자석에서 인위의 철자석으로 기술적 도약을 의미하며 폄석에서 철침으로의 혁신적 변화를 야기하는 중요한 계기일 수 있는 것이다. 이를 가능케 하는 자화의 기술적 도달과 관련해서는 이즈음은 자철석의 지남성(指南性―늘 남쪽(또는 북쪽)을 가리킴)을 이용하여 나침반에 이용할 수 있는 과학적 능력이 이미 갖춰져 있던 시기였다. 생각을 비약하자면 폄석은 드디어 자화된 철제 도구로의 혁신을 이루어내었고 그들은 또 다른 도구인 사혈용 침이나 조기용 잠석의 철제화도 이루어내었을 수 있다. 만약 자화된 잠석 대체 철제 도구(호침)가 그간의 효능을 동등하게 또는 우월하게 대체할 수 있는 것으로 확인된다면 이는 폄석이 단순히 침소재의 전신이 아닌 것이며 자성적 연결고리의 핵심적 비기祕技였음을 말하는 것이다. 비전祕傳침술의 본격적 태동을 알리는 시원으로써 말이다.

　폄석에서 철침으로의 수단의 변화는 자연물의 단순 가공에 의지하던 생산과정에서 탈피하여 규격화된 대량생산이 가능하게 되었다는 것만으로도 가히 혁명적인 사건이라고 할 만하다. 이로써 침재료는 규격화되고 9가지로 용도에 따라 세분화되고 널리 보급되었으며 많은 사람들에 적용될 수 있게 되었으므로,

[3장]

기록의 원류

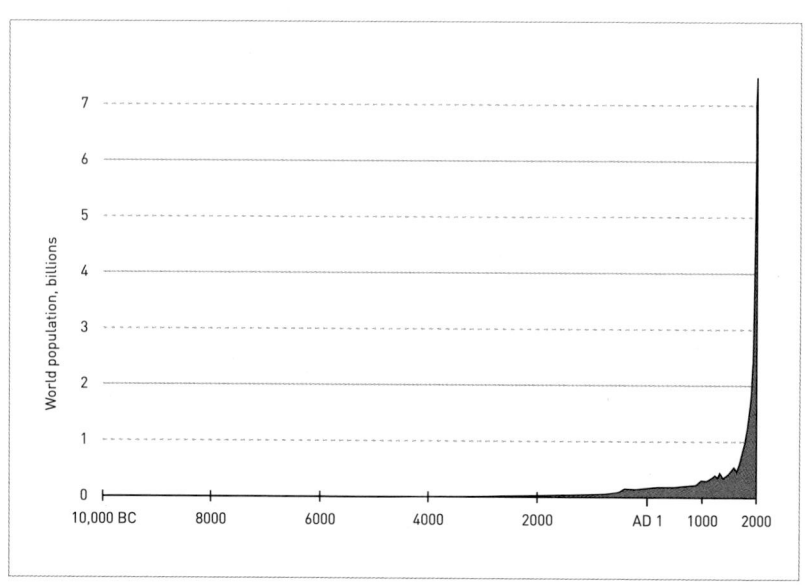

[그림] 세계 인구(B.C 10,000년-A.D 2000년, 자료: 위키백과) 세계의 인구는 B.C 2000년은 5천만, B.C 1000년은 7500만, B.C 500년에는 1억 정도였다고 한다. A,D 1년은 2.5억, 1500년은 5억, 1750년 10억, 1930년 20억, 1974년 40억이었고[1], 2022년 2월 22일 현재 세계인구는 79억 3천만명을 향해가고 있는 중이다(https://www.worldometers.info/). 우리는 인구 1~5억이 살던 시대의 극소적인(동양)의 학술적 유산을 80억이 힘을 합해 분석하고 있는 중이다.

역사는 생물과 같다고 한다. 언뜻 보기에 고정되고 박제된 과거의 유물과 같지만, 다른 눈으로 보면 새로운 의미로 해석된다거나 과거의 역사적 의미가 후세에 이어져 또 다른 역사적 사건의 단초가 될 수도 있으니 살아 움직이는 생명체와 다를 게 무엇이냐는 의미에서다. 침의학은 이런 의미에서 보자면 더더

---

1) https://bit.ly/3HiKxDY

욱 기나긴 수명을 가진 생명체이다. 기원전에 뿌리를 둔 채 2000년도 더 지난 현대 사회에서도 현실에 뿌리를 내리고 그 기능을 역동적으로 수행해오고 있으며, 당초의 뜻을 담은 옛 고경古經은 지금도 연구되어 새로운 의미가 밝혀지기도 한다. 그 학學·술術·법法·도道를 누가 언제 어떻게 만들어서 어떻게 활용해 왔는지가 어렴풋할 뿐, 시대가 바뀌고 사람은 바뀌었지만 기나긴 시간을 이어서 지금도 살아있는 중이다. 이토록 '오래된 정원'에는 시대적 격변기를 오롯이 견뎌내며 살아온 옛 의경醫經들이 예전의 영욕을 머금은 채 크고 작고 새롭거나 오래된 나무들처럼 살아 숨 쉬며 어우러져 있다. 고래古來의 세월의 풍파를 견뎌내느라 온몸에 생채기가 남아있지만 그럼에도 그들은 여전히 단단히 서 있다.

예전 1980년대 가요에 이런 가사가 있었다,

"저 산맥은 말도 없이 오천년을 살았네, 모진 바람을 다 이기고 이 터를 지켜왔네. 저 강물은 말도 없이 오천년을 흘렀네. 온갖 슬픔을 다 이기고 이 터를 지켜왔네." 터, 신형원

꽤 오래전 야학夜學[2]을 하던 대학시절에 동동주가 아주 맛났던 주점에서 동료들과 술을 마시면서 자주 부르던 노래 중 하나였다. 지금이야 상상도 하기 어렵지만 당시에는 사람들이 주점에서 술을 마시며 고성으로 떼창하던 것은 흔한 일이었다. 침학과 침술의 전해옴이 마치 '터'가 가지는 숙연함이 오버랩 되면서 괜한 동질적 감성으로 흥얼거려지는 때가 있다. 고풍스런 침도鍼道의 정원 안에 들어가려 고택이 있던 자리를 지나려하면 예전의 종가의 풍모는 온데간데없고 모두 현대식 건물로 바뀌어있다. 이곳을 지나 드넓은 정원에 들어서면 크고 작은 그리고 가늘고 굵은 각양각색의 나무들이 가득 눈에 들어온다. 그 가운데는 죽어 형체만 있는 나무도 있고, 뿌리조차 뜯겨져 흔적만 남아 있

---

[2] 근로 청소년이나 정규교육을 받지 못한 성인을 대상으로 야간에 수업을 하는 비정규적 교육기관. 사설강습소, 사설학술강습회. 대학생들이 교사로 역할하였다.

는 나무도 있다. 그러면서 '책'이라는 나무[3]를 심던 선인들의 한 땀 한 땀이 눈앞에 아른거린다. 꼬챙이로 거북의 배껍질이나 동물의 뼈에 새겨 불에 구웠던 사람들의 노력은 시대를 지나면서 대나무를 베어 손질하고 마름질한 껍질에 글자로 쓰고 이를 엮어내던 사람들의 손길로 이어졌으며, 당시의 후학들은 그것을 베끼고 수정하고 보충하려 또다시 대나무를 잘랐을 터이다. 어느 것은 기록으로, 어느 것은 말로, 또 어느 것은 손으로 전해졌을 것이다. 일부는 땅에 묻혔고 그중에서 또 일부는 2천년도 지나서 이를 찾는 사람들의 눈에 띄었다. 그렇게 우리는 아무렇지도 않게 이천년을 면면이 이어온 활자로서 그들의 역사를 접하며, 아주 오래전부터 숭고한 뜻을 머금고 땅속에서 숨쉬어온 그들의 유산을 만나고 있다. 종이가 만들어진 것[4]이 후한시대(25-220)임을 감안하면 초기의 황제내경은 죽간竹簡이나 목간木簡으로 만들어졌을 것이다. 공자님의 말씀을 담은 《논어》가 글자수로 1만 2천이 안되는데, 《황제내경》만 해도 《소문》과 《영추》를 합하면 무려 16만자가 넘는다. 보통 서書류 계통의 죽간이 한 매당 30글자를 넘지 않음을 고려하고 편篇당 20매 정도로 가정한다면 200편 이상의 방대한 양이었을 것이다. 이들 돌돌 말아 보관하는 데만도 굉장히 넓은 공간이 필요했을 것이다.

영국의 저명한 역사학자 카(E. H. Carr; 1892-1982)는 자신의 저서(『역사란 무엇인가』)에서 "역사란 역사가와 사실들의 끊임없는 상호과정, 현재와 미래사이의 끊임없는 대화"이며 "그 과정은 추상적이고 고립적인 개인들 사이의 대화가 아니라 오늘의 사회와 어제의 사회의 대화이며 따라서 한 시대가 다른 시대 속에서 찾아내는 주목할 만한 것에 관한 기록이라 할 수 있다"고 하였다. 역시 대가다운 깊은 사유가 적절히 표현된 명문이라는 생각이며 나도 그의 생각에 전적으로 동감한다. 그런 면에서 발굴된 과거의 역사적인 유적이나 유물들은 후

---

3) '책冊'이라는 말 자체는 나무를 엮은 것에서 연유한 것이니 표현이 그리 지나친 것도 아닐 것이다.
4) 중국 후한시대의 환관이었던 채륜(50?-151?)이 나무껍질, 삼베 조각, 헌 헝겊 등을 사용하여 종이를 만들고, 105년 이것을 황제에게 바쳐 널리 쓰이게 되었는데, 당시에 이 종이를 '채후지蔡侯紙'라 하였다. 이것이 종이의 기원이다.

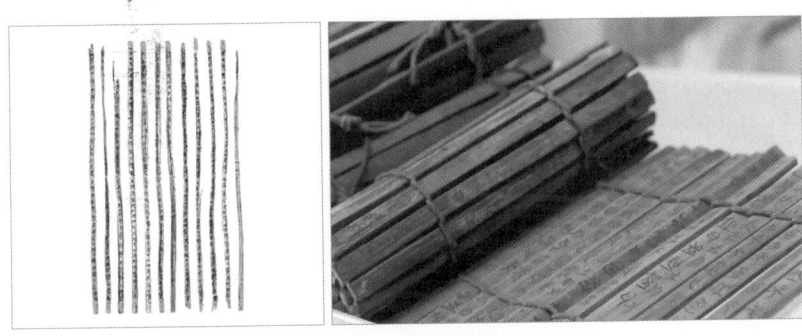

[그림 3-1] 죽간竹簡의 형태(左)의 형태와 그 묶음(右)

대에 **부활하기**(발굴되기) **위해 죽임을 당한**(매장된) **전령**傳令일 수 있다.

나는 이들 중의 일부를 간접적으로 체험하면서, 수천 년의 침묵 끝에 이제는 말하고 싶어 애타하는 이들의 소리 없는 아우성을 온몸으로 느낀다. 그러나 무딘 감각으로 인해 그 전부는커녕 일부도 제대로 받아내지 못하는 부족함에 잔뜩 안타까움만 더한다. 이런 거친 눈이지만 가까이 다가갈수록 스스로 내린 뿌리가 얼마나 오래고, 얼마나 크고 견고한지의 여부만 다를 뿐 이들의 뿌리가 하나처럼 연결되어 있음에 멈칫 놀라곤 한다. 그들 중 눈에 보이는 대로 고르고 골라, 표찰만 찍어내듯이 다음과 같이 늘어놓았다. 이들을 이렇게 엮어 가두는 게 가당하기나 한지 모르겠지만.

침의학의 원류를 알게 하는데 매우 중요한 유물이랄 수 있는 B.C 2세기경의 기록인 마왕퇴 출토 백서帛書와 비슷한 시기의 유물인 장가산 출토 한간漢簡은 기원전후에 완성되었다고 하는《황제내경》에 씨앗과 양분을 제공하였고《내경》은 이후 거의 모든 의경醫經의 종근宗根이 되었다. 이후《갑을경》으로,《천금방》으로,《외대비요》를 거쳐《침구대성》으로, 그리고《유경》으로……. 면면히 그 의미와 술법과 경험들은 정리되고 전승되었다. 때로는 탁월한 경작인의 손에 의해, 그리고 때로는 부유하거나 권세있는 주인의 노력으로. 이는 자체로 역사이고, 철학이며 지혜의 샘물이다. 이는 또한 의술로 역할 지어진 예술이며, 한 편의 기적이다. 그렇게 침술은 우리에게 다가왔으며 이미 하나의 실천적인 삶의 문화가 되었다. 어떤 이는 군데군데 죽어 있는 고목枯木을 보면서 그 실전失傳을 아쉬워한다. 역사의 뒤안길로 사라진 그 의미가 안타깝다고도 한다. 당대唐代 명의였던 견권甄權의 작품인 《침경》, 기록에만 남아있는 많은 의서들의 부재가 아쉽다고 한다. 그러나 통사通史적 침구학연구의 대가인 황룡상은 명저인 《침구학술사대강》을 통해서 그럴 필요가 없노라고 거리낌 없이 일갈한다. 이것은 흐르는 물과 같아서 다른 물줄기로 흘러들어가 또 다른 큰 물줄기로 흘러들어 오게 되어 있으므로 걱정할 필요가 없는 것이라고. 그리고 행여 그 중간에 증발해서 없어진 물방울들이 있었다면 그건 그리 대단치 않은 것이었을 뿐이라고.

의술의 존재의의는 누가 뭐래도 치료에 있다. 당연히 이 같은 문헌은 수많은 의자들의 결집된 경험과 노력의 소산임에 틀림이 없다. 그럼에도 나는 훌륭한 치자治者 못지않게 훌륭한 술자述者의 헌신에 경외스런 존경을 보낸다. 그들은 열악하기 이를 데 없는 기록환경속에서 지친 심신을 다잡고 등불을 밝히고 밤새워 먹을 가셨을 것이다. 옆에서 대나무를 베고 다듬고 불에 달군 꼬챙이로 구멍을 뚫고 끈을 매고 불을 밝히고 비질을 하던 이름 없는 분들 또한 필자의 감사한 마음을 받으시라. 덕분에 명의는 공시적共時的인 인술을 펼친 자로 남고 명저는 통시적通時的인 기록으로 전해져 많은 사람들에게 그 뜻이 전해질 수 있었다. 물론 대다수는 이 둘을 겸하는 위인들이었을 게다. 이제 정원의 숲으로 들어가 나무들을 살펴볼 차례다. 오래된 나무들부디.

1. 춘추전국시대

시대구분	주요 의서	명의
B.C 770-B.C 201	• 마왕퇴 한묘 백서 • 장가산 한간	• 편작(B.C 401- B.C 310)

춘추전국시대의 대표적인 침의학 관련 자료에는 호남성 장사長沙시 마왕퇴·한묘馬王堆·漢墓에서 출토된 백서帛書와 호북성 강릉현의 장가산·한묘張家山·漢墓에서 출토된 죽간竹簡이 있다. 백서란 비단에 쓴 글이고 죽간이란 대나무를 쪼개어 세로로 길게 만들어 기록한 문자군이다.

년대	왕조	주요 기록/서적	인물
B.C 70만년	구석기		• 삼황오제
B.C 6000년	신석기		
B.C 3500년	청동기		
B.C2070~B.C1600	하(夏)		
B.C1600~B.C1046	상(商)	• 《갑골문》	
B.C 1046~B.C771	주(周)	• 《주례》	
B.C 770-476	춘추시대	• 《논어》	• 편작(扁鵲; (B.C 401-B.C 310) • 공자 (B.C 551 ~ B.C 479)
B.C 475-221.	전국시대	• 《산해경》 • 《좌씨전(左氏傳)》 • 《주례》 • 《맹자》 • 《마왕퇴/한묘백서》 • 《장가산/한간》	• 맹자 (BC 372? ~ BC 289?)
B.C 221-207	진(秦)	• 《황제명당경》(B.C2C-A.D2C) • 《명당공혈침구치요》	
B.C 206~A.D 9	전한(前漢) 서한(西漢)	• 《회남자》 • 《사기》 • 《소문》 (B.C 2C – A.D 1C) • 《영추》 (B.C 1C – A.D 2C)	• 창공 (순우의: B.C 215?~?) • 사마천 (司馬遷, BC145?~BC86?)
A.D 25-220	후한: 동한東漢	• 《한서예문지》 • 《난경》 (A.D 2C) • 《상한잡병론》 (3C 초)	• 순우의 (B.C 215~?) • 화타 (?~A.D 203) • 장중경 (150-219)
AD 220-265	삼국	위(魏)	
AD 221-263		촉(蜀)	• 《맥경》 (3C 후반) • 《황제침구갑을경》(259년) • 《주후비급방》(4C 초)	• 왕숙화 (미상-미상) — 서진 • 황보밀 (214~282) – 위~동진 • 갈홍 (284-363)
AD 229-280		오(吳)		
A.D 265-420	진(晉)		
A.D 420-581	남북조		
A.D 581-617	수(隋)	• 《제병원후론》(610) • 《천금요방》(625) • 《천금익방》(628) • 《황제내경태소》(668) • 《외대비요》(752)	• 견권 (541-643) • 소원방 (550-630) • 손사막 (581-682) • 양상선 (585-670) • 왕도 (702-772)
A.D 618-907	당(唐)		
960-1279	송	• 《동인수혈침구도경》(1026) • 《침구자생경》(1165) • 《침구사서》(1311) • 《십사경발휘》(1341)	• 왕유일 (987-1067) • 왕집중 (1140-1207) • 두계방 (생몰연도미상) • 활수 (1304-1386)
1113-1234	금		
1271-1368	원		
1368 ~ 1644	명	• 《신응경》(1425) • 《침구취영》(1529) • 《의학입문》(1575) • 《침구대성》(1601) • 《유경도익》(1624)	• 유근 (1451-1510) • 고무 (생몰연도미상) • 이천 (? – 1643) • 양계주 (1522-1622) • 장개빈 (1563-1640)

[표 3-1] 침구사적 주요서적 및 인물 (시대별)

1972년 말부터 1974년까지 중국 호남성 장사시의 마왕퇴[5]라 불리던 3개의 무덤이 발굴되었다. 특히 학계에서 가장 이목을 끈 3호묘는 기원전 168년에 죽은 장사국 승상이었던 이창의 아들 묘로 밝혀졌으며 병기, 악기, 칠기 등 1,000점 이상의 부장품이 출토되었다. 사실 무덤에서 문헌 자료가 출토되는 일이 그리 흔한 일은 아니며 특히 의학적 내용을 담은 것은 더더구나 희귀한 일이다. 그런 면에서도 죽간竹簡과 백서帛書에 쓰인 대량의 서책은 중국 고대 학술사 연구에서 유례가 없던 엄청난 발견이었다. 여기에는 유교경전, 제자백가와 관련한 다양한 문헌은 물론 각종의서, 병서 및 점술과 관련된 문헌도 다수 포함되어 있으며 의서는 총 15종으로 백서가 11종, 죽간이 3종, 목간이 1종이다. 그 각각은 《족비십일맥구경足臂十一脈灸經》,《음양십일맥구경陰陽十一脈灸經·갑본甲本》,《맥법脈法》,《음양맥사후陰陽脈死候》,《오십이병방五十二病方》,《각곡식기却穀食氣》,《음양십일맥구경陰陽十一脈灸經·을본乙本》,《도인도導引圖》,《양생방養生方》,《잡료방雜療方》,《태산서胎産書》(이상 백서帛書),《십문十問》,《합음양合陰陽》,《천하지도담天下至道談》(이상 죽간竹簡) 및 《잡금방雜禁方》(목간木簡)이다. 《족비십일맥구경》,《음양십일맥구경》(갑·을본)은 최초의 경맥학 문헌이며 《맥법》,《음양맥사후》는 맥학,《오십이병방》는 약물방제학,《각곡식기》,《도인도》는 도인, 기공에 관한 내용이며 《양생방》,《잡료방》의 일부와 《잡금방》 선무는 죽유(祝由; 기도와 같은 종교적 행위로 병을 치료하는 방식을 말한다),《양생방》,《잡료방》의 대부분과 《십문》,《합음양》,《천하지도담》은 방중房中과 양생養生의 내용을 담고 있다.[6]

특히 《족비십일맥구경》과 《음양십일맥구경》은 경맥(11맥)에 대한 내용을 기술하고 있는 자료들로서, 모두 인체 십일맥(십이맥이 아닌)의 순행, 주병主病과 뜸법灸法에 관한 논술로 《내경》 이전 시대의 인체와 경락학설의 발전 과정을 반영하고 있다는 점에서 중요한 자료라 할 수 있다. 이중 《음양십일맥구경》의 갑본

---

[5] 능(陵; 무덤)이라고 하지 않고 퇴堆라고 한 것은 의총疑塚, 즉, 가짜무덤이기 때문이라는 사람도 있다. 웨난 저, 이 익희 역, 마왕퇴의 귀부인 1, 일빛, 2001. p.50.
[6] 후쿠다 데쓰유키 저, 김경호·하영미 역, 문자의 발견 역사를 흔들다, 너머북스, 2016, pp. 140-145.

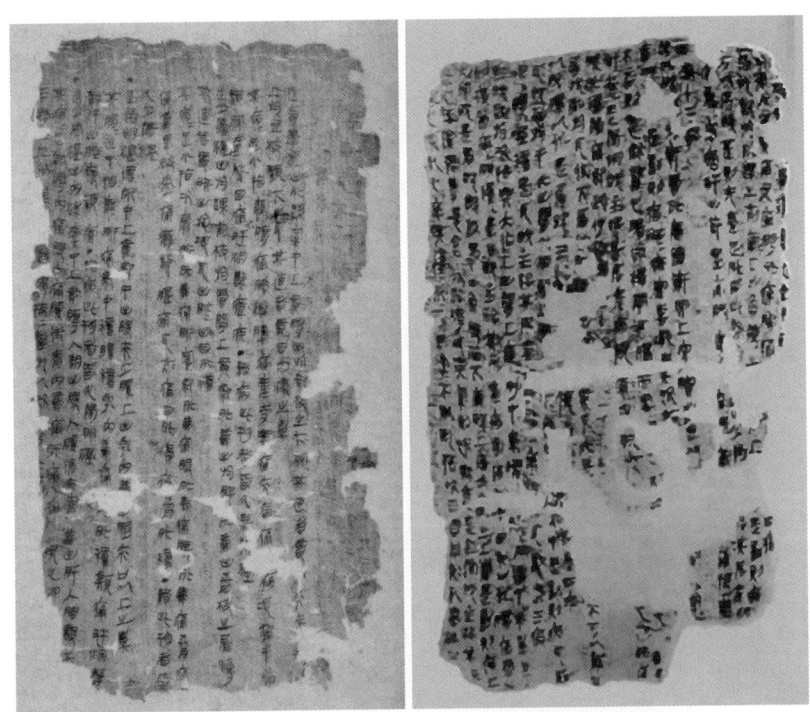

[그림 3-2] 《족비십일맥구경足臂十一脈灸經》(좌), 《음양십일맥구경陰陽十一脈灸經》(우)

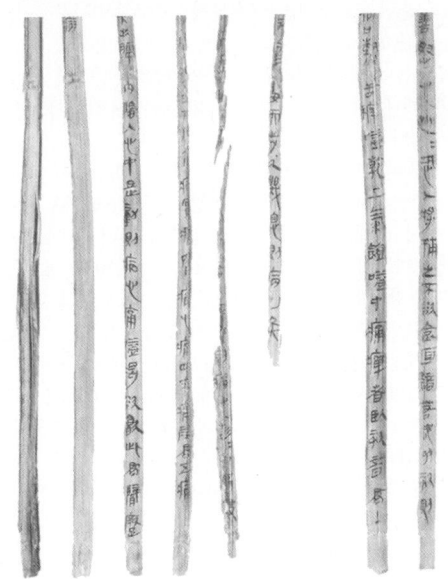

[그림 3-3] 장가산 한간漢簡 《맥서脈書》

3장 — 기록의 원류　　127

과 을본은 구별 자구를 제하고는 완전히 똑같기 때문에 실제로는《음양십일맥구경》으로 합해서 다뤄지고 있다.

코로나가 창궐하기 여러해 전 장사시 장가계張家界에 관광을 갔다가 마왕퇴 3호묘 고분을 방문한 적이 있었다. 일행이 다른 곳을 보는 동안 혼자 나와 2천년 전 경맥의 원류적 기록을 품고 있던 모습을 한동안 넋 놓고 내려다보고 있었던 기억이 새롭다.

한편. 1983년에는 마왕퇴 한묘와 거의 동시대 것이라고 알려진 호북성 강릉현의 장가산(張家山; 지금의 호북성 형주시荊州市)에서 3기의 묘가 발굴(1984년 까지 발굴)되었는데, 묘장의 조성 연대는 전한 초기로 추정되었으며 247호묘, 249호묘, 258호묘로 명명되었다. 이중 247호묘에서 1,236매의 죽간이 출토되었는데,《역보曆譜》,《이년율령二年律令》,《주언서奏讞書》,《맥서脈書》,《산수서算數書》,《개려蓋廬》,《인서引書》,《유책遺策》 등이다. 이중《맥서》,《인서》는 의서이며 인引은 기공을 뜻하며 도인導引을 의미하는 말이다.

마왕퇴馬王堆에 묻힌 타임캡슐, 한묘漢墓 백서帛書
1971년 12월 중국은 소련과 심각했던 국경 분쟁을 잘 마무리 하고 있었다. 하지만 언제 다시 소련과 국경 분쟁 문제가 발생될지 모르는 일이라서 대원들을 편성하여 소련의 공격을 대비해 유사시에 환자들이 대피 할 수 있는 지하 방공호를 내부에 공사 중이었다. 근로자들이 계속 지하로 땅을 파내려가 지하 3.3미터쯤 다다랐을 때 갑자기 "쾅"하는 폭발음이 들리면서 '도깨비 불'이 나타났다. 근로자들을 모두 놀라서 도망쳤다. 나중에 밝혀진 일이지만 지하 무덤에 구멍이 뚫리면서 그 구멍에서 나온 가스가 현장에서 성냥불에 발화되어 생긴 일이었다. 이렇게 이천년간 지하에 숨어있던 마왕퇴는 세상에 모습을 드러내게 되었다.
처음 발견되었을 때 사람들은 이 무덤이 10세기 중반 그곳을 다스렸던 초나라 마은馬殷의 무덤이라고 생각해서 마왕의 묘라고 전해지면서 붙은 이름이다. 호남성湖南省 장사시長沙市 동쪽 교외에 위치하며, 총 3개의 묘로 구성되어 있다. 이곳은 본래 초楚의 영토였다. 이는 마왕퇴의 묘장墓葬이나 각종 부장품, 다량의 백서가 초나라 문화와 밀접한 관련이 있다는 것을 의미한다. 무덤은 발굴이 완료되고 심도 있게 고찰한 결과 이 무덤이 유방이 천하를 통일하는데 성공하도록 그 옆에서 도왔던 유명한 이창의 가족묘라는 것이 밝혀지게 되었고 그 중 다량의 의서가 발견된 3호묘의 주인은 이창의 아들로 2대 대후인 이희利豨, 혹은 그의 형제의 것이라고 추정되었다.
3호묘의 발굴은 마왕퇴의 세 개 무덤 중 가장 주목을 끌었다. 1,000점 이상의 귀중한 부장품이 발굴되었는데 38건의 병기, 5건의 악기, 316건의 칠기, 104건의 나무인형, 50개의 대나무 상자, 사직품絲織品, 백화帛畵 등이 포함되어 있었다. 이외에도 나무조각에 쓴 글인 목독木牘도 발굴되었는데, 410쪽의 유책(遺策: 묘지 속의 물품 수량을 죽간에 기록한 장부)과 200쪽의

(1) 마왕퇴《족비십일맥구경足臂十一脈灸經》

이는 비단에 쓰인 백서帛書에 기록된 출토물이다. 비단은 종이가 발명되어 보급되기 전까지 나무로 만든 독牘이나 대나무를 깎은 죽편竹片과 함께 통상적인 문서나 서적의 소재로 이용되었다. 그러고 보면 고대 인류의 지식사知識史(특히 동양의)에서 누에만큼 공헌한 곤충도 없을성싶다. 그들은 노년에 이르러 설계도도 없이 헤아릴 수 없이 많은 몸짓을 통해 온몸으로 숙성시킨 실을 연신 토해내며 둥글게 집을 지었다. 정작 자신들은 자기들이 노후와 내세를 위해 지은 집(고치)들이 인간의 손에 들어가 지식 전달의 매개가 되는지는 전혀 알지 못했겠지만. 출토된 무덤의 주인과 사망시기가 밝혀진 것을 토대로 하면《족비십일맥구경》은 대략 B.C 177~B.C168 정도에 쓰인 것으로 추정되는데, 전문 34행, 발(足)과 팔(臂)의 2편으로 구성되어 있는 백서이다. 병을 치료하는데 모두 뜸법만을 사용(침법에 대한 기록이 없다)하였고《내경》으로 이어진 경락학설의 의서로 구성되어 있다. 목독에 적힌 '12년 2월 을사 초하루 무진날(十二年二月乙巳朔戊辰)'은 묘장 연도로 보이며, 따라서 피장자는 한 문제文帝 12년(기원전 168)에 사망한 것으로 추정되었다.

백서는 3호묘 관 동쪽에 놓인 세로 60cm, 가로 30cm, 높이 20cm의 장방형 옻칠 상자 속에서 발견되었으며 수량은 2천 점에 이른다. 상자 내부는 다섯 부분으로 나뉘어 그중 한 구획에 백서가 접힌 상태로 담겨 있었다. 또 다른 구획에 담긴 두 개의 두루마리 목간 밑에서도 길고 가는 목편에 감긴 상태로 백서가 발견되었다. 장방형으로 개어 접힌 백서의 너비는 48cm 정도의 가장자리 부분이 찢어져 파손되었고, 나무에 감긴 백서는 세로 길이 24cm 정도로 접착때문에 꽤 파손된 상태였다. 복원과 정리 및 해독 작업을 거친 결과 28종류의 문헌이 들어 있었으며, 그중 거의 대부분은 종래에는 전혀 존재를 알 수 없었던 문헌이었다. 의술과 관련된 문헌들은《오십이병방五十二病方》,《족비십일맥구경臂十一脈灸經》,《음양십일맥구경陰陽十一脈灸經》(갑본),《맥법脈法》,《음양맥사후陰陽脈死侯》,《태산서胎産書》,《양생방養生方》,《잡요방雜療方》,《도인도導引圖》,《각곡식기편却穀食氣篇》,《음양십일맥구경陰陽十一脈灸經》(을본) 등이다. 당시의 의학적 모습과《내경》으로 이어진 흐름을 연구할 수 있는 소중한 자료들이다.

이들 기록들은 파헤쳐질 것을 기대하며 묻어둔 선현들의 숭고한 뜻이 담긴 **의학적 타임캡슐**이라 할 것이다. 이것이 묘지 주인의 의사인지 아닌지는 알수 없지만 2천년을 넘어서야 의미있게 환생하리라고 생각하지는 못했으리라. 만약 우리가 묻어둔 의미 있는 기록들을 서기 4000년도 넘은 먼 훗날 후손들이 발견한다면 그들은 어떻게, 그리고 어떤 마음으로 우리를 기억할까? 그때까지 인류가 지구에서 쫓겨나지 않았다는 전제하에서.

조기早期 모습을 담고 있다. 저작 연대는 내용이나 구성방식 등으로 보아《내경》이나《난경》의 기록보다 앞선 것으로 판단한다.《족비십일맥구경》과《영추》〈경맥〉편은 내용부터 구절까지 공통점이 많아 직접적인 연관관계가 있음을 보여준다. 전신의 맥을 둘(足과 臂)로 크게 나누고 각각의 맥에 대하여 그 명칭, 순환 과정 및 주치증과 뜸법을 기록하였고 각 경맥의 말미에는 각각의 주된 병증들을 나열하였다. 지금 정립되어 있는 12개의 경맥 중에서는 수궐음에 대한 부분이 없이 11개의 경맥[7]만이 기록되어 있어 경맥의 기원과 관련하여 많은 논점을 야기한 부분이기도 하다. 또 하나 특징적인 면으로는 이들 맥의 순행방향이 모두 구심성(求心性; 몸의 말단부에서 중심부로 순행)으로 되어 있어《내경》의 여환무단如環無斷의 순환구조방식과 다르다는 점을 들 수 있다.

(2) 마왕퇴《음양십일맥구경陰陽十一脈灸經》

《음양십일맥구경》도《족비십일맥구경》과 마찬가지로 역시 백서帛書에 기록되어 있다. 이 또한 11개의 맥에 대한 기록이며 수궐음에 대한 기록은 역시 없다.[8] 《족비십일맥구경》과 같이 발굴되었고 유사한 내용을 담고 있지만 시기적으로는 이보다 나중의 문헌으로 평가된다. 각 경맥별로 순행과 함께 해당하는 병증(시동병是動病과 소산병所産病)을 규정하고 있다. 명칭에 있어서《내경》과 차이가 있는데 견맥肩脈, 이맥耳脈, 치맥齒脈은《영추》〈경맥편〉의 수태양手太陽, 수소양手少陽, 수양명手陽明과 대체로 일치하며 이들 3맥은 수족手足 삼음삼양으로 체계화되기 이전의 손 부위 삼양맥의 원시적 명칭이라고 볼 수 있다.《음양십일맥구경》의 문체와 구성(먼저 각 맥의 순행부위를 기술한 뒤 시동병과 소산병 및 치법을 기술)은《족비십일맥구경》과 유사하지만, 경맥의 명칭, 순행방향, 병증의 기술에 다소간의 차이가 있고 전반적으로 그 내용이 보다 정리되어 있다. 예컨대 '맥

---

7) 足: 足泰陽溫, 足少陽溫, 足陽明溫, 足少陰溫, 足泰陰溫, 足帣陰溫/臂: 臂泰陽溫, 臂少陽溫, 臂陽明溫, 臂少陰溫, 臂泰陰溫의 11개 노선이다.

8) (足)鉅(泰,太의 字)陽脈, (足)少陽脈, (足)陽明脈, 肩脈, 耳脈, 齒脈, 足太陰脈, (足)厥陰脈, (足)少陰脈, (手)鉅陰脈, (手)少陰脈의 11개 노선이다.

脈'이라는 글자는 《족비십일맥구경》에서는 '온溫'으로 표현되었지만 《음양십일맥구경》에서는 '맥脈'으로 쓰여 있다. 그리고 맥의 순행방향에서도 일부(肩脈과 太陰脈)는 원심성의 순행 방향을 갖고 있다.[9] 또한 주관하는 병증이 많아졌고(147개), 시동병과 소산병의 범주로 맥의 증상이 분류되어 있다. 이런 점에서 《음양십일맥구경》은 《족비십일맥구경》보다 생성 연대가 늦은 것이라고 보지만, 다만 견맥肩脈, 이맥耳脈, 치맥齒脈 등 《족비십일맥구경》보다 더욱 원시적인 명칭이 사용되고 있다는 점에서 이들이 비슷한 시기에 존재하던 서로 다른 학파의 저술이라고 보기도 한다. 내용상으로는 《음양십일맥구경》은 《족비십일맥구경》에 비하여 상세하고, 《영추》〈경맥편〉에 비해서는 간단하다. 맥의 순행방향에 있어서도 앞의 《족비십일맥구경》이 모두 구심성인데 비해 견맥肩脈(머리에서 시작하여 상지를 거쳐 손으로), 족태음맥(소복에서 시작하여 하지를 거쳐 발로)과 같은 원심성 노선이 나타난다는 점에서 구별된다. 그러므로 이는 《족비십일맥구경》과 《영추》〈경맥편〉의 순행 노선 사이의 과도기적 문헌자료로 볼 수 있다. 이러한 점에서 마왕퇴에서 출토된 의서 중 2종의 구경灸經은 《영추》〈경맥편〉이전 시기의 저작이며 조본祖本이라고 평가받고 있다. 야마다 게이지는 이를 다음과 같이 B. C 3세기 중반의 기록으로 추정한다.

　　마왕퇴 의서의 정리를 맡았던 중국의 연구그룹에 의하면 그 서적들의 필사시기는 대체적으로 진한교체기일 것이라고 한다. 필사본의 작성시기가 그렇다면 책이 성립된 시기는 전국시대 후기까지 거슬러 올라간다고 보아도 좋을 것이다. 나는 잠정적으로 기원전 3세기 중반 무렵을 책의 성립시기로 상정하고 있다.[10]

　　다음은 이런 관점들을 중심으로 이 둘의 차이를 비교해 본다.

---

9) 《족비십일맥구경》은 사지말단에서 구간軀幹의 중심부로 가는 구심성이지만, 《음양십일맥구경》은 견맥肩脈과 족태음맥足太陰脈이 원심성의 방향으로 구간부軀幹部중심에서 수手(肩脈)나 족足(足太陰脈)으로 간다. 그러나 맥과 맥사이의 상호연결의 관계도 없고 전신순환관계를 구성하지도 않는다. 〈경맥편〉에서는 앞서 기술한 것처럼 경맥의 방향이 여러 유형이며 맥들이 상호 연락되어서 '끝없는 고리처럼(如環無端)'이라는 순환개념이 등장한다.

10) 야마다 게이지, 앞의 책, p.24.

	족비십일맥구경足臂十一脈灸經	음양십일맥구경陰陽十一脈灸經
맥의 명칭	• '족足'과 '비臂'라는 두 가지 편목篇目이 붙어 족삼음·삼양맥과 비臂삼양·이음맥의 11맥이 있고 비臂궐음맥은 없다 • 족태양맥足泰陽脈, 족소양맥, 족양명맥, 족소음맥, 족태음맥足泰陰脈, 족궐음맥, 비태음맥臂泰陰脈, 비소음맥臂少陽脈, 비태양맥臂泰陽脈, 비소양맥臂少陽脈, 비양명맥臂陽明脈	• 6개의 삼음삼양맥(鉅陽脈, 少陽脈, 陽明脈, 大陰脈, 厥陰脈, 少陰脈)과 비이음맥臂二陰脈(臂鉅陰脈, 臂少陰脈)과 견맥肩脈, 이맥耳脈, 치맥齒脈의 11맥이 있다. • 거양맥鉅陽脈, 소양맥, 양명맥, 견맥肩脈, 이맥耳脈, 치맥齒脈, 태음맥大陰脈, 궐음맥, 소음맥, 비거음맥臂鉅陰脈, 비소음맥臂少陰脈
순행방향	• 사지말단인 손이나 발에서 시작하여 신체중심의 가슴, 배, 머리 등에서 끝나는 구심성을 나타낸다.	• 9개는 구심성을 나타내지만, 2맥은 원심성을 나타낸다. 견맥肩脈은 머리에서 시작하여 손으로 흘러가고, 태음맥太陰脈은 아랫배에서 시작하여 복사뼈로 흘러간다.
주치증	• 11맥 각각의 주관하는 증상이 기록되어 있고, 장부병을 위주로 한다.	• 증상이 보다 자세하고 경락병을 위주로 하여 시동병是動病·소산(생)병所産(生)병에 관한 기록을 위주로 한다.
공통점	• 치료방법으로 구법灸法만을 사용하였고, 혈명이나 침법은 없으며, 병증의 허실도 분류하지 않았다.	

[표 3-2] 《족비십일맥구경》과 《음양십일맥구경》의 비교

	족비십일맥구경	음양십일맥구경	영추·경맥편
脈의字形	溫	脈	脈
순행방향	11개 모두 구심성	9맥은 구심성 2맥는 원심성	순행원칙에 따라 체계적으로 순환
연결상태	상호 비유기적	불완전 연결	삼음삼양이 종흉주수從胸走手, 종수주두從手走頭, 종두주족從頭走足, 종족주복從足走腹의 원칙에 따라 연계
주치증	체계적인 분류가 되지 못하고 단순함	시동병·소산(생)병所産(生)병의 범주로 자세히 설명	《음양십일맥구경》보다 자세하고 체계적
치료방법	구법灸法만을 언급		구법灸法과 침법鍼法

[표 3-3] 《족비십일맥구경》, 《음양십일맥구경》과 《영추》〈경맥편〉의 비교

(3) 장가산張家山 한간漢簡《맥서脈書》

앞서 말했듯이 1983년 12월부터 1984년 1월에 걸쳐 장가산에서 3기의 묘가 발굴되었는데, 묘장의 조성 연대는 전한 초기로 추정(B.C 2세기 중기정도로 보고 있다)되었다. 이 중 247호묘에서는 1,236매의 죽간이 출토되었는데, 이 중에는 의학과 관련된《맥서脈書》가 포함되어 있어 10여년전(1973-4년) 마왕퇴에서

출토된 고대 의학적 기록에 이어 학계의 큰 관심을 받았다. 이는 《족비십일맥구경》과 《음양십일맥구경》이 출토된 마왕퇴 3호묘가 만들어진 시기(B.C 168)와 기본적으로 비슷하다. 《맥서》는 다섯 종류의 의서를 포함하고 있는데 마왕퇴

> **편작(太倉公); 진월인이 태자의 시궐屍厥을 치료하다.**[11]
> 시궐屍厥이란 갑자기 죽은듯한 증상으로 입을 앙다물고 기절하여 죽은듯하며 인사불성한 상태가 되는 것을 말한다. 옛날에 진월인이 괵虢나라를 지나다가 괵의 태자가 죽은 지 한나절이 되지 않았다. 월인이 태자를 진맥한 후에 "태자의 병은 시궐이다. 맥의 형형形이 어지러우므로 죽은 것 같으나 사실은 태자가 아직 죽지는 않았다"고 말하였다. 이어 제자인 자양子陽을 시켜 돌로 만들어진 침인 지석砥石으로 외삼양外三陽과 오회五會를 취하자 잠시 후 태자가 깨어났고, 20일이 지나자 회복되었다. 그러자 온 천하가 편작이 죽은 사람을 살려냈다고 여기게 되었다. 편작이 이를 듣고 "이 사람은 저절로 살아난 것이지 내가 [죽은 사람을] 어찌 살아나게 할 수 있겠는가"고 말하면서, 또한 "옥천혈玉泉穴은 배꼽의 아래 4치처로, 수삼양맥이 옥천에 연계되어 있고 족삼양맥이 이곳에 모인다. 이 혈은 갑작스럽게 시궐이 생겨 인사불성이 되고, 혈림血淋 및 대하, 소변이 붉으면서 잘 나오지 않고, 유정遺精과 몽정夢精이 생기고, 배와 배꼽이 동통하며 쟁반을 엎어놓은 듯이 불룩하고, 남자의 양기가 허하여 부족하고, 산기疝氣 및 수종水腫, 분돈으로 기가 위로 심장을 치받고, 기가 촉급하여 숨이 찬 경우 등에 사용한다"고 하였다. 경經에는 다음과 같이 기록하고 있다. 태자가 시궐이 되었을 때 진월인이 유회維會를 자침하자 다시 살아났는데, 이는 곧 옥천혈玉泉穴이다. 이는 진실로 기사회생하게 하는 신비한 수법인 것이다. 부인의 혈기血氣가 뭉쳐 징가癥瘕가 되어 딱딱한 적積이 되었고, 배꼽 밑이 차고 아프며 임신을 하지 못했는데, 이 혈에 네 번을 자침하자 임신을 할 수 있었다. 이 혈은 자궁을 조화시켜 따뜻하게 하거나 혹은 산후에 오로惡露가 그치지 않거나, 월경불순, 어혈이 맺힌 덩어리 등을 모두 치료한다. 침은 8푼을 놓고 다섯 번 숨 쉬는 동안 유침하며, 득기하면 바로 사瀉하고, 또한 뜸을 많이 뜨는 것이 좋은데 그 효과가 기묘하다.

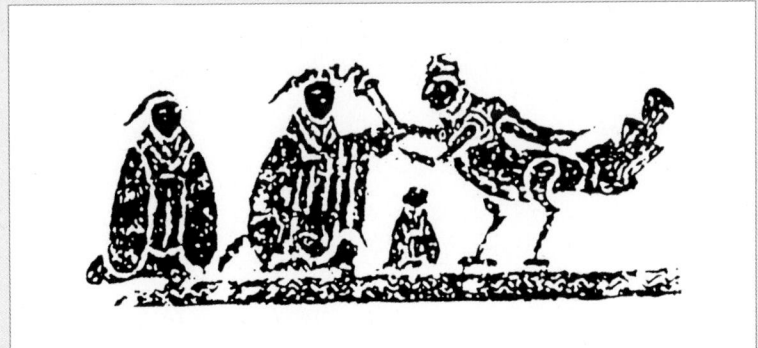

[그림 3-4] 동한東漢 화상석畵像石 편작扁鵲 시침도施鍼圖(산동 미산현 양성산 출토)

---

11) 孫立群 等著, 千古中醫故事, 重慶出版社, 2008.

에서 출토된 백서자료와 비교하고 정리하는 과정에서 백서의 명칭을 본따 각각 《병후病候》, 《음양십일맥구경陰陽十一脈灸經》, 《음양맥사후陰陽脈死候》, 《육통六痛》 그리고 《맥법脈法》이라 칭하게 되었다. 이 가운데 《음양십일맥구경陰陽十一脈灸經》, 《음양맥사후陰陽脈死候》, 그리고 《맥법脈法》은 마왕퇴 의서와 몇몇 글자의 차이만 있을 뿐 기본적으로 같은 내용을 담고 있다.

- 《병후病候》는 머리에서 발에 이르는 60여 종의 다양한 질병명이 수록되어 있는데, 특히 마왕퇴백서의 〈오십이병방〉에 기록된 병명과 유사한 것이 많다.
- 《음양십일맥구경陰陽十一脈灸經》에는 11맥의 명칭, 각맥의 순행부위 그리고 시동병과 소생병 등 각 맥에서 발생하는 증상이나 치료의 대상이 되는 병의 종류 등이 나열되어 있는데, 내용면에서 마왕퇴의서에 나온 두 종의 《음양십일맥구경陰陽十一脈灸經》(갑본/을본)과 완전히 동일하므로 《음양십일맥구경》(병본丙本)이라고도 불린다.
- 《음양맥사후陰陽脈死候》에서는 삼양맥의 사망병증과 삼음맥의 사망병증이 기록되어 있다.
- 《육통六痛》은 4글자의 운문형식으로 되어있고 내용은 인체의 6가지 조직인 골骨·근筋·혈血·맥脈·육肉·기氣(皮肉脈筋骨+血)의 생리작용과 이로 인해 생긴 통증의 병리, 그리고 섭생과 예방의 중요성을 강조하고 있다.
- 《맥서脈書》에는 맥의 중요성, 기의 생리 및 치칙治則, 폄구砭灸를 활용한 맥병의 치료, 폄석을 이용한 "계맥啓脈" 이론과 방법, 진맥방법, 맥상, 결어가 차례로 기록되어 있다.

2. 진秦·한漢·삼국三國

이 시기는 도가道家의 색채가 강한 철학 사조의 영향하에 있었으며 《내경內經》, 《난경難經》, 《침구갑을경鍼灸甲乙經》 등 의사학적으로 매우 중요한 다수의 의서가 완성되었다. 먼저 진秦시대에는 시황이 통일을 이룩한 후 법가주의를 바

시대구분		의서	명의
진/한	• 秦 (B.C221-B.C206) • 漢 (B.C202-A.D220)	•《황제명당경》(B.C 2C-A.D 2C) •《소문》(B.C 2C - A.D 1C) •《영추》(B.C 1C - A.D 2C) •《상한잡병론》(3세기초)	• 창공 (순우의: B.C 215?~?) • 순우의 (B.C 215~?) • 화타 (?~A.D 203) • 장중경 (150-219)
삼국 (위촉오)	• 삼국 (220-280)	•《맥경》- 3세기 후반 •《황제침구갑을경》- 259년 •《주후비급방》(341년?)	• 왕숙화 (미상-미상) - 서진 • 황보밀 (214-282) - 위~동진 • 갈홍 (284-363)

탕으로 중앙집권적인 관료국가를 이루었으며 분서갱유와 같은 사상적 압제로 학문적 발달에 제약이 심하였다. 그러나 한대는 공자를 숭상하는 분위기와 유교적 풍토 하에 있었던 시기로 동시에 철학적으로는 음양오행사상이 유행하던 시기였다. 질병에 대한 인식이 발달하였고 장중경에 의해 임상서인《상한잡병론傷寒雜病論》이 나옴으로써 변증논치적 임상체계가 확립된 시기였다. 특히 침의학 경전의 조본이라고 할 수 있는《황제내경》이 완성되면서 의학적 기본이론이 임상과 결합하였고 약물서로서는《신농본초경神農本草經》이 나온 시기이기도 하다. 진, 한의 통일왕조 이후의 양진, 남북조 시대는 정치사에서는 혼란스런 암흑기라 할 수 있었으나 종교, 사상, 예술 등의 분야에서는 많은 발전을 이룬 시기였으며 특히 도교가 융성하고 이와 연관된 복석服石과 연단법鍊丹法이 융성하였다.

(1)《황제내경 黃帝內經》

《황제내경》은 침법의 발원이자 근간이다. 이는《소문素問》과《영추靈樞》두 책을 함께 부르는 이름으로 각각은 9권 81편으로 구성되어 있으며 현재 알려져 있는 중국의학 문헌 중에서 가장 완비된 의학고전이라 할 수 있다.[12]《황제내경》은 춘추·전국과 진秦이래의 의학적 결과를 종합하여 음양, 오행, 장부, 경락, 정신, 기혈 등을 주요내용으로 삼고 전체와 변증의 관점, 사람과 자연이 상응하는 관점으로 인체의 생리, 병리, 질병의 진단, 치료원칙, 침구의 치료와 조작

---

12) 용백견, 황제내경 개론, 논장출판사, 1988. p.11.

방법 등을 논술함으로서 침구학 및 침자수법의 이론적 기초와 기본방법을 다 져놓았다.

1)《소문素問》

《황제내경·소문》은 진·한대 이전의 의학적 성과를 종합된 의서로 9권, 81편으로 되어 있다.《소문》은 음양오행설을 토대로 인체생리, 병리, 진단, 치료에 대해 계통적으로 논술하여 동의학이론의 기초를 형성하였다. 이들 편들 가운데 가장 빠른 것은 기원전 4세기, 가장 늦은 것은 약 2세기경의 저작이며 그 중에는 간혹 3세기 이후의 작품도 혼입된 것으로 본다. 이 책은 인체의 생리(장상臟象, 경락經絡 등), 병인病因, 병리, 진단, 변증, 치료, 예방, 양생養生, 그리고 인간과 자연, 음양오행학설의 의학적 운용, 운기학설運氣學說 등 여러 방면의 내용을 망라(아래 표에 간략히 요약)하고 있다. 특히 변증辨證을 바탕으로 의학의 기초 이론과 임상을 종합하였으며, 한의학이론의 준거로 평가된다. 이 책은 어느 한 사람의 손에 의하여 된 것이 아니라 여러 사람에 의해 여러 시대에 걸쳐 쓰인 것[13]으로, 황제라는 이름은 가탁된 것으로 본다. 중요성에 근거해서 주요한 주제를 도표에 편별로 요약·정리해본다.

편차	제목	한 줄 요약
제1편	상고천진론上古天眞論	상고시대의 양생/ 남녀의 7,8년 마디
제2편	사기조신대론四氣調神大論	사계절에 따른 양생과 음양의 도리
제3편	생기통천론生氣通天論	인체양기(생기)의 조화/ 인체음양의 생·병리/ 오장과 오미
제4편	금궤진언론金匱眞言論	인체의 오장/ 인체음양과 외부음양의 조화
제5편	음양응상대론陰陽應象大論	음양의 조화/ 발병기전/ 치료법 대강
제6편	음양이합론陰陽離合論	삼음삼양 경맥의 이합과 근결, 관합추
제7편	음양별론陰陽別論	경맥, 맥상의 음양/ 진장맥, 위맥의 구별과 예후
제8편	영란비전론靈蘭秘典論	오장육부를 국가의 12관직에 비유/ 심은 군주지관
제9편	육절장상론六節藏象論	천도를 논하고 장상을 논함

---

13) 용백견, 위의 책, p.39.

제10편	오장생성론五藏生成論	오장의 오부와의 상합/ 오미 오색과의 관계론
제11편	오장별론五藏別論	기항지부/ 위기胃氣와 기구맥/ 기본적인 진치診治 원칙
제12편	이법방의론異法方宜論	지역적 환경과 치법의 차이 / 방소별 치료법의 유래
제13편	이정변기론移精變氣論	생사진단/ 원인별 맞춤치료 원칙
제14편	탕액요례론湯液醪醴論	시대별 병정의 변화와 치료의 변천
제15편	옥판론요玉版論要	색진과 맥진의 원칙론
제16편	진요경종론診要經終論	사시와 경맥 장부의 상응/ 계절별 자침법/ 12경맥쇠망
제17편	맥요정미론脈要精微論	오색과 사시四時를 고려한 정밀한 맥진/ 오장맥과 위맥
제18편	평인기상론平人氣象論	건강한 평인맥을 기준으로 한 맥상의 병태 파악
제19편	옥기진장론玉機眞藏論	찰맥으로 진장맥을 확인함은 옥기로 천문관측함에 비견
제20편	삼부구후론三部九候論	3부(상중하)와 9후(3부별 천지인)의 맥진기법과 의의
제21편	경맥별론經脈別論	맥상의 개인차를 고려/ 오장과 육경의 맥상
제22편	장기법시론藏氣法時論	사시에 따른 오장의 생극관계/ 오장과 오행귀류
제23편	선명오기宣明五氣	인체 오장五臟의 생병리와 변동
제24편	혈기형지血氣形志	육경의 기혈다소와 표리음양/ 형지고락形志苦樂의 증치
제25편	보명전형론寶命全形論	천지음양과 조화속에 목숨과 형체를 보전하는 원칙을 천명
제26편	팔정신명론八正神明論	일日의 한온과 월月의 영허와 시時의 부침은 신명주재
제27편	이합진사론離合眞邪論	진기와 사기의 이합과 진단(삼부구후맥)과 치료
제28편	통평허실론通評虛實論	허실에 대한 총괄/ 사시에 따른 자침원칙
제29편	태음양명론太陰陽明論	족태음과 족양명의 표리적 관계론과 생병리
제30편	양명맥해陽明脈解	족양명경맥의 열·실증 해석
제31편	열론熱論	열병의 원인, 증상, 전이 과정 및 예후와 금기
제32편	자열刺熱	오장열병에 대한 자침방법
제33편	평열병론評熱病論	열병이 변증變證을 논함/ 풍궐, 노풍, 신풍의 병리기전
제34편	역조론逆調論	음양, 수화水火, 영위營衛, 경락의 역조로 인한 병태
제35편	학론瘧論	학질의 원인, 병기, 증후, 진단, 치료원칙
제36편	자학刺瘧	학질의 유형과 증상에 따른 치료원칙
제37편	기궐론氣厥論	오장과 육부의 한열로 인한 역궐
제38편	해론欬論	해수의 병리/ 오장육부해수/ 해수의 침치법
제39편	거통론擧痛論	한사寒邪의 침습에 따른 증치 /구기九氣의 병리와 증치
제40편	복중론腹中論	고창, 혈고, 복량, 열중, 소중, 궐역 등의 원인 및 증치
제41편	자요통刺腰痛	요통의 경락별 병리에 따른 자침 부위와 방법

제42편	풍론風論	풍사의 침습과 병기, 증상 및 진찰방법
제43편	비론痺論	비증의 병인, 병기, 증후 미료 및 예후
제44편	위론痿論	오장과 관계된 위벽痿躄, 맥위, 육위, 근위, 골위의 병인 및 증치
제45편	궐론厥論	한궐, 열궐, 6경궐증, 혼궐증 등에 대한 증치
제46편	병능론病能論	위완옹胃脘癰, 궐요통 등 7종병에 대한 병태와 치료방법
제47편	기병론奇病論	음뢰, 식적, 궐역, 복량腹梁 등 기병奇病에 대한 진단과 치법
제48편	대기론大奇論	각종 기병의 맥상과 증상을 기술
제49편	맥해脈解	삼음삼양경맥의 시時에 따른 음양이 편성·편쇠와 발병
제50편	자요론刺要論	천심淺深과 자침요법의 중요성
제51편	자제론刺齊論	자침시 주의 천심淺深에 주의해야 함을 논함
제52편	자금론刺禁論	주의해야할 자침의 부위
제53편	자지론刺志論	허실의 요점과 보허사실補虛瀉實을 논함
제54편	침해鍼解	보사의 수법과 주의사항/ 천지와의 상응과 구침의 적의適宜 사용
제55편	장자절론長刺節論	영추 관침편과 자절진사편을 확충한 자침방법
제56편	피부론皮部論	12경맥과 피부/ 외부 사기의 전도
제57편	경락론經絡論	경락의 색택의 변화/ 오장과의 상응
제58편	기혈론氣穴論	수혈의 부위와 손락·계곡의 기혈과의 관계론/ 열병과 수병의 취혈
제59편	기부론氣府論	수족삼양경맥 및 임·독맥과 충맥의 맥기가 발하는 곳을 서술
제60편	골공론骨空論	풍·수병의 침자치료법/ 임·독·충맥의 순행과 증치/ 한열병의 구법灸法
제61편	수열혈론水熱穴論	수병치료 57혈/ 열병치료 59혈/ 사시四時에 따른 취혈 주의
제62편	조경론調經論	자침에 의해 경맥기혈을 조절하여 허실음양을 조화함
제63편	교자론繆刺論	무자법의 의미와 운용/ 경과 락의 진찰방법과 자침치료 원칙
제64편	사시자역종론四時刺逆從論	사시음양과 이에 따른 기혈변화에 의거하여 자침해야 함을 천술
제65편	표본병전론標本病傳論	병의표본과 치료의 역종逆從/ 질병의 전병傳病
제66편	천원기대론天元紀大論	오운과 육기의 기본법칙과 작용
제67편	오운행대론五運行大論	5기와 5행이 변화하며 운행하는 규율/운기의 변화와 인체의 영향
제68편	육미지대론六微旨大論	육기六氣의 정미한 요지에 대해 논함
제69편	기교변대론氣交變大論	천지기의 교류로 인한 태과와 불급, 그리고 그 영향에 대해 논함
제70편	오상정대론五常政大論	오운의 상규常規와 만물에의 적용을 논함
제71편	육원정기대론六元正紀大論	육기의 사천과 재천, 객기와 주기의 가림 등을 논함
제72편	자법론刺法論	오운육기의 실상으로 발병한 침자방법을 논함
제73편	본병론本病論	운기실상에 의한 발병을 논함

제74편	지진요대론至眞要大論	5운6기의 임상응용
제75편	저지교론著至教論	의醫를 배우는 방법과 이론에 대해 기술
제76편	시종용론示從容論	고서인《종용從容》을 근거로 맥·병증을 분석하는 방법을 시범
제77편	소오과론疏五過論	진단시의 다섯과실을 전체적으로 파악, 진치에 만전을 기함
제78편	징사실론徵四失論	의자가 치병중에 생길 수 있는 네 가지 과실을 경계하여 논함
제79편	음양류론陰陽類論	삼음삼양 경맥명의 의미와 변화함에 따른 질병, 맥상 및 예후
제80편	방성쇠론方盛衰論	음양형기陰陽形氣의 성쇠를 논함/ 오장기허로 인한 발몽發夢
제81편	해정미론解精微論	곡읍체루哭泣涕淚의 병정을 논함

2)《영추靈樞》

《소문》과 함께《내경》을 이루며 81편으로 이루어진 침의학 전문서적이다. 핵심내용은 장부경락학설에 기반을 둔 종합적 침구의학서라 할 수 있다. 즉, 장부, 경락, 병인, 병기, 병증, 진법뿐만 아니라 경락, 수혈, 침구鍼具, 자법刺法 및 치료원칙 등 전반적인 내용을 포괄하고 있다. 따라서《영추》는 침구 치료에 관한 전 부문을 아우르는 내용을 정연하게 기록해 놓은 침의학적 조종朝宗이 되는 의서로 평가된다. 이전에는《구권》 또는《침경》이라 불리다가 당唐이후에《영추》로 불렸다고 하며 이외에도《구권九卷》,《침경鍼經》,《구령九靈》,《구허九墟》등으로도 불린다. 현재의 전본은 송宋의 철종 원우元祐 8년(1093년)에 고려가 헌상한《침경鍼經》9권을 사숭史崧이 개편하여 24권으로 만든 것이다. 다음은 편별로 주요 내용을 정리한 도표이다.

편차	제목	한 줄 요약
제1편	구침십이원九鍼十二原	구침의 명칭과 형태 및 용도/ 진찰 및 자침수법과 보사/ 자침시 주의사항
제2편	본수本輸	오수혈(井·榮·腧·原·經·合穴)의 명칭과 부위를 논함
제3편	소침해小鍼解	구침십이원九鍼十二原과 관련된 소침小鍼의 운용방법에 대하여 설명
제4편	사기장부병형	사기邪氣의 인체에 침입/진단의 중요성, 맥상에 반영되는 오장의 병변을 기술
제5편	근결根結	삼음삼양경의 근결 부위와 혈위 명칭

제6편	수요강유壽夭剛柔	형체의 완급, 원기의 성쇠 등의 차이로 인한 상이한 체질 유형과 수명
제7편	관침官鍼	구침九鍼별 적응증과 효능
제8편	본신本神	신·혼·백 등 정지情志와 양생과의 관계/ 칠정七情의 변동과 오장의 관계
제9편	종시終始	장부음양·경맥기혈 운행의 종시終始 및 맥상의 변화
제10편	경맥經脈	십이경맥·십오락맥의 명칭, 시작점과 끝점·순행경로·발병증후 및 치료원칙
제11편	경별經別	십이경맥에서 갈라져 나온 지맥支脈인 경별에 대하여 설명
제12편	경수經水	십이경맥에도 차이가 있듯 십이경수도 크기·깊이·폭·길이가 다름
제13편	경근經筋	십이경근의 순행·병후와 치료방법 등에 대하여 기술
제14편	골도骨度	골절骨節의 크기, 폭, 길이 등 인체의 표준적 치수네 대한 기술
제15편	오십영五十營	영기가 하루에 50회 주행하는 이치를 설명
제16편	영기營氣	영기의 형성과 순행에 대하여 기술
제17편	맥도脈度	수·족삼양삼음경맥·교맥·독맥·임맥의 길이를 기술
제18편	영위생회營衛生會	영기와 위기의 생성·분포와 작용을 소개
제19편	사시기四時氣	사계절의 기후변화가 인체에 미치는 영향에 대하여 기술
제20편	오사五邪	사기가 침입함으로 인해 발생하는 오장의 병증 및 취혈
제21편	한열병寒熱病	피부·기육·뼈의 한열과 골비骨痺·열비熱痺의 특징과 치료
제22편	전광癲狂	전광癲狂의 발병원인과 증후 및 치법
제23편	열병熱病	열병에 자침하는 방법과 59개 치료혈
제24편	궐병厥病	궐병에서 나타나는 궐두통·진두통·편두통의 특징과 궐심병의 발병과 치료
제25편	병본病本	병의 표본과 치료시의 완급·선후를 구별하는 치료원칙에 대해 기술
제26편	잡병雜病	여러 질병(厥氣上逆·心痛·喉痺·瘧疾·齒痛 등)의 증상과 진단 및 치료방법
제27편	주비周痺	주비周痺와 중비衆痺의 발병특징·병리변화·치료방법 등을 기술
제28편	구문口問	외감육음·칠정내상 및 생활실조 등에 따른 각종 병증의 원인과 병기 및 치료
제29편	사전師傳	정확한 진단과 합리적인 치료를 시행해야 하는 의사의 마음가짐
제30편	결기決氣	정·기·진·액·혈·맥의 생성과 그 기능 및 병리특징에 대하여 기술
제31편	장위腸胃	고대의 해부학 지식에 근거한 장위腸胃의 크기와 용량 등을 설명
제32편	평인절곡平人絶穀	위, 소장, 회장, 광장의 크기와 용량과 수곡정기의 관계를 평인절곡으로 설명
제33편	해론海論	인체의 사해(水穀—胃, 血海—衝脈, 氣海—膻中, 髓海—腦)의 규정과 중요성
제34편	오란五亂	기가 심·폐·장위·비경·두부 등에서 역란하는 증상에 대해 논함
제35편	창론脹論	창병脹病의 병인·병기, 진단과 치료원칙에 대하여 기술
제36편	오륭진액별五癃津液別	진과 액을 구별하고 한汗·익溺·타唾·누淚·수髓의 발생 원리와 병리변화
제37편	오관오사五閱五使	오장과 오규의 상응/ 오관·오색으로 오장의 변화를 예측하는 방법 기술
제38편	역순비수逆順肥瘦	체질과 연령에 따른 침자방법/ 십이경맥의 순행과 역행에 대하여 설명
제39편	혈락론血絡論	낙맥에 침자하여 혈을 사할 때 나타나는 각종 정황에 대하여 기술

제40편	음양청탁陰陽淸濁	청기와 탁기의 구별과 발병시의 일반적인 자침방법에 대하여 기술
제41편	음양계일월陰陽繫日月	천인상응관점에서 일·월, 천간天幹, 지지地支와 인체와의 상관성을 기술
제42편	병전病傳	내장병에 있어서 병사病邪의 전병傳病 과정
제43편	음사발몽淫邪發夢	꿈이 장부의 기능과 속성 및 허실 정황의 반영임을 논함
제44편	순기일분위사시	정기와 계절적 음양성쇠의 일치, 낮에 가볍고 밤에 심해지는 병정의 이치
제45편	외췌外揣	음양내외의 밀접한 관계와 상호영향의 이치를 설명
제46편	오변五變	5가지 병변病變을 예로 한 내인의 발병과정
제47편	본장本藏	혈·기·정·신·장부 등의 생리기능 및 장부와 체표조직을 연계하여 기술
제48편	금복禁服	비인부전/ 경맥, 오장, 육부가 연계된 자침의 본질과 경맥과 수혈의 숙지 필요성
제49편	오색五色	면부面部의 색택色澤변화에 근거하여 질병을 파악, 질병의 전변과 예후 등을 추단
제50편	논용論勇	피부의 후박, 기육의 견취堅脆는 육체적 강약뿐 아니라 정신적 용겁과도 관계
제51편	배수背腧	오장과 상응하는 배부 수혈의 설명
제52편	위기衛氣	영·위기의 생리기능, 십이경맥의 표본/ 허실의 변별과 보·사의 방법
제53편	논통論痛	근골, 기육, 피부 및 장위의 상태에 따라 침석, 화설火焫, 복약 등의 내성에 차이
제54편	천년天年	오장육부, 영위기혈의 강약과 원활함이 사람의 생로병사에 결정적으로 작용
제55편	역순逆順	기의 순역, 맥의 성쇠, 자법刺法의 대요大要를 설명함
제56편	오미五味	오미五味의 장부귀속과 오곡, 오채五菜, 오과五果, 오축五畜 등의 섭취
제57편	수창水脹	수창水脹, 부창膚脹, 고창鼓脹, 장담腸覃, 석하石瘕, 석수石水 등의 증치
제58편	적풍賊風	질병의 원인은 적풍사기賊風邪氣, 희노부절喜怒不節 등이지 귀신이 아님을 강조
제59편	위기실상衛氣失常	위기의 운행이 실조되고 흉복부에 정체하여 야기되는 병변과 침구 치료 방법
제60편	옥판玉版	침의 중요성/ 폄석에 의한 농혈의 치료와 치미병의 중요성/ 경수經隧의 중요성
제61편	오금五禁	자침시의 금기사항 중 오금五禁·오탈五奪·오역五逆 등에 대하여 자세히 기술
제62편	동수動腧	수태음, 족소음, 족양명의 수혈에만 동맥이 있는 이유와 전신기혈과의 관계
제63편	오미론五味論	오미와 장부경락과의 관계, 편식이나 과식에 의한 병리적 작용 및 질병
제64편	음양이십오인	오행속성, 오색 및 오음五音에 따라 사람을 25형으로 나누고 유형별 특성
제65편	오음오미五音五味	25인의 치법과 오장, 오곡, 오축五畜, 오과五果, 오색, 오미 등의 오행귀류
제66편	백병시생百病始生	병인은 외인(風·雨·淸·濕·寒·暑) 및 희노 등의 내인/ 허사에 의한 발병 및 치법
제67편	행침行鍼	환자의 체질과 음양편성편쇠陰陽偏盛偏衰 정황에 근거한 적절한 행침의 중요성

제68편	상격上膈	격식증膈食症 중 하완에 충적蟲積이 형성되어 생긴 병증의 원인, 증상 및 치법
제69편	우에무언憂恚無言	실음증失音症의 원인과 치료법/ 사람의 음성과 언어의 발성기전
제70편	한열寒熱	나력(일명 鼠瘻)의 발생원인과 진단·치료·예후 등에 대하여 기술
제71편	사객邪客	음양성쇠와 사기邪氣에 의한 불면/ 천지와 상응하는 인체/ 정형수경합, 자침요령
제72편	통천通天	우주와 인체의 호응/ 5인(태음인, 소음인, 태양인, 소양인, 음양화평지인)의 특성
제73편	관능官能	인체의 생·병리, 질병의 특성을 고려한 보사법과 자침 방법
제74편	논질진척論疾診尺	외관의 관찰과 척부尺膚의 상태파악을 통하여 장부의 성쇠와 병변의 정황을 예측
제75편	자절진사刺節眞邪	5절(振埃, 發蒙, 去爪, 徹衣, 解惑)자법/ 5사(癰, 大, 小, 熱, 寒)의 작용과 치법
제76편	위기행衛氣行	체내의 위기衛氣 운행 정황 및 자침의 관계에 대하여 기술
제77편	구궁팔풍九宮八風	구궁(사방, 사우, 중앙)과 팔풍(8방에서 부는 바람)이 인체에 미치는 영향
제78편	구침론九鍼論	구침과 천지·인간과의 관계/ 구침의 형태, 성능과 치료작용/ 자침시 주의사항
제79편	세로론歲露論	사시팔풍四時八風과 사기의 침입은 인체의 강약과 주리腠理의 개합에 따라 결정
제80편	대혹론大惑論	심신心神이 사기에 감수시 병리/ 건망증, 불기식不嗜食 등의 병기病機와 치법
제81편	옹저癰疽	옹癰·저疽의 형성원인, 명칭, 병리와 증상의 감별, 치료및 예후

(2) 《황제명당경黃帝明堂經》

《황제명당경》은 수혈腧穴에 대한 종합서이다. 《내경》이 침학의 개요와 경락의 체계를 위주로 한 원론적 서적이라면 《황제명당경》은 자침을 통한 실제적인 치료술법을 위한 구체적인 참고서라 할 수 있겠다. 각각의 수혈에 대한 특정한 치료작용과 모종의 질환에 대한 수혈의 주치를 담아내고 있기 때문이다. 원본은 송대이전에 유실되었으나 《갑을경》에 간접적으로 기재된 내용을 바탕으로 황룡상 등이 1988년 《황제명당경집교黃帝明堂經輯校》라는 편집본으로 복원하였다. 성서成書시기는 대략 서한말에서 동한 연평延平년간(B.C 138-A.D 106)으로 추정한다. 현존하는 최고最古의 침구종합의서인 《침구갑을경》(A.D259)에 《소문》과 《영추》 및 《명당공혈침구치요明堂孔穴鍼灸治要》라고 하는 세 책을 분류하고 엮어서 만들었다는 기록이 있는데 이《명당공혈침구치요》가 황제명당경의 다른 이름이다. 전한말의 저작으로 보여지며[14]《내경》에 기록된 수혈이 160여개에 불과한데 비해 이 책에는 349개의 혈위에 대한 명칭과 위치 및 특성이 자세히 설명되어 있다.

(3)《황제침구갑을경》(259)

원래 이름은《황제삼부침구갑을경黃帝三部鍼灸甲乙經》으로 진대晉代의 황보밀(皇甫謐; 215~282)이 지었다. 모두 10권이며《소문》과《영추》및《명당공혈침구치요明堂孔穴鍼灸治要》라고 하는 세 가지 책을 분류하고 엮어서 만든 것이다. 주로 장부경락臟腑經絡, 병인·병리病因·病理, 맥진脈診, 수혈腧穴, 침구법鍼灸法 등을 논하였다. 권1에서 권6까지는 한의학의 기본이론과 침구 기초지식이며, 권7에서 권12까지는 임상치료 부분으로 각종 질병의 원인 병기, 증상, 경혈 주치를 포함한다. 1권은 사람의 생리기능과 오장육부와 이목구비의 상관관계 등을 다룬다. 2권에서는 십이경맥, 기경팔맥, 십이경표본, 경맥의 순행 경로와 발병 상황, 그리고 골도, 장도腸度등을 논한다. 3권은 경혈 주치 부분으로 경혈 348개(이 중 단혈 49개, 쌍혈 299개)를 정하고, 인체의 부위별로 두면, 목, 가슴, 배, 사지 등 35개의 노선을 만들었다. 각 혈의 부위, 침자 깊이와 뜸의 장수를 상세히 서술했다. 4권은 진찰법을 서술하고, 망문문절 사진四診의 구체적인 내용을 포함하여 사시평맥과 장부의 병맥, 사맥, 그리고 삼부구후三部九候의 진단법을 기술하였다. 5권은 침도 편으로 구침의 모양, 길이와 작용, 침자수법과 보사방법, 자침시의 금혈과 금기 등을 상술했다. 6권은 음양오행 학설을 중심으로 생리와 병리 방면의 구체적인 문제를 논하였다. 7권~10권은 임상치료 부분으로 내·외·부녀·소아 등을 포함하여 다양한 병증을 다루고 있으며, 치료에 있어서는 진晉이전의 침구 치료에 관한 다양한 질병과 치료 경험을 소개하고 있다. 경혈의 주치증 800여 개를 수록함으로써 후대 침구치료학이 발전할 수 있는 토대를 마

---

14) 손성철, 김갑성, 윤종화, 앞의 논문 p.197.

련하였다고 평가되며 이는 이미 실전된《명당공혈침구치요》의 기초 자료로 활용되었다.

《침구갑을경》은 침구사적으로 고대 침구학을 이론에서 치료에 이르기까지 종합하여 정리함으로써 당시의 침구의 원리와 치료법을 총괄한 최고最古의 침구전문서였을 뿐만 아니라 후세의 저작에도 큰 역할을 하였는데, 가령《동인수혈침구도경銅人腧穴鍼灸圖經》은 혈위나 적응증이 이 책의 범위를 벗어나지 않으며,《침구자생경》의 경우에도 이 책의 편집에 따라 완성된 것으로 본다. 명대의 유명한 종합침구서인《침구취영》,《침구대성》에 있어서도 이 책이 중요한 참고가 되었다.

이 책을 자세히 학습하면서 느꼈던 점은 편집의 수단을 비롯한 제반 여건이 전혀 갖추어져 있지 않았을 3세기 중엽의 작업환경 속에서 이런 양질의 책을 어떻게 만들었을까하는 놀라움이었다. 지금이야 책이나 자료들은 대부분 어렵지 않게 구할 수 있고, 몇 대의 컴퓨터에 각각의 화면들을 띄워놓고 작업하면서 필요한 것들은 인터넷 공간에서 검색을 해가며 손쉽게 즉각적으로 찾아오고 잘라오고 할 수 있는 시대이다. 그럼에도 정말 만만치 않은 것이 편집 작업이다. 그러나 이때는 지금처럼 종이가 흔했던 시기도 아니고, 편차를 만들고 방대한 양의 3가지 의서에서 필요한 부분을 일일이 찾아서 편집하고 자르고 말리고 쓰고 지우고 버리고……. 어쩌면 백서나 죽간에 쓰인《소문》,《영추》,《명당경》을 펼쳐놓기에도 엄청난 공간이 필요했을 것이다. 이런 커다란 작품을 만나게 될 때마다 드는 느낌은 오랜기간 가우디(Antoni Gaudí i Cornet; 1852~1926)라는 거인이 오르내렸을 언덕진 길을 한참을 걸어 올라가 눈앞에서 마주했던 "사그라다 파밀리아(Sagrada Família) 성당"을 보았던 때의 압도적 경

> **화타(A.D 145-208)**
> 동한말년의 저명한 의학가로 동봉董奉, 장기(張機《상한론》의 저자인 장중경을 이름)와 더불어 한나라 말기에 출현한 '건안삼신의建安三神醫'로 불린다. 한국과 중국, 일본 등 동아시아 국가에서는 중국 주周나라 때의 전설적인 의사 편작扁鵲과 더불어 명의를 상징하는 인물로 여겨져 왔다. 화타는 약과 침, 뜸 등에 모두 정통했고, 침과 약만으로 치료할 수 없을 경우에는 환자를 마취시키고 환부를 절개했는데, 마비산痲沸散이라는 마취제를 만들어 사용했다고도 전해진다.

외감이다. 그는 수십 년을 설계하고 착수하여 작업하다 돌아가 이미 이 세상에 없지만 지금도 완공을 향해 수십 년째 작업이 진행 중이라던가. 대단한 지식인 이자 위대한 장인匠人들이 아니고는 불가능한 일들이다.

(4) 《맥경脈經》

한의학적 진단방법 중 맥진에 대한 내용을 다룬 전문서이다. 맥진이란 심장의 박동에 의한 양태를 인체의 요처에서 감지하여 이를 진단과 치료에 활용하기 위한 방법론이라 할 수 있다. 《맥경》은 중국 서진西晉(A.D 265-316) 중기에 태의령이었던 왕희(王熙: 210-285, 자는 숙화叔和)가 지은 저작으로 맥진脈診의 조종이 되는 의서이며 10권으로 이루어져 있다. 《내경》, 《난경》, 《상한론》, 《금궤요략》 및 편작, 화타 등의 맥학 이론을 정리하고 편집하여 각 질병의 맥증 및 치료방법을 논하였다. 맥리脈理와 맥법을 분석하여 임상 실제와 결합하고 맥상脈狀과 주병主病을 자세히 분별하여 질병의 진단과 치료 및 예후를 논하는 데 이르기까지 맥에 의한 진단방법을 체계화함으로써 독특하고도 유의미한 한의학적 진단방법을 완성한 것으로 평가된다. 촌관척寸關尺 삼부三部의 정위진단을 논하면서 24개 맥상에 대해 분류법과 성상을 자세히 묘사하고 있으며 삼국(위·촉·오)이전 동양의학적 진단에 관한 자료를 보존하고 있는 점에서 중요한 가치를 지닌다.

3. 수·당시대

시대구분	의서	명의
수隋 (581~619) 당唐 (618~907)	·《제병원후론》(610) ·《천금요방》(625) ·《천금익방》(628) ·《황제내경·태소》(668)	·소원방(550~630) ·견권(541~643) ·손사막(581~682) ·양상선(585~670)

후한 말기이후 삼국시대에서 남북조 시대를 지날 때까지 정치적으로는 혼

란은 계속되었다. 6세기 후반 양건(문제)이 수나라를 건국하였지만(581년) 무리한 운하의 건설과 토목공사와 2차에 걸친 고구려 원정 실패로 37년 만에 망하고 당이 들어서게 되면서 비로소 안정된 상태에 들어서게 된다. 의학 분야에 있어서 이 시기는 의료경험이 축적되고 방서가 대량 출현하였고 통일로 인해 남북의 의학이 서로 교류하게 되면서 침구학이 통합 발전하게 된 시기라고 할 수 있다. 수대의 명의 손사막은 《천금요방千金要方》과 《천금익방千金翼方》을 지어 당唐이전의 방方을 집대성하였고 왕도王燾는 한漢에서 당唐까지의 방서方書를 선집하여 《외대비요外臺秘要》를 편찬하므로 써 실전된 많은 의서들의 내용을 담아내는 중요한 역할을 하였다. 한편, 이 시기에 취혈법의 변화가 이루어졌는데 《황제내경》이후 취혈의 기준이었던 골도분촌법骨度分寸法[15]이 개인의 편차를 고려한 합리적인 취혈방식일 할 수 있는 동신촌법同身寸法으로 바뀌었다. 골도분촌이 표준적 인체의 척도를 기록해 놓은 표준이라면 동신촌은 개별적 인체에 맞춰 측정해야 함을 말한다. 이는 왕빙에 의해 처음 채택되었고 손사막의 《천금방》에서 중요시(男左女右中指上第一節爲一寸, 亦有長短不定者, 卽取大拇指第一橫度爲一寸) 되었는데 옷의 제작을 예로 든다면 기성복에서 맞춤복으로의 변화에 비유할 수 있을 것이다.

(1) 《천금요방千金要方》(625), 《천금익방千金翼方》(628)

당나라 때의 명의 손사막(孫思邈581~682)이 지은 최고最古의 종합임상전서이다. 총 30권으로 이루어져 있다. 의학개론으로부터 내과, 소아과, 부인과를 비롯한 각 과 질환의 약물요법과 식이요법 등을 상세히 진술하였으며 각 질환마다 그 병인病因과 증세를 설명하고 몇 가지 약물요법의 처방을 들어 적응증을 기록하였다. 그리고 편마다 상응하는 침구 처방을 수록하였으며 아시혈의 개념이 구체적으로 제시하여 혈의 외연을 확장하였다. 이중 《천금요방千金要方》

---

15) 골도분촌법: 몸의 각 부위를 일정한 수로 등분한 다음 그 한 부분을 1치로 하고 그 수치에 의하여 혈의 위치를 정하는 방법. 1치의 길이는 사람들의 체격과 부위에 따라 다르며 이 치수에 의하여 혈의 위치를 정하면 해부학적으로 정확성이 담보된다.

〈29권〉, 〈30권〉과 《천금익방千金翼方》〈26권〉, 〈27권〉, 〈28권〉은 침구와 관련한 내용으로 수혈兪穴의 위치, 자침법, 뜸법 등을 계통적으로 기술하고 있다.

《천금요방》	《천금익방》	
• 〈29권 침구(상)〉 　1. 명당삼인도明堂三人圖 　2. 수삼음삼양혈유주법手三陰三陽穴流注法(상) 　3. 족삼음삼양혈유주법足三陰三陽穴流注法(하) 　4. 침구금기법鍼灸禁忌法 　5. 오장육부변화방통결五臟六腑變化旁通訣 　6. 용침약례用鍼略例 　7. 구례灸例 　8. 태의침구의기太醫鍼灸宜忌 • 〈30권 침구(하)〉 　1. 공혈주대법孔穴主對法 　2. 두면頭面 　3. 심복心腹 　4. 사지四肢 　5. 풍비風痺 　6. 열병熱病 　7. 영류癭瘤 　8. 잡병雜病 　9. 부인병婦人病 　10. 소아병小兒病	• 〈26권 침구(상)〉 　1. 취공혈법取孔穴法 　2. 부인婦人 　3. 소아경간小兒驚癇 　4. 비병鼻病 　5. 설병舌病 　6. 향항각香港脚 　7. 제풍諸風 　8. 시행법時行法 　9. 황달黃疸 　10. 학병瘧病 • 〈27권 침구(중)〉 　1. 간병肝病 　2. 담병膽病 　3. 심병心病 　4. 소장병小腸病 　5. 비병脾病 　6. 위병胃病 　7. 폐병肺病 　8. 대장병大腸病 　9. 신병腎病 　10. 방광병膀胱病	• 〈28권 침구(하)〉 　1. 소갈消渴 　2. 임병淋病 　3. 뇨혈尿血 　4. 수병水病 　5. 옹저癰疽 　6. 치루痔漏 　7. 탈항脫肛 　8. 졸사卒死 　9. 잡법雜法 　10. 침구의기鍼灸宜忌

이렇게 《천금요방》과 《천금익방》의 침구관련 권들을 합하여 사람들은 《손씨 침구학》이라 불렀다. 더불어 120여개의 경외기혈을 보충하였고, 아시혈阿是穴의 개념을 확정하였으며, 환자에 따라 촌척을 달리하는 동신촌법同身寸法[16])을 적용하였다. 침구사적으로는 세 가지 자세(仰, 伏, 側)의 침구 수혈도를 통해 고대의 명당도를 고정考正한 것도 높이 평가된다.

---

16) 동신촌법: 혈의 위치를 정하는 방법으로 환자들은 체격이 서로 다르기 때문에 정해진 일정한 도량형단위를 가지고 혈의 위치를 규정할 수 없으므로 개별 환자의 몸에서 일정한 부위의 길이를 기준치로 하여 혈의 위치를 잡는다. 여기에는 가운데 손가락 마디를 기준으로 하는 중지법, 엄지손가락의 너비를 기준으로 하는 모지법 등이 있다.

(2) 《황제내경태소_{黃帝內經太素}》(668)

《태소》의 권별 목차

• 1권 섭생攝生1(佚)	• 11권 수혈輸穴	• 21卷 구침1九鍼之一
• 2권 섭생2(권末결)	• 12권 영위기營衛氣	• 22卷 구침2九鍼之二
• 3권 음양	• 13권 신도身度	• 23卷 구침3九鍼之三
• 4권 (佚)	• 14권 진후1診候之一	• 24卷 보사補瀉
• 5권 (卷首缺)	• 15권 진후2診候之二	• 25卷 상한傷寒
• 6권 (卷首缺)	• 16권 진후3診候之三	• 26卷 한열寒熱
• 7권 (佚)	• 17권 증후1證候之一	• 27卷 사론邪論
• 8권 경맥1	• 18권 (佚)	• 28卷 팔풍八風
• 9권 경맥2	• 19권 설방設方	• 29卷 기론氣論
• 10권 경맥3	• 20권 (佚)	• 30卷 잡병雜病

    당나라 고종년간(666~683)에 양상선(楊上善; 589-681)이 《소문》과 《영추》를 주해하여 30권(현재는 23권이 남아있다)으로 편찬한 《내경》 주석서이다. 지금 우리가 교본으로 삼고 있는 왕빙王冰본 《소문》에는 "탈간된 부분을 보충하였다거나, 편목이 빠진 것을 헤아려서 글자를 보태어 뜻을 분명히 하였다거나, 착간되고 파쇄되거나 중첩된 부분은 번잡한 것을 제거하였다"는 등의 내용이 나온다. 또한, 송대의 교정의서국校正醫書局에서 이를 교정하면서 만든 신교정본의 서문에는 "오류를 바로 잡은 것이 6000여 자이고, 뜻을 더한 것이 2000여 조문이다"라고 하였으니 오래전 《내경》의 본모습과는 차이가 있음을 알 수 있다.

    《황제내경태소》는 당나라 중기에 일본에 전해진 것으로 보이는데, 중국에서는 송나라가 항주로 천도한 후에 없어져서 연구되지 못하다가 1823년 일본의 인화사仁和寺에서 고초본古抄本이 발견된 이후에 이에 대한 본격적인 연구가 진행되었다. 인화사에서 발견된 태소본은 《내경》과 관련된 책 중에서 원문이 가장 오래되었고, 송대 교정의서국의 교정을 거치지 않은 유일한 판본으로 양상선이 주석을 달았을 때 당시의 모습을 온전하게 보존하고 있는 점에서 높이 평가되고 있다.[17] 이처럼 《태소》는 당시 원본의 모습을 비교적 온전하게 보

---

17) 양상선은 주석을 하면서 여러 가지 문헌을 인용하였는데, 그 중에는 왕빙王冰본 이전에 존재했던 《素問》, 《九卷》과 《八十一難》, 《甲乙經》, 《明堂經》 등이 있다. 그는 이러한 여러 가지 서적을 참고하여 주석하면서 원문에 문제가 있어 보이는 내용들도 함부로 고치지 않고 주석으로 설명하면서 《내경》의 본모습을 비교적 잘 보존하고 있다.

존하고 있기 때문에 비록 유실된 부분은 아쉽지만 황제내경 원문의 교감에 있어서 매우 중시되는 대조교본이라 할 수 있으며, 특히 그의 주석에 나타난 의학이론은《내경》의 함의를 이해하고 연구하는데 있어서도 중요한 참고자료가 된다.

견권(甄權; 540-643)

당대唐代의 이름 난 의사로 허주許州 부구(扶溝: 지금의 하남성河南省 부구扶溝) 사람이다. 어머니가 아파서 동생과 의학을 배우고 의술을 익혔으며, 특히 침구술에 뛰어났다고 전해진다. 수대隋代의 노주자사魯州刺史 고적금庫狄鈜이 풍병에 걸리어 손으로 활을 당기지 못하였는데 여러 의사들이 치료하지 못할 때 견권이 견우혈肩髃穴 한 곳에 침을 놓아 치료하여 곧바로 활을 쏠 수 있게 되었다는 일화가 전한다. 견권의 말년에 당태종은 견권이 103세까지 오래 살자 몸소 그의 집을 찾아가서 오래 살 수 있었던 먹을거리와 약물의 성질을 살펴보고 수장壽杖과 수의壽衣를 내려 주었다고도 전한다.《맥경脈經》1권,《맥결부脈訣賦》1권,《침경초鍼經鈔》3권,《침방鍼方》1권,《명당인형도明堂人形圖》1권을 썼다고 하나 전해지지 않는다.

양상선(楊上善; 589-681)

수당隋唐시대[18]의 명망이 매우 높았던 의학자이다. 11세에 출가하여 도사가 되었다. 당 고종 현경 5년(660년) 조정의 부름을 받아 홍문관직학사弘文館直學士를 제수받았다. 용삭 원년(661年)에는 패왕문학沛王文學에 제수되었고, 인덕 2년(665年)에는 좌위장사左衛長史, 상원 2년(675年)에는 태자문학太子文學이 되었다.《내경》을 주해한《황제내경태소黃帝內經太素》30권을 지어 교정이전의 내용을 보전함으로써 추후《내경》연구에 매우 큰 기여를 하였다.

손사막(미상-682년)

당대唐代의 이름난 수행자이자 의학자이다. 지금의 섬서성陝西省 요현耀縣 사람이다. 그는 당나라 태종, 고종에게 계속 부름을 받았으나, 평생 관직에는 오르지 않았다. 대신 민간에 오랫동안 머물러 소박하게 살면서 의학을 연구하여 사람들을 치료하고 책을 지어 의학 이론을 세웠다. 당나라 이전의 중국 의학 발전의 풍부한 경험을 체계적으로 총결하고 개인의 80년간의 임상 경험을 결합하여 두 권의 유명한 의학책을 지었는데《천금요방千金要方》30권과《천금익방千金翼方》30권이 그것이다. 그의 의·약학은 중국고전의 약학의 기반 위에, 도교적 양생술이나 금주禁呪, 아랍계 약학 등을 망라하고 종합한 특징이 있다. 후세에 손사막은 민간에서 〈약상진인藥上眞人〉으로, 약왕묘에 의신으로서 받들어지는 동시에, 도가에서는 선인으로 남아 있기도 하다.

---

18) 양상선楊上善은 수대(589年)에 태어나 당초唐初(681年)에 사망하였다.

4. 송·금·원대

시대구분	의서	명의
송宋 (960–1279) 금金 (960–1279) 원元 (1271–1368)	•《동인수혈침구도경》(1026) •《침구자생경》(1165) •《침구사서》(1311) •《십사경발휘》(1341)	• 왕유일 (987–1067) • 왕집중 (1140–1207) • 두계방 (생몰연도미상) • 활수 (1304–1386)

송宋은 정치적인 면에서는 혼란했던 중국대륙이 다시 하나로 평정된 시기였고, 철학에 있어서는 유儒·불佛·도道를 통합하려는 노력이 경주되던 시기이다. 특히 인쇄술과 제지술의 발달로 널리 지식의 전파가 이루어졌고, 고전에 대한 관심으로 정교한 내용으로 구성된 서적들의 대량 출판이 가능하게 된 시대였다.[19] 이런 영향은 의학에도 적용되었으며, 1057년에 설립된 교정의서국校正醫書局이 이를 담당하였다. 이곳에서는《소문》,《상한론》,《금궤요략》,《맥경》,《침구갑을경》,《천금요방》,《천금익방》,《외대비요》등 주요한 고대 의서의 교정, 정리, 간행이 이루어졌다. 이는 오류를 교정하여 정확한 내용을 정립하고 광범위한 독자성을 형성하기 위한 것이 주된 목적이었지만 그 이면에는 교정 이전 원문의 손실이라는 또 다른 폐해의 직접적 원인이기도 하였다. 한편, 인쇄술 발달은 교육기회의 증가와 의서의 증가로 이어지면서 의학지식이 대중에게 폭넓게 보급되는 계기가 되었으며, 이런 사회적 분위기속에서 유의儒醫가 등장하였고, 이는 성리학, 오운육기를 바탕으로 한 한의학 이론이 창출되고 금원시대의 의학이 발전하는데 중요한 토대를 형성하였다. 금원시대는 중국에서 한족이 주도권을 북방민족에게 빼앗겼던 기간이다. 금金나라는 만주에 거주하고 있던 여진족에 의하여 건설된 나라이며 원元 또한 몽고족에 의하여 설립된 나라이다. 이시기에는 의학에 학파가 형성되기 시작하였는데 이들 두 민족이 대륙의 주도권을 행사하고 있던 시기 동안에 한족의 선비들이 소외되고 억압받게 되면서 이들이 의학 분야에 관심을 갖는 계기와 무관하지 않다. 그 결과 10~12세기에 이르러 의학은 학문의 한 분야로서 독자적인 영역을 갖게 되

---

19) 서울대학교 동양사학 연구실 편, 강좌중국사 (III), 지식산업사, 서울, 1989, pp 71~116.

었으며, 그간 밀접한 관계를 유지해 오던 철학의 영향권에서 멀어져 가는 계기가 되었다. 이 시기에 유완소, 장종정, 이동원, 주진형, 나천익, 왕호고 등 많은 명의가 나온 것은 역시 이러한 사회적 흐름의 영향과 무관하지 않은 것으로 본다. 이들은 침구 방면에서도 훌륭한 저작을 남겼는데 이러한 침구 서적들은 경맥, 침법, 구법, 침구도를 포괄하고 있을 뿐만 아니라 원시기의 각 침구유파의 특색도 반영하고 있다. 원대에는 국가 정책으로 침구학을 매우 중시하였고 의사제도가 엄격히 시행되었으며 의사의 지위가 상승되면서 의학 발전의 중요한 계기로 작용하였다.

(1) 《태평성혜방》(992)

송나라 때의 방서方書로서 최초로 국가에서 발행한 의서이다. 총 100권으로 한림의관원翰林醫官院소속 왕회은王懷隱의 주도로 만들었다. 이 책은 수·당 때의 《천금방》과 《외대비요》에 이어 정부가 펴낸 또 하나의 대형 방서이다. 북송 이전의 방서와 당시 민간의 의방醫方이 상세하게 기록하고 있어 역사적 의의와 현실적 가치가 크다고 평가된다. 우리나라와 일본에도 전해졌으며 특히 조선 초기 《향약집성방鄕藥集成方》에도 많이 인용되었다. 전서는 100권으로 1권은 의醫, 진단, 맥법, 2~7권은 처방과 용약, 8~18권은 상한과 열병, 19~93권은 임상각과에 대한 병증과 치방, 94~98권은 양생방, 단약丹藥, 보익방이다. 그리고 마지막 2권이 침구학 관련 내용으로 권99에는 침경 십이인형도十二人形圖를, 권100에는 명당구경明堂灸經 및 소아구경小兒灸經을 수록하였다.

(2) 《동인수혈침구도경銅人腧穴鍼灸圖經》(1026)

《동인수혈침구도경》은 송나라 왕유일王惟一이 3권으로 만든 침구전문서로 원래 명칭은 《신주동인수혈침구도경新鑄銅人腧穴鍼灸圖經》이다. 《동인경》 또는 《동인》이라고도 하며, 수족삼음삼양경맥手足三陰三陽經脈과 독맥督脈, 임맥任脈의 순행循行, 수혈腧穴위치, 자침의 깊이, 주치증 등을 기술하였다. 수혈내용은 주로

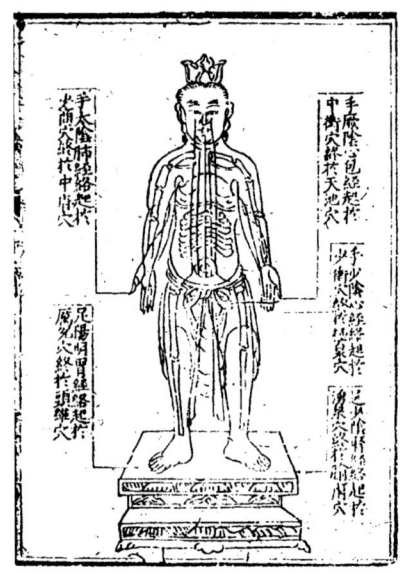

[그림 3-5] 《동인수혈침구도경》에 수록된 경맥도

《외대비요》,《명당경》,《태평성혜방》, 《영추》,《소문》,《천금요방》 등을 참고하였다.

이 책의 편찬과 동시에 침구수혈 동인鍼灸俞穴銅人을 주조鑄造하였는데 '동인銅人'이란 침구용 동銅인형이라는 의미로 인체의 경락수혈을 입체적으로 나타낸 모형이다. 송대에는 침구동인을 이용하여 의생들이 체표의 경락수혈을 학습하고 이것을 의학고시에 이용하여 실제 조작능력을 평가하였다고 전해진다. 이 책은 원나라의 홀공태忽公泰의 《금란순경》과 활수滑壽의 《십사경발휘》 등 후대 침구학의 발전에 많은 영향을 끼쳤다. 비록 왕유일이 이전 문헌의 채택과 고증에 있어서 체례를 알지 못하였거나 글의 뜻을 잘못 이해하여 오류를 범한다든지 잘못된 문헌의 착오를 답습하여 고치지 못한 점 등의 부족함이 지적[20]되고 있지만 그럼에도 취혈치료와 연구를 용이하게 함으로써 침구 발전에 크게 기여하였다고 평가된다.

(3) 《성제총록聖濟總錄》(1117)

《정화성제총록政和[21]聖濟總錄》이라고도 하며 총 200권이다. 송대 휘종 때 조정에서 인원을 조직하여 역대 의적醫籍을 채집하고 민간 경험방과 의가의 비방 등을 모아 정리하여 편찬하였다. 간행된 후 금나라 대정大定 연간(1161-1189), 원대 대덕大德연간(1297-1307) 등 두 차례에 걸쳐 중간重刊되었다. 내용에 운기,

---

20) 김기욱, 박현국, 銅人腧穴鍼灸圖經의 침구 문헌적 특징에 관한 연구, 대한한의학원전학회지, vol.21, no.4, 2008년, pp.41-60.
21) 북송대 휘종의 치세(1111년-1118)를 일컫는 원호이다.

치법 및 증치, 내·외·부婦·아兒·오관五官·침구 등 각과의 질병과 잡치雜治, 양생 등을 포괄한다. 이중 191권부터 194권까지가 침구문鍼灸門이다.

191권		
· 골도통론骨度統論 · 골공혈법骨空穴法 · 경맥통론經脈統論 · 수태음폐경手太陰肺經 · 수양명대장경手陽明大腸經 · 족양명위경足陽明胃經 · 족태음비경足太陰脾經 · 수소음심경手少陰心經 · 수태양소장경手太陽小腸經 · 족태양방광경足太陽膀胱經 · 족소음신경足少陰腎經 · 수궐음심주경手厥陰心主經 · 수소양삼초경手少陽三焦經 · 족소양담경足少陽膽經 · 족궐음간경足厥陰肝經	· 치수음불소구자법治水飲不消灸刺法 · 치골증구법治骨蒸灸法 · 치목질자법治目疾灸刺法 · 치이질구법治耳疾灸法 · 치비질자법治鼻疾灸刺法 · 치구치자법治口齒灸刺法 · 치실흠구법治失欠灸法 **194권** · 치설이구자법治泄痢灸刺法 · 치탈항구법治脫肛灸法 · 치산구법治疝灸法 · 음교맥陰蹻脈 · 충맥衝脈 · 양유맥陽維脈 · 음유맥陰維脈 · 대맥帶脈 · 구침통론九鍼統論 · 자절통론刺節統論 · 구자통론灸刺統論 · 치오장중풍병풍질자법治五臟中風並風疾灸刺法 · 치풍광자법治風狂灸法 · 치풍전구자법治風癲灸刺法 · 치비자법治痹灸刺法 · 치열병구자법治熱病灸法 · 치한열구자법治寒熱灸法 · 치학질구자법治瘧疾灸刺法 · 치곽란구법治霍亂灸法 · 치전근구법治轉筋灸法 · 치심복자법治心腹灸刺法 · 치흉비구자법治胸痹灸刺法 · 치황담구자법治黃膽灸刺法 · 치요통구자법治腰痛灸刺法	· 치허로실정구자법治虛勞失精灸刺法 · 치허로소변백탁구법治虛勞小便白濁灸法 · 치제임구법治諸淋灸法 · 치유익구법治遺溺灸法 · 치소변삭구법治小便數灸法 · 치소변적황불리구자법治小便赤黃不利灸刺法 · 치포전구법治胞轉灸法 · 치중오구자법治中惡灸法 · 치귀매제사병구자법治鬼魅諸邪病灸刺法 · 치졸염매불오구법治猝魘寐不寤灸法 · 치졸중오시구법治猝中五屍灸法 · 치영기구법治癭氣灸法 · 치라치구자법治瘰痔灸刺法 · 치치질구자법治痔疾灸刺法 · 치옹저발종구자법治癰疽瘡腫灸刺法 · 치선구법治癬灸法 · 치잡병구법治雜病灸法 · 치부인제질구자법治婦人諸疾灸刺法 · 치소아제질구자법治小兒諸疾灸刺法 · 구자금기론灸刺禁忌論 · 오상금혈구침법誤傷禁穴救鍼法 · 치창만구자법治脹滿灸刺法 · 치소갈구법治消渴灸法
192권 · 기경팔맥奇經八脈 · 독맥督脈 · 임맥任脈 · 양교맥陽蹻脈		
193권 · 치해수구자법治咳嗽灸刺法 · 치제기구법治諸氣灸法 · 치타혈구혈구자법治唾血嘔血灸刺法 · 치토혈구법治吐血灸法 · 치증하구법治症瘕灸法 · 치향항각구법治香港腳灸法 · 치수종구법治水腫灸法 · 치구토구법治嘔吐灸法 · 치홰구법治噦灸法		

(4) 《침구자생경鍼灸資生經》(1220)

송宋나라 때의 왕집중王執中이 《황제내경소문》, 《침구갑을경》, 《천금방》 등의 내용을 참고하여 7권으로 간행한 침구전문서적이다. 여러 침구 문헌을 참고하고 본인의 침구 임상 경험과 생각을 모아서 엮은 것으로 인체 각 부분의 수혈腧穴, 침구법, 침구용 혈穴등에 대한 내용과 더불어 구법灸法에 대하여도 자세히

1권	
• 언복두부중행십혈偃伏頭部中行十穴	
• 언복제이행좌우십사혈偃伏第二行左右十四穴	• 상천시相天時
• 언복제삼행좌우십이혈偃伏第三行左右十二穴	**3권**
• 측두부좌우이십육혈側頭部左右二十六穴	• 허손虛損
• 정면부중행육혈正面部中行六穴	• 구이십종골증灸二十種骨蒸
• 면제이행좌우십혈面第二行左右十穴	• 노채勞瘵
• 면제삼행좌우십혈面第三行左右十穴	• 신허腎虛
• 면제사행좌우십혈面第四行左右十穴	• 소갈消渴
• 측면부좌우십사혈側面部左右十四穴	• 음위축陰痿縮
• 견박부좌우이십육혈肩膊部左右二十六穴	• 음정출陰挺出
• 배수부중행십삼혈背俞部中行十三穴	• 전포轉胞
• 배수제이행사십사혈背俞第二行四十四穴	• 음경동陰莖疼
• 배수제삼행좌우이십팔혈背俞第三行左右二十八穴	• 방광기膀胱氣
• 측경항부좌우십팔혈側頸項部左右十八穴	• 음한陰汗
• 응수부중행칠혈膺俞部中行七穴	• 음종陰腫
• 응수제이행좌우십이혈膺俞第二行左右十二穴	• 소복통小腹痛
• 응수제삼행좌우십이혈膺俞第三行左右十二穴	• 소복창小腹脹滿
• 응수제사행좌우십이혈膺俞第四行左右十二穴	• 산疝
• 측액좌우팔혈側腋左右八穴	• 임륭淋癃
• 복부중행십오혈腹部中行十五穴	• 소변난小便難
• 복제이행좌우이십이혈腹第二行左右二十二穴	• 소변오색小便五色
• 복제삼행좌우이십사혈腹第三行左右二十四穴	• 치몽유실정治夢遺失精
• 복제사행좌우십사혈腹第四行左右十四穴	• 대변불통大便不通
• 측협좌우십이혈側脅左右十二穴	• 대소변불통大小便不通
• 수태음폐경좌우십팔혈手太陰肺經左右十八穴	• 소변불금小便不禁
• 수양명대장경좌우이십팔혈手陽明大腸經左右二十八穴	• 대변불금大便不禁
• 수소음심경좌우십팔혈手少陰心經左右十八穴	• 설사泄瀉
• 수태양소장경좌우십육혈手太陽小腸經左右十六穴	• 손설飱泄
• 수궐음심주맥좌우십육혈手厥陰心主脈左右十六穴	• 당설溏泄
• 수소양삼초경좌우이십사혈手少陽三焦經左右二十四穴	(……)
• 족궐음간경좌우이십이혈足厥陰肝經左右二十二穴	• 상한한열傷寒寒熱
• 족소양담경좌우이십팔혈足少陽膽經左右二十八穴	• 한열寒熱
• 족태음비경좌우이십혈足太陰脾經左右二十穴	• 복한열기腹寒熱氣
• 족양명위경좌우삼십혈足陽明胃經左右三十穴	• 신번身煩
• 족소음신경좌우이십혈足少陰腎經左右二十穴	• 자한自汗
• 족태양방광경좌우삼십육혈足太陽膀胱經左右三十六穴	• 한불출汗不出
	• 상한무한傷寒無汗
2권	• 발배發背
• 침구수약鍼灸須藥	• 영류(육류)癭瘤(肉瘤)
• 침기鍼忌	• 나癩
• 공혈상거孔穴相去	• 풍진(은진)風疹(癮疹)
• 정발제定發際	• 역절풍曆節風
• 론동신촌論同身寸	• 고독蠱毒
• 심방서審方書	• 견상(사상)犬傷(蛇傷)
• 혈명동이穴名同異	• 유옹乳癰
• 점혈點穴	• 유종통乳腫痛
• 소론장수다少論壯數多	• 부인무자婦人無子
• 애주대소艾炷大小	• 부인혈기통婦人血氣痛
• 점애화點艾火	• 혈괴(어혈)血塊(瘀血)
• 치구창治灸瘡	• 산후여질産後餘疾
• 기식물忌食物	• 난산難産
• 피인신등避人神等	• 월사月事
	• 적백대하赤白帶下

기술하였다. 문헌적인 가치와 임상적인 가치가 높은 침구서로 후세 침구학에

많은 영향을 끼쳤다. 1권은 수혈편으로 왕유일의《동인수혈침구도경》에서 가져왔고, 2권은 뜸을 위주로 한 침구법으로 자신의 독창적인 견해를 반영한 논문에 해당하며, 3권에서 7권까지는《동인수혈침구도경》,《태평성혜방》,《천금요방》에 수록된 수혈주치에 관한 내용을 병증에 따라 분류하여 편집하였다. 송宋이전의 의학을 종합하여 발전시켰고, 이전의 수혈을 연구하여 잘못된 혈의 부위를 바로잡고 임상에 유효한 혈의 응용을 중시하였으며 별도로 21개의 혈을 기재하였다. 또한, 취혈법에 있어서 "중지를 구부렸을 때의 중간마디 주름 사이를 1촌(中指屈指 橫紋爲一寸)"으로 하는 동신촌법同身寸을 주장하였다.

5. 명대

시대구분	의서	명의
명明 (1368 ~ 1644)	•《신응경》(1425) •《의학입문》(1575) •《침구대성》(1601) •《유경》(1624)	• 유근 (1451-1510) • 이천 (?-1643) • 양계주 (1522-1622) • 장개빈 (1563-1640)

이 시기는 내용에 있어서는 의학의 독자성이 두드러지는 시기이자 학파별로 다양한 의학적 논쟁이 있었던 시기이다. 송, 금, 원 시대에 발달한 의학이론이 이 시기에 들어서 다른 파와 통일되어 하나의 비교적 통합적이고 완비된 이론체계를 이루고, 이러한 이론체계를 임상과 결부시켜 구체적으로 임상에 응용하면서 침의학도 이론적인 정립을 이루게 되면서 왕성한 발전을 이루어냈다. 이 시기의 학파로는 단계학파丹溪學派, 온보학파溫補學派, 온병학파溫病學派, 상한학파傷寒學派 등을 들 수 있다. 또, 삼초와 명문에 대한 논쟁이 활발하였고 육경六經변증, 팔강八綱변증, 장부臟腑변증, 위기영혈衛氣營血변증, 삼초三焦변증 등의 변증이론이 형성된 시기이기도 하였다.

(1) 《신응경神應經》(1425)

《신응경》은 명대 진회陳會[22]가 지은 침구서적을 그의 제자 유근劉瑾이 1425년에 교정하고 증보한 책으로 '신기神奇하게 응험應驗있는 책'이라는 의미를 가지고 있다. 진회의 제자이자 조정의 의사로 복무했던 유근은 주원장의 16번째 아들인 주권으로부터 진회의 《광애서廣愛書》를 토대로 《신응경》을 편찬하도록 명을 받았다. 진회가 지은 《광애서》 12권은 그 내용이 방대하였기에 이를 정리하여 《광애서괄廣愛書抯》을 펴낸 바 있었다. 유근은 다시 《광애서괄》을 참고로 119혈을 골라 시와 그림을 기록하고 여기에 치병요혈을 더 모아 한 권으로 묶어서 《신응경》이라 이름하였다.

- 서序
  - 팔혈구법八穴灸法
  - 두부이혈頭部二穴
  - 수부이혈手部二穴
  - 배복부이혈背腹部二穴
  - 족부이혈足部二穴
- 재상군침도전종도梓桑君鍼道傳宗圖
- 백혈법가百穴法歌
- 절량법折量法
- 보사수법補瀉手法
- 혈법도穴法圖
  - 인一수태음폐경寅手太陰肺經
  - 묘一수양명대장경卯手陽明大腸經
  - 진一족양명위경辰足陽明胃經
  - 사一족태음비경巳足太陰脾經
  - 오一수소음심경午手少陰心經
  - 미一수태양소장경未手太陽小腸經
  - 신一족태양방광경申足太陽膀胱經
  - 유一족소음신경酉足少陰腎經
  - 술一수궐음심포경戌手厥陰心包經
  - 해一수소양삼초경亥手少陽三焦經
  - 자一족소양담경子足少陽膽經
  - 축一족궐음간경醜足厥陰肝經
- 구사화혈법灸四花穴法
- 제풍부諸風部
- 상한부傷寒部
- 담천해수부痰喘咳嗽部
- 제반적취부諸般積聚部
- 복통창만부腹痛脹滿部
- 심비위부心脾胃部
- 심사전광부心邪癲狂部
- 곽란부霍亂部
- 학질부瘧疾部
- 종창부腫脹部
- 한부汗部
- 비궐부痺厥部
- 장치대변부腸痔大便部
- 음산소변부陰疝小便部
- 두면부頭面部
- 인후부咽喉部
- 이목부耳目部
- 비구부鼻口部
- 흉배협부胸背脅部
- 수족요액부手足腰腋部
- 부인부婦人部
- 소아부小兒部
- 창독부瘡毒部
- 잡병부雜病部
- 축일인신소재逐日人神所在

이 책은 실용적 측면에서 활용범위가 크다고 하여 우리나라에서도 여러 차례 간행, 유통하였다. 조선시대를 통틀어 《침구자생경》과 《십사경발휘》와 더불

---

22) 명나라 무종 때 역모 죄로 주살誅殺되었다고 한다.

어 가장 많이 읽혀진 책 가운데 하나이다.

《신응경》의 침구사적 의의는 첫째는 취혈의 근거가 되는 절량법折量法이다. 《신응경》에서는 배수혈背兪穴을 취혈할 때 척추뼈를 제외한 거리로 계산하여야 한다고 하여 보다 명확하게 취혈의 올바른 기준을 제시하였다. 이러한 《신응경》의 절량법은 허임의 《침구경험방》에도 수록되었다. 둘째는 사결직설瀉訣直說, 보결직설補訣直說로 서술된 보사수법에 대한 자세한 기술이다. 침구의학사 면에서 명대는 침구보사와 자침수기법이 성행하였던 시기였다. 《의학강목》, 《의학입문》, 《침구대성》, 《침구취영》, 《침구절요》, 《침구문대》 등의 의서에는 다양한 침구보사법과 수기법이 등장한다. 이러한 보사수법들은 의가와 의서별로 특징이 있으며 남녀, 좌우, 호흡, 시간, 운기 등을 적용하는 방식에서 차이가 난다. 《신응경》도 비슷한 시기의 다른 침구서들과 마찬가지로 보사수법을 정리해 놓았다.

(2) 《의학입문醫學入門》 (1575)

《의학입문》은 의학의 문에 들어오는 의생들에게 길잡이가 될 만한 책이라는 의미의 서적으로 명대 유의儒醫였던 이천(李梴; ?-1643)이 의경소학醫經小學을 기본서로 여러 의가들의 학설을 참고하여 분류, 편집한 종합의서이다. 총 7권 19책으로 이루어져 있으며 각 권이 상중하로 나뉘어져 있다. 3권까지는 기초이론에 관한 '내집內集'이며 4권 이하는 임상과 관련된 '외집外集'이다. 이 책은 침구학전문서적은 아니지만 침구학적 가치가 높은 서적으로 명대 침구학의 특징이라고 할 수 있는 자오유추침법이나 침구가부를 수록하여 전하고 있다. 의학이론으로부터 경락, 장부, 본초, 병증에 관한 내용을 포괄하고 있으며 본문은 가부歌賦 형식에 주해한 글을 부가하였는데, 여러 의사들의 학설을 인용한 것 외에 자신의 임상경험과 견해를 덧붙여 기술하였다. 특히 정확한 취혈을 중시하고 사용하는 혈의 수를 간략하게 하였으며 수기법을 중시하여 좌우, 수족, 음양, 경맥, 남녀, 오전, 오후에 따라 상이한 침향(鍼向—침첨의 방향), 호흡呼吸, 염전捻轉을 적용해서 보사를 해야 한다고 주장하였다.

(3) 《침구대성鍼灸大成》(1601) — 중세 침구학술의 집대성

근현靳賢이 조문병의 위임을 받아 양계주가 찬집한《위생침구현기비요》를 기초로 여러 종의 의서들을 참고하여 만력신축(萬曆辛丑: 1601)년에 간행된 침구학 전문서적이다. 이 책에는《황제내경소문》,《난경》을 종주宗主로《동인침구경銅人鍼灸經》,《천금방千金方》,《외대비요外台祕要》,《십사경발휘十四經發揮》,《신응경神應經》,《침구취영鍼灸聚英》,《의학입문醫學入門》 등의 다수의 서적의 내용이 인용되어 있다. 명대 이전의 침구에 대한 학술경험과 지식을 종합하였기 때문에 임상과 학술 면에서 모두 참고할 가치가 크며 후대의 침구학 발전에 매우 큰 영향을 끼쳤다. 1권은《내경》,《난경》등의 침구이론을 적록했고, 2-3권은 침구가부로 되어 있고, 4권은 침법, 5권은 자오유주와 영구비등침법, 6-7권은 경락과 수혈, 8권은 제증침구법諸證鍼灸法으로 되어 있으며, 9권은 각가의 침구방법, 구법 및 양계주의 의안을 수록했고, 10권은 진씨의《소아안마경》을 수록하였다. 특히 경전을 중시하여 1권에는 침도원류를 기록하였는데《내경》과《난경》에 있는 침구치료 이론에 관계된 30여편의 내용과 후세의가들이 쓴 수십 종의 침구서적을 수집·정리하여 수록하였다. 또한 질병을 치료하기 위한 취혈과 배혈에 있어서 경락변증을 중시하여 그 주치수혈을 취하였으며 또한 오수혈과 팔맥교회혈, 수모혈兪募穴을 특히 중시하였다. 자침수법에 있어서 그는 역대 침자수법뿐만 아니라 자신이 직접 경험한 것을 종합하여 "삼구양씨보사십이자분차수법三衢楊氏補瀉十二字分次手法"이라는 이름으로 정리하였다. 특히 다량의 임상경험도 자세히 수록하여 후세에 참고가 되도록 하였다. 필자가 국내최초로 주해하여 완역·출간(『주해완역 침구대성』, 2016. 일취월장)하였으며 현재 시중에 유통 중이다.

(4) 《유경類經》(1624)

명대의 명의 장개빈(張介賓; 1563~1640)이《소문》과《영추》의 내용을 472조로 분석하여〈섭생攝生〉,〈음양陰陽〉,〈장상藏象〉,〈맥색脈色〉,〈경락經絡〉,〈표본標本〉,〈

기미氣味〉,〈논치論治〉,〈담병痰病〉,〈침자鍼刺〉,〈운기運氣〉,〈회통會通〉 등 12류類로 재분류하여 편집한 것이다. 그러나 마지막의 회통류는 앞에 나온 분류 중에 수록된 것과의 중복, 그리고 분류할 수 없는 약간의 조문으로 이루어져 있으므로 실제로는 11류로 보기도 한다. 환갑 즈음인 1624년에 간행되었으며 모두 32권으로 되어있다. 이 책은《황제내경》과 각 의학자들의 주석을 분류하여 재편한 것으로《내경》의 주요한 내용을 상세히 설명하는 구조로 이루어져 있다. 그는 "도학道學은 성명性命의 법칙이며 의학은 성명性命의 찬육贊育이라" 하여 의학은 성명의 차원에서 소도小道가 아니라 하였다.《중용》1장의 "치중화하면 천지가 (제자리에) 자리하며 만물이 길러지니라致中和 天地位焉 萬物育焉)"의 뜻과 22장의 "물物의 성性을 다하면 곧 천지의 화육化育을 도울 수 있다能盡物之性, 則可以贊天地之化育)"는 구절에서 의醫의 본질을 찾고자 하였다. 경악은 어릴 때부터 의학을 배웠고 장성해서는 군대에 몸담았으며, 중년 이후 말년까지는 의학에 몰두하여 세상에 이름을 떨쳤다. 의학에 대한 조예가 깊고 지식의 폭이 넓어 의학이론의 연구뿐만 아니라 실제 임상도 매우 중요시하였다. 이 책은 원문을 비교

양계주(楊繼洲; 1522년~1620년)

명대의 저명한 침구학자로 대대로 이어온 의원 집안 출신이며 할아버지가 일찍이 태의원의 태의를 지냈다. 벼슬을 하였지만 여러 차례 병고를 겪게 되자 마침내 의원을 하게 되었다. 가정제嘉靖帝의 시의侍醫를 지냈고 융경 2년(1568년)에는 가정제嘉靖帝 태의원을 지냈으며, 만력 연간에도 태의원 의관을 지냈다. 책을 많이 읽어서 여러 학설에 밝았고 임상 경험이 풍부하였으며 특히 침구에 정통하였다. 그는 집안에 전하여 오던《위생침구현기비요衛生鍼灸玄機秘要》를 바탕으로 널리 모은 많은 책들과 자신의 임상 경험을 결합하고 정리함으로써 후에 근현新賢 등이 침구학 대작인《침구대성鍼灸大成》을 엮어 만드는데 결정적인 역할을 하였다.

장개빈(張介賓; 1563년~1640년)

명대의 저명한 의사이다. 자字는 경악景岳이다. 산음(山陰: 지금의 절강성浙江省 소흥紹興) 사람이다. 어릴 적에 아버지를 따라 서울로 갔으며, 일찍이 이름 난 의사 김영金英으로부터 의학을 배웠다. 마흔 안팎의 나이에 군대를 따라 싸움터로 나간적도 있었고 하북河北, 동북東北 등지에서 활동하기도 하였다. 여러 해가 되도록 공명을 떨치지 못하자 고향으로 돌아가 의학에 온 힘을 기울였고 후에 의사로 크게 이름을 날렸다. 30여년간《소문素問》,《영추靈樞》에 대하여 깊이 연구한 뒤에 유類로 문門을 나누고 꼼꼼하게 주석注釋을 달아《유경類經》을 엮었으며《유경도익類經圖翼》,《유경부익類經附翼》,《질의록質疑錄》을 엮어 보충하였다. 노후에는 지난날의 임상 경험을 토대로 대작《경악전서景岳全書》를 남겼다.

적 광범위하고 자세하게 연구, 해석해 놓았기 때문에《내경》을 공부하고 연구하는 데 중요한 참고가 된다. 그는 이 책 외에도 다수의 저작을 남겼는데《유경類經》을 보충한《유경부익類經附翼》과 도해방식으로《유경》의 부족한 점을 보충한《유경도익類經圖翼》(1624), 그리고 종합의서라 할 수 있는《경악전서景岳全書》(1640) 등이다. 탁월한 학자이자 술사가 아닐 수 없다.

이상에서 침의학을 이어온 주요 의서들을 개괄적으로 살펴보았다. 마왕퇴 출토 의서를 필두로《황제내경(소문/영추)》,《난경》,《갑을경》등 수많은 과거의 의서들은 수많은 우여곡절을 거치면서 현재에 전수되어 소중한 자료로 남아 있다. 그러나 새로운 자료의 발굴 등을 통한 자료의 누적은 관련 연구자들에게는 연구의 범위나 지평을 넓혀줄 새로운 단서임과 동시에 또 다른 과제가 추가됨을 의미한다. 그것은 과거 기록에 대한 옳고 그름의 판단문제로 이는 전적으로 누적된 불완전한 정리 체계가 원인이다. 수천 년 전의 역사를 가진 전통의학의 진수에 대해 우리는 아직도 많은 부분 자세히 알지 못한다. 경락을 모르고 경혈을 모르고 침을 모른다. 같은《내경》의 162편의 논제들 간의 상충관계에 있어서도 내용을 제시하고 그동안의 의가나 연구자들의 의견만을 제시할 뿐 정론에 대한 단정을 하지 못하고 그대로를 가르친다. 그러는 사이 누적된 서적이나 자료들은 모두 다 옳을 가능성이 있는 자료가 되어왔고 각 구절에 대한 주석들은 또 다른 연구 자료가 되었으며 각 대학마다 있는 연구실에서는 지금도 끊임없이 자료를 모으고 있다. 그러나 '왜 그런가요?'라는 물음을 몇 번만 이어가다보면 "옛날 책에 그리되어 있어요"라는 말 말고는 별로 해줄 말이 없다.

【제2막】

기氣 흐르는 신체
우리의 몸, 보는 대로 보인다

4장 반응하는 기능공간, 인체
5장 여명의 기능벡터, 경락과 경혈
6장 건강의 궤도이탈과 진단

한의학적으로 인체를 보는 관점은 한결같이 '관계론적 흐름'이다. 천지와 사람이 관계하고, 본체와 작용이 관계하고 몸과 마음이 관계하며 침과 인체가 관계한다. 이러한 사이사이에 긴밀한 흐름이 '관계'되어 있음은 물론이다. 거기에는 기氣의 흐름이 깊이 관여되어 있으며 오장간에도 육부간에도 독립적 기관이 아닌 관계론적 관점이 또한 개입되어 있다. 이러한 관점은 과거 인체의 모습을 나타낸 그림에 고스란히 반영되어 있다.

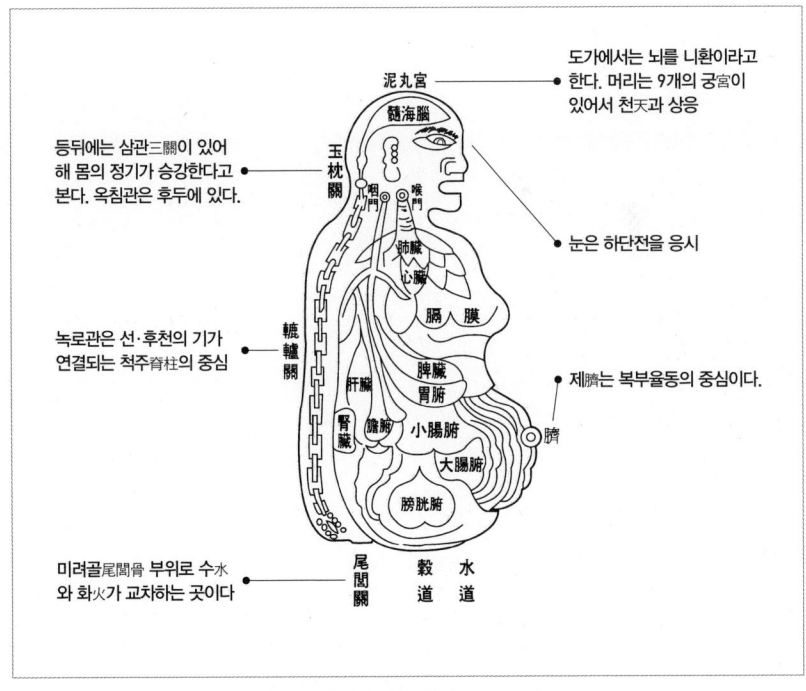

[그림 II-1] 동의보감 신형장부도 身形臟腑圖

【4장】

반응하는 기능공간, 인체

호레이쇼, 하늘과 땅 사이에는 인간의 철학으론 설명할 수 없는 일이 많다네.
There are more things in heaven and earth, Horatio, than are dreamt of in your philosophy.
— 윌리엄 셰익스피어(1564~1616)의 '햄릿' 중

    인간은 감내할 수 없는 정도의 자극이 오는 경우는 물론, 거시적인 시간적 자극 앞에 생로병사로 대응하며 스러져 가도록 운명 지워진 유한자有限者이다. 살아가는 동안에는 공간, 빛과 어둠, 차가움과 뜨거움, 음식, 대기, 노동 등과 같은 물질적 도전뿐만 아니라 희로애락, 정신적인 충격이나 공포 등과 같은 감정적인 도전에도 끊임없이 노출되어 있다. 그러면서도 이에 적절히 반응하고 수용하고 감응하면서 항상성을 유지해나간다. 인간은 살아가면서 굴러내려오는 자극이라는 이름의 무거운 돌에 운명적으로 맞서도록 설계된 반응자反應者이며, 대항의 능력을 상실할 즈음 그는 힘이 빠진 시지프스[1]가 되어 삶의 여정을 마무리한다.

---

1) Sysiphos: 정상에 도착하면 굴러 떨어지는 돌을 다시 정상에 올려놓아야 하는 영원한 형벌을 받은 인간.

1. 침의학적 인체관점:
심안心眼과 혜안慧眼으로 체용體用을 함께 본다

　침의학은 약물의학과 더불어 동양적 전통의학의 주요한 부분을 이루어 왔다. 전통이란 참으로 맘속에서 양가兩價 감정을 일으키는 말이다. 예절, 풍속을 말할 때 고즈넉하고 넉넉하게 의미가 다가오기도 하고 문화, 기술, 철학 등에서는 선조들의 지혜와 깊이가 느껴지기도 하지만 한편으로는 답답하고 고루하며 미개하고 미신적인 의미도 함께 다가오기 때문이다. 우리사회에서 '의학'이 '전통'과 만날 때도 이러한 대립된 인식이 함께 하는 경우를 자주 느끼곤 한다. '전통의학'이 이런 처지에 내몰리고 이런 취급을 받는 것은 편협한 일부의 모함 때문일 수도 있겠지만 그보다는 체화하지 못하고 '꿀을 빠는데'만 급급해온 우리 스스로의 탓이 컸던 것은 아닐까. 지금이야 많이 달라졌지만 냉정한 눈으로 뒤돌아보면 과학화, 합리화, 현대화를 통해 지금의 언어로 재해석하지 못한 채 오랫동안 갈라파고스적 고립을 자초한 허물은 대부분 우리에게 있음을 부인하기 어렵다. 분야가 다른 실용학문을 하는 사람들과 침의학을 얘기하는데 학술적 통역이 필요하다면 이를 어떻게 이해해야 할까? '좋기는 한데 뭐라 말할 수가 없네'라고 할까 아니면 '이렇게 완벽한데 저들은 왜 이리루 들어와서 이해하려는 노력을 하지 않고 엉뚱한 소리만 하느냐'고 나무랄까? 악의적이고 편협한 일부의 몰이해나 몰상식을 경계할 필요도 있겠지만, 그보다 우리는 공동의 언어로 소통하기 위한, 그리고 경계를 허물기 위한 노력을 더욱더 힘을 내어 진행해 나가야 한다. 그렇게 하는 데는 혼재되어 있는 견강부회와 이현령비현령(耳懸鈴鼻懸鈴; 귀에 걸면 귀걸이 코에 걸면 코걸이)을 냉철한 시각으로 바라보는 현명함이 필요할 것이지만 그렇다고 해서 독특하고 훌륭한 사유체계와 방식마저 고루하고 낡은 것으로 치부하는 어리석음 역시 지혜로써 경계할 일이다.

　그림을 말하면서 동양은 산수화의 세력이 강하고 서양은 인물화의 역사가 길다고 하던 누군가가 있었다. 그러면서 그는 동양은 자연을 받들어 모셨고 서양은 자연을 데리고 썼노라고 하였다. 그것이 서양의 그림에서 인물은 크고 자연은 작은 이유이고, 동양화는 그 반대로 자연이 크고 인물이 작은 이유라고도 하였다. 듣고 보니 그런 듯도 했다. 우리들 모두는 넓게 보면 똑같이 지구라는 자그마한 혹성에 살고 있는데 대체 왜, 어쩌다가 이런 차이가 생겨난 것일까? 동서양의 차이에 대한 진지한 접근을 통해 나름의 해답을 제시한 사람 중에 UCLA의 생리학과 지리학 교수였던 재러드 다이아몬드(Jared Diamond; 1937-)가 있다. 그는 1998년 퓰리처상 논픽션 부문 수상작인 『총, 균, 쇠Guns, Germs and Steel』에서 그 이유를 환경, 특히 '지리적인 환경의 차이' 때문이라고 주장[2]한다. 환경의 차이는 의식주의 차이를 낳고, 사회나 문화의 차이를 낳고 가치관과 사고에 이르는 연쇄적인 차이를 낳았을 것이므로 그럴 수 있겠다는 생각도 들지만, 그럼에도 이유를 전적으로 이런 틀 속에 가두는 데는 선뜻 동의가 되지 않는다. 의학적 관점에 있어서 동양이든 서양이든 몸에 대한 인식은 똑같이 치료의 대상이라는 점에서는 마찬가지였을 테지만 그 전후 맥락에 있어서는 사뭇 달랐다. 동양의학에서는 오랫동안 무병장수라는 의학적 가치가 도교적 양생수련의 틀 속에서 이해되었다. 그 속에서 치료는 맹목적인 '건강함으로의 회귀'가 아닌 "연정화기煉精化氣, 연기화신煉氣化神, 연신환허煉神還虛, 환허합도還虛合道"라는 심신수련의 대명제하에 신체를 바로잡는 과정 속에 깃든 술법일 뿐이었다. 이러한 틀은 '실實'과 '물物'이 아닌 '관觀'과 '념念'이라는 차원에서 인식되고 이해된다. 앞서 제시한 동양적 사유방식인 변화와 흐름에 주목한다면 여기서 '관觀'이란 단순히 '보다'라는 의미가 아니라 '흐름을 읽는다'는 뜻에 가깝다는 것을 어렵지 않게 이해할 수 있다. 이런 관점에서는 인간만이 존엄하며, 질병은 잘 치료하는 것만이, 생명은 연장만이 능사라는 주장은 설득력을 잃는다. 오히려 '살 사람은 잘 살리고 죽을 사람은 잘 죽게 하는 것'이 우주적이고 자연적인 선善에 가깝다. 현대 주류 의학적 담론에서 볼 때는 너무나 동떨어진 이야기이고 옳지도 않은 얘기다. 그러나 동양의학적 신체관을 이해하기 위해서는 어느 정도는 이러한 이해가 바탕이 되어야 한다. 그래야 왜 정기신精氣神을 세 가지 보물이라 했으며 인체의 해부도가 우리가 알고 있는 가시

---

[2] 재러드 다이아몬드, 총, 균, 쇠 Guns, Germs and Steel, 문학사상, 2013.

적 실체와 왜 다른지, 그리고 기의 흐름을 왜 그렇게 강조했는지가 조금이나마 이해 가능하게 된다.

(1) 생기론적生氣論的 인체관

흔히들 동서의학의 다름을 말하면서 서양의학은 기계론적 환원론이 기저에 있고, 동양의학은 생기론적 전일론이 근간이라고 한다. 생기론(vitalism)은 원래 무생물체에서는 볼 수 없고 생명체에서만 볼 수 있는 특별한 생명력에 의한 생명현상을 논하던 과학사상의 한 유파였다. 이 학설은 '인간의 신체 역시 근본

연정화기煉精化氣, 연기화신煉氣化神, 연신환허煉神還虛, 환허합도還虛合道
"도道를 아십니까?"

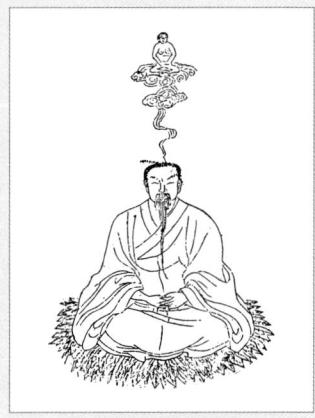

[그림 4-1] 좌단출신입화도坐丹出神入化圖
도교의 내단 수련을 통해 순수하고 바른 기氣로 이루어진 '참된 몸'을 성취함을 상징하는 그림으로《성명규지》에 실려 있다.

동양의학의 철학적 기반은 도교 사상이었고, 도교는 의학적 성과를 받아들여 양생법을 보완했다. 연정화기煉精化氣 → 연기화신煉氣化神 → 연신환허煉神還虛 → 환허합도還虛合道는《성명규지性命圭旨》에 나오는 수련법이다. 이 책은 유불도儒佛道 삼교三敎의 수련방법이 담겨있는 명대의 도교경전이다. 원래의 이름은《성명쌍수만신규지性命雙修萬神圭旨》로 작자는 미상이며 원元, 형亨, 이利, 정貞의 4집으로 구성되어 있다. 말하자면 도학道學에서는 정精을 연마하여 기를 만들고, 기를 연마하여 신을 형성하며, 신을 단련하며 본허本虛함에 도달하고 허함을 넘어서 도에 이른다는 수련의 단계로 해석한다. 송대이후 성명쌍수법性命雙修法이라는 삼교융합의 내단 수련방법이 유행하였는데『성명규지』의 수련법 역시 성명쌍수법이다. 일반적으로 내단內丹 수련에서는 환허합도는 연신환허에 포함된 것으로 보아 별도의 단계로 상정하지 않지만《성명규지》에서는 연신환허를 아직 더 닦아야할 단계로 보며 환허합도를 수련의 최종단계로 본다. 이것은 성性과 명命의 수련을 통해 신체의 잠재능력을 개발함으로써 사람이 우주 자연 본성에 맞추어 가는 것이며 도와 하나가 되게 하는 것이다. 그들에게 있어서 건강함이란 합도에 이르는 또 다른 길(道)닦기인 것이다.

적으로 기계와 같다'는 17세기의 데카르트식 기계론과는 반대되는 개념이었다. 생기론자들은 생명은 자기결정능력이 있다고 생각하며, 살아있는 조직은 생화학적 반응이나 물리적인 법칙이 아닌 생기적 원리(vital principle)를 따른다고 여겼다. 생기론에서는 생명력이 생물체의 형태와 발생을 조절하며 생물체의 활동을 관리한다고 보는 관점이었으나 생명현상의 많은 부분에서 화학적·물리적 특성이 밝혀짐에 따라 차츰 소멸[3]되었고 지금은 이론적 존재감을 거의 상실한 상태라 할 수 있다. 이제 생기론이란 용어는 생명과학적 낭만주의나 신비주의를 지칭하고 주로 부정적인 의미로만 사용하는 지경에 이르렀다[4]. 그럼에도 이처럼 철지난 이론을 다시 소환한 까닭은 서양의학적 관점과 명징적으로 대비되는 특성을 가지고 있다고 여겼기 때문이다. 말하자면, 동양의학적 인체관이 서양의학과 다른 가장 큰 지점을 말한다면 단연 이 부분이 될 것이다. 한의학의 관점은 온통 살아있는 생체에 대한 관점이었다. 출발이 그랬고, 전개와 발전이 그러했으며, 체계화과정이 또한 그랬다. '산화작용과 비타민 C에 대한 연구'로 노벨상을 받은 센트죄르지(Szent-Györgyi Albert; 1893~1986)는 기계적인 생화학의 접근방식에 대해 언급하면서 "실험자들이 생명체들을 구성 부분으로 찢을 때 생명은 그들의 손가락 등을 통해 빠져나가 버리고 그들은 죽은 물질을 연구하는 것"이라고 지적한 바 있다. 심장의 박동이 멈추고 호흡이 멎으면 동양의학적 주요한 관심사인 '정신·기혈·진액(精神·氣血·津液)'의 흐름은 같이 멈추게 된다. 침의학 역시 심장이 멈추고 체내의 대사가 멈추는 순간 그 효용은 즉각적으로 상실되고 만다. 자극에 대한 인체의 반응이 더 이상 실현될 수 없는 상태가 되었기 때문이다. 정확하게 말하면 '생기론적'이라기보다는 '생기적' 인체관이 맞는 말이겠다.

---

3) 황상익, 생기론과 기계론: 17,8세기적 함의, 1993, 의사학 제 2권, 제 2호, pp. 99-100.
4) 한희진, 폴-조제프 바르테즈(1734~1806)의 생기론, 2010, 의사학 제 19권 제 1호, p.158.

(2) 전일론(全一論; holism)적 인체관

전일론이란 생명체들의 부분들은 서로 유기적으로 연결되어 있고, 개체를 구성하는 개별적 요소의 단순한 총합이 전체를 이루지는 못한다는 개념적 접근을 하고 있는 사고체계이다. 말하자면 전체는 부분의 합보다 큰 존재라는 것이다. 원래 'holism'은 남아프리카의 스무츠(JC Smuts, 1870-1950)가 만든 용어인데, 그는 'whole'이란 부분의 합만으로는 설명할 수 없는 성질을 가지며 부분의 상호관계에 의존하는 동시에 부분들을 통제한다고 생각하였다. 가령 물은 구성 원소인 산소와 수소와는 다른 성질을 가지고 세포는 물리적 및 화학적 법칙만으로는 설명할 수 없는 성질을 갖는다고 하였다[5]. 이는 인간의 정신을 부분이나 요소의 집합이 아니라 전체성이나 구조에 중점을 두고 파악하려한 심리학의 관점과도 상통한다.

이에 비해 환원론에서는 복잡한 사물이나 현상은 더 단순하고 근본적인 단위들로 나누어질 수 있다는 입장이다. 사실 일반적인 인식과는 달리 중세 이전까지(고대 그리스부터 시작하여 16세기 중엽 무렵까지)는 사물을 보는 관점에서 동서양의 차이가 거의 없었다. 그 이후 갈릴레이로 부터 데카르트, 뉴턴으로 이어지는 새로운 사람들에 의한 새로운 인식, 즉 오직 인간의 이성에 의한 객관적이고 합리적인 방법으로 외부 세계를 이해하고자 하는 자각을 토대로 과학 혁명이 몰아치면서 유럽에서는 자연을 물질의 합으로 보고 사물을 분석적으로 가장 기본적인 부분으로 나누고 간단한 데서부터 점점 복잡한 전체에 이르기 까지 단계적으로 이해하여 나가는 환원주의(reductionism)가 팽배하게 되었다. 이런 시대적 흐름은 의학에도 도입되었다. 복잡한 기계들을 하나하나의 부품들로 나누어 이해하는 것과 마찬가지로 의학 역시 해부학, 조직학, 생화학, 생리학, 병리학 등으로 나누고 다시 소주제별로 나누고 또 나누고 하는 방식은 매우 효율적인 방법일 수 있었다. 그러나 인체는 이렇듯 부분을 이해하면 전체를 이해할 수 있다는 기계론적 환원주의만으로 도달할 수 없는 영역들이 있

---

5) 황세연편, 철학사전, 중원문화사, 1987.

다. 생명체는 어떤 복잡한 기계와도 같지 않고 항상 부분의 합 이상의 실체이기 때문이다.

　전일론과 환원론에서 가장 중요시하여 보아야할 차이는 전체와 부분을 보는 시각에 있다. 전일론적인 관점에서는 전체는 부분에 밀접하게 영향을 미치고, 부분 또한 전체에 일정한 영향을 미친다. 전일론적 관점은 과학기술 문명을 이끌어온 환원주의 세계관, 물질론적 세계관, 절대론적 세계관이 아니라 우주는 일원론이라는 세계관에 근거하므로 인간이 자연이 분리된 것이 아니라 서로 상호작용하며 영향을 주는 통합적이고 통일적인 개념이다. 이러한 관점의 차이는 철학과 같은 사유체계의 형성에는 물론 과학이나 기술과 같은 실용적 학문분야에 있어서도 각기 다른 발전을 하도록 하였다. 특히 신체를 동일한 치료의 대상으로 하는 의학에 있어서는 각기 상이한 방향으로 정립되고 발전되어 왔고 따라서 침의학적 대상으로서의 인체는 이러한 전일적 맥락에서 이해될 필요가 있다.

(3) 심신상관心身相關적 인체관

　하버드대 심리학과 교수로 '마음챙김(mindfulness)의 어머니'로 일컬어졌던 엘런 랭어(Ellen Langer; 1947-)는 '시계 거꾸로 돌리기' 실험을 통해 정신의 활동이 몸의 활력을 좌우할 수 있음을 확인할 수 있었다고 한다. 8명의 70, 80대 노인들을 대상으로 타임머신을 타고 시간을 거슬러 올라간 것처럼 20년 전의 모습으로 돌아가 1주일 동안 현재형으로 이야기하고 청소, 설거지 등 집안일을 직접 하도록 했는데, 이 시간 퇴행적 여행의 결과 참가자들 모두 시력과 체력 등 신체나이가 50대로 돌아가는 기적 같은 일이 일어났다는 것이다. 마음의 시계를 거꾸로 돌리면 육체의 능력까지 돌릴 수 있음을 증명한 사례이다.[6] 지금이야 서양의학에서도 소매틱스(Somatics)[7]를 논하고, 지성, 감성, 영성이 통합

---

6) 경향신문, 2020. 11. 21.
7) 소매틱스는 '나 자신이 스스로 인식한 '살아있는 몸''이란 의미로 몸(soma)과 환경의 상호관계에 대한 인식(awareness)을 바탕으로 움직임 치료 등에 활용되는 신체기법이다.

되어 있는 몸을 말하고, 심리적 경험이 자율신경을 매개로 신체적 증상을 나타내게 된다는 것을 말하며, 다양한 심리적 병의 요인으로 스트레스라고 뭉뚱그려 언급하기도 하지만, 한의학에서는 몸과 마음이 직접적인 연관관계에 있음을 아주 오래 전에 이미 구체적으로 세분하여 각기 다른 감정의 작용으로 각각의 병태를 야기함을 알았다. 그들은 그 치료의 방법을 자세히 기록해 놓기까지 하였는데, 가령, 이정변기론移情變氣論 기법이 그것이다. '이정변기移情變氣'란 정情을 옮기고 기氣를 개변한다는 것을 의미하며 '이정변기요법'은 '환자의 마음을 바꾸어서 기를 변화시킨다'는 것으로, 대화나 행동 등을 통해 환자의 기분을 전환시켜 줌으로써 환자의 의식을 인위적으로 움직이고 바꾸어서 치료의 목적을 달성하는 방법론이라 하겠다. 수천 년 전 선의들이 행한 이런 치험례들은 정신의학 기법의 선구적 실현이 아닐 수 없다. 한의학적 병인病因 중 내인(內因; 내부 원인에 따른 발병 요인)에 칠정상(七情傷; 일곱가지 정서의 편중에 기인한 병증)이라는 분류가 있다. 칠정이란 희노우사비공경(喜怒憂思悲恐驚; 기쁨, 분노, 근심, 상념, 슬픔, 공포, 놀람)을 말한다. 이 일곱가지 감정 중 극심한 변동이 생기거나 불균형한 상태가 오래 지속되면 이로 인해 질병상태(신체적인 또는 정신적인)를 유발하게 된다는 것이다. 이러한 감정들은 서로 독립적으로 기능하는 것이 아니라 상호간에 유기적인 관계 속에 있는 것이므로 이들 사이의 생극관계生剋關係를 잘 이용하여 치유적으로 활용할 수 있다는 것이다.

한편, 위약僞藥효과라고도 하는 플라시보(placebo)효과라는 게 있다. 이 말은 원래는 '내가 기쁘게 해주지'라는 뜻을 가진 라틴어에서 나왔다고 한다. 실제 효과가 없는 녹말, 생리식염수 등의 '위약(속임약)'을 특정한 효과가 있는 것처럼 위장하여 환자에게 투여했을 때 환자가 도움이 될 것이라고 믿고 복용함으로써 실제로 병세가 호전되는 현상이었다. 정신상태에 영향을 받기 쉬운 질환이나 만성질환에서 특히 효과가 있다고 한다. 부정적 침의 효과를 강조하기 위해서 플라시보를 운운하기도 한다. 그러나 침효과가 침 자체의 효과와 더불어 심신상관적 효과가 복합된 것이라는 점을 이해하지 못한 채 잘못 적용하고 오해한 사례들을 여럿 보았다. 침의학에 효용의 이해와 더불어 심신상관에 대한 개념을 보완하거나 또는 스스로 경험이나 사고의 확장을 통해 의학적 스케일

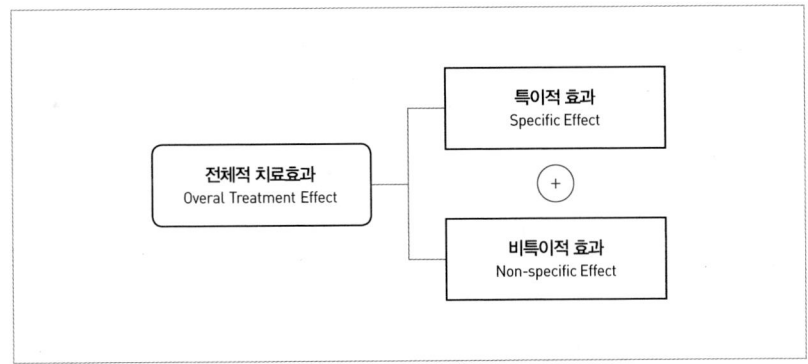

[그림 4-2] 특이적 및 비특이적 효과의 조합으로서의 전체적 치료효과

(scale)을 향상시키는 차원에서 극복이 가능한 부분이라고 생각한다.

가령, 위의 그림에서처럼 특이적 효과가 침술 자체의 본질적 효과라면 비특이적 효과란 의사에 대한 신뢰감, 치료에 대한 기대감, 치료 공간에 대한 안정감 등등 치료에 영향을 미치는 주변적 효과라고 할 수 있으며 전체적인 치유효과는 이 둘의 시너지적 조합으로 극대화될 수 있을 것이다.

(4) 체용體用적 인체관

체體와 용用은 중국철학에서 다루어진 중요한 철학적 개념으로 존재나 역할에 있어서 본래적인 것으로서의 '본체'와 그 본질을 현상으로 드러내는(또는 본질이 현상으로 드러나는) 말하자면 '작용'에 대한 철학적 설명방식이다. 실체와 기능(substance vs function), 실체와 현상(substance vs phenomena), 본질과 기능(essence vs function)등은 모두 체용의 관계로 설명이 가능하다. 이를 사람의 몸에 적용하면 구조[8]에 기반하여 인체의 기능을 본다는 의미와 상통한다. 그런데 잊지 말아야 할 것은 이런 체와 용 자체도 고정적이지 않고 상호 의존적이고 가변적이라는 사실이다. 인체에 있어서도 구조가 기능을 제약하기도 하고

---

[8] 양陽의 구조가 주인공, 외현外現, 골격(骨格; structure), 별(星; Stellar)이라면 음陰의 구조는 내재內在, 기질(基質; matrix), 성간星間(Interstellar)이라 할 수 있다.

또 반대로 기능이 구조를 제한하기도 한다. 가령, 염좌捻挫로 인해서 손발이 제 기능을 못하게 될 수도 있고, 또는 손발이 작용을 하지 못해 구조적으로 경직이 오거나 근육량이 줄어드는 퇴행이 일어나기도 한다. 구조가 기능을 발현하기 위한 전제가 되거나 적합하기 때문에 구조와 기능을 분리하여 생각할 수는 없지만 그렇다 하더라도 동양의학적 관점에서는 구조보다는 그 기능이 우선이다. 예를 들어 혈관보다는 혈액을, 신경보다는 전도傳導를, 오장의 형태보다는 기능에 초점을 둔다. 기가 흘러야 하고 혈이 흘러야 하고 진액이 흘러야 하는 이른바 '흐름 지향적' 술법이기 때문에 그렇다.

(5) 천인상응天人相應적 인체관

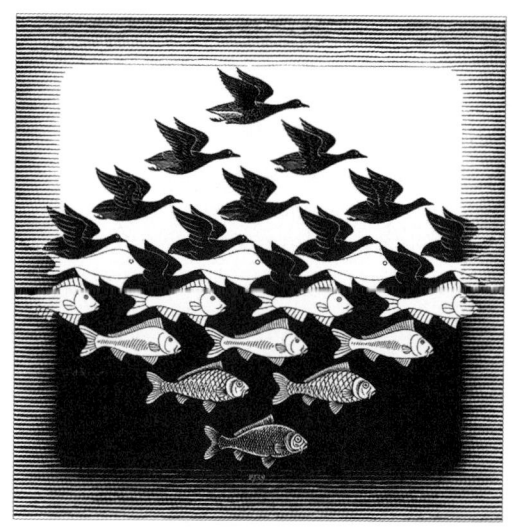

[그림 4-3] 〈하늘과 물 1〉(모리츠 에셔(1938)) 사실주의적 세부묘사를 통해 기이한 시각효과와 개념적 효과를 성취한 판화작품으로 유명하다. 물과 하늘 그리고 그 경계의 표현이 절묘하다.

우리가 잘 못느끼고 살아가지만 우리는 천지天地 가운데서 사는 존재이다. "하늘이 그러하듯 땅에서도 그러하다(As above so below)"라는 잘 알려진 문장이 있다. 이는 기원전후 그리스·이집트시대의 헤르메스 트리스메기스투스(Hermes Trismegistus)가 암호화된 단어로 전통과 현대의 마법체계를 아우르는 내용을 기록했다고 하는 "에메랄드 비(The Emerald Tablet)"에 새겨진 내용이다. 이것이 의미하는 바가 무엇인지에 대한 정확한 설명은 없지만 '우주속의 지구'적 관점을 '지구속의 인간'의 관점으로 확장해보면 "거대하고 심원한 우주처럼 미세의 우주에서도 똑같이" 뭐 이런 뜻에 가까울 것이다.

영국의 저명한 생태학자 제임스 러브록(James Lovelock; 1919-)은 일찍이 1970년대에 대담하게도 "지구는 자기 조정을 해나가는 생명체"라는 가이아론(Gaia Theory)을 제창하였다. 가이아는 지구상의 모든 생명체에게 최적의 환경을 제공하는 항상성을 지니는 총체라고 규정된다. 35억 년 전 생명이 지구상에 탄생한 이래 지구의 기온과 산소농도가 큰 변함없이 유지됐다는 사실에서 그는 생명체만이 가질 수 있는 항상성을 지구가 갖고 있다고 생각한 것이다. 그의 인식대로라면 우리는 하늘과 땅 사이에서 동떨어져 각자도생各自圖生하는 개별적 존재가 아닌 것이며 하늘에 의지한 채 가이아의 품안에서 살아가는 관계론적 존재인 것이다.

그런데 사실 이런 사상은 몇 천 년 전부터 사람을 하늘과 땅의 가운데에서 한 덩이로 살아가는 존재로 인식하고 삼재(三才; 天地人)라고 하여 강조해온 선인들의 철학적 관점[9]이자 의학적 관점이었다. 천인상응! 이런 눈으로 선인들은 인간을 축소된 우주(小宇宙)라 하였다.

13세기 두한경竇漢卿이 쓴 《침경지남鍼經指南》에 나오는 침구가부鍼灸歌賦인 〈표유부標幽賦〉에 이런 내용이 있다.

사람의 몸에 있는 12경맥, 365마디는 1년 12달, 365일과 상응한다. 세시(歲時)라는 것은 봄은 따뜻하고, 여름은 덥고, 가을은 서늘하고, 겨울은 추운데, 이것이 4계절의 올바른 기운이다. (……) 기백(岐伯)은 "무릇 침을 놓는 법도는, 반드시 해와 달과 별과 사계절 및 여덟 방소의 기를 살펴서 파악하고 나서야 침을 놓는 것"이라고 하였다. 이 때문에 하늘 기운이 따뜻하고 태양이 밝으면, 곧 사람의 혈(血)이 부드럽게 잘 흐르고 위기(衛氣)가 떠오르니, 따라서 혈(血)이 손쉽게 사(瀉)해지고 기가 쉽게 운행한

---

9) 천지와 함께 성인은 삼위일체를 이룬다. 《중용》 22장.

다. 하늘 기운이 차고 태양이 어두우면, 곧 사람의 혈이 엉기어 잘 흐르지 않고 위기(衛氣)는 가라앉는다. 달이 생겨나기 시작하면, 곧 기혈이 맑아지기 시작하고 위기(衛氣)가 운행하기 시작하며, 달이 둥그렇게 가득차면, 곧 기혈이 실(實)하고 기육이 견실하게 되며, 달이 이지러지게 되면, 기육이 감소하고 경락이 허해지며, 위기(衛氣)가 사라지고 형(形)만 홀로 있게 된다. 이 때문에 천시(天時)에 따라 혈기가 조절된다고 하는 것이다. 하늘이 차가우면 침을 놓지 말고 하늘이 따뜻하면 뜸을 뜨지 말며, 달이 생길 때는 사(瀉)하지 말고 만월에는 보(補)하지 말며, 달이 이지러진 때에는 치료를 하지 않는다고 하였는데, 이는 천시를 얻어서 조절하라는 것을 말하는 것이다. (……) 또한 "하늘에는 오운(五運)이 있는데, 금, 수, 목, 화, 토이고, 땅에는 육기(六氣)가 있으니, 풍, 한, 서, 습, 조, 열이다"라고도 하였다.

또 한참 뒤(1601년)의《침구대성》에는 이런 내용도 나온다.

> 사람의 몸은 천지에 비교할 수 있으니, 천지의 기가 항상 순조로울 수는 없어서 반드시 계절에 따른 변화를 수반하듯이 사람의 기운도 항상 평화로울 수가 없어서 반드시 조섭調攝의 기법을 필요로 한다.[10]

이러한 우주적 관점 역시 철저히 관계와 연결의 논리 구조 속에 위치한다. 더욱이 이러한 천지인의 관계론은 천天과 지地, 지地와 인人의 단절이 아닌 상호작용하는 차원이다. 그래서 우리는 해님을 따라 일어나 일하고 달님을 따라 잠자리에 드는 것이며, 하늘에서는 하늘기운을 위에 달려있는 코로 먹고 위(上; 肺)로 보내고, 땅에서는 땅기운을 아래에 붙어있는 입으로 먹고 아래(下; 胃)로 보내며 살아간다. 우리는 하늘기운을 못 마셔도 죽고 땅기운을 못 먹어도 죽는다.

그렇다면 하늘과 땅을 잇는 연결고리는 몸의 어디에서 찾을까?

---

10) 홍도현, 앞의 책, p.395, '제가득실책諸家得失策' 중에서.

근래에 양자이론(Quantum Theory)[11]이 자연을 보는 유력한 관점으로 본격적으로 대두되면서 이러한 시각을 가지고 세상을 이해하려는 사람들이 많아졌다. 러시아 출신의 과학자인 프레스만(Pressman)은 전자기장들의 작용들을 세 가지 효과들로 요약하였는데, 즉 생명체들이 주위 환경에 대한 정보를 감지할 수 있게 해주고, 생명체 자신을 자극하고 조절하는 작용을 하며, 그리고 생명체들 사이의 상호교신에 이용된다고 하였다[12].

또한 양자물리학에서는 우주의 모든 부분들은 다른 부분들과 서로 관계를 맺고 있으며, 교신을 하고 있다고 한다. 또한 이러한 상호교신은 감지할 수 있는 모든 실체들 사이에서 동시에 그리고 자유롭게 이루어진다고 한다. 양자이론의 창시자로 일컬어지는 막스 플랑크는 우주 만물을 잇는 에너지장에 대해 다음과 같은 말로 묘사하였다.

"모든 물질은 오직 어떤 힘에 의해서만 비롯되고 존재한다. 이러한 힘의 뒤에는 의식과 지성을 지닌 존재가 있다고 추정해야 마땅하다. 그 존재는 바로 모든 물질의 매트릭스(matrix)이다."

매트릭스! 수학적으로는 행렬을 뜻하기도 하지만 동시에 자궁, 모체, 간질, 바탕 등의 의미를 갖는 말이기도 하다. 마음이 작동하는 숨겨진 원리에 대한 글인 『디바인 매트릭스』를 쓴 그렉 브레이든(Gregg Braden; 1954-)은 외부·외계와의 연속체를 매트릭스(matrix; 교신장)[13]라고 규정하면서 이러한 매트릭스의

---

11) 양자 이론은 19세기 말에 독일의 이론물리학자인 막스 프랑크(Max Karl Ernst Ludwig Planck; 1858-1947)에 의해 처음으로 제시되었으며, 나중에 보어(Niels Henrik David Bohr; 1885-1962)에 의해 보강되어졌다. 대부분 1900년에서 1930년 사이에 개발된 물질과 빛에 관한 이론으로 뉴턴역학으로 알려진 고전역학이론에서 적어도 불연속과 불확정이라는 두 가지 면으로 차별되며 양자역학이라고도 한다. 고전역학이론에 의하면, 에너지와 운동량 같이 측정할 수 있는 물리적 변수는 연속적인 값을 가질 수 있다. 고전역학에서 역학법칙은 결정론적이고 연속적이나 양자이론에서는 태생적으로 가변적이고 불연속적이며 확률론적인 것으로 인식한다.

12) Darren Starwynn, Electrophysiology And The Acupuncture Systems, Medical Acupuncture, 2003, 13(1)에서 재인용.

주요한 특징으로 다음과 같은 몇 가지를 들고 있다[14].

❶ 우주 만물을 모두 연결하고 있는 에너지장이 존재한다.
❷ 이 에너지 장은 초공간적이며 홀로그램[15]적이다.
❸ 우리는 이러한 에너지장과 소통하고 있다.

침구경락 체계는 전자기적인 에너지들과 밀접한 연관이 있으며(뒤에서 지속적으로 논의할 주제중 하나이다), 이러한 에너지들은 위에서 인용되는 연구자들이 제시한 근거들에 의한 다양한 수준들 사이에 존재하고 있다. 이러한 매트릭스적 신체를 기능공간으로 이해할 때 인체는 다층(Multi-layered)이자 혼합된 구조적 자태를 우리 앞에 드러내게 된다. 우리의 몸이란 씨줄과 날줄의 종류가 다르고 짜이는 구성이 다르고 결합하는 힘이 다른 상태로 존재적 인연에 따라 이합과 집산을 달리하는 일시적 존재일 뿐이다. 인체를 경락시스템으로 본 한의학적 관점 역시 인체가 조직으로 연결되어 있고 세포내외가 유기적으로 연결[16] 되어 있음으로 본 것이다.

덴마크인 닐스 보어(Niels Henrik David Bohr; 1885-1962)는 전자들이 에너지를 흡수하고 방출하는 현상을 통해 다른 전자궤도들로 도약할 수 있는 능력과 연관된 '양자 도약(quantum leap)'이라는 새로운 용어를 만들어 냈으며, 전자들의 이러한 움직임은 빛의 속도보다 더 빠른 속도로 일어난다는 것을 증명하였다.[17] 그리고, 러시아 태생의 생물학자인 라코프스키(Georges Lakhovsky; 1869-

---

13) 매트릭스는 라틴어의 'Mater(어머니)'에서 유래된 말로 원래는 자궁을 의미한다. 흔히, 기반, 모태 등으로 번역되기도 한다. 세포에서 매트릭스라고 하면 다세포 생물의 세포와 세포사이 공간을 메우는 물질이다. 그렉 브레이든, 김시현 역, 『디바인 매트릭스』 2012. 굿모닝미디어. p.26.
14) 그렉 브레이든, 앞의 책, p.27.
15) 홀로그램(hologram)은 '완전함' 혹은 '전체'를 의미하는 홀로(holo)와 '메시지' 또는 '정보'를 뜻하는 그램(gram)이 합해진 그리스어로 두 개의 레이저광이 서로 만나 일으키는 빛의 간섭현상을 이용하여 입체 정보를 기록하고 재생하는 기술로 촬영한 영상이나 사진을 말한다.
16) James Oschuman저, 김영설 역, 에너지 의학, 2007. 군자출판사, p.70.
17) Royal FF. Understanding homeopathy, acupuncture and electrodiagnosis: clinical applications of quantum mechanics. Am J Acupuncture. 1990, p.18

1942)는 생명체들이 전자기파들을 수신하고 방출하는 과정을 통해 어떻게 상호관계를 맺는지에 대해 설명하였다. 그는 살아있는 세포들에서 방출되는 전자기적인 에너지들이 모든 형태의 생명체들과 직접적으로 활발한 상호교신을 한다고 주장하였다. 또『빛의 힐링』의 저자 바바라 앤 브레넌(Barbara Ann Brennan; 1939-)에 의하면 물질계에는 육체 외에도 7개의 에너지 층이 존재하는데 가장 안쪽에 있는 3개 층(1, 2, 3층)은 육체 층에 포함되고 가장 바깥쪽의 3층(5, 6, 7층)은 영계의 층이며, 가운데 4층은 영계와 물질계의 교량이라고 하였다. 침의학적 범주에 들어 있지는 않지만 고대인도 철학 중의 7층 신체관은 실체적 진실과는 상관없이 고대인들의 인체에 대한 또 다른 인식의 관점을 생각하게 한다. 그들은 몸에서 무엇을 본 것일까?

이유와 과정이야 어떻든 과거의 우리의 선인들은 하늘과 바람과 별을 우리로부터 떼어놓고 바라보지 않았다. 나아가 이러한 관점을 인체의 치료적 관점에서 도입하고 적극적으로 적용하려 하였으며, 그 결과 동의학적 치료체계는 이렇듯 삼재론적 관점을 떠나서는 설명하기 어려울 정도로 깊이 연관되어 있다. 단적인 것이 음양오행론이다. 의학에서의 음양오행론은 어느 면에서는 삼재론의 인체에 대한 적용이자 확장이다. 그렇지만 문제는 많은 이들에게 있어서 이러한 만물의 관계성이 막연히 이해한다 하더라도 현실 속에서 체험적으로 확신하기에는 쉬운 일은 아니었다는 점이었다. 지금을 살아가는 우리들은 전(全; all)과 무(無; nothing) 사이의 중간 어디쯤에 있을 인체와 외부와의 관계론적 실체를 어떻게 확인하고 어떻게 현명하게 적용해갈 수 있을까?

2. 침의학적 인체구조

아주 오래전부터 사람들은 다양한 각도에서 인체를 바라보고 이해하고 실체를 알기위해 노력해왔다. 동양의학에서는 인체의 기술記述이 다분화, 다층화, 구체화의 방향에서보다는 핵심에 대한 통합적이고 추상적이며 중의적重意的인 표현방식으로 이루어졌다. 그들은 사람을 이루는 정精과 기氣, 진액津

液, 사지四肢와 구규九竅, 오장五臟, 6부六腑, 365절節이 온갖 병이 일어나는 공간이라 여겼고, 그 원인과 증상은 물론 진단과 치법 모두에 허실이 바탕이 된다고 생각하였다. 그들에게는 생명이 없는 형해形骸가 아닌 생기적 흐름이 중요하였다. 근골격의 구성을 이해하는데 있어서도 5부(皮·肉·脈·筋·骨)가 분화된 역할을 수행하는 고정적 구조 및 작용체라면 기혈과 진액은 피육맥근골皮肉脈筋骨의 사이를 충전充塡하고 순환하는 동적인 기능체이다. 이러한 구조의 내부적 생리대사는 오장육부와 경락, 경혈에 의해 이루어지고 외부와의 소통은 출입관점에서 구규九竅(入: 耳目鼻口, 出: 前·後陰)에 의해 이루어지는 것으로 보았다.

20세기 이후 우세해진 서양의 물질문명이 본격적으로 동양에 전해지기 시작하면서 접하게 된 새로운 의학적 관점은 기존의 사고방식이나 체계와는 너무나 달랐다. 인체가 서양의학적으로 다르고 동양의학적으로 다를 수는 없다. 그런데 왜 이런 차이가 생겼을까? 서양에서는 16세기 베살리우스[18] 등에 의해 이루어진 해부학 연구의 발전으로 생리학적 기초가 마련되었고 17세기는 정확한 과학적 연구와 연구정신이 나타난 시기였다. 종교재판에 회부되어 문책을 받고 나오면서도 혼잣말로 "그래도 지구는 돈다"라고 말했다던 갈릴레이(Galileo Galilei; 1564-1642)가 남겼다는 "측정할 수 있는 모든 것을 측정하고 지금까지 측정하지 못했던 것들은 측정할 수 있게 하라"는 명언이 당시의 사회적 분위기를 대변하는 듯하다. 갈릴레오와 케플러 등이 형성해놓은 우주관에 영향을 받은 데카르트(Rene Descartes; 1596-1650)는 급기야 우주나 자연의 신

---

18) 베살리우스(Andreas Vesalius ; 1514~1564): 인체에 대한 자세한 해부학적 묘사로 생물학과 의학의 연구에 혁명을 일으켰다. 1514년 벨기에서 태어났으며 1542년 불과 28세의 나이로 르네상스 시대 해부학의 대작『인체의 구조에 관하여(De Humani Corporis Fabrica)』를 펴낸다. 모두 7권으로 이뤄진 책속에서 그는 자신이 직접 해부했을 때 관찰한 것을 기초로 해부학에 관하여 처음으로 체계적인 내용을 쓰고 삽화를 넣었다. 그는 마치 살아 움직이는 것처럼 그려진 해부도들을 통해 죽은 자를 욕보인다고 지탄받던 관념을 살아 있는 인체에 대한 과학으로 승화시켰다. 이 책에서 그는 기원후 2세기부터 르네상스 시기까지 서양 사회를 지배해 온 갈레노스주의 의학의 오류를 치밀한 직접 해부를 통해 하나하나 논박하고, 체계적으로 바로잡음으로써 인체에 대한 당시의 생각들을 송두리째 바꿔 놓았다. 그의 책은 독일과 유럽 전역에서 베스트셀러가 되었고, 해부가 의과 대학마다 유행처럼 번지기 시작한 계기가 되었다. 베살리우스가 "현대 해부학의 창시자"라고 불리는 이유이다.

은 거대한 기계라는 인식하에 생명현상마저 순전히 기계론적으로 적용하고 해석하는데 이르게 된다. 20세기에 일본을 통해 동양으로 전해진 서양식 의학은 기본적으로 이러한 토대위에서 발전된 것이었다.

사람들은 동서양사이에 이런 간극을 있게 한 가장 중요한 요인으로 '치료시의 필요성의 차이'를 든다. 뼈를 자르고 뼈를 맞추는 치료를 위해서는 뼈의 상세한 치수가 필요하지만 기혈의 흐름을 제어하기 위해서는 이에 대한 노선과 구조가 필요하다. 이러한 치료적 접근의 차이는 인체를 보는 관점의 차이를 낳는다. 물론 이같은 관점의 차이는 앞에서 본 것처럼 당시의 시대상황이나 의료환경 등에 밀접한 영향으로 상호작용하여 발전되고 형성된 산물이다. 치료의 수단과 방식 역시 달랐다. 수술요법의 개선이나, 항생제의 개발이 서양의학적 토대를 이룬 것이라면 동양의학적 의료기술은 침과 천연약이었다. 따라서 전자를 위해서는 정밀한 구조적(해부학적, 조직학적) 관점이 필요했을 것이나, 당시의 동양의학적 상황에서는 다소 사념적이고 추상적일 수 있는 관조적 상상이 필요했을 수 있다. 물론 이것이 인체 구조에 대한 상세하고 구체적인 실체적 지식의 필요마저 부정하자는 것은 아니다. 다만, 관점의 차이를 이해하지 못한 일부의 주장처럼 분화된 현대의 의료영역에서조차 당시의 수단과 방식에 대한 답습을 강요한다면 그야말로 무지하고 편벽된 유아기적 오리엔탈리즘이 아니고 무엇일까?

각설하고 본래의 논지로 돌아와서 이야기를 이어가보자. 앞에서 살펴본 것처럼 한의학적 인체관은 구조보다는 기능적 측면이 훨씬 중시되었다. 그렇다고 해서 심지어 한의학에서는 근육에 대한 이해조차 없었다[19]고 강변한다면 그건 옳지도 않고 과거의 동의학을 제대로 이해했다고 볼 수도 없다. 혹 서양적인 시각과의 선명한 대비적 관점에서 의도적으로 그렇게 표현한 것이라면 그건 더더욱 옳지 않다. 멀리 갈 것도 없이 근육이라는 말은 인체 구성상 장부

---

19) 동서의학 비교를 전공한 구리야마시게히사(栗山茂久; 1954-)는 『몸의 노래: 동양의 몸과 서양의 몸』(정우진, 권상옥 역), 2016, 이음)로 번역된 자신의 저서 서문에 "한의학에는 '근육'을 표현하기 위한 단어조차 없다"고 하여 필자를 당황시키더니 중세 중국의학은 근육을 간과한 것으로 틈날 때마다 묘사하고 있다.

와 연계된 5부(皮肉脈筋骨)의 두 번째 글자(肉)와 네 번째 글자(筋)가 합해진 말이며 경락계통을 구성하는 주요 요소 중 십이경근十二經筋만 하더라도 근육과 힘줄 및 인대를 포괄하고 있음은 말할 필요조차 없는 사실이다. 서의학적 체계를 갖추기 천년도 더 이전부터 동의東醫들은 보다 중요한 흐름에 대한 이해의 관점에서 서양의학에서 간과한 유체(기혈진액)를 매우 중요시하였고 유체의 중심물질은 당연히 물이다. 따라서 '인체의 70%를 차지하는 물을 빼놓고 건더기만 바라본 서양식 해부학적 인체묘사는 전체의 30%의 작은 부분만을 본 것'이라 주장하면서 따라서 '당시의 서의西醫들은 필요한 약간의 구조만을 인식하고 있었을 뿐이다'고 말한다면 과연 타당한 기술일까?

이쯤하고 이제부터는 오래전 과거 동양의 의사들은 그들의 사유 속에서 형태적 구조들을 어떻게 '필요한 만큼' 구성하여 인체라는 집을 지었는지 살펴보도록 하자. 그들은 먼저 오장과 육부로 인체대사의 토대를 마련하였다. 오장五臟은 사람의 몸을 추동하는 근본 구조이며 육부六腑는 외부에서의 에너지 조달을 통해 이들의 활동을 유지하게 하는 역할이었다. 특이하게는 삼초三焦라고 하는 작용공간을 육부의 하나로 인식한 것이었고 이 역시 서양식 눈으로는 보지 못한 영역이었다. 오장육부만으로 부족한 기관들은 기항지부奇恒之府[20])를 배치하여 채워 넣었다. 다음으로는 5부(피부, 근육, 혈맥, 근건筋腱, 골격)라는 각기 다른 역할재들이 필요하였고, 이들을 연결하고 나서는 외부와의 정보나 물질의 유입과 배출의 창구가 필요하였다. 이른바 구규九竅라는 아홉 개의 구멍(눈이 둘, 코가 둘, 귀가 둘, 입이 하나, 전음과 후음 하나씩)이었다. 이중 앞의 7규는 외부 감각의 유입처, 뒤의 2규(전·후음)는 처리물질을 인체외부로 배출하는 곳이라 하였다. 이렇게 하면 대략적인 구조의 설계가 완성된다. 여기서 잠깐! 여기서 멈추면 한의학은 미완성이 되고 만다. 한의학적 구조적 실체를 완성하기 위해서는 중요한 세 가지 물질적 내용물이 필요하다. 그것은 다름 아닌 혈과 진액(진과 액 또한 구별되는 물질이다)이다. 이들이 충전充塡되고 여기에 정신적인 요소가 가미

---

[20]) 오장육부에 소속되지 않는 특수기능을 담당하는 6개의 장기로, 뇌腦, 수髓, 골骨, 맥脈, 담膽, 여자포女子胞를 말한다.

될 때 비로소 기혈과 의식이 흐르는 하나의 독립적인(그러나 외부와의 관계에서 결코 고립은 아닌) 개체가 완성될 수 있게 된다. 그리고 여기서 흐름의 관점에서 삼원적 관계론으로 도입된 것이 정기신精氣神이다. 정精과 기氣가 물物적 차원의 두가지 본바탕(元素)이라면 신神은 흐름의 상태가 요소요소에 의식으로 반영되어 나타난 질質적 상태를 의미한다고 할 것이다.

(1) 인체도人體圖 —
정태적靜態的 해부구조보다 동태적動態的 작용에 주목

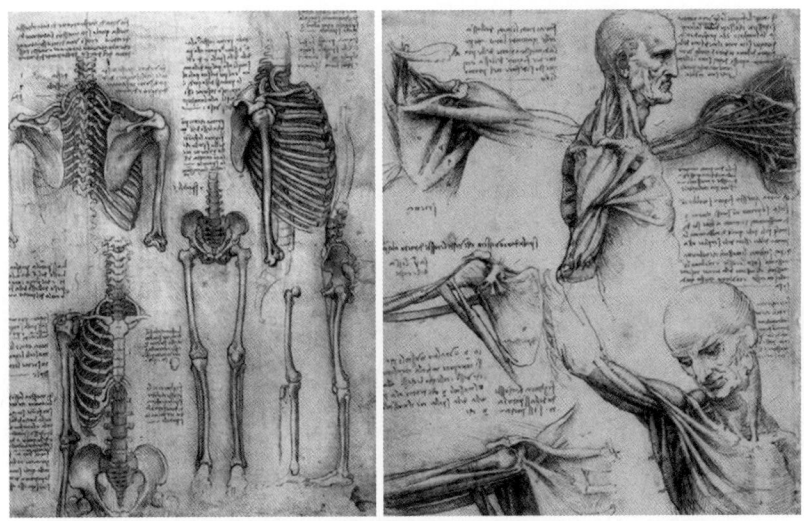

[그림 4-4] 15C후반-16C초반 다빈치의 해부도

의학적 측면에서 인체를 표현한 그림에 있어서도 마찬가지였다. 비슷한 연대의 과거 동양의학에서는 왜 15세기 다빈치[21]나 16세기의 베살리우스가 그린 것과 같은 정밀한 해부도가 없는 것일까? 그들은 정녕 몸을 그림으로 표현

---

21) 레오나르도 다 빈치(Leonardo da Vinci; 1452-1519) 이탈리아의 화가, 건축가, 조각가이다. 피렌체의 빈민 출신으로 화가, 군사 토목 고문 등의 경력을 쌓은 후, 프랑스 왕조에 6년간 초빙되었다. 예술 활동에서는 회화에 〈암굴의 성모〉, 〈성모자〉, 〈모나리자〉, 〈최후의 만찬〉 등을 그렸고, 해부학에서도 큰 업적을 남겼다. 그 외에 천문학, 물리학, 지리학, 토목학, 병기학, 생물학 따위에서도 독창적인 연구 및 발명을 하였고 음악에도 뛰어난 소질이 있었다.

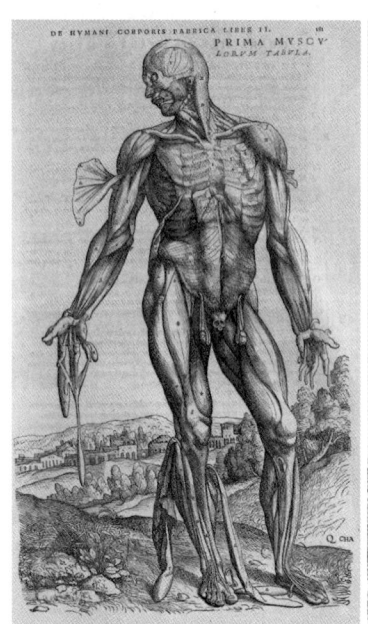 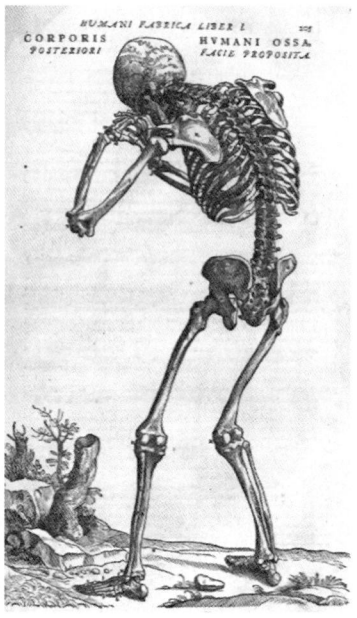

[그림 4-5] 16C중반 베살리우스의 해부도

하는데 대한 관심이 없었던 것일까?

왜 그들은 닭이나 소만 잡아도 쉽게 유추할만한 인체장부의 형상을 거칠게 그려내고 눈에 보이기도 않는 이상한(?) 그림민을 잔뜩 그려놓았을까? 결돈부터 말하자면 그건 이들이 보고자 했던 것이 달랐기 때문이다. 실제로 오래전부터 행해졌다고 하는 여러 해부의 정황들이 역사적 기록으로 전해진다. 단적으로 2000년 전의 기록으로 인정되는 《영추》에는 "죽은 자를 해부하여 본다(其死可解剖而視之)"는 직접적으로 사체해부를 했다는 문장이 나온다. 뭘 보았는지도 자세히 기록하고 있다. 장부가 튼튼한지 육부의 길이가 어떤지 음식을 많이 먹는지 혈관의 길이는 어떤지는 물론, 혈액의 상태는 어떤지 체액은 많은지 적은지(其藏之堅脆, 府之大小, 穀之多少, 脈之長短, 血之淸濁, 氣之多少)[22]까지 모두 살폈다고 되어있다. 또, 《후한서[23]》의 기록에는 당시의 태의太醫였던 상방尚方이 죄인의 시

---

22) 《영추》〈경수편〉에 나오는 내용이다.
23) 이십사사(二十四史: 중국에서 정사正史로 인정받는 역사서 24종의 통칭)중의 하나로 후한의 역사를 남북조 시대 송나라의 범엽(398~445)이 정리한 책이다.

신을 이용해 해부를 연구하였다는 다음과 같은 기록이 있다.

"5장을 측정하고 대나무 가지로 혈관의 시작과 끝을 알아냈으며 병을 치료할 수 있었다."〈왕망전王莽傳〉

《신당서》와 《구당서》에도 《오장도》, 《오장지》 등 당시 해부도에 대한 기록이 있었다고 하는데 아쉽게도 실물은 전해지지 않는다. 현재 볼 수 있는 가장 빠른 인체 해부도는 오대五代(당말唐末에서 송초宋初에 이르는 기간; 907~960)의 연라자煙蘿子가 그린 《내경도內境圖》이다.

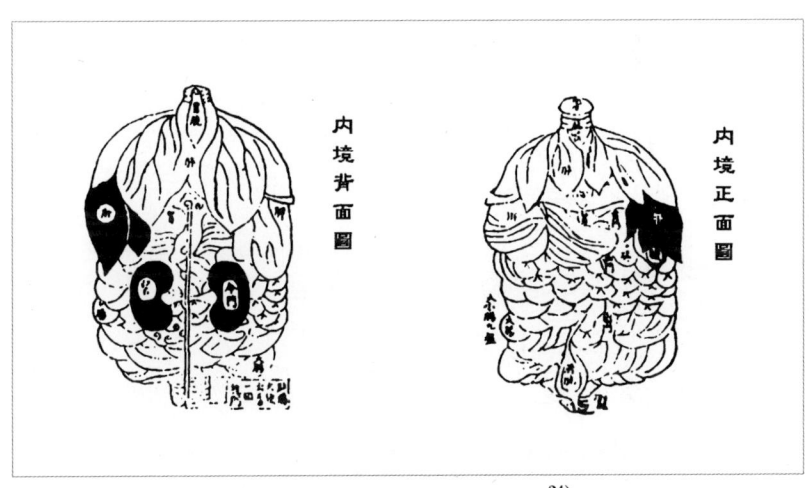

[그림 4-6] 연라자煙蘿子의 《내경도內境圖》[24]

그림의 제목을 내경內景이라 하지 않고 내경內境이라고 하였다. 경관景觀이 아닌 '경계에 대한 상황을 표현하고자 한' 목적성을 드러낸 것이리라. 이는 《도장道藏》에서 발견되었으며 그림을 그린 연라자는 연진인燕真人이라고 불리는 당시의 도사였다. 도교의 영향으로 제작된 것이지만 내용은 의학적이다. 그림에는

---

24) 인체 장부의 실제 모습을 그린 것이다. 후에 인체 해부도를 그린 북송의 명의 양개陽介가 그린 〈존진도〉의 중요한 참고가 되었다.

식도와 기관의 두 구멍이 표시되어 있다. 폐는 4엽으로, 심장은 폐엽의 아래에, 위는 심장의 아래에 그려져 있으며 분문賁門은 위의 위쪽에 유문은 위胃의 왼쪽 아래에 간은 오른쪽 위, 그 아래는 담이 그려져 있다. 하복부에는 소장, 대장, 백문肛門, 방광 등이 그려져 있다.

또한 송대(11세기)에 그려진 〈구희범오장도歐希範五臟圖〉가 전해지는데 이는 영간靈簡이 구희범 등 56인의 시체를 해부한 뒤 그린 것이라고 하며 북송대의 〈존진도存眞圖〉 역시 양개楊介가 처형당한 사람들의 시체를 해부한 뒤 그린 것이었다고 한다.

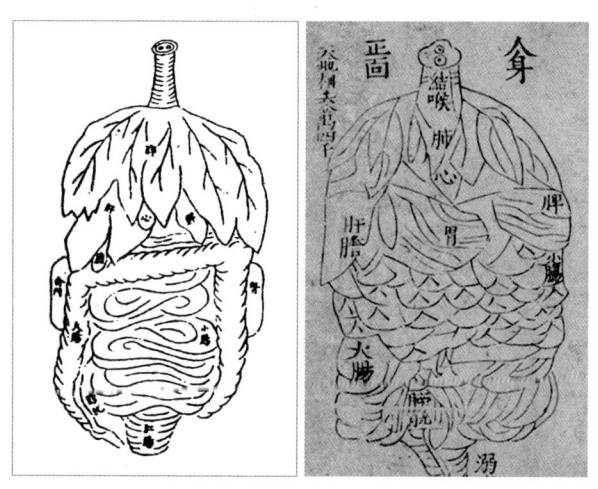

[그림 4-7] (좌)〈구희범오장도歐希範五臟圖〉 (우)전본 〈존진도存眞圖〉

청대의 왕청임王淸任이 《의림개착醫林改錯》에 그려넣은 해부도 역시 여행 도중 병사한 소아들을 우연히 보고 관찰한 뒤 쓴 것이라고 전한다.

동양의 전통적 인체도는 '묘사적 실물해부도'라기보다는 '작용체의 개념도'에 가깝다. 당시의 침술과 복약위주의 의료환경에서 구구절절이 가르고 쪼개고하여 만들어진 실물 해부도는 절실하지 않았으며 가치 있는 전승의 유물일 필요도 없었을 것이다.

인류의 문화적 성취로 세계문화유산에 등재된《동의보감》의 맨 처음은 앞서 소개한바 있듯이 신형장부도라는 인체도로부터 시작한다.

그림을 좀 더 감상해보자. 아래의 왼편 그림은 조선의 왕실에서 주관하여 편찬한 《의방유취》(1477)에 나오는 도교사상과 의학이론이 결합된 오장의 〈존사도存思圖〉 중 폐장에 관한 것이며 오른편은 베살리우스의 생존시기와 비슷한 시기에 간행된 《침구취영》에 나오는 오장육부도이다. 존사存思란 도교의 수행법 중 하나로 눈을 감거나 감듯이 한 다음 잡념을 제거하고 어떤 대상의 형체나 활동 등을 내적으로 관조하는 기공법을 의미한다. 그리고 아래는 도교의 양생법을 묘사한 내경도이다. 다빈치나 베살리우스의 그림과 무엇이 달라 보이는가? 우리 몸의 실제(real existence)는 하나인가? 무엇이 더 실제적(realistic)인가? 둘은 모두 실제를 충실히 반영하고 있는가?

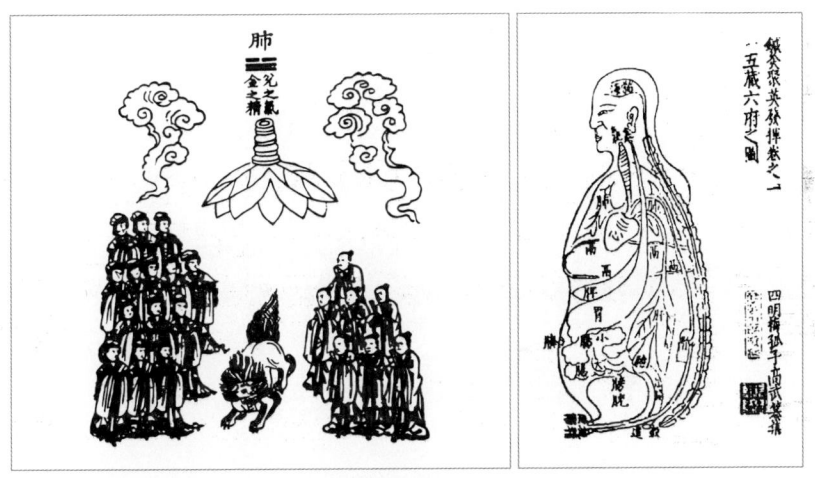

[그림 4-8] (좌) 《의방유취》에 나오는 폐의 〈존사도〉와 (우) 《침구취영》(明; 1529)의 장부도

물론 지금의 세밀하게 해체되고 분석된 의학적 관점에서 볼 때 아쉬운 마음이야 들 수도 있겠지만, 그렇더라도 이러한 그림을 두고 한쪽의 편향되고 편협한 관점에서 평가절하하고 폄훼할 필요는 없다. 아니 당치가 않다. 이런 주장을 하는 사람들 중에서 "생물체의 일부 또는 전부를 절개하여 그 내부를 조사하는 일"이라는 사전적 의미를 갖는 해부解剖라는 말이 앞에서 본바와 같이 2000년 전 기록인 《내경》에 이미 기록되어 있음을 아는 사람은 그리 많지 않다.

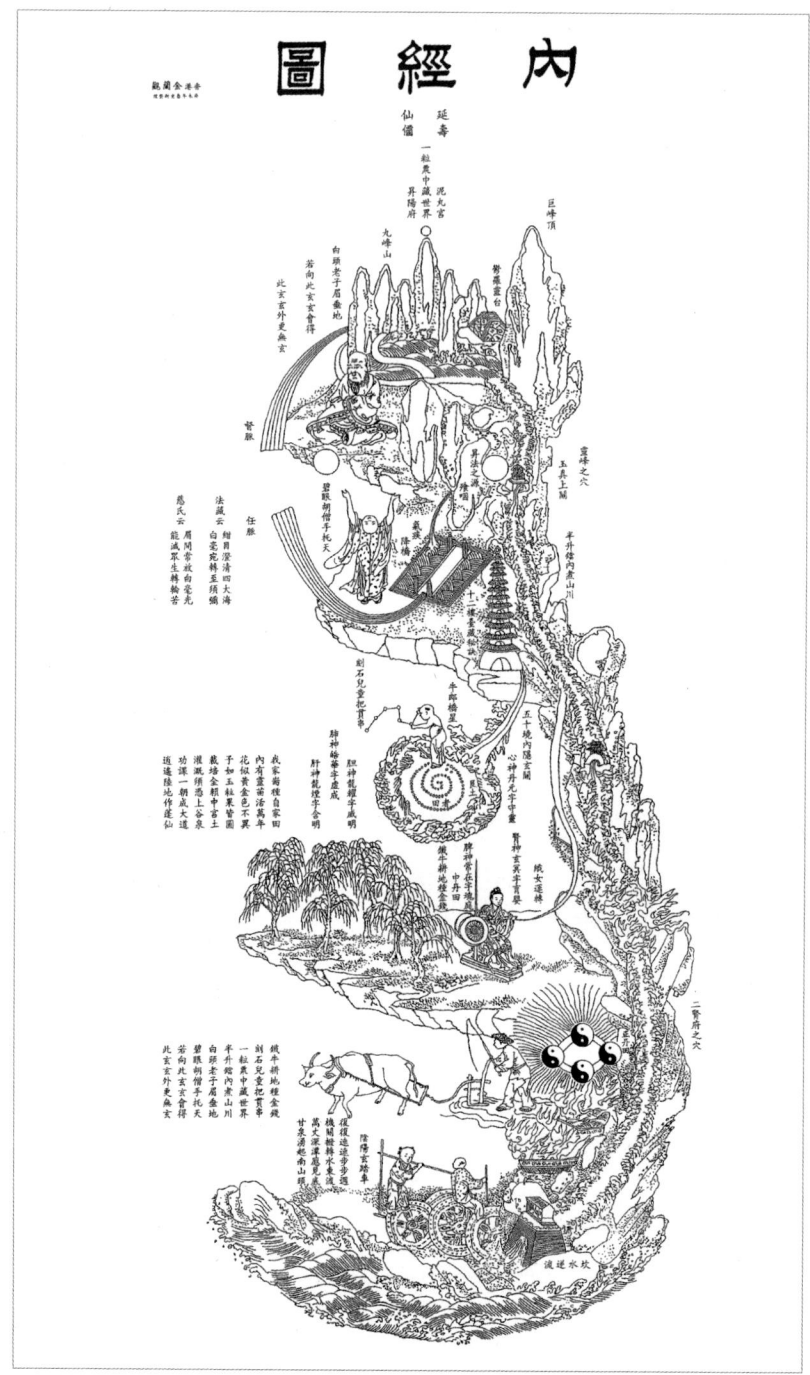

[그림 4-9] 청조때 그려진 도교의 〈내경도內經圖〉

이는 시각뿐만이 아니다. 맥을 파악하는 것 역시 마찬가지다. 지금이야 서의들이 심전도를 진단의 장비로 도입해서 파형을 연구하고 여러 병리적인 상황에 적극적으로 활용하고 있지만 얼마 전까지만 해도 이들에게 맥박은 단순히 심장의 박동수, 말하자면 빠름과 느림을 확인하는 게 전부였다. 그러나 동양의학에서는 이천년 전부터 맥의 숫자뿐만 아니라 맥의 깊고 얕음, 부드러움과 강함, 매끄러움과 거침, 차있음과 비어있음은 물론 박동의 규칙성마저 중요한 의미로 파악하여 활용하였다.

무슨 시답잖은 우열타령이 아니다. 왜 이런 차이가 생긴 것일까를 보자는 것이다. 보는 대로 보인다고 하였다. 그리고 필요하면 찾아지는 것이다. 동서의학의 관점의 차이의 근본은 이 둘에서 기원했다고 해도 크게 잘못된 것은 아니라고 본다. 왜? 이루고자 하는 방식이 달랐으니까. 메스를 가지고 도려내고 꿰매고 잇는 것이 주된 방향이라면 구조와 실질을 잘 알아야 할 필요가 있고 다빈치와 베살리우스는 그런 눈을 가진 사회에서 살았던 사람들이다. 동양의 침의학적 선의先醫들이 보고자했던 건 도려내고 잘라내면서 보고 싶은 사체死體의 물질적 형태가 아니라 살아있는 유기체의 관계론적인 역할분담과 그에 따른 내부의 작용, 이른바 기·혈·진액의 흐름이었다. 그들은 나아가 본원으로 귀일(合道)하고자하는 '환허環虛'의 관점에서 오장육부와 피·육·맥·근·골·액을 이해하려 하였고 정·기·신의 작동을 이해하려고 하였다. 위의 〈내경도〉를 자세히 보면 몸 안에 산맥이 있고, 봉우리가 있고 강이 흐른다. 밭이 있고 나무가 있고 바위가 있다. 그리고 가운데에는 북두칠성이 들어와 있다. 몸(人)안에 천지天地가 들어와 있는 것이다. 그들에게 신체는 동떨어진 존재가 아니다. 천天과 지地와 인人은 하나이며 내 몸은 자연이라는 커다란 우주를 품고 있는 자그마한 우주인 것이다. 심원한 도道에의 합일合一이 궁극적인 살아감의 목적인 그들의 눈에는 생사란 단지 이를 위해 나아가는 과정일 뿐, 그다지 중요하지 않은 부차적인 문제였을 수 있다.

따라서 동양에서 옛날부터 해부를 했네 안했네 운운하는 것은 참으로 부질없는 이야기이며 그 사실성이나 현실성에 대한 것 역시 마찬가지다. 정밀한 실체에 대한 도해가 필요하면 그러한 그림이 더 필요했을 것이고 기능적인 개요와 의미의 함축이 필요했으면 그런 그림이 덜 필요했을 것이다. 그럼에도 존재함으로 얻을 수 있는 학술적 실익마저 부인할 필요는 없겠지만 오랫동안 동양의 주류의학적 관점은 명백히 후자였을 것임을 지적해 두고자 하는 것이다. 한의학적 흐름의 논리는 이 같은 관계론적 관점에서 전적으로 기술되어 있으며 이것이 동양식 인체도와 서양식 해부도가 정세精細를 포함한 표현의 차이를 드러내게 된 이유라고 본다.

(2) 정기신精氣神: 삼보三寶[25]적 인체구성

정기신은 도교와 선도仙道 사상에서 나온 개념으로 이는 수련의 과정에서 가장 중요한 세가지 보물, 즉 삼보三寶로 일컬어졌다. 선도, 즉, 신선사상에서는 인간의 육체 속에는 원정元精, 원기元氣, 원신元神이라고하는 세 가지의 근원적인 힘이 있다고 본다. 그리고 이를 후천적으로 단련하기 위한 방법론이 내단술內丹術인데 여기서 단丹이란 '붉은 마음'으로 '거짓 없는 지성스러운 마음'을 의미한다. 또한 인체에는 배꼽아래, 가슴, 이마 부위에 각각 상, 중, 하의 단전이 위치하여 정, 기, 신의 중심으로 작용하고 있다고 하였다. 수련을 통해 하단전下丹田의 정기를 연마하면 중단전에 기가 충만해지고(煉精化氣), 이어서 기를 연마하면 상단전의 신이 충만하게 된다(煉氣化神). 신을 더욱 연마하게 되면 색色과 공空이 다르지 않은 단계(煉神化虛)를 지나 인간의 본래의 자리에 귀일歸一하게 되어(煉神化虛) 불로장생하는 신선의 자리에 이를 수 있게 된다. 《황제내경·소문》〈생기통천론〉에서는 "음양이 조화를 이루면 정신이 정상적이나 그렇지 않으면 정기가 단절된다(陰平陽秘, 精神乃治; 陰陽離決, 精氣乃絶)"고 하였다. 동양의학은 수련의 단계에서 건강함을 유지하는데 필요한 방편으로 체계화된 것이며, 정기신은 인체를 기능적 조성물로서의 물질을 3차원화한 것으로 볼 수 있다. 정精이 기본적인 물物적 바탕이라면, 기氣는 그 사이에서 활동하는

---

[25] 인체에서 정기신은 세 가지 보물로 중시되는데 정精은 물질적 기초로, 기氣는 그 동력으로, 신神은 그 주재자로 설정하여 물질, 기능, 현상의 상호관련성과 불가분의 통일성을 갖는다.

질質적 흐름을, 그리고 신神은 이러한 활동의 발현을 의미한다. 이들 삼보는 서로 자생滋生하고 상조하는 긴밀한 관계이다. 그러므로 한의학적으로 한 사람의 건강 상태나 질병의 예후를 판단함에 있어서는 모두 이 세 가지 방면이 모두 고려돼야하는 것이다. 그러나 "조기치신調氣治神"이라는 침의학적 원리에서 보자면 정이나 신은 직접적인 치료의 대상은 아니다. 이 말속에 담긴 의미는 기氣는 정精에서 화化한 상태인 것이고 몸 안의 편벽된 **기氣의 상태를 조절**하여 결과적으로 올바른 신의 상태에 도달하게 하는 것이 목표가 되기 때문이다.

1) 정精

정精은 사람의 생명조직을 구성하는 정화精華를 의미하며, 인체를 구성하고 생명활동을 유지시키고 인체를 자양하는 가장 기본적인 물질이다. 이는 선천후천이 두 가지 갈래에서 이해할 수 있다. '선천지정先天之精'은 타고난 것으로 '원정元精'이라고도 하고, '후천지정後天之精'은 후천적으로 섭취하는 수곡水穀의 정미精微를 말한다. 《노자老子(B.C 7C)》에서는 정精이 도道를 가리키는 것이었다가 이후 《관자管子(B.C 6C)》에 이르러서는 기氣를 가리키는 것으로 변화하였다. 《설문해자說文解字(B.C 3C)》에서 "정미한 쌀 알갱이"라 설명한 이래 '가장 정미한 것'을 뜻하는 일반적인 개념으로 널리 사용되었다. 이때까지는 정기精氣라는 개념이 하나의 개념으로 사용되다가 《회남자淮南子(B.C 2C)》에서는 개념이 분화되어 정기신의 삼분법적 체계가 등장하기 시작하였다.

2) 기氣

기는 고대 사람들이 자연현상의 변화상을 설명하기 위해 설정한 개념으로 이는 눈에는 보이지 않으나 몸속의 기능, 작용으로 그 존재가 파악된다고 설명한다. 따라서 기氣는 단독으로는 구체적인 의미를 가지기 어려운 용어이며 **앞에 오는 글자에 따라 성격과 개념이 규정**되는 성질의 단어라고 이해할 필요가 있다. 가령 위기衛氣, 영기營氣, 선천지기先天之氣, 후천지기後天之氣, 생기生氣, 살기殺

氣 인기人氣 등처럼 말이다. 인기人氣는 사람에게 있는 기로 이 역시 선천과 후천의 구분이 있다. 선천의 기는 타고난 것이기 때문에 '원기原氣'라고도 불리며 고유한 추진력을 의미하고, 후천의 기는 호흡이나 음식의 섭취를 통해 받아들인 기를 의미한다.《내경》에서 말하는 것처럼 "자연적으로 생기는 것이 아니고 신腎의 정기正氣가 호흡(天氣)및 음식섭취를 통한 수곡(水穀; 地氣)이 합쳐져야 하는 것(眞氣, 元氣)으로 본다"는 것이 바로 이를 의미하는 말이다. 기가 정과 함께 결합하여 정기精氣로 사용될 경우에는 무형인 생명의 원천을 의미하였으며, 형과 함께 결합하여 형기形氣로 사용될 경우에는 유형인 질료를 의미하였다. 유형과 무형의 성질을 동시에 지닌 특수성으로 인해 정기신 이론에서 기는 정과 신을 이어주는 매개 역할을 하는 것으로 설명된다. 또한 기는 이외에도 분포부위와 작용에 따라 다양한 이름으로 불린다. 여기서 인기人氣를 이해하기 위해 필요한 두 가지 관점을 제시하고자 한다. 먼저, 기는 의미상 자체로 '활동성을 가진 것'이라는 뜻이 내포된 말이라는 것이다. 가령, 원기原氣는 '본원적 활력체', 원기元氣는 '으뜸이 되는 활력체', 경기經氣는 '경에서 움직이는 활성체', 위기衛氣는 '보호하는 활력체', 영기營氣는 '영내를 움직이는 활성체' 등이다. 다른 하나는 기氣를 물질의 세 가지 상태를 의미하는 삼태(三態; 기체·액체·고체) 중 기체 상태로 한정하지 말아야 한다는 것이다. 기는 형체를 가지지 않는 '활력, 에너지'의 의미를 가지기도 하지만 물질의 의미로 쓰이는 경우 문맥상 액상液狀의 의미를 내포하는 경우가 매우 많다. 위기衛氣와 영기營氣가 대표적이다. 이들은 위衛 또는 영營적인 기체가 아니다. 물론 기화된 부분이 없지는 않을지라도 위기衛氣는 피부와 기육에 스며있는 혈관 밖의 액체이고 영기는 혈관속의 혈액의 일부이다.《내경》에서 "혈을 영분에서 취하고 기를 위분에서 취한다(取血於營, 取氣於衛/《소문》〈조경론편調經論篇〉第六十二)고 한 것도 이런 맥락에서 이해가 가능하다. 이에 대해서는 아래 각론에서 별도로 설명할 것이다.

❶ 경기經氣

경기는 '낙맥의 기는 허한데 경맥의 기는 실하다(絡氣不足, 經氣有餘)'에서처럼 낙맥에 대한 상대적인 의미로 쓰인 구절에서는 "경맥의 기"를 의미하지만 일반적으로는 "경經에 속한 전반의 기"를 대표한다. 《소문》〈보명전형론편〉과 〈자지론편〉에 나오는 "경기가 이미 이르렀다면 잃지 않도록 신중하게 지킨다(經氣已至, 愼守勿失)"가 이렇듯 일반적인 조경調經의 대상으로서의 경기를 논한 것이다. 《소문》〈이합진사론편〉에서는 "진기眞氣라는 것은 경기經氣를 말한다(眞氣者, 經氣也)"고 하였다. 이는 진기와 경기의 동치관계를 말하고자 한 것보다는 인체에서의 중요성을 강조하려는 것으로 이해된다. 경經에는 경맥의 안을 운행하는 기인 영기 외에도 위기도 있고 경수에 속한 수기水氣도 있으므로 보통은 이들을 통칭하는 것으로 이해할 수 있다. 청대의 의가 장지총은 《소문집주素問集注》에서 "경기라는 것은 영·위·혈기를 말하는 것이다(經氣者 營衛血氣也)"라고 하였는데 이것이 원래의 의미와 부합한다고 본다. 경기 자체는 의미상으로 이는 개별적이고 실질적 의미보다는 총체적이고 개념적 용어에 해당하므로 경맥의 계통을 논하며 개별 운행주체를 설명하면서는 별도로 언급하지 않는다.

❷ 진기眞氣

원기元氣라고도 하며, 《영추》〈자절진사론刺節眞邪論〉에서는 진기를 "하늘에서 받은 기가 음식물을 통해 섭취한 기와 어우러져 온몸을 채우고 있는 것(眞氣者 所受於天 與穀氣幷而充身也)"이라고 하였다.

❸ 종기宗氣

예전 사람들은 영기와 위기가 체내를 운행하기 위해서는 일종의 추동에너지가 필요하다고 생각했는데 이를 "종기"라고 보았다. 흉중에 쌓인 기(宗氣積於胸中)라야 호흡을 다스리고 심맥을 관통하여 심장의 박동을 추동시킬 수 있다고 생각했을 것이다.

❹ 위기衛氣

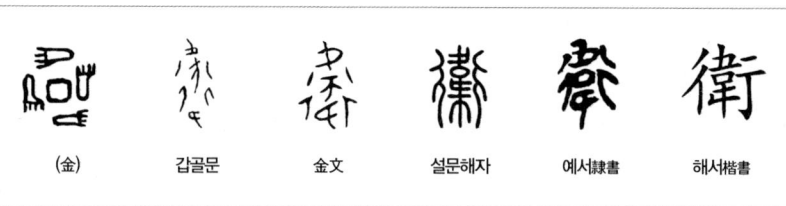

| (金) | 갑골문 | 金文 | 설문해자 | 예서隸書 | 해서楷書 |

[그림 4-10] 위衛의 자형字形변화

위기는 영기와 더불어 경經을 이루는 핵심적인 구성요소이다. 위衛는 의미상 주위를 호위한다는 말이다. 위기는 음식의 섭취를 통해 생겨나며, 맥외를 운행하는 빠르고 날랜 기로 피부와 분육간을 충전하고 사기에 대항하는 물질이다. 고전에서는 외사外邪에 대한 방어 작용을 담당하는 의미를 들어 위기衛氣라고 설명한다.

《내경》의 각 편에 등장하는 위기와 관련된 내용들을 살펴보자.

- 《소문》〈오장생성편〉 사람의 몸에 계溪와 곡谷이 있는데 이곳은 모두 위기가 머물고 사기도 들어온다(人有大谷十二分, 小谿三百五十四名, 少十二俞, 此皆衛氣所留止, 邪氣之所客也, 鍼石緣而去之). (谷: 【說文】泉出通川爲谷, 谿: 【說文】山瀆無所通者. 【爾雅·釋水】水注川曰谿)
〈의미〉 위기가 몸속의 물이 모이는 계곡에 머무른다.

- 《소문》〈학론편〉 위기가 있는 곳에서 사기와 상합하여 병이 생긴다(衛氣之所在, 與邪氣相合, 則病作).
〈의미〉 사기가 침습하여 병을 일으키는 곳이다.

- 《소문》〈풍론편〉 풍사가 분육사이에서 위기를 범하면서 옹양癰瘍을 일으키는데 위기가 엉겨서 원활히 운행하지 못해서 그렇다(風氣與太陽俱入行諸脈俞, 散於分肉之間, 與衛氣相干, 其道不利, 故使肌肉憤䐜而有瘍; 衛氣有所凝而不行, 故其肉有不仁

也).

〈의미〉 풍사(바이러스 등)가 양병瘍病을 유발하는 부위가 위기가 있는 분육사이이다.

• 《소문》〈비론편〉 위기衛氣는 수곡의 한기悍氣로서 (…) 혈맥속으로 들어가지 못하고 피부속이나 분육사이를 순행한다(衛者水穀之悍氣也, 其氣慓疾滑利, 不能入於脈也, 故循皮膚之中, 分肉之間, 熏於肓膜, 散於胸腹).

〈의미〉 위기는 맥의 바깥에서 피부속이나 분육사이를 순행한다.

• 《영추》〈사객〉 위기는 활동력이 큰 날쌔고 맹렬한 기로 사지와 분육, 피부사이를 순행한다(衛氣者, 出其悍氣之慓疾, 而先行於四末分肉皮膚之間, 而不休者也, 晝日行於陽, 夜行於陰, 常從足少陰之分間, 行於五藏六府).

〈의미〉 위기는 사지와 분육, 피부사이를 순행한다.

• 《영추》〈위기〉 체표로 떠올라 경맥 안을 들어가지 못하는 것이 위기이고 정미로운 기로 맥내를 순행하는 것은 영기이다(其浮氣之不循經者, 爲衛氣, 其精氣之行於經者, 爲營氣).

〈의미〉 존재하는 부위가 체표·맥외인 위기와 심부·맥내인 영혈은 서로 구분된다.

• 《소문》〈조경론편〉 경맥이나 낙맥을 찌르지 말고 분육간을 찔러야 위기가 회복되고 사기가 흩어진다(取分肉間, 無中其經, 無傷其絡, 衛氣得復, 邪氣乃索. 上焦不通利, 則皮膚緻密, 腠理閉塞, 玄府不通, 衛氣不得泄越, 故外熱).

〈의미〉 혈관을 찌르지 말고 위기가 있는 분육사이를 찔러야 한다.

• 《영추》〈본장〉 위기는 분육을 덥히고 피부를 충전하며 주리腠理를 살찌우고 땀구멍을 여닫는다(衛氣者, 所以溫分肉, 充皮膚[26], 肥腠理, 司關闔者也).

〈의미〉 위기는 피부와 분육을 충전하고 있다.

• 《영추》〈자절진사〉 (사기가) 기육에 붙어서 위기와 다툰다(搏於肉, 與衛氣相搏,

4장 ― 반응하는 기능공간, 인체

陽勝者則爲熱, 陰勝者 則爲寒).

〈의미〉 기육 부위에서 위기가 사기와 다툰다.

- 《영추》〈옹저〉 위기가 막혀 통하지 못하여 열이 나고 기육이 부란腐爛하고 농이 생긴다(營衛稽留於經脈之中, 則血泣而不行, 不行則衛氣從之而不通, 壅遏而不得行, 故熱. 大熱不止, 熱勝則肉腐, 肉腐則爲膿, 然不能陷骨髓, 不爲焦枯, 五藏不爲傷, 故命曰癰).
〈의미〉 위기의 열병리의 결과 농이 생긴다.

침술의 근간은 경락경혈의 체계가 바탕이고 위기와 영기는 경락체계의 중요한 구성원이다. 이 많은 《내경》의 편들 속에서 위기衛氣는 무엇이라고 정의되고 그 기능이 설명되는가? 요약하면 이렇다.

❶ 있는 곳은 체표의 천부로 피부와 분육간이다.
❷ 성질은 빠르고 날래다.
❸ 기능은 사기邪氣와 싸우고 몸을 보호한다.
❹ 영기營氣와 달리 혈맥의 외부에 있다.

지금의 눈으로 어떻게 이해되는가? 또한 우리가 가감할 수 있는 것으로는 무엇이 있을까? 나는 선의들이 이러한 범주로 상정해 놓은 위기衛氣를 다음과 같은 실질實質로 이해하려고 한다.

"혈관 밖의 체액 속에서 주로 피부와 기육을 충전하면서 면역반응을 담당하는 액상液狀물질"

---

26) 三焦出氣, 以溫肌肉, 充皮膚, 爲其津, 其流而不行者爲液. 五癃津液別 第三十六 참고

❺ 영기營氣

다음은 영기이다.《내경》에서는 곡기穀氣에서 만들어진 기로 탁한 한기悍氣는 위기가 되고 맑은(淸)한 정기精氣는 영기가 된다고 하였다. 그러면서 혈血과 함께 혈맥의 속으로 운행하는 기氣로 혈血로 변화되어 전신에 영양을 공급한다고 하였다. 영營의 '자형字形' 속에도 이런 의미가 포함되어 있으며 영·위기의 구분이 울타리(혈맥)의 안과 밖임을 상징적으로 나타내고 있는 것을 함축하고 있다.

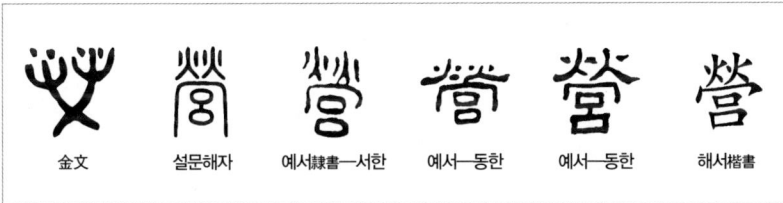

[그림 4-11] 영營의 자형字形변화

《설문해자》에는 영營을 "잡거市居"라 하였는데, 단옥재는 이를 설명하면서 시영市營을 환(闤; 시가를 둘러싼 담), 군루軍壘를 영營이라고 하는 것처럼 "잡거市居는 에워싸서 사는 것(市居謂圍繞而居)"이라 하였다.

역시《내경》의 각 편에 등장하는 영기와 관련된 내용들을 살펴본다.

- 《영추》〈영기〉 영기는 기전에 있어서 음식이 중요한데 섭취된 음식은 위胃에서 (처리된 후) 폐로 전해진다. 이어서 속으로 흘러들기도 하고 밖으로 퍼져 흩어지기도 하는데 청정한 것은 경經으로 정해진 길을 따라 가서 쉼 없이 혈맥의 안을 움직인다(營氣之道, 內穀爲寶, 穀入於胃, 乃傳之肺, 流溢於中, 布散於外, 精傳者, 行於經隧, 常營無已, 終而復始, 是謂天地之紀).
  〈의미〉 영기營氣는 "경經의 경로(經隧)"를 따라 흘러(流溢)가는 액상물질이다.

- 《영추》〈영위생회〉 중초의 기도 역시 위속에서 같이 있다가 상초의 아래쪽으로 나오는데 이는 쩌내고 짜내어 조박과 진액을 만드는 과정에서 만

들어진 정미로운 것이다. 이것이 위로 폐경맥으로 들어가 변화하여 혈血이 되는 것이며 온 몸을 봉양하니 아주 귀한 것이다(岐伯答曰, 中焦亦並胃中, 出上焦之後, 此所受氣者, 泌糟粕, 蒸精液, 化其精微, 上注於肺脈, 乃化而爲血, 以奉生身, 莫貴於此, 故獨得行於經隧, 命曰營氣).

〈의미〉 혈맥 안에 있지만 혈로 변하지 않은 정미로운 액체가 영기이다.

- 《영추》〈영위생회〉 혈과 기의 차이가 무엇인가? 영기는 정제된 물질로서의 활성체라면 혈에는 신이 깃들어 있다는 것이 다르다. 다르게 부르지만 같은 종류이다(黃帝曰, 夫血之與氣, 異名同類何謂也. 岐伯答曰, 營衛者, 精氣也, 血者, 神氣也, 故血之與氣, 異名同類焉. 故奪血者無汗, 奪汗者無血, 故人生有兩死, 而無兩生).

〈의미〉 혈血과 기氣는 (음식에서 기원한 액상液狀의 물질)이라는 면에서 같은 종류이다.

- 《영추》〈사객〉 영기는 (위에서 만들어진) 진액이 경맥 속에 흘러든 것으로 변화하여 혈이 되어 사지를 영양하고 안으로는 오장에 흘러드는데 이러한 과정은 시간의 변화에 따른다(營氣者, 泌其津液, 注之於脈, 化以爲血, 以榮四末, 內注五藏六府, 以應刻數焉).

〈의미〉 영기는 맥관 내의 유체流體로 혈血이 되기 이전의 것이다.

- 《영추》〈위기〉 기가 체표로 떠올라 혈맥 안으로 들어가지 못하는 것이 위기이며 경맥에 들어가서 순행하는 정미로운 기가 영기이다(其浮氣之不循經者, 爲衛氣. 其精氣之行於經者, 爲營氣).

〈의미〉 위기와 영기는 혈관내액이냐 혈관외액이냐로 구분한다.

아래 그림은 혈장과 혈구로 이루어진 혈액의 모식도이다.

예전 사람들이 인식한 영기營氣와 혈血의 조합으로서의 영혈營血이 이 지금의 혈장과 혈구와의 에누리 없는 등치관계일 수는 없을지라도 영기와 혈장간의 긴밀한 대응관계마저 부정될 필요는 없어 보인다.

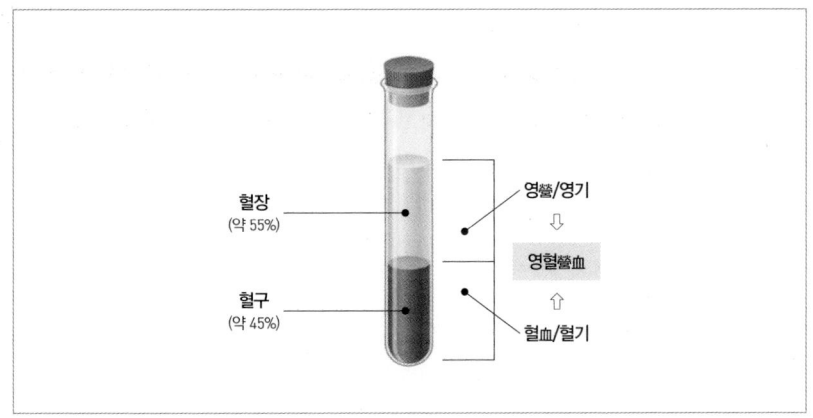

[그림 4-12] 혈액의 구성

3) 신神

넓은 의미에서 신은 세상에서 일어나는 모든 현상들의 정상상태를 의미하기도 하지만 인체의 삼보三寶로서의 신은 인간의 정신활동 또는 이를 관장하는 주재主宰정도의 의미를 지닌다고 하였다. 말하자면 생명의 기초인 정精이 기氣의 매개 작용을 통해 인체의 생명활동을 주관하는 신神으로 전환되는 일련의 상호과정이 인간의 생명 활동의 본질인 것이다. 따라서 신이란 인체의 생명을 유지하기 위해서 수반되는 일체의 정신적 활동을 포괄하는 용어로, 사유의식 및 신체활동은 모두가 신이 인체에서 발휘하는 작용의 각종 표현 형식이자 정서현상을 일으키는 주체로 이해할 수 있겠다. 따라서 현대적 의미에서의 신이란 모종의 기능이 외적으로 발현된 총체적 결과이며 정신, 의지, 지각, 운동 등 모든 생명 활동의 총괄이기도 하다. 신은 혼魂, 백魄[27], 의意, 지志, 사思, 려慮, 지智 등의 활동을 포함하며, 이를 통해 사람의 건강 상태가 드러나게 된다. 가령, "눈빛이 살아있다"는 것은 "신"이 말로 표현된 구체적인 사례라 할 수 있겠다. 옛사람들은 이렇듯 신을 중시했는데,《소문》〈이정변기론〉에서 "신이 있으

---

27) 동양철학에서는 혼백魂魄을 음(魄)양(魂)으로 구분하며, 살아서 있는 곳(魂은 肝에, 魄은 肺에)도 다르고, 죽으면 되돌아가는 곳(魂은 天으로, 魄은 地로)도 다르다고 본다.

면 산 것이고, 신이 없으면 죽은 것이다(得神者昌, 失神者亡)"고 한 것도 이런 맥락에서다. 실제로 의사가 병을 치료할 때 환자로부터 보이는 이른바 "신색神色의 유무"는 환자의 병태가 드러난 활력의 반영으로 환자의 예후가 좋고 나쁜지를 판단하는데 중요한 판단요소이기도 하다.

(3) 오장과 육부

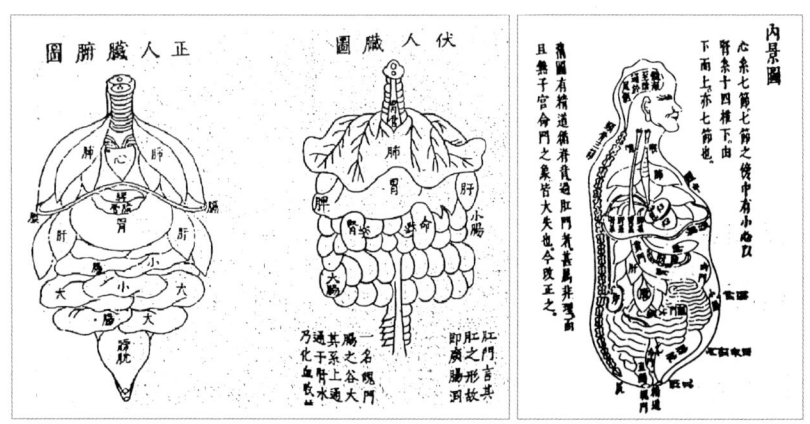

[그림 4-13] (좌)오곤(明)《침방육집》 정면/후면 장부도, (우)양계주(明)《침구대성》 측면 장부도

앞서 말했듯이 모든 것을 관계론적인 관점으로 보는 동양의학에서는 오장과 육부 역시 개별적으로가 아닌 상호 연계된 것으로 보았다. 오장은 각기 존재하지 않고 상호관계 속에서 영향을 주고받으며 공존하며 육부 역시 마찬가지이다. 더구나 오장과 육부 사이는 긴밀히 연계된 표리表裏관계로 파악한다. 표리는 겉과 속이라는 의미이다. 이는 공간적인 위치관계만이 아닌 상호작용하는 밀접한 관계로 이해할 수 있는 개념이다. 표리의 장부는 부부관계라고 하는 것도 이런 연유인 것이다. 오장에서 장(臟—장부)이라는 것은 장(藏—저장)과 통하며 무언가를 내장內藏한다는 말이다. 오장이면 간장, 심장, 비장, 폐장, 신장을 의미하는데 대체 무엇을 저장한다는 말인가? 역시 인체를 신국神國으로 보는 도교적 관점에서 심心은 신神을, 폐肺는 백魄을, 간肝은 혼魂을, 비脾는 의意와 지智를, 신腎은 정精과 지志를 담는 그릇으로 여긴다. 그러므로 오장은 각기 비

물질적인 다섯 가지 신을 저장하는 저장소가 된다. 이에 비해 육부는 여섯 가지의 곳간으로 명명하였다. 부腑(곳집이라는 의미의 '부府'와 상통하며 곧잘 '육부六府'로 '육부六腑'를 대신하기도 한다. 오장五臟을 오장五藏으로 대신하듯이)라는 것은 곳간, 이른바 일종의 창고라는 말이다. 육부에는 위, 대장, 소장과 같이 곳간으로 이해하는데 별 어려움이 없는 곳도 있지만 담, 방광과 같은 물질을 담아두는 곳도 포함하고 있으며 여기에 생소한 개념인 삼초三焦라는 곳도 육부에 속해 있다.

장상론臟象論

이른바 장상이란 동양의학적 생리에서 생명활동의 근간이랄 수 있는 오장육부의 상태로 이를 통해 드러나는 개체의 건강 상태와 관계된 의학적 설명이 장상론이다. 장臟은 장부를 말하고, 상象은 형形의 의미가 드러나도록 본뜬 의미로 장부의 생리활동과 병리변화가 외부로 반영된 징조와 모습을 가리킨다. 따라서 동양의학의 생·병리의 핵심적 관심분야는 장상臟象이지 결코 장형臟形이 아니다. 말하자면 장상론은 외부에 나타나는 증상들에 기초하여 내부 장기들의 기능 상태와 병리 변화, 그것들의 상호 관계 등을 이해하기 위한 방편이다. 장상론은 오장육부, 기항지부奇恒之腑, 경락, 오관, 오체五體, 위기, 영혈, 정신, 진액 등 장기와 조직, 기관들의 생리적 기능과 병리 변화 및 그것들의 상호 관계 등을 기본 내용으로 한다. 그들은 간, 심, 비, 폐, 신의 오장과 담, 소장, 위, 대장, 방광, 삼초의 육부의 구조를 치환하거나 대체한다거나 하는 데에는 관심이 없다. 그들의 의학적 범주에 있지도 않았다. 더욱이는 중시하지도 않았고 당시의 제반 의학적 환경에서는 가능하지도 않았다. 당시의 치유자들에게는 오장육부의 기능이 중요했을 뿐이고 치유의 메커니즘에 있어서도 이러한 변화를 감당하고 수행하는 역할만이 중요했을 뿐이다. 그들이 이러한 관점에서 오장육부의 기능과 역할을 형상해서 표현한 것이 장부도臟腑圖였다.

만이불능실滿而不能實, 실이불능만實以不能滿

오장은 정精을 저장하되 사瀉하지 않으므로 만滿하나 [물질로써] 실實한 것은 아니며, 육부는 내보내서 저장하지 않으니 따라서 실實하되 만滿한 것은 아니다. 예를 들어 수곡이 입으로 들어가면 위胃는 실實하나 장腸은 비고, 음식이 내려가면 장腸은 실實하나 위胃는 비는 것이니, 따라서 실實하되 만滿하지는 않은 것이다.[28]

한의학적 오장 육부를 논할 때 자주 언급되는 내용 중에 오장은 만이불능실滿而不能實하고 육부는 실이불능만實以不能滿하다는 말이 있다. 오장에는 무언가 그득하지만 물질적으로 채워진 것은 아니고 육부는 반대로 물질적으로 채워지지만 무언가 충만한 것은 아니라는 의미이다. 오장과 육부의 본체와 작용을 구분하여 설명한 기묘한 표현이라는 생각이 든다. 오장과 육부의 또 다른 구분점으로는 오장은 생명이 다할 때까지 쉼 없이 활동하도록 사명 지워졌으나 육부의 경우에는 필요시에만 활동하도록 역할이 주어져있다는 점이다.

지금부터 오장과 육부의 기능에 대한 양면적으로 표현된 내용을 살펴보도록 하자.

1) 간장

간은 혼魂을 머금고 있다(肝藏魂). 무게가 2근 4냥이다. 왼쪽은 3엽이고 오른쪽은 4엽으로, 그 치료는 왼쪽에서 한다. 이 장臟은 오른쪽 옆구리, 오른 신장의 앞쪽에 있는데 위胃와 함께 9번째 척추에 붙어 있다. 《내경》에서는 "간은 장군의 역할에 해당하고 궁리나 계략이 여기에서 나온다. 간은 피로를 받아내고 견뎌내는 근본으로 혼魂이 이곳에 거처한다. 그 상태는 손발톱에 드러나며 그 기氣는 근筋에 충만하며 기와 혈을 만들고, 양중陽中의 소양少陽에 해당하며 봄의 기운과 통한다. 동방의 청색은 간에 들어가 통하고 눈에 개규開竅하며, 정精을

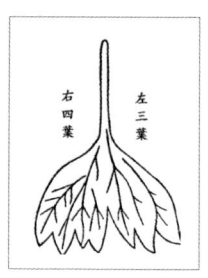

[그림 4-14] 간장도肝藏圖

---

28) 홍도현, 앞의 책, 오장육부편, p.719.

간에 저장하므로 병이 생기면 몹시 놀라는 것으로 나타난다"고 하였다.

2) 심장

심장은 신神의 거처이다(心藏神). 무게가 12냥이다. 7개의 구멍과 3모毛가 있고, 형태는 개화하지 않은 연꽃모양과 같다. 폐보다는 아래, 횡격보다는 위에 위치하며 5번째 척추에 붙어 있다.《내경》에서는 "심장은 군주君主에 해당하는 장부로 신명神明이 여기서 나온다"고 하였다. 한의학에서 심은 살아있음의 근본으로, 사람의 정신의식과 사유활동의 주체가 되는 장기로 본다. 그 기능적 발현은 얼굴에 나타나며, 전신의 혈맥이 심에 의해 통솔된다. 따라서 그 충실함은 혈맥에 있으며, 양陽가운데 태양에 속하며, 여름 기운과 상통한다.

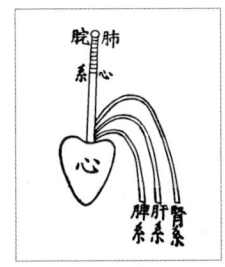

[그림 4-15] 심장도心臟圖

3) 비장

비장은 의意를 품는다(脾藏意). 무게가 2근 3냥으로 너비는 3치, 길이는 5치이다. 태창胃에 가려 있고, 11척추에 붙어 있다.《내경》에는 "비장脾臟은 임금에게 간언하는 관리에 해당하며 지혜로움이 두루 나온다. 양식糧食을 보관하는 창고와 같이 인체를 영양하는데 근본이 되는 장기로 영기榮氣의 거처이다. 비장은 생혈의 기능뿐만 아니라 혈액을 통섭하여 혈액이 맥중에서 순행하게 하여 밖으로 넘치지 않도록 한다. 전신의 기육은 비위가 운화한 수곡의 정미에 의해 유양濡養되며 그 기능적 발현은 입술 주변의 사방 백육처白肉處에 나타나고, 그 충실함은 기육에 드러난다. 비장은 오장중의 지음至陰으로 분류되고, 토기土氣에 통하며, 주변의 네 장기를 관개한다. 비장은 사지를 주관하고, 위胃를 위하여 진액을 운행한다"고 하였다.

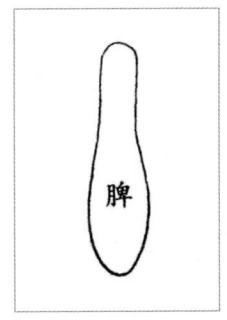

[그림 4-16] 비장도脾臟圖

4) 폐장

폐장은 백魄이 들어있는 곳이다(肺藏魄). 무게가 3근 3냥이다. 6엽과 두 귀가 있고, 넷이 덮개처럼 드리워져 있으며, 셋째 척추에 붙어 있고 가운데에는 24개의 구멍이 나 있는데 줄지어 늘어서 있다. 청탁의 기를 여러 장臟에 나누어 배포하는 역할을 하므로 오장의 화개華蓋가 된다고 한다. 《내경》에서는 "폐는 군주를 보필하는 재상과 같으며, 다스리고 조절함이 여기에서 나온다"고 하였다. 폐는 기를 주관하여 호흡기능 및 진

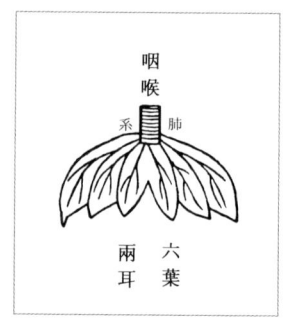

[그림 4-17] 폐장도肺臟圖

기의 생성작용을 하며 정지적情志的으로는 백魄이 거처하는 곳이다. 비鼻는 호흡의 통로이다. 코의 후각 역시 폐기가 조화되고 호흡이 원활해야만 정상이 된다. 피모皮毛는 땀29)을 분비하고 피부30)를 윤택하게 하고 외부를 방어하는 기능을 하는데 이러한 기능은 폐에 의해 피모에 산포된 위기의 작용이다. 양중陽中의 태음太陰이 되며, 가을의 기와 통한다. 서쪽의 방소에 해당하는 백색의 기운은 폐로 들어가 통하고 코에 개규하며, 정精을 폐肺에 저장하므로 병은 등에 있다.

5) 신장

신장에는 지志가 들어있다(腎藏志). 신腎은 좌우에 하나씩 두개가 있는데 무게는 1근 1냥이다. 모양이 마치 석란石卵과 같고, 색은 누런 자줏빛으로 횡격의 아래 양쪽에 있으며, 등뼈로 들어가서 14번째 척추에 붙어 있으며 앞쪽으로는 배꼽과 수평을 이룬다. 《내경》에 "신장은 '인체를 강하게 만드는 관리'에 해당

---

29) 땀의 작용은 체온조절, 노폐물배출, 사기의 배설 등이다.
30) 피부호흡으로 탁기를 배출하고, 청기를 흡입하는 역할을 한다. 부조화시 종기나 습진 등이 생긴다.

하니, 기교技巧가 여기서 나온다."고 하였는데 생장-성장-소멸의 일련의 과정을 기교에 비유하였다. 신腎은 감추는 것을 주관하는 장臟으로, 가두어 저장하는 근본이 되며 정精의 거처가 된다. 신의 정은 인체가 정상적인 생리활동을 유지하게 하는 물질적 기초이다. 오장이 모두 정精을 저장하고 있지만 신腎의 장정기능이 근본이 된다고 보았다. 그 기능적 상태는 머리 결에 나타나고, 충실함은 뼈에 드러나며, 신장은 [그 음양 속성이] 오장 중 태음으로 분류되고, 겨울의 기운과 통한다.

6) 담

담은 간의 단엽短葉 사이에 있는데, 무게는 3냥 3수銖이고 정즙 3합을 담고 있다. 담은 여타의 육부의 기능처럼 "사瀉하되 저장하지는 않지만" 그것이 배설하는 담즙은 결코 오탁汚濁한 것이 아니라 청정한 액液이므로 보통의 부와는 다르다고 보았다. 《내경》에서 "담膽은 치우치지 않은 바르고 깨끗한 관리에 해당하니 결단이 여기에서 나온다. 무릇 11개의

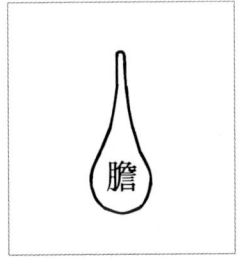

[그림 4-18] 담부도膽腑圖

장臟은 모두 담에서 결단을 취한다. 담膽은 맑은 장腸이다."라고 한 것이나 "담膽은 맑고 깨끗한 부서에 해당한다. 모든 부腑는 다 더럽고 탁한 것을 받고 보내는데, 유독 담膽은 이를 전도하는 바가 없으니 그러므로 청정하다고 한다."한 것은 이런 의미를 담은 것이다. 담이 허하면 눈이 침침하고, 토하면 담을 상하게 하는데, 그러면 사물이 거꾸로 보인다.

7) 소장

소장은 무게가 2근 14냥으로 길이가 3장 2척이며, 왼쪽으로 16번 굽어져 중첩되어 쌓여 있다. 소장의 위쪽 입구는 곧 위胃의 아래쪽 출구로 배꼽에서 위로 2치에 위치하고, 다시 아래로 1치 부위에 있는 수분혈은 소장의 아래쪽 출구가

된다. 이곳[소장]에 이르게 되면 청기와 탁기의 비별泌別 작용이 일어나 수액은 방광으로 들어가고 더러운 찌꺼기는 대장으로 들어간다.《내경》에 "소장은 수곡을 풍성하게 받아들이는 직위에 해당하니, 소화 흡수하는 기능이 이곳에서 나온다."고 하였다. 또 난경에서는 소장은 붉은[火에 속하는]창자라고도 하였다.

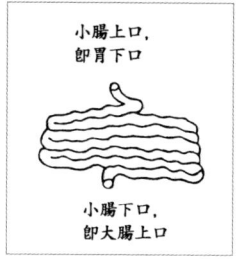

[그림 4-19] 소장부도小腸腑圖

8) 위

위胃는 무게가 2근 1냥이고, 크기는 1척 5치, 직경이 5치로, 굴곡된 것을 펴서 재면 그 길이가 2척 5치에 이른다.《내경》에서는 "위胃는 양식糧食을 저장하고 보관하는 관리와 같으니, 이곳에서 음식으로부터 얻어진 다섯 가지 맛이 나오게 된다."고 하고 또한 "위는 황색에 속하는 장腸이 된다. 오미五味가 입으로 들어가 위胃에 저장되면 오장의 기를 높아주게 된다. 위胃는 음식물이 모여드는 수곡의 바다로 육부의 큰 원천이 된다. 이로써 오장육부의 기미는 모두 위胃에서 나오는 것이다."고 하였다.

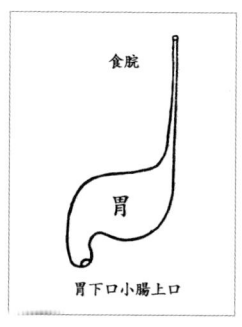

[그림 4-20] 위부도胃腑圖

9) 대장

대장은 무게가 2근 12냥으로 그 길이는 2장 1척이고, 너비는 4치이다. 오른쪽으로 16번 굽어져 중첩되어 있으며 바로 배꼽의 중심이 대장의 위쪽 입구가 되고 이곳은 곧 소장의 아래쪽 출구가 된다.《내경》에서는 " 대장은 운수와 전송을 담당하는 기관으로, 수액과 조박으로 변화되어 나오게 한다. 또한 대

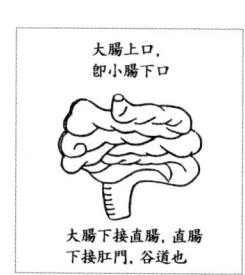

[그림 4-21] 대장부도大腸腑圖

장은 백장[白腸]이라고도 한다."고 하였다.

10) 방광

방광은 무게가 9냥 2수[銖], 너비는 9치이며, 신장의 아래에서 앞쪽, 대장의 옆쪽에 있다. 방광의 위쪽은 소장의 아래쪽 출구로, 수액이 이곳으로부터 스며들어온다. 《내경》에서는 "방광은 물을 저장하고 관리하는 직위에 해당하며, 진액을 저장하는데 기화[氣化]하면 능히 내보낼 수 있다." 또한 "방광은 흑장[黑腸]이다."라고 하였다.

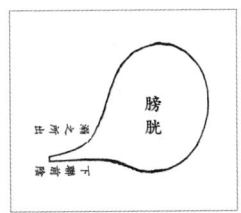

[그림 4-22] 방광부도[膀胱腑圖]

11) 삼초

삼초는 수곡이 운행하는 도로로 기의 운행이 시작되고 끝나는 곳이다. 상초는 심장의 아래, 위[胃]의 위에 위치하며, 이곳을 다스리는 혈은 전중인데, 이곳은 양쪽 젖의 한가운데 오목한 곳이다. 중초는 위[胃]가 있는 중완부로 배꼽에서 위로 4치 떨어져 있으며, 이곳은 배꼽주변에 있는 혈로 다스린다. 하초는 방광의 위쪽 부근으로 그 치료혈은 배꼽 아래 1치[음교혈]이다. 《내경》에서는 "삼초[三焦]는 물길을 통하게 하는 관리에 해당하니 물길이 [여기서] 나온다. 또한 말하길: 상초는 안개와 같고, 중초는 도랑과 같으며, 하초는 하수구와 같다"고 하였다.

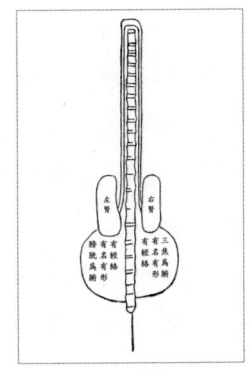

[그림 4-23] 삼초부도[三焦腑圖]

(4) 경락과 경혈 계통

침의학 체계의 가장 큰 특성을 들라면 단연 경혈을 포함한 계통적 경락을 말할 것이다. 침에 의한 자극이 매개되는 직접적인 공간이자 구조체이며 자체로 생·병리적 작용체이기 때문이다. 이에 관해서는 워낙 중요하기도 하고 내용도 간단치 않으며 하고 싶은 말도 많으므로 별도로 장(5장. 여명의 기능벡터 경락과 경혈)을 편성해서 자세히 기술할 것이다.

(5) 오부(皮·肉·脈·筋·骨)

5부란 기질과 역할이 다른 5종의 기능단위인 피皮膚, 육肌肉, 맥血脈, 근筋, 골骨을 말한다. 이와 관련하여 《영추》〈경맥편〉에서 황제는 골骨은 근간, 맥脈은 진영鎭營, 근筋은 강건함, 육肉은 담장, 피부는 견고함으로 표현[31]하고 있다. 피부는 기육肌肉과 연결되는 결체조직結締組織인 주리腠理를 포함하는데 이는 다시 진액津液이 스며나가는 곳인 '주腠'와, 겉에 있는 결금에 해당하는 '리理'로 구분된다. 한의학에는 "폐가 피모를 관할한다(肺主皮毛)"라 하여 피부가 폐肺와 밀접한 관계가 있는 것으로 보았다. 기육肌肉은 비기脾氣와, 맥脈은 기혈氣血이 순환하는 통로(혈맥)로 심기와 관계된다. 그리고 근筋은 힘줄과 인대로 간肝과 밀접한 관계가 있다고 보았으며, 골骨은 뼈로 신장이 주관한다고 하였다.

침의학에서 5부는 이상에서 기술한 구성이나 부위, 작용은 물론 깊이와도 관계되는 요소이다. 침을 놓을 때 깊이의 과불급過不及이 없도록 하는 것이 중요하며 침은 피부, 기육, 근골의 순서로 이르게 된다.

(6) 혈血·진津·액液

인체를 차에 비유한다면 골격은 차체車體라 할 것이다. 이제 차체는 다 만들

---

31) 骨爲幹, 脈爲營, 筋爲剛, 肉爲牆, 皮膚堅而毛髮長.

었으니 연료를 넣고 기름을 칠(윤활) 차례이다. 연료는 혈맥의 안쪽을 새지 않고 돌면서 역할하는 것이니 혈血과 영기營氣이고 기름은 기어를 적시고 벨트를 축이니 진액이고 위기衛氣이다. 혈과 진액은 인체를 구성하는 체액성분을 일컫는 개념이다. 진액에는 몸 안의 일정한 계통을 따라 순환하거나 필요에 따라 분비되는 분비물, 즉 조직액, 림프액, 땀, 콧물, 눈물, 침 등 체액들을 포괄한다. 옛 의서에는 진액을 진津과 액液으로 나누어 설명했는데 진津은 비교적 맑고 묽으며 위기와 함께 피부와 근육에 분포되어 이들을 온양溫養하고 자윤滋潤하는 역할을 하며, 액液은 비교적 탁하며 걸쭉하고 영혈營血과 함께 관절, 뇌수, 눈, 귀, 코, 입 등 칠규七竅에 분포되어 촉촉하게 하고 자양하는 역할을 한다고 하였다. 또한 진과 액은 기후의 변화에 따라 몸이 그에 적응되도록 조절하는 역할과 몸에서 음양의 상대적 균형을 유지하는 중요한 작용을 한다고 하였다. 진액은 몸 안의 체액과 그 대사산물을 말하기도 하는데 오장육부를 비롯하여 온 몸을 영양할 뿐 아니라 해당 조직들과 기관들을 원활하게 하여 생리적 기능이 정상적으로 유지되도록 한다.

(7) 구규九竅

몸에 있는 9개의 구멍을 말한다. 귀, 눈, 코, 입과 전음前陰, 후음後陰을 말하며 외부로부터의 출입을 담당하는 통로가 된다. 《황제내경·소문》〈생기통천론〉에서는 이를 "천지사이의 육합사방과 위아래의 안에서 음양의 기는 구주, 구규, 오장, 12절 등과 모두 천기에 통한다(天地之間, 六合之內, 其氣九州, 九竅, 五藏十二節, 皆通乎天)"고 하였다. 머리에 있는 7개의 구멍을 양규陽竅라 하고 아래에 있는 2개의 구멍을 음규陰竅라 하였다.

골격에 맞추어 오장육부를 앉히고 5부로 엮어내어 흐름을 받아낼 틀을 갖추었다. 이어서 기혈수氣血水가 주입되어 충전되었고 얼굴에는 외부와 소통하는 대롱을 갖추었으며 위아래에는 곡기를 받아들이고 내보내는 소통창구를 갖추었다. 마지막으로 오장에 혼백과 정지情志를 불어넣고 숨을 터주니 시공時空의 수레바퀴에 맞추어 한 인생人生이 돌기 시작한다.

3. 다층 혼합구조로 구획화된 침의학적 반응공간, 인체

이제부터는 선인들이 파악한 인체를 우리의 눈으로 이해할 차례다. 인체에서 무언가 체계적으로 흐른다고 할 때 그 객체가 되는 것은 액체나 기체, 또는 원소와 같은 물질적 상태를 의미하거나 또는 방향성을 갖는 에너지의 변동으로 생각할 수 있다. 그러한 흐름에는 당연히 이런 흐름의 주체가 이동할 수 있는 공간이 필요한 것이고, 우리는 편히 이러한 공간적 바탕을 매질媒質이라고 한다. 이러한 흐름의 바탕을 생각할 때 중량비로 인체의 70%를 차지하고 있으면서, 더군다나 곳곳을 순환하는 물(水液)은 아주 중요하게 살펴야 할 대상이 아닐 수 없다. 두 가지 측면에서 그렇다. 하나는 수분 자체의 이동 관점이고, 또 하나는 구성성분의 변동을 통한 정보나 자극의 매개관점이다. 계통적 경락과 경혈은 침의학적 체계 중에서 핵심적인 개념이다. 경락계통은 기혈운행의 노선이고 경혈은 기혈운행의 중요한 지점일진댄, 이럴 경우 경락과 경혈의 구성(개념적이든 실질적이든)속에는 당연히 이(수분 자체의 이동과 구성성분의 변동)를 포함한 것이어야 옳다. 이에 대해서는 후반부에서 자세히 기술할 것이다.

흐름이란 의미 속에는 공간적 변동뿐 아니라 시간적 변화의 의미가 담겨 있는데 어느 경우라도 중요한 것은 방향이다. 방향성을 포함한 이동이라면 물리적 의미에서 크기와 방향을 가진 양量의 개념을 가진 벡터를 생각할 수 있다. 벡터란 방향성을 가진 스칼라(scalar; 수치화된 量)적 의미를 가지며 이런 관점에서 인체는 계량적 공간에 대한 상대적인 의미로 벡터적 공간으로 규정할 수 있겠다. 말하자면 인체는 내부적으로 기, 혈, 전기적 흐름 등 다양한 구성요소들을 담고 있는 벡터공간일 수 있는 것이다.

이 책의 전편全篇을 일관하는 자극-반응의학적으로 침의학을 이해하기 위해서는 우리의 몸을 이러한 관점에서 보려는 노력이 필요하다. 이천년 전의 고답적인 눈만으로는 현대적인 방법으로 연결 지을 도리가 없으며, '분석'과 '환원론'이라는 편협한 도구만으로 눈을 가늘게 뜬 채 시간적 퇴행만 거듭해서도 오래된 철학적 사유의 누적된 총체를 해석해낼 재간이 없다. 누군가는 열린 마음으로 조심스럽게 다가가야 하고 그런 사람들이 늘어나야만 비록 처음은 실낱같은 모습뿐일지라도 과거와 현대의 간극은 좁혀질 수 있고 연결의 실마리가 찾아질 수 있다. 침의학을 재정립하는 방법으로 자극(과 반응)적 관점에서 인체를 다시 살필 것을 지속적으로 강조해온 이유가 그게 근본에 도달하는 방법이자 새롭게 해석하는 출발선이며 외연을 확장하는 길이라고 생각하기 때문이었다. 인체는 다양한 물리화학 및 생물학적 반응공간을 제공하는 에너지체다. 이는 침의학에 있어서 매우 중요한 지점이다. 나는 과거의 경전들을 읽으면서 선의들이 인체가 다양한 기계적 작용의 공간임은 물론, **자극에 대한 양질의 반응장**이라는 사실 역시 잘 알고 활용하고 있었다는 점에 자주 놀라곤 한다.

인체내의 물리적, 화학적 및 생물학적 반응은 기본적으로 대부분 배치(batch)식[32] 반응이며 이러한 반응계에서는 계(界; system)와 외부사이에 물질이동이 제한되어 있으므로 보통은 닫힌계(Closed syetem)라 할 수 있다. 이러한 닫힌 시스템(인체)의 내부에는 수많은 크고 작은 기능단위들이 개별적으로 혹은 보다 큰 작용(가령, 소화)의 부분적인 역할 단위(위, 소장, 대장 등)들로 작동하는 매우 효율적이고 조화된 기계적 요소들이 유기적으로 작동되고 있다. 이러한 기능단위들 중에서 각각의 주어진 목적수행을 위한 '닫힌 구조(Closed structures)'와 배경이 되는 '열린 공간(Open space)'으로 구분지어 고찰해 본다. '열린 공간'의 의미는 명시적인 구조물로 칸막이되어 있지 않다는 뜻이다. 인체는 이 둘(닫힌 구조와 열린 공간)이 동시에 작동하는 역동적인 시스템이다.

(1) 닫힌 구조(Closed Structures)

인간의 몸은 내부적으로 정밀하게 분화되어 있다. 이러한 분화는 심각한 질병상태에 있지 않는 한 단순한 분할이 아닌 통합적이고 유기적인 분화라는 점

---

[32] Batch process: 연속공정에 대한 상대적인 의미로, 들어가고 나오는 물질이 없고 오직 특정 조건에서의 반응만 있는 회분식공정回分式工程을 의미한다. 가령, 찍어내는 붕어빵을 예로 들면, 공장에서 만들어진 연속 공정이 아닌 즉석에서 만들어 파는 것이 배치식이다. 같은 재료로 같은 사람이 만들어도 그때그때 개별적 품질이 다르다.

에서 특이적이다. 보다 효율적으로 생명을 유지해나가기 위해서는 능률적이고 적합한 여러 기능단위조직들이 필요했을 터이다.

1) 순환계循環系

순환계는 동맥, 정맥, 모세 혈관의 혈관 계통, 림프관 계통으로 이루어져 있으며 몸 전체에 혈액을 순환시켜 골고루 영양을 공급하면서 노폐물을 수용하는 계통의 조직을 말한다. 순환계는 몸 안의 각 기관에 영양과 산소, 에너지 등을 공급하고, 생명 활동으로 생기는 이산화탄소, 노폐물 등을 호흡계나 배설계로 전달하여 몸 밖으로 배출하도록 하는 혈액이나 림프액 같은 체액의 흐름을 담당하는 계통이다.

침의학적 관점에서 혈액의 순환은 군주지관君主之官이라고 일컬어지는 심장의 운동에 의해 시작되고 유지된다. 가장 중요하다는 뜻이겠다. 순환계는 심장이 중심이 된 맥관계로 경락經絡은 이를 바탕으로 구성된 것이다. 큰 혈관은 경맥經脈이라 하였고, 별도의 가지는 경별經別이라 하였다. 가지는 낙맥絡脈이라 하였고 이중 큰 가지에 해당하는 15개는 따로 십오낙맥十五絡脈이라 명명하여 의미를 부여하였다. 말초의 가는 혈관은 손락孫絡이라 하였으며 이중 체표에 드러난 것은 부락浮絡이라고 이름하였다. 2천 년 전의 술사들에게 혈맥의 작동과 연결, 그리고 분화 등에 대한 이해는 매우 소중한 의학적 발견이었을 것임을 쉽게 미루어 짐작할 수 있다.

사람의 수명이 80년이라 한다면 심장은 대략 일생동안 30억 회 이상을 뛰게 된다[33]. 그리고 이러한 심장이 한번 박동할 때마다 성인 남성의 경우는 4.7리터, 여성은 3.8리터의 혈액이 평균시속 5~6km(1.4~1.7m/sec)의 속도로 흐르게 되는데 이는 우리가 보통 걸음을 걷는 것과 비슷하다. 평균은 그렇지만 혈액의 순환은 심장에서 대동맥으로 들어갈 때는 초속 4.6m의 빠른 속도로 진행하며

---

[33] (72회2985/分)×(60分/時)×(24時/日)×(365日/年)×(80年/生) = 3,027,456,000회/生. 영국(웨일스)의 시인 딜런 토머스(Dylan Thomas; 1914-1953)가 맥박은 "제 무덤을 파는 삽질소리"라고 읊었던 의미가 이해도 된다.

그 후 인체의 각 부위로 가면서 점차 느려져 적당한 속도로 조절되어 흐르게 된다. 가장 말초에 해당하는 모세혈관에 이르면 혈액의 운행속도는 매우 느려지게 되는데 이는 몸에서 멀어서 그렇다기보다는 그 수가 워낙 많기 때문으로 실제 단면적의 총합으로 보면 동맥이나 정맥보다 훨씬 빠르다고 할 수 있다(이에 비해 림프액은 0.6cm/sec의 느린 속도로 자체 순환로를 돈다). 순환 중인 혈액은 산소의 운반, 영양분의 공급, 대사과정에서 생긴 노폐물의 제거, 체온의 유지, 호르몬의 운반과 같은 역할을 한다.

심혈관계는 침의학의 출발이었다. 경락의 초기 성립(경맥혈)시 진단과 치료의 시원을 제공하였고, 시동병是動病과 소생병所生病이라 불리는 경병증經病症의 진단처이자 치료점에 관한 근거이기도 했다. 진단적 관점에서는 맥진으로 구체화된 삼부구후맥진三部九侯脈診의 주된 노선이었으며 또한 혈관계의 위치와 그 안을 흐르는 영혈營血의 동적 거동은 정경正經과 기경奇經의 발전과 구체화 과정(사지와 두면·체간의 연결)에서의 주된 근거였다. 이런 중요성을 가지는 지점들은 치료적 관점과 긴밀하게 연계되어 침의학의 중요한 바탕을 형성하게 되었다.

치료적 관점에서는 구침 중 참침鑱鍼에 의한 사혈, 울혈鬱血된 정맥의 자락刺絡, 자침을 통한 해당경락계통 원근부의 치료효과의 상당부분은 이 같은 순환계통의 침의학적 운용이었다. 특히 자침을 통한 혈액의 이동(상중하·심천深淺·좌우·국소이동)과 이를 통한 재분포는 치료적 관점에서의 응용은 물론 침자극의학적으로도 중요하게 연구가 필요한 분야이다. 누군가 내게 고유한 의미의 경락(경락계통이 아니고)이 뭐냐고 묻는다면 나는 '치료적 관점에서 재해석된 심혈관계통'이라고 주저 없이 대답할 것이다.

2) 근골격계

근골격계는 근육과 골격계의 통칭으로 형태의 유지와 신체활동의 바탕구조이다. 기본 형태를 위해 크고 작은 뼈를 기반으로 골격이 갖추어지고 수축과 이완을 통해 육체적 활동의 대부분을 담당하는 근육이 다층(심부/천부)으로 구성되며 그들 사이 또는 그들과 뼈와의 사이를 인대와 힘줄이 유기적으로 연결하고 있다.

근골격계는 뼈(bone), 근육(muscle), 관절(joint)로 구성되는데 뼈는 몸의 형태를 유지하고, 내부의 장기들을 보호하며, 근육과 함께 움직일 수 있도록 하는데 결정적인 역할을 하며, 뼛속의 골수에서는 혈액세포를 만들어 낸다. 뼈와 뼈 사이에는 관절로 연결되어 있고 인대, 힘줄, 근육 등이 적절히 부착되어 기능하면서 운동의 다양성이나 효율성을 발휘하게 한다. 근육은 뼈에 부착되어 수축하면서 운동을 하거나 자세 유지, 혈관과 내부 장기에 부착되어 장기를 보호하고 움직이게 만든다.

앞에서 선의들의 인체관을 보면서 5부(皮·肉·脈·筋·骨)에 대해 살펴본바 있었다. 뼈대로 틀을 만들고 연골을 만들어 사이를 완충하고 살을 만들어 뼈에 붙이고는 인대와 힘줄로 연결하였다. 거기에 혈관을 끼워 오장육부를 포함한 전신을 연계하였고 겉은 피부로 빈틈없이 덮었다. 5부중에서 뼈를 제외한 모두는 경수(經隧─經의 노선)를 구성하는 주요한 요소들이다. 혈맥은 십이경맥, 근육은 십이경근, 피부는 십이피부로 각각 연계된다. 근골의 단련과 관련한 도인법 導引法은 역시 마왕퇴(《도인도導引圖》)나 장가산(《인서引書》)의 출토문물, 육조시대이《역근경易筋經》)[34]에 기록이 남아 있을 정도로 그 연원이 매우 오래다.

혈맥과 기육과 관련하여서는 순행경로나 병증은 물론 치법까지 자세히 기술되어 있고, 인대나 힘줄, 관절에 대해서도 치법의 대강이 기술[35]되어 있는데 반해, 골격 자체에 관련해서는 장기(腎臟)와 연결된 간접적이고 단편적인 치료법만이 일부 전해진다[36]. 침의학과 관련하여, 특히 치료적 맥락에서라면 뼈를

---

34) 역근경易筋經은 원래 근골을 변화(易)시킬 목적으로 중국 고대로부터 내려오는 일종의 신체 단련법이다. 그 목적은 바로 발골(拔骨:골을 당겨주기)동작에 있다. 신근(伸筋: 힘줄 당기기)동작을 하여서 인체 각부의 크고 작은 근육과 근막, 크고 작은 관절의 건이나 인대 등의 결합조직들을 끌어 당겨주어, 운동부위 연조직軟組織의 소통을 촉진시키고 영양 등의 대사代謝를 원활하게 한다. 진·한시기의 양생술로 달마에 의해 시작되었다고 전해진다.

35) 《영추》〈구침론〉 "形樂志樂, 病生於肉, 治之以鍼石病生於筋, 治之以熨引"

36) 《소문》〈선명오기편〉, 《영추》〈구침론〉에서는 오장의 5부분담(五藏所主)을 말하면서 "心主脈, 肺主皮, 肝主筋, 脾主肉, 腎主骨"이라 하였다.

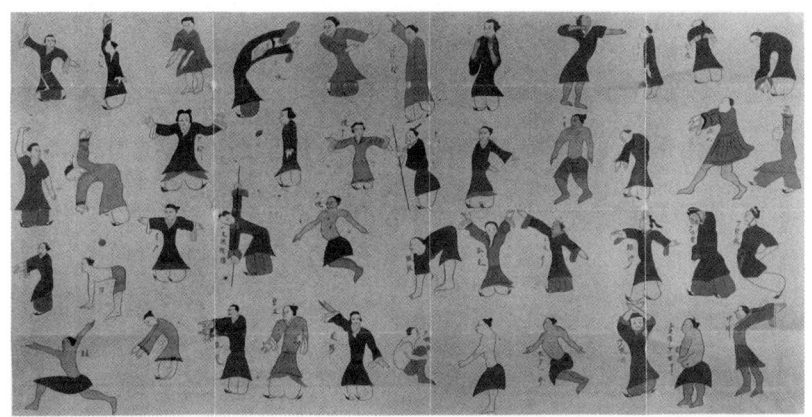

[그림 4-24] 마왕퇴 한묘 출토 〈도인도導引圖〉(복원도)

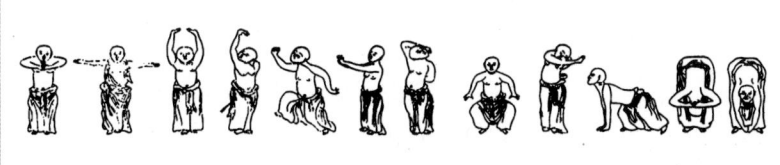

[그림 4-25] 《달마역근경達摩易筋經》 십이식十二式 건강운동

경락계통으로 관련짓기는 어려웠을 것이다. 유일하게 경經의 구성에서 십이경골十二經骨이 제외되어 있는 이유라고 추측해본다.

3) 신경계

자극의학적으로 침술은 신경과 밀접한 연관을 갖는다. '신경神經'이란 말은 일본을 통해 들어온 한자용어다. 그리스어에서는 'neuro'라는 형태로, 라틴어에서는 'nerv'라는 형태로 사용되었으며, 본래는 'cord, tendon, sinew(힘줄)'이라는 개념에서 발전된 단어였다. 처음에 힘줄이라고 생각했다가 뇌와 척수와의 연결이 밝혀지면서 '뇌와 신체사이의 충동을 전달하는 것'으로 보통의 힘줄과 구별되는 의미로 사용하게 된 것이다. '신경'이란 용어가 만들어지기 이전 일본에는 '수근髓筋'이라는 용어가 있었다고 한다. '수髓'는 뇌수를 의미하므로 '근筋'을 뇌에서 길게 이어진 척수로 볼 수 있으니 '수근'은 뇌와 척수를 아우르는 '중추신경'쯤 되는 의미일 것이다. 그러다가 일본인 스기타(杉田玄白; 1733-1817)가 1774년 《해체신서解體新書》라는 해부학 번역서를 만들면서 신기神氣에서 '신神'자를 그리고 경맥經脈에서 '경經'자를 조합하여 처음으로 '신경神經(neuron)'이라는 단어를 만들게 되었다[37]고 한다.

신경계는 동물이 자신을 둘러싼 환경으로부터 자극을 받아들이고 반응을 일으키는 것과 관련된 전달계통이다. 신경은 구조적으로 중추신경과 말초신경으로 나누어지며, 중추신경이란 뇌와 척수를 말하며 말초신경이란 중추신경에서 온몸으로 뻗는 신경섬유를 말한다. 말초신경이 중추신경에 신호를 보내면 중추신경은 이를 처리해서 다시 말초신경으로 보낸다. 말초신경은 기능에 따라 체성신경계와 자율신경계로 구분된다.

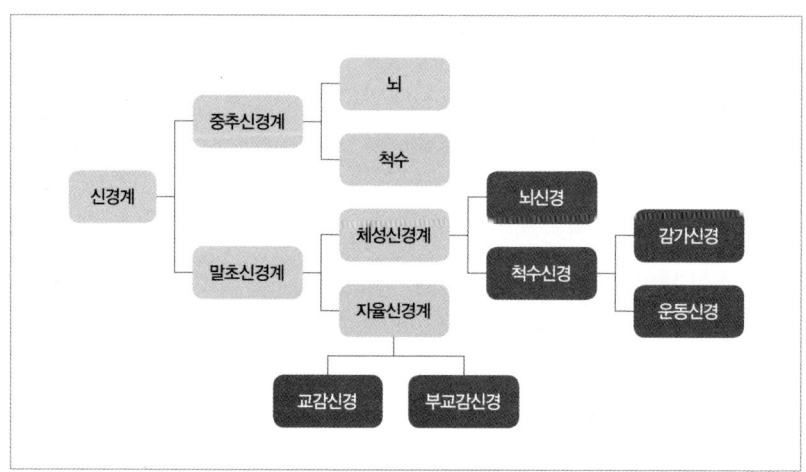

[그림 4-26] 신경계통의 분류

침의학과 관련한 신경의 매개는 대부분 말초신경의 자극으로 이루어진다. 체성신경은 감각기에서 정보를 받아들이거나 운동 명령을 전달하는 신경으로 감각신경과 운동신경이 있다. 감각수용기와 연결된 뉴런을 감각 뉴런이라 하

---

37) 登良月, 黃龍祥, 中國鍼灸證治通鑒, 1994, 靑島出版社, p. 38.

고 운동반응기와 연결된 뉴런을 운동 뉴런이라 한다. 감각 뉴런과 운동 뉴런은 뇌와 척수에 있는 연합 뉴런에 연결되어 있다. 연합 뉴런은 감각 뉴런을 통해 전달된 감각을 파악하고 운동뉴런을 통해 몸을 움직이게 한다. 자율신경은 본인의 의사와 상관없이 내장이나 혈관의 기능을 조정하는 신경으로 교감신경과 부교감신경이 있다.

자극원으로서의 침과 술기로서의 수기手技, 그리고 인체의 생체 반응을 이용한 이 두 가지의 적절한 조합이 침술적 핵심이라 할 때 이러한 침술 행위과정에서 개입된 신경의 작용은 다양하게 그리고 구체적으로 확인되고 있다. 정확히 계량할 수는 없지만 침술효과의 많은 부분은 신경에 의한 매개효과가 작용한 결과이다. 체성신경이나 자율신경을 통한 자극의 구심성 전달과 원심성 작용이 그렇고 내분비적 작용이 그러하며, 대뇌와 변연계, 뇌간 등에서의 처리과정이 그러하다. 침을 치료에 활용해온 고인들이 이러한 신경의 존재나 역할을 알았는지 또 얼마나 어떻게 알고 있었는지에 대한 것은 자세히 알 길이 없다. 다만 그들이 마음을 담아 전해준 고서들을 읽다보면 그들은 신경의 역할에 대해 상당부분을 인지하고 있었다고 확신하게 되는 많은 내용들을 접하게 된다. 침의 제작 과정에서의 기능부여(자화磁化)를 통한 자침자극의 강도와 선명성 개선)가 그렇고, 수기과정의 자극기법(역치자극에 도달하기 위한 노력들)이나 득기(자극에 대한 유효반응)에 대한 설명이 그러하고, 거자법巨刺法을 통한 반대쪽 취혈법이 또한 그러하며, 많은 기혈의 신경과의 위치적 연관성이나 자율신경의 경로와 상당한 유사점을 보이는 배수혈이나 복모혈 등의 특성혈들의 위치나 치료적 역할이 또한 그러하다. 중추성 마비질환 등에 대한 대측취혈의 상용은 체성신경을 통한 자극의 구심성 전달과 이에 따른 중추신경의 작용 및 운동신경을 통한 반응의 유인 등 신경의 작용에 대한 인지가 아니라면 어떻게 설명할 수 있을까? 그들은 다만, 경락체계 속에 활용의 방법론만 제시하여 넣어둔 채 드러내지만 않았을(못했을?) 뿐이리라. 굳이 드러낼 필요가 없었을지도 모를 당시의 의학적 환경을 상상만 해보고 걸음을 옮긴다. 그러나 침술이 여전히 굳건하게 치료의학적 역할을 담당하고 있는 지금을 살아가는 우리는 더욱 정교하고 효율적인 의술을 구현하기 위해서라도 침의 술법 속에 개입된 신경의 작용을 자세히 알아야 하며 또 수많은 사람들은 그런 노력들을 해오고 있다. 신경이나 다음 단락에 소개하는 내분비와 연계된 내용에 대해서는 뒤(11장. 침을 놓을 때 몸 안에서 일어나는 일들)에서 자세히 살펴보기로 한다. 신경의 역할과정에 대한 상세한 규명은 자극의학적 관점에서 그동안 간과되어온 매질연구, 그리고 이와의 상호 연계를 통해서 침의학이 재 정립되어야할 방향이자 주된 궁리영역이라는데 추호의 의심도 없다.

4) 감각기계

사물의 이치를 이해하는 데는 감각기관에 의한 감각작용과 신경 등에 의한 지각이나 의식작용이 필수적이다. 감각기관이 전달한 정보를 바탕으로 뇌에서는 종합적인 판단을 하고 어떻게 행동할 것인가를 결정하게 되는데, 이러한 과정이 의식적 작용과정이다. 어떠한 자극에 대해서는 무의식적으로 또는 반사적으로 행동이 일어나는 경우도 있는데, 이는 의식작용과 구별되는 반사작용이다. 감각은 기준에 따라 다양하게 분류될 수 있으며 보통 촉각, 진동, 압력, 통각, 온각, 고유감각처럼 몸의 다양한 부위에서 느낄 수 있는 일반감각과 후각, 시각, 청각, 미각, 평형감각 등처럼 눈·코·귀·입에서 받아들이는 특수감각으로 나뉜다. 일반감각은 부위가 내장이냐 체절이냐 따라 체성감각과 내장감각으로 나누기도 하는데 전자는 다시 표재감각(온통각이나 촉각)과 심부감각으로 나눌 수 있다. 심부 감각은 손발의 위치나 진동을 느끼는 등의 감각이고 내장 감각은 공복감, 구토감, 변의, 뇨의, 갈증 등을 느끼는 감각이며 평형감각은 몸 전체의 위치나 운동의 상태를 느끼는 감각이다. 특히 전신을 덮고 있는 피부는 감각작용의 측면에서 매우 중요한데 인간의 피부로 느끼는 감각에는 촉각, 압각, 통각, 냉각, 온각이 있고 이들은 진피 내에 있는 수용체(촉점, 압점, 통점, 냉점, 온점)를 통해 느끼게 된다. 침법은 감각기계와의 상호관계 속에서 파악되어야 하는 종합적인 술기이며 감각의 실체와 작용에 대한 자세한 파악은 우리에게는 특히 중요한 관심사이며 여전히 광범위하게 연구 중인 영역이기도 하다[38]. 피부의 감각기능을 중심으로 조금 더 살펴보자.

피부에 분포하는 감각수용체의 수에는 차이가 있으며 가장 적은 것은 온점

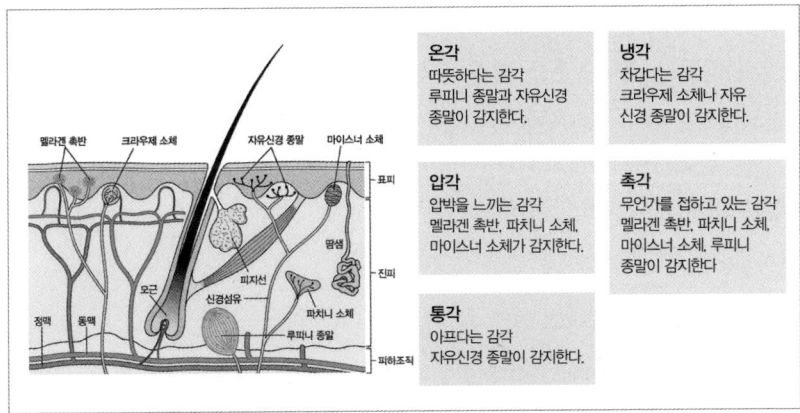

[그림 4-27] 피부에서의 감각수용기의 분포(좌)와 종류(우)

이고, 가장 많은 것은 통점이다. 촉각은 사물이 피부에 접했을 때 느껴지는 감각이다. 촉점이 많은 부위는 입술과 손가락 끝이고 적은 부위는 등이나 허벅지, 엉덩이다. 촉점은 모근 주변에 많이 분포하기 때문에 피부보다 털이 촉감에 더 민감하다. 압각은 손 위에 올린 것의 무게, 피부에 가해지는 압력이나 진동을 느낄 때의 감각이다. 압점에는 약한 압력에 반응하는 것과 강한 압력에 반응하는 것이 있다. 통각은 아픔을 느끼는 감각으로 자극이 일정 수준보다 높으면 반사적으로 자극을 밀어내는 방어 반응이 생긴다. 냉각은 차가운 것을 접했을 때, 온각은 뜨거운 것을 접했을 때 작용한다. 냉각이나 온각이 잘 작용하는 것은 16~40℃ 사이로 이보다 차갑거나 뜨거울 때는 통각이 더 많이 작용한다. 아주 차가운 것이나 뜨거운 것을 접했을 때 통증을 더 느끼는 것은 이 때문이라고 한다. 통각은 몸의 방어 반응과 직결되어 있기 때문에 위험한 차가움이나 뜨거움에 통각이 작용하는 것은 몸을 지키는데 아주 중요하다.

감각기계의 고유한 기능을 통한 자극의 감수와 각각의 해당 뇌신경을 통한 대뇌로의 전달을 통해 이루어진다. 여기서는 오감자극(눈—시각, 코—후각, 귀—청

---

38) 노벨위원회는 2021년 10월 온도와 촉각 수용체를 발견한 공로로 데이비드 줄리어스(David Jay Julius; 1955-) 미국 샌프란시스코 캘리포니아대 생리학과 교수와 아뎀 파타푸티언(Ardem Patapoutian; 1967-) 미국 스크립스연구소 신경과학과 교수를 2021년 노벨생리의학상 수상자로 선정했다고 발표했다. 신경계에서 온도와 기계적 자극이 어떻게 전기 신호로 변환되는가 하는 것을 밝힌 공로였다.

각, 입—미각, 피부—촉각)을 중심으로 각각에 대해 간략히 살펴보고 자침과 직접적으로 관련되는 피부를 통한 감각의 전달이나 조절 등에 관해서는 뒤(11장 침을 놓을 때 몸에서 일어나는 일들)에서 자세히 살펴보기로 한다.

시각

눈으로 빛이 들어온다. 뇌는 색으로 바꿔서 인식한다. 그러나 원래 빛에는 색이 없다. 단지 파동만 있을 뿐이다. 파장이 가장 긴 빛은 빨간색. 파장이 가장 짧은 빛은 보라색이다. 빨간색보다 파장이 더 긴 빛은 적외선, 보라색보다 파장이 더 짧은 빛은 자외선이라 부른다. 아래 그림을 보자. 사람이 빛을 볼 수 있는 것은 저 자그마한 창을 통해서일 뿐이다.

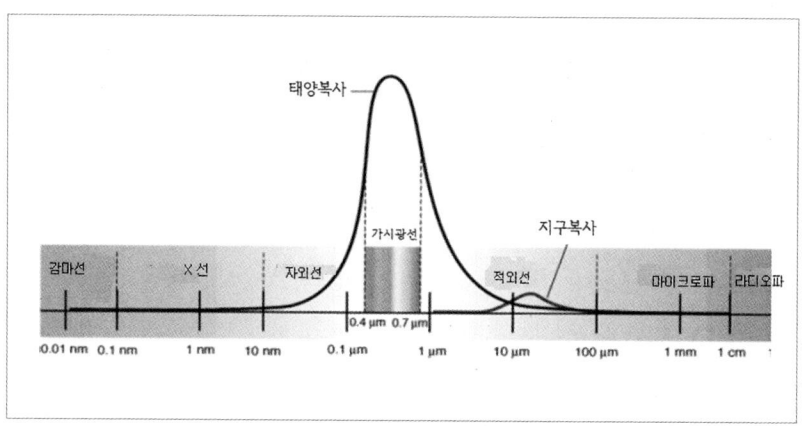

[그림 4-28] 빛의 파장에 따른 스펙트럼

청각

사람을 비롯한 척추동물은 소리로부터 유발된 공기의 진동이 전기신호로 바뀌어 뇌에 전달된다. 사람의 들을 수 있는 가청 주파수 범위는 20Hz-20KHz이며 일반적인 대화는 1-3 KHz의 범위안에서 이루어진다. 그마저도 성인이 되면 50Hz-8KHz로 쇠퇴한다.

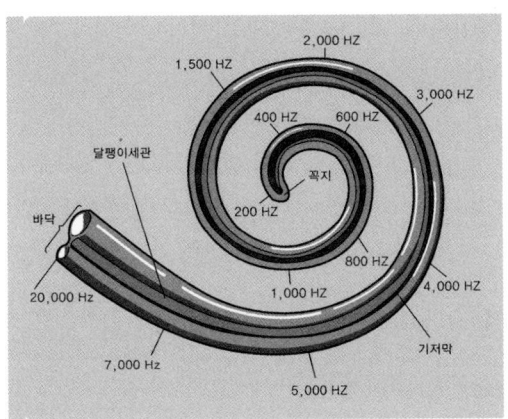

[그림 4-29] 달팽이관의 주파수대역 분포 고주파음은 달팽이관 하부에서 감지되는 반면 저주파 음향을 감지하는 유모세포는 꼭지부분에 위치한다.

    사람들은 몸속에서 장기가 내는 소리나 위胃에서 pH가 2나 되는 강산強酸이 분비되는 소리도, 관절이 구부러지는 소리나 눈꺼풀이 끊임없이 여닫히는 소리도 듣지 못한다[39]. 나이가 들수록 고막은 두꺼워지고 주파수가 높은 소리는 내이와 접하는 이소골 사이를 쉽게 통과하지 못해 가청주파수는 점점 좁아지고 특히 고음을 잘 듣지 못하게 된다. 소리 위치가 인간의 몸과 얼마나 멀리 떨어져 있는지 알아채는 뇌 영역(공간 정보를 처리하는 청각 피질 근처)이 있는데 이 영역은 소리가 나는 위치와 떨어진 거리에 민감하게 반응하고, 소리 크기에는 크게 반응하지 않는다고 한다. 감각기관이 동떨어진 뇌의 영역과 긴밀하게 상호작용한다는 의미이다. 여우는 사냥할 때 100m 떨어진 곳의 쥐가 내는 소리를 들을 수 있다고 한다. 재밌는 것은 여우에게 자기장을 인지할 수 있는 또 다른 능력이 있다고 하며, 개나 곰 등의 망막 속 원추세포 안에서 자기장 감지 단백질이 확인되었다고도 한다.

청각과 자성磁性!

---

[39]   다이앤 애커먼, 백영미 역, 감각의 박물학, 작가정신, 2007. p. 265.

흥미로운 주제이다. 왜 흥미로운지에 대해서는 나중에 동양의 선의들이 시각과 청각에 자석을 활용했던 처방들을 살펴보면서 한 번 더 생각해 보기로 하자.

후각

냄새를 최초로 탐지하는 후각계통은 양쪽 비강의 위쪽에 자리한 점막이다. 여기에는 얇은 막으로 되어 있는 후각상피가 있다. 후각상피의 면적은 약 2.5cm²에 불과하지만 냄새를 감지하는 신경세포가 5백만 개나 있다. 후각이 예민한 개는 2억2천만 개로 인간보다 44배나 많다고 한다. 후각뉴런의 한 끝은 비강으로 나와 있고, 다른 끝은 뇌로 연결된다. 비강 쪽으로 나온 끝에는 섬모라 불리는 솜털이 달려 있는데, 이 섬모의 표면에 냄새수용기가 들어 있다. 사람은 1천개의 상이한 냄새수용기를 갖고 있다. 공기와 직접 접촉하는 수용기 세포는 냄새자극이 포착되면 전기신호로 바꾼다. 전기신호는 후각뉴런의 다른 끝을 통해 후구嗅球로 전달된다. 후구는 변연계로 가는 신경과 연결되어 있으므로 냄새신호는 변연계를 이루는 여러 부위로 들어간다. 변연계를 거친 신호는 후각피질로 피지게 되며 사람은 비로소 냄새를 지각하게 된다. 후각수용체는 화학물질의 어떤 특성을 파악해 냄새 정보를 구별하는 것일까. 뇌과학자들의 의견은 둘로 나뉜다. 한편에선 화학물질의 구조를, 다른 한편에선 고유의 진동을 통해 구별한다고 주장한다. 현재 '대세'는 구조이론 쪽으로 기울고 있다. 하지만 비슷한 구조의 화학물질을 진동수만 바꿔 다른 인공향료를 만들 수 있다는 가능성 때문에 진동이론도 여전히 뇌과학자들의 관심을 받고 있다. 구조에 의한 것이든 진동에 의한 것이든 아니면 이들의 조합에 의한 것이든 후각의 자극원적 인식의 바탕은 물리(그것이 구조물리든 파동물리든)라는 점은 자극의학적 침의학에 대한 관심으로 가득한 우리에게 또 다른 힌트를 준다.

미각

미각의 인식은 음식을 입에 넣었을 때에 미뢰味蕾라고 하는 혀의 오돌토돌한 맛봉오리 구조로 입력되면서 시작된다. 미뢰는 성인에게 약 7,500~9,000개가 있다고 알려져 있는데, 나이가 들면서 감소하는 경향을 보이기 때문에 노인이 되면 미각의 감도가 떨어지게 된다. 미뢰 속에는 미세포가 존재하며 각각의 맛을 인식하는 수용체를 갖고 있다. 이 미세포에 있는 수용체를 통해 혀의 끝 부분에서는 짠맛을, 한가운데에서는 단맛을, 양옆에서는 신맛을, 그리고 혀의 뿌리 쪽에서는 쓴 맛을 느끼게 된다. 기본적인 5개의 맛은 각각 대뇌에 있는 1차 미각 피질의 서로 다른 부분을 활성화 시킨다고 알려져 있는데 특이한 것은 음식의 맛을 느끼는 데 필요한 온도나 통각 및 기계적 자극 등의 자극도 받아들인다고 한다. 우리가 보통 접하게 되는 물질의 맛은 시고 쓰고 달고 맵고 짠맛(酸·苦·甘·辛·鹹)으로 분류된 오원五元의 단일함으로 다가오는 경우보다는 새콤하고 달콤하며, 쌉쌀하며 시큼하게, 때로는 찝찔한 떫은 맛 등 혼합된 맛으로 혀를 자극해 온다. 더구나 이렇듯 복잡하게 얽힌 미소味素의 복합은 후각과 조합하여 대뇌로 신호를 보내 시험에 들게 하면서 그 명령을 기다려 삼킬지 말지에 대한 결정을 강요하곤 한다. 어쩌면 우리는 머지않은 시간에 "맛은 과학입니다!"라는 광고문구를 접하게 될지도 모를 일이다.

피부감각

피부의 주된 기능은 외부의 자극에서 몸 안의 조직을 보호하는 것이며 촉각을 통해 감각을 느끼고 전달하는 것도 중요한 역할 중의 하나이다. 촉각은 오감 중 하나로 외수용기로 접촉된 자극을 인지하는 감각이다. 촉각의 경우 피부에 존재하는 마이스너 소체를 통해 뇌에 전달된다. 이는 19~20세기 독일의 생리학자 마이스너(Georg Meissner; 1829 - 1905)가 최초로 발견하여 붙여진 이름으로 손바닥 같은 피부에서 볼 수 있다. 우리 피부에는 이외에도 여러 종류의 소체가 있는데 파치니 소체는 압력 감각을, 루피니 소체와 크라우제 소체는 냉온 감각을 느끼는 것으로 알려져 있다. 촉각 또한 마찬가지로 피부에서 감지한 물리적인 움직임을 전기신호로 바꿔서 뇌에 전달한다. 외부 자극 에너지는 소체의 이온 채널의 개폐를 일으키고 그에 따른 전위 변화가 감각으로 전달 되게 된다. 촉각이 하는 중요한 기능 가운데 하나는 통증의 인식을 돕는 것이다. 침의학적 치료에 있어서 통증은 매우 양호한 치료효과를 발휘하는 영역이다. 일차적으로 통증은 상처와 관계가 있다. 반면에 어떤 이들은 신체적인 근거가 전혀 없거나 또는 거의 없는 상황에서 심리적·감정적인 이유로도 통증을 느끼기도 한다. 그러나 일차적으로 통증은 상처와 관계가 있다. 이에 대해서는 11장에서 자세히 살펴볼 것이다.

지금까지 다섯 가지 감각에 대해 자극의 수용과 전달의 관점에서 살펴보았다. 관련한 침의학적 활용은 주로 감각기관주변부의 기혈氣穴이 많이 활용되는데 이는 감각기관 자체의 기능적 역할의 개선을 도모하거나 감각의 전달 경로에 영향을 주는 것을 생각해 볼 수 있겠다. 각각의 외부의 자극들은 감각기에서 각각의 시스템으로 선택적으로 수용되어 정교한 반응과정을 통해 대뇌로 보내지고 대뇌에서는 이를 다시 적절한 대응방식으로 처리한다. 자극의 특성 면에서 시각, 청각, 피부감각이 물리적 감각원이라면 후각과 미각은 화학적 자극원이다.

5) 내분비계

내분비라는 말은 외분비와 상대적인 개념으로 외분비가 도관을 통해 분비물을 외계로 배출하는 것에 비해 분비물을 직접 세포외액으로 분비함으로써 분비물이 모세혈관으로 들어가는 형태를 말한다. 인체의 내분비샘에서 생성되는 물질을 호르몬이라고 하며 내분비계는 이 같은 각종 호르몬을 만들어 우리 몸의 대사를 돕는 기관을 말한다. 내분비계 기관의 종류는 뇌하수체(전엽/후엽), 송과선, 갑상선, 부갑상선, 흉선, 부신(겉질, 속질), 췌장(이자), 생식선(고환/난소) 등이다. 호르몬은 수용체가 있는 표적세포(호르몬에 의해 영향을 받는 세포)가 있는 특정기관에만 영향을 미치며 항상성을 유지하는데 매우 중요한 물질이다. 항상성의 유지는 내분비계통(호르몬/화학적 방법)과 신경계통(신경전달물질/전기·화학적 방법)간의 유기적인 협조로 이루어진다.

내분비계는 침술의 활용에 있어서 매우 긴밀하게 연결된다. 물론 모든 침에 의한 자침기법이 내분비의 개입과정은 아니다. 전기적인 작용이나 자기적인 작용에 의한 직접적인 효과일수 있고 파동에 의한 공명이나 물리적 변화에 따른 인체 적응의 결과일 수도 있으며 근육 경결의 해소에 의한 치유과정일 수도 있다. 그러나 득기得氣의 여부를 침의 유효성을 가름하는 주요한 검증변수로 상정한 전형적인 침술에서는 득기에 이르는 과정이 내분비의 분비와 긴밀하게 연관된 것으로 추정되고 있다. 특히 통증의 조절과 관련하여 전수기前手技 → 자입刺入 → 보사수기補瀉手技 → 득기得氣에 이르는 일련의 자극과 반응유도과정은 득기라고 명명된 **진통적鎭痛的 오르가즘**에의 도달과정이며 그 끝은 화학물질의 분출과 함께 일어나는 '산마중창酸麻重脹'이라는 이름의 쾌락(?)이다. 이 과정에서 신경계통은 자극의 전달과 반응을 수행하는 주요한 신호매개로 매우 중요한데 침에 의한 다양한 자극기법에 따라 신경은 상응한 방식으로 상행성 및 하행성 전달 과정에 긴밀하게 작용해야 하기 때문이다. 따라서 침자극에 의해 어떤 방식의 자극환경아래에서 어떤 분비작용이 촉진되어 침자극의 목표를 이루게 되는지에 대한 정밀한 연구가 신경계통이 어떻게 작용하는지에 대한 분석과 더불어 더욱 세밀하게 진행되어야 할 과제가 될 것이다.

6) 호흡기계

호흡기 계통은 코와 입에서 시작하여 기도와 폐로 이어진다. 코와 입을 통해 들이마셔진 공기는 호흡기 계통으로 들어가 후두를 통해 전달된다. 남자나 여자나 보통 회당 500ml 정도의 공기를 1분당 18회 정도 들이마시고 내쉰다. 이 과정을 통해 사람은 분당 9리터 정도에 해당하는 기체를 들이마시며 폐와 횡격막은 쉴 새 없이 상하로 왕복 운동을 하게 된다. 기관氣管은 가장 큰 기도이며 보다 작은 좌측과 우측의 기관지로 갈라지고 양쪽 폐로 이어진다. 좌우의 폐는 각각 두 개와 세 개의 부분으로 나뉘는데, 그 각각의 부분을 엽(葉, lobe)이라고 한다. 오른쪽 폐에는 세 개, 왼쪽 폐에는 두 개의 엽이 있다. 기관지는 자체적으로 여러 번에 걸쳐 더 작은 기도로 갈라져서, 가장 좁은 기도(소기관지)로 끝난다. 각 소기관지의 끝부분에는 수 천 개의 작은 공기주머니(폐포)들이 있고 폐포의 벽 내부에는 모세혈관이라고 하는 미세한 혈관의 빽빽한 그물망이 있다. 산소는 공기와 모세혈관 사이의 극도로 얇은 장벽을 통해 폐포에서 혈액으로 이동할 수 있으며, 이산화탄소는 모세혈관의 혈액에서 폐포의 공기로 이동할 수 있게 되는 것이다. 흉막은 흉벽의 내부는 물론 폐까지도 덮고 있는 미끈거리는 막으로, 이로 인해 폐는 원활하게 움직일 수 있게 된다.

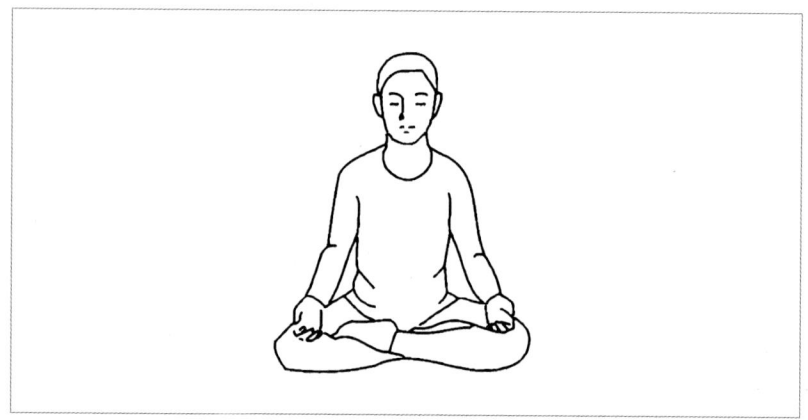

[그림 4-30] 좌선과 호흡

동의학에 있어서 숨을 쉰다는 것은 이 같은 폐포를 통한 기체교환의 과정만을 의미하는 것은 아니다. 숨은 목숨(사람이나 동물이 숨을 쉬며 살아 있는 힘)이자 생명의 다른 말이다. 호흡은 양생養生의 실현과정에서 매우 중요한 요소로 조화로운 신체의 기본 바탕일 뿐 아니라 정신적 각성으로 가는 문이기도 하다. 호흡의 과정은 마음이 챙겨지고, 일념一念으로 모아지고 무심無心으로 비워지는 과정이며 순수한 본래의 자리에 들게 하는 방편이다. 좀 더 열린 생각으로 생각해볼 주제이다.

7) 소화기계

소화관은 입에서 시작하여 위와 소장 및 대장을 지나 항문으로 끝나는 하나의 관이며, 옆길(맹장)이 한 곳이 있는 것 외에는 완전히 하나의 길이다. 침샘, 간 그리고 췌장도 소화기관에 포함된다.

그 속을 통과하는 물질은 일방통행으로, 이상 상황이 아니면 역류하지 않는다. 소화기계의 기능은 음식물을 소화시킴으로써 에너지와 영양분을 이끌어내며 나머지 노폐물을 대변으로 배설하는 것이다. 식도와 위는 많은 양의 음식물을 빨리 삼키고 천천히 소화시킬 수 있도록 도와준다. 음식물을 입안에 넣으면 위의 치아는 고정된 채 아래의 치아만 초당 2.5cm 정도 위아래로 움직이며 씹는 동작을 만들어낸다. 이때 침이 같이 분비되는데 배가 고프면 더 많은 침이 분비된다. 음식물을 삼키면 식도의 수축운동을 통해 초속 1.9cm속도로 위로 내려가고 위에서는 평균 2시간에서 4시간동안 머무르며 소화과정을 거치게 된다. 음식이 위를 통과하면 소장과 대장을 거치며 영양과 수분의 소화 흡수가 이루어지는데 장을 지나는 속도는 시간당 10cm~30cm정도이며 음식물의 종류나 개인차에 따라 달라진다. 일생 동안 소화기계는 약 30톤에 이르는 음식물을 처리한다. 어마어마한 양이다. 소화기계는 육류부터 쌀과 채소로 이루어진 음식물까지 다양한 종류의 음식물을 처리할 수 있다.

지구라는 편벽(지축이 기울어져 자전하고 공전하므로 써 계절이나 온·습도 등이 끊임없이 변화하는 생태환경)된 행성에 본인의 의지와는 상관없이 태어나게 된 것이 개인이 선택할 수 없는 선천적 영역이라면, 후천적 삶에서는 스스로 천기天氣와 지기地氣를 받아들여 인기화人氣化하는 과정 속에서 어느 정도는 자기 의지를 반영하며 살아갈 수 있는 법이다. 이중 천기天氣의 흡입과정은 호흡기계통이 맡고 있다면 지기地氣의 흡수과정은 소화기 계통이 대부분 담당하고 있다. 물론 후각이나 시각 등 다른 여러 기관 등이 도움이나 협조 속에 이루어지기는 하지만 오장 중에서 2개(비脾와 간肝), 육부 중에서 5개(위, 소장, 대장, 담낭, 삼초)가 관련되어 있을 정도로 소화기계통은 후천지기後天之氣를 만들고 운송하면서 건강한 삶을 영위해 가는데 중요한 역할을 한다. 소화와 관련된 2장 5부중 어느 하나만 제 역할을 하지 못해도 사람은 생명의 위험에 곧바로 노출되고 만다.

8) 비뇨·생식기계

비뇨기계는 동물의 체내 대사 활동의 결과물로 생성된 각종 노폐물을 소변을 통해 체외로 배설하는 작용을 담당하는 기관이다. 주요 기능은 노폐물의 배설, 수분 조절 및 항상성 유지이다. 혈액이 신장을 통하여 걸러진 소변은 이를 운반하는 통로인 요관을 거쳐 방광에 도달하게 된다. 방광은 골반강의 앞쪽에 있으며, 오줌을 담아두는 주머니 모양의 기관이다. 요관은 방광벽을 비스듬히 관통하고 있으며, 판은 없으나 방광이 확장되면 자연히 닫혀 오줌이 역류하지 않도록 한다. 소변은 요도를 거쳐 체외로 배설되는데 남성과 여성의 경로가 다르다. 평균 하루 소변량은 950ml~1900ml정도이며 소변은 남자나 여자 몸집의 크기에 따라 초당 16ml~32ml정도 배출된다. 여성의 생식기관은 외부와 내부로 나눌 수 있는데 내부는 자궁과 질의 두 가지 기관으로 이루어져 있다. 질은 음경을 삽입하여 받아들이도록 구성되어 있으며, 자궁은 난소와 연결되어 난자를 만들어낸다. 남성의 생식 기관은 해부학적 구조에 따라 음낭, 고환, 부고환, 전립샘, 요도관, 음경으로 나뉜다. 이 가운데 처음 네 부분은 생리적으로 생식에 직접 관련되며, 요도관과 음경은 배설 기능과 함께 성교시 여성의 생식기관과 직접적으로 접촉되는 부분이다.

비뇨·생식기계에 해당하는 한의학적 담당관은 오장육부 중 작강지관作強之官인 신腎과 주도지관州都之官인 방광이다. 《소문》〈영란비전론〉에 나오는 말이다. 그들은 작강지관에서는 기교伎巧가 생겨나는(腎者作強之官技巧出焉)것으로 주도지관은 진액을 저장하였다가 기화氣化작용으로 내보내는(膀胱者州都之官津液藏焉氣化則能出矣)것으로 보았다. 기교伎巧의 의미에 관해서는 의견이 다양하다. 기교伎巧는 기교技巧와 통용되지만 기伎의 본뜻은 '베푼다(興)'는 뜻에 가깝다. 《노자》에서는 '기물奇物이 많이 있게 한 원인'의 의미로 사용된 다음과 같은 문장이 보인다.

> 천하에 금기가 많으면 백성들이 더욱 가난해지고, 나라에 이기利器가 많으면 나라가 더욱 혼란해지며, 사람들이 기교技巧가 많으면 이상한 일들이 자꾸만 일어나고, 법령이 많고 복잡하면 도둑이 점점 늘어난다. 天下多忌諱 而民彌貧, 朝多利器 國家滋昏, 人多伎巧 奇物滋起, 法令滋彰 盜賊多有.
>
> ―《老子》〈57장〉

재주, 재능 정도의 의미로 이해된다.

왕빙王冰은 이에 대해 "기교는 여성에게, 작강은 남성에게 해당(在女則當其伎巧, 在男則正曰作強)"한다고 풀이 하였다. 장지총張志聰은 "지志의 내적 저장주체인 신腎이 외적으로 행하는 기교技巧(腎藏志, 志立則強於作用, 能作用於內, 則技巧施於外矣)"로, 마시馬蒔는 "신장이 강해져 남녀가 정을 만들어 아이를 만드니 여기서 기교가 나오는 것(惟腎爲能作強, 而男女構精, 人物化生, 伎巧從是而出)"이라고 풀이하였다. 장지총만 다른 생각일 뿐 모두 생식능력을 의미한 것으로 보았으며 나도 또한 그런 맥락으로 이해한다.

(2) 열린 공간(Open Space ; Open Field)

이제는 조금 다른 관점으로 사람들을 바라볼 차례다. 인체는 유전적 정보, 시간, 공간 및 외부환경과 끊임없이 상호작용하며 변화하는 유기체이다. 과학과 기술 및 장비 등의 발전과 더불어 인체의 생리와 병리 등에 관해서 예전에는 몰랐던 또는 피상적으로 알았거나 잘못 알았던 많은 부분들이 상세히 밝혀져 있다. 침의학 역시 이러한 토대위에서 다양한 연구가 진행되었고 그 결과 우리는 많은 새로운 사실들을 알게 되었다. 그러나 이 같은 새로운 해석과 성취에도 불구하고 자극의학적 관점에서 인체의 물리적, 화학적, 생물학적 구조와 성질의 구명에는 아직 밝혀져야 할 것들이 많이 남아 있다. 자극의학의 대상인 인체의 반응공간은 신경이나 근육, 혈관 등 가시적인 구조체들의 연결통로로만 이루어진 것이 아니다. 고전에 표현되었듯이 인체는 기와 혈, 그리고 진액의 바다이며, 그 안에는 온도경사장(溫度傾斜場; 일정범위 안에 펼쳐진 연속된 체온공간), 전기장, 자기장, 파동장, 형태장, 화학장, 수분장, 분절장 등의 구획화된 기능공간이 함께하고 있다. 이들 분포는 다층적[40]이고 다기능적[41]이며 따라서 우리는 우리의 몸을 전신적 기능공간으로 인식하고 파악할 필요가 있다. 그동안 이러한 분포의 왜곡이 질병의 원인이 되거나 결과일 수 있다는 문제제기가 꾸준히 있어왔지만 그동안 상대적으로 도외시되거나 경시되어 온 영역임을 부인하기 어렵다. 그러나 침의학이 포함된 자극의학적 측면에서 보면 이들 분야는 매우 중요한 관심영역이어야 한다고 생각한다. 그러니 그 각각에 대한 개요와 더불어 이러한 영역연구의 필요성에 대해 하나씩 살펴보기로 한다. 먼저 그리 낯익지 않은 '형태 공간'에 대한 이야기로부터 시작해보자.

1) 형태장(形態場, Morphic Field)

형태장이란 아직은 낯선 용어이나 영국의 저명한 생물학자이자 20세기말 혁신적인 과학자인 루퍼트 셸드레이크(Rupert Sheldrake; 1942-)가 제시한 개념으로, 물체가 형태를 갖도록 힘이 작용하는 에너지 공간을 뜻한다(사실 사람들이 중력장에서 하루 종일 외력을 받으며 생활하면서도 동일한 얼굴 모습을 유지하며 지낸다는 것은 참으로 이상한 일이기는 하다). 그는 이 세상엔 형태형성장(Morphic Fields)이라는 에너지장이 있어 여기에 기억, 유전자, 그 외 수많은 정보들이 기록되어 있고 생물이 가지고 있는 세포 및 기관들은 이 형태형성장에 기록된 내용을 해석하는 번역기에 지나지 않는다고 주장하였다. 그가 주창한 형성장의 개념 속에는 "모든 사물이 그 고유한 형태(形態, shape)와 행태(行態, behavior)를 갖도록 형성(形成, formation)시키는 공간상의 에너지 장(氣場, energy field)"이라는 의미가 담겨 있다. 원자(原子)도 사람도 모두 이 형태장에 의해 그러한 꼴(形, shape)과 짓

---

[40] 개별 물리적 항목의 분포가 계층적이며 경락과 경혈도 이러한 맥락으로 이해가 가능하다.
[41] 인체에는 여러 물리적 항목들이 공존하여 기능하고 있으므로 다기능적(multi-functional)이다.

(行, action)을 갖게 되었다고 보는 것이다. 다만, 그 물체가 왜 그러한 모습을 갖게 되었는지를 설명하는 것은 어려운 문제라고 하였다. 장場이란 힘이 미치는 공간이다. 미시세계에서 형태장은 중력장, 전자기장과 별개의 장이라기보다는 이들을 포함한다고 가정되며 이들이 통합되어 조직화된 상위의 개념으로 여겨진다. 중력장(重力場, gravity field)이란 질량을 가진 물체끼리 당기는 힘의 공간상의 분포를 말하며, 전자기를 띈 물체끼리 밀거나 당기는 힘의 공간상의 분포는 전자기장(電磁氣場, electromagnetic field)이다. 형태장과 구별되는 개념으로 형태형성장(Morphogenetic field)이 있는데 이는 형태장과 같은 에너지적인 정보를 담고 있다기보다는 일종의 설계도 역할을 하는 공간으로, 한 번 장이 만들어지면 공간을 뛰어넘어 영향력을 행사하며 사람이나 물질이 이에 반응하여 같은 반응이나 행동을 반복한다고 한다. 그는 자석이 물질이지만 자기장은 물질이 아닌 얼개인 것처럼 형태형성장 역시 물질성을 띤 것은 아니지만 고정되어 변하지 않는 틀이 아니라 시간의 흐름에 따라 모양이나 성격이 변하면서 발전하는 것으로 설명하였다. 그는 같은 형태를 가진 사물끼리 공명하는 현상인 "형태공명(morphic resonance)"가설을 주장하기도 하였다. 공명(共鳴, resonance)이란 같은 특성을 가진 요소들이 서로 반응하는 현상이다. 형태공명이란 같은 형태를 가진 사물끼리는 서로 공명하고, 그 수에 따라 공명의 정도가 커지게 된다는 것이다. 주파수 특성에 의해 파동의 공명이 생기는 것처럼 3차원 형태간의 공명이 있을 수 있다는 것이다. 사실, 생명공학은 유전자라는 대발견으로 마치 생명체의 형성의 비밀을 모두 찾은 것 같지만, 유전자는 단백질 합성에 대한 설계도에 불과하며, 우리가 가진 생명체 전체의 모습에 대한 지도는 없는 셈이다. 그의 형태장이론은 이러한 문제를 형태발생장이라는 개념을 도입하여 해결하고자 하는 시도로서의 의미부여가 가능하다고 본다. 그의 생각은 실증적으로 검증되기 어려워 아직은 유사과학 영역에 머물러 있지만 그가 소개한 형태공명이라는 가설적 상황이 일어나는 형태에너지 공간은 침의학적 관점에서 3차원적 특이공간으로서 다음과 같은 세 가지 관점에서 참고가 될 수 있다고 본다.

❶ 3차원적 균형성

사람을 이해하려고 하면 할수록 애초에 사람을 설계한 **조인주造人主**(조물주造物主에 비유한)는 정말 고민을 많이 했을거란 생각을 하게 된다. 부품을 조립하여 만드는 게 아니라 이질적인 두 개체에서 나온 세포를 융합해서 많은 단계의 발현 과정을 통해서 만들어야 하고 완성품(?)의 경우에도 기관들을 최소화하여 적재적소에 유기적으로 배치하고 효율적으로 작동하도록 만들어야 했으니 말이다. 그 과정에서 비대칭속의 대칭까지 맞춰야 했다. 우리 몸은 일상에서 생각하는 것보다 훨씬 더 비대칭이다. 겉을 보면 위아래야 말할 것도 없고 앞뒤로도 좌우로도 모두 비대칭이다. 속은 더하다. 오장을 보더라도 독장(獨臟: 하나로 된 장기)인 간장, 심장, 비장은 좌우의 가운데에 있지도 않고 쌍장(雙臟: 둘로 된 장기)인 신장과 폐 역시 크기, 모양, 위치 등이 모두 비대칭이다. 육부六腑 역시 마찬가지며 혈관도 좌우로 뻗어있음이 다르다. 왼쪽과 오른쪽 손발의 힘이 다르고 왼눈과 오른 눈을 사용할 때도 보는 힘의 으뜸과 버금이 갈린다[42]. 비대칭인 수많은 기관이나 조직들을 흉복강에 몰아넣고 겉모습은 좌우를 대칭으로 만들어 뼈와 살과 피부로 그럴듯하게 포장(?)하려고 전후좌우의 무게균형과 3차원적 위치 정위를 얼마나 고심하였을까?

일본의 침구의학자 요시오 마나카(間中喜雄: 1911-1989)는 어떤 부위의 자극이 신경생리학적으로 무관한 다른 곳의 반응을 이끌어낼 수 있음을 남북과 좌우의 길항작용으로 이해하였다. 그는 인체의 행동이나 작용이 인체의 3차원적인 구조나 대칭성에 밀접하게 연관되어 있음을 중시하고 이런 의미에서 팔면체구조(Octahedral structure)로 인체를 이해하면 유용하다는 견해를 피력한바 있다[43]. 가령, 전前-하下-우右의 면은 후後-상上-좌左와 구조적 길항관계로 침의학적으로도 증치에 응용할 수 있다는 식이다.

스파이럴 밸런스 테이핑이나 밸런스 교정요법은 이런 원리의 연장선상에서

---

42) 사람마다 주로 사용하는 눈인 주시主視가 다르다.
43) Yoshio Manaka 외, 앞의 책, pp. 25-26.

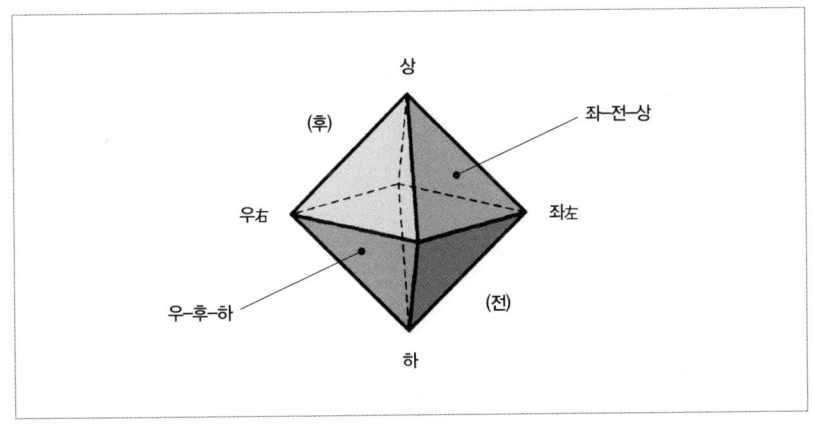

[그림 4-31] 상호작용하는 팔면체 모델

응용한 것일 테다.

❷ **형태적 항상성**

이것은 개체가 가지는 형태적 얼개가 시간이 경과함에 따라 일정하게 유지되는 특성을 말한다. 얼개란 "각 부분들로 짜 이룬 전체의 구조 틀"이다. 항상성이란 생물학에서 외부의 환경 변화가 있더라도 생물체 내부의 상태가 일정한 범위 내로 유지되는 성질을 말한다. 체온, 삼투압, 혈당량 등의 자율적인 조절이 이러한 항상성의 작용으로 설명되며 이 같은 항상성 유지는 주로 음성 피드백과 길항 작용에 의해 이루어진다. 형태적 항상성의 제일 흔한 예는 재생이다. 플라나리아는 몸의 어느 곳을 잘라도 잘려나간 각각이 한 마리로서 재생되는 능력을 가지고 있다. 인간의 몸도 일정부분 재생된다. 예컨대, 손가락이 완전하게 절단되었을 때 절단면에서 다시 원래와 같은 손가락이 생겨나지는 않지만 부분적으로 잘리어나간 손가락의 살점은 다시 원래의 형상으로 복구된다. 잡아당긴 피부를 놓으면 다시 원래의 자리로 돌아가고 벌에 쏘여 부었던 입술도 며칠이 지나면 원래의 모습으로 돌아간다. 그동안 강조되지는 않았지만 형태적 측면에서의 항상성의 적용사례는 무수히 많다. 이것은 무엇을 의미하는가? 하나는 형태에 대한 얼개가 있다는 것이며 다른 하나는 복원의 메커니즘이 있다는 뜻이다. 이것은 유전자 발현의 결과만으로는 설명할 수 없다. 이는 형태의 원형이 있고 이를 기억하고 있으면서 유지하기 위한 메커니즘이 있다는 것, 그리고 탄성범위를 벗어난 경우 다른 형태로 변화하는 상황대응 방식 등을 모두 설명할 수 있는 다른 이론이 필요한 문제이다. 나는 이상의 두 가지 의미(얼개와 복원능력)가 합해진 개념을 형태적 항상성이라고 표현한 것이다. 이것은 인체에는 국소적인 형태변동을 감지하고 이에 대응하는 내부적인 작용이 있다는 것을 강조하기 위해서이다.

이러한 형태의 유지나 복원과정에 전기적 작용이 연관되어 있음을 시사 하는 다음의 몇몇 사례는 참고할만하다.

우선 러시아의 시뉴킨은 「식물 재생과정에서의 생물전기」실험에서 토마토 줄기의 가지를 절단, 절단부위전기를 측정하면서 처음 며칠간 음전류를 발견하였는데, 복원과정에서 이러한 음전류가 강해지고 극성도 변화함을 발견하였다고 한다. 또 재생과 생명체의 전기현상을 연구한 의학자 로버트 베커(Robert Otto Becker; 1923-2008)는 도롱뇽을 이용한 절단실험에서 재생에 영향을 주는 일정한 범위의 미약전류(2-3μA) 구간의 존재를 확인하기도 하였다[44].

이상의 실험사례들은 화상이나 외상 등에 인한 상처의 침 치료 과정에서 침들 사이의 전기저인 통 건을 연계하도록 하는 암시모노 다가온다. 뒤에서 다루겠지만 자침은 자가 발전과 충전의 과정일 수 있고 또 시술자(또는 전선)에 의한 상호 연결은 중요한 통전(직류)의 과정이 될 수 있기에.

❸ 동질성 — 부위별 조직에 따른 동일한 질적 특성

《주역》중천건괘重天乾卦의 괘사에 "같은 소리는 서로 울리고 같은 기는 함께 통한다(同聲相應, 同氣相求)"라는 말이 있다. 여러 사안에 적용되어 널리 쓰이는 말로 유류상종類類相從처럼 같은 부위나 성질은 서로 통한다는 말과도 같은 맥락이다. 침의학에는 이런 적용이 많다. 가령, 몸의 부위별 연관성이 그렇다. 손

---

[44] 로버트 베커, 공동철 역, 생명과 전기, 정신세계사, p.67, p.85.

과 발의 바깥은 바깥끼리(수양명-족양명), 안은 안끼리(수궐음-족궐음) 서로 연계하여 활용하는 경우가 많다. 오수혈五輸穴도 그렇다. 이는 모두 손발 끝에서 팔꿈치(肘) 및 무릎(膝) 사이에 있는 혈자리로 경經마다 정형수경합井滎輸經合 5혈씩 모두 60개가 특성혈로 각기 존재하지만 정혈井穴은 명치끝이 그득할 때(心下滿), 형혈滎穴은 몸에 열이 날 때(身熱), 수혈輸穴은 몸이 무겁고 뼈마디가 아플 때(體重節痛), 경혈經穴은 숨차고 기침이 나며 오한발열할 때(喘咳寒熱), 합혈合穴은 기가 상역하고 설사(逆氣以泄)에 공통의 치료효과가 있다고 하였다.

피부, 기육, 맥관, 힘줄·인대, 뼈(皮·肉·脈·筋·骨) 등을 이르는 5부체계 역시 이렇듯 침의학적 동기상구 관점에서 이해할 수 있다. 가령, 눈 안에 있는 상·하직근(superior·inferior rectus muscle)은 먼 곳에서 눈동자를 움직이는 일을 하지만 계통적으로는 근육단체의 회원인 것이다. 피부를 한 꺼풀(사실은 피皮와 부膚의 합성어인 피부皮膚도 여러 겹이지만) 벗기면 그 안에 근육으로 이뤄진 층이 있고, 그 근육층을 가르면 혈관과 신경으로 이뤄진 거대한 그물망이 드러나고, 그 가장 안쪽으로는 뼈대가 이어져 있다. 뼈는 인대와 힘줄의 연계를 통해 다른 뼈들과 그리고 근육들과 이어져 유기적인 근골격계통을 이룬다.

경혈의 쓰임 중 팔회혈八會穴이란 것도 이런 맥락의 적용으로 본다. "회會"는 회합會合이나 취회聚會의 의미이고, 회혈會穴이란 인체의 장臟, 부腑, 기氣, 혈血, 근筋, 맥脈, 골骨, 수髓의 8종류의 정기가 각각 회합하는 상응부위 혈이다. 이중에서 5부(皮肉脈筋骨)중 맥회, 근회, 골회에 해당하는 혈로 각각 태연, 양릉천, 대추혈[45]이 8회혈에 속하는데 이들의 혈위특성을 살펴보면 맥脈의 회합인 태연은 손목 부위 맥박의 박동처로 혈맥상에 위치하며 근筋의 회합인 양릉천은 경골과 비골의 골두가 연접하는 부위로 인대와 힘줄이 집결하는 부위이며 대추혈은 인체의 골맥에 해당하는 척주에서 경골과 흉골이 이어지는 연접부에 위치한다. 회혈이 각각의 특성을 발현하는 요처임을 감안하면 이들 혈들은 동질성을 자극의 초점으로 삼은 대목으로 여겨지며 이에 대한 자극은 동질의 혈들을

---

45) 원래는 대저혈이라고 알려져 있으나 《유경》을 쓴 장경악만이 대추혈로 보고 있다. 필자의 생각에도 경악선생의 의견이 합리적인 것으로 보인다. 이에 대해서는 다른 기회에 살펴보기로 한다.

겨냥한 표적 사정(射精; 자극의 발사)이라 할 수 있지 않을까? 마치 특정 호르몬이 표적기관에만 작용하는 경우처럼 동질同質의 구조체들은 동일한 물질적 속성을 공유한채 공통적인 자극-반응 특성을 견지하고 있을 개연성을 말하려는 것이다.

2) 시간분화장時間分化場

앞의 형태장이 공간적인 구성에 관한 것이라면 이는 시간적 변화에 따른 체내 스펙트럼과 관련한 것이다. 무슨 말이냐 하면 시간별로 체내의 생·병리적 대응태세가 달라짐을 말하려는 것이다. 이는 시간적 변동에 따라 인체의 변화 패턴이 내부적으로 갖춰져 있다는 의미이기도 하다. 낮과 밤, 그리고 여름과 겨울의 기혈의 특성이 다르고 깊이가 다르며 따라서 침을 놓는 방식도 달라야 한다. 어떻게 보면 이 카테고리(열린 공간)에서 드러내고자하는 여타의 모든 장場 특성들은 스냅사진처럼 특정 시점에서의 단면을 드러내는 것일 수 있다. 이는 천지와의 교감으로 존재하는 인간관을 가진 동양적 사고에서 매우 중요할 뿐만 아니라 의학적 방면에 있어서도 시간적 변수는 선의들이 끊임없이 강조한 내용이기도 하다. 그들은 인생이라는 긴 시간의 변화는 물본 준하 추동의 계절에 따라, 주야에 따라, 그리고 세분화된 시간(십이시十二時)에 따라서도 치료를 달리해야 한다고 강조하였다. 왜 그랬을까? 시간에 따라 인체의 얼개상태가 달라진다고 보았기 때문일 것이다. 형상기억합금(形狀記憶合金, Shape-memory alloy)[46]이 온도에 따라 내부의 상태가 달라지고 특정 온도에서는 외부의 형상마저 달라지듯이. 선의들은 전全생애적 맥락에서 '생장쇠사生長衰死로 설계된 시간 프로그램' 역시 인체가 가진 또 하나의 기능 공간임을 주시하고 중시했던 것이다. 소아의학과 노인의학은 인간의 거시적 시간분화특성에 대한 대표적인 의학적 적용사례라 할 수 있다.

---

46) 이는 다른 모양으로 변형시키더라도 가열에 의하여 다시 변형 전의 모양으로 되돌아오는 성질을 가진 합금을 말한다. 예를 들면 곧게 뻗은 형상기억합금의 막대를 코일 모양으로 구부려 놓았더라도 더운물에 넣으면 마치 이전의 모양을 기억하고 있었던 것처럼 똑바로 펴진다.

3) 전기장電氣場

체내에서는 각종 활동을 통하여 다양한 전기적인 현상들이 동반된다. 가장 기본적으로 심장의 박동이 대표적[47]이고, 세포의 분열은 물론 신경을 통한 전기의 발생과 전도, 뇌의 활동이나 근육 운동에 따른 전류작용 등 모두가 전기적 현상들이다.

거시적으로도 인체는 전체적으로 극성을 가지고 있는 전기장이라고 본 사람도 있었다. 앞서의 로버트 베커는 『생명과 전기(The Body Electric)』에서 인간에게도 고유의 전기장이 존재한다고 주장하였다.[48] 그는 상처를 치유함에 있어 신경주변망을 따라 흐르는 느린 직류전류는 조직의 생성 및 치유, 재생에 도움을 준다고 하였다. 머리(뇌)와 어깨부근의 상완신경총, 척주의 아래부분(요추)은 강한 양전위를 띠고 있었으며 사지는 상대적으로 음전위를 나타내었다고 한다. 그에 의하면 인체의 전기장은, 균일하지 않으며(inhomogeneous), 조직, 근막(fascia), 피부, 그리고 기관들과의 근접도(proximity) 등을 포함하여, 밑에 놓인 구조물들에 의해 결정된다고도 하였다. 조금 더 그의 말을 들어보자.

"그리고 뇌전반구 지역과 말초신경계에서의 음전위는 각성상태, 감각 자극, 근육의 활동 등과 연관되어 변화하고 안정상태, 특히 수면상태에서는 양전위로 전이가 일어나기도 한다. 인체의 전기장은 또한 주변 구조물들 사이에서의 전기적인 저항, 전위 차이, 간섭, 축전용량, 극성, 그리고 공명 등의 관계들에 의해 영향을 받는다. 그 결과 사람의 몸은 부위별로 전류의 방향(극성)과 크기와 힘을 더한 값이 모두 다른 이른바 벡터 시스템으로 작용하게 되는 것이다."[49]

---

47) 심장의 박동은 자체로 전기적 현상이다. 심장은 '자율박동세포(pacemaker cell)'라는 특수한 세포가 있어서 자발적으로 자극을 생성한다. '이러한 자극은 '불안정한 세포막 전위'에 의해 생기며 자율박동세포의 자극전달 속도는 '심장의 박동수'를 결정한다.
48) 개인적으로 형태의 소이연(所以然—그리 된 까닭)이 구체적으로 알려지게 되면 그 주요한 짜임은 이 같은 전기적(또는 자기적) 현상이 주요한 역할을 하고 있으리라 생각한다.
49) 로버트 베커, 앞의 책, p.226.

계통적 경락과 경혈이 전자기적인 흐름과 관계된 침의학적 실체이고 침의 기능적 속성이 이러한 전자기적인 유도와 제어의 기술적 도구이며 침술의 주요한 기전이 이 같은 기술적 요소를 포함한다면 이는 매우 중요한 연구지점일 수 있다.

과거(특히 70년대~90년대) 침의 기전을 전기적인 관점에서 연구한 사람들은 인체의 부위별 전위차를 연구하는 과정에서 사지말단에서 두면부나 체간부에 이르는 선형적인 양도성良導性을 인식하였으며 이것이 기존의 경락과 일정부분 연계됨을 확인하였다. 후에 이런 것들은 경락의 전기적 특성을 규명하는 중요한 계기가 되기도 하였다[50]. 이즈음 전침측정장비(electroacupunctogram; EAG)를 이용하여 인체의 전기적인 특성을 확인한 연구도 있었는데, 이오네스쿠(Ionescu Tirgoviste, C.)와 프루나(Pruna, S.) 등은 음교陰交를 접지점으로 하고 좌우의 족임읍足臨泣과 중저中渚 등의 혈위에 침을 놓고, 수기자극을 하면서 전위의 비교 계측은 물론 환자의 상태나 반응 등에 대해서도 다양한 연구를 한 것으로 알려져 있다. 이런 일련의 연구들은 흔한 연구들일 수 있었으나 두 가지 관점에서 나의 주목을 끌었다. 하나는 연구과정에서 이들이 전하들의 이합집산을 눈여겨보았다는 것이고, 하나는 그 과정에서 전기적 매질을 침의학적 인소因素로 인식하였다는 점이었다. 전자前者와 관련하여 이들은 사지의 경혈들은 접지점에 대해 전기적으로 양성(positive) 또는 음성(negative)의 관계일 수 있다는 것을 추정하였고 통증 및 질병상황에서는 두 극성(양성 또는 음성)의 전하들이 상대적인 밀집(concentrations)이 달라지는 것으로 이해하였다. 이들은 이러한 전기적 통로를 "틈새(interstitial space existing between the known structures (muscles, vessels and nerves))"[51]라는 표현을 하였는데, 이는 다음에 말하고자 하는 '경수

---

50) 슐트(Schuldt)는 인체에서 전위(electrical potentials)을 계측하는 전위차계(potentiometer)를 이용한 실험들을 통해서, 경락 체계가 인체에서 생성된 전기장의 힘이 응축된 선들(lines of condensation of the field force)을 따라 분포한다는 결론을 내렸다. 그는 급성 통증, 근육의 연축(spasm), 강직성 경련, 그리고 신경병증들은 부분적으로 인체 전기장의 뒤틀림(distortions)에 의해서 일어난다고 하였다. 침술의 효과가 인체에서 전기장의 힘이 응축된 선들 사이를 서로 연결하는 전하들(interconnecting charges)에 의해 이루어진다고 보고 연구했던 무사트(Mussat, M.)의 견해 역시 사상적으로 서로 통한다.

經水'와 관련한 비교적 근접한 이해로 보인다. 다만, 통전과정상에서 환자가 느끼는 전기적 감각을 득기得氣로 간주하면서 이것을 경락의 전체모습으로 이해한 것은 전기적인 현상을 다양한 경락현상 중 일부로 접근해야 하는 실제적 측면에서 편협적이라는 한계도 보인다.

경락과 경혈계통의 전기적 특성에 대해서는 그간 다각도로 확인되었다. 경락이 주위에 비해 저저항低抵抗 양도성(良導性; 전류의 흐름은 원활)이 있다는 점이 확인되었고, 경혈부위 역시 주변에 비해 통전성이 우수한 것으로 확인된다. 아래 그림은 베커가 측정한 합곡혈과 양지혈에서의 전기적 특성을 나타낸 등전위도를 응용하여 해당 혈위에 겹쳐서 나타낸 그림이다. 한 지점(穴位)을 중심으로 방사형으로 등전위면이 마치 산의 등고선처럼 펼쳐져 보인다.

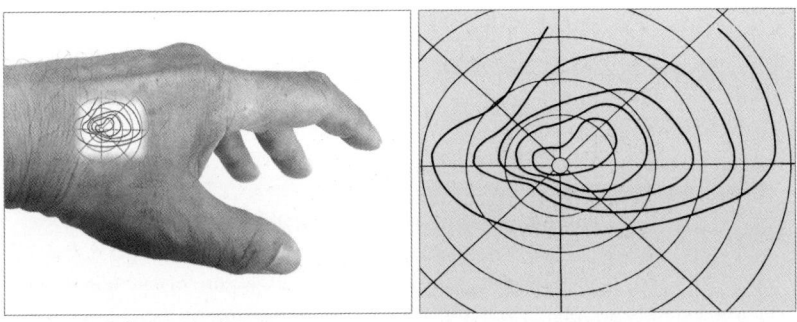

[그림 4-32] 합곡혈 주위의 등전선 모형 오른쪽의 등전도(베커)를 필자의 해당혈위에 겹쳐서 표현한 것이다([그림4-33]도 마찬가지.)

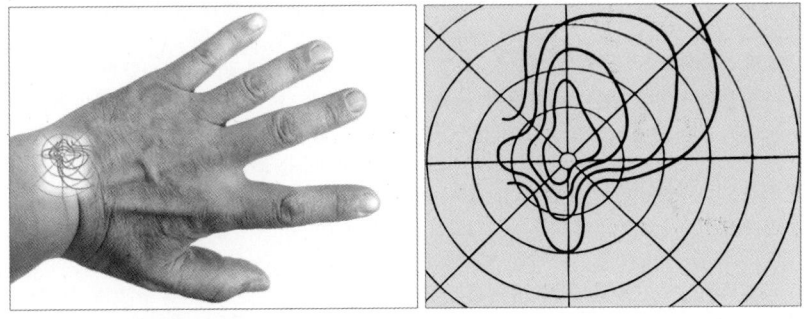

[그림 4-33] 양지혈 주위의 등전선 모형

51) Ionescu-Tirgoviste, Pruna, The acu-point potential, electroreception and bio-electrical homeostasis of the human body. Am. J. Acupuncture. 1990;18(1), pp. 15-24.

그림을 조금 더 자세히 바라보자. 베커는 이 같은 등전선의 측정방법이 피부 표면을 '피자 자르는 칼'모양의 전극과 36개의 전극을 가진 사각망을 사용한 것이라고 밝혔고 실험에 참가한 모든 사람에게서 동일한 결과를 얻었다고 하였다[52]. 그림은 전도성이 중심에서 멀어질수록 떨어짐을 나타내고 있으며 그 정도나 경향이 방향에 따라 달라짐을 보여주고 있다. 이를 입체화하면 볼록한 산모양이 되겠으나 역으로 땅 밑 구조로 만들면 밑으로 오목한 구조가 만들어진다. 그리고 이내 피부 밑의 오목한 혈의 구조가 연상된다. 모양이 일정하지 않은 깊이가 있는 그릇에 기氣가 가득 담겨진 채로의.

아직은 밝혀져야 할 내용으로 가득하지만 인체에 전기장이 형성되어 있고 그 세부적 짜임새가 조직과 기관에 따라 특정하게 구조화되어 있으며 시변時變하는 전기적 공간이라면 이는 "자화된 침체의 수동적 운동기법"으로서의 침술에 있어서 매우 중요한 의미를 가질 수 있다. 뒤에 자세히 논하겠지만 자침과 수기행위는 통전의 과정이자 체내 이온의 이동에 영향을 주는 전기적인 조

'전기인간' 슬라비사 파즈키츠

2017년 5월 MBC 〈신비한TV 서프라이즈〉에서는 루마니아의 배터리맨 슬라비사 파즈키츠의 기이한 능력을 소개했다. 2016년 루마니아에 사는 한 남성이 TV 프로그램에 출연하여 자신의 손에서 나오는 전기를 이용하여 전구에 불을 켜고 소시지를 익히는 진귀한 장면을 연출했다. 주인공은 바로 슬라비사 파즈키츠라는 59세의 남성이었다. 그는 자신의 손에 쇠막대를 쥔채 물속의 달걀을 익히고 전구의 불을 켰으며 또 포크에 꼽힌 소시지를 손에 쥐고 익히는 모습을 보여주었다. 이 방송은 어떠한 조작도 없는 생방송이었다고 하며 이러한 모습을 본 사람들은 경악하였다. 이 놀라운 능력에 대해 본인은 10대 시절 고전압 케이블을 뽑다 큰 충격을 받은 이후 이런 능력이 생겼다고 설명했다. 사고 이후 그는 매우 강한 전기에도 감전되지 않았고 오히려 자신의 몸을 통해 전기를 저장해 놓았다가 원할 때 방출 할 수도 있다고 했다. 2003년에는 몸에서 나오는 전기로 2분도 안되어 물을 100℃가까이 끓였다고도 한다. 현재 그는 자신의 이러한 능력을 이용하여 일반 사람들이 쉽게 접근하지 못하는 고전압을 수리하거나 자신의 집에서 '전기 치료 클리닉'을 운영하며 생계를 유지하고 있다고 한다. 출연 당시 그는 난치성 질환을 앓고 있었는데 머리털과 눈썹이 하나도 없으며, 몸에 땀샘조차 없어 땀이 전혀 나지 않았다. 일각에선 이러한 그의 특이 체질로 인한 것이라고 하나 이것만으로 저런 기이한 현상을 설명할 수는 없다. 논란 속에서 슬라비사의 능력에 대해 정확한 원인은 알려지지 않으나 전기적 작용공간의 극단적인 예가 될 수 있는 사례가 아닐까한다.

---

52) 로버트 베커, 앞의 책, p. 290.

절 작용일 수 있기 때문이다.

4) 자기장磁氣場

자석은 자력磁力을 가진 물체를 말한다. 자석이 작용하는 힘이 자력이고 자기이며 이러한 자력이 미치는 공간이 자기장磁氣場이다.

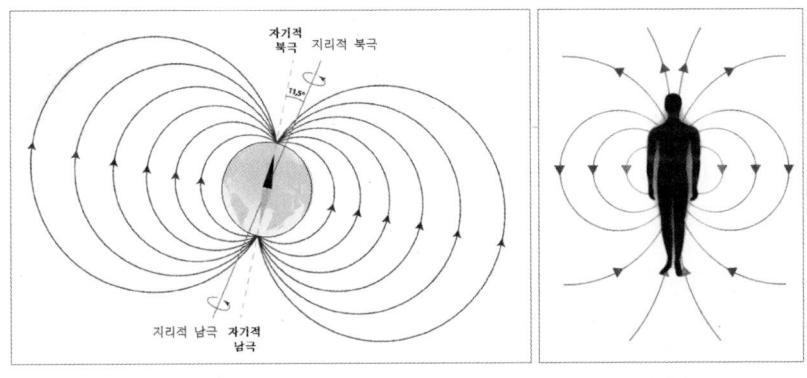

[그림 4-34] 지구자기장   [그림 4-35] 인체자기장

지구는 하나의 커다란 자석이다. 지구가 자석의 성질을 가지는 이유는 지구의 핵 물질과 관계가 있다. 지구의 외핵과 내핵은 자석의 성질을 띠는 철과 니켈로 구성되어 있다. 액체 상태인 지구의 외핵은 핵 내부의 온도 차에 의한 대류 운동 등으로 쉽게 움직일 수 있다. 철과 니켈 같은 외핵 물질이 이동하면 원래 지구에 존재하던 자기장의 영향을 받아 유도 전류를 만들고, 이 유도 전류가 다시 자기장을 만든다. 이는 발전기를 돌릴 때 유도 전류가 발생해 자기장이 생기는 원리와 비슷한데, 지금까지 지구 자기의 생성 원인을 설명하는 가장 유력한 이론이다. 나침반의 자침이 남북을 가리키는 것은 이처럼 지구가 하나의 거대한 자석이기 때문이다. 지구의 내부 및 주위에는 자력선이 통하여 있으며 자기장이 존재한다. 지자기地磁氣는 시간과 장소에 따라 달라지나, 한반도 주변에서는 대체로 $50\mu T(0.5G)$[53]정도라고 한다(참고로 태양의 흑점부위의 자기장의 세기는 대략 50만$G(5 \times 10^5 G)$라고 한다). 지구 자기장은 우주 밖에서 날아오는 고에

너지 입자로부터 지구의 생명체를 보호해 주는 방어막의 역할을 한다. 만약 자기장이 없어진다면 사람을 포함한 지구의 생명체들은 태양에서 방출되는 고에너지 입자에 그대로 노출되어 염색체 이상이나 암이 유발될 수도 있다. 지구상에 사는 생명체들은 지구 자기장을 이용하기도 한다고 하는데, 예를 들어 몇몇 철새나 갯가재, 꿀벌 등은 지구 자기장을 이용해 이동 방향을 결정한다고 한다.

사람의 몸에도 자기장이 분포한다. 또한 자력은 인체기관의 전반적 건강상태, 고도의 신경활동과 자율신경계의 상태, 피부의 전기 포텐셜, 그리고 혈류 등에 다양하게 영향을 주는 것으로 알려져 있다. 사람의 생체를 구성하는 기관 중 일부는 일정한 자성을 가지고 있는데 이를 "생물자성조직"이라고 부른다. 이런 조직이 지자기장이나 기타 외부 자기장(자화침과 같은)의 작용 하에서 감응(자화)될 수 있는데, 예를 들면 간, 비장 등의 장기조직에 나타내는 자기장이 바로 이런 것이다. 그러나 아직까지 구체적인 특성에 대해서는 자세히 알지 못한다. 침의학적 관점에서 우리는 우리 몸의 전자기적 구조, 그리고 이러한 구조의 변이가 체내에 어떠한 결과들을 야기하는지에 대해 자세히 알 필요가 있다. 그래야 인자기人磁氣와 침자기鍼磁氣의 교감을 이해하고 자침磁鍼에 의한 자침刺鍼 효과를 검증할 수 있다. 우리 몸 안에서 일어나는 생명활동 중 많은 부분이 전자기적 현상이다. 골격근의 운동은 물론 위胃의 운동과 같은 내장근의 운동도 전기신호에 의존한다. 온몸에 피를 순환시키기 위한 심장 박동도 역시 심장 근육에 흐르는 전기신호에 의해 발생하는 것이다. 전기신호의 변화는 자기장의 변동을 의미한다. 이는 곧 인체의 장기 주변에는 전기신호의 변화에 따라 자연스럽게 자기장이 형성된다는 말과 같다.

최근에는 초전도양자간섭소자(SQUID)를 이용하여 지구 자기장의 약 10억분의 1정도에 불과한 미약 자기장을 측정할 수 있게 되었고[54] 그 결과 뇌자

---

53) 1T(테슬라) : 테슬라와 가우스는 자속밀도의 단위이다. 1평방미터당 1웨버에(wb) 자속을 취했을 때 자속밀도의 크기를 1테슬라라고 한다. 자속이란 일정한 면적을 뚫고나가는 자력선의 총량을 말하며 단위는 웨버(wb)이다. 1테슬라는 10,000(10^4)가우스이다.
54) 동작전위 발생시 생성되는 자기장의 세기는 $1.2 \sim 10^{-10}$T(10^{-6}G)정도이다.

도[55]나 심자도의 임상적 활용이 가능한 시대가 되었다. 전류의 변화에 의한 자기적 특성의 변동(Electromagnetic Effect)이나 자장의 변화에 따른 전기적 특성의 변화(Magnetoelectric Effect)는 모두 자석이 인체에 미치는 영향이라 할 수 있으며 자입과 보사수기과정상의 침체의 운동과 관련하여 매우 중요한 기법 요소일 수 있다. 자입刺入이 자입磁入일 수 있어서 그렇다. 양자적 측면에서 전자는 스핀구조를 지닌 미소 자석체라는 관점에서 보면(대표적으로 진단기기로 응용되는 MRI의 근본 원리부분이기도 함) 전자기적인 인체와 전자기적 상응을 주요한 기법으로 활용하는 침의 기전 관계에서도 매우 중요한 부분이라 생각한다.

건강한 사람과 질병에 걸린 사람의 경우 자기장이 분포하는 양상이 다르다고 한다. 그러므로 어느 장기 주변의 자기장이 어떻게 달라지는지, 환자와 정

'자석인간' 니콜라이 크라이아글리첸코

온갖 금속 물체를 몸에 붙일 수 있는 능력을 갖춘 소년이 화제다. 2015년 2월 영국 데일리메일은 최근 이 12살짜리 소년에 대해 보도했다. 이 소년의 이름은 니콜라이 크라이아글리첸코 (Nikolai Kryaglyachenko)이다. 영상에는 숟가락이나 동전, 국자 같은 금속 물체를 얼굴과 가슴, 배, 등 부위에 마음대로 갖다 붙이는 니콜라이의 모습이 담겨 있다.

니콜라이는 최근 학교에서 집으로 오던 중 가로등을 지나쳤다. 그런데 불운하게도 니콜라이는 가로등에서 흘러나온 전류에 감전되는 사고를 당했다. 가로등의 노후화로 일부 전선이 바깥으로 삐져나와 있었던 것이다. 감전된 니콜라이는 그대로 바닥에 쓰러졌다가 잠시 후 의식을 되찾고 집에 무사히 도착했다. 니콜라이는 "거의 반죽음 상태였다"고 감전 당시 상황을 떠올렸다. 이어 "집에 와서 엄마에게 무슨 일이 있었는지 말했다"고 덧붙였다.

다음날부터 니콜라이에게 이해할 수 없는 일이 생기기 시작했다. 아침에 깬 니콜라이는 동전 몇 개가 자신의 몸에 붙은 것을 발견했으며, 밥 먹던 중 실수로 떨어뜨린 숟가락이 가슴에 대롱대롱 매달리는 일도 목격했다. 니콜라이는 "예전에는 불가능했던 일들을 할 수 있다"며 "심지어 내가 원하지 않아도 금속물질을 가까이 끌어당길 수도 있다"고 말했다.

그러나 '자석 인간'에 대한 이야기는 이번이 처음은 아니다. 지난 1986년 러시아 체르노빌 원전 사고 후 '자석 인간'이 된 레오니드 텐카예프(Leonid Tenkaev)로 23kg의 금속 물체를 들어 올릴 만큼 강력한 능력을 지녔으며 아내와 딸, 손자 등 가족 모두가 같은 능력을 가져 화제가 된 바 있다.

앞에서 전기를 활용한 배터리 인간에 대한 특이사례도 마찬가지였지만 이 경우 역시 감전이 만들어낸 사례라는 공통점이 있다. 전기와 자기는 또 동전의 양면과 같은 것이고.

---

55) 생물전기의 원리에 따라 생체전류가 형성되면서 뇌자도, 심자도 등 생체자기장이 만들어졌고 심장이나 뇌에서 뇌자기장의 분포도 측정가능한데 이를 등고선처럼 그림으로 표현한 뇌의 자기장 분포도가 뇌자도腦磁圖이다.

상인에서 자기장이 형성되는 패턴이 어떻게 다른지를 연구하는 것은 인체의 상태를 진단할 수 있는 또 다른 방법일 수 있다.

한편, 과거에서 현재에 이르기까지 자석을 인체의 치료에 이용한 사례는 이루 헤아릴 수 없이 많다. 자석磁石을 인체에 활용하다보면 혈위에 대한 부착만으로 신경이나 체액 등의 연결로 생각하기 어려운 원거리에서 뚜렷한 증상 개선(대표적으로 통증) 효과가 발생하는 예를 자주 경험하곤 한다. 이런 경우 보통은 자성에 의해 통증 신호전달과정상의 교란가능성을 먼저 생각하게 되지만 체내의 자기적 영향, 즉 자기장적 인체(magnetic body) 구조에의 영향으로 인한 결과일 가능성은 없는 것일까? 앞서 소개한 과거의 귓병(이명, 이롱)의 치료에 자력이 응용된 사례 역시 인체의 자기공간적 특성을 방증하는 사례일 수 있다. 또한, 이혈耳穴의 대장점大腸點에 N극과 S극을 반대로 자극하여 대장경의 합곡合谷혈에서 반대의 반응성을 확인한 마나카의 연구[56] 결과 역시 이런 맥락을 뒷받침하는 사례로 볼 수 있다.

5) 전해질장(電解質場; Electrolytic field)

우리는 지속적으로 침의학적 작용의 관점에서 새롭게 인체를 탐색중이다. 30조개의 세포로 이루어진 인체는 거대한 물리적, 화학적 및 생물학적 작용 공간이다. 모든 생명은 10μm정도 크기의 세포와 그 주변이 연대하여 일으키는 화학반응이 쌓이고 쌓인 결과이며 이러한 과정은 지금도 여전히 진행 중이다. 우리는 일상에서 그 작용을 의식하지 못하지만 인간의 몸 안에서는 이러한 화학 시스템을 작동하며 생명활동을 계속하고 있다.[57] 특히 용매(물)와 용질로 이루어진 체액공간은 이들을 담당하는 주요한 터전이다. 용질에는 물에 녹아 전하를 띠는 각종 이온들이 전해질을 이루고, 포도당, 지질, 요소 등은 비전해질의 입자를 이룬다. 체액은 온도나 수소이온농도(pH)의 변화에 민감한 공

---

56) Yoshio Manaka 외, 앞의 책, p.25.
57) 강금희 譯,《뉴턴하이라이트》세포의 모든 것, 2001, 뉴턴코리아, p.38.

간이고 효소반응이 일어나는 상시적 공간이며 신호의 전달에 관여(신경전달물질 등)하는 물질적 공간이기도 하다.

침을 놓았을 때 우리는 침체가 지나는 곳을 생각하면서 피부와 근육, 그리고 그 안에 있는 혈관이나 신경을 우선 떠올리곤 한다. 그러면서 늘상 간과하곤 하는 곳이 체액공간이다. 침이 인체에 박혀있는 모습을 상상해보자. 실제로 침과 접촉하고 있는 곳은 수분이 대부분인 체액공간이다. 체액은 몸 안에 일정량이 필요한 곳에 적정하게 분포하여 각종 생리대사에 참여한다. 체액은 전해질의 분포와 이동에 따른 전기력이 작용하는 공간이기도 하다. 또한 세포와 조직사이에서 물질이동과 삼투작용의 공간이기도 하며 신경전도의 주요한 작용처이기도 하다. 이쯤 되면 체액이란 적당히 간이 배인 장액漿液이라고 부를 수 있으려나? 그러나 선의들의 생각은 달랐다. 그들은 일정 영역에 12분획된 체액을 십이경수十二經水라고 이름을 지어 불렀다. 그냥 간이 배인 물(0.9% NaCl 수용액)로 보아서는 안된다는 뜻이다.

경수經水는 경經을 채우고 있는 수액을 의미한다. 생리공간으로 중요한 이유이다. 다양한 효소반응을 포함한 인체 내의 생화학적 작용은 대부분 액체 상태의 매질을 통해 일어난다. 여기서 중요한 것은 체액의 양적 구성 및 분포, 점성, 이동 등이며, 이때 중요한 것이 물이다. 인체를 구성하는 물질 중 수분은 60-70w%[58]를 차지하는 풍부한 물질로 생명체의 구성성분외에도 수성水性환경을 제공하여 물질수송, 대사, 윤활작용 등의 생화학적 반응에 능동적으로 참여한다. 물은 무기물과 유기물의 용매, 가수분해의 매질임은 물론 물질 운반체나 완충작용도 하는 등 생체내의 대사과정에서 결정적 역할을 담당한다. 수분은 물을 마심으로써 체내로 섭취되고 땀·소변·대변 등을 통해 배출된다. 이 물은 심장, 신장, 미주신경, 시상하부, 뇌하수체 등을 포함한 부피조절체계에 의해 감시되고 내부적으로 조절되어, 일정한 범위 내에서 작은 폭으로 오르내린다. 이 조절체계와 관련된 호르몬은 바소프레신, 즉 항이뇨호르몬(ADH)과 부신피질자극호르몬, 알도스테론 등으로 신장에 작용하여 염분과 수분의 보유량

---

58) 총수분량은 나이에 따라 달라지는데 어린이는 70%, 어른은 60%, 노인은 50%정도이다.

을 증가시키는 데 영향을 미친다.

앞에서 전기장을 이야기하면서 인체는 자체로 고유의 전기적 특성을 갖는 그물망 구조나 전기 전도 공간(가령, 심전도)일 수 있다고 하였다. 우리는 이와는 별도의 시선으로 체내 전해질액내에서의 전기화학적 작용 공간의 의미에 대해서도 바라볼 수 있어야 한다. 전해질이란 어떤 물질을 물에 녹였을 때 전하를 띠는 물질을 말한다. 체액은 다량의 전해질이 왕성하게 활동하는 공간이다. 전해질 수용액이 전기를 통하는 것은 전해질인 물질이 물에 녹으면 플러스(+) 전기를 띤 양이온과 마이너스(-)전기를 띤 음이온으로 갈라져 전하를 나르기 때문이다. 양이온을 띠는 주된 전해질로는 나트륨(Na^+), 칼륨(K^+), 칼슘(Ca^{2+})과 마그네슘(Mg^{2+}) 등이 있고, 음이온을 띠는 주된 전해질로는 염소(Cl^-), 중탄산염(HCO_3^-), 인산염(HPO_4^{2-}, $H_2PO_4^-$), 황(SO_4^{2-}), 유기 이온 등이 있다. 다음은 세포내외의 주요 이온의 농도와 평형전위값(세포막을 사이에 두고 양 쪽의 이온이 전기화학적으로 평형을 이룬 상태에서의 전위)을 나타낸 도표이다(농도 경사傾斜에 의해 형성되는 에너지의 값은 유명한 네른스트 식[59])으로 오래전에 제시되어 있다).

[표 4-1] 인체 세포내·외의 이온특성

종류	세포밖(mM/L)	세포안(mM/L)	내외비율(外/内)	평형전위(mV)
K^+	4	155	0.026	-90
Na^+	145	10	14.5	71
Cl^-	123	4.2	29.3	-90
Ca^{++}	1.5	10^{-4}	15,000	129

나는 뒤에서(7장. 다기능 자극원 침) 침을 다기능적 자극원으로 규정하면서 이 중 하나로 통전의 수단가능성을 말할 것이다. 인체라는 전해질 공간속에 두 개의 철침이 자입되는 순간 체내에서는 생체 전지(Battery)가 형성된다. 이는 침

---

[59] 네른스트식(Nernst equation)이란 전기화학에서 양 극의 전해질의 농도가 같지 않을 경우에도 깁스 자유에너지를 이용하여 전지의 전극 전위를 기술하는 식이다. 1889년 네른스트(Walther Hermann Nernst, 1864-1941)가 발견하였다.

자극에 의한 신호전달과 관련하여 아주 중요한 주제이다. 체액은 대부분 물이고 여기에 일부 유기물과 무기물이 녹아 있으며 성분과 부피가 항상 일정 범위 내에서 조절되어 세포의 내부 환경을 안정시키는데 기여한다. 따라서 물은 세포의 형태유지나 구성원이 되며 용해작용, 체내의 삼투압 유지, 영양의 흡수와 물질 순환, 체온조절 및 노폐물 배설 등의 다양한 생리기능을 담당한다. 다 알려진 얘기다. 조직액과 세포내액 및 혈액은 각각 조성이 각기 다른 불균일한 전해질장(갈바니전지, 농도차전지, 다니엘전지)이다. 이렇듯 불균일한 전해질장에의 자침은 농도차 전지, 이온화 경향에 따른 전지의 형성을 의미(사이 또는 주변의 이온이나 미네랄의 이동을 수반)하는데 이는 자침효과와 더불어 뒤에서(12장. 침술혁명) 설명할 액침液鍼효과와 결부된 반응공간이라는 측면에서도 매우 중요하다.

체액의 구획

체액은 세포내액과 세포외액으로 구분된다. 세포내액은 세포내의 모든 액체를 말하는데 전체 체액량의 2/3를 차지하며 유기물이 대부분이다. 칼륨(K^+), 마그네슘(Mg^{2+}), 인산 등이 많이 함유되어 있고 나트륨(Na^+), 염소(Cl^-), 중탄산염(HCO_3^-) 등은 적게 함유되어 있다. 세포내액은 세포가 생명을 유지하는데 필요한 모든 생화학적인 반응이 일어나는 곳으로 수분평형조절, 능동수송, 삼투 및 산염기 평형조절 등의 작용이 일어난다. 세포외액은 세포바깥에 존재하는 체액으로 총 체액의 1/3을 차지하며 체중의 약 20%에 해당한다. 세포외액은 혈장과 간질액으로 구성되며 혈장(blood plasma)은 혈관안의 혈액 성분으로 순환하면서 산소 영양물질 등 세포가 필요로 하는 물질을 외부환경으로부터 받아 간질액에 공급한다. 간질액은 조직 세포 사이의 공간 속의 체액으로, 세포를 둘러싸고 있으며 혈장으로부터 받아들여진 물질을 세포에 공급하고 세포내에서 생산된 노폐물을 모세혈관을 통해 혈장으로 이동시킨다. 또한 전해질을 일정하게 유지시켜 세포의 기능을 원활하게 한다. 세포외액에는 세포내액에서와는 달리 Na^+, Cl^-, HCO_3^-, Ca^{2+}등이 높은 농도로 포함되어 있고 K^+, Mg^{2+}, 인산 등은 적게 함유되어 있다.

특히 세포내액과 외액의 경우 상당한 정도의 물리화학적 차이를 나타내는데 『진화하는 물』의 저자 제럴드 폴락은 책에서 세포내액이 계란의 흰자처럼 겔(gel)상에 가까우며 세포의 80%를 차지하는 물분자가 단백질분자나 이온들과 전기화학적으로 구조화된 상태로 일반적인 수용액상태와는 구별된다고 강조한다.[60]

세포내외의 이러한 조직구성상의 차이는 침의 작용공간인 매질의 전달특성의 차이를 수반할 것이며 따라서 반응에 있어서 상이한 질적 결과로 나타날 것이다.

체액의 이동

구획간 체액의 이동에 따른 체액의 혼합과 연속적인 교환은 삼투와 정수압에 의해서 조절된다. 물이 삼투 경사에 따라 이동할지라도 전해질은 분자크기, 하전, 능동수송에 의존하여 불균등하게 분포되어 있다. 이러한 농도의 분포차이는 순수한 물의 이동을 가져온다. 혈장과 세포내액간에는 모세혈관을 통해서 교환이 일어나고 단백질이 유리된 혈액의 정수압에 의해 여과된 체액은 혈장단백질의 교질삼투압으로 거의 완전하게 혈관으로 재흡수 된다. 세포사이에 남아있는 유실된 적은 양의 체액은 림프관이 회수하고 최종적으로는 혈관으로 돌아간다. 세포내액과 간질액간의 물질교환은 세포간의 선택적 투과성으로 복잡하게 일어난다. 대부분의 이온은 능동수송에 의해 선택적으로 일어나고 영양, 호흡기체, 노폐물 등은 한 방향으로 이동된다. 예를 들어 포도당과 산소는 세포로, 노폐물은 세포에서 혈액으로 운반된다. 많은 요소들이 세포외액과 세포내액의 양을 변화시키지만 물은 자유롭게 각 구획을 이동할 수 있어 모든 체내의 삼투는 균일하다. 모세혈관에는 작은 공극이 있어서 기체나 액체는 출입이 가능하고 단백질이나 입자가 큰 물질은 통과를 막아 체액은 각종 삼투

---

[60] 제럴드 폴락. 진화하는 물, 지식을만드는지식, 2017.

압, 액압[61] 및 조직압[62] 등에 의한 이동이 일어난다.[63]

체액과 삼투압

체액 구획 사이의 수분 이동은 기본적으로 삼투에 의존한다. 삼투(osmosis)는 반투막을 통해 물분자가 저농도 공간에서 고농도로 이동하는 현상을 말한다. 가령 생리식염수를 외부에서 주입하면 이는 체액과 같은 농도의 양적 증가를 의미하므로 그 결과는 농도변화나 삼투성 수분이동이 없는 세포외액 증가이며 이는 등삼투성 체액 팽창이다. 또, 출혈 등으로 체액의 손실이 있는 경우는 역시 농도변화나 삼투성 수분이동이 없는 세포외액의 감소이며 이는 등삼투성 체액 감소에 해당한다. 그러나 땀으로 수분이 과다하게 소실되는 경우에는 세포외액의 수분손실로 인한 농도증가를 의미하는 고삼투성 체액 수축에 해당하며 염화나트륨의 과다섭취는 세포외액 농도 증가를 수반한 고삼투성 체액 팽창을 유발하게 된다.

뒤(11장—침을 놓을 때 몸 안에서 일어나는 일들)에서 자세히 살펴보겠지만 자침과정은 체액에 포함된 전해질의 이동과 관계된 행위기법이므로 이를 통해서도 국소적으로 세포내외의 양적 질적 변화를 유인할 수 있을 것이다. 침은 다양한 물리적 및 화학적 자극 수단이며(7장—다기능 자극원 침) 이러한 자극의 신경을 통한 전달은 전해질 공간에서의 확산(세포내외간의 이온이동)이 주요한 역할을 담당하게 된다. 이러한 확산은 결국 세포막을 경계로 존재하는 물질(이온)들의 농도 경사에 의해 형성된 화학에너지의 기울기에 의해 발생하게 될 것이다. 따라서 이들을 품고 있는 전해질 공간은 참으로 크고 중요한 영역이라 생각된다. 만약 각 경經에 따라, 또한 동일한 경이라 하더라도 각 혈위穴位에 따라 각기 다른 최적의 수액조성(물과 이온의 수량이나 액의 물성 등)이 건강함을 유지하는 중요한

---

[61] 심장의 박동에 의해 생성되는 모세혈관내 혈액의 압력으로 모세혈관압이라고도 한다.
[62] 세포사이의 조직액 내부에 존재하는 적은 양의 단백질로 인해 생기는 2mmHg정도의 압력으로, 조직의 형태를 일정하게 유지하고 조직액을 모세혈관안으로 밀어넣는 힘이 된다.
[63] 강정호, 오세원, 생리학, 펴냄홍 출판사, 2001.

요건중 하나라면 더더욱 그럴 것이다.

6) 파동장波動加場

우리가 보는 우주 만물은 작은 입자가 모여서 이루어진 만져지는 실체이다. 그러나 양자적 미시세계에서는 입자는 사라지고 진동하는 에너지만 남는다. 즉, 모든 만물의 본질은 진동하는 파동이다. 진동하고 있는 모든 사물은 각각 고유의 진동수를 가지며 인체의 장기인 심장이나 간 등도 고유의 파동을 가지고 있고 뇌도 감정 상태에 따라 다양한 파동을 표출해낸다. 우리들의 감정이나 의식도 에너지이자 파동이라 할 수 있으니 사람은 진동하는 에너지의 집합인 셈이다. 몸 안에서 일어나는 변화의 주기 역시 다양하니 짧게는 초당 수천만 번의 극히 짧은 것에서부터 몇 년에 한 번씩 반복하는 조직에 이르기까지 다양하다.

[표 4-2] 다양한 신체리듬 주기

구분	주기
뼈, 근막	5~7년
난소	1개월
피부, 소장	3일
일부효소	수초마다 교체
호흡, 심박, 뇌파	1/10초~수초
분자진동	0.00000005초

'서양 심신의학의 창시자'라 불리는 미국의 디팩 쵸프라(Deepak Chopra, 1946~)는 "정신과 육체는 하나의 에너지장에 있다. 당신이 에너지장을 이용한다면 마음의 변화를 통하여 육체의 변화를 만들어 낼 수 있다."라고 하면서 파동으로 연결된 마음과 육체의 관계를 주장하였다. 인체의 질병을 보이지 않는 양자파동장의 흐트러진 인체의 파동에 의한 것으로 보고 이러한 파동을 측정하고 이상이 생긴 파동을 바로잡아 치유한다는 파동의학도 결국 이같은 관점

에서 출발한 것으로 볼 수 있다.

전도성이 있는 겔(gel)[64]을 전기장에 두고 전극을 꽂아 두면 전류의 진동을 감지할 수 있다. 일반적으로 생체에서 진동이란 막전류에 기인한 것으로 알려져 있지만 막이 없는 겔도 진동한다는 증거는 많다. 자연적인 맥박 조정장치같은 생체전기체계의 특성이 바로 이런 진동이다. 따라서 겔과 같은 특성을 갖는 세포질 역시 진동할 수 있다.

목소리와 두뇌, 귀 사이의 밀접한 관계를 연구하는데 평생을 바쳤고, '토마티스 이론'으로 유명한 프랑스의 이비인후과 의사인 알프레드 토마티스(Alfred Tomatis, 1920~2001)는 음악이 뇌에 다양한 영향을 미치는 것을 여러 방법으로 확인하였다. 그는 소리와 등뼈의 관계에 대해서 재미있는 사실을 알아냈는데, 그것은 등뼈가 피아노건반처럼 나란히 붙어서 머리에서 미추에 이르기까지

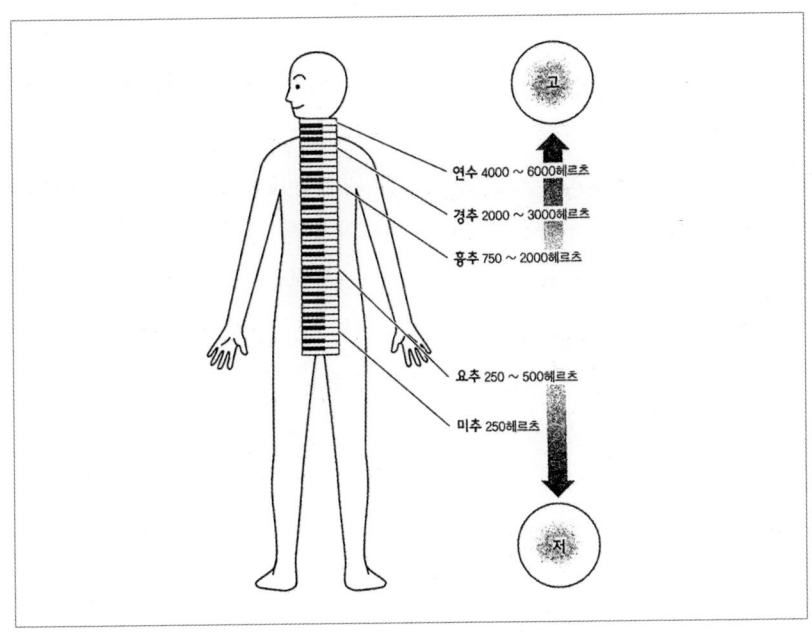

[그림 4-36] 척추와 주파수 반응

---

64) 일반적으로 졸(sol, 콜로이드 또는 고분자 용액)이 젤리의 형태로 굳어진 것을 말한다. 실리카 겔이나 곤약, 젤라틴 등이 겔에 속한다.

특정 주파수의 소리에 반응하여 울리며 그 반응 부위가 음의 높낮이에 따라서 달라진다는 것이었다. 연수에서 정수리까지는 약 4,000Hz이상의 주파수에 반응하고 경추는 약 2,000~3,000Hz, 그리고 내장기관인 위胃는 1,000Hz, 흉추와 요추사이는 약 500 Hz에 해당한다고 하였다. 즉, 높은 소리일수록 머리쪽에서 울리고 낮은 음일수록 배쪽에서 울리는 것은 이러한 구조에 기인한다고 하였다.[65]

침의학적 관점에서 수기手技는 매질을 통한 자극과정이므로 자극의 강화에 그 주된 목적이 있을 수도 있겠지만, 매질의 진동을 통한 에너지의 전달이거나 아니면 공명을 통한 반향反響의 유도일 수도 있는 복합적 자극행위일 수 있다. 파동자극의 향상된 연구를 통해 우리는 파동장을 활용한 치료기법이 적용된 놀라운 세상을 머지않은 장래에 맞이하게 될 수도 있을 것이다.

7) 온도경사장溫度傾斜場

표리부동表裏不同! 사람은 모름지기 겉과 속이 달라야 한다. 그렇지 못한 사람은 좋은 사람으로 보기 어렵다. 이 무슨 이상한 소리인가? 체온에 관한 얘기다. 속은 덥고 겉은 차가우며 내부나 외부의 환경변화에 적절하게 유지해갈 수 있어야 좋은(?) 사람이란 얘기다. 지구는 영하 270℃정도나 되는 한랭한 우주의 바다에 내던져져서 제 몸의 체온(15℃)을 유지해가기 위해 태양을 떠나지 못한 채 빙글빙글 돌도록 운명 지워진 가련한 가이아(Gaia)다[66]. 1880년부터 1980년대까지 측정된 지구의 온도는 약 14℃이다. 지구온난화로 꾸준히 평균치가 올라가면서 최근에는 전보다 1도 가까이 상승했다고 한다. 우리나라로 치면 선선한 봄가을 날씨 정도 되겠다.

사람 역시 이런 지구에 벌거벗겨져 강보에 쌓인 채 차갑게 대동댕이쳐져 20도 이상이나 뜨거운 온도(36.5℃)를 유지하려 100년 가까이나 되는 긴 시간을

---

65) 와고 하루히사, 송수영 역, 『모차르트 테라피』, 넥서스books, 2007. pp. 20-23.
66) 우주의 평균기온은 약 2.7K(약-270℃), 지구의 평균기온은 290K(14℃)정도라고 한다.

쉬지 않고 열을 내며 살아가야하는 힘겨운 존재다. 삼천년 전에 이미 이러한 인간의 삶을 고행苦行으로 점철된 고해苦海라고 규정한 어느 뛰어난 이(싯다르타)의 선언은 탁월한 혜안을 가진 이의 명석한 판단이 아닐 수 없다. 사람은 체온이 일정하게 유지되는 항온동물이다. 누가, 그리고 왜 사람이 이온도를 유지하며 살아가도록 설정해 놓았는지는 아무도 모른다. 그러나 우리는 정상(36.5℃)에서 5℃만 떨어져도 위험하고 10℃이상 떨어지면 죽게 된다는 것은 잘 안다. 사람의 몸은 질서속에서도 수시로 무질서한 것처럼 변화하는 온도경사장이다. 체온은 특히 선천면역에 기여하는 생리적 장벽으로도 중요하다. 많은 종의 동물들은 그들의 정상 체온이 병원체의 증식을 억제하기 때문에 쉽게 질병에 걸리지 않는다.

온도장이라고 하지 않고 경사장(예전에는 대신에 수평면에 대해 기울러진 정도를 의미하는 구배(勾配; gradient)라는 일본식 용어를 많이 사용하였다)이라고 한 것은 온도의 구역이나 부위별 층차를 강조하기 위해서이다.

항온동물인 사람은 주위의 온도변화에도 항상 일정한 범위 내에서 온도를 유지하고 생명활동을 수행하는데, 이는 생체내의 모든 화학반응이 온도에 민감한 효소의 작용으로 보정되기 때문이다. 이렇게 일정한 체온을 유지하기 위해서는 열 생산과 열손실의 균형이 중요한데 기초대사, 근육운동 등 조직의 활동으로 생성된 체열은 혈액을 통해 전체적으로 배분되고 온몸으로 전달되어 체온을 유지하면서 한편으로는 외부로 발산되어 체열의 손실이 일어난다. 생체의 체온이란 외계와의 끊임없는 교류와 내적인 대사활동의 결과인 것으로 이러한 체온의 항상성은 뇌의 시상하부에 의해서 조절된다. 외부 자극에 대한 인체의 온도변화를 알기 위해서는 외부와 내부의 체열변화를 고려해야 한다. 일상적으로는 80%정도의 대부분의 열은 피부를 통해 증발, 복사, 전도, 대류 등의 물리적 방법으로 손실되며 나머지는 호흡기, 소화기, 비뇨기의 점막 등을 통해 이루어진다. 증발은 체열 발산의 25%가 방출되는데 외부 온도, 바람이 높고 습도가 낮을 때 증가한다. 복사는 신체의 열이 적외선의 형태로 주위의 물체로 이동하는 현상으로 전체 체열 손실의 60%정도를 차지한다. 조사照射되는 모든 복사 에너지를 흡수하는 표면이라는 가정이 따르지만 복사와 관련한 슈테판-볼츠만 법칙[67]을 인체에 대응해보면 310K내외의 표면온도를 갖는 인간은 평균 온도가 3K라고 알려진 우주와 지속적인 열 분포를 형성하고 복사를 통한 열 교환을 하고 있는 중이다.

전도는 신체에 접촉된 물질을 통해서 체온이 손실되는 현상이다. 신체보다 차가운 금속이나 액체 옷, 음식 등은 체열을 발산하지만 주위온도가 높을 때는 오히려 피부로 열이 전달된다.[68] 높은 환경온도나 심한 운동으로 인해 혈액의 온도가 일정수준이상으로 상승하면 시상하부의 체온조절기의 작용으로 정상 체온 이상으로 체온이 상승하는 것을 억제한다. 반대로 정상체온보다 낮아지면 체온손실은 감소시키고 체열 생산을 증가시켜 체온 하강을 막는다. 체온조절 중추의 이상으로 정상체온 이상으로 상승하는 것을 발열이라고 하는데 세균, 독성물질, 이물질 및 화학적 인자 등의 외부 자극으로 인한 체열 소모기전의 이상으로 일어난다. 세균감염의 경우에는 단핵구, 대식세포가 생산하는 내인성 발열물질이 혈류를 통해 시상하부에의 체온조절기를 자극하여 설정온도를 높이게 된다. 따라서 피부혈관의 수축과 근육의 불수의적 수축으로 떨림이 일어나며 교감신경의 자극에 의한 대사로 열생산이 증가한다. 반면에 정상적인 조절작용에 의해 체온이 떨어지면 설정온도로 돌아오기까지 열생산은 억제되고 열방출 기전은 증가하여, 근육의 긴장이 감소되고 피부혈관이 확장되어서 많은 양의 발한이 일어나게 된다.

자침시에는 금속과 인체와의 열전달이나 액침液鍼(12장 침술혁명)의 경우라면 대류 등을 통한 온도의 변화등을 고려해야 한다. 국소조직의 온도가 상승하면 세포에서 화학반응 및 대사율이 증가된다. 화학반응의 증가는 대사율을 증가시키고 에너지 소비도 증가시킨다. 온도가 10℃증가하면 대사율은 2~3배 증가하는 것으로 알려져 있다(반호프의 법칙). 또한 조직 온도의 상승은 혈관 확장을 통한 모세혈관의 혈류량 상승으로 이어질 수 있다. 침의학의 경우 특히 체

---

[67] 흑체 표면에서 방출하는 복사열 에너지 총량은 절대온도의 4제곱에 비례한다는 법칙으로 $E = \sigma T4$, E는 초당 단위면적에서 방출되는 복사열 에너지, T는 절대온도, σ는 슈테판-볼츠만 상수로 $5.67 \times 10^{-8} W/m^2 K^4$이다.

[68] 강정호, 오세원, 앞의 책. p310.

액의 온도는 매우 민감한데 복수개의 침이 자입된 경우 온도에 따라 침들사이의 전기적 활성도는 크게 증가함을 확인할 수 있다[69]. 구온(口溫; 자침전에 입에 물고 있었던 옛날의 침술 기법중 하나. 지금은 위생상 사라진지 오래다)에 의해 침체와 반응장(인체) 사이의 온도 편차를 줄이려 하였거나 간접구를 써서 국소부위의 온도를 올리려 하였거나 또는 불에 침체를 달구는 직접적인 방식으로 침체의 온도를 변화시키고자 했던 선의들의 노력들은 모두 침체와 체액간의 온도교감을 고려했던 게 틀림없을 것이라고 나는 생각한다.

8) 압전장(壓電場; piezoelectric field)·초전장(焦電場; pyloelectric field)

압력의 변화에 의해 분극이 생기는 성질을 압전성(壓電性; Piezoelectricity)이라고 하며, 압전 효과(piezoelectric effect)란 어떤 전기 매질이 어떤 방향에서 외력의 작용을 받아 변형될 때 그 내부에 양극화 현상이 일어나고, 동시에 상대적인 표면에 극성이 반대인 전하가 생기게 되는 현상을 말한다. 힘을 가하는 방향이 바뀌면 전하의 극성도 바뀐다. 수정, 전기석, 로셸염(Rochelle Salt; Potassium Sodium Tartrate) 등은 압전효과를 나타내는 압전소자로 널리 알려져 있으며 다양한 분야에서 사용되고 있다. 가장 잘 알려진 응용분야는 가스레인지나 전기 라이터이다. 이들을 켜기 위해 버튼을 돌리거나 누르면, 내부의 작은 망치가 '딸각'하면서 압전소자를 때리게 된다. 이때 압전소자에서 발생한 높은 전압이 발생하여 미리 만들어 둔 전기회로 내 작은 간극에 스파크(spark)를 발생시킨다. 이 스파크를 이용해 가스를 점화시키는 것이 이들이 작동하는 원리이다. 초음파를 발생하고 검출하는데 사용되고 있는 원리 역시 압전효과이다.

이 같은 고유의 압전효과에 정확히 부합하지는 않더라도 자침에 의한 인체 조직의 형태의 변동은 이온으로 가득한 인체내에서 전기적 변화를 유발하는 자극원일 수 있다. 이런 의미에서 인체는 다른 의미의 압전장일 수 있다.

---

69) 침과 침 사이의 전해질 용액을 통한 통전량은 온도의 증가에 따라 증가함을 생리식염수를 통한 간접실험에서 확인할 수 있었다.

사와하타(Sawahata) 등은 폴리아크릴산과 폴리아크릴아미드가 중합된 물리적인 힘에 민감한 겔(gel)을 이용하여 압력이 pH변화를 유도하고 전기전위를 변화시킨다고 하면서 이런 방식의 기제가 세포가 압력을 감지하는데 사용될 가능성이 있다고 하였다.[70] 인체에서는 뼈와 콜라겐이 압전소자로 알려져 있다. 이외에도 인체의 세포와 세포사이의 공간을 메우고 있는 매트릭스라는 조직은 콜라겐으로 이루어져 있어 압전성이 뛰어나다고 하며, 이뿐만 아니라 DNA를 포함하여 인체에서 나선형 구조를 하고 있는 수많은 단백질들도 압전성이 있다고 한다.

또. 온도가 변하면 전기 분극이 생기는 성질을 의미하는 초전성(焦電性; pyloelectric property)이라는 성질이 있다. 초전성은 특정 물질이 가열되거나 냉각될 때 일시적인 전압을 생성하는 능력으로 설명 할 수 있다. 만약 피부에 이런 초전성이 있다면 뜸과 침의 속성을 연계할 수 있는 중요한 연결고리가 될 수 있을 것이다. 러시아의 판크라토프가 했다고 하는 다음과 같은 흥미로운 실험 결과도 있다.

"침요법의 경혈에 빛을 쬐면 경락상의 다른 경혈에서 동시에 빛이 검출된다."[71]

결론은 압력과 온도의 변동에 따른 전기적 신호거동을 파악해서 자극의학에 응용하자는 것이다. 그러기 위해서는 우선적으로 인체를 압력 수용장이나 온도 수용장으로 보는 시각적 전환이 선행되어야 한다.

우리는 인체의 모습을 닫힌 구조로 대표되는 시스템화된 물질적인 영역만으로 볼 것이 아니라 그 바탕에 또는 그 이면에, 물질적 배경으로 또는 에너지적 얼개로 각양각색의 모습으로 채워져 있음을 인식하고 적극적으로 수용해야 한다. 침의학적 관점에서 보자면 사실 닫힌 구조에 대한 것은 침과 경락·경혈의 작용은 물론 침의학적 적용에 있어서도 직접적인 바탕이 되는 것은 아니

---

70) 제럴드 폴락. 진화하는 물, 지식을 만드는 지식, 2017, pp.211.
71) James Oschman, 앞의 책, p.129.

다. 열린 공간을 더욱 크게 바라보고 연구해야 하는 이유이다.

지금까지 인체를 닫힌 구조와 열린 공간이라는 별도의 관점에서 나누어 바라보았다. 전자가 의학적으로 잘 정리된 관점이라면 후자는 침의학을 포함한 '자극-반응'적 의학이 관심을 가지고 체계화되어야할 영역이라고 생각한다. **"열린 공간을 매개로 한 자극에 대한 인체 반응의 치료적 연계"**가 내가 생각하는 자극 의학의 정수精髓이다. 침의학은 당시의 사회적 환경에서 침이라는 탁월한 자극원을 찾아내고, 이를 시공을 초월한 집단 지성으로 체계화한 것이고, 그간 사람은 그대로 사람이지만 시간은 많이 흘렀고 세상은 변했다. 소중한 자료들을 비단에 쓰고 대나무에 새겨 무덤에 파묻은 사람들은 무슨 마음으로 그렇게 했던 것일까? 그들은 바뀐 세상에 살고 있을 후손들에게 무엇을 기대하며 썩어 없어질지도 모를 소중한 기록들을 묻어두려 했던 것일까? 그들의 가슴속에는 아마도 의술을 전하려는 커다란 뜻이, 그리고 한참 더 깊이에는 민중들을 고통으로부터 해방시켜주고자 하는 간절한 붉은 마음이 들어있었을 것임을 나는 믿어 의심치 않는다. 우리는 아직도 못다 읽은 그들의 생각을 제대로 읽어내고 달라진 세상에 걸맞게 이를 발전시키기 위해서라도 '반응하는 기능공간'인 우리 몸을 더 잘 이해하도록 한층 더 가열찬 노력을 경주해야할 것이다. 그 속에 예전부터 있었던, 그러나 그동안 방치되다시피한 '열린 공간'에 대한 제대로 된 탐구가 이루어지려면 우리에겐 아마도 '열린 마음'이 가장 먼저 필요하리라.

5장

여명의 기능벡터, 경락 經絡과 경혈 經穴

모든 사람이 보고 있지만 그 누구도 생각못하는 것을 생각하는 것이 곧 발견이다.
— 알베르트 센트죄르지(1893–1986)

　침술은 증상의 개선이나 질병의 치료를 위해 술사術士에 의해 실현되는 외부적 침습자극 행위기법이다. 그 술법의 중심에는 경락과 경혈이라는 낯선 체계가 있다. 박제된 채 역사와 흔적으로만 남아있는 여타의 수많은 과거의 유물이나 유산과는 달리 침술은 수천 년의 역사를 이어 첨단과학이 융성하는 이 시대에도 여전히 치료적 역할을 활발하게 수행중이다. 침술은 자극 수단인 침과 대상인 인체의 특이공간, 그리고 적절한 자극기법이 중요한 기술요소가 된다. 이 같은 세 가지 요인별 개별적 효용이 극대화되어 시술이 이루어질 때 치료라는 목적이 더욱 효율적으로 달성될 것임은 당연하다. 인체 내의 침술적 자극공간과 관련하여 선인들은 경락과 경혈이라는 독특한 체계를 찾아내고 집약하여 이를 우리들 후대에 전해 주었고 이는 이천년 이상이나 지난 현재에도 주된 침의학적 준거로 자리하고 있다. 그간 비약적인 과학과 기술의 발전과 궤를 같이 하여 경락계통의 실체를 구명究明하고자하는 수많은 노력들이 있어왔다. 경락계통에 대한 연구는 과거의 서지적 함의를 알아내는 것과 이를 현대적으로 해석하여 보다 발전된 치료의학으로 계승하는 것이라는 두 갈래로 고찰해볼 수 있다. 목표에 보다 효율적으로 제대로 도달하기 위해서는 그들의 언어로 전해진 과거의 유무형의 기록이나 자료들을 정제하여 해독함으로써 현재의 눈으로 해석해 내는 것도 필요하고, 때로는 지금의 발전된 분석기법과 역량을 토대로 행간에 담아둔 선인들의 유지遺旨를 알아낼 수도 있어야한다.

1. 경락과 경혈의 의미

'넓은 의미의 경락'이란 '몸 안에서 기혈이 움직이는 통로'를 의미하며, 경혈은 '주로 경락상에 위치하면서 침이나 화열火熱, 또는 외력 등의 자극을 통해 기혈운행을 조절하는 틈이나 공간적 위치'로 이해된다. 그러나 그 정수는 아직도 일정부분 장막에 가려져있다. 경락이 협의의 '경락(경+락; channel)'인지 광의의 '계통적 경락(meridian)'인지 용어마저 흔들린다. 이에 대해서는 뒤에서 논할 것이고 우선은 많은 사람들이 받아들여 이해하고 있는 광의의 개념으로 경락이라는 용어를 사용할 것이다. 선인들은 옛 경전에 자세하게 주행노선을 설명하고 친절하게 위치를 설명해 놓았지만 갈라보아도 쪼개보아도 좀체 그 별도의 모습은 쉽게 드러내 보이지 않는다.

"경락이 그렇다고 누가 그래?"

그러면 아직도 우리는 의미상 《내경》에 그렇게 기록되어 있고 써보면 맞고 실체 규명을 위해 다각도로 연구가 진행 중이야"정도로밖에는 말하기 어렵다. 선인들은 대체 경락과 경혈의 무엇을 후세에게 전하고자 하였던 것이며 우리는 과연 무엇을 놓치고 있는 것일까? "눈에 안 보이는데 있기는 뭐가 있어?"라는 값싼 성급한 앎 내려놓고 신인들의 선언傳言속으로 한걸음씩 조심스럽게 들어가 보자.

(1) 경락이란

우선, 경락의 교과적 개념에 대해 살펴보고 가자. 이렇게 되어 있다. 경락은 "인체 내 기혈 운행의 통로이며, 유기적 정체로서의 총체적 기능활동을 실현시키는 구조적 체계 및 기능적 체계를 총괄"이다. 그리고 "경락은 인체의 표리, 상하를 구통溝通하고 장부기관을 연계하는 전체적이고 유기적인 계통"이며[1] 운수, 반응, 전도작용을 한다. 풀어서 이해하자면 "기와 혈이 이곳으로 흐

---

1) 전국한의과대학·한의학전문대학원경락경혈학 교재편찬위원회, 대학경락경혈학총론, 2015,

르고" 또 이들이 "제멋대로가 아닌 밀접하게 연계시켜 작용하도록 하는 주체"이면서 이곳으로 "흐르도록 갖춰진 구조체계"이기도 하다는 것이다. 그런데 애초에 경락이란 경맥經脈과 낙맥絡脈이 합해진 말이다.

《설문해자》에서 경經은 經으로 세로줄을 말한다. 청대의 저명한 언어학자인 단옥재(段玉裁, 1735~1815)는 주를 달아 "직물을 짤 때의 날실을 말한다(織從絲也)"고 하였다. 직물은 일정폭의 여러 줄의 날실을 배치하고 나서 씨실의 왕복과 날실의 교차를 통하여 만들어진다. 이때 세로로 길게 늘어세운 줄이 경經이다. 경經자의 자원字源은 뜻을 나타내는 실사(糸)부와 음을 나타내는 글자 경(巠 : 세로로 곧게 뻗은 줄, 물줄기)자가 합하여 이루어졌다. 낙絡은 설문해자에서는 絡으로 단옥재는 역시 주를 달아 "솜이다(絮也)"라고 했다. 맥은 혈맥이다. 그러므로 경맥의 몸에 담겨진 의학적 의미로는 손발에서 몸으로(또는 몸에서 손발로) 곧게 뻗어 있는 큰 줄기의 혈맥을 의미한다. 경에서 갈라져 나와 온 몸의 각 부위를 그물처럼 얽은 가지를 낙絡이라고 한다. 낙에는 분화된 손락과 부락의 의미를 포괄하고 있다. 손락孫絡이란 중간혈맥에서 가지 친 가는 혈맥이며 부락浮絡은 이 중 체표에 드러난(浮) 것이다.

경락에 대한 제반 내용은 대부분 《황제내경》에 근거를 두고 있다. 각각 81편으로 이루어진 《황제내경》에 '경락經絡'이 나오는 문장을 찾아보면 《소문》(12편 20문장)과 《영추》(16편 20문장)에 '經絡'이 각각 20회씩 등장한다.

- "경락經絡의 부침을 살핀다(視其經絡浮沈)",
- "경락을 치료한다(治其經絡)",
- "경락이 통하지 않는다(經絡不通)",
- "경락이 허하다(經絡虛)",
- "경락이 실하다(經絡皆實)",
- "경락을 따라서(隨經絡)",
- "경락이 트이다(經絡時疎)",

(도)종려나무, pp.40.

- "경락을 통해 영기가 삼투하다(滲營其經絡)",
- "경락으로 들어가다(入於經絡也)",
- "경락이 다 성하다(經絡皆盛)"

— 이상 《황제내경·소문》

- "경락이 시작되고 끝나다(經絡之所終始)",
- "경락이 주관하는 곳이 있다(經絡各有所主)",
- "경락이 서로 고리처럼 끊기지 않고 연결되어 있다(經絡之相貫, 如環無端)",
- "경락이 허하다",
- "경락이 실하다",
- "경락에 병이 나다",
- "경락에 있는 혈血을 취하다",
- "경락이 비어서 끊어지다(經絡厥絶)",
- "경락이 응색凝濇되다",
- "경락에 함몰처가 있다",
- "경락에 사기가 들어오다"

— 이상 《황제내경·영추》

　　과거 동양의 선의들은 경락을 인체를 내외, 표리, 상하로 소통시켜 하나의 통일된 개체로 외부환경과의 상호작용 속에서 중요한 역할을 하도록 하는 작용체로 인식하였다. 따라서 생리적으로는 기혈을 운행하고 전신을 영양하며 병사病邪를 방어하고 정상적인 생체 기능을 유지하는데 중요한 작용을 한다고 보았고, 병리적으로는 사기가 외부로부터 장부로 침입하는 경로가 되며, 경락이 병사에 감수되면 그 소속경락이 통과하는 부위에 고유한 병태가 나타나게 되고, 그러므로 이러한 병태적 상황을 진단에 응용할 수 있다고 보았다. 그리고 이러한 병태를 해결하기 위해서는 적절한 침구자극을 통해 허한 상태를 회복(補虛)시키고 병리적인 요소를 제거(瀉實)함으로써 질병이나 증상의 개선효과를 달성할 수 있다고 본 것이다.[2] 이렇듯 경락이 참으로 다양한 속성이 있고 많은 역할을 하고 있으나 저들 문장 속의 경락의 의미를 경맥망經脈網으로 치환하여 해석해보아도 의미상 차이는 별로 없어 보인다.

"뭐가 그렇게 뻗어있고 갈라져서 그물처럼 얽혀있는데?"라고 한다면 나는 우선은 "혈맥"이라고 답할 것이다.[3] '우선은'이라는 의미는 12경맥, 기경팔맥 등으로 정리되면서 맥관 이외의 요소가 개입되어 있기 때문이다.

(2) 경혈이란

경혈은 어떤가? 경혈經穴은 경經에 속한 기혈氣穴이라는 의미[4]이다. 혈穴은 공간이니 기혈이란 어원상으로는 기가 모인 공간, 의미상으로는 기가 작용하는 공간이다. 지금은 각각의 기능을 반영하여 혈穴, 수脈, 수輸, 수兪, 경혈經穴, 기혈氣穴, 수혈脈穴, 수혈輸穴, 수혈兪穴, 공혈(孔穴 또는 空穴) 등의 다양한 이름으로도 불린다. 그러나 원전인《황제내경》(소문/영추)에는 우리가 널리 쓰고 있는 경혈이라는 용어는 단 한번도 나오지 않는다. 수혈脈穴이니 수혈輸穴이니 하는 용어도 없다. 혈穴, 수脈, 수輸, 수兪 등의 명칭이 나오고, 기혈氣穴, 기부氣府, 수혈兪穴, 계곡谿谷, 맥기소발脈氣所發 등으로 기록되어 있다.[5]

단옥재는《설문해자주》에서 혈穴은 "토담집(土室也)"이라고 했다. 의미를 확장해보면 "빈틈이 있는 것은 다 혈이 되는 것이다(引伸之凡空竅皆爲穴)"고 하였고, 수兪는 "속을 파서 만든 나무배(空中木爲舟也)"라 하였다. 둘 다 '비어있는 공간'의 의미를 가진 유사어로 볼 수 있으나 내재된 의미는 조금 다르다. 수脈나 수輸는 각각 수(兪; 孔竅)의 의미를 구체화(肉+兪)하여 '몸에 있는 빈 공간(脈)'임을 나타내거나 기능화(車+兪)하여 운반하기 위한 장소(輸)를 나타내기 위해 차

---

2) 康鎭彬 主編, 최용태외 譯, 경전침구학, 일중사, 2001, pp.116-137.
3) 《소문》〈거통론편擧痛論篇〉에서는 "客於脈外, … 客於脈中"이라하여 혈맥의 안과 밖을 구분해 놓고 있으며 맥이 혈맥임을 나타내는 구절은 이루 헤아릴 수 없이 많다.
4) 경에 속하지 않은 기혈은 경외기혈經外奇穴이라고 구분한다.
5) 《소문》에서는 혈수穴兪 1회, 기혈氣穴 6회, 혈공穴空 1회,《영추》에서는 기혈氣穴 5회, 단독으로 쓰인 혈穴이 1회 나온다.

용한 글자로 보인다. 이에 비해 기혈氣穴은 '기와 관계된 혈'이다. 이것을 보면 혈은 (어떤 수단을 통해) 기의 운행을 도모하기 위한 기능점으로 명명된 것으로 보는 것이 타당해 보인다. 또, 수脈, 수혈脈穴, 수혈輸穴이란 용어는 기혈과는 달리 적당한 호칭이 아닌듯하다. 수脈, 수輸에 이미 수兪가 가지는 혈(공간)의 의미가 포함되어 있기 때문이다. 나아가《내경》에서는 구별할 필요가 없는 일부의 경우 같은 의미로 사용하기도 하였으나(오수五脈, 형수滎脈의 경우는 수脈와 수輸가 혼용되기도 하였다) 더 많은 문장에서는 둘을 완전히 구별하여 사용하였다. 수脈는 오수五脈, 형수滎脈, 부수腑脈, 배수背脈 등으로, 수輸는 '운반하다'는 동사로 쓰이거나(輸精於皮毛/上輸於脾 등) 오수五輸, 형수滎輸, 본수本輸 등으로 쓰였으며 한 단락에서 구별하여 사용하기도[6] 하였다. 그러나 경맥에 존재하는 혈처穴處의 의미를 갖는 경혈이 언제부터, 그리고 왜 이렇게 명명되고 쓰이게 되었는지는 잘 알지 못한다. 따라서 개인적인 생각으로는 경맥에 있는 혈을 지

穴, 兪, 脈, 輸, 經穴, 氣穴, 氣府, 輸穴, 脈穴

혈은 다양한 표현형식으로 사용되고 있다. 그 대략적인 구분을 지어놓았다. 경혈이 경락과 연계한 개념적 용어라면 수혈은 기능적 속성의 의미를 담고 있는 용어라 하겠다. 물론 범위상 수혈이 경혈을 포함한 보다 확장된 의미를 갖는다고 구별하기도 하나 여기서는 동일한 가치로 놓고 설명한다.

- 穴은 오목한 구조
- 兪은 통나무 배. 뒷등의 방광경에 배열된 배수혈背兪穴을 뜻할 때가 많다.
- 脈는 몸에 있는 요처(凹處)
- 輸는 배로 실어 나름

- 經穴 경에 있는 혈
- 氣穴 기가 연관된 혈
- 氣府 기가 머무는 공간
- 輸穴 운수運輸로서의 혈. 그러나 손과 발에 있는 오수혈(井,滎,兪,經,合)을 뜻할 때가 많다.
- 脈穴 모든 혈위를 뜻한다. 즉 365혈과 많은 기혈, 신혈의 혈위의 뜻이다.

---

[6]《내경》본수편의 첫단락에서 황제와 기백의 문답부분에 "凡刺之道, 必通十二經絡之所終始, 絡脈之所別處, 五輸之所留, 六腑之所與, 合四時之所出入, 五臟之所溜處, 闊數之度, 淺深之狀, 高下所至, 願聞其解. 岐伯曰: 請言其次也. 肺出於少商, 小商者, 手大指端內側也, 爲井木. 留於魚際, 魚際者, 手魚也, 爲滎. 注於太淵, 太淵, 魚後一寸陷者中也, 爲脈" 라는 내용에서다.

칭해야 하는 경우가 아니라면 가급적 경혈이라는 말보다는 기혈氣穴이나 혈穴이라는 용어를 사용하는 것이 더 맞을 듯하다. 그냥 기혈氣穴이었어도 좋았을 것을.

《영추》〈구침십이원편〉에서는 혈위의 공간적 위치에 대한 중요한 내용을 담고 있는데, 그것은 "절節이란 신기가 유행遊行하고 출입出入하는 곳이지 피육근골皮肉筋骨을 말하는 것이 아니다[7]"라는 내용이다. 《영추》〈창론脹論〉이나 〈사기장부병형邪氣藏府病形〉편에서 강조하는 '자침시 기혈에 적중해야함'의 중요성[8]과도 잘 부합한다.

2. 경락과 경혈의 기원과 형성

여기저기 많이 돌아서 왔다. 이천년도 넘게 지나왔으니 오래도 견뎌온 셈이다. 침의 과거와 원형을 이해하려면 돌침을 찾아 중세로의 퇴행을 거쳐 기원전의 한나라 무덤에서 나온 유물을 찾아야만 한다. 그리고 경經과 혈穴의 원류를 찾아 2000년도 더 지난 것으로 무덤에서 출토된 백서帛書의 내용과 옛 경전의 의미들을 고민해야 한다. 거기에는 돌을 자르고 갈고 다듬어 찌르고 째던 선의들이 있다. 그리고 철을 찾아 숙고하고 두드리고 불로 달구고 물로 쪄내고 약을 먹이고 땀을 흘리는 선의들이 있고, 죽음을 제압하는 가장 안전하고 단단하며 튼실한 침을 만드느라 며칠씩 땀 흘리던 장인匠人들이 있다. 선의들은 소중한 기법들을 귀한 곳에 기록한 채 가장 소중히 보호되어야 할 무덤에 묻었다. 역설적으로 후세의 누군가 찾아내기를 간절히 바라면서. 그들에게는 죽은 자의 무덤이 파헤쳐지는 두려움보다는 생명을 살리는 비법들이 누군가에 발견되어 살아있어야 할 사람들을 위해 쓰이는 것이 더욱 가치 있는 것이었다. 그

---

7) 言節者, 神氣之所遊行出入也, 非皮肉筋骨也. 《영추》〈구침십이원九鍼十二原〉
8) "此言陷於肉肓 而中氣穴者也 不中氣穴 則氣內閉 鍼不陷肓 則氣不行 上越中肉 則衛氣相亂 陰陽相逐"《영추》〈창론脹論〉, "刺此者必中氣穴 無中肉節 中氣穴則鍼染於巷 中肉節卽皮膚痛"《영추》〈사기장부병형邪氣藏府病形〉.

랬기에 그들은 그렇게 하는데 추호의 망설임도 필요하지 않았다. 어찌 보면 그들이 정말로 두려워했던 건 그들이 시신 옆에 고이 묻어둔 부장품들이 시간과 함께 고스란히 스러지는 일이었을지도 모를 일이다. 그렇게 만든 법도에 따라 침을 손에 잡고 환자와 함께 호흡하며 돌리고 밀고 당기던 과정을 상상 속에 살펴야 했다. 그들은 고통의 도구를 단단하게 움켜쥐고 생사의 경계에선 환자의 얼굴을 응시하고 질병과 사투를 벌이던 검투사였다.

말없이 살아있는 예전에 돌아가신 그분들에게 묻고 물어 얻어들은 대답은 이러하였다. 경經은 그들이 전장으로 가기 위한 가장 좋은 길이었고, 혈六은 싸우는데 가장 좋은 요새였노라고.

경은 날줄처럼 사람에게 12개로 늘어선 세로로 난 기혈이 다니는 오솔길이자 방향성을 가진 노선이었다. 직조할 때 준비해놓는 실의모습을 닮아서였다.[9]

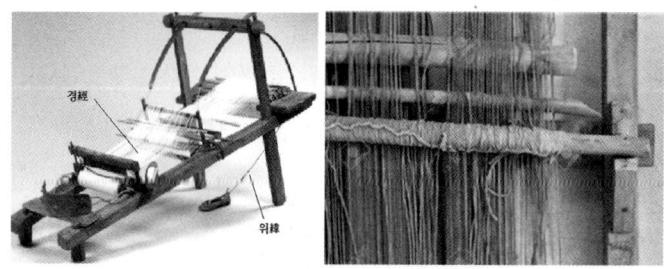

[그림 5-1] (左)옛 직기와 경經·위緯, (右)경사(經絲; 날줄)

날줄은 세로로 준비된 실의 줄기이다. 전국시대부터 존재했던 중국의 하수도 중에서 "종縱으로 관통해서 바다에 유통하는 하천을 경이라고 한다"[10]고 하였으니 어찌 보면 유래가 여기까지 닿아 있을 수도 있겠다. 그러나 연원을 보면 날줄이 훨씬 오래되었고 당시에도 널리 쓰이던 용어였으며 어느 경우든

---

9) 중국에서는 갑골문 중에 누에(蠶)·실(絲)·뽕나무(桑)·비단(帛)등의 상형문자가 보일 만큼 오랜 역사를 지니고 있다. 진한시대부터 남자는 농사일을 하고 여자는 직조한다(男耕女織)는 것이 보편화되어 그 생산량이 증가했다.

인체의 경락계통으로 의미를 빌려오는데 문제는 없어 보인다.

혈은 기혈을 열고 닫으며 보내고 받고 하는 관문이며 이것은 술사에 의해 침이라는 도구를 통해 쓰임이 만들어진다.《난경》〈육십팔난〉에서는 오수혈을 설명하면서 처음 발원한 그곳을 샘솟는 우물(所出爲井)이라 하였다. 이렇게 시작된 물줄기는 흐르고(流), 모여들고(注) 길을 따라 흐르고(行) 더 큰 흐름 속에 합(合)해진다고 하였다. 그들은 관문마다의 역할이 같지 않음을 잊지 않고 기록하였다.

그동안 경락의 형성과 관련해서는 오랫동안 크게 침자감전鍼刺感傳현상, 내경반관內景反觀이나 경험가설 등으로 설명되어 왔다. 침자감전설은 침을 놓을 때 침을 맞는 사람이 느끼는 감각의 경로로부터 기원되었다는 것이고, 내경반관설은 수련시에 느껴지는 장부의 내부모습이나 기의 순행감각으로부터 비롯되었다는 것이며[11], 경험가설은 같은 효능을 가진 혈위들을 귀납해 연결한 것이라는 견해로 이는 일찍이(1950년대) 침구학자 육수연(陸瘦燕; 1909-1969)에 의해 제시된 학설이다. 이는 사람들이 몸의 어떤 부위에 누르거나 찌르거나 하는 자극에 의해 일정한 치유효과를 경험하면서 이런 특이점들을 선형화하는 과정에서 이루어졌다는 설로, 고대의학자들이 장기간의 침구임상을 통해 점차 여러 혈위에 비슷한 효능이 있음을 알게 되었고 근처에 있는 혈위들끼리 연결시켜 경락을 발견하게 되었다는 것이다[12].

이것은 길(경맥)이 먼저냐 점(경혈)이 먼저냐 하는 문제와 닿아 있는데 이에 대해서는 아직도 의견이 분분하다. 위에서 설명한 육씨의 가설이 점에서 선으로의 발전에 관한 것이라면 선에서 점으로의 발전을 강력히 시사하는 역사적 사건도 있었다. 1973년 마왕퇴라 불리던 전한前漢시대의 3개의 무덤 속에서 발굴된 경맥과 관련한 자료들이 그것이다. 특히 3호묘에서는 유체, 도기 등의 각

---

10) 가노우 요시미츠, 동의과학연구소 옮김, 『몸으로 본 중국사상』, 1999, 조합공동체 소나무, p.128.

11) 방대한 본초서인《본초강목》을 쓴 명대의 이시진은 그의 경맥학 관련 서적인《기경팔맥고奇經八脈考》에서 반관하여 인체의 내부를 살펴볼 수 있다고 하였다. "內景隨道惟反觀者能照察之"

12) 吳紹德 等 整理, 陸瘦燕鍼灸論著醫案選, 人民衛生出版社, pp.1-4.

종 유물은 물론 죽간竹簡과 백서帛書형태의 방대한 고문헌 자료들이 출토됨으로써 많은 주목을 받았다[13][14]. 다양한 고증을 통해 이 묘는 기원전 168년에 죽은 이창의 아들의 것이라는 것이 확인되었다. 출토된 자료중에는 그간의 경락과 경혈관점과 비교될 만한 중요한 내용을 담은《족비십일맥구경足臂十一脈灸經》과《음양십일맥구경陰陽十一脈灸經》이 있었다. 여기에는 공통적으로 11가지 경맥의 순행노선은 상세히 설명되어 있으면서도 혈위에 대한 기록은 전혀 없었다. 사람들은 이것이 경맥 노선이 정리되어 가는 과정을 보여주는 증거일 뿐만 아니라 경맥이 형성되고 난 다음에 경혈이 형성되었음을 시사하는 단서라고 본다. 경맥 노선에 따라 정연하게 배열된 혈위가 11개의 경맥도 전혀 표시되지 않았다는 것은 '있는 것이 누락'된 것이 아니라 '원래 없었던 상황'으로 보아야 한다는 논지이다.

(1) 경맥혈經脈穴

경맥혈이란 경혈經穴을 말하는 것이 아니다. 경혈이 경에 속해있는 기혈氣穴을 말하고[15] 경맥은 경經에 속해 있는 혈맥을 말하는데 비해 경맥혈은 경맥 계통이 형성되던 초기, 증치의 연계에 있어서 해당경맥의 출발점이 되었던 혈을 말한다. 한대 이전 오랫동안 사람들에게 손목과 발목관절 주변의 맥동처는 병후의 진단처이자 침을 놓거나 뜸을 하는 치료처이기도 하였다. 초기에는 이런 맥구처(脈灸處; 혈맥에 뜸을 뜨는 곳)는 지칭하는 이름이 없었고 경맥의 명칭과 같았다. 가령 수태음手太陰은 경經의 의미이기도 하지만 치료의 지점을 뜻하는 용어로도 사용되었다는 말이다. 이런 의미에서 이곳을 경맥혈經脈穴이라고 부르게 되었다.《사기》의 〈편작창공열전〉에 편작扁鵲이 진찰한 맥동처

---

[13] 김경수, 출토문헌을 통해서 본 중국 고대 사상, 2008, 심산출판사. pp. 21-29.
[14] 후쿠다 데쓰유키 저, 김경호·하영미 역, 문자의 발견 역사를 흔들다, 2016, 너머북스, pp. 136-140.
[15] 경과 경맥을 구분해서 보자면 경은 경맥을 포함한 포괄적 개념이므로 경혈이 모두 혈맥위에 위치하는 것은 아니다.

는 혈맥(血脈治也)이었고, 순우의(淳于意; B.C. 215년 ~ 미상)[16]의 진료기록에 보이는 소양, 소음 등의 내용 역시 경맥의 명칭이 아니라 특정한 맥동처의 명칭이었다.

이곳은 맥진하는 곳(切其脈大而實)이면서 치료[17]하는 지점이었으며 이러한 예는《황제내경》은 물론《천금방千金方》,《외대비요外臺秘要》,《태평성혜방太平聖惠方》등의 고서에 두루 보인다. 그리고 이 맥동처는 구법灸法외에 사혈을 행하는 곳이기도 했다. 장가산張家山 한간漢簡[18]《맥서脈書》에서도 소음, 태음 등이 경락의 구분이 아닌 맥동처(脈固有動者)로 표현되어 있으며 이곳에 맥동의 이상이 나타나면 특정 병증과 관련이 있다(夫脈固有動者 , 肝之少陰 , 臂之鉅陰, 少陰 , 是主動 , 疾則病)고 했다.

이들 삼음삼양 명칭이 붙어 있는 혈위는 대개 완과부腕踝部의 맥동처로 12경맥의 원혈原穴과도 대략 일치한다. 경락학설의 형성초기에는 이 맥동처의 맥동을 진찰하고 비교함으로써 질병진단에 필요한 정보를 얻는 방법이 사용되었다.[19] 이는 경락계통의 발전과정은 물론 혈위의 전개와 정립과정(맥구 → 경맥혈 → 시동병[20])을 보여주는 중요한 단서일 수 있다. 실제로 충양혈(衝陽穴—족양명의 맥구)의 진맥병후와 족양명 원혈의 주치증과 시동병의 유사성이 이를 뒷받침하고 있다.

1993년에는 사천성 쌍포산雙包山에서 서한시대(B.C202-A.D8)의 무덤이 발굴되었는데, 제2호 목곽木槨 고분에서 검붉은 빛이 나는 목질 인형이 출토되었다. 이 묘는 한나라 문제文帝와 경제景帝시기[21]라 밝혀졌으며 이 인형은 경맥 흐름이 표시된 나무로 된 역사상 최초의 인체 모형이었다.

---

[16] 서한西漢시대의 이름난 의사이다. 제齊나라 태창장太倉長의 벼슬을 지냈기 때문에 또 창공倉公·태창공太倉公이라고도 불린다. 일찍이 의학을 배워 의술이 높았으며, 특히 맥법脈法의 운용을 중시하였다.《사기·편작창공열전(史記·扁鵲倉公列傳)》에 그가 치료한 25개 병례病例의 '진적診籍'이 기록되어 있는데 서한 이전의 치료기록으로 중요한 가치를 지닌다.

[17] 주된 치료는 뜸(灸其少陰脈)과 자법(刺足陽明脈)이었다.

[18] 1989년 7월 호북湖北 강릉江陵 장가산張家山 출토.

[19] 인창식, 고형균. 의사학, 14(2), 경락과 혈위란 무엇인가? pp 14-15.

[20] 채윤병, 경락시스템 실질에 대한 이해: 과거와 현재 그리고 미래, Journal of Physiology & Pathology in Korean Medicine, 2016, 30(6):403~404.

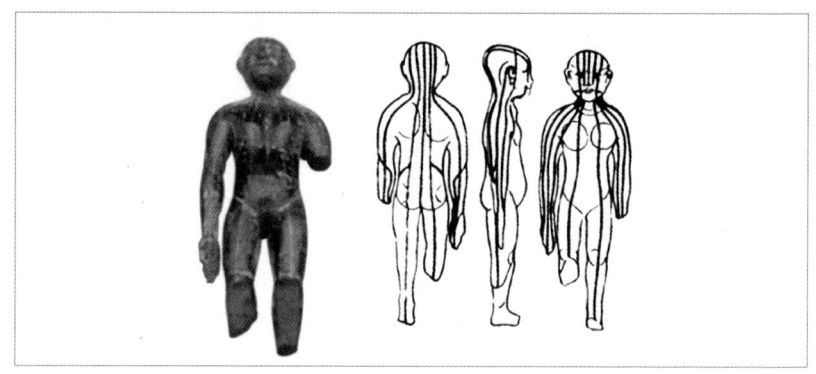

[그림 5-2] 사천성四川省 쌍포산雙包山에서 발굴된 경락 목인木人

여기에는《영추》〈경맥편〉의 수삼음맥, 수삼양맥, 족삼양맥과 부합하는 아홉 개의 맥에 독맥이 결합된 형태로 그 위에는 침구 경락 순행 경로가 표시돼 있었으나 경혈 표기는 없었다. 경혈체계가 있었으나 표시하지 않았을 수도 있지만 유사한 시기에 형성된 마왕퇴의서에서 출토된 유물에서도 경혈에 관한 내용이 없었음을 고려하고, 부장한 목인木人은 사용되었던 것이거나 모형이었을 가능성을 생각한다면 당시에는 경혈이 없고 경맥별 근결이 정립된 상태로 보는 것이 합리적일 것이다.

따라서 사람들은《영추》〈경맥편〉에서 보이는 완비된 형태의 경맥 노선과 장부와의 연계는 추후에 경험의 누적과 더불어 사변적인 보완을 통해 완결된 것으로 본다. 이런 관점은 같은 효능을 가진 침구혈위들을 귀납해 경락이 기원하였다는 육수연의 가설[22]보다는 아마다 게이지(山田慶兒; 1932-)의 생각에 가깝다. 그의 생각은 이러하였다.

"맥의 발견에 있어서는 종래 거의 자명한 것으로 간주되던 것이 있었다. 치료점으

---

21) 이 묘는 B.C. 179~B.C. 141에 형성되었을 것으로 추정되는데, 이 시기는 B.C. 168년에 매장된 것으로 보이는 마왕퇴와 거의 동시대이다.
22) 주일모周一謀, 김남일외 역, 『고대 중국의학의 재발견』, 서울: 법인문화사, 2000. "1950년대에 침구학자 육수연은 경락학설은 같은 효능을 가진 침구혈위들을 귀납해 연결하는 것에서 기원하였다는 견해를 제시하였다."

로서의 혈위가 경험적으로 발견되고, 관련통(통증의 원인이 있는 곳과 다른 곳에서 느껴지는 통증)이나 기타의 생리현상을 통해서 혈위와 같은 것이 관련 지워지고 이어서 맥으로 파악되기에 이르렀다는 것이 그것이다."[23]

(2) 표본標本·근결根結·기지起止

《내경》에는 경맥의 형성과 관련되는 것으로, 유사한 의미를 가지는 표본, 근결, 기지라는 용어들이 나온다. 우선 표標와 본本부터 살펴보자.

12경맥의 표본標本

표와 본이란 여러 가지 의미로 쓰이는 말이다. 본本이 바탕이고, 근본이고 깊은 곳이라면 표標는 가지이고 지엽이며 표출이라 할 수 있다. 다만 둘은 동떨어진 관계가 아닌 연결된 관계이다. 사람의 몸을 예로 들면 외부는 표이고 내부는 본이며, 양陽은 표이고 음陰은 본, 육부는 양으로 표이고, 오장은 음으로 본이며, 장부는 안에 있으므로 본이고 경락은 밖에 있으니 표가 된다. 병의 전변 과정에도 표와 본이 있으며 경맥에도 표본이 있다. 옛날 사람들은 완과부 진맥처의 맥상변화가 국소적인 병증에 반응할 뿐만 아니라 멀리 떨어진 곳(頭面頸: 머리 얼굴, 목)의 병증에도 반응함을 알게 되었다. 이처럼 완과부에 있는 진맥부위인 맥구脈口를 '본本'이라고 하고 상응하는 두면경부의 맥진처를 '표標'라고 하였다. 《영추》에서는 십이경맥의 표와 본에 대해 별다른 부연설명 없이 다음과 같이 위치를 기술해 놓았다.

족태양경맥의 본(本, 시작하는 곳)은 발꿈치에서 5치 위(跟以上五寸)에 있으며 표(標, 끝나는 곳)는 두 명문(命門, 두 눈)에 있다. 족소양경맥의 본은 규음혈竅陰穴이고 표는 창롱(窓籠, 귀)의 앞에 있다. 족소음경의 본은 안쪽 복사뼈에서 3치 위에 있으며 표는

---

23) 야마다 게이지(山田慶兒), 中國醫學の起源, 東京: 岩波書店, 1999.

배수혈背兪穴과 혀밑의 두 혈맥에 있다. 족궐음경맥의 본은 행간혈行間穴에서 5치 위에 있으며 표는 배수혈에 있다. 족양명경맥의 본은 여태혈厲兌穴에 있으며 표는 인영人迎에 있다. 족태음경맥의 본은 중봉혈中封穴앞에서 4치 위에 있으며 표는 배수혈과 혀뿌리에 있다. 수태양경맥의 본은 바깥쪽 복사뼈 뒤에 있으며 표는 명문혈에서 1치 위에 있다. 수소양경맥의 본은 새끼손가락과 넷째손가락 사이에서 2치 위에 있으며 표는 키의 윗쪽 뒤로부터 눈귀로 내려와 있다. 수양명경맥의 본은 팔꿈치 속에서 별양別陽에까지 올라가 있으며 표는 이마 아래 귀 위에 있다. 수태음혈의 본은 촌구寸口에 있으며 표는 겨드랑이 아래 맥이 뛰는 곳에 있다. 수소음경맥의 본은 예골銳骨 끝에 있으며 표는 배수혈에 있다. 수궐음경맥의 본은 손바닥 뒤 2치 위에 두 힘줄 사이에 있으며 표는 겨드랑이에서 3치 아래에 있다.

—《영추》〈위기衛氣·第五十二〉

[표 5-1] 십이경맥의 표본

	본		표	
족태양	在跟以上五寸中	정강이	在兩絡命門, 命門者, 目也.	두면
족소양	在竅陰之間,	발가락	在窓籠之前, 窓籠者, 耳也.	두면
족소음	在內踝下上三寸中	정강이	在背腧與舌下兩脈也.	두면
족궐음	在行間上五寸所	발등	在背腧也.	흉부
족양명	在厲兌	발가락	在人迎頰挾頏顙也.	두면
족태음	在中封前上四寸之中	정강이	在背腧與舌本也.	흉부/두면
수태양	在外踝之後	손목	在命門之上一寸也.	두면
수소양	在小指次指之間上二寸	손목	在耳後上角下外眥也.	두면
수양명	在肘骨中, 上至別陽	팔꿈치	在顔下合鉗上也.	두면
수태음	在寸口之中	손목	在腋內動也.	흉부
수소음	在銳骨之端	손목	在背腧也.	흉부
수심주	在掌後兩筋之間二寸中	손목	在腋下下三寸也.	흉부

그런데 십이경맥의 본本은 모두 사지의 무릎과 팔꿈치 이하에 있고 표標에 있어서는 육양경맥의 표는 모두 두면부에 있으며, 육음경맥의 표는 해당경맥

의 모혈募穴이나 배수혈背腧穴부근이다. 지금 알고 있는 경혈의 시작과 끝도 아니고 경맥의 시작과 끝도 아니다. 그럼 대체 뭔가?

어떤 맥락에서 본과 표에 대한 기록을 남겼는지, 또, 어떤 실제적인 의미를 부여하려 했는지는 자세히 기록되어 있지는 않으나 사람들은 이것이 경락의 시원始原과 형성과정을 보여주는 중요한 실마리라고 생각한다. 이는 마왕퇴 의서에 기록된 혈이 없는 선형적 경맥에서 혈이 배치된《영추》〈경맥〉편으로 넘어가는 과정의 중간 과정일 수 있기 때문이다. 어느 지점에의 자극을 통하여 동떨어진 연관된 곳의 증상소실을 지속적으로 경험하였다는 의미의 기록이었다면 말이다. 자극 지점은 본本이고 연결된 먼 곳의 도달지점은 표標가 된다. 표와 본의 선형적인 연결관계가 기존의 경맥의 순행노선과 벗어나지도 않는다. 이때의 본은 모두 맥, 이른바 혈맥이다. 더구나 병증이 있을 때의 혈맥이다. 조금 더 들여다보자. 본의 위치가 손에서는 손목이 5곳이고 팔꿈치부위가 한곳이다. 발에서는 정강이가 세군데, 발가락이 두군데, 발등이 한군데이다. 바로 이어 다음과 같은 문장이 이어진다.

"하부가 허한 것은 궐증, 과도하면 열증, 상부가 허한 것은 현기眩氣, 과도하면 열과 통증이다(凡候此者, 下虛則厥, 下盛則熱, 上虛則炫(眩), 上盛則熱痛. 故石者絶而止之, 虛者引而起之)."

문제는 뒤의 문장(石者絶而止之, 虛者引而起之)인데 이를 풀이한 대부분의 학자들은 앞뒤의 구절을 대구對句관계로 보고 석石을 허虛에 상응한 실實로 대체하여, "그러니 실증에는 (사기를) 단절시켜 없애고, 허증에는 (정기를) 끌어와서 일으키는 것이다" 정도로 해석한다. 수대隨代의 양상선이 그리하였고 명대明代의 마시馬蒔도 그리하였고 청대淸代의 장지총張志聰도 그리하였다.

그런데 여기서 문제제기 하나. 석石과 절(絶―끊다)이라는 상응하는 의미를 가지는 문장을 뒷구절에 맞춰서 편의적으로 '실實을 사瀉하다'는 간접적인 의미로 해석하는 것이 과연 타당한가? 그러면 실증에는(石(實)한 경우에는) 사기를 사瀉하라는 것인데 그렇다면 "절絶하여 그치게 한다(絶而止之)"는 어떻게 이해할 것인가? 이 구절은 구체적인 방법론으로 "폄석으로 혈맥을 끊어내어 (사혈하므로써) 증상을 그치게 한다"고 해석하는 것이 원문에도 합당한 해석이고 실질에 있어서도 부합한 것이 아닐까?

이것이 맞다면 이러한 표본의 내용은 사지에 분포하는 혈맥의 지점과 체간과 두면부의 연결선상에서 사혈이라는 중요한 처치방법을 통해 해결의 단초를 제공해준 경맥이론의 태초의 모습을 보여주는 것일 수 있다. 발열이 시급히 없애야할 고통의 원인이었음은 물론 생사에 있어서도 매우 중요했을 당시의 의료환경하에서 이를 해결하기 위한 가장 접근성이 용이한 혈위穴位가 박동을 가장 쉽고 명확하게 인지할 수 있는 곳이 저들 원혈原穴이었을 테니까.《내경》시대에서 멀지 않은 시기의《침구갑을경》에 인용된《황제명당경》의 맨 처음 주치증은 "온병으로 몸에 열이 나는 것을 다스린다(主溫病身熱)"이기도 하였다. 열성질환으로 온몸에 열이 날 때 이곳을 처치한다는 것이다. 이때의 처치는 호침으로 경기를 조절하는 게 아니다. 사혈이다. 피를 내서 열을 내리는 것이다. 사혈은 오랫동안 고대의 주된 치료법이었다. 이들 특이한 지점들의 맥동은 늘 같은 증상을 수반하는 것이 파악되어 시동병(是動則病)으로 정리되었고 이곳에 뜸을 뜨거나 다른 처치를 통하여 원격부위의 증상 소실을 경험하여 소생병(是主口所生病者)을 파악할 수 있었을 것이다. 그러다가 전후 부위로의 치료의 확장은 근결根結과 오수혈五腧穴을 비롯한 특성혈의 정리과정으로 연결되었을 테고 후에 집단 지성의 작용은 11편의 날줄(마왕퇴)를 정연한 12줄로 체계화하기에 이르렀을 것이다. 많은 사람들이 생각하는 침의학의 태동과 초기정립과정이다.

근결根結과 종시終始 (기시起始와 종지終止)

경맥에서 근根이란 시작을, 결結은 종결終結이며《영추》〈근결편〉은 종시終始에 관한 기록이다. "태양은 지음에서 시작하여 명문(눈)에서 끝난다(太陽根于至陰, 結于命門, 命門者, 目也)". 이런 식이다. 여기에는 "구침이 오묘한 것은 그 요점이 종시에 있고 따라서 종시를 알면 한마디로 끝나는 것이고 모르면 침도는 끝이다(九鍼之玄, 要在終始, 故能知終始, 一言而畢, 不知終始, 鍼道咸絶)"라는 구절이 나오고 이어서 각 경經별로 기시(起始—시작)와 종지(終止—끝)를 나열하고 있다. 〈근결편〉에는 6개의 족경足經과 3개의 수경手經에 대한 근根, 6개의 족경足經에 한 결結에 대한 내용과 함께 오수혈의 유溜, 주注, 입入에 관한 내용이 나와 있다. 그러나 수삼음경에 대한 내용은 보이지 않는다. 그리고《소문》〈음양이합론〉에서는 6개의 족경足經의 근根과 이중 족태양경의 결結이 나오는데 〈근결편〉의 내용과 동일하다. 이를 표로 정리해둔다.

[표 5-2] 〈근결편〉의 근결根結 부위와《영추》〈위기편〉의 표標부위

구분	근根	유溜(滎)	주注(俞)	입入(合)	결結	표標
		《영추》〈근결〉				《영추》〈위기衛氣〉
足太陽	至陰	京骨	崑崙	天柱飛揚	命門(目)	在兩絡命門, 命門者, 目也.
足少陽	竅陰	丘墟	陽輔	天容光明	窓籠(耳中)	在窓籠之前, 窓籠者, 耳也.
足少陰	湧泉				廉泉	在背腧與舌下兩脈也.
足厥陰	大敦				玉英	在背腧也.
足陽明	厲兌	衝陽	下陵	人迎豊隆	頏顙	在人迎頰挾頏顙也.
足太陰	隱白				太倉	在背腧與舌本也.
手太陽	少澤	陽谷	少海	天窓支正		
手少陽	關衝	陽池	支溝	天牖外關		
手陽明	商陽	合谷	陽谿	扶突偏歷		

종시終始에 관한 내용은《영추》〈본수本輸〉편에도 나오는데 여기서는 12경맥의 종시를 설명하면서 5장 6부맥의 오수혈과 원혈을 말하고 있다.

표본이나 근결, 종시, 기지起止는 다만 경맥의 시작점과 끝점의 다른 표현에 불과하며 각 편은 경맥의 순행 노선과 오수혈 및 원혈 등의 기능혈들이 정립되는 중간 단계의 논설이라는 생각이다. 표본과 근결에 관해서는 침구학교과서에서도 '일반적으로 부위가 다르나 서로 관련된다'는 것 외에 별다른 뚜렷한 차이를 설명하지 않았다.[24)]

위의 표를 보면 눈에 띠는 점 몇 가지가 있다. 우선, 앞서 살펴본 표본이론

의 표標부위와 근결에서의 결結부위가 소이小異하나 대동大同하다. 또 하나 근결은 표본과 끝점은 같으나 시작점에 있어서는 표본보다 길어져 인체의 끝까지 확장되어 있다. 이런 연장선상에서 볼 수 있는 것이 모든 경에 대한 기록은 아니지만 시작점(根)과 끝점(結)사이에 유溜, 주注, 입入이라는 중간지점들이 제시되어 있는 점이다. 이는 사지말단에서 경기經氣가 발원하여 주슬관절 이하에서 운행되는 경기의 특성점인 오수혈과의 연관성 측면에서 중요하다. 완결된 내용을 담고 있는《영추》〈구침십이원론〉과 〈본수편〉의 오수혈과 비교해보자.

[표 5-3] 근결(근결편)과 오수혈 비교

구분	근根		유溜		주注		행行		입入		
	근결	井	근결	滎	근결	兪	근결	經	근결	合	원혈
足太陽	지음	지음	경골	통곡	곤륜	속골		곤륜	천주비양	위중	경골
足少陽	규음	규음	구허	협계	양보	족임읍		양보	천용광명	양릉천	구허
足少陰	용천	용천	-	연곡		태계		부류	-	음곡	태계
足厥陰	대돈	대돈	-	행간		태충		중봉	-	곡천	태충
足陽明	여태	여태	충양	내정	하릉	함곡	-	해계	인영풍륭	족삼리	충양
足太陰	은백	은백	-	대도		태백		상구	-	음릉천	태백
手太陽	소택	소택	양곡	전곡	소해	후계		양곡	천창지정	소해	완골
手少陽	관충	관충	양지	액문	지구	중저		지구	천유외관	천정	양지
手陽明	상양	상양	합곡	이간	양계	삼간		양계	부돌편력	곡지	합곡

《영추》〈구침십이원론〉에서는 오수혈에 대해 다음과 같이 규정하였다. "정井은 나오는 곳, 형滎은 졸졸 흐르는 곳, 수兪는 모여 흘러드는 곳, 경經은 흘러가는 곳, 합合은 들어가는 곳이다"라고. 이에 따라 유溜, 주注, 입入에 각각 형滎, 수兪, 합혈合穴을 배속한 것이다. 근根은 정혈과 모두 일치한다. 유溜는 형혈滎穴이 아닌 원혈原穴과 일치한다. 주注는 수혈이 아닌 오수혈중의 경혈經穴과 상통한다. 행혈行穴은 아예 없다. 이를 어떻게 볼 것인가?

---

24) 전국한의과대학교 침구경혈학교실 편, 침구학 상권, 집문당, 1991, pp. 104-110.

```
원혈(原穴) ⇨ 경(經) ⇨ 오수혈(五俞穴) ⇨ 경혈(經穴)
```

　이 과정은 어떤 정리된 단계에서 주슬 이하의 부위(本)에 따른 폄침砭鍼자극으로 각기 고유한 원위부(標)의 반응이 취합하고 정리한 다음, 각 경맥별 표부의 전후를 중심으로 자극의 범위를 경험적으로 확장하여 귀납해낸 결과로 보인다. 말하자면 주슬 이하의 여러 지점들의 자극에 대한 반응에 있어서 해당 경맥의 종결점에 이르는 종지부위의 일관성은 유지하면서도 자극의 지점에 따른 반응의 양태는 달라짐을 시사하는 것으로 말이다.

　경맥혈에서 발원하여 점차 발굴된 혈들은 인근 부위의 치료효과는 물론 두면과 체간부의 원위부의 진단과 치료점으로 기능하면서 점차 주슬 이하의 특성점(오수혈과 원혈)들의 개발로 이어진 것으로 보인다. 이후 6분획(3음3양)된 수족의 특성혈과 원위부와의 선형적 연결이 경락계통 형성으로 이어졌으며 이러한 연결선상에서 다량의 기혈氣穴들은 치료의 경험치들을 기반으로 소속이 되면서 이른바 '경에 속한' 경혈로 자리매김하게 되었다.

　이상에서 경락과 경혈의 의미, 사적史的 배경 및 형성과정에 대해 살펴보았다. 선의들은 경經을 안과 밖으로 나누었다. 그리고는 이들 부위를 손과 발로 나누어 수음手陰과 수양手陽이라 하였고 족음과 족양이라 하였다. 그들은 그 부위를 다시 각각 세 개의 양(태양, 소양, 양명)과 세 개의 음(태음, 궐음, 소음)으로 나누었다. 이러한 12개의 줄기는 구조와 기능이 섞이기는 하지만 그들은 이들을 구조로 가른 게 아니라 기능으로 갈랐다. 손발 각 지점을 자극하면서 영향을 받는 원위의 부위가 다름을 경계로 갈랐으니 기능으로 가른 것이다. 그들은 병증에 따라 각기 다른 부위의 혈관의 맥동을 알게 되었다. 역으로 그 맥동처를 자극(사혈이나 열 자극)하면 그 병증의 정도가 감소하거나 치유됨을 경험하였다. 이들 결과들은 집약되었고 그들은 각기 다른 결과를 내는 요처를 혈穴이라 하였고 나중에는 이 지점들은 각 경의 자극 점을 대표하는 지점(경맥혈)이 되었다. 손의 바깥은 가장 멀리 얼굴의 바깥쪽까지 영향을 미쳤다. 손의 안쪽은 심장과 폐가 있는 흉곽과 연계되었다. 발의 바깥은 몸의 뒤에서 머리뒷편으로 자극이 연결되었다. 발의 안쪽은 복부나 내과적 증상과 연계되었다. 탐사는 계속되었다. 안쪽 바깥쪽의 분할에 따라 더욱 정교하게 증상과 자극을 연계하였다. 6쪽 마늘의 단면처럼 손발은 각각 분획되고 경계가 지어졌다. 그리고는 이 지점들과 원위처에 해당하는 두면부와 체간의 연결부위를 선형적으로 연결하였다.

아직 경락과 경혈의 의미와 실상에 있어서 일정한 모호성이 남아 있고, 또한 형성과정에 대한 통일되지 않은 서로 다른 관점이 남아있다. 그렇다고 하더라도 기혈氣血의 노선이라는 경락과 이러한 기혈의 생·병리적 반응처이자 조절처로서의 경혈이 인체의 다양한 병리적 상황에 대처하기 위해 침뜸을 적용하는 과정에서 체험으로 꿰어지고 체계화 되었을 것이라는 상황 가설은 충분한 개연성으로 다가온다. 무슨 말을 하고 싶은 거냐면 아득한 과거에 어떤 전능한 성인이 갑자기 나타나서 경락을 제시하고 경혈을 찍어놓고 침을 만들고 술법을 가르치고 한 것은 적어도 아닐 것이라는 것이다. 나아가 병증에 대항하여 외치적 도구(폄석/철침)가 개발되는 과정에서 수많은 사람들의 노력이 결집된 것이라는 점을 환기시키고 싶은 것이다. 그들은 기능적인 특성을 찾고 연계된 길을 찾으며 오랜 기간 적용하고 길을 확대해온 사람들이다.

단락을 정리하면서 이 같은 고찰을 바탕으로 성맥과 경혈의 형성과정에 대한 나름의 생각을 다음과 같이 단계별로 요약해본다.

- 어떤 단계에서 주슬 이하의 폄침자극에 의해 두면부를 비롯한 원위부에 반응이 일관된 경로를 따라 전달됨을 알게 되었다. 자극 지점을 본(자극의 근본점)이라 하였고 반응이 드러나는 부위를 표(반응이 나타나는 점)라 하였다.
- 주슬 이하에서 근부위의 상하부로 자극지점을 확장해가는 과정에서 자극을 통해 표부에 반응이 유도되는 자극의 시작점이 사지 말단으로 확장되었으며 이를 표본과 다른 용어인 '근결'이라고 하여 구별하였다.
- 이러한 일련의 과정에서 주슬 이하의 몇몇 특정의 자극 부위에 따라서는 결結에 도달하는 반응의 일관성은 유지하면서 양상이 달라지며 더욱이 그 특이성이 있음을 경험적으로 확인하였으며 이들 특이점들을 각각 물의 흐름에 비유하여

유溜, 주注, 입入이라고 명명하였다.
- 보다 상세한 고증을 통하여 주슬 이하에서 이러한 특이점들이 오수혈과 원혈로 정리되면서 앞서의 유溜, 주注, 입入의 부위가 수정되고 빠진 부위(經穴/原穴)가 새롭게 보완되었다.

3. 경락계통의 구성적 실체

나는 이제부터 사람들이 그다지 관심을 가지지 않았던, 그러나 매우 중요하다고 생각하는 "계통적 경락의 범주"에 관련한 얘기를 하려고 한다. 그간 침의학 체계의 연구에 있어서 경락과 경혈은 가장 핵심적인 주제이기도 하고 가장 많이 연구된 분야이기도 하였다. 경락계통의 범위 속에 무엇을 담느냐하는 것은 그것이 연구의 대상에 포함되느냐의 여부가 결정되기 때문에서라도 매우 중요한 문제이다. 이처럼 개념의 명료성과 범주와 계통 구성의 정확성이 무엇보다 중요함에도 '계통적 경락'에 관해서는 아직 명확하게 정의되어 있지 않다. 물론 이들 제반 연구의 출발은 계통적 경락과 경혈을 제시하고 있는《황제내경》을 위시한 과거의 경전들이다. 물론 고경들에 기재된 경락과 경혈의 체계가 일목요연하게 정리되어 있는 것은 아니다. 여러 곳에 여러 가지 내용이 담겨 흩어진 채로 있다. 현재에 통용되는 과거로부터의 유산체계를 현대적 의미로 제대로 이해하기 위해서는 과거인의 눈으로 설정된 범위와 개념에 대한 이해가 선행되어야 한다. 선인들은 경락계통을 설명하면서 오장육부와 경맥, 낙맥을 말하였고 경별, 경근, 경수와 피부를 말하였다. 그들은 기와 혈을 말하였고, 원기와 종기, 그리고 위기와 영기를 말하였다. 그들은 이들의 구조와 흐름을 연계하여 손발로 '12분획된 무엇'으로서의 경락체계로 설명하였다. 후세의 연구자들은 이들을 바탕으로 개념을 설정하고 범위를 구성하였으며 이들을 토대로 실체규명을 위한 많은 노력들이 있어왔다. 그러나 이천년전에 살던 그들이 말한 오장과 육부는 지금을 사는 우리가 아는 것과 달랐고, 경맥과 낙맥, 경별과 경수는 생소했으며 종기와 원기, 그리고 위기와 영기는 이해하기 어려웠다.

(1) 현재의 경락계통

전국한의과대학 공통교재에서는 경락과 경락계통을 다음과 같이 설명하고 있다.

> 경락계통은 경맥과 낙맥으로 구분하기도 하고, 경락부분과 연속부분으로 나누기도 하며, 혹은 정경체계와 기경체계로 분류하기도 한다. (……) 도표로 분류하여 나타내면 경맥에는 십이경맥, 십이경별, 기경팔맥이, 낙맥에는 십오낙맥, 낙맥, 손락, 부락이 포함되며, 연락경로에는 경맥과 낙맥이 포함되고, 내속외연에서 내속은 장부를, 외연은 십이경근과 십이피부가 연계된 체계가 된다. 그리고 정경과 기경체계에서는 정경에는 십이경맥, 십이경별, 십이락맥, 십이경근, 십이피부가 포함되며 기경체계는 기경팔맥을 포함한다(아래 도표).[25]

내가 배웠던 25년 전의 교재내용과 별반 달라진 것이 없다. 보통 경락하면 장부의 피부 등과의 연결, 즉, 내속과 외연을 포함한 포괄적 개념으로 이해된다. 이는 《영추》에 기록된 "12경맥은 오장육부에 연결되고 밖으로는 사지관절과 연락된다(十二經脈是經絡的主幹, "內屬於府藏(臟腑), 外絡於支節"《靈樞》〈海論〉)"라는 의미가 반영된 결과이다. 이는 다음과 같이 나타낼 수 있다.
찬찬히 도표를 살펴보자.[26]

- 경락은 연락경로와 내속외연의 합이다.
- 연락경로는 경맥과 낙맥의 합이다.
- 경맥은 12경맥과 12경별, 기경팔맥의 합이다.

---

25) 전국한의과대학·한의학전문대학원경락경혈학 교재편찬위원회, 대학경락경혈학총론, 2015, (도)종려나무, pp.49-50.
26) *, **는 뒤에서 설명을 위해 따로 표시한 것이다.

[표 5-4] 경락계통의 구성

경락 (*)²⁶⁾	연락경로 (**)	경맥	12경맥	내속장부, 외연지절(外連肢節)
			12경별	경맥에서 갈라져 나와 다시 경맥으로 합해진다.
			기경팔맥	별도로 기행(奇行)하는 경맥의 분지
		낙맥	대락(15락맥)	주된 낙맥(大絡)
			낙맥	경맥이나 낙맥에서 분출된 옆으로 비스듬히 지나는 분지
			손락孫絡	낙맥의 작고 가는 분지(分支)
			부락浮絡	체표에 드러나 보이는 락맥
			혈락	피부세포면에 이어지는 세지맥
	내속외연	내속內屬	장부	경맥 및 일부 낙맥과 연속됨
		외연外緣	12경근	체표에 분포되고 장부에는 들어가지 않음
			12피부	피부상의 경락분포영역

- 낙맥은 대락과 낙맥과 손락과 부락의 합이다.
- 내속은 장부와의 연결을 말하고 외연은 12경근과 12피부와의 연결을 의미한다.

 이를 보다보면 경락계통의 구성에 있어서 몇몇 애매함이 보인다. 이러한 모호성은 경락 자체의 범위에 있어서도 마찬가지다. 경락은 협의적으로는 경맥과 낙맥을 포함한 의미이고 의미가 확장되어 대락인 십오락맥과 손락을 포함하더라도 맥관계통을 아우르는 개념이어야 한다(이는 《내경》의 도처에서 반복되어 나오는 내용이다). 경락은 그러나 언제부턴가 장부와 체표를 포함한 전신을 아우르는 기혈운행의 계통적 주체라는 확장된 의미로 사용되기 시작하면서 지금은 협의의 경락이 포함된 계통적 의미(광의의 경락이라고 해두자)로 널리 사용되는 용어가 되었다. 말하자면 경락 자체도 계통적 범위의 구성도 아직은 정확히 구분되어 있지 않다는 말이다. 하나하나 짚어보자.

- 경맥과 낙맥을 합하면 (협의의) 경락인데 맨 앞의 (광의의; 일반적인 의미의) 경락(*)과 구별이 안 된다(가령 A=A+B와 같은 꼴이 되고 만다). 경락계통이라고 하든지 더 큰 범위의 다른 용어를 사용해야 한다. 이에 합당한 용어는 경經이다.

- 12경맥과 12경별, 기경팔맥의 합을 경맥이라고 구분하면 12경맥과 큰 범위의 경맥을 구분지을 방법이 없게 된다. 또한, 경별도 대락처럼 '작은 가지 중의 큰 가지'를 의미하는 하부개념이 아니라 '갈라진 굵은 가지'의 의미를 가지므로 이곳에 분류하는 것은 맞지만 경맥과의 용어의 혼란이 남는다. 따라서 큰 범위의 경맥은 경맥류經脈類이든지 경맥군經脈群이든지 하여 구분해서 포괄해야 합당하다.

- 낙맥도 마찬가지다. 낙맥의 하위개념에 다시 낙맥이 있다. 역시 A＝A+B+C+D+E와 같은 범위 구조상의 오류이다. 큰 범위는 낙맥류이든지 낙맥군이든지 해야 한다.

- 손락孫絡과 부락浮絡과 혈락이 정리되지 못했다. 손락은 "낙맥에서 다시 갈라진 가지", 부락은 "천표淺表부위에 위치한 낙맥絡脈"을 의미하고, 혈락은 "낙맥絡脈이 몸의 심층과 표층에 분포되어 있는데 일반적으로 표층에 분포된 낙맥을 말한다"고 하였으니 모두 낙맥의 부분적 하부구조이며 부락과 혈락은 사실상 서로 이명異名관계이다. 이들을 낙맥과 등치관계로 나열하는 것은 당연히 옳지 않다. 대락–낙맥–손락으로 낙맥류를 설정하고 부락과 혈락은 구성에서는 제외해야 옳다.

- 말하고자 하는 가장 중요한 것으로, 경락 계통을 구성함에 있어서 틀만 있지 내용물이 빠졌다. 그 대상은 다름아닌 기·혈·수(氣·血·水)이다. 내용물을 말함에 있어서는 기는 위기衛氣이고 혈은 영혈營血이며 수는 경수經水이다. 경락계통을 말하면서 침구경락 교재는 물론이고 고금의 어느 책에서도 기혈수를 경락체계를 구성하는 요소로 포함한 것을 본적이 없다. 체표의 기부肌膚간에 스며서 인체를 호위하며 순행하는 기가 위기이고, 경맥을 채워 흐르는 것이 영혈이며, 경經의 여러 구조들을 충전하고 있는 것이 경수이다. 침의학적 핵심은 침을 통한 기·혈·수(氣·血·水) 흐름의 조절이다. 그럼에도 가장 중요한 이들이 빠져 있는 것이다.

경락체계라는 것이 기본적으로 과거의 문헌적 고증을 바탕으로 이루어진 것일텐데 언제부터, 또 왜 이런 범주적 구성으로 조립되었는지는 알 수가 없다. 그리고 이런 틀이 정립되어 확산된 이후에는 이론적, 실제적인 연구는 당연히 이를 토대로 이어진다. 만약 개념이 흔들리고 범위가 흔들리면 경락계통과 연관된 다른 내용들은 이런 틀 속에서 부합하지 않거나 때론 상충하거나 또는 담아내지 못하게 된다. 기·혈·수가 배제된 경락의 구성으로는 경락의 기능적 속성 중 영기와 위기를 설명하지도 못하고 내속과 외연을 설명하지도 못한다. 또, 현대적 경락계통의 연구에 있어서도 연구의 범주나 내용을 포섭하기가 어려운 문제도 생긴다(이에 대해서는 〈경수편〉에서 자세히 설명할 것이다). 하나하나 개념을 정리하고 포함抱合관계를 바로잡아 나가면 용어간의 혼란을 줄일 수 있고 개별적인 의미를 명확히 할 수도 있으며 나아가 계통적인 체계를 바로 할 수도 있게 된다. 이제부터 빠진 것들에 관한 이야기를 해보도록 한다.

(2) **위기**衛氣

앞서 4장에서 위기는 맥의 바깥을 운행하는 빠르고 날랜 기로 피부와 분육 간을 충전하고 사기에 대항하는 물질이라고 설명하였다. 위기는 조기調氣의 주요 대상이며 마땅히 경經을 이루는 주요한 동적 요소로 포함되어야 한다.

(3) **영혈**營血

영혈은 영기와 혈을 합한 의미로 혈액에 대한 선인들의 인식이다. 그들은 음식을 통해 위에서 처리된 맑고 정미한 기가 폐를 거쳐 경맥(혈맥)속으로 들어와 영기가 되고 모종의 변화과정을 통해 붉은 혈이 되는 것으로 생각하였다. 따라서 그들의 인식 속에는 영기는 혈이 되기 전단계의 물질이며 경맥의 안에 머무르는 것은 영기와 혈이므로 지금의 혈액을 영혈로 대체함에 큰 무리는 없다(그림4-12 혈액의 구성 참고). 영혈은 경맥을 채워 흐르는 동적 요소로 위기와 같이 경을 이루는 주요한 구성 요소로 포함되어야 한다.

(4) 경수經水

이제는 경수다. 《황제내경·영추》에서는 〈십이경수十二經水〉편을 81편 중 주요한 하나로 편제하였다. 그런데 지금의 경락체계에서는 경수가 그 구성에서 빠져있다. 경수는 물이 대부분(중량비로 인체의 70%)인 인체에서 12경經 각각의 구성체들을 채우고 있는 경내수액經內水液을 말한다. 말하자면 경에 포함된 체액의 일부이다. 따라서 그 비중을 보더라도, 뒤에서 살필 기능적 역할을 보더라도 경락계통의 중요한 조성으로 반드시 포함되어야 한다. 또, 구성에 있어서는 경의 조절범위 안에 포함된 위기와 영혈과의 관계도 고려되어야 한다. 영혈은 맥내脈內를 운행하므로 경수와는 구분되는데 위기는 경수의 일부로 작용하는 날래고 사나운 기액(氣+液)이라 할 수 있다. 경수는 당연히 체액의 일부이긴 하지만 그 범위에 있어서 영·위기가 전신적인 활동을 하는 물질인데 비해 경수는 용어 그대로 경經에 국한된 체액만을 의미한다. 따라서 경수는 위기를 포함하고 있지만 전체로는 경經의 바탕을 이루는 매질로 인식할 필요가 있다. 앞에서 기氣는 '활동력을 가진'이라는 의미를 가진다고 하였다. 경수자체는 경을 충전하는 수액이지 자체로 활력을 가진 물질은 아니라는 뜻이다.

사실 과거에도 경수經水를 경락(광의)을 설명하기 위한 주요한 방편으로 사용한 사례들은 있었다. 『중국의 과학과 문명; Science and Civilization in China』을 쓴 영국의 조지프 니덤(Joseph Needham, 1900~1995)은 침의학을 다룬 『Celestial Lancet』에서 "처음부터 그곳에서는 수력공학의 용어와 유사한 용어가 생각되고 있었고, 그 중에는 천川, 지류支流, 방수로, 저수지, 호수 등이 포함되어 있었다. 이 유비喩譬는 《영추》안에 분명히 명시되어 있다[27]"고 하였다. 다만 그는 경수를 실질로서가 아닌 비유로 이해하였다. 몸 안에 12개의 하천이

---

[27] Lu Gwei-Djen, Joseph Needham. 『Celestial lancets : A history and rationale of acupuncture and moxa』, 2012, pp. 22-23.

있는 것은 아니라서 비유라고 했는지는 모르겠으나 몸 안의 조직액을 경을 구성하고 있는 중요한 실질로 설정하고 설명한 그들의 의미마저 비유인 것은 아니다. 그가 보지 못한 부분이라 생각한다.

또한, 중국의 사상을 연구한 언어학자로 『중국의학의 탄생; 中國醫學の誕生』을 쓴 일본의 가노우 요시미츠(加納喜光; 1940-)는 본문에서 "필자는 경험적인 의료실천과 병행하여 생리 메커니즘으로서 유체流體가 지나는 수로가 상정되고 여기서 경락의 개념이 연역되었다고 생각한다[28]"고 하였는데 요시미츠 역시 경락을 수리모델과의 유사성 측면에서 바라보았지만 실질적인 작용체로까지는 인식하지 못한 것으로 보인다. 지금부터 경수가 경의 구성에 포함되어야 할 필요성과 당위성에 대해 살펴보기로 한다.

❶ 《내경》에서 경수經水는 경經의 주요한 부분으로 편제되어 있다

침의학 관련 서적들을 읽으면서 마주하게 되는 당혹스런 점 중의 하나는 경經과 경맥經脈을 동일한 의미로 잘못 쓰고 있다는 점이다. 교재에도 그렇게 되어 있고 한의학 사전을 보아도 이들을 의미상으로 구분하기 어렵다. 경맥이란 혈맥, 이른바 포괄적 혈관이다. 포괄적이라는 것은 당시의 혈관에 대한 인식이나 범주가 지금과 다를 수 있음을 감안해야 한다는 의미이고 현재의 구조체계속의 맥관구조(가령, 림프관)를 포함할 수도 있어야 함을 뜻한다. 선의들이 엄격하게 구분해 놓은 경과 맥을 그간 구분하지 않고 사용함으로써 우리는 엄청난 혼란을 겪어왔고 지금도 겪고 있다. 이는 자체로 개념상의 혼란문제이기도 하지만 그보다도 수많은 방향착오와 시행착오의 일차적 원인이 되었을 터라서 더욱 아쉬운 마음이 든다. 경經은 경맥을 포함한 상위의 개념이지 결코 경맥과 동치관계가 아니며(수태음폐경맥은 수태음폐경의 일부라는 말이다) 따라서 응당 구분해서 써야 한다. 각각의 노선(경수經隧)으로 구분된 경經에 있어서 경맥은 경經

---

[28] 『몸으로 본 중국사상』으로 번역되어 있다. 동의과학연구소 옮김, 1999, 조합공동체 소나무, pp.125-134.

중의 맥맥脈이고 경수經水는 경經의 수水이며 경근은 경經의 근筋인 것이다. 따라서 경經은 맥맥과 수水와 근筋을 모두 포함하는 개념이다. 이는 필자가 제시하려고 하는 경락 계통의 보완 차원에서 매우 중요한 지점이다.

《황제내경·영추》에서는 〈경맥經脈(10편)〉, 〈경별經別(11편)〉, 〈경근經筋(13편)〉외에 별도로 〈경수經水(12편)〉를 편제하여 각각의 순행과 생·병리를 별도로 자세히 설명하고 있다.《영추》에 경經을 구성하는 주요 4편의 하나로 배정할 정도로 경수는 중요한 내용이었다.

〈경수편〉에서는 경맥이 12경수에 외합外合한다(經脉十二者 外合於十二經水)는 명확한 기록이 있다. 이처럼 경수의 존재를 명확히 제시하고 있는 표현은 없다고 본다. 그러나 안타깝게도 과거의 의가들(마시馬蒔와 장지총張志聰, 장경악張景岳 등)은 모두 경수가 크기(대소심천광협원근大小深淺廣狹遠近)의 차이가 있다고는 주해했으면서도 그 의미에 대해서는 모두 상합(相合; 서로 부합한다)관계로 인식하였지 경의 실제적인 구성으로는 파악하지 않았다. 마시馬蒔는 "천지에는 십이경수가 있고 사람의 몸에는 십이경맥이 있다(天地有十二經水人身有十二經脈)[29]"라고 하였고, 장지총張志聰과 장경악張景岳 역시 "장부와 경맥은 땅에 있는 십이경수와 상응하는데 이것이 사람이 천지의 도와 합일하는 것이다(此復論 臟腑經脈 應地之十二經水 是人合天地之道)[30]"라 하여 십이경수를 천지와 인신人身의 대비관계로 파악하는데 그치고 있다. 이들은 모두 외합外合에 대해서 대부분 "부합한다"고 풀이하면서 몸 안에 실재하는 경수의 실질적 의미를 생각하지 않았다. 그러나 이것은 그렇게만 볼 것이 아니다. 필자의 생각으로는 여기서의 외합外合은 부합한다고 해석하기보다는 경맥을 밖에서 감싼다는 실제적 의미로 보아야 한다. 바로 뒤에 이어지는 "그리고 속으로 들어가서는 오장육부에 접속한다(而內屬於五藏六府)"는 문구를 보아도 그렇고, 그 다음 문장에 나오는 "경수는 물로 채워져 흐르고 경맥은 혈로 채워져 맥맥의 안을 흐른다(經水者, 受水而行之/經脉者, 受血而營

---

[29] 이는 경수가 천지(몸 밖)에 있다는 말이지 몸 안에 있다는 말이 아니다. 陳夢雷(淸)等 編, 古今圖書集成 醫部全錄 醫經注釋(券47-券70) 下, 人民衛生出版社, p.138.

[30] 장개빈, 유경(영인본), 1990. 대성문화사. p.212. / 고금도서집성 의부전록 의경주석(권47-권70) 下, 앞의 책, p.138.

之)"는 대비된 설명을 보더라도 그렇다. 그리고는 이어서 일일이 각각의 경수 이름과 내부로 이어진 장부를 열거한다.

足太陽外合於淸水 內屬於膀胱/ 足少陽外合於渭水 內屬於膽/足陽明外合於海水 內屬於胃

足太陰外合於湖水 內屬於脾/ 足少陰外合於汝水 內屬於腎/足厥陰外合於澠水 內屬於肝

手太陽外合於淮水 內屬於小腸/ 手少陽外合於漯水 內屬於三焦/手陽明外合於江水 內屬於大腸

手太陰外合於河水 內屬於肺/手少陰外合於濟水 內屬於心/ 手心主外合於漳水 內屬於心包.

이어서 다음과 같이 아주 중요한 말을 덧붙인다.

오장육부와 십이경수는 밖으로 원천이 있고 안으로 품성이 있으며, 모두 안팎으로 서로 관통하고 고리에 끝이 없는 것 같으니 사람에게 있는 경經 역시 마찬가지다(凡此五藏六府十二經水者, 外有源泉, 而內有所稟, 此皆內外相貫, 如環無端, 人經亦然).

맨 뒤의 어구에 "모두가 이어진 고리와 같다(如環無端)!"고 하였다. 무슨 의미인가? 만약 십이경수가 천지의 강수江水였다면 "여환무단如環無端"이라는 말을 사용할 이유가 없다. 지상의 강수는 시작점과 끝점이 분명하여 고리처럼 이어져있지 않다. 지상의 개별 수水의 특성을 닮았으되 십이경수는 경맥을 외포(外包―둘러쌈)하고 있는 실질을 의미하고 있다는 말로 보아야 하는 또 다른 맥락적 이유이다.

❷ 경經의 실체를 구성하는 구조적 관점에서 경수經水의 충전充塡은 필수

선의들은 오래전부터 혈맥(경맥)은 순행하는 노선으로 경수는 방향성을 가진 충전체로 이들을 구분하여 사용해 왔다. 아래 그림을 보자. 하완부의 횡단

면이다.

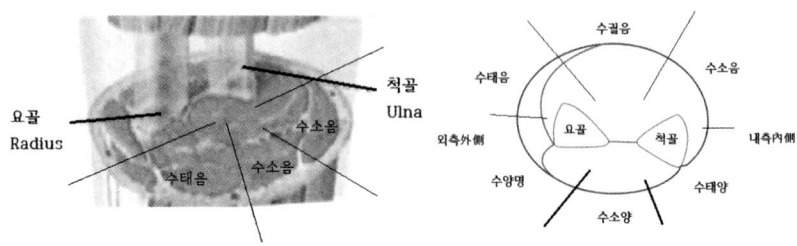

[그림 5-3] 하완부의 횡단면과 경經별 분획

단면의 중심을 기준으로 적절히 6분할하여 살펴보면 개별적 경經의 구조를 가늠하는데 도움이 된다. 피부가 보이고 경맥이 보이고, 경근이 보인다. 경근을 따라 경맥이 순행하고 피부가 덮여 있다. 그리고 눈을 크게 뜨고 보면 쥐어짜면 줄줄 쏟아져 나올듯한 촉촉이 배어 있는 경수經水가 보인다. 경에는 피부와 근골격계통을 아우르는 5부(皮肉脈筋骨)중 뼈만 빠져 있다. 사실은 여기에 뼈도 넣어서 구획상으로는 경經에 경골經骨도 포함할 수 있었겠지만 침의학적 조절이나 자극에 관여하는 대상이 아니라서 경의 구성으로는 포함시키지 않은 것은 아닐까. 경經은 구조적으로 경피經皮, 경육經肉, 경맥經脈, 경근經筋이라는 고형적固形的 실체와 이들과 연계되어 있는 기氣와 혈血과 수水라는 충전적充塡的 유체流體의 융합으로 보아야 한다. 이런 맥락에서 볼 때 경락체계를 구성함에 있어서 경맥經脈, 경피經皮(십이피부), 경육經肉(경근에 복합된 의미로 포함)은 다 들어 있고, 경골經骨은 분획의 의미가 없어서 빠졌다고 하나 기혈氣血과 경수經水가 빠진 것은 문제적이다.

중국의 최대 검색포털인 바이두(百度)에서는 경락을 설명하면서 뒤에 현대적 의미로 "경락은 세포군, 체액, 조직액 간에 에너지를 교환하는 통로이며, 아울러 통전성이 좋고(저저항), 신경정보와 생체 전기신호를 형성하는 네트워크화된 군집(经络是细胞群, 体液, 组织液之间交换能量通道, 并且形成低电阻, 神经信息和生物电信号的网络丛群)"이라고[31] 덧붙이고 있다. 광의의 '경락'을 설명하는 것이라면 이런 식의 편협한 정의는 잘못이며 '이런 의미도 포함해야 한다'라고 해야 옳다. 다만, 계통적 경락을 파악함에 있어서 체액과 조직액을 실질로 인식하고 그 기능성을 부여한 것은 '경수의 포함'이라는 관점에서 올바른 인식이라고 본다.

자꾸 강조하지만 경에는 경맥, 경근과 같은 건더기만 있는 것이 아니라 경수 길이라고 하는 물길(수로)이 있어야 한다. 몸에 물이 있는 건 알겠는데 길이 어디 있느냐는 사람들에게 나는 동해와 서해에 바닷길이 있는 줄은 아니냐고 타박 아닌 타박을 하곤 한다. 배가 그냥 아무데나 다니는 줄 아느냐고. 그러나 보려하지 않고 들으려 하지 않으면서 배가 사공의 노랫가락으로만 움직이는 것이라고 굳게 믿고 있는 그런 사람들에게는 이것은 공허한 메아리일 뿐이다. 우리들은 70%나 되는 물이 몸을 구성하고 있음은 잘 알면서도 이들 물이 침술에 있어서 길잡이가 되어 역할 하는 것에 대해서는 그동안 관심을 두려하지 않았다. 그러나 고대의 선의들은 몸속의 반응 노선으로 스며있는 물이 매우 중요한 역할을 함을 알았고 이들의 구역별 노선을 알았으며 이를 각기 다른 이름의 경수經水로 호칭하였다. 그들은 이러한 경수로를 따라 전자電子배가 흐르고 이온(ion)배가 흐르고 울렁임(波動)의 배가 흐르는 것을 알고 있었다. 그리고는 침은 배를 움직이는 노櫓이며 보사를 위한 수기手技는 노를 젓는 것이라고 그들의 언어로 우리에게 전해주었다. 우리가 놓치고 빠뜨려 바구니에 넣지 못했을 뿐.

❸ 기혈다소氣血多少속에 감춰진 경수經水의 차등적 분포특성

《내경》에는 〈혈기형지편血氣形志篇〉, 〈구침론九鍼論〉, 〈경수經水〉편 등에서 경經별로(명백히 '경맥經脈별'이 아니다) 기와 혈의 많고 적음이 차이가 있다는 내용이 나와 있다. 구체적인 많고 적음의 관계는 다음 세 편에 나온다. 그런데 내용이 약간씩 다르다. 먼저 〈혈기형지편〉을 보자.

---

31) https://bit.ly/3aRCErl. 2021. 8. 29 검색.

[표 5-5] 각 경별 기혈다소(혈기형지血氣形志/오음오미五音五味/구침론九鍼論 편)

구분		血	氣
태양	(세편 모두 동일)	多	少
양명		多	多
소양		少	多
소음	血氣形志/[九鍼論]	少	多
	五音五味	多	少
궐음	血氣形志/[九鍼論]	多	少
	五音五味	少	多
태음	[血氣形志]	少	多
	[五音五味]/[九鍼論]	多	少

여기에서는 궐음과 태양(심포락, 방광, 소장, 간경)은 기가 적고 혈이 많고, 태음과 소양(삼초, 담, 신, 심, 비, 폐경)은 혈이 적고 기가 많으며, 양명경(수양명대장경과 족양명위경)은 기가 많고 혈도 많은 경이라고 하였다(夫人之常數 太陽常多血少氣, 少陽常少血多氣, 陽明常多氣多血, 少陰常少血多氣, 厥陰常多血少氣, 太陰常多氣少血).

〈오음오미五音五味〉편에서는 위의 내용과 소음과 궐음, 태음이 다르고(夫人之常數, 太陽常多血少氣, 少陽常多氣少血, 陽明常多血多氣, 厥陰常多氣少血, 少陰常多血少氣, 太陰常多血少氣, 此天之常數也), 〈구침론九鍼論〉에서는 태음이 다르다(陽明多血多氣, 太陽多血少氣, 少陽多氣少血, 太陰多血少氣, 厥陰多血少氣, 少陰多氣少血).

그러나 그동안 이것이 의미하는 바를 관념적 음양론으로 꿰어낸 논리들 말고, 실실적인 내용이 무엇인지에 대해 정확히 설명하고 있는 논설은 아직 보지 못했다. 여기서 경수經水편의 내용을 들어 이에 대한 얘기를 하려고 한다. 이런 내용이다.

12경은 혈이 많고 기가 적은 곳, 혈은 적고 기가 많은 곳, 기혈이 모두 많은 곳, 기혈이 모두 적은 곳이 정해져 있다(十二經之多血少氣, 與其少血多氣, 與其皆多血氣, 與其皆少血氣 皆有大數).

그러면서 "경수가 경맥과의 대응관계가 외형도 다르고(길고, 짧고, 깊고, 얕고) 내용도 다르니(수액과 혈액의 양적 차이) 잘 맞게 침을 놓아야 한다(經水之應經脉也, 其遠近淺深, 水血之多少, 各不同, 合而以刺之)"라고 경수와 경맥을 비교까지 해놓았다. 분명히 기氣와 혈血이라고 하지 않고 수水와 혈血이라고 했다. 이는 경수의 실질에 대한 선언과도 같다. 《영추》의 전내용을 통틀어서 침의학적 정수에 해당하는 문장을 들라면 나는 몇몇 중 하나로 이를 꼽는데 주저하지 않을 것이다. **경수經水는 명백히 경經의 일부로 경맥經脈을 외부에서 감싸고 있는 경수經隧상의 수액**이다.

이어서 삼음경과 삼양경이 이처럼 기혈다소氣血多少가 서로 다르므로, 기를 조절하고 혈血을 취할 때는 반드시 이를 참고해야 한다고 강조하였다. 기혈의 다소는 결국 수혈水血(수水와 혈血)의 다소이며 기는 수의 맥락에서 이해해야 한다는 의미와 통하는 문장이다.

❹ 순경감전循經感應 현상과의 합치

순경감전현상은 혈위를 자극할 때 경맥순행경로상에 나타나는 일련의 특수한 감각의 전도현상을 의미한다. 즉, 자침시 환자가 느끼는 경락을 따라 방사되는 침감을 말한다. 1950년대초 일본의 나가하마(長濱善夫)와 마루야마(丸山昌郞) 등이 순경감전順經感傳현상이 두드러진 사람을 관찰, 보도해 그 현대적 연구가 활성화되었고 이후 일본과 중국을 중심으로 본격적으로 연구되었다. 이 감각의 전달경로가 12경락의 유주방향과 대체적으로 비슷하므로, 이는 경락에 민감한 사람들이 호소하는 이 같은 경험을 고대의학자가 축적하여 경맥으로 귀납하고 또 각각의 경맥의 질병 증상이나 치료효과와 연계시켜 인체의 경락계통을 발견한 것이라는 경락학설의 기원의 근거로 이용되었다.

그간 알려진 순경감전현상의 주요한 특징들은 다음과 같다.[32]

1. 보편성: 성별, 연령, 직업, 종족에 관계없이 경락감전 현상이 관찰된다.

2. 순경성循經性: 감전은 일반적으로 고전 경맥이론상의 순행 노선과 기본적으로 일치한다. 다만 전반적으로 일치하는 사지 부위와 달리 체간이나 두면부위는 차이가 많다.

3. 감각: 감각은 자극의 방법, 부위 등에 따라 다르며 개인차도 존재한다.

4. 속도: 체감 속도는 주변 신경보다 훨씬 느린 수mm~수십cm/sec 으로 다양하다.

5. 깊이: 체표, 피하, 근육, 내장 등 다양하다.

6. 너비(폭): 사지에서는 실처럼 가늘게 느껴지고 몸통에서는 넓어진다. 대략 0.5~3cm 사이이며 자극 부위, 자극 방법, 자극량, 온도 등과 관련이 있다.

7. 차단: 기계적 압박이나 피부 촉각자극 등에 의해 차단되며 특히 식염수 등 액체의 주입이나 낮은 온도 에서도 감각의 전달이 차단된다.

이외에도 경經의 노선에서 전기 저항, 진동, 열의 전도와 동위 원소 전이를 가능케 하는 물리적 특성이 있다는 사실도 확인되었다.

표 안에 들어있는 위 7원元연립방정식의 해解는 어떻게 해야 구해낼 수 있을까? 사지四肢에서 가늘게 명민하게 인식되고 구간軀幹이나 두면부는 그렇지 않으며 길(노선)이 경맥과 동반함은 분획의 명료성이 사지부에 뚜렷하다는 뜻이며, 혈맥의 유주와 방향성이 비슷하다는 의미이다. 신경보다 전도속도가 훨씬 늦으면서도 방향성을 가지고 움직이면서 자극의 다양한 방법에 따라 속도의 편차가 생기고, 기계적 압박으로 차단된다는 것은 피험자들이 인식하는 전도의 바탕이 점도粘度나 구성에 따라 동적 거동이 달라지는 액상液狀을 의미하는 것이 아닐까? 더욱이 식염수와 같은 액체의 유입은 물론 낮은 온도에 의해서도 차단되는 특이성을 고려하면 말이다. 자극에 의해 경맥을 따라 느리게 움직이는 액상의 매질을 선의들은 경수經水라고 명명했을 것이라고 나는 믿는다.

---

32) 바이두(百度)에 올려진 관련내용(https://bit.ly/3ixYpAq)을 요약하였다.

❺ 신경전달경로에서 체액 존재의 불가피성

침의학에서 신경神經의 역할 개입은 이제는 논할 필요가 없을 정도로 명백하다. 체내에서 뉴런과 뉴런간의 신호의 전달은 두 신경의 특별한 접촉 지점에서 일어난다는 것은 잘 알려진 사실이고 이 지점은 시냅스(synapse)라고 불린다. 보통 시냅스라고 하면 화학적 시냅스를 떠올리게 되지만 정보의 전달 방식에 따라서는 전기적 시냅스(electrical synapse)도 있다. 전기적 시냅스는 뉴런과 뉴런 사이에서 전기의 흐름을 이용해 정보를 교환하는 것으로 갭연접(gap junction)이라 불리는 특화된 부분에서 정보의 전달이 일어나는데, 연결이 일어나면 전 뉴런의 활동전위가 다음 뉴런으로 작은 양의 이온전류가 흘러가게 되어 정보전달이 이루어진다.

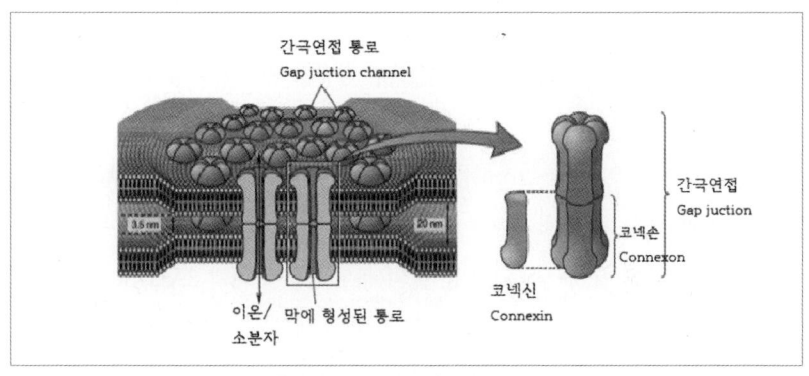

[그림 5-4] 전기적 시냅스의 모식도

한편, 화학적 시냅스의 경우는 전달기전이 이와는 매우 다르다. 시냅스전前부위는 보통 신경전달물질들을 저장하고 있는 직경 50nm정도의 수십 개의 연접 소포(synaptic vesicles)들을 가지고 있다. 전달된 활동 전위가 축삭 말단 막에서 전위의존성 칼슘이온(Ca^{2+}) 채널을 열면 칼슘이온이 세포 안으로 빠르게 유입되고, 소포가 말단 막과 융합하면서 신경전달물질을 방출할 수 있게 한다.

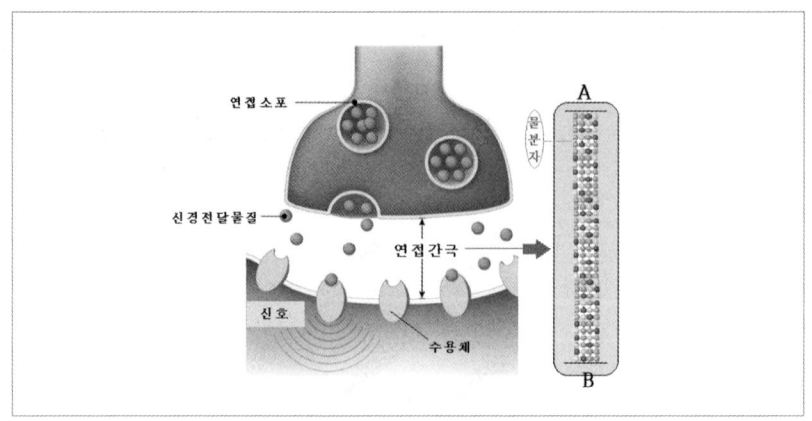

[그림 5-5] 화학적 시냅스의 모식도(오른편은 가상의 물분자)

화학적 시냅스에서는 시냅스전·후뉴런의 막은 시냅스 간극(synaptic cleft)으로 분리되어 있다. 이 틈은 간질액로 채워져 있으며 이 간질액의 작용중 하나는 전후의 뉴런이 서로 떨어지지 않도록 돕는 것이다. 방출된 신경 전달 물질은 시냅스 틈새를 통해 확산되어 시냅스후 막수용체에 결합하고 시냅스후 신경 세포의 막에 활동 전위를 유도하게 된다.

대부분의 간극은 약 1~2nm정도이나 큰 경우는 20~50nm($2～5×10^{-8}$m)에 이른다. 이는 모든 중요한 세포 이온들과 여러 작은 생체 분자들이 통과할 수 있을 만큼 크다고 할 수 있다. 가령, 물의 분자직경이 대략 2Å($2×10^{-10}$m) 정도라고 하니 경수經水적 관점에서 보자면 간극에는 수십에서 수백 개의 물분자가 횡으로 통과할 만한 광활한(?) 매트릭스(matrix; 세포 바깥을 채우는 물질을 일컫는 말) 공간이기도 하다(위 그림). 이는 신경 작용의 연속성 차원에서 매우 중요한 의미를 갖는다. 적어도 화학적 시냅스에서는 물이 매개하지 않으면 아세틸콜린 등의 화합물들을 싣고 나를 방법이 없는 까닭이다. 나는 이 신경 간극을 채우고 있는 일부의 간질액 역시 선의들이 말한 경수經水의 일부로 간주되어야 한다고 생각한다.

❻ 폄석에서 구침으로의 용도 분화와도 부합

경經을 혈관계, 신경계, 근골격계, 체액계 등이 아우러진 인체 구조의 분획화된 총합으로 인식할 수 있으면 경락은 더 이상 우리 몸속에 신비롭게 숨어 있는 무언가가 아닌 것이 된다. 우리는 현재의 구조를 계통적 경락의 각각과 연계하여 해석하면 되고 이를 바로잡으면 되고 이를 바탕으로 숨겨진 의학적 기능을 발전시키면 되는 것이다. 이렇게 볼 수 있으면 우리는 앞에서 살펴보았던 침의 용도가 왜 세 가지로 분화하여 발전하였는지에 대해서도 새로운 이해를 할 수도 있다. 12분화된 계통적 경락의 관점에서 조금 깊이 살펴보면 각각의 적용처(처치처)가 왜 달랐는지의 이유가 가늠될 수 있다는 말이다. 나는 앞(2장)에서 폄석의 용도를 폄석砭石, 참석鑱石 및 잠석箴石의 세 가지 갈래로 나누어 살펴볼 필요가 있다고 하였고 이런 관점에서 구침으로의 변천을 기술한 바 있다. 이러한 도구의 분화는 어떻게 이해할 수 있을까? 나는 적용의 대상이 되는 구조물의 차이를 감안한 도구의 채택이 필요했던 것이라고 생각한다. 이들 도구 각각의 공격(?)대상은 살(경근), 혈관(경맥), 그리고 분육간의 틈이었다. 기육의 궤양은 날카로운 째는 도구(폄석砭石)를 써서 도려내야 했을 것이고 혈관에 있어서는 치성하는 열과 함께 박동하는 곳(동맥)과 검게 드러나고 때로는 부풀어져 도드라진 곳(정맥)은 구분하여 각기 다른 방식으로 찌르고 터뜨리고 피를 내는 것이 필요(참석鑱石)했을 것이다. 그리고 비교적 나중에야 활용법을 알게 되었지만 가늘고 긴 돌침을 통해 피부아래 기육의 사이에서 조기調氣작용을 알아낸 다음엔 이(잠석箴石)를 활용한 광범위한 지식의 축적이 있었을 것이다. 그곳은 기질(基質; 이온과 같은 전해질 성분)과 기액(基液; 水液)이 혼합된 물(경수)이 있는 곳이었다. 이들이 작용하는 곳은 다 달라도 모두 경經에 적용하여 효과를 거두는 도구라는 공통점을 가질 수 있는 이유이며 9종 철침으로 분화되는 토대일 수 있다.

'인체의 물'과 관련한 웃픈 이야기가 생각난다.

세계적인 생화학분야의 권위자 한사람이 영국에서 여행하던 중 새끼고양이 한 마리가 놀라서 공중으로 뛰어오르는 것을 보았다. 사람들에게는 그다지 대수롭지 않은 일이었으나 당시 그에게는 무척 신기한 일이었다. "눈에서 뇌로 그리고 뇌에서 다시 근육으로 전달되는 신경정보만으로 고양이의 이런 반응을 설명할 수 없다." 그 후 그는 몇 년에 걸쳐 고양이의 반응을 설명하는 이론에 관한 연구를 계속하였다. 그리고 다음과 같은 결론에 도달하였다. "생물에는 에너지와 정보를 전달하는 초고속 전자시스템이 존재한다. 이렇게 상상을 초월한 전자회로에는 물이 중요한 역할을 하고 있다."

당시의 학회는 이 연구 결과에 대해 노 생화학자의 과거 업적을 존중하여 "이제 현역에서 물러날 때가 되었다"는 반응을 보였다고한다. 그는 동양의 옛 사람들이 경수를 보았듯 몸속의 물이라는 몸 안의 매질을 본 것은 아니었을까.
정리해보자.
〈경수〉편에서는 12개의 수水를 인용하여 경수를 설명하였다. 사람들은 이를 단순히 경맥의 비유로 생각하여 간과하거나 혹은 아예 도외시하여 경의 구성에서 제외하는 커다란 실수를 범한 것이라고 나는 생각한다. 경수의 개별적 특성이 12개의 물줄기에 비유된다는 것이지 12개의 물줄기의 존재 자체가 비유가 아닐진댄 어느 누군가가 경經의 주요한 요수에서 배제하고 만 것이며 후인들은 이를 지금까지 아무런 문제의식 없이 답습해오고 있었던 것이라고. 필자의 눈에는 경수는 이렇게 젖혀놓아도 될 만큼 이렇게 안일하게 다뤄질 존재가 결코 아니다. 오히려 경락체계에 있어서 빼놓을 수 없는 핵심이다. 거대한 비극은 여기에서 비롯되었다. 맥내(경맥, 경별, 락맥)와 맥외(경근, 경수)로 구성되어야 할 경의 일부가 축소되고 부분화되어 불완전해지고 말았다. 경수는 비유가 아니며 비유를 통해 이해시키려 했을 뿐인 실체인 것이다. 경수는 경經내부의 구조물들을 연결하고 충전充填하며 스며있는 기능하는 연못인 것이다. 서양의들이 피부와 근육과 혈관·신경과 인대와 뼈를 바를 때, 동양의 침의들은 맥과 근이 부위별로 다르게 어우러지고 여기에 0.9%의 소금물인 경수經水가 살아있는 기육에 스미어 구조화된 날줄(經)의 모습을 본 것이다.

(5) 보충된 경락계통(案)

　침술의 핵심은 조기調氣를 통한 치신治神이라고 하였다. 조기調氣는 기기(氣機: 기의 메커니즘)를 조절한다는 뜻이고 이는 곧 기의 이합집산을 제어한다는 뜻이다. 기는 원체 광범위한 개념이라서 침의학적으로 범주를 좁혀서 논의할 필요가 있는데, 경락계통과 관련된 여러 기류氣類 중에서 개념적이고 사념적인 의미를 갖는 경기經氣와 종기宗氣를 배제하고 나면 실체적인 것으로는 위기와 영기가 남는다. 위기는 맥외의 수액성분으로 이른바 조직간액과 세포액의 종합으로 이해할 수 있고 영기는 자양하는 작용을 하지만 의미상으로는 위기衛氣와 대비된 맥관 내부의 혈액이라는 뜻에 가깝다.

　이제 본격적으로 경의 구성에서 빠진 유체들(氣·血·水—기혈수는 여기서는 물론 위기衛氣·영혈營血·경수經水를 말한다)을 채워 보충된 상태의 경락계통을 만들어 보자.

　다음 표는 이렇게 보충된 경락계통을 나타낸 것이다. 앞에 나타낸 기존의 구성과 차이를 위주로 비교해보기 바란다.

　실체란 '어떤 대상의 정체나 본질'을 말하는 것으로 달리 말하면 본모습이다. 계통으로서의 경락과 경혈이 구조적 실상實相이냐(예전 북한의 김봉한식 접근) 기능적 역할공간이냐(현대의 주류적 연구)에 대해서는 그간 의견이 분분하였다. 구조적 실체에 지나치게 천착하던 사람들은 아무리 찾아도 경락과 경혈은 없으니 이는 허구라고 목소리를 높였다. 그러나 경혈이나 경혈에 대한 고유한 특성들이 확인되면서 근자에는 전자기적인, 신경학적인, 화학적인, 면역학적인 여러 관점에서 기능적인 관점의 연구가 활발히 이루어지고 있다. 그러나 나는 경락과 경혈은 인체의 구조적 실체에 근거하되, 고정된 실체가 아닌 여러 가지 생리적 특성이 중첩된 가변적 기능공간으로 재정립할 필요가 있다는 생각이다. 그 방법론으로는 자극과 반응의학이라는 치료적 관점에서, 그 접근방식으로는 모종의 자극들에 대하여 주변과 차별화된 반응특성을 발현하는 특이적 반응 노선(경락)과 지점(경혈; Specific responsive point)의 관점에서 말이다.

　이제 경락과 경혈의 계통에 대해 정리해보자. 경락이라는 이름의 생소한 계

[표 5-6] 경락계통의 구성

경(經)	구조	경락(經絡)	경맥	12경맥	내속장부, 외련지절(外連肢節)
				12경별	경맥에서 갈라져나와 다시 경맥으로 합해진다.
				기경팔맥	별도로 기행(奇行)하는 경맥의 분지
			낙맥	대락(15락맥)	주된 낙맥
				낙맥	경맥이나 낙맥에서 분출된 옆으로 비스듬히 지나는 분지分支
				손락	락맥의 작고 가는 분지分支
				부락	체표에 드러나 보이는 락맥
				혈락	피부세포면에 이어지는 세지맥
			내속	장부	경맥 및 일부 낙맥과 연속됨
	내속 외연	외연		12경근	체표에 분포되고 장부에는 들어가지 않음
				12피부	피부상의 경락분포영역
	유체	기혈수	기	위기	경맥외를 주야로 순행하는 기액氣液
			혈	영혈	경맥내를 순행하는 혈액
			수	12경수	5부(皮肉脈筋骨)를 충전하며 위기를 구성한다.

통의 출발은 침의학의 대표적 원전인《황제내경》이다.《내경》의 원문에는 경락이라는 단어가 모두 70여회 이상 등장한다. 이는 원래(협의) 경맥과 낙맥의 통칭이며 여기에 등장하는 맥은 혈맥이다. 혈맥이란 혈이 지나는 곳집이며 지금의 용어로 보면 혈관에 해당한다. 다만 지금의 해부학적 관점에서는 이것이 동맥과 정맥의 어느 부분을 지칭하는지 림프관이나 신경계통을 포괄하는지에 대한 부분은 별도로 논의할 영역이라 생각한다. 전자(經脈)가 세로 줄기에 해당하는 맥의 본류라면 후자(絡脈)는 경맥에서 분출하여 전신에 퍼져 있는 지류에 해당한다. 고전적 경락의 현대적 의미는 심혈관계통을 포함한 맥관 계통으로 그동안 자세히 연구되어 있다. 우리는 아직도 많은 곳에서 경락을 경락계통과 구별 없이 쓰고 있다. 이를 구분하지 않으면 지금까지 겪어온 수많은 사례들처럼 엄청난 혼란이 지속적으로 이어질 것이다. 따라서 우선 제기하고 싶은 문제 하나는 경락이라는 용어를 구분하자는 것이다. 경락은 경맥과 낙맥의 통칭이라는 고유의 의미에서만 사용(vessel 등)하고 경별이나 경근 등을 아우르는 종합된 의미에 있어서는 "경經"이라는 말을 사용하자는 것이다.[33] 그게 어렵다면 최소한 "경락계통"이나 "경락체계"와 같은 용어를 사용해야 경락과 구별할

수 있다. 앞 단락에서 기술한 것처럼 고유한 의미의 협의의 경락이란 경에 위치하는 대맥(경맥)과 가지에 해당하는 소맥(낙맥)을 함께 말하는 맥관 계통을 말한다. 《황제내경》의 경맥순행의 원시적 기록으로 여겨지는 마왕퇴에서 출토된 자료(족비십일맥구경)에서도 이를 확인할 수 있다. 이렇게 하는 것이 개념을 정리하는 의미 뿐 아니라 범위의 혼선을 줄이고 올바른 용어를 사용함으로써 얻는 실익을 훨씬 크게 하는 일이다.

《논어》에서 공자는 정치를 맡기면 무엇부터 하겠느냐는 질문에 반드시 "이름을 바로잡겠다(正名)"고 하였다. 공자는 이를 "임금은 임금답고, 신하는 신하답고, 아버지는 아버지답고, 자식은 자식답게 되는 것(君君, 臣臣, 父父, 子子)"이라는 말로 표현하였다. 이 말은 그 이름과 실제가 서로 잘 들어맞아야 그 이름이 이름다워진다는 의미일 것이다. 이른바 명실상부 名實相符 함이다. 기혈수가 들어간 새로운 구성은 경락체계의 형식구성상 실체의 보완을 의미하며 구조적 실체 연구의 바탕으로 기능할 것이다. 특히 기혈수의 연구는 자극의학적 반응장 연구의 핵심이기 때문에 더욱 중요하다고 본다.

4. 경락체계(각론)

근대오종경기 선수를 사격선수로 보면 펜싱 검이 거슬리고, 승마선수로 보면 수영복이 어렵다. 경락은 경맥, 경별, 경근, 경수 등으로 구성된 다종 구조의 복합체이다. 이렇게 보면 우리는 계통적 경락을 보다 종합적이되 개별적으로, 말하자면 숲을 보면서도 나무를 살필 수 있게 된다. 이를 받아들이지 않고 독립된 특수구조로 간주하다보면 당연히 개별적 특성들은 하나로 설명되지

---

33) 사족으로 첨언하자면, 개인적으로는 자오선이라는 말과 함께 쓰이는 "meridian"이라는 경락의 대체어도 적당한 말은 아닌 듯하다. 경經이라는 말이 원래 직물의 경사(經絲; 날줄)에서 나온 것을 감안해보면 날줄(經絲; 'longitudinal line' or 'a line of longitude')의 용어에서 "longitude"를 따오는 게 나을 뻔했다는 생각도 해본다. 나중에라도 '계통적 경락'을 대표하는 지금의 '경락(經絡; meridian)'이라는 경계모호성 표현은 경(經; longitude)이라는 보다 적당한 용어로 대체되기를 바란다.

않는다. 그러나 우리는 그간 계통적 경락을 오랫동안 그렇게 보지 못했다. 오래된 오해, 그리고 경직된 사고가 어우러진 결과라고 할 것이다. 이러한 사고의 갇힘은 침의학을 이해하고자 하는 우리의 여정에서 적지 않은 시간 동안 보이지 않는 장애물로 작용하였다. 경經이라는 이름의 계통적 경락은 우리가 제3의 실체를 찾아 밖으로 돌아다니는 동안에도 내내 우리 곁에 개별적인 모습으로 말없이 자리하고 있었다.

(1) 십이경맥

《내경》에서는 경맥에 대하여 기회가 있을 때마다 여러 곳에서 그 중요성을 강조하곤 한다.

- 경맥은 생사를 결정하고 온갖 병에 대처하고 허실을 조화할 수 있기 때문에 잘 통해야 하는 것이다. —《영추》〈경맥편〉
- 경맥은 기혈을 움직여서 음양을 조절하고 근골을 자양하며 관절을 원활하게 한다. —《영추》〈본장편〉
- 12경맥은 오장육부가 자연의 법도와 호응하는 길이다. —《영추》〈경별편〉
- 12경맥은 안으로는 오장육부와 연결되고 밖으로는 사지와 관절에 다다른다. —《영추》〈해론〉
- 사람이 살아가고 병이 생기고 의사가 치료하고 병이 낫고 하는 관건이다. —《영추》〈경별편〉

기혈이 통하는 통로로서 온 몸에 기혈을 공급하여 몸을 자양하며 하나의 통일체로 연결시켜 주는 기능을 수행하는 매우 중요한 구조라는 의미이다.

선인들은 이러한 경맥이 순서에 따라 끊임없이 순환한다고 보았다. 그들은 가슴에서 손으로 주행하는 여섯 개의 수음手陰경맥은 각각 3척 5치로, 손에서 머리로 올라가는 여섯 개의 수양手陽경맥은 각각 5척으로, 머리에서 발로 내려가는 여섯 개의 족양足陽경맥은 각각 8척으로, 발에서 복부로 주행하는 여섯 개의 족음足陰경맥은 각각 6척 5치로, 그리고 독맥과 임맥은 각각 길이가 4척 5치로 계상計上해놓았다.

《영추》〈경맥편〉에는 우리가 현재도 그대로 받아들여 응용하고 있는 경맥별 순행노선이 자세히 기록되어 있다. 먼저 그 명칭에 대해 살펴보도록 하자. 12정경의 명칭은 시작점이 손이냐 발이냐에 따라 수족으로 나누고, 인체의 전면(anterior)이냐 후면(posterior)이냐에 따라 음양으로 나누었으며, 부위의 내외(medial/lateral)에 따라 수족을 3분하였다. 그러면 이 조합은 [수·족]+[소·양·태 | 궐·소·태]+[음·양]의 조합으로 이어져 총 12개의 분획이 완결되게 된다. 가령, 수-태-양, 족-궐-음 하는 식이다. 특이한 점은 음경과 양경, 또 양경의 경우에도 손과 발에 각기 다른 명칭을 사용하였다는 점이다. 또 음양의 구분에 해당하는 경맥별 분포에 있어서도 해부학적 전후구조와 완전히 일치하지는 않는다.

가령, 위경의 경우에는 양경임에도 얼굴(전면)-몸통(전면)-대퇴(전면)-발등(전면)을 지나는 모든 부위가 해부학적 음陰부위를 지난다. 이런 관점이라면 족양명경은 음경이어야 옳다. 삼음삼양에 대해서는 명칭이나 의미 등에 관한 다양한 연구내용과 주장이 있으나 나는 '하박(손)과 소퇴(발)부위의 6분할한 명칭'으로 보아 크게 무리가 없다는 생각이다. 어쩌면 이게 다일지도 모른다. 수태음은 손의 바닥쪽에서 외측, 수양명은 내측, 수궐음은 중간, 수양명은 손등쪽의 외측, 수태양은 내측, 수소양은 중간…… 이런식으로.

《내경》이전의 자료로 인정되는 마왕퇴 출토 의서에도 장부와 연결되지 않은 채 순행노선이 기록되어 있다. 그리고 진대晋代의 황보밀皇甫謐이 259년에 당시 유통되던 3개의 의서《황제내경소문》,《황제내경영추》,《황제명당경》)를 편집하여 간행한《침구갑을경》을 보면 손발에 관한 부위 구분이 수·족태음, 수·족소음, 수·족궐음, 수·족양명, 수·족태양, 수·족소양의 등 손·발의 삼음삼양과 부위명칭이 모두 비(臂, 상박)·고(股, 대퇴)와 구분되어 있는데 이는 수족삼음삼양이 상박·소퇴임을 말해주는 정도이지 명칭 자체가 특별히 의미부여된 것 같지는 않다.

말하자면, 적어도 기원전 2세기 중엽 이전의 고대의 의가들이 치료에 응용한 것은 11개의 경맥(足泰陽溫, 足少陽溫, 足陽明溫, 足少陰溫, 足泰陰溫, 足厥陰溫 臂泰陽溫, 臂

少陽溫, 臂陽明溫, 臂少陰溫, 臂泰陰溫)이었을 가능성이 높다. 경락의 초기형성단계를 보여주는 마왕퇴에서 출토된 의학적 사료史料가 이를 역사적으로 증거하고 있다. 거기에는 수궐음에 해당하는 경맥이 없었다. 이후 누군가(?)에 의해 짝이 맞춰진 채《내경》에는 12개로 정리되었다. 애초에는 왜 발의 안과 밖은 모두 세 줄기로 파악했으면서 왜 손의 바닥 쪽은 중앙을 지나는 경맥은 생략하고 2줄로만 파악했던 것일까? 경맥 형성 초기에 손등 쪽의 혈관분포가 세 갈래로 보이는 것과 달리 손바닥 쪽의 혈관에서 요골동맥(臂泰陰溫의 처음부분)과 척골동맥(臂少陰溫의 처음부분)의 사이에서 총골간동맥(수궐음부분)을 주요한 경으로 파악하지 않았던 것은 아닐까?

1) 수태음폐경맥

잘 알려진 것처럼 경맥편의 원형은 마왕퇴馬王堆와 장가산張家山 한묘漢墓에서 출토된 의서(장가산의《맥서》는 마왕퇴의《음양십일맥구경》과 내용이 동일하다)이다. 어떻게 기록되어 있는지 보자.

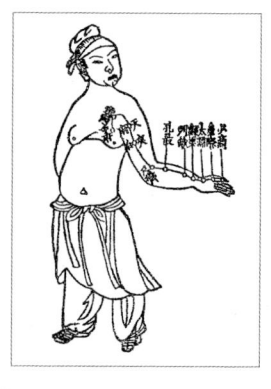

- (마왕퇴)《족비십일맥구경足臂十一脈灸經》: 비태음맥은 근의 상렴에서 노臑의 안쪽으로 올라가 겨드랑이 안쪽으로 나와 심장으로 들어간다
  (臂泰陰溫(脈)循筋上廉, 以奏(走)臑內, 出腋內廉, 之心).

- (마왕퇴)《음양십일맥구경陰陽十一脈灸經》: 비거음맥은 손바닥에서 안쪽의 양 뼈의 사이로 나오고 위로 연결된 뼈로 올라가고 힘줄에서 위로 팔의 안쪽으로 나와서는 심장으로 들어간다(臂鉅陰脈在於手掌中, 出內陰兩骨之間, 上骨下廉, 筋之上, 出臂內陰, 入心中).

다음은《영추》〈경맥〉편에 나오는 수태음폐경맥의 순행이다. 수태음의 맥이니 경맥(혈맥)에 대한 기술이다.

폐에 속한 수태음혈맥은 중초에서 시작하는데 대장하고 연락된다(중략) 겨드랑이 아래–상박–하박의 외측을 따라 내려와 엄지손가락 끝으로 나오고, 손목에서 갈라진 가지는 검지 안쪽으로 뻗어 있다(肺手太陰之脉, 起于中焦, 下絡大腸, 還循胃口, 上膈, 屬肺, 從肺系橫出腋下, 下循臑內, 行少陰心主之前, 下肘中, 循臂內上骨下廉, 入寸口, 上魚, 循魚際, 出大指之端. 其支者, 從腕後直出次指內廉, 出其端).

비교해보면《영추》경맥편의 순행노선은 출발의 방향이 다르고(말단에서 구간으로의 상행이 아닌 하행노선), 말단의 지점도 다르며(손바닥에서 손끝으로 길이 확장되어 있고, 반대쪽에서도 겨드랑이에서 심장으로 가는 것이 아니라 폐와 대상에 속屬하고 낙絡하는 길이 자세해져 있다) 기시起始, 분지도 나타나 있다.

2) 수양명대장경맥

수양명대장경맥은 검지의 끝에서 시작하여 위쪽으로 타고 올라와 엄지와 검지 사이에 있는 합곡혈로 나오고, 위로 손목 뒤쪽의 두 힘줄 사이로 들어가며, 아래팔의 위쪽으로 따라 올라가서 팔꿈치의 바깥쪽으로 들어간 다음, 위로 위팔의 바깥쪽의 앞쪽을 따라 어깨로 올라가 쇄골의 앞쪽으로 나왔다가, 위로 대추혈에서 여러 경맥과 만나고, 아래로 결분으로 들어가 폐에 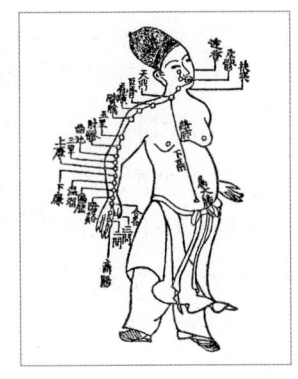 낙絡하며, 아래로 횡격막을 꿰뚫고 내려가 대장에 속한다. 그 지맥은 결분에서 위로 경부(頸部: 앞목)로 올라가, 협부(頰部: 뺨)를 꿰뚫고 아랫니 속으로 들어간 다음, 다시 입을 돌아서 나와 인중에서 교차하여, 좌측은 우측으로 우측은 좌측으로 올라가 콧구멍을 끼고 올라가, 화료를 지나 영향에서 끝나고 족양명과 이어진다.

3) 족양명위경맥

족양명위경맥은 코에서 시작하여 콧마루에서 좌우가 교차한 다음, 옆으로 족태양방광경으로 들어가 코의 바깥을 순행하며, 내려가서 윗니로 들어간다. 다시 입술을 끼고 돌며, 아래로 내려가 승장혈에서 교회한 다음, 뒤쪽으로 물러나 턱 뒤쪽의 아래쪽을 순행하고, 대영혈로 나와 협거혈을 순행하여 귀 앞쪽으로 올라간 다음, [족소양담경의] 객주인혈을 지나서 발제를 순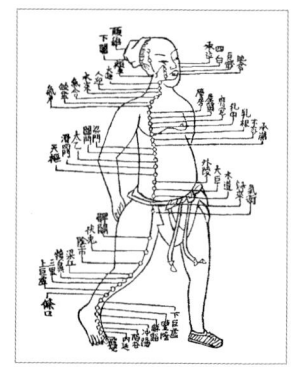

행하여 이마에 이른다. 그 지맥은 대영혈의 앞에서 인영혈로 내려가, 후롱을 따라 결분으로 들어간 다음, 횡격막을 꿰뚫고 내려가 위胃에 속하고 비脾에 낙絡한다. 그 직행하는 경맥은 결분에서 젖가슴의 안쪽으로 내려가며, 배꼽을 끼고 내려가 기충으로 들어간다. 다른 지맥은 위구胃口에서 시작하여 복부로 내려온 다음, 다시 내려가 기충에서 앞서의 경맥과 합해지고, 이곳에서 내려가 비관혈과 복토혈을 지나 슬개골로 들어가며, 경골의 바깥쪽을 따라 발등으로 내려가 가운뎃발가락 안쪽으로 들어간다. 또 다른 지맥은 무릎에서 아래로 3치 부위에서 갈라져 나온 다음, 아래로 내려가 가운뎃발가락 바깥쪽으로 들어간다. 또 다른 지맥은 발등에서 나와서 엄지발가락으로 들어간 다음, 그 끝으로 나와 태음경과 이어진다.

4) 족태음비경맥

족태음비경은 엄지발가락 끝에서 시작하여, 안쪽 백육제를 순행해서 핵골核骨을 지난 다음, 안쪽 복사뼈 앞쪽으로 올라가며 장딴지 안쪽으로 올라가, 정강이의 뒤쪽을 돌아 족궐음간경과 회합한 후 그 앞으로 나온다. 무릎에서 넓적다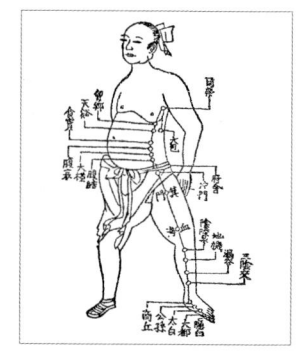

제2막 — 기氣 흐르는 신체

리 안쪽으로 올라가 복부로 들어가서, 비脾에 속하고 위胃에 낙絡한 다음, 다시 횡격막을 뚫고 올라가 인후를 싸고돌아 설근에 이어져 설하로 분산된다. 그 지맥은 다시 위胃에서 별도로 나와, 위로 횡격막을 뚫고 심중心中으로 들어간다.

5) 수소음심경맥

수소음심경은 심중心中에서 시작하여 심계心系에 속하고, 아래로 횡격막을 꿰뚫고 소장에 낙絡한다. 그 지맥은 심계에서 인후의 양측으로 올라가 목계目系로 이어진다. 직행하는 경맥은 다시 심계에서 폐肺로 올라가 겨드랑이로 나온 다음, 팔 안쪽 뒷면을 순행하여, 수태음폐경과 수궐음심포경의 뒷면을 지나 팔꿈치 안쪽으로 내려오며, 팔의 안쪽 뒷면을 순행하여 손바닥 뒤쪽 고

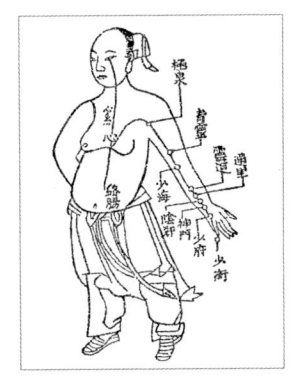

골의 끝에 도달하고, 손바닥 안쪽으로 들어가서 새끼손가락 안쪽을 순행하여 그 끝으로 나온다.

6) 수태양소장경맥

수태양소장경은 새끼손가락 끝에서 시작하여, 손 바깥쪽을 따라 올라가 손목 부위에 이른 다음, 손목 바깥쪽 고골高骨을 지나 곧바로 올라가 아래팔의 아래쪽을 순행하고, 팔꿈치 안쪽의 두 뼈 사이로 나와 위팔의 외측 후방을 따라 올라간다. 이어서 견해(肩解; 肩貞穴 부위)로 나와 어깨죽지를 감싸고, 어깨 위에서 교회한 후 결분으로 들어가 심心에 낙絡하며, 인후를 따라 내려가 횡격

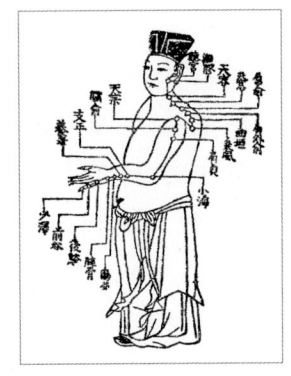

막을 뚫고 위胃에 이르러 소장에 속한다. 그 지맥은 결분에서 앞목으로 올라가, 뺨을 지나 눈의 외안각에 이르렀다가, 되돌아서 귓속으로 들어간다. 다른 지맥

은 별도로 뺨에서 나와서, 눈자위 밑으로 올라가 코의 뿌리부에 이른 다음, 내안각內眼角에 이르러 비스듬히 권골부로 낙絡한다.

7) 족태양방광경맥

족태양방광경은 눈의 내안각에서 시작하여 이마로 올라가 정수리에서 교차한다. 그 지맥은 정수리에서 귀의 위쪽으로 순행한다. 직행하는 지맥은 정수리에서 뇌로 들어가 낙絡한 다음, 다시 나와서 뒷목으로 내려가서 견갑골의 안쪽을 순행하고, 척추를 따라 내려와 허리에 이른 다음, 등골로 들어가 순행한 후, 신腎에 낙絡하고 방광에 속屬한다. 지맥은 허리 가운데에서 등줄기 부

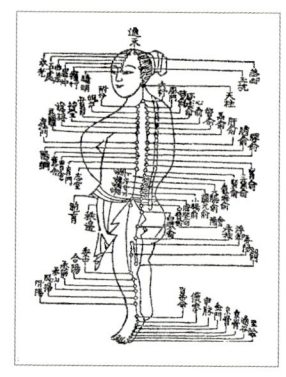

위를 끼고 내려가, 둔부를 꿰뚫고 오금으로 들어간다. 다른 지맥은 좌우 견갑골의 안쪽에서 견갑골 아래쪽으로 내려가, 등줄기 안쪽의 양측을 따라 넓적다리 상단 관절을 지나고 넓적다리 바깥쪽을 따라 내려가 오금에서 앞의 지맥과 회합한 다음, 장딴지를 관통하여 발뒤꿈치 바깥쪽으로 나와 복사뼈를 순행하여 새끼발가락 끝의 바깥쪽에 이른다.

8) 족소음신경맥

족소음신경은 발바닥에서 시작하여 비스듬히 발바닥으로 순행하여 연곡의 아래로 나오고, 안쪽 복사뼈 뒤쪽을 순행하여 발뒤꿈치 부위로 들어간 다음, 장딴지 속으로 올라가 오금 안쪽으로 나오고, 넓적다리 안쪽 뒷면을 따라 올라가 척추를 꿰뚫고, 신腎에 속하고 방광에 낙絡한다. 직행하는 지맥은 신腎에서 올라가, 간肝과 횡격막을 꿰뚫고 폐로 들어간 다음, 후롱을 순행하여 설근

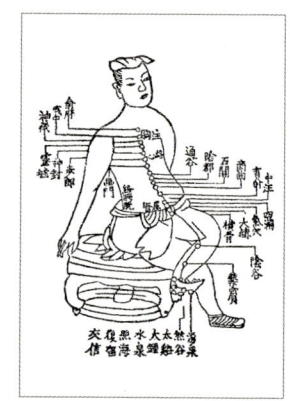

舌根에 이어진다. 그 지맥은 폐에서 나와 심心에 낙絡하고 흉중으로 들어간다.

9) 수궐음심포경맥

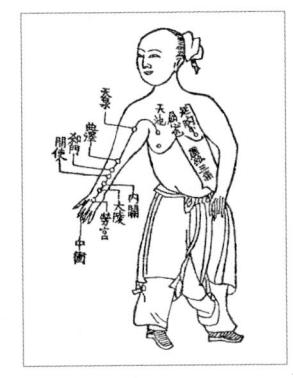

수궐음심포경맥은 가슴속에서 시작하여 나와 심포락에 속하며, 아래로 내려가 횡격막을 꿰뚫고 차례대로 삼초(상초, 중초, 하초)에 낙絡한다. 그 지맥支脈은 흉부를 순행하여 옆구리로 나와, 겨드랑이 아래쪽 3치 부위로 가서 겨드랑이로 올라간 다음, 팔 안쪽을 따라 내려가 수태음경과 수소음경 사이를 운행하여 팔꿈치 속으로 들어가며, 팔을 따라 내려가 아래팔의 두 힘줄 사이를 지나, 손바닥 가운데로 들어가 가운뎃손가락 끝으로 나온다. 다른 지맥은 손바닥 가운데에서 별도로 나와, 무명지를 따라서 끝으로 나온다.

10) 수소양삼초경맥

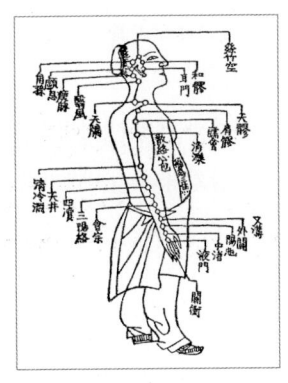

수소양삼초경맥은 넷째 손가락 끝에서 시작하여, 위로 새끼손가락과 넷째 손가락 사이로 올라간 다음, 손등을 따라 손목으로 올라가 아래팔의 바깥쪽 두 뼈 사이로 나와서, 팔꿈치를 꿰뚫고 위팔의 바깥쪽을 따라 어깨 위로 올라가 족소양경과 만난 후, 결분으로 들어가 전중에 퍼지고 심포에 낙絡하며, 횡격막을 뚫고 차례로 삼초에 속한다. 그 지맥支脈은 전중에서 올라가 결분으로 나오고, 뒷목으로 올라가 귀의 뒤쪽을 끼고서 곧바로 올라가 귀의 위 끝으로 나오며, 뺨 부위를 돌아 눈 아래쪽의 광대뼈에 이른다. 다른 지맥은 귀 뒤에서 귓속으로 들어간 다음, 귀의 앞으로 나와 객주인혈의 앞쪽을 지나 뺨에서

앞의 지맥支脈과 교회한 다음 눈의 바깥쪽 모서리에 이른다.

11) 족소양담경맥

족소양담경은 눈의 외안각에서 시작하여 위로 머리로 올라가고, 귀의 뒤로 내려가 앞목을 따라 수소양삼초경의 앞을 순행하며, 어깨에 이르러 수소양삼초경의 뒤쪽에서 교차한 다음 결분으로 들어간다. 그 지맥은 귀의 뒤를 순행하여 귓속으로 들어갔다가, 귀의 앞으로 나와서 눈의 외안각의 뒤쪽에 이른다. 다른 지맥은 외안각에서 별도로 나와 대영혈로 내려가 수소양삼초경과 모여 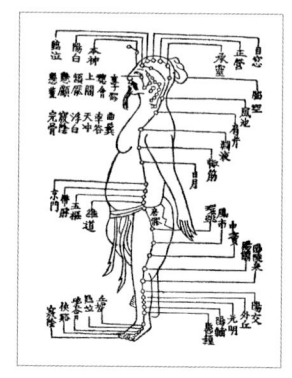 합해지고, 광대뼈 부위에 이른 다음 협거혈을 지나 앞 목으로 내려가, 결분에서 본경과 만나며, 가슴속으로 내려가 횡격막을 뚫고 간에 낙絡하고 담에 속屬하며, 옆구리 속으로 들어갔다가 기가氣街로 나와서, 음모陰毛가 나는 부위를 돌아 고관절 부위로 들어간다. 직행하는 경맥은 결분에서 겨드랑이로 내려가 흉부를 순행하고, 계협부를 지나 고관절에서 앞의 지맥과 만난 후, 내려가 넓적다리 바깥쪽을 순행하고, 무릎의 바깥쪽을 따라 비골의 앞으로 들어가며, 하부의 절골 부위로 직행하여 바깥쪽 복사뼈의 앞을 지나 발등을 순행한 후 새끼발가락과 넷째 발가락의 사이로 나온다. 다른 지맥은 별도로 발등에서 나와서, 엄지발가락과 검지발가락 사이로 들어가, 엄지발가락 안쪽을 순행하여 끝으로 나온 다음, 다시 발톱을 꿰뚫고 삼모三毛 부위[엄지발가락의 털이 난 부위]로 나온다.

12) 족궐음간경맥

족궐음간경은 엄지발가락의 털이 난 부위에서 시작하여 발등의 위쪽을 따라 올라가, 안쪽 복사뼈에서 1치 떨어진 곳에 이르며, 다시 안쪽 복사뼈에서 8

치를 올라가 족태음비경과 교회한 다음, 그 후면
으로 나와 오금의 안쪽으로 올라가고, 넓적다리
안쪽을 따라 전음 부위로 들어가, 음기陰器를 돌
아 아랫배에 이르며, 위胃의 양쪽을 지나 간에 속
하고 담膽에 낙絡한 후, 횡격막을 뚫고 올라가 협
륵부에 퍼지고, 다시 후롱喉嚨의 뒷면을 순행하
여 위로 콧구멍의 뒤쪽으로 들어가서 목계目系
에 이어지며, 이마로 나온 다음 정수리에서 독맥
과 만난다. 그 지맥은 목계에서 뺨속으로 내려가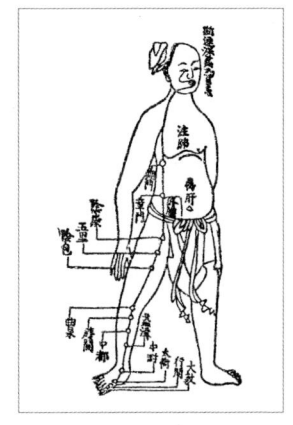
입술 안쪽을 돈다. 다른 지맥은 다시 간에서 나와서, 횡격막을 뚫고 올라가 폐
로 들어간다.

(2) 기경팔맥奇經八脈

기경팔맥은 십이경맥 이외의 독맥督脈, 임맥任脈, 충맥衝脈, 대맥帶脈, 양교맥陽
蹻脈, 음교맥陰蹻脈, 양유맥陽維脈, 음유맥陰維脈 등 여덟 가지 경맥을 말한다. 십이
정경과 달리 오장 육부와의 연계가 없고 표리배합관계도 없으며 별도로 기행
奇行한다고 하여 붙여진 이름이다. 이 중 독맥과 임맥은 다른 여섯 경맥과는 달
리 십이경맥과 마찬가지로 별처의 경혈經穴을 가지고 있으므로 지금은 이 두
경맥을 합하여 십사경맥十四經脈이라고 한다. 기경팔맥은 십이경맥의 작용을 보
충해 주고 몸의 영위기혈營衛氣血을 조절하는 작용을 한다고 하였다. 그러나《내
경》에서는 "기경奇經"이라는 말은 나오지 않는다. 다만,《소문》〈기부론편〉에
독맥과 임맥, 충맥에 대해서 "督脈氣所發者, 二十八穴", "任脈之氣所發者, 二十八
穴", "衝脈氣所發者, 二十二穴"이라 하여 소속된 경혈까지 자세히 기술하고 있
을 뿐이다.

그리고 나머지 맥들은 후세에 여러명의 의가들을 거치면서 형성(난경(漢)-
맥경(晉)-황제내경태소(隨)-성제총록(宋)-십사경발휘(元)-기경팔맥고(明)[34])된
것으로 보인다는 연구가 있다. 독맥, 임맥을 포함한 여타의 기경에 대한 간략

한 내용은 각편에 산재되어 나타나고 경맥별 작용에 대해서는 《난경難經》(27~29난)에 취합되어 있다.

1) 임맥

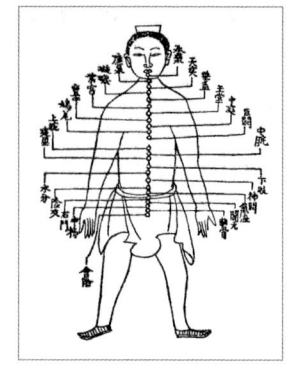

임맥은 중극혈의 아래에서 일어나 음모가 나는 부위로 올라가고, 뱃속을 순행하여 위로 관원에서부터 후롱에까지 올라간다. 이를 통하여 사람의 맥락이 두루 모든 음분으로 흐르게 되니 물에 비유가 되는 것이며, 따라서 임맥은 곧 음이 모두 모이는 곳이 되고, 음맥의 바다라고 부르는 것이다.

2) 독맥

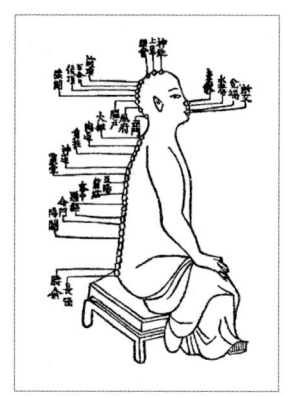

독맥은 아랫배에서 시작하여 뼈 중앙[회음부]으로 내려가서, 여자는 전음구前陰口로 들어가 연계하는데, 이곳은 요도구의 끝에 있는 곳이다. 그 낙맥은 음기를 돌아 회음부를 아우르며, 그 뒤를 감싸고 별도로 둔부를 둘러싸고 소음에 이르며, 족태양의 낙맥과 함께 소음과 합해지고, 넓적다리의 뒤쪽을 따라 위로 올라가 등줄기를 꿰고 신장에 속하게 되며, 눈의 내자에서 기시한 태양과 함께, 위로 이마를 지나 정수리에서 교차하게 되며, 낙맥絡脈을 통해 뇌로 들어가고, 다시 별도로 아래쪽 뒷목으로 돌아 나오며, 어깨와 팔의 안쪽을 순행하고, 등줄기의 양 옆으로 허리로 내려가 등줄기 속

---

34) 이동호, 기경팔맥이론의 형성과 발전에 관한 의사학적 고찰, 대한원전의학회지, v.10, 1997, pp.671-728.

으로 들어가 돌아서, 신腎에 낙絡하게 된다. 남자의 경우 음경陰莖을 돌아서 아래로 회음부로 내려가며, 나머지는 여자의 경우와 같다. 그 아랫배에서 똑바로 올라가는 것은, 배꼽의 중앙을 꿰뚫고 심장을 뚫고 인후로 올라가 위로 턱으로 들어가며, 입술을 돌고 위로 올라가 두 눈의 하중앙에 연계한다. 독맥은 엉덩이 맨 아래의 수혈[회음]에서 시작하여 등줄기와 나란히 속으로 올라가 풍부혈에 이르게 되고, 뇌 속으로 들어가 정수리로 올라갔다가 이마를 돌아 콧등에 다다르게 되고, 양맥陽脈의 바다에 속한다.

3) 충맥

충맥은 임맥과 더불어 자궁에서 시작하여 위로 등줄기 속을 순행하여 경락의 바다가 된다. 이중에서 바깥쪽 천부로 주행하는 것은 배를 돌아서 위로 올라가 인후에서 모이고, 별도로 입과 입술을 낙絡한다. 유문, 복통곡, 음도, 석관, 상곡, 황수, 중주, 사만, 기혈, 대혁, 횡골혈로 이루어져 있다. 충맥은 기충에서 시작하여 족소음경과 나란히 배꼽의 양 옆을 따라 위로 올라가 가슴속에 이르러 흩어지는데, 족태음비경과 통하며, 이 혈이 공손혈이다.

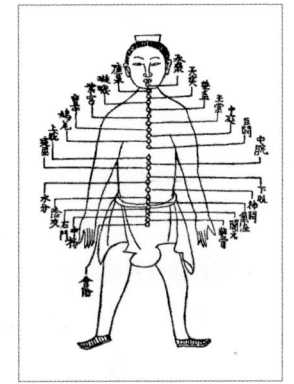

4) 양교맥

교맥蹻脈은 족소음의 별맥으로써 연골의 뒤쪽에서 일어나 내과의 위로 올라가 대퇴내측을 따라 똑바로 올라가 음기陰器로 들어가며 가슴속을 따라 올라가 결분으로 들어가서 인영의 앞으로 나온 다음 권골부위로 들어가 내안각에 이어지고 족태양양과 만나 상행한 다음 음, 양교맥이 서로 함께 다시 하행하여 눈을 유양濡養한다고 하였다. 《난경》에서는 양교맥은 발뒤꿈치에서 일어나,

외과를 돌아 위로 올라가서 풍지혈로 들어가고 음교맥은 역시 뒤꿈치에서 일어나 내과를 돌아 위로 올라가 후롱에 들어가 충맥과 교차하여 관통한다고 하였다. 양교맥은 신맥(외과의 아래), 복삼(발 뒤꿈치뼈의 아래), 부양(발뒤꿈치 바깥쪽 위), 거료(장문의 아래), 견우(어깨의 바깥 모서리), 거골(어깨의 바깥 모서리), 노수(견우의 뒤쪽 견갑골의 위쪽), 지창(위아래 입술이 모아지는 곳의 옆), 거료(코의 양옆), 승읍(눈 아래로 7푼처)으로 이루어진 맥이다.

5) 음교맥

음교맥은 [양교맥과 마찬가지로] 역시 발뒤꿈치에서 일어나 안쪽 복사뼈를 따라 상행하여 인후에 이르고 충맥을 교차하며 꿰뚫는다. 연곡의 뒤쪽에서 시작하여 안쪽 복사뼈의 위로 올라가고, 안쪽으로 곧바로 올라가 넓적다리를 돌아 음부에 들어가며, 위로 가슴속을 순행하고 결분 속으로 들어간 다음, 위로 인영의 앞으로 나오고 코로 들어가 눈의 내자에 속하고 태양과 합해진다. 조해(발 안쪽 복사뼈의 아래), 교신(안쪽 복사뼈의 위)으로 이루어져 있다. 음교맥은 역시 발뒤꿈치 가운데에서 일어나 안쪽 복사뼈를 돌아 위로 가서 인후에 이르며, 충맥을 교차하여 뚫고 시나 속소음신경에 통하는데, 이 혈이 조해혈이다.

6) 양유맥

양유맥은 양에 매어져, 그 맥은 모든 양맥이 모이는 곳에서 시작되며, 음유맥과 함께 전신을 얽어매고 있다. 그 맥기가 발하는 바로는 금문에서 갈라지고 양교는 극혈이 되며, 수태양과 양교맥은 노수에서 회합하고, 수소양과는 노회에서, 수족소양과는 천료에서, 수족소양, 족양명과는 견정肩井에서 회합한다. 머리 쪽에서는 족소양과는 양백에서 회합하고, 위로 본신 및 임읍, 목창을 거쳐 위로 정영, 승령에 이르고 뇌공을 순행하며 아래로 풍지, 일월에 이르게 된다. 독맥과는 풍부 및 아문혈에서 회합한다. 금문(바깥쪽 복사뼈의 아래), 양교(외과의 위), 노수(어깨 뒤 견갑의 위쪽), 노회(어깨의 앞쪽), 천료(결분상), 견정(어깨의 머리 부분), 양백(눈썹 위), 본신(곡차의 옆), 임읍(눈 위), 목창(임읍의 뒤), 정영(목창의 뒤), 승령(정영의 뒤), 뇌공(승령의 뒤), 풍지(뇌공의 아래), 일월(기문의 아래), 풍부, 아문혈로 이루어져 있다. 양유맥은 모든 양맥을 묶어 결속시키는 회맥會脈으로 수소양삼초경에 통하는데, 이곳이 외관혈이다.

7) 음유맥

음유맥은 음에 매어져, 그 맥은 모든 음맥이 교차하는 곳에서 시작되며, 만약 음陰이 음에 매일 수 없다면, 슬프게도 실지失志하게 될 것이다. 그 맥이 발하는 곳을 보면, 음유의 극혈은 축빈이고, 족태음과는 복애, 대횡에서, 족태음, 궐음과는 부사, 기문에서, 임맥과는 천돌, 염천에서 회합한다. 총 12혈이다. 축빈(족내과의 위), 복애(일월혈의 아래), 대횡(복애혈의 아래), 부사(복결혈의 아래), 기문(젖가슴의 아래), 천돌(결후의 아래), 염천(결후의 위)으로 이루어져 있다. 음유맥은 모든 음맥을 묶어 결속시키는 교맥交脈으로 수궐음심포경에 통하는데, 이곳이 내관혈이다.

8) 대맥

대맥은 계협부에서 시작하여 몸을 빙 둘러 한 바퀴 감고 있다. 그 맥기가 발하는 모양이 허리띠처럼 몸을 한 바퀴 둘러싸고 있으므로, 대맥(帶脈: 허리띠와 같은 맥)이라고 부르는 것이다. 족소양맥과 대맥, 오추, 유도혈에서 회합하는데, 이것이 대맥이 발하는 바이다. 대맥은 대맥혈(계협부에서 아래로 1치 8푼), 오추혈(대맥혈에서 아래로 3치), 유도혈(장문혈에서 아래로 5.3치)로 이루어져 있으며, 계협부에서 일어나 몸통을 허리띠처럼 한 바퀴 감고 족소양담경과 통하는데, 이 혈이 임읍혈이다.

(3) 십이경별十二經別

십이경맥에서 갈라진 경맥을 말하며《영추》〈경별經別〉편에 독립적으로 기술되어 있다. 요지는 다음과 같다. 양경의 경별은 지체肢體에서 흉복부의 내장으로 진입한 후에 대개는 다시 경항부頸項部로 천출淺出하여 원래 분출分出했던 십이경 중의 양경과 합류하고, 음경의 경우는 본경 경맥에서 분출한 후에 그 경맥과 표리가 되는 양경의 경별과 병행하거나 회합하여 최후에 표리관계가 있는 양경 경맥과 합류한다는 것이다. 말하자면 십이경별은 음경의 경별이든 양경의 경별이든 모두 최후에는 양경으로 돌아가 합류하여 육합관계를 형성함으로써 십이경맥의 표리속락表裏屬絡관계를 강화하고 십이경맥의 분포와 연계 부위를 더욱 조밀하게 하는 역할을 한다는 것이다.

(4) 십오락맥

낙맥에 대해서는《영추》〈경맥經脈〉편에 자세히 기술되어 있다. 십오락맥은 경맥에서 분출分出되어 세분화된 지맥이며 거의 모두가 체표에 분포되어 있다. 경맥은 12개이나 15락맥이 된 것은 12개의 낙맥은 12개의 경맥에서, 그리고 임·독맥의 두 낙맥絡脈과 비脾의 대락大絡 등 3개가 포함된 결과이다. 십오락맥은 십이경맥 중 표리경 사이의 관계를 강화한다. 경별이 장부표리관계를 명확히 하며 주로 지체肢體의 표경表經과 이경裏經으로 소통하여 분포되는데 비해 낙맥은 음경락맥이 양경으로 주향하고 양경락맥이 음경으로 주향하여 음양경의 낙맥이 상호교통연접하고 있다는 점에서 구별된다.

1) 수태음락

【혈명】 수태음의 별락은 열결이다.
【순행】 손목의 위쪽 분기점에서 일어나, 수태음의 경맥과 나란하게 똑바로 손바닥 안으로 들어가며 어제부에서 흩어진다.

2) 수양명락

【혈명】 수양명의 별락은 편력이다.
【순행】 손목에서 3치 떨어져 있는데 이곳에서 갈라져 태음으로 주행하며, 그 가지는 위로 팔을 순행하여 견우로 올라가며, 위로 턱의 만곡부와 이를 지난다. 그 가지는 귓속으로 들어가 종맥宗脈과 합해진다.

3) 족양명락

【혈명】 족양명의 별락은 풍륭이다.
【순행】 복사뼈에서 8치 떨어져 있으며 이곳에서 갈라져 태음으로 주행하는데, 그 가지는 경골의 바깥쪽을 돌아서 위로 머리와 뒷목에 낙絡하고, 여러 경맥의 경기와 합하여 아래로 인후에 연락된다.

4) 족태음락

【혈명】 족태음의 별락은 공손이다.
【순행】 엄지발가락의 본 마디에서 뒤로 1치 떨어져 있고 이곳에서 갈라져 양명으로 주행하는데, 그 가지는 위장으로 들어간다.

5) 수소음락

【혈명】 수소음의 별락은 통리이다.
【순행】 손목에서 1치 떨어져 있는데, 이곳에서 갈라져서 수태양으로 주행하며, 경맥을 순행하여 심장 속으로 들어가고, 혀뿌리에 연계하며 목계目系에 속한다.

6) 수태양락

【혈명】 수태양의 별락은 지정이다.

【순행】 손목에서 위로 5치이며, 이곳에서 갈라져 소음으로 주행하는데, 그 가지는 위로 팔꿈치로 주행하고 견우에 낙絡한다.

7) 족태양락

【혈명】 족태양의 별락은 비양이다.

【순행】 복사뼈에서 7치 떨어져 있으며, 이곳에서 갈라져 소음으로 주행한다.

8) 족소음락

【혈명】 족소음의 별락은 대종이다.

【순행】 안쪽 복사뼈에서 뒤로 가서 뒤꿈치를 감싸고, 이곳에서 갈라져 태양으로 주행하며, 그 가지는 경맥과 함께 위로 심포로 올라가는데, 밖으로는 허리와 등줄기를 꿴다.

9) 수궐음락

【혈명】 수궐음의 별락은 내관이다.

【순행】 손바닥에서 2치 떨어진 두 힘줄사이에 있고, 이곳에서 갈라져 수소양경으로 주행하는데 경맥을 순행하여 위로 심포락과 심계心系에 이어진다.

10) 수소양락

【혈명】 수소양의 별락은 외관이다.

【순행】 손목에서 2치 떨어져 있다. 밖으로 팔을 감싸고 흉중으로 주입하며,

이곳에서 갈라져 수궐음으로 주행한다.

11) 족소양락

【혈명】 족소양의 별락은 광명이다.
【순행】 복사뼈에서 5치 떨어져 있는데, 이곳에서 갈라져 궐음으로 주행하며 아래로 발등에 낙絡한다.

12) 족궐음락

【혈명】 족궐음의 별락은 여구이다.
【순행】 안쪽 복사뼈에서 5치 떨어져 있으며, 이곳에서 갈라져 소양으로 주행하는데, 그 가지는 정강이를 지나 위로 고환으로 가고 음경에서 맺힌다.

13) 임맥락

【혈명】 임맥의 별락은 미예尾翳이다.
【순행】 구미혈 아래로 내려가 복부에서 흩어진다.

14) 독맥락

【혈명】 독맥의 별락은 장강이다.
【순행】 등골을 끼고 위로 뒷목으로 올라가 머리 위에서 흩어지며 아래로 어깻죽지의 좌우에 도달하는데, 이곳에서 갈라져 임맥으로 주행하며 등골을 꿰고 들어간다.

15) 비脾의 대락大絡

【혈명】 비脾의 대락大絡은 대포혈이다.
【순행】 연액의 아래 3치에서 나와 가슴과 옆구리에 흩어져 퍼진다.

(5) 십이경수十二經水

이에 관해서는 앞에서 경의 구성을 설명하면서 살펴본 바 있다. 따라서 여기서는 그 이름만을 불러보고 지나가도록 한다. 십이경수는 말 그대로 12경을 함께 흐르는 물줄기이다. 다만 설명하기 편하도록 당시 지형에 존재하던 물줄기(청수淸水, 위수渭水, 해수海水, 호수湖水, 여수汝水, 만수澠水, 회수淮水, 탑수漯水, 강수江水, 하수河水, 제수濟水, 장수漳水)에 비유하여 설명한 것이라 하였다. 수水는 강江과 하河에 들어오는 물줄기이며 중국에서 강하를 말할 때면 보통 강江은 장강(長江; 양자강)을 하河는 황하黃河를 말한다. 강수江水와 하수河水 역시 장강과 황하의 다른 이름이다.

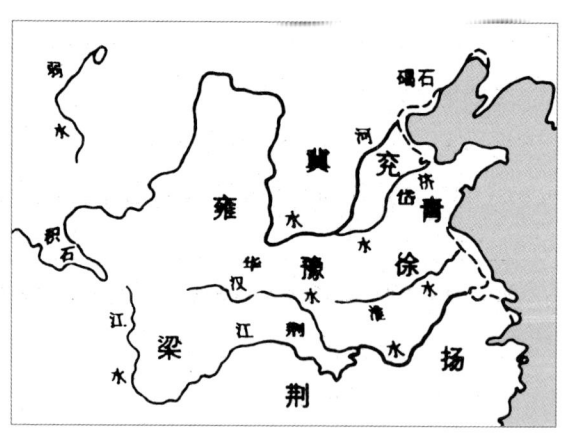

[그림 5-6] 십이수十二水의 지리적 분포

십이경수는 인체에 존재하는 실질이며 경經을 구성하는 주요한 인소因素가 되어야 함은 앞에서 자세히 설명하였다.

12경구분	경수	12경수	경수	12경수	경수
수태음경수	하수河水	수소음경수	제수濟水	수궐음경수	장수漳水
수양명경수	강수江水	수태양경수	회수淮水	수소양경수	탑수漯水
족양명경수	해수海水	족태양경수	청수淸水	족소양경수	위수渭水
족태음경수	호수湖水	족소음경수	여수汝水	족궐음경수	민수澠水

(6) 십이경근十二經筋

경근經筋은 경經의 순행 부위 상에 분포된 근육계통의 총칭으로서, 기육肌肉, 근건筋腱, 근막, 인대 등의 구조물이 포함되며, 십이경의 순행부위에 따라 근육이 유기적으로 연계된 개념이라 할 수 있다. 경근에 대한 최초의 기록은《영추》〈경근편〉부터 시작되었으며, 여기서는 12경근의 구성과 그 기시와 종지, 순행부위, 임상증후, 치료원칙 등에 대해 서술하였다. 십이경근은 모두 사지말단에서 일어나 구간으로 상행하며 힘줄과 관절의 운동 기능을 유지하고 조절한다. 경근에 병이 생기면 통증, 마비, 경련 등이 생길 수 있다. 병증에 대한 것은 별도(6장 건강의 궤도이탈과 진단)로 살피고 여기서는 순행경로에 대한 것만 보고 지난다.

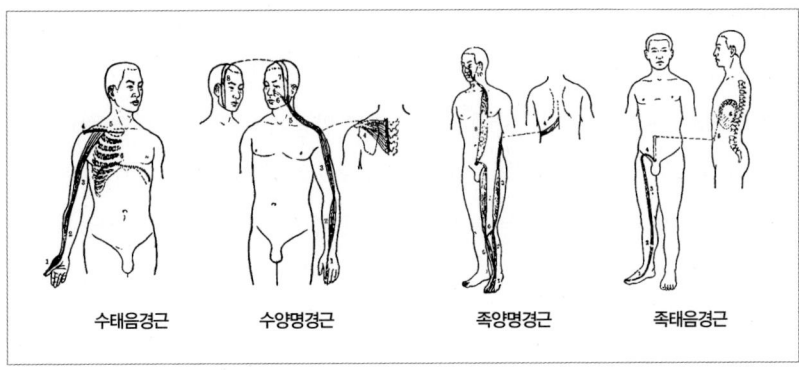

1) 수태음근

　수태음의 근은 엄지손가락에서 시작하여 손가락을 따라 올라가 어제부의 뒤로 이어지고, 촌구의 바깥쪽을 지나서 팔을 지나 위로 올라가 팔꿈치에 이어지며, 위로 위팔의 안쪽을 따라 올라가 겨드랑이 아래로 들어갔다가 결분으로 나와서 어깨 앞쪽의 견우에 이어지는데, 올라가서는 결분에 이어지고, 내려가서는 가슴 속에 이어져 위胃의 상구上口를 꿰뚫고 흩어지며, 그곳(위의 상구上口)에서 합쳐져서 아래로 내려가 계협부에 이른다.

2) 수양명근

　수양명의 근은 둘째 손가락 끝에서 시작하여 손목에 이어지고, 팔을 따라 올라가 팔꿈치 바깥쪽에 이어진 다음 위팔로 올라가 견우에 이어진다. 그 가지는 어깻죽지를 돌아 등줄기의 양 옆을 지나고, 직행하는 것은 어깻죽지에서 앞목 부위로 올라간다. 그 가지는 뺨으로 올라가 광대뼈에 이어진다. 직행하는 근은 올라가서 수태양의 앞으로 나온 다음, 왼쪽의 액각額角으로 올라가 머리로 이어진 후에 오른쪽 턱으로 내려간다.

3) 족양명근

　족양명의 근은 둘째 발가락에서 시작하여 발등에 이어지며, 비스듬히 바깥쪽으로 올라가 보골로 이어지고, 다시 올라가 무릎 외측에 이어지며, 곧바로 올라가 비추에 이어지고, 협부를 따라 올라가 등줄기에 속한다. 곧바로 올라가는 것은 정강이를 따라 올라가 대퇴부로 이어진다. 그 가지는 외보골外輔骨로 이어져서 족소양과 합해진다. 곧바로 올라가는 것은 복토를 지나 올라가 대퇴부에 이어진 다음 음陰器기로 모여들고, 다시 복부로 올라가 퍼졌다가 결분에 이르러 맺히며, 위로 앞목으로 올라가 입 양옆으로 올라가서 광대뼈 부위에서 합해지고, 내려가 코로 이어지며 다시 올라가 태양과 합해진다. 족태양의 근은 위쪽 눈꺼풀을 아우르고, 족양명의 근은 아래 눈꺼풀을 아우른다. 그 가지는 뺨에서 귀의 앞쪽으로 이어진다.

4) 족태음근

족태음의 근은 엄지발가락의 안쪽 끝에서 시작하여 올라가 안쪽 복사뼈로 이어진다. 그 직행하는 것은 무릎 안쪽의 보골에 이어지고, 음고를 따라 올라가 대퇴부에 이어지며, 음기陰器에 모였다가 복부로 올라가 배꼽 부위에 이어지고, 배 속으로 올라가 늑골부에 이어진 다음 가슴속으로 퍼진다. 그 안쪽의 것은 척주에 붙어 있다.

5) 수소음근

수소음의 근은 새끼손가락 안쪽에서 시작하여 예골로 이어지고, 위로 올라가 팔꿈치 안쪽에 이어지며, 위로 겨드랑이로 들어가 수태음과 만나고, 젖가슴 속으로 들어가 가슴 속으로 이어지며, 위胃의 상구上口를 따라 내려가 배꼽으로 이어진다.

6) 수태양근

수태양의 근은 새끼손가락에서 시작하여 손목에 이어지고, 아래팔의 안쪽을 따라 올라가 팔꿈치 안쪽의 예골의 뒤쪽으로 이어지는데, 이를 퉁기면 새끼손가락에서 느껴지며, 겨드랑이 아래로 들어가 이어진다. 그 가지는 뒤로 겨드랑이 뒤쪽으로 주행하여 올라가 어깻죽지를 둘러싸고, 앞목을 돌아 족태양의 앞쪽으로 나와서 귀의 뒤에 있는 완골로 이어진다. 그 가지는 귓속으로 들어가는데, 직행하는 것은 귀의 위쪽으로 나와서 아래로 내려가 턱에 이어지고 위로 올라가 눈의 바깥쪽 모서리에 이어진다.

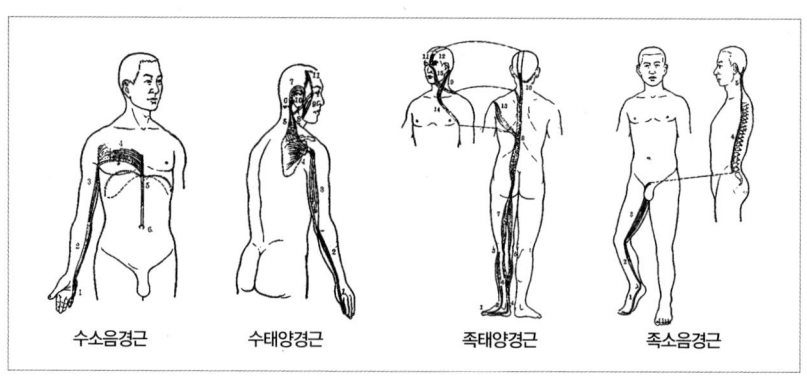

수소음경근　　수태양경근　　족태양경근　　족소음경근

7) 족태양근

　족태양의 근은 새끼발가락에서 일어나 바깥쪽 복사뼈에 이어지고, 비스듬히 올라가 무릎에 이어진다. 그 아래로 발의 바깥쪽을 순행하여 뒤축에 이어지며, 다시 뒤꿈치로 올라가 오금에 이어진다. 그 가지는 장딴지 외측에 이어졌다가, 오금 안쪽으로 올라가서 오금 중에 있는 근과 함께 올라가 엉덩이에 이어진 다음, 등줄기의 양쪽으로 뒷목으로 올라간다. 그 가지는 별도로 혀뿌리에 들어가 이어진다. 그 직행하는 것은 침골로 이어지며, 위로 머리로 올라가고, 아래로는 턱으로 내려가 코에 이어진다. 그 가지는 눈의 위를 에워싼 후에 내려가 광대뼈에 이어진다. 그 가지는 겨드랑이 아래의 뒤쪽 바깥쪽에서 견우에 이어지고, 다른 가지는 겨드랑이 아래로 들어가 결분으로 나온 다음 위로 완골에 이어진다. 그 가지는 결분에서 나온 다음 비스듬히 올라가 광대뼈로 들어간다.

8) 족소음근

　족소음의 근은 새끼발가락 아래에서 시작하여, 족태음의 근과 함께 안쪽 복사뼈 아래로 비스듬히 순행하여 종골에 이어지고, 족태양방의 근과 합하여 올라가 안쪽 보골의 아래로 이어진다. 족태음의 근과 함께 음고를 따라 올라가 음기陰器에 이어지고, 등줄기 안쪽의 등골을 끼고 올라가, 목에 이르러서 침골로 이어지며 족태양의 근과 합해진다.

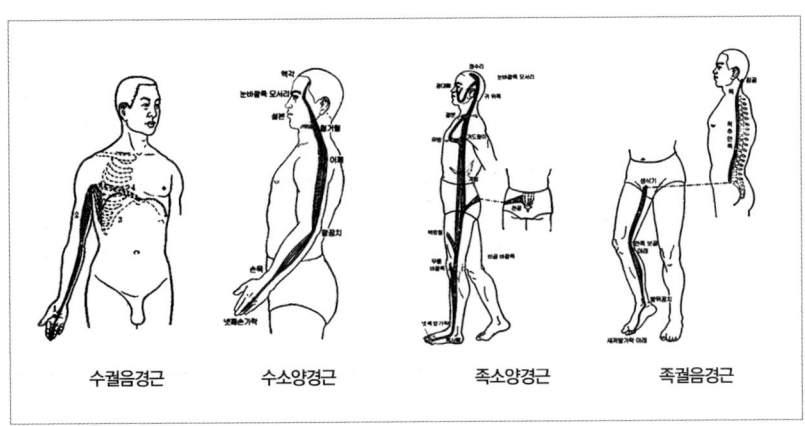

수궐음경근 수소양경근 족소양경근 족궐음경근

9) 수궐음근

수궐음의 근은 가운뎃손가락에서 시작하여 수태음의 근과 함께 올라가 팔꿈치 안쪽에 이어지고, 아래팔의 안쪽으로 올라가 겨드랑이 아래에 이어지며, 아래로 내려가 옆구리의 양쪽 앞뒤로 퍼진다. 그 가지는 겨드랑이 속으로 들어가 가슴속으로 퍼진 다음 팔에 이어진다.

10) 수소양근

수소양의 근은 넷째 손가락 끝에서 시작하여 손목 가운데에 이어지고, 팔을 따라 올라가 팔꿈치에 이어지며, 올라가 위팔의 바깥을 감싸고 어깨로 올라가, 목 부위를 지나 수태양과 합해진다. 그 가지는 뺨 아래 만곡부에서 안으로 들어가 혀뿌리로 이어지고, 또 다른 가지는 곡아曲牙 부위로 올라가, 귀 앞쪽을 순행하여 눈 바깥쪽 모서리에 속하고, 이마로 올라가 액각額角에 이어진다.

11) 족소양근

족소양의 근은 넷째 발가락에서 시작하여 올라가 바깥쪽 복사뼈에 이어지고, 정강이의 바깥쪽을 따라 올라가 무릎의 바깥쪽으로 이어진다. 그 가지는 별도로 보골(輔骨; 비골腓骨)의 바깥쪽에서 위로 넓적다리로 올라가는데, 앞쪽의 것은 복토혈 부위에 이어지고, 뒤쪽의 것은 꽁무니에 이어진다. 직행하는 것은 올라가 허구리와 계협부에 이른 다음, 겨드랑이 앞쪽으로 올라가 젖가슴에 연결되고 결분으로 이어진다. 직행하는 것은 겨드랑이로 나와 결분을 꿰뚫고 족태양의 앞으로 나와서 귀 뒤쪽을 따라 액각額角으로 올라간 후 정수리에서 서로 만나며, 아래턱 부위로 내려온 다음 올라가 광대뼈에 이어진다. 그 가지는 눈 바깥쪽 모서리에 이어져 눈의 바깥쪽을 둘러싼다.

12) 족궐음근

족궐음의 근은 엄지발가락 상부에서 시작하여 위로 안쪽 복사뼈 앞쪽을 지나 위로 정강이를 따라 올라가 보골의 아래에 이어지고, 음고陰股를 따라 올라가 음기陰器에 이어지며 모든 경근과 연락된다.

(7) 십이피부

십이피부는 경락계통의 피부영역(부위별로 해당 경맥에 분속한다)으로 외사의 침습을 방어하는 일차방어선을 이루고, 특히 부락浮絡과 밀접한 관계가 있다. 침학에서의 피부는 인체의 외면에 노출된 가장 얕은 부위이며, 아울러 이들 변화에 대한 조절과 적응의 기능을 하며, 생체를 보위하고 외사에 저항하는 작용을 한다. 병리적 관점에서 선의들은 사기가 피부에 머물면 주리가 열리고, 주리가 열리면 사기가 낙맥, 경맥을 거쳐 장부에 들어가는 통로가 되기도 하는 것으로 인식하였다.

이상으로 경經을 구성하고 있는 기능체별(경맥, 경별, 낙맥, 경수, 경근, 피부)로 구분하여 그 개요를 살펴보았다. 2000년 전에 살았던 사람들은 지금과는 다른 생활환경속에서 건강을 영위하였을 것이다. 지금까지 살펴본 경락(이어서 살펴볼 경혈도 마찬가지)은 특히 침과 뜸을 위한 의료적 기법 속에서 발전되고 틀을 갖춘 체계이다. 특히 두면이나 체간보다는 사지말단을 중심으로 구획된 12가지의 노선들은 그 자체의 구조적 특성들에 더해 부위별 자극에 따른 반응특성들이 통합되어 형성된 것으로 생각된다.

5. 경혈經穴체계

이번에는 경혈에 대해 살펴볼 차례다. 그 개념에 대해서는 앞에서(5장-1-(2) 경혈이란) 설명하였다. 여기서는 혈의 경맥별 구성과정과 각 경별 대표혈(오수혈과 원락극모수原絡郄募俞), 그리고 몇몇 기능적 요혈에 대해 살펴보도록 한다.

(1) 혈穴의 구성

경혈의 수는 옛 의서마다 일정하지 않다. 《갑을경甲乙經》에는 351개, 《침구대성鍼灸大成》에는 359개가 기록되어 있고, 현재 WHO에서는 국제적인 표준으로 365개의 경혈을 채택하고 있다. 언제부터 혈들은 이런 체계로 구분된 것일까? 그 각각을 하나씩 따라가 보자. 그러다 보면 그 정리되는 과정이 차츰 드러난다.

1) 《황제내경》

《소문》81편중에는 혈을 설명하려고 분류하여 나열한 두 개의 편이 있다. 하나는 〈기혈론〉(58편)이고 하나는 〈기부론〉(59편)이다. 이 두 편의 차이는 무엇인데 아무 설명도 없이 연달아 배열해 놓았을까? 그간 대부분의 사람들은 아예 관심을 두지 않거나 타경他經과의 교회혈로 보거나[35] 보완관계로 여기거나[36] 하는 정도로 별다른 의미를 부여하지 않았다. 그러나 과연 그럴까? 우선 어떻게 구성되어 있는지부터 살펴보자.

---

35) 馬蒔, 新編黃帝內經素問注證發微, 1994, 大成文化社, p.342.
36) 이경우 역, 譯解編注 黃帝內經素問3, 여강출판사, 1997, p.387.

❶ 〈기혈론氣穴論〉의 혈穴 구성

가장 이른 시기의 문헌에 기록된 혈들부터 살펴보기로 하자. 먼저 《황제내경·소문》의 〈기혈론〉(58편)이다. 이곳에는 기혈이 1년과 호응한다고 하면서 다음과 같은 365개의 혈들이 '침혈鍼穴'로 소개[37] 되어 있다.

	구분	혈수	경수
1	• 심배心背 연결	4	• 천돌, 10추, 중완, 관원
2	• 장수藏兪	50	• 오장(간, 심포, 비, 폐, 신) 경맥의 오수혈 (5*5*2=50)
3	• 부수府兪	72	• 육부(담, 삼초, 위, 대장, 방광, 소장)경맥의 오수혈과 원혈
4	• 열수熱兪	59	• 두상頭上 오행, 각 오혈 (25혈) 상성, 신회, 전정, 백회, 후정/오처, 승광, 통천, 낙각 옥침(좌우)/ 두임읍, 목창, 정영, 승령, 뇌공(좌우) • 대저, 응수膺兪(중부), 결분, 배수背兪(풍문) (4×2=8) • 기충, 삼리, 거허상렴, 거허하렴 (4×2=8) • 운문, 우골髃骨(견우), 위중, 수공髓空(요수 (4×2=8) • 오장수 양옆 5혈 백호, 신당, 혼문, 의사, 지실 (5×2=10)
5	• 수수水兪	57	• 고상尻上 오행, 각 오혈 (25혈) 현추, 명문, 양관, 요수, 장강/대장수, 소장수, 방광수, 중려수, 백환수/위창, 황문, 지실, 포황, 질변/ • 복토상 각 2행, 각 5혈 (10×2=20) 횡골, 대혁, 기혈, 사만, 중주/기충, 귀래, 수도, 대거, 오릉 • 과상踝上 각 1행, 각 6혈, (6×2=12) 대종, 조해, 부류, 축빈, 음곡, 태충
6	• 두상頭上	25	• 5×5=25혈 (열수종 무상頭上 25혈 중복)
7	• 오장의 배수혈	10	• 간수, 심수, 비수, 폐수, 신수 (5×2=10)
8	• 대추상大椎上 양쪽	2	• 미상
9	• 완골完骨외 20혈	42	• 완골, 미본, 부백, 양쪽 비염분중髀厭分中(환도), 독비, 이중耳中, 침골枕骨, 상관, 대영, 하관, 천주, 거허상렴, 거허하렴, 곡아曲牙, 천부, 천유, 부돌, 천창, 견해肩解, 위앙, 견정肩貞 각 2혈 (21×2=42)
9	• 항항중앙 외 3혈	5	• 항항중앙(풍부), 천돌, 관원, 아문, 제臍(신궐) 각 1혈. (5×1=5)
10	• 흉수胸兪 12혈 • 배수背兪 2혈 • 응수膺兪 12혈 • 분육分肉 2혈 • 과상횡踝上橫 2혈 • 음양교陰陽蹻 4혈	34	• 수부, 욱중, 신장, 영허, 신봉, 보랑 (5×2=12) • 대저 (1×2=2) • 중부, 운문, 주영, 흉향, 천계, 식두 (6×2=12) • 현종 (1×2=2) • 교신 (2×1=2) • 조해, 신맥 (2×2=4)

기재된 365혈이 정확히 맞아 떨어지지는 않지만[38] 기혈의 구성이 전체적으

---

37) 앞의 365혈은 침이 시술되는 곳이다(凡三百六十五穴 鍼之所由行也).

로는 경經에 따라 분류되어 있지 않고 혈의 특성이나 작용에 따라 분류되어 있다. 흉배가 당기는 증상에 천돌과 10추를 중완, 관원과 조합하여 사용하였고, 오장과 육부의 질환에는 사지말단의 오수혈과 원혈을 사용하였다. 열성질환과 부종은 치료혈의 수가 의미하듯 당시로서는 대처가 어려운 매우 심각한 질환이었음을 짐작케 하며, 이 중 열성질환의 경우 기충, 삼리, 거허상렴, 거허하렴의 혈을 제외하면 모두 인체의 상부에 흉부와 두부의 혈을 사용하였음을 알 수 있다. 이에 비해 부종을 치료하는 수혈의 경우 요배부의 배수혈과 다리의 수혈들이 주로 사용되었다. 지금의 혈처와 비교해보면 수궐음의 오수혈(좌우 10혈)과 임맥의 대부분(중완, 관원, 천돌 제외)이 활용상에서 빠져 있음을 알 수 있다. 또한 배수혈이 이미 사용되고 있었으며, 사지를 제외한 체간이나 두면의 경우 경락별로 분화가 되지 않았다.

❷ 〈기부론氣府論〉의 혈穴 구성

다음에 연달아 나오는 〈기부론〉(59편)에서도 혈이 나열되어 있는데 '맥기가 발하는 곳(脈氣所發處)'이라면서 앞 편의 '기혈氣穴'과는 다른 '기부氣府'라는 용어를 사용하고 있다.

족태양맥기소발처 78혈, 족소양 62혈, 족양명 68혈, 수태양 36혈, 수양명 22혈, 수소양 32혈, 독맥 28혈, 임맥 28혈, 충맥 22혈 등이며 여기에 몇몇 혈을 더하여 365혈이라고 기록하고 있다. 그러나 앞에 나온 혈들만 합해도 376혈인데 이에 대해서는 앞서 기혈론 에서처럼 의가마다 해석이 분분하다. 이에 대해서는 추후에 생각해보기로 하고 보다 근본적인 의미를 생각해보기로 하자. 연달아 배치된 이 두 편의 의미 말이다.

나는 이웃하여 편제한 이유가 두 가지 서로 다른 족보(〈기부론〉은 교회혈이라는)를 나열하기 위한 것이거나 앞 편(〈기혈론〉)을 보충하는 뒤편(〈기부론〉)이 아니라

---

38) 당唐의 왕빙王冰은 주해에서 중복을 제외하면 313혈이라고 하였고(王冰 編註, 新編 黃帝內經素問(影印本), 1994, 大星文化社, p. 333), 명명의 장개빈張介賓은 342혈로 계산하였다(張介賓, 類經 上(影印本), 1990, 大成文化社, p. 170).

맥기	혈수	해당혈
족태양	78	양미두(찬죽), 발제에서 뒷목위 3.5촌 사이 3촌씩 떨어진 5혈(곡차, 오처, 승광, 통천, 낙각)포함 5행 (총 25혈) 항중項中 대근大筋 양방(천주), 풍부風府 양방(대저, 풍문), 협척으로 고미尻尾에 이르기 시 지 21마디 15개의 틈 양쪽(부분, 백호, 신당, 의희, 격관, 혼문, 양강, 의사, 위창, 황문, 지실, 포황, 질변) 오장의 배수혈 10혈, 육부의 배수혈 12혈, 위중委中에서 새끼발가락까지 각 6혈(위중, 곤륜, 경골, 속골, 통곡, 지음)
족소양	62	양각상角上 각2혈(천충, 곡빈), 눈에서 발제속으로 5혈씩(임읍, 목창, 정영, 승령, 뇌공), 귀앞 각상角上 각 1혈(함염), 귀앞 각하角下 각 1혈(현리), 예발銳髮아래 각 1혈(화료), 객주인客主人(상관) 각 1혈, 귀뒤 함중陷中 각 1혈(예풍)各一, 하관(위경) 각 1혈, 귀아래 아거牙車의 뒤 각 1혈(협거—위경), 결분(위경), 액하腋 3촌에서 거부肶에 이르는 8개의 늑골 사이(연액, 첩근, 천지, 일월, 장문, 대맥, 오추, 유도, 거료) 각 1혈, 비추髀樞 중앙의 측부(환도), 무릎에서 아래로 네 번째발가락까지 각 6혈(양릉천, 양보, 구허, 임읍, 협계, 규음)
족양명	68	액부額部(양백), 노부顱部(현로), 발제髮際중(두유)에 각 3혈, 얼굴 광대뼈 골공(사백), 骨空各一, 대영大迎의 골공骨空(대영), 인영人迎, 결분외측의 골동(천료—수소양), 응중膺中 늑골사이 각 6혈(기호, 고방, 옥예, 응창, 유중, 유근), 구미혈 양방 3촌외측으로 유하乳下 3촌과 위 완부의 양쪽 각 5혈(불용, 승만, 양문, 관문, 태을), 협제俠齊 양쪽 3촌 각 3혈(활육문, 천추, 외릉), 제하 2촌에서 양쪽 3혈(대거, 수도, 귀래)
수태양	36	목내자目內眥(정명—족태양), 목외자目外眥(동자료—족소양), 광대뼈하부(권료), 이곽상부(각손—담경), 이중耳中(청궁), 거골巨骨, 액부로 굽어지는 상부의 골공骨空(노수), 쇄골 상부의 함몰처(견정), 천창天窓, 상부의 4촌(규음—족소양), 견관절(병풍), 견관절 하부 3촌(천종) 각 1혈, 주관절~새끼손가락 6혈(소해, 양곡, 완골, 후계, 전곡, 소택)
수양명	22	비공鼻空의 외연(영향), 항상項上(부돌), 대영大迎의 골공骨空(대영), 쇄골과 흉골의 접합부(천정), 우골髃骨(상완골)이 견갑골과 만나는 곳(견우), 주관절~식지 6혈(삼리, 양계, 합곡, 삼간, 이간, 상양)
수소양	32	구골骱骨(광대뼈)아래(권료), 눈썹끝(사죽공), 두각부 위(함염), 완골의 후하後下(천유), 항항 중앙에서 방광경 전방(풍지), 부돌혈 양쪽(천창), 견정혈, 견정아래 분육사이(견료, 노회, 소락) 각 1혈, 주관절~무명지 6혈(천정, 지구, 양지, 중저, 액문, 중충)
독맥	28	항項 중앙(풍부, 아문), 전발제 후중앙(신정, 상성, 신회, 전정, 백회, 후정, 강간, 뇌호), 얼굴 정중선(소료, 수구, 은교), 대추~고미尻尾(도도, 신주, 신도, 영대, 지양, 근축, 중추, 척중, 현추, 명문, 양관, 요수, 장강), 미골의 끝(회양).
임맥	28	후부喉部 중앙(염천, 천돌), 응중골膺中骨(흉골)의 오목한 중앙(선기, 화개, 자궁, 옥당, 단중, 중정), 구미 3촌하(중완), 5촌하(하완), 하완~횡골橫骨 1촌간격(구미, 거궐, 상완, 중완, 건리, 하완, 수분, 제중臍中, 음교, 기해, 단전, 관원, 중극, 곡골), 음기아래에서 독맥과 충맥으로 이어지는 곳(회음), 눈아래(승읍), 아랫입술(승장), 단교斷交혈.
충맥	22	구미鳩尾 양쪽옆 1.5촌~제부臍部 1촌간격(유문, 통곡, 음도, 석관, 상곡, 황수), 제부臍部 양옆 0.5촌~횡골 1촌간격(중주, 사만, 기혈, 대혁, 횡골).
기타		족소음 허밑(염천), 간경의 음모속 급맥(곡골), 수소음(극극), 음교맥(교신—족소음), 양교맥(부양—족태양), 손발의 어제부의 맥기가 발현되는 곳.
총	365	총 365혈

대조적인(성격이 다른) 두 혈들을 정리하기 위한 것으로 본다. 무슨 말이냐면 두 편의 혈은 용처가 다른 침혈의 나열이라는 것이다. 58편의 〈기혈론〉이 조기調氣용 혈처을 기록한 것이라면 59편의 〈기부론〉은 조혈調血용(사혈용) 혈처를 기록한 것이라는 말이다. 왜 그런가? 우선 편명을 기혈과 기부라는 각기 다른 용어를 사용하였다. 실제로 〈기부론〉에 나오는 혈처는 모두 맥기가 나오는 곳(脈氣

所發)이라고 명기되어 있다. 혈맥血脈에 있는 기를 발發하는 곳이라는 말이다. 맥기는 명백하게 혈맥의 기이다. 더욱이 앞의 〈기혈론〉에서는 혈명穴名을 나열하고 있으나 〈기부론〉에서는 위치만을 기술하고 있다는 차이도 있다. 나는 이것이 치료기법의 차이와 이에 따른 혈처의 상이함을 의미하는 것으로 본다. 앞의 〈기혈론〉의 혈처들이 조기調氣를 위한 기혈氣穴이라면 뒤의 〈기부론〉의 혈처들은 조혈調血을 위한 맥혈脈穴인 것이다. 앞의 〈기혈론〉의 혈처들이 구침중 호침毫鍼의 시술처에 해당한다면 뒤의 혈처들은 참침鑱鍼에 의한 사혈처에 해당하는 것으로 말이다. 이것은 매우 중요한 주제이다. 조기하는 곳과 조혈하는 곳이 다르고 그 수단이 다름을 직접적으로 보여주는 내용일 수 있기 때문이다. 《소문》〈음양음상대론〉에 나오는 "경에 따라 기혈이 있다(各從其經; 氣穴所發)"라고 한 뜻도 경기인 기혈을 맥기와 구별한 의미로 볼 수 있을 것이다.

다음은 《황제명당경》의 혈처를 보자.

2)《황제명당경》

이 책은 앞서 《침구갑을경》의 내용을 토대로 복원한 것으로 1~3세기경(《내경》시대나 멀지 않은 시기)의 기혈의 특성을 엿볼 수 있다는 점에서 중요한 사적 의미를 갖는다고 하였다.

구성		혈	해당혈
두頭	발제 방행 두유까지	7	신정, 곡차, 본신, 두유
	전발제 1촌에서 풍부	8	상성, 신회, 전정, 백회, 후정, 강간, 뇌호, 풍부
	독맥선에서 1.5촌	10	오처, 승광, 통천, 낙각, 옥침
	눈위 전발제 5분선	10	임읍, 목창, 정영, 승령, 뇌공
	측두 귀위에서 완골	12	천충, 솔곡, 곡빈, 부백, 규음, 완골
	후발제에서 방행	5	아문, 천주, 풍지
배背	등 독맥(대추-장강)	11	대추, 도도, 신주, 신도, 지양, 근축, 척중, 현추, 명문, 요수, 장강
	등 독맥 옆 1.5촌선	41	대저, 풍문, 폐수, 심수, 격수, 간수, 담수, 비수, 위수, 삼초수, 신수, 대장수, 소장수, 방광수, 중려수, 백환수, 상료, 차료, 중료, 하료, 회양
	등 독맥 옆 3촌선	26	부분, 백호, 신당, 의희, 격관, 혼문, 양강, 의사, 위창, 황문, 지실, 포황, 질변

면面		39	현로, 함염 현리, 양백, 참죽, 사죽공, 정명, 동자료, 승읍, 사백, 권료, 소료, 영향, 거료, 화료, 수구, 태단, 은교, 지창,승장,협거, 대영
이전후耳前後		20	상관, 하관, 이문, 화료, 청회, 청궁, 각손, 계맥, 노식, 예풍
경頸		7	염천, 인영, 천창, 천유, 천용, 수돌, 기사, 부돌, 천정
견肩		26	견정肩井, 견정肩貞, 거골, 천료, 견우, 견료, 노수, 병풍, 천종, 견외수, 견중수, 곡원, 결분, 노회
흉胸	가슴 (천돌-중정)	7	천돌, 선기, 화개, 자궁, 옥당, 단중, 중정
	가슴 (수부-보랑)	12	수부, 욱중, 신장, 영허, 신봉, 보랑
	가슴 (기호-유근)	12	기호 고방, 옥예, 응창, 유중, 유근
	가슴 (운문-식두)	12	운문, 중부, 주영, 흉향, 천계, 식두
액협하腋脇下		8	연액, 대포, 첩근, 천지
복腹	복부(구미-회음)	15	구미, 거궐, 상완, 중완, 건리, 하완, 수분, 제중, 음교, 기해, 석문, 관원, 중극, 곡골, 회음
	복부 (유문-횡골)	21	유문, 통곡, 음도, 석관, 상곡, 황수, 중주, 사만, 기혈, 대혁, 횡골
	복부 (불용-기가)	23	불용, 승만,양문,관문, 태을, 활육, 천추, 외릉, 대거, 수도, 귀래, 기충
	복부 (불용-기가)	14	기문, 일월, 복애, 대횡, 복결, 부사, 충문
	복부 (장문-거료)	12	장문, 대맥, 오추, 경문, 유도, 거료
수手	수태음 및 상박	18	소상, 어제, 태연, 경거, 열거, 공최, 척택, 협거, 천부
	수궐음 및 상박	16	중충, 노궁, 대릉, 내관, 간사, 극문, 곡택, 천천
	수소음 및 상박	28	소충, 소부, 신문, 음극, 통리, 영도, 소해, 극천
	수양명 및 상박	28	상양, 이간, 삼간, 합곡, 양계, 편력, 온류, 하렴, 상렴, 삼리, 곡지, 주료, 오리, 비노
	수소양 및 상박	24	관충, 액문, 중저, 양지, 외관, 지구, 회종, 삼양, 사독, 천정, 천료, 소락
	수태양 및 상박	16	소택, 전골, 후계, 완골, 양곡, 양노, 지정, 소해
족足	족태음 및 대퇴	22	은백, 대도, 태백, 공손, 상구, 누곡, 삼음교, 지기, 음릉, 혈해, 기문
	족궐음 및 대퇴	22	대돈, 행간, 태충, 중봉, 여구, 중극, 슬관, 곡천, 음포, 오리, 음렴
	족소음 및 대퇴	20	용천, 연곡, 태계, 대종, 조해, 수천, 부류, 교신, 축빈, 음곡
	족양명 및 대퇴	30	여태, 내정, 함곡, 충양, 해계, 풍륭, 거허상렴, 조구, 거허하렴, 삼리, 독비, 양구, 음시, 복토, 비관
	족소양 및 대퇴	28	규음, 협계, 지오회, 임읍, 구허, 현종, 광명, 외구, 양보, 양교, 양릉천, 양관, 중독, 환도
	족태양 및 대퇴	34	지음, 통곡, 속골, 경골, 신맥, 금문, 복삼, 곤륜, 부양, 비양, 승산, 승근, 합양, 위중, 위양, 부극, 은문, 승부

아직 체간과 두면의 기혈들이 지금과 같은 완전한 귀경歸經을 이룬 것은 아니나 《내경》 시기의 단계보다는 어느 정도 특성과 구획에 따라 분류가 많이 진전되었음을 확인할 수 있다.

3) 《천금방》(7C)

《황제명당경》출간시보다 500년이 흘렀다. 손사막은 저명한 침구의였던 견권의 명당도를 바탕으로 몇몇 그림을 참고하여 새로운 명당도를 만들면서 혈들을 정면, 측면, 후면으로 분류하였다.

구성		해당 혈(穴)
앙인 仰人	두면 (36혈)	상성, 신회, 전정, 백회, 오처, 승광, 통천, 임읍, 목창, 정영, 신정, 소료, 수구, 태단, 은교, 승장, 염천, 곡차, 찬죽, 정명, 거료, 영향, 화료, 양백, 승읍, 사백, 지창, 대영, 본신, 사죽공, 동자료, 두유, 관료, 상관, 하관, 협거,
	흉부 1, 2, 3, 4선 (총25혈)	천돌, 선기, 화개, 자궁, 옥당, 단중, 중정, 수부, 욱중, 신장, 영허, 신봉, 보랑, 기호, 고방, 옥예, 응창, 유근, 유중, 운문, 중부, 주영, 흉향, 천계, 식두
	복부 1, 2, 3, 4선 (총44혈)	구미, 거궐, 상완, 중완, 건리, 하완, 수분, 제중, 음교, 기해, 석문, 관원, 중극, 곡골, 유문, 통곡, 음도, 석관, 상곡, 황수, 중주, 사만, 기혈, 대혁, 횡골, 불용, 승만, 양문, 관문, 태을, 활육문, 천추, 외릉, 대거, 수도, 귀래, 기충, 기문, 일월, 복애, 대횡, 복결, 부사, 충문
	수태음폐경 (10혈)	소상, 어제, 대천(태연), 경거, 열거, 공최, 척택, 협거, 천부, 노회
	수궐음심주경 (8혈)	중충, 노궁, 대릉, 내관, 간사, 극문, 곡택, 천천
	수소음심경 (8혈)	소충, 소부, 신문, 음극, 통리, 영도, 소해, 극천
	족태음비경 (11혈)	은백, 대도, 태백, 공손, 상곡, 누곡, 삼음교, 지기, 음릉천, 혈해, 기문
	족양명위경 (15혈)	여태, 내정, 함곡, 충양, 해계, 풍륭, 거허상렴, 조구, 거허하렴, 삼리, 독비, 양구, 음시, 복토, 비관
복인 伏人	頭上1, 2, 3행 (11혈)	후정, 강간, 뇌호, 풍부, 아문, 낙각, 옥침, 천주, 승령, 뇌공, 풍지
	耳後 (6혈)	노식, 계맥, 완골, 규음, 부백, 예풍
	脊中 1,2,3행 (총45혈)	대추, 도도, 신주, 신도, 지양, 근축, 척중, 현추, 명문, 요수, 장강, 대저, 풍문, 폐수, 심수, 격수, 간수, 담수, 비수, 위수, 삼초수, 신수, 대장수, 소장수, 방광수, 중려수, 백환수, 상료, 차료, 중료, 하료, 회양, 부분, 백호, 신당, 격관, 혼문, 양강, 의사, 위창, 황문, 지실, 포황, 질변
	수소양삼초경 (17혈)	관충, 액문, 중저, 양지, 외관, 지구, 회종, 삼양락, 사독, 천정, 청랭연, 소락, 천종, 노수, 견외수, 견중수, 곡원
	수태양소장경 (9혈)	소택, 전골, 후계, 완골, 양곡, 양노, 지정, 소해, 견정(肩貞)
	족태양방광경 (17혈)	지음, 통곡, 속골, 경골, 신맥, 금문, 복삼, 곤륜, 부양, 비양, 승산, 승근, 합양, 위중, 위양, 부극, 은문, 승부
측인 側人	耳頸 (20혈)	현로, 함염, 현충, 천충, 솔곡, 곡빈, 각손, 화료, 이문, 청회, 청궁, 천용, 천유, 결분, 부돌, 천창, 천정, 인영, 수돌, 기사
	側脇 (10혈)	장문, 대맥, 오추, 경문, 유도, 거료, 천액, 대포, 첩근, 천지
	수양명대장경 (21혈)	상양, 이간, 삼간, 합곡, 양계, 편력, 온류, 하렴, 상렴, 삼리, 곡지, 주료, 오리, 비노, 견료, 병풍, 견정, 천료, 견우, 거골

측인 側人	족소양담경 (15혈)	규음, 협계, 지오회, 임읍, 구허, 부양, 현종, 광명, 외구, 양보, 양교, 양릉천, 양관, 중독, 환도
	족궐음간경 (11혈)	대돈, 행간, 태충, 중봉, 여구, 중극, 슬관, 곡천, 음포, 오리, 음렴
	족소음신경 (11혈)	용천, 연곡, 태계, 대종, 조해, 수천, 부류, 교신, 축빈, 음곡, 회음

7세기에 이르러서도 역시 아직은 지금과 같은 분류로 귀경이 이루어지지 않았다. 그러나 《명당경(갑을경)》 당시보다는 더 분화가 진행되었고 구역별로 상당부분은 순서를 갖춘 대오로 편입될 준비를 갖춰가고 있는 모습이다.

4) 《동인수혈침구도경》(1026)

《천금방》시대보다 다시 3~400여년이 흘렀다. 앞서 우리는 《내경》이 편집되던 당시에 양경의 경우는 원혈이 독립적으로 위치하나 음경의 경우는 오수혈에 귀속한다는 점을 포함하여 사지말단 부위에 경맥별로 오수혈과 원혈이 확고하게 정립되어 있었다는 점을 확인하였다.

	구성	해당 혈(穴)
1	수태음폐경	중부, 운문, 천부, 협백, 척택, 공최, 열결, 경거, 태연, 어제, 소상
2	수양명대장경	상양, 이간, 삼간, 합곡, 양계, 편력, 온류, 하렴, 상렴, 수삼리, 곡지, 주료, 수오리, 비노, 견우, 거골, 천정, 부돌, 화료, 영향
3	수소음심경	극천, 청령, 소해, 영도, 통리, 음극, 신문, 소부, 소충
4	수태양소장경	소택, 전곡, 후계, 완골, 양곡, 양로, 지정, 소해, 견정, 노수, 천종, 병풍, 곡원, 견외수, 견중수, 천창, 천용, 관료, 청궁
5	수궐음심포경	천지, 천천, 곡택, 극문, 간사, 내관, 대릉, 노궁, 중충
6	수소양삼초경	관충, 액문, 중저, 양지, 외관, 지구, 회종, 삼양 사독, 천정, 청랭연, 소락, 노회, 견료, 천료, 천유, 예풍, 계맥, 노식, 각손, 사죽공, 화료, 이문
7	족태음비경	은백, 대도, 태백, 공손, 상구, 삼음교, 누곡, 지기, 음릉천, 혈해, 기문, 충문, 부사, 복결, 대횡, 복애, 식두, 천계, 흉향, 주영, 대포
8	족양명위경	두유, 하관, 협거, 승읍, 사백, 거료, 지창, 대영, 인영, 수돌, 기사, 결분, 기호, 고방, 옥예, 응창, 유중, 유근, 불용, 승만, 양문, 관문, 태을, 활육문, 천추, 외릉, 대거, 수도, 귀래, 기충, 비관, 복토, 음시, 양구, 독비, 족삼리, 상거허, 조구, 하거허, 풍륭, 해계, 충양, 함곡, 내정, 여태
9	족궐음간경	대돈, 행간, 태충, 중봉, 여구, 중도, 슬관, 곡천, 음포, 오리, 음렴, 장문, 기문

10	족소양담경	동자료, 청회, 상관, 함염, 현로, 현리, 곡빈, 솔곡, 천충, 부백, 규음, 완골, 본신, 양백, 임읍, 목창, 정영, 승영, 뇌공, 풍지, 견정, 연액, 첩근, 일월, 경문, 대맥, 오추, 유도, 거료, 환도, 풍시, 중독, 양관, 양릉천, 양교, 외구, 광명, 양보, 현종, 구허, 족임읍, 지오, 협계, 규음
11	족소음신경	용천, 연곡, 태계, 대종, 수천, 조해, 부류復溜, 교신, 축빈, 음곡, 황골, 대혁, 기혈, 사만, 중주, 황수, 상곡, 석관, 음도, 통곡, 유문, 보랑, 신봉, 영허, 신장, 욱중, 수부
12	족태양방광경	정명, 찬죽, 미충, 곡차, 오처, 승광, 통천, 낙각, 옥침, 천주, 대저, 풍문, 폐수, 궐음수, 심수, 독수, 격수, 간수, 담수, 비수, 위수, 삼초수, 신수, 기해수, 대장수, 관원수, 소장수, 방광수, 중려수, 백환수, 상료, 차료, 중료, 하료, 회양, 부분, 백호, 고황, 신당, 의희, 격관, 혼문, 양강, 의사, 위창, 황문, 지실, 포황, 질변, 승부, 은문, 부극, 위양, 위중, 합양, 승근, 승산, 비양, 부양, 곤륜, 복삼, 신맥, 금문, 경골, 속골, 통곡, 지음
13	독맥	장강, 요수, 양관, 명문, 현추, 척중, 근축, 지양, 영대, 신도, 신주, 도도, 대추, 아문, 풍부, 뇌호, 강간, 후정, 백회, 전정, 신회, 상성, 신정, 소료, 수구, 태단, 은교
14	임맥	회음, 곡골, 중극, 관원, 석문, 기해, 음교, 신궐, 수분, 하완, 건리, 중완, 상완, 거궐, 구미, 중정, 전중, 옥당, 자궁, 화개, 선기, 천돌, 염천, 승장

그리고는 시간적 경과에 따라 기혈들은 모두 소속 팀을 구해가는 운동선수들처럼 각자의 경맥으로 귀경함으로써 365개 경혈의 귀속이 지속적으로 진행된 것으로 보인다. 마침내 1026년의 《동인수혈침구도경》에는 이미 경맥별로 지금과 거의 같은 귀경이 이루어졌다. 다만 기혈의 유주를 반영한 경맥의 순서만 지금과 다를 뿐이다. 그럼에도 부부夫婦장기(폐-대장, 심-소장, 심포-삼초, 비-위, 간-담, 신-방광)로 패턴화된 장부로 연결된 경맥간의 배합 단계는 이미 형성되어 최종단계인 여환무단如環無斷으로 가기[39] 위한 준비가 완료되었다.

5) 《성제총록》(1117)

1117년 간행된 《성제총록》에 이르면 모든 기혈들은 12경맥에 귀속되어 현재와 같은 완전 귀속을 하게 된다. 《내경》의 성립이후 거의 천년만이다. 그리고 그 이후 또다시 천년이 지났지만 우리는 지금도 변함없이 그때의 분류체계를 한 치의 수정도 없이 애용(?)중이다.

---

[39] 胸 → 手 → 頭 → 足 → 胸의 지속적인 순환이 이루어지려면 手陰經 → 手陽經 → 足陽經 → 足陰經으로의 순차적인 배열이 필요하다.

이상의 과정을 통해 우리는 경맥과 경혈은 철저히 인체의 부위별 특성에 기인하여 찾아지고 배열된 실체이지 처음부터 오묘한 우주의 변화 원리에 의한 것이 아니라는 점을 확인할 수 있다. 하늘의 법도가 어떻고 구궁팔풍이 어떻고 바둑판의 원리가 어떻고 천상열차지도가 어떻고 상상의 나래를 펼칠 이유가 없는 이유이며, 12와 365에 지나치게 의미부여하여 숫자놀음(심지어는 각 경에 배속된 혈의 숫자까지도)할 필요가 없는 이유이다. 천天과 지地에 상응하는 삼재적 인간관은 하늘과 땅의 영향을 받는 사람의 기능적 생병리를 합리적으로 판단하고 적용하라는 의미이지 오래된 과거의 음양오행이나 무지한 시대의 천문학을 무비판적으로 무분별하게 망상하고 견강부회하는데 시간을 낭비하라는 의미는 아니기 때문이다.

(2) 14경의 대표 경혈

앞 편에서의 고찰을 통해 우리는 12개의 경혈별 귀경이 손과 발의 말단에서 비롯된 오수혈을 토대로 확장되면서 정리된 것임을 알 수 있었다. 다음에 기혈의 초기적 응용을 반영하고 있는《침구갑을경》에 기록된 내용을 오수혈과 원혈, 낙혈, 극혈 및 수·모兪·募혈을 중심으로 발췌·번역하여 싣는다.

1) 수태음폐경혈

수태음폐경은 중부, 운문, 천부, 협백, 척택, 공최, 열결, 경거, 태연, 어제, 소상으로 이어지는 11혈로 이루어진다. (좌우를 합하여 22혈이다.)

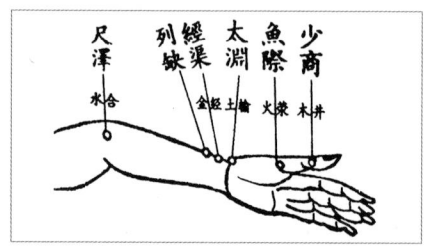

특성혈	정井	형滎	수兪	경經	합合	원原	락絡	극郄	모募
혈명	소상	어제	태연	경거	척택	태연	열결	공최	중부
깊이(分)*	1	2	2	3	3	3	3	3	3

* 깊이는 원전에 기록된 자침의 깊이이다.

- 소상혈少商穴은 오행가운데 목木에 해당한다. 엄지손가락의 안쪽끝, 손톱의 바로 연접한 모서리에 있으며, 수태음맥이 나오는 곳으로 정井혈에 해당한다. 1푼을 자입하며, 호흡을 한번 하는 시간동안 유침하며, 뜸은 1장을 뜬다.

- 어제혈魚際穴은 오행가운데 화火에 해당한다. 엄지손가락의 본절후 안쪽으로 맥동이 흩어지는 곳에 있으며, 수태음맥이 溜하는 곳으로 형滎혈에 해당한다. 2푼을 자입하며, 세 번 호흡하는 동안 유침하고, 뜸은 3장을 뜬다.

- 태연혈太淵穴은 오행가운데 토土에 해당한다. 손바닥 바로 뒤의 오목하게 들어간 곳으로써, 수태음맥이 주注하는 곳으로 수兪혈에 해당한다. 2푼을 자입하며, 호흡을 두 번하는 시간동안 유침하며, 뜸은 3장을 뜬다.

- 경거혈經渠穴(혈)은 오행가운데 금金에 해당한다. 촌구부위의 오목하게 들어간 곳으로써, 수태음맥이 행行하는 곳으로 경經혈에 해당한다. 3푼을 자입하며, 세 번 호흡하는 동안 유침하고, 뜸은 뜰 수 없는 금구혈로, 뜸을 하면 사람의 신기神氣를 손상할 수 있다.

- 척택혈尺澤穴은 오행가운데 수水에 해당한다. 팔꿈치 안쪽의 횡문의 맥동처에 있는데, 수태음맥이 들어가는 곳으로 합合혈에 해당한다. 3푼을 자입하며, 뜸은 5장을 뜬다.

- 열결혈列缺穴은 수태음경의 낙혈로, 손목으로부터 위로 1.5촌 떨어진 곳에 위치하며, 별도로 양명경으로 주행한다. 3푼을 자입하고, 세 번 호흡하는 동안 유침하며, 뜸은 5장을 뜬다.

- 공최혈孔最穴은 수태음경의 극혈郄穴로 손목으로부터 7촌 떨어져 있다. 금이 수를 생(金生水)하므로, 금金(4, 9)은 수水의 부모, 그 본본은 화火(2와 7)이다. 3푼을 자입하고, 세 번 호흡하는 동안 유침하며, 뜸은 5장을 뜬다.

- 중부혈中府穴은 폐肺의 복모혈이다. 일명 응중수혈膺中兪穴로 운문혈雲門穴 아

래 1촌, 젖가슴위로 세 번째 늑골의 사이 오목한 곳에 있는 혈로, 맥의 박동이 손가락에 느껴지는 곳이다. 누운 상태에서 취혈하는데, 수태음과 족태음맥이 교회하는 혈로, 자침시 3푼을 자입한다. 다섯 번 호흡하는 동안 유침하며, 뜸은 5장을 뜬다.

2) 수양명대장경혈

수양명혈은 상양, 이간, 삼간, 합곡, 양계, 편력, 온류, 하렴, 상렴, 수삼리, 곡지, 주료, 수오리, 비노, 견우, 거골, 천정, 부돌, 화료, 영향의 20혈로 이루어진다. (좌우를 합하여 40혈이다.)

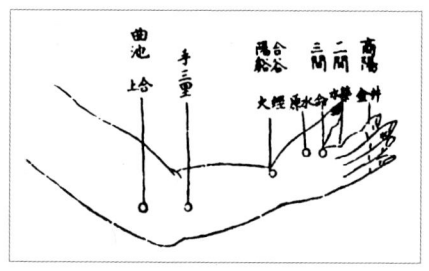

특성혈	정井	형滎	수兪	경經	합合	원原	락絡	극郄	모募
혈명	상양	이간	삼간	양계	곡지	합곡	편력	온류	천추
깊이(分)	1	3	3	3	5	3	3	3	5

- 상양혈商陽穴은 오행가운데 금金에 해당한다. 일명 절양絶陽으로, 검지의 내측, 손톱의 바로 연접한 모서리에 있으며, 수양명맥이 나오는 곳으로 정井혈에 해당한다. 1푼을 자입하고, 호흡을 한번 하는 시간동안 유침하며, 뜸은 3장을 뜬다.
- 이간혈二間穴은 오행가운데 수水에 해당한다. 일명 간곡間谷으로, 검지의 본절 앞쪽의 내측으로 오목하게 들어간 곳으로써, 수양명맥이 유溜하는 곳으로 형滎혈에 해당한다. 3푼을 자입하고, 호흡을 여섯 번 하는 시간동안 유침하며, 뜸은 3장을 뜬다.

- 삼간혈三間穴은 오행가운데 목木에 해당한다. 일명 소속少谷으로, 검지의 본절 뒤쪽의 내측內側으로 오목하게 들어간 곳으로써, 수양명맥이 주注하는 곳으로 수俞혈에 해당한다. 3푼을 자입하고, 호흡을 세 번하는 시간동안 유침하며, 뜸은 3장을 뜬다.
- 양계혈陽谿穴은 오행가운데 화火에 해당한다. 일명 중괴中魁로, 손목의 위쪽 제1, 2 수지의 근筋사이에 있는 오목하게 들어간 곳으로써, 수양명맥이 행行하는 곳으로 경經혈에 해당한다. 3푼을 자입하고, 호흡을 일곱 번하는 시간동안 유침하며, 뜸은 3장을 뜬다.
- 곡지혈曲池穴은 오행가운데 토土에 해당한다. 팔꿈치 바깥으로, 위팔과 아래팔의 뼈사이에 위치한다. 수양명맥이 들어가는 곳으로 합슴혈에 해당한다. (취혈시) 환자의 손을 구부려 (반대쪽) 가슴에 대도록 하여 취혈한다. 5푼을 자입하고, 호흡을 일곱 번하는 시간동안 유침하며, 뜸은 3장을 뜬다.
- 합곡혈合谷穴은 일명 虎口로, 검지의 기골간岐骨間에 위치한다. 수양명맥이 지나는 곳으로 본경의 원혈이 된다. 3푼을 자입하고, 호흡을 여섯 번하는 시간동안 유침하며, 뜸은 3장을 뜬다.
- 편력혈偏歷穴은 수양명경의 낙혈로, 손목 뒤로 3촌 떨어진 곳에 위치한다. 이곳에서 별도로 태음경太陰經으로 주행한다. 3푼을 자입하고, 호흡을 일곱 번하는 시간동안 유침하며, 뜸은 3장을 뜬다.
- 온류혈溫溜穴은 일명 역주逆注, 또는 사두蛇頭라고도 하는데, 수양명경의 극혈이다. 손목 뒤로 소아는 5촌, 대인은 6촌 떨어진 곳에 위치하며, 3푼을 자입하고, 뜸은 3장을 뜬다.
- 천추혈天樞穴은 대장의 복모혈로 황수혈肓俞穴로부터 1.5촌, 배꼽의 양쪽으로 각 2촌 떨어진 곳이다. 5푼을 자입하고, 일곱 번 호흡하는 동안 유침하며, 뜸은 5장을 뜬다.

3) 족양명위경혈

족양명경은 두유에서 시작하여, 하관, 협거, 승읍, 사백, 거료, 지창, 대영, 인영, 수돌, 기사, 결분, 기호, 고방, 옥예, 응창, 유중, 유근, 불용, 승만, 양문, 관문, 태을, 활육문, 천추, 외릉, 대거, 수도, 귀래, 기충, 비관, 복토, 음시, 양구, 독비, 족삼리, 상거허, 조구, 하거허, 풍륭, 해계, 충양, 함곡, 내정을 지나 여태에 이르는 45혈로 이루어진다. (좌우를 합하여 90혈이다)

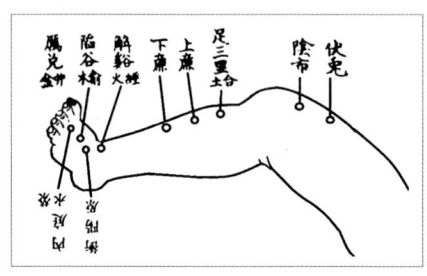

특성혈	정井	형榮	수俞	경經	합合	원原	락絡	극郄	모募
혈명	여태	내정	함곡	해계	족삼리	충양	풍륭	양구	중완
깊이(分)	1	3	5	5	1.5	3	3	3	12

- 여태혈厲兌穴은 오행가운데 금金에 해당한다. 두 번째 발가락의 끝, 발톱의 바로 연전한 모서리에 있으며, 족양명맥이 나오는 곳으로 정井혈에 해당한다. 1푼을 자입하고, 호흡을 한번 하는 시간동안 유침하며, 뜸은 3장을 뜬다.
- 내정혈內庭穴은 오행가운데 수水에 해당한다. 두 번째 발가락의 바깥쪽 오목하게 들어간 곳으로써, 족양명맥이 유溜하는 곳으로 형榮혈에 해당한다. 3푼을 자입하고, 호흡을 스무 번 하는 시간동안 유침하며, 뜸은 3장을 뜬다.
- 함곡혈陷谷穴은 오행가운데 목木에 해당한다. 두 번째 발가락의 바깥쪽, 본절 뒤의 오목하게 들어간 곳으로써, 내정혈內庭穴에서 2촌 떨어진 곳에 위치한다. 족양명맥이 주注하는 곳으로 수俞혈에 해당한다. 5푼을 자입하고, 호흡을 일곱 번 하는 시간동안 유침하며, 뜸은 3장을 뜬다.
- 해계혈解谿穴은 오행가운데 화火에 해당한다. 충양혈衝陽穴의 뒤로 1.5촌 떨어진, 발목의 함요처로써, 족양명맥이 행行하는 곳으로, 경經혈에 해당한다. 5푼을

자입하고, 호흡을 다섯 번하는 시간동안 유침하며, 뜸은 3장을 뜬다.

- 삼리혈三里穴은 오행가운데 토土에 해당한다. 무릎에서 아래로 3촌 떨어진 곳에 있는데, 정강이뼈의 바깥쪽에 위치하며, 족양명맥기가 들어가는 곳으로, 합승혈에 해당한다. 1.5촌을 자입하고, 호흡을 일곱 번하는 시간동안 유침하며, 뜸은 3장을 뜬다.

- 충양혈衝陽穴은 회원혈會原穴이라고도 하는데, 발등에서 위로 5촌 떨어진 곳으로, 뼈사이의 맥동처로, 함곡陷谷에서 3촌 떨어져 있다. 족양명맥이 지나는 곳으로 본경本經의 원혈이 된다. 3푼을 자입하고, 호흡을 열 번하는 시간동안 유침하며, 뜸은 3장을 뜬다.

- 풍륭혈豐隆穴은 족양명경의 낙혈이다. 외과에서 위로 8촌 떨어진 곳으로, 정강이뼈의 바깥쪽에 있는 오목하게 들어간 곳으로써, 별도로 족태음경으로 주행한다. 3푼을 자입하고, 뜸은 3장을 뜬다.

- 양구혈梁丘穴은 족양명경의 극혈로, 무릎에서 위로 2촌 떨어진 두 힘줄 사이에 위치한다. 3푼을 자입하고, 뜸은 3장을 뜬다.

- 중완혈中脘穴은 위胃의 복모혈로 상완혈上脘穴의 아래로 1촌 떨어져 있으며, 검상돌기와 배꼽의 중간부위에 위치한다. 1.2촌을 자입하며, 뜸은 7장을 뜬다.

4) 족태음비경혈

족태음비경脾經은 엄지발가락 끝에 있는 은백에서 시작하여, 대도, 태백, 공손, 상구, 삼음교, 누곡, 지기, 음릉천, 혈해, 기문, 충문, 부사, 복결, 대횡, 복애, 식두, 천계, 흉향, 주영, 대포에이르는 21혈로 이루어진다(좌우를 합하여 42혈이다).

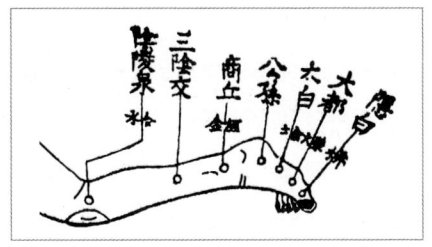

특성혈	정井	형滎	수兪	경經	합合	원原	락絡	극郄	모募
혈명	은백	대도	태백	상구	음릉천	태백	공손	지기	장문
깊이(分)	1	2	2	3	5	3	4	3	8

- 은백혈隱白穴은 오행가운데 목木에 해당한다. 엄지발가락 끝의 안쪽, 발톱의 바로 연접한 모서리에 있으며, 족태음맥이 나오는 곳으로 정井혈에 해당한다. 1푼을 자입하고, 호흡을 세 번하는 시간동안 유침하며, 뜸은 3장을 뜬다.

- 대도혈大都穴은 오행가운데 화火에 해당한다. 엄지발가락의 본절 뒤쪽의 오목하게 들어간 곳으로써, 족태음맥이 유溜하는 곳으로 형滎혈에 해당한다. 3푼을 자입하고, 호흡을 일곱 번하는 시간동안 유침하며, 뜸은 1장을 뜬다.

- 태백혈太白穴은 오행가운데 토土에 해당한다. 발안쪽 핵골核骨의 아래 오목하게 들어간 곳으로써, 족태음맥이 주注하는 곳으로 수兪혈에 해당한다. 3푼을 자입하고, 호흡을 일곱 번하는 시간동안 유침하며, 뜸은 3장을 뜬다.

- 상구혈商丘穴은 오행가운데 금金에 해당한다. 족내과의 아래 바로 앞쪽에 위치한 오목하게 들어간 곳으로써, 족태음맥이 행行하는 곳으로 경經혈에 해당한다. 3푼을 자입하고, 호흡을 일곱 번하는 시간동안 유침하며, 뜸은 3장을 뜬다.

- 음릉천혈陰陵泉穴은 오행가운데 수水에 해당한다. 무릎아래 안쪽의 경골아래 오목하게 들어간 곳으로써, 다리를 편채로 취혈한다. 족태음맥이 들어가는 곳으로 합合혈에 해당한다. 5푼을 자입하고, 호흡을 일곱 번하는 시간동안 유침하며, 뜸은 3장을 뜬다.

- 공손혈公孫穴은 엄지발가락 본절에서 뒤로 1촌 떨어진 곳에 위치한다. (이곳에서) 별도로 족양명경으로 주행한다. 족태음경의 낙혈에 해당한다. 4푼을 자입하고, 호흡을 스무 번하는 시간동안 유침하며, 뜸은 3장을 뜬다.

- 지기혈地機穴은 비사혈脾舍穴이라고도 하는데, 족태음경 극혈이다. (족궐음과 족태음이 만나는 곳인 내과상 8촌에서) 다시 위로 1촌 올라간 곳으로, 공혈空穴은 무릎아래로부터 5촌 떨어진 곳에 위치한다. 3푼을 자입하고, 뜸은 3장을 뜬다.

- 장문혈章門穴은 비의 복모혈로 대횡혈大橫穴의 바깥쪽으로 배꼽에서 똑바로 옆으로 간 계협季脇의 끝에 위치한다. 자침시 8푼을 자입하며, 여섯 번 호흡하는

동안 유침하며, 뜸은 3장을 뜬다.

5) 수소음심경혈

수소음경은, 극천, 청령, 소해, 영도, 통리, 음극, 신문, 소부, 소충에 이르는 9혈로 이루어져 있다(좌우를 합하여 18혈이다).

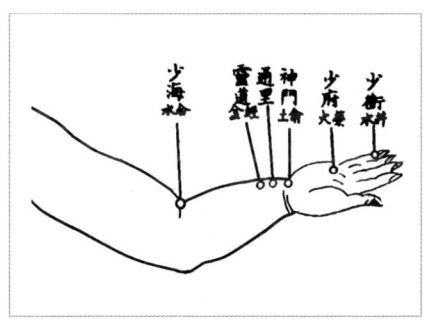

특성혈	정井	형滎	수兪	경經	합合	원原	락絡	극郄	모募
혈명	소충	소부	신문	영도	소해	신문	통리	음극	거궐
깊이(分)	1	2	2	3	5	3	3	3	6

- 소충혈少衝穴은 오행가운데 목木에 해당한다. 일명 경시經始로, 새끼손가락 안쪽의 끝, 손톱의 바로 연접한 모서리에 있으며, 수소음맥이 나오는 곳으로 정井혈에 해당한다. 1푼을 자입하고, 호흡을 한번 하는 시간동안 유침하며, 뜸은 1장을 뜹니다. 수소음경에는 8혈이 있는데, 이중에서 7혈만이 주치증이 있고, 1혈은 주치증이 없는데, 이는 군주지관인 심장에는 사기가 침입할 수 없기 때문이다.

- 소부혈少府穴은 오행가운데 화火에 해당한다. 새끼손가락의 본절 뒤쪽의 오목하게 들어간 곳으로써, 노궁혈勞官穴과 바로 마주하고 있으며, 수소음맥이 유溜하는 곳으로 형滎혈에 해당한다. 3푼을 자입하고, 뜸은 3장을 뜬다.

- 신문혈神門穴은 오행가운데 토土에 해당한다. 일명 태충兌衝, 또는 중도中都로, 손바닥의 손목쪽 태골兌骨의 끝부위의 오목하게 들어간 곳으로써, 수소음맥이

주注하는 곳으로 수유혈에 해당한다. 3푼을 자입하고, 호흡을 일곱 번하는 시간 동안 유침하며, 뜸은 3장을 뜬다. 수소음경의 극혈로, 손바닥의 손목쪽 맥동처로, 손목으로부터 5푼 떨어져 있다. 3푼을 자입하고, 뜸은 3장을 뜬다.

- 영도혈靈道穴은 오행가운데 금金에 해당한다. 손바닥의 뒤쪽으로 1.5촌, 혹은 1촌 떨어진 곳에 위치한다. 수소음맥이 행行하는 곳으로 경經혈에 해당한다. 3푼을 자입하고, 뜸은 3장을 뜬다.
- 소해혈少海穴은 오행가운데 수水에 해당한다. 일명 곡절曲節로, 팔꿈치의 안쪽, 관절의 뒤쪽 오목하게 들어간 곳으로써, 촉지하면 맥이 박동하는 곳이다. 수소음맥이 들어가는 곳으로 합슴혈에 해당한다. 5푼을 자입하고, 뜸은 3장을 뜬다.
- 통리혈通里穴은 수소음경의 경혈經穴이다. 손목의 뒤쪽으로 1촌 떨어진 곳에 있고, 별도로 태양경으로 주행한다. 3푼을 자입하고, 뜸은 3장을 뜬다.
- 음극혈陰郄穴은 손바닥의 손목쪽 맥동처로, 손목으로부터 5푼 떨어져 있다. 3푼을 자입하고, 뜸은 3장을 뜬다.
- 거궐혈巨闕穴은 심心의 복모혈로 구미혈鳩尾穴의 아래로 1촌 떨어져 있다. 6푼을 자입하며, 일곱 번 호흡하는 동안 유침하며, 뜸은 5장을 뜬다.

6) 수태양소장경혈

수태양혈은 소택, 전곡, 후계, 완골, 양곡, 양로, 지정, 소해, 견정, 노수, 천종, 병풍, 곡원, 견외수, 견중수, 천창, 천용, 관료, 청궁에 이르는 19혈로 이루어져 있다(좌우를 합하여 38혈이다).

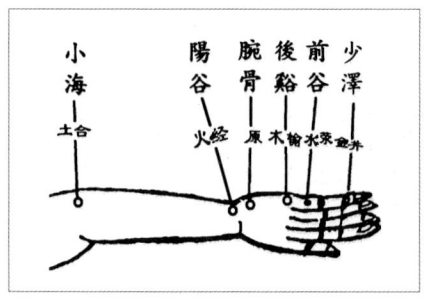

특성혈	정井	형滎	수兪	경經	합合	원原	락絡	극郄	모募
혈명	소택	전곡	후계	양곡	소해	완골	지정	양노	관원
깊이(分)	1	2	2	2	2	2	3	3	20

- 소택혈少澤穴은 오행가운데 금金에 해당한다. 일명 소길혈小吉穴로, 새끼손가락의 끝, 손톱끝 모서리에서 1푼 떨어진 오목하게 들어간 곳으로써, 수태양맥이 나오는 곳으로 정井혈에 해당한다. 1푼을 자입하고, 호흡을 두 번하는 시간동안 유침하며, 뜸은 1장을 뜬다.

- 전곡혈前谷穴은 오행가운데 수水에 해당한다. 새끼손가락 바깥쪽의 본절앞 오목하게 들어간 곳으로써, 수태양맥이 유溜하는 곳으로 형滎혈에 해당한다. 1푼을 자입하고, 호흡을 세 번하는 시간동안 유침하며, 뜸은 3장을 뜬다.

- 후계혈後谿穴은 오행가운데 목木에 해당한다. 새끼손가락의 외측, 본절뒤의 오목하게 들어간 곳으로써, 수태양맥이 주注하는 곳으로 수兪혈에 해당한다. 2푼을 자입하고, 호흡을 두 번하는 시간동안 유침하며, 뜸은 1장을 뜬다.

- 양곡혈陽谷穴은 오행가운데 화火에 해당한다. 손목의 바깥쪽에 있는, 태골兌骨 아래의 오목하게 들어간 곳으로써, 수태양맥이 행行하는 곳으로 경經혈에 해당한다. 2푼을 자입하고, 호흡을 두 번하는 시간동안 유침하며, 뜸은 3장을 뜬다.

- 소해혈小海穴은 오행가운데 토土에 해당한다. 팔꿈치 안쪽의 척골의 바깥으로, 팔꿈치끝에서 5푼 떨어진 함요처이다. 팔꿈치를 구부려서 취혈하는데, 수태양맥이 들어가는 곳으로 합合혈에 해당한다. 2푼을 자입하고, 호흡을 일곱 번하는 시간동안 유침하며, 뜸은 7장을 뜬다.

- 완골혈腕骨穴은 손의 바깥쪽, 손목의 앞, 완두골의 아래쪽 오목하게 들어간 곳으로써, 수태양맥이 지나는 곳으로 본경本經의 원혈이 된다. 2푼을 자입하고, 호흡을 세 번하는 시간동안 유침하며, 뜸은 3장을 뜬다.

- 지정혈支正穴은 수태양경의 낙혈에 해당한다. 손목에서 뒤쪽으로 5촌 떨어진 곳에 위치하며, 별도로 소음경으로 주행한다. 3푼을 자입하고, 호흡을 일곱 번하는 시간동안 유침하며, 뜸은 3장을 뜬다.

- 양노혈養老穴은 수태양경의 극혈에 해당하고, 손의 과골상踝骨上의 오목한 곳으

로, 손목의 뒤로 1촌 떨어진 오목하게 들어간 곳으로써, 3푼을 자입하고, 뜸은 3장을 뜬다.

- 관원혈關元穴은 소장의 복모혈로 배꼽의 아래로 3촌 떨어진 곳에 위치한다. 족삼음, 임맥이 교회하는 혈이며, 2촌을 자입하고, 일곱 번 호흡하는 동안 유침하며, 뜸은 7장을 뜬다.

7) 족태양방광경혈

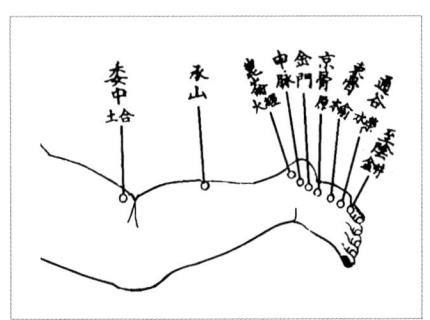

특성혈	정井	형滎	수兪	경經	합合	원原	락絡	극郄	모募
혈명	지음	통곡	속골	곤륜	위중	경골	비양	금문	중극
깊이(分)	1	2	3	5	5	3	3	3	20

족태양경은 눈 안쪽의 정명에서부터 찬죽, 미충, 곡차, 오처, 승광, 통천, 낙각, 옥침, 천주, 대저, 풍문, 폐수, 궐음수, 심수, 독수, 격수, 간수, 담수, 비수, 위수, 삼초수, 신수, 기해수, 대장수, 관원수, 소장수, 방광수, 중려수, 백환수, 상료, 차료, 중료, 하료, 회양, 부분, 백호, 고황, 신당, 의희, 격관, 혼문, 양강, 의사, 위창, 황문, 지실, 포황, 질변, 승부, 은문, 부극, 위양, 위중, 합양, 승근, 승산, 비양, 부양, 곤륜, 복삼, 신맥, 금문, 경골, 속골, 통곡, 지음혈에 이르는 67혈로 이루어져 있다(좌우를 합하여 134혈이다).

- 지음혈至陰穴은 오행가운데 금金에 해당한다. 새끼발가락 바깥쪽에 있으며, 발

톱의 바로 연접한 모서리에 있으며, 족태양맥이 나오는 곳으로 정井혈에 해당한다. 1을 자입하고, 호흡을 다섯 번하는 시간동안 유침하며, 뜸은 5장을 뜬다.

- 통곡혈通谷穴은 오행가운데 수水에 해당한다. 새끼발가락의 바깥쪽에 있으며, 본절 앞쪽의 오목하게 들어간 곳으로써, 족태양맥이 유溜하는 곳으로 형滎혈에 해당한다. 2푼을 자입하고, 호흡을 다섯 번하는 시간동안 유침하며, 뜸은 5장을 뜬다.

- 속골혈束骨穴은 오행가운데 목木에 해당한다. 족소지足小指의 외측, 본절 뒤의 함요처에 위치하고, 족태양맥이 주注하는 곳으로 수俞혈에 해당한다. 3푼을 자입하고 호흡을 세 번하는 시간동안 유침하며, 뜸은 3장을 뜬다.

- 곤륜혈崑崙穴은 오행가운데 화火에 해당한다. 족외과의 뒤쪽, 뒤꿈치뼈 위의 오목한 곳에 위치하며, 손으로 누르면 가는 맥이 박동하여 응하는 곳이다. 족태양맥이 행行하는 곳으로 경經혈에 해당한다. 5푼을 자입하고, 호흡을 열 번하는 시간동안 유침하며, 뜸은 3장을 뜬다.

- 위중혈委中穴은 오행가운데 토土에 해당한다. 오금의 한가운데 (오금을 굽히면) 주름이 생기는 곳의 맥동처로, 족태양맥이 들어가는 곳으로 합合혈에 해당한다. 5푼을 자입하고, 호흡을 일곱 번하는 시간동안 유침하며, 뜸은 3장을 뜬다.

- 경골혈京骨穴은 발 바깥쪽의 대골하부大骨下部, 적백육제赤白肉際의 오목하게 들어가는 곳으로, 손으로 눌러서 혈처를 찾으며, 족태양맥이 지나는 곳으로 본경의 원혈이 된다. 3푼을 자입하고, 호흡을 일곱 번하는 시간동안 유침하며, 뜸은 3장을 뜬다.

- 비양혈飛揚穴은 일명 궐양혈厥陽穴로, 족외과위로 7촌에 위치하고, 족태양의 낙혈이며, 별도로 족소음으로 주행한다. 3푼을 자입하고, 뜸은 3장을 뜬다.

- 금문혈金門穴은 족태양의 극혈로, 족외과의 아래에 위치하는데, 관량혈關梁穴이라고도 한다. 3푼을 자입하고, 뜸은 3장을 뜬다.

- 중극혈中極穴은 방광의 복모혈로 배꼽의 아래에서 4촌 떨어진 곳에 위치하며, 족삼음, 임맥이 교회하는 혈이며, 2촌을 자입하고 일곱 번 호흡하는 동안 유침하며, 뜸은 3장을 뜬다.

8) 족소음신경혈

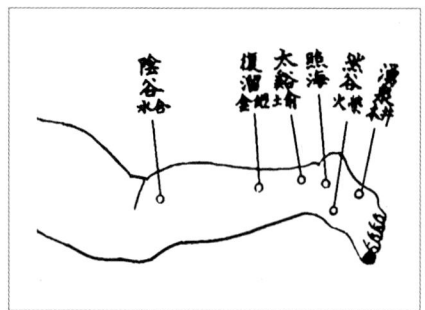

특성혈	정井	형榮	수兪	경經	합合	원原	락絡	극郄	모募
혈명	용천	연곡	태계	부류	음곡	태계	대종	수천	경문
깊이(分)	3	3	3	3	4	3	2	4	3

족소음경은 용천, 연곡, 태계, 대종, 수천, 조해, 부류, 교신, 축빈, 음곡, 횡골, 대혁, 기혈, 사만, 중주, 황수, 상곡, 석관, 음도, 통곡, 유문, 보랑, 신봉, 영허, 신장, 욱중, 수부에 이르는 27혈로 이루어져 있다(좌우를 합하여 54혈이다).

- 용천湧泉에서 나온다. 용천혈은 오행가운데 목木에 해당한다. 일명 지충地衝으로, 족심足心의 오목하게 들어간 곳으로써, 발가락을 구부리면 발바닥 가운데 쏙 들어가는 곳이다. 족소음맥이 나오는 곳으로 정井혈에 해당한다. 3푼을 자입하고, 호흡을 세 번하는 시간동안 유침하며, 뜸은 3장을 뜬다.

- 연골혈然骨穴은 오행가운데 화火에 해당한다. 일명 용연龍淵으로, 족내과의 앞, 대골大骨下의 오목하게 들어간 곳으로써, 족소음맥이 유溜하는 곳으로 형榮혈에 해당한다. 3푼을 자입하고, 호흡을 세 번하는 시간동안 유침하며, 뜸은 3장을 뜬다. 자침시 피가 잘 나는 혈인데, (피를 너무 많이 흘리면) 환자는 배가고파 음식을 먹고 싶어 하게 된다.

- 태계혈太谿穴은 오행가운데 토土에 해당한다. 족내과 뒤 발뒤꿈치뼈에서 위쪽으로 맥이 박동하는 오목하게 들어간 곳으로써, 족소음맥이 주注하는 곳으로 수兪

혈에 해당한다. 3푼을 자입하고, 호흡을 일곱 번하는 시간동안 유침하며, 뜸은 3장을 뜬다.

- 부류혈復溜穴은 오행가운데 금金에 해당한다. 일명 복백혈伏白穴, 또는 창양혈昌陽穴로, 족내과에서 위로 2촌 떨어진 오목하게 들어간 곳으로써, 족소음맥이 행行하는 곳으로 경經혈에 해당한다. 3푼을 자입하고, 호흡을 세 번하는 시간동안 유침하며, 뜸은 5장을 뜬다.
- 음곡혈陰谷穴은 오행가운데 수水에 해당한다. 무릎아래 안쪽 보골補骨의 후방으로, 대, 소근의 사이(대근의 아래, 소근의 위)에 위치하고, 누르면 손에 혈처가 느껴지는데, 무릎을 굽혀 취혈한다. 족소음맥이 들어가는 곳으로 합슴혈에 해당한다. 4푼을 자입하고, 뜸은 3장을 뜬다.
- 대종혈大鍾穴은 발뒤꿈치 뒤쪽 아래의 아킬레스건의 동맥옆쪽 함요처로, (이곳에서) 별도로 족태양경에 주행한다. 족소음경의 낙혈로, 2푼을 자입하고, 호흡을 일곱 번하는 시간동안 유침하며, 뜸은 3장을 뜬다.
- 수천혈水泉穴은 족소음경의 극혈로, 태계혈에서 아래로 1촌 떨어져 있으며, 족내과의 아래에 있다. 4푼을 자입하고, 뜸은 5장을 뜬다.
- 경문혈京門穴은 신의 복모혈로, 계협季脇의 아래로 1.8촌 떨어진 곳(제12늑골단하연)에 위치한다. 3푼을 자입하고, 일곱 번 호흡하는 동안 유침하며, 뜸은 3장을 뜬다.

9) 수궐음심포경혈

수궐음심포경은 천지, 천천, 곡택, 극문, 간사, 내관, 대릉, 노궁, 중충의 9혈 되어 있다. (좌우를 합하여 18혈이다.)

- 간사혈間使穴은 오행가운데 금金에 해당한다. 손바닥의 끝쪽으로 3촌, (3, 4지 수근手筋)양근간兩筋間의 오목하게 들어간 곳으로써, 수심주맥手心主脈이 행行하는 곳으로 경經혈에 해당한다. 6푼을 자입하되 일곱 번 호흡하는 동안 유침하며, 뜸은 3장을 뜬다.

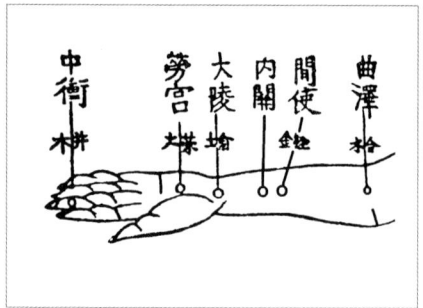

특성혈	정井	형滎	수兪	경經	합合	원原	락絡	극郄	모募
혈명	중충	노궁	대릉	간사	곡택	대릉	내관	극문	단중
깊이(分)	1	2	2	3	3	3	3	3	3

- 곡택혈曲澤穴은 오행가운데 수水에 해당한다. 팔꿈치 안쪽의 아래쪽 오목하게 들어간 곳으로써, 팔꿈치를 구부려서 취혈한다. 수심주맥手心主脈이 들어가는 곳으로 합合혈에 해당한다. 3푼을 자입하되 일곱 번 호흡하는 동안 유침하고, 뜸은 3장을 뜬다.

- 중충혈中衝穴은 오행가운데 목木에 해당한다. 가운데 손가락의 끝에서 부추잎사귀만큼 떨어진 부위의 함요처에 위치하며, 수심주맥手心主脈이 나오는 곳으로 정井혈에 해당한다. 1푼을 자입하되 세 번 호흡하는 동안 유침하며, 뜸은 1장을 뜬다.

- 노궁혈勞宮穴은 오행가운데 화火에 해당한다. 일명 오리혈五里穴로, 손바닥 중앙의 맥동처로, 수심주맥手心主脈이 유溜하는 곳으로 형滎혈에 해당한다. 3푼을 자입하되 여섯 번 호흡하는 동안 유침하며, 뜸은 3장을 뜬다.

- 대릉혈大陵穴은 오행가운데 토土에 해당한다. 손바닥의 끝쪽으로, 두 힘줄 사이 오목하게 들어간 곳으로써, 수심주맥手心主脈이 주注하는 곳으로 수兪혈에 해당한다. 6푼을 자입하되 일곱 번 호흡하는 동안 유침하며, 뜸은 3장을 뜬다.

- 내관혈內關穴은 수심주手心主의 낙혈로, 손바닥의 끝쪽으로, 손목으로부터 2촌 떨어져 있다. 별도로 소양으로 주행하는데, 2푼을 자입하며 뜸은 5장을 뜬다.

- 극문혈郄門穴은 수심주手心主의 극혈로, 손목으로부터 5촌 떨어져 있다. 3푼을

자입하며 뜸은 3장을 뜬다.
- 단중혈膻中穴은 심포의 복모혈로, 옥당혈玉堂穴의 아래로 1.6촌 떨어진 곳에 위치한다. 3푼을 자입하며, 뜸은 5장을 뜬다.

10) 수소양삼초경혈

수소양경은 관충, 액문, 중저, 양지, 외관, 지구, 회종, 삼양 사독, 천정, 청랭연, 소락, 노회, 견료, 천료, 천유, 예풍, 계맥, 노식, 각손, 사죽공, 화료, 이문혈로 이어진 23혈로 이루어져 있다(좌우를 합하여 46혈이다).

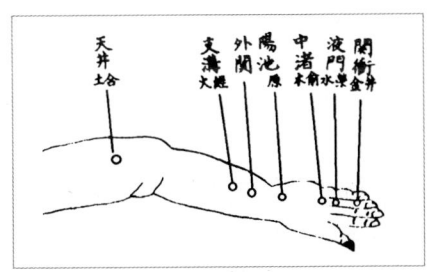

특성혈	정井	형滎	수兪	경經	합合	원原	락絡	극郄	모募
혈명	관충	액문	중저	외관	천정	양지	외관	회종	석문
깊이(分)	1	3	2	2	1	2	3	3	5

- 관충혈關衝穴은 오행가운데 금金에 해당한다. 넷째 손가락의 끝, 발톱의 바로 연접한 모서리에 있으며, 수소양맥이 나오는 곳으로 정井혈에 해당한다. 1푼을 자입하고, 호흡을 세 번하는 시간동안 유침하며, 뜸은 3장을 뜬다.
- 액문혈液門穴은 오행가운데 수水에 해당한다. 넷째 손가락의 본절앞의 오목하게 들어간 곳으로써, 수소양맥이 유溜하는 곳으로 형滎혈에 해당한다. 3푼을 자입하고, 뜸은 3장을 뜬다.
- 중저혈中渚穴은 오행가운데 목木에 해당한다. 넷째 손가락의 본절 뒤쪽 오목하게 들어간 곳으로써, 수소양맥이 주注하는 곳으로 수兪혈에 해당한다. 2푼을 자입하고, 호흡을 세 번하는 시간동안 유침하며, 뜸은 3장을 뜬다.

- 지구혈支溝穴은 오행가운데 화火에 해당한다. 손목에서 뒤쪽으로 3촌 떨어져 있으며, 요골과 척골의 사이의 오목하게 들어간 곳으로써, 수소양맥이 행行하는 곳으로 경經혈에 해당한다. 2푼을 자입하고, 호흡을 일곱 번하는 시간동안 유침하며, 뜸은 3장을 뜬다.

- 천정혈天井穴은 오행가운데 토土에 해당한다. 팔꿈치 바깥쪽 대골 뒤쪽의 두 힘줄사이의 오목하게 들어간 곳으로써, 팔꿈치를 구부려서 취혈한다. 수소양맥이 들어가는 곳으로 합合혈에 해당한다. 1푼을 자입하고, 호흡을 일곱 번하는 시간 동안 유침하며 뜸은 3장을 뜬다.

- 양지혈陽池穴은 일명 별양으로, 손목의 척측 횡문부에 있는 오목하게 들어간 곳으로써, 수소양맥이 지나는 곳으로 원혈이 된다. 2푼을 자입하고, 호흡을 세 번 하는 시간동안 유침하며, 뜸은 5장을 뜬다.

- 외관혈外關穴은 수소양경의 낙혈로, 손목의 뒤쪽으로 2촌 떨어진 오목하게 들어간 곳으로써, 별도로 심경으로 주행한다. 3푼을 자입하고, 호흡을 일곱 번하는 시간동안 유침하며, 뜸은 3장을 뜬다.

- 회종혈會宗穴은 수소양경의 극혈로, 손목의 뒤쪽으로 3촌 떨어진 함요처이다. 3푼을 자입하고, 뜸은 3장을 뜬다.

- 석문혈石門穴은 삼초의 복모혈로, 배꼽의 아래로 2촌 떨어진 곳에 위치한다. 5푼을 자입하며, 열번 숨을 쉬는 동안 유침하고, 뜸은 3장을 뜬다.

11) 족소양담경혈

족소양 담경은 동자료에서 시작하여, 청회, 상관, 함염, 현로, 현리, 곡빈, 솔곡, 천충, 부백, 규음, 완골, 본신, 양백, 임읍, 목창, 정영, 승영, 뇌공, 풍지, 견정, 연액, 첩근, 일월, 경문, 대맥, 오추, 유도, 거료, 환도, 풍시, 중독, 양관, 양릉천, 양교, 외구, 광명, 양보, 현종, 구허, 족임읍, 지오, 협계, 규음에 이르는 44혈로 이루어져 있다(좌우를 합하여 88혈이다).

- 규음竅陰에서 시작된다. 규음혈은 오행가운데 금金에 해당한다. 넷째발가락의

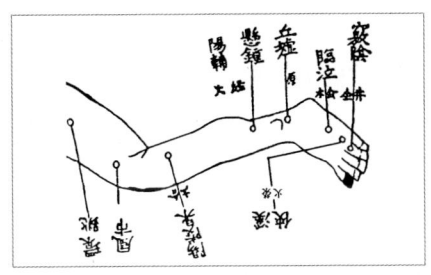

특성혈	정井	형榮	수兪	경經	합合	원原	락絡	극郄	모募
혈명	규음	협계	족임읍	양보	양릉천	구허	광명	외구	일월
깊이(分)	1	3	2	5	6	5	6	3	7

끝, 발톱의 바로 연접한 모서리에 있으며, 족소양맥이 나오는 곳으로 정井혈에 해당한다. 1푼을 자입하고, 호흡을 세 번하는 시간동안 유침하며, 뜸은 3장을 뜬다.

- 협계혈俠谿穴은 오행가운데 수水에 해당한다. 넷째발가락의 기골岐骨사이, 본절 앞의 오목하게 들어간 곳으로써, 족소양맥이 유溜하는 곳으로 형榮혈에 해당한다. 3푼을 자입하고, 호흡을 세 번하는 시간동안 유침하며, 뜸은 3장을 뜬다.

- 족임읍혈足臨泣穴은 오행가운데 목木에 해당한다. 넷째발가락의 본절 뒤편의 오목하게 들어간 곳으로써, 협계에서 1.5촌 떨어져 있다. 족소양맥이 주注하는 곳으로 수兪혈에 해당한다. 2푼을 자입하고, 호흡을 다섯 번하는 시간동안 유침하며, 뜸은 3장을 뜬다.

- 양보혈陽輔穴은 오행가운데 화火에 해당한다. 족외과의 위로 4촌 떨어진 곳으로, 보골輔骨의 앞, 절골의 가장자리에서 앞쪽으로 3푼, 구허혈에서 7촌 떨어진 곳에 위치하며, 족소양맥이행行하는 곳으로 경經혈에 해당한다. 5푼을 자입하고, 호흡을 일곱 번하는 시간동안 유침하며, 뜸은 3장을 뜬다.

- 양릉천혈陽陵泉穴은 오행상 토土에 해당한다. 무릎아래 1촌으로, 정강이뼈(腓骨)의 바깥쪽 함요처로써, 족소양맥이 들어가는 곳으로 합合혈에 해당한다. 6푼을 자입하고, 호흡을 열 번하는 시간동안 유침하며, 뜸은 3장을 뜬다.

- 구허혈丘墟穴은 외과의 앞쪽 아래로 오목하게 들어간 곳으로써, 임읍에서 3촌 떨어져 있다. 족소양맥이 지나는 곳으로 원혈이 된다. 5푼을 자입하고, 호흡을

일곱 번하는 시간동안 유침하며, 뜸은 3장을 뜬다.

- 광명혈光明穴은 족소양경의 낙혈로, 족외과의 위로 5촌에 위치하며, 별도로 궐음경으로 주행한다. 6푼을 자입하고, 호흡을 일곱 번하는 시간동안 유침하며, 뜸은 5장을 뜬다.

- 외구혈外丘穴은 족소양경의 극혈이며, 소양경의 맥기가 소생所生하는 곳이며, 외과위로 7촌 떨어진 곳에 해당한다. 3푼을 자입하고, 뜸은 3장을 뜬다.

- 일월혈日月穴은 담의 복모혈이며, 기문혈期門穴의 아래로 1.5촌 떨어진 곳에 위치한다. 족태음과 소양맥이 교회하는 혈이며, 7푼을 자입하며, 뜸은 5장을 뜬다.

12) 족궐음간경혈

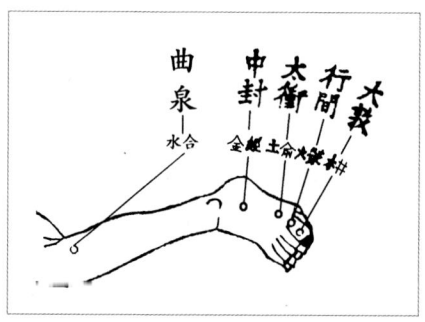

특성혈	정井	형榮	수兪	경經	합合	원原	락絡	극郄	모募
혈명	대돈	행간	태충	중봉	곡천	태충	여구	중도	기문
깊이(分)	3	6	3	4	6	3	2	3	4

족궐음간경은 대돈, 행간, 태충, 중봉, 여구, 중도, 슬관, 곡천, 음포, 오리, 음렴, 장문, 기문에 이르는 13혈로 이루어져 있다. (좌우를 합하여 26혈이다)

- 대돈혈大敦穴은 오행가운데 목木에 해당한다. 엄지발가락의 발톱끝에서 부추잎 사귀사귀만큼 떨어진 곳으로, (발가락 상부의) 털이 나는 부위에 위치한다. 족궐음 맥이 나오는 곳으로 정井혈에 해당한다. 3푼을 자입하고, 호흡을 열 번하는 시간

동안 유침하며, 뜸은 3장을 뜬다.

- 행간혈行間穴은 오행가운데 화火에 해당한다. 엄지발가락 사이로, 촉지시 맥동이 느껴지는 오목하게 들어간 곳으로써, 족궐음맥이 유溜하는 곳으로 형滎혈에 해당한다. 6푼을 자입하고, 호흡을 열 번하는 시간동안 유침하며, 뜸은 3장을 뜬다.

- 태충혈太衝穴은 오행가운데 토土에 해당한다. 엄지발가락의 본절후 2촌(혹은 1.5촌이라고도 한다.) 떨어진 오목하게 들어간 곳으로써, 족궐음맥이 주注하는 곳으로 수兪혈에 해당한다. 3푼을 자입하고, 호흡을 열 번하는 시간동안 유침하며, 뜸은 3장을 뜬다.

- 중봉혈中封穴은 오행가운데 금金에 해당한다. 족내과의 안쪽에서 앞으로 1촌 떨어진 부위에 있는데, 발을 뒤로 젖혔을 때 나타나는 오목하게 들어간 곳으로써, 발을 신전시, 두 근의 사이에서 취혈할 수 있다. 족궐음맥이 행行하는 곳으로 경經혈에 해당한다. 4푼을 자입하고, 호흡을 일곱 번하는 시간동안 유침하며, 뜸은 3장을 뜬다.

- 곡천혈曲泉穴은 오행가운데 수水에 해당한다. 무릎 안쪽 보골輔骨아래의 대, 소근의 사이(大筋上, 小筋下)에 있는 오목하게 들어간 곳으로써, 무릎을 구부려서 취혈한다. 족궐음맥이 들어가는 곳으로, 합습혈에 해당한다. 6푼을 자입하고, 호흡을 열 번하는 시간동안 유침하며, 뜸은 3장을 뜬다.

- 여구혈蠡溝穴은 족궐음맥의 낙혈로, 발의 안쪽에서 위로 5촌 떨어진 곳에 해당한다. (여기에서) 별도로 족소양경으로 주행하는데, (자침시) 2푼을 자입하고, 호흡을 세 번하는 시간동안 유침하며, 뜸은 3장을 뜬다.

- 중도혈中都穴은 족궐음경맥의 극혈로, 족내과에서 위로 7촌 떨어진 경골중에 있는데 족소음맥과 서로 직교한다. (자침시) 3푼을 자입하고, 호흡을 여섯 번하는 시간동안 유침하며, 뜸은 5장을 뜬다.

- 기문혈期門穴은 간의 복모혈腹募穴로 가슴의 아래 제 2늑골단에 있으며, 불용혈不容穴의 옆으로 각 1.5촌 떨어진 곳에 위치한다. 양쪽 젖가슴의 똑바로 아래에 위치하며, 족태음, 궐음 및 음유맥이 교회하는 혈이며, 팔을 들어 취혈하고, 4푼을 자입하며, 뜸은 5장을 뜬다.

13) 독맥혈

독맥은 회음부의 수혈에서 시작하여 속에서 척주와 나란히 위로 풍부로 올라가고 뇌를 지나 이마를 순행하여 코에 이르고 은교혈에 들어가는데, 수태양소장경과 통하며, 이 혈이 후계혈이다.

- 장강혈長强穴은 "기의 음극(氣之陰郄)"이라고도 하는데, 독맥의 별락으로, 미저 끝에 위치하며, 족소음과 결합하는 곳이다. 3푼을 자입하고, 일곱 번 호흡하는 동안 유침하며, 뜸은 3장을 뜬다.
- 요수혈腰俞穴은 배해혈背解穴 또는 소공혈髓空穴 또는 요호腰戶라고도 하며, 제9요추아래에 위치하며, 독맥기가 발하는 곳이다. 3푼을 자입하고, 일곱 번 호흡하는 동안 유침하며, 뜸은 5장을 뜬다.
- 명문혈命門穴은 속루혈屬累穴이라고도 하는데, 제2요추아래에 위치하며, 독맥기가 발하는 곳이다. 엎드린 자세에서 취혈한다. 5푼을 자입하며, 뜸은 3장을 뜬다.
- 현추혈懸樞穴은 제1요추아래에 위치하며, 독맥기가 발하는 곳이다. 고개를 숙이고 취혈하고, 5푼을 자입하며, 뜸은 3장을 뜬다.
- 척중혈脊中穴은 제11흉추아래에 위치하며, 독맥기가 발하는 곳이다. 고개를 숙이고 취혈하며, 5푼을 자입하고, 뜸은 뜰 수 없으며, 잘못 뜸을 하면 곱사등이가 된다.
- 근축혈筋縮穴은 제9흉추아래에 위치하며, 독맥기가 발하는 곳이다. 고개를 숙이고 취혈하고, 5푼을 자입하고, 뜸은 3장을 뜬다.
- 지양혈至陽穴은 제7흉추아래에 위치하고, 독맥기가 발하는 곳이다. 고개를 숙이고 취혈하며, 5푼을 자입하고, 뜸은 3장을 뜬다.
- 신도혈神道穴은 제5흉추아래에 위치하고, 독맥기가 발하는 곳이다. 고개를 숙이고 취혈하며, 5푼을 자입한다. 다섯 번 호흡하는 동안 유침하며, 뜸은 5장을 뜬다.
- 신주혈身柱穴은 제3흉추아래에 위치하고, 독맥기가 발하는 곳이다. 고개를 숙이고 취혈하며, 5푼을 자입한다. 다섯 번 호흡하는 동안 유침하며, 뜸은 5장을 뜬다.

- 도도혈陶道穴은 대추혈大椎穴의 극돌기 아래에 있는데, 독맥과 족태양경맥이 교회하는 혈이며, 고개를 숙이고 혈을 취하며, 5푼을 자입한다. 다섯 번 호흡하는 동안 유침하며, 뜸은 3장을 뜬다.
- 대추혈大椎穴은 제1흉추上의 오목하게 들어간 곳으로써, 수족삼양경과 독맥이 교회하는 혈이며, 5푼을 자입하며, 뜸은 9장을 뜬다.
- 아문혈瘂門穴은 설횡혈 또는 설염혈이라고도 하며 뒷목의 뒤편, 후발제의 함요부에 있으며, 여기에서 안쪽으로 들어가 설근과 연계된다. 독맥과 양유맥이 교회하는 혈이며, 고개를 위로 쳐들고 취혈한다. 4푼을 자침하고, 뜸은 뜰 수 없으며, 잘못 뜸을 하면 벙어리가 된다.
- 풍부혈風府穴은 설본이라고도 하며, 뒷머리 후발제에서 위로 1촌 떨어진 곳에 위치한다. 대근大筋사이의 오목한 곳에 있는데, 말을 빨리하면 기육이 돋고, 말을 하지 않으면 그 기육이 가라앉는다. 독맥과 양유맥이 교회하는 혈이며, 뜸은 뜰 수 없으며, 뜸을 잘못 뜨면 벙어리가 된다. 4푼을 자입하며, 세 번 호흡하는 동안 유침한다.
- 뇌호혈腦戶穴은 잡풍匝風 또는 회액會額이라고도 하며, 침골상枕骨上, 강간强間에서 뒤로 1.5촌 떨어진 곳에 위치한다. 독맥과 족태양경맥이 교회하는 혈이며, 이 혈은 또한 별도로 뇌와 낙絡하여 교회하는 혈처이기도 한다. 뜸은 뜰 수 없으며, 잘못 뜸을 하면 벙어리가 된다.
- 강간혈强間穴은 대우大羽라고도 하며, 후정後頂에서 뒤로 1.5촌부위에 위치한다. 독맥기가 발하는 곳으로, 3푼을 자입하며, 뜸은 5장을 뜬다.
- 후정혈後頂穴은 교충交衝이라고도 하며, 백회에서 뒤로 1.5촌에 있으며, 침골상枕骨上에 위치한다. 독맥기가 발하는 곳으로, 4푼을 자입하며, 뜸은 5장을 뜬다.
- 백회百會는 삼양오회라고도 하는데, 전정에서 뒤로 1.5촌에 있으며, 정수리 중앙의 가마부위에 있으며, 눌러보면 손가락 끝이 약간 들어갈 만한다. 독맥과 족태양맥이 교회하는 혈이다. 3푼을 자입하며, 뜸은 3장을 뜬다.
- 전정혈前頂穴은 신회혈에서 뒤로 1.5촌에 있는 뼈사이의 오목하게 들어간 곳으로써, 독맥기가 발하는 곳이다. 4푼을 자입하며, 뜸은 5장을 뜬다.
- 신회혈囟會穴은 상성혈의 뒤쪽으로 1촌에 있는 두정골과 전두골 사이의 오목하

게 들어간 곳으로써, 독맥기가 발하는 곳이다. 4푼을 자입하며, 뜸은 5장을 뜬다.

- 상성혈上星穴은 두개골상에 위치하는데, 코위로 머리의 중앙선을 따라 똑바로 올라가, 전발제로부터 1촌 들어간 곳으로 콩이 들어갈 만한 정도의 함요처이다. 독맥기가 발하는 곳으로 3푼을 자입한다. 여섯 번 호흡하는 동안 유침하며, 뜸은 3장을 뜬다.

- 신정혈神庭穴은 코에서 똑바로 올라간 전발제에서 5푼 들어간 곳에 있는데, 독맥, 족태양, 양명의 경기가 모이는 곳이다. 금침혈로써 침을 (함부로) 놓으면 안 된다. (침을 잘못 놓으면) 전질癲疾이 생길 수 있고 눈이 멀 수 있다. 뜸은 세장을 뜬다.

- 소료혈素髎穴은 면왕혈面王穴이라고도 하며, 코의 준두부위에 위치한다. 독맥기가 발하는 곳으로, 3푼을 자입한다. 뜸은 금한다.

- 수구혈水溝穴은 콧날아래의 인중에 위치한다. 독맥과 수양명과 족양명맥이 교회하는 혈이며, 입술에 곧은 방향으로 취혈한다. 3푼을 자입하고, 일곱 번 호흡하는 동안 유침하며, 뜸은 3장을 뜬다.

- 태단혈兌端穴은 윗입술의 끝부위에 위치한다. 수양명맥기가 발하는 곳으로, 3푼을 자입한다. 여섯 번 호흡하는 동안 유침하며, 뜸은 3장을 뜬다.

- 은교혈齦交穴은 입술 안쪽의 이와 잇몸의 연결부위에 위치한다. 3푼을 자입하며, 뜸은 3장을 뜬다.

14) 임맥혈

임맥은 회음에서 일어나, 곡골, 중극, 관원, 석문, 기해, 음교, 신궐, 수분, 하완, 건리, 중완, 상완, 거궐, 구미, 중정, 전중, 옥당, 자궁, 화개, 선기, 천돌, 염천, 승장에 이르는 24혈로 이루어진다. 임맥은 중극의 아래에서 시작하여 복부를 순행하여 위로 인후에 이르며 수태음폐경과 통하는데, 이 혈이 열결혈이다.

- 회음혈會陰穴은 일명 병예혈屛翳穴로, 항문과 전음의 사이에 위치한다. 임맥과 별도로 독맥, 충맥맥이 연락하는 교회혈이며, 2촌을 자입하고, 세 번 호흡하는

동안 유침하며, 뜸은 3장을 뜬다.

- 곡골혈曲骨穴은 횡골상橫骨上, 중극혈 아래 1촌의 모제부 오목하게 들어간 곳으로써, 맥의 박동이 손가락에 느껴지는 곳이다. 임맥과 족궐음맥이 교회하는 혈이며, 1.5촌을 자입하고, 일곱 번 호흡하는 동안 유침하며, 뜸은 3장을 뜬다.

- 중극혈中極穴은 방광의 복모혈이다. 일명 기원혈氣原穴 또는 옥천혈玉泉穴로, 배꼽의 아래에서 4촌 떨어진 곳에 위치하며, 족삼음, 임맥이 교회하는 혈이며, 2촌을 자입하고 일곱 번 호흡하는 동안 유침하며, 뜸은 3장을 뜬다.

- 관원혈關元穴은 소장의 복모혈이다. 일명 차문혈次門穴로 배꼽의 아래로 3촌 떨어진 곳에 위치한다. 족삼음과 임맥이 교회하는 혈이며, 2촌을 자입하고, 일곱 번 호흡하는 동안 유침하며, 뜸은 7장을 뜬다.

- 석문혈石門穴은 삼초의 복모혈이다. 이기혈利機穴 또는 정노혈精露穴 또는 단전혈丹田穴 또는 명문혈命門穴이라고도 불리는데, 배꼽의 아래로 2촌 떨어진 곳에 위치하며, 임맥기가 발하는 곳이다. 5푼을 자입하며, 열번 숨을 쉬는 동안 유침하고, 뜸은 3장을 뜬다. (여자는 자침해서는 안 되는데) 한가운데 잘못 뜸을 뜨면 불임을 유발할 수 있다.

- 기해혈氣海穴은 발앙혈脖胦穴 또는 하황혈下肓穴로 배꼽의 아래로 1.5촌 떨어진 곳에 위치한다. 임맥기가 발하는 곳으로 1.3촌을 자입하며, 뜸은 5장을 뜬다.

- 음교혈陰交穴은 소관혈少關穴 또는 횡호혈橫戶穴이라고도 하며 배꼽에서 아래로 1촌 떨어진 곳에 위치하며, 임맥과 충맥이 교회하는 혈이다. 8푼을 자입하며, 뜸은 5장을 뜬다.

- 제중혈臍中穴은 일명 기사라고도 하는 신궐혈이다. 뜸은 3장을 뜨되, 자침해서는 안 되는 혈이다. 잘못 자침하여 악창이나 궤양이 생겨 대변이 유출되는 병증에 이른 환자는 죽을 수도 있다.

- 수분혈水分穴은 하완혈에서 아래로 1촌, 배꼽의 위로 1촌 떨어진 곳에 위치한다. 임맥기가 발하는 곳으로, 1촌을 자입하며, 뜸은 5장을 뜬다.

- 하완혈下脘穴은 건리혈의 아래로 1촌 떨어져 있으며, 족태음, 임맥이 교회하는 혈이다. 1촌을 자입하며, 뜸은 5장을 뜬다.

- 건리혈建里穴은 중완혈 아래 1촌 떨어진 곳에 위치한다. 5푼을 자입하고, 열 번

숨을 쉬는 동안 유침하며, 뜸은 5장을 뜬다.

- 중완혈中脘穴은 일명 태창혈로, 胃의 복모혈이다. 상완혈의 아래로 1촌 떨어져 있으며, 검상돌기와 배꼽의 중간부위에 위치하며, 수태양, 수소양 및 족양명이 생生하는 혈로, 임맥이 교회하는 혈이다. 1.2촌을 자입하며, 뜸은 7장을 뜬다.

- 상완혈上脘穴은 거궐아래로 1.5촌, 검상돌기에서는 3촌 떨어져 있다. 임맥과 족양명 및 수태양맥이 교회하는 혈이며, 8푼을 자입하고, 뜸은 5장을 뜬다.

- 거궐혈巨闕穴은 심의 복모혈이다. 구미혈의 아래로 1촌 떨어져 있고, 임맥기가 발하는 곳이다. 6푼을 자입하며, 일곱 번 호흡하는 동안 유침하며, 뜸은 5장을 뜬다.

- 구미혈鳩尾穴은 미예 또는 갈한𩩲骭라고도 하는데, 가슴의 앞, 검상돌기의 아래로 5푼 떨어진 곳에 위치한다. 임맥의 낙혈로, 침이나 뜸을 해서는 안 된다.

- 중정혈中庭穴은 단중혈의 아래로 1.6촌 떨어진 오목하게 들어간 곳으로써, 임맥기가 발하는 곳이다. 누운 상태에서 취혈하는데, 3푼을 자입하며, 뜸은 5장을 뜬다.

- 단중혈檀中穴은 일명 원아혈元兒穴로, 옥당혈의 아래로 1.6촌 떨어진 오목하게 들어간 곳으로써, 임맥기가 발하는 곳이다. 누운 상태에서 취혈하는데, 3푼을 자입하며, 뜸은 5장을 뜬다.

- 옥당혈玉堂穴은 일명 옥영혈로, 자궁혈의 아래로 1.6촌 떨어진 함요처에 있고, 임맥기가 발하는 곳이다. 고개를 쳐들고 취혈하는데, 3푼을 자입하며, 뜸은 5장을 뜬다.

- 자궁혈紫宮穴은 화개혈의 아래로 1.6촌 떨어진 오목하게 들어간 곳으로써, 임맥기가 발하는 곳이다. 고개를 쳐들고 취혈하는데, 3푼을 자입하며, 뜸은 5장을 뜬다.

- 화개혈華蓋穴은 선기혈의 아래로 1촌 떨어진 오목하게 들어간 곳으로써, 임맥기가 발하는 곳이다. 고개를 쳐들고 취혈하는데, 3푼을 자입하며, 뜸은 5장을 뜬다.

- 선기혈璇璣穴은 천돌혈의 아래 1촌 떨어진 가운데의 오목하게 들어간 곳으로써, 임맥기가 발하는 곳이다. 고개를 쳐들고 취혈하는데, 3푼을 자입하며, 뜸은 5장

을 뜬다.
- 천돌혈天突穴은 일명 옥호혈玉戶穴인데 목의 후두융기의 아래로 2촌 떨어진 곳으로, 가운데가 오목하게 들어간 곳이다. 음유맥과 임맥이 교회하는 혈이며, 고개를 숙이고 취혈하는데, 1촌을 자입하고, 일곱 번 호흡하는 동안 유침하며, 뜸은 3장을 뜬다.
- 염천혈廉泉穴은 일명 본지혈本池穴로, 턱의 아래, 후두결절의 위, 설본舌本의 아래에 위치한다. 음유맥과 임맥이 교회하는 혈이며, 2푼을 자입한다. 세 번 호흡하는 동안 유침하고, 뜸은 3장을 뜬다.
- 승장혈承漿穴은 일명 천지혈로, 앞쪽 아랫입술의 밑에 위치한다. 족양명과 임맥이 교회하는 혈이며, 입을 벌린 상태에서 입을 열고 취혈한다. 3푼을 자입하고, 여섯 번 호흡하는 동안 유침하며, 뜸은 3장을 뜬다.

(3) 경외기혈經外奇穴

기혈奇穴, 경외혈經外穴이라고도 부르는 것으로 십사경맥十四經脈에 속하지 않은 혈자리를 뜻한다. 경험적으로 치료효과가 있는 혈처를 의미하며 끊임없이 보충되고 있으며 그 수는 지금 1,500여 개를 넘는다. 근래에 새로 보충되는 새로운 혈들도 넓은 의미에서는 경외기혈에 포함된다. 경외기혈은 경락 이론에 의하여 작용과 적응증을 해석할 수 없으며 위치를 정하는 방법도 법칙성이 없다.

(4) 아시혈阿是穴

통증이 느껴지는 부위 안에서 눌렀을 때 민감하게 느껴지는 지점을 말한다. 여기서 '아阿'는 의성어로서 압통점을 눌렀을 때 "아야" 또는 "아" 하고 내뱉는 소리를 표현한 것이다. 즉 아시혈이라는 용어의 의미는 눌렀을 때 아픈 부위가 곧 혈자리라는 의미이며 임상에서 널리 응용된다. 그러나 우리는 "아픈 곳이 반드시 혈을 의미하는 것은 아니다"는 가능성도 늘 염두에 두어야 한다. 정형의학의 창시자인 시리악스(Edgar Ferdinand Cyriax; 1874-1955)는 '아픈 곳만 치료하는 의사는 바보다'라는 유명한 말을 남기기도 했다. 이른바 연관통이라는 관점에서다. 연관통이란 손상 받은 장기나 신체 부위보다 다른 곳에서 느껴지게 되는 통증을 말한다. 물론 통증을 인식하는 곳과 눌러서 아픈 곳은 개념적으로 다른 뜻이기는 하지만 말이다. 이에 대해서는 뒤에 신경과의 연관성(11장-8. 자침과 신경작용)을 살피는 기회에 다시 부연하기로 한다. 어찌됐든 통증을 치료함에 있어서 통증의 일차적 원인부위에 기인한 것과 그렇지 않은 것을 구분하는 것은 매우 중요한 일이다.

(5) 특수기능혈

이는 별도의 기혈을 의미하는 것이 아니라 활용상, 또는 기능상 특별한 성질을 갖는 혈들의 모음이라 할 수 있다.

오수(五輸/五腧)혈

《영추》의 첫편(〈구침십이원〉)에 침의 원리와 침의 종류에 대한 설명이 끝나면 오수五輸라고 하는 다섯 종의 특성혈에 대해 자세한 설명이 이어진다. 십이경맥의 손발 끝에서 팔꿈치 및 무릎 관절의 사이에 있는 각각 정井·형滎·수兪·경經·합合으로 명명된 5개씩의 특정 혈을 가리킨다. 정井은 맥기脈氣가 나오는 곳(所出爲井; 나오는 곳이 정), 형滎은 맥기가 흐르는 곳(所溜爲滎; 떨어져 흐르는 곳이 형), 수兪는 맥기가 잘 흐르는 곳(所注爲兪; 힘차게 흐르는 곳이 수), 경經은 맥기가 지나가는 곳(所行爲經; 잘 지나는 곳이 경), 합合은 맥기가 들어가는 곳(所入爲合 ; 들어가는 곳이 합)을 뜻하는 말로 모두가 물을 취한 의미를 담고 있다. 정혈井穴은 대부분(용천혈湧泉穴은 발바닥) 손과 발끝에 있고 형혈滎穴은 끝으로부터 두 번째 침혈이며 수혈兪穴은 세 번째 침혈이다. 경혈經穴은 네 번째 또는 다섯 번째에 있고 합혈合穴은 거의 팔꿈치 또는 무릎 부위에 위치해있다.

《영추》〈본수〉편에서는 이어서 오수혈의 계절에 따른 활용에 대해 다음과 같이 설명하고 있다.

[표 5-7] 12경經별 오수혈과 원혈

음경(臟)	폐	비	심	신	심포락	간	계절자법
정(목)	소상	은백	소충	용천	중충	대돈	봄에 자침
형(화)	어제	대도	소부	연곡	노궁	행간	여름에 자침
수(土)	태연	태백	신문	태계	대릉	태충	늦여름에 자침
경(금)	경거	상구	영도	부류	간사	중봉	가을에 자침
합(수)	척택	음릉천	소해	음곡	곡택	곡천	겨울에 자침
양경(腑)	대장	위	소장	방광	삼초	담	의미
정(금)	상양	여태	소택	지음	관충	규음	나와 시작됨
형(수)	이간	내정	전곡	통곡	액문	협계	방울져 흐름
수(목)	삼간	함곡	후계	속골	중저	임읍	물길로 흐름
원	합곡	충양	완골	경골	양지	구허	흘러 지남
경(화)	양계	해계	양곡	곤륜	지구	양보	주행함
합(토)	곡지	삼리	소해	위중	천정	양릉천	들어감

봄에는 형혈을 취하고, 여름에는 수혈을 취하며, 가을에는 합혈을 취하고 겨울에는 정혈을 취한다. 이유는 계절에 따라 장부의 활동이 다르고 기의 위치가 다르며 병사가 있는 곳이 다르기 때문이다(春取絡脈諸榮大經分肉之間, 甚者深取之, 間者淺取之. 夏取諸腧孫絡肌肉皮膚之上. 秋取諸合, 餘如春法. 冬取諸井諸腧之分, 欲深而留之. 此四時之序, 氣之所處, 病之所舍, 藏之所宜).

원혈原穴

'원原'은 '원源'의 본 글자로 '물이 흘러나오는 근본'이라는 의미를 담고 있다. 원은 장부臟腑의 원기原氣가 경맥에 머물러 있는 곳을 뜻하는 혈자리로 손목과 발목 아래에 위치한다. 경맥별로 한곳씩(좌우로 두 혈) 열두 곳이다. 주의해야 할 것은 12개의 원이 두 가지 의미로 기술되어 약간의 혼란을 야기할 수 있는 점이다. 《영추》〈구침십이원론〉에서는 "오장에 질병이 있으면 반응이 십이원에서 나타나고 12원은 오장(폐, 심, 간, 비, 신)에 각각 태연, 대릉, 태충, 태백, 태계로 2개씩, 그리고 고膏, 황肓이 원혈이 각각 구미와 발앙 하나씩 있어 이를 12원이라고 한다"고 하였다. 그러나 일반적으로는 앞의 오장의 원原(간—태충, 심포—대릉, 비—태백, 폐—태연, 신—태계)에 심경의 신문神門혈, 그리고 6부 경맥의 원혈 6개 (합곡合谷: 대장경大腸經), 완골(腕骨: 소장경小腸經), 양지(陽池: 삼초경三焦經), 충양(衝陽: 위경胃經), 구허(丘墟: 담경膽經), 경골(京骨: 방광경膀胱經)를 합한 12종 24혈을 말한다. 해당 경맥의 병태를 나타내기 때문에 진단 및 치료에 모두 활용된다. 이 십이원은 실제적 활용과는 별도로 경혈의 형성과 발전과정에 있어서 중요한 사적 의의를 가진다. 가령, 폐경의 원原은 폐경이 형성된 시초라는 원조의 의미를 가지기 때문이다. 이를 뒷받침하는 것에 경맥혈이라는 것이 있다. 삼음삼양으로 호칭되는 경맥혈 부위는 완과부腕踝部의 맥동처로 12경맥의 원原과 일치하며, 경락학설의 형성초기에 이 맥동처의 박동은 진찰과 치료에 있어서 아주 중요한 지점이었다. 삼음삼양의 맥동처(경맥혈)는 본래 손으로 맥진을 행하던 곳이면서 뜸과 폄을 행하던 곳으로 말하자면 이것이 원시 경맥개념의 초기 성립시기라고 한다면 이때에 사지 원위부의 맥동처와 두면이나 체간부의 병증부위를 선형적으로 연결하면서 경맥이 형성된 것으로 보는 것은 매우 자연스러운 추론과정이 될 것이다. 선인들은 신체에 어떤 병증이 생겼을 때 사지 원위부의 맥동과의 연관관계를 설정하고 당시의 치료수단이었을 뜸(灸)과 폄砭, 사혈의 방식을 통해 완화나 해소를 경험했을 것이다. 그리고 여기에서 발전하여《내경》의 맥진과 12경맥 경맥병증에 대한 침구치료가 체계를 갖추게 되었을 터이다. 다음으로는 원혈과 두면·체간부와의 선형적인 연결을 토대로 원原을 중심으로 한 새로운 기혈의 탐색과 발견이 이루어졌을 것이다. 원의 전후로 효용을 가진 특이점들은 주의깊게 탐색되었을 것이고, 효능적 공통성과 차이점을 토대로 분류되었을 것이며, 정, 형, 수, 경, 합으로 명명되었을 것이다.

낙혈絡穴

경맥에서 분지하여 종횡으로 얽힌 채 체표에 나타나면서 박동하지 않는 맥을 낙맥이라 한다. 그런데 십오락맥十五絡脈이 갈라져 나온 낙맥의 분기점 역시 진맥처이자 침구치료를 하는 치료혈이기도 하였다. 특별히 낙혈들은 그가 속한 경맥과 표리 관계의 경맥 및 갈라져 나간 낙맥의 병을 치료하는 작용이 있다. 다만, 낙혈 중에서 독맥督脈의 장강長强, 임맥任脈의 구미鳩尾, 비의 대락(脾之大絡)인 대포大包혈 등 표리 관계로 가는 낙맥이 없으므로 표리 관계의 경맥에 생긴 병을 치료하는 작용은 당연히 없다.

낙명	소속경맥	낙명	소속경맥	낙명	소속경맥
열결(列缺)	폐경(肺經)	지정(支正)	소장경(小腸經)	여구(蠡溝)	간경(肝經)
내관(內關)	심포경(心包經)	풍륭(豊隆)	위경(胃經)	대종(大鍾)	신경(腎經)
통리(通里)	심경(心經)	광명(光明)	담경(膽經)	장강(長强)	독맥(督脈)
편력(偏歷)	대장경(大腸經)	비양(飛揚)	방광경(膀胱經)	구미(鳩尾)	임맥(任脈)
외관(外關)	삼초경(三焦經)	공손(公孫)	비경(脾經)	대포(大包)	비의 대락(脾之大絡)

극혈郄穴

극郄은 틈이라는 뜻을 포함하며 따라서 극혈이란 기혈이 특히 많이 모이는 혈이라는 의미를 담고 있다. 장부에 병이 새로 생기는 경우에는 해당한 경맥의 극혈에 반응이 나타난다. 극혈은 십이경맥에 각기 하나씩 있고 기경팔맥 가운데는 양교맥, 음교맥, 양유맥, 음유맥에 각기 하나씩 있어 모두 열여섯 개이다. 그 각각은 수태음폐경에 공최孔最, 수궐음심포경에 극문郄門, 수소음심경에 음극陰郄, 수양명대장경에 온류溫溜, 수소양삼초경에 회종會宗, 수태양소장경에 양로養老, 족태음비경에 지기地機, 족궐음간경에 중도中都, 족소음신경에 수천水泉, 족양명위경에 양구梁丘, 족소양담경에 외구外丘, 족태양방광경에 금문金門, 양유맥에 양교陽交, 음유맥에 축빈築賓, 양교맥에 부양跗陽, 음교맥에 교신交信이다. 주로 해당경맥의 급성병에 대한 진단점이자 치료처이다.

복모혈腹募穴

모혈募穴을 뜻하며, 가슴과 배의 혈 가운데서 장부의 기가 모여드는 혈을 의미한다. 흉복부에 위치해 있으므로 복모혈이라고 부르는데, 12개 장부에 1개씩 있으며 해당 장부가 위치하고 있는 가까이에 있다. 오장육부의 음양편성偏盛을 조정하는 작용이 있어 치료혈로도 응용된다. 폐의 모혈—중부中府, 심의 모혈—거궐巨闕, 심포의 모혈—단중膻中, 간의 모혈—기문期門, 비의 모혈—장문章門, 신의 모혈—경문京門, 대장의 모혈—천추天樞, 소장의 모혈—관원關元, 위의 모혈—중완中脘, 담의 모혈—일월日月, 방광의 모혈—중극中極, 삼초의 모혈—석문石門이다. 오장육부의 진단(장부의 이상시에 모혈부위에 이상반응이 출현하게 된다)과 치료의 대표적인 국소혈로 해당 장부의 급·만성 질병 치료에 주로 활용된다.

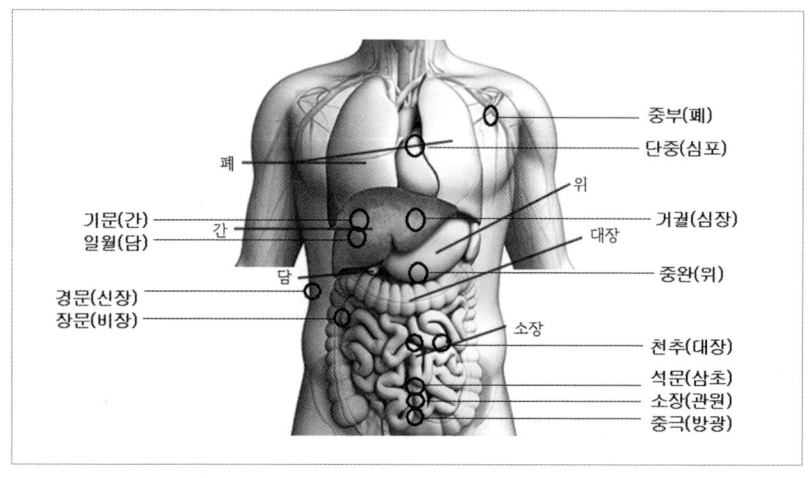

[그림 5-7] 복모혈의 대략적인 위치　실질 장기와의 근접성에 주목

위의 그림에서 복모혈의 실제 장기와의 위치를 주의 깊게 살펴보자. 그리고 자침의 깊이를 보며 조금만 더 가보자. 심자시 기흉이나 실질 장기의 자상 우려가 있는 단중(심포경)과 중부(폐), 경문(간)등은 상대적으로 천자하고 피부에서 공간적으로 떨어져 있는 중극(방광), 관원(소장), 중완(위)등의 모혈은 매우 깊이 자입刺入하였다. 오장과 육부의 3차원적 해부학적 위치를 모르고서는 있을 수

없는 자침의 매뉴얼이다.

[표 5-8] 복모혈별 귀경과 자침 깊이(단위: 分)

장부	간	심	심포	비	폐	신	담	소장	삼초	위	대장	방광
복모혈	기문	거궐	단중	장문	중부	경문	일월	관원	석문	중완	천추	중극
귀경	간경	임맥		간경	폐경	담경	담경	임맥		위경	임맥	
자침깊이	4	6	3	8	3	3	7	20	5	12	5	20

이번에는 위치에 대한 고민을 해본다. 일찍이 일본의 침구의학자 요시오 마나카는 이에 관련한 문제의식을 가지고 독특한 실험을 진행하였는데 고대 의서에 제시된 복모혈 위치의 정확성에 관한 것이었다. 위 표에서 귀경을 보자. 각 장부의 복모혈이 해당 경맥에 속한 혈인 경우는 12개 경맥 중 4개밖에 없다. 나머지는 모두 타경의 혈위를 배속하였고 이 4개도 장부의 위치와 직접적으로 관계되는 위치의 혈자리로 볼 수 있다. 그는 결국 복모혈이라는 것은 장부가 위치한 부근의 혈위를 통해 직접적인 자극을 하기 위한 요처로 볼 수 있는데 왜 꼭 그곳이냐는 데에 의심을 가졌다. 그는 각 경의 원혈에 자석을 부착한 채 복부의 민감성 테스트를 통해 보다 적합한 복모혈의 위치를 찾을 수 있다고 주장[40]하였다. 그의 실측결과가 얼마나 정확했고 어느 정도의 의미부여가 가능한지에 대해 확신할 수는 없지만 나도 그의 문제인식에는 전적으로 동의한다. 복모혈의 어느 부위에, 어떤 자극이 어느 정도로 가해져야 치료에 도움이 될 수 있는 어떤 내부 변화를 유도할 수 있는지를 확인할 수 있어야 우리는 보다 효율적으로 임상에 활용할 수 있기 때문이다. 이는 다음에 기술할 배수혈에 관해서도 똑같이 적용될 수 있는 주제라고 생각한다.

---

[40]   Yoshio Manaka 외, 앞의 책, pp. 74-75, 133-139.

배수혈

배수혈은 오장육부의 경기經氣가 등에 주입되는 곳이라는 뜻에서 붙여진 이름이다. 《영추》〈배수〉편에서 기백은 오장의 배수혈에 대해 오장의 배수혈의 위치를 자세히 지적하면서(胸中大腧, 在杼骨之端, 肺腧在三椎之間, 心腧在五椎之間, 膈腧在七椎之間, 肝腧在九椎之間, 脾腧在十一椎之間, 腎腧在十四椎之間) 모두 척주의 양쪽으로 1.5촌 떨어져 있다고(皆挾脊相去三寸所, 則欲得而驗之, 按其處, 應在中而痛解.) 설명하였다. 지금의 자율신경의 연결도(아래 그림)를 보고 말하는 것처럼. 폐의 배수혈—폐수肺腧, 심포의 배수혈—궐음수厥陰腧, 심의 배수혈—심수心腧, 간의 배수혈—간수肝腧, 담의 배수혈—담수膽腧, 비의 배수혈—비수脾腧, 위의 배수혈—위수胃腧, 삼초의 배수혈—삼초수三焦腧, 신의 배수혈—신수腎腧, 대장의 배수혈—대장수大腸腧, 소장의 배수혈—소장수小腸腧, 방광의 배수혈—방광수膀胱腧. 배수혈 역시 해당되는 장부의 병과 그 장부와 연관된 기관의 병을 진단하고 치료하는 데 활용된다. 그런데 여기서 우리는 장부와 체표와의 임상적 연결에 있어서는 해당 장부의 이름이 들어간 경락보다는 경혈, 특히 복모혈과 여기서 논하는 배수혈이 더 자주 활용되는 점을 주목해 볼 필요가 있다. 사실, 장부와 경락순행노선과의 연계관점에서 침의학은 수모혈俞募穴의 적절한 운용을 통해서 일정정도 장부의 기능을 조절할 수 있는 방법을 찾아낼 수 있었지만 각 장부의 조절이 해당하는 경맥의 기혈을 통한 것은 아니었다. 특히 육부와의 관계가 그렇다. 가령, 양경(육부에 해당하는 경맥노선)의 경우 주로 대장경을 취해서 대장질환을, 소장경을 취해서 소장질환을, 그리고 방광경을 통해서 방광과 관계된 질환을 다스려 온 것은 아니었다는 얘기다. 오히려 복모혈을 사용하여 실질 장부에 대한 직접 자극의 효용을 실현할 수 있음을 알게 된 것과 배수혈을 사용하여 자율신경계통을 통한 간접적인 자극의 효용을 실현할 수 있는 방법론을 획득하게 됨으로써 비로소 경經은 장부와의 연결성을 확보하게 된 것으로 보아야 한다. 어찌보면 당연한게 대장경맥의 순행노선이 경맥의 노선이지 경의 노선은 아닌 것이기 때문이다.

우리는 그간 폐경의 경맥유주인 "속폐屬肺 낙대장絡大腸"에 얽매이고 "낙폐絡

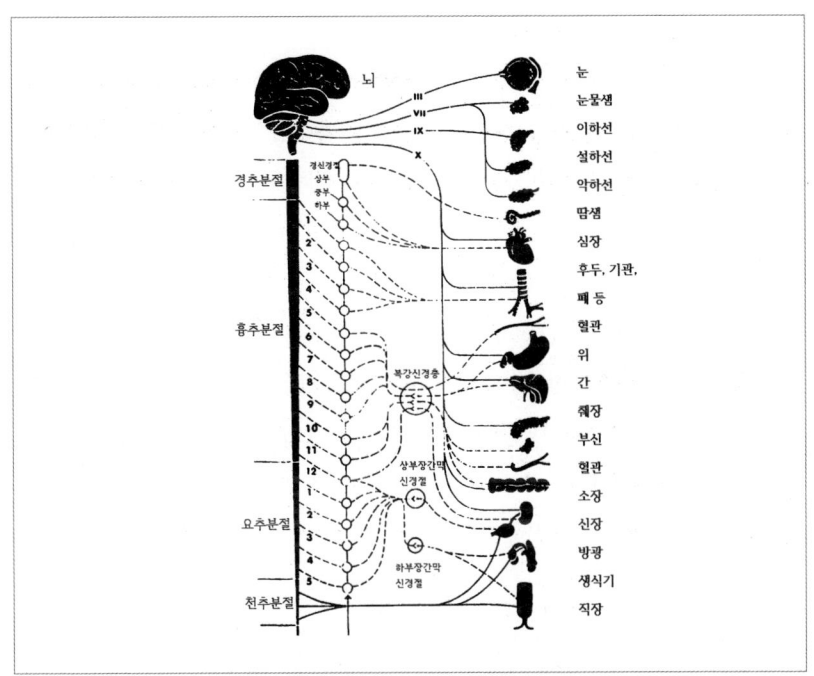

[그림 5-8] 배수혈과 자율신경과의 대략적 위치 비교

肺 속대장屬大腸"에 얽매인 채 너무나 많은 에너지를 소비해왔다.

6. 밝혀지는 경經특성

 침구학을 포함하여 한의학을 제대로 이해하지 못하는 사람들이 흔히 전가의 보도처럼 내세우는 것이 '과학적 규명' 운운하는 것이다. 그들은 한의학적 학문체계는 '무엇이라고 한다'는 식의 가설이나 학설에 해당하는 부분이 대부분으로 '무엇이다'라는 논리구조로 표현할 수 없는 곳이 너무 많은데다, 더불어 이들이 섞여 있고 이를 구분하기도 어렵다고 비판한다. 그러면서 그들은 이러한 논리체계에 기초한 한의학적 패러다임이 과학적이지 않다고 주장한다. 그들은 실험실에서 확인된 것이 아니면 모두 '과학적'이 아닌 것처럼, 심지어는 '물리·화학·생물학적으로 검증되지 않은 것은 모두 미신적'이라는 잘못된 식견을 바탕으로 한의학을 비과학적 프레임으로 가둔 채 스스로의 주장을 합리화하려고 한다. 그러나 한의학이 의학적 분야에 속한다고 해서 모두 실험실 속에서 '과학(분화된 학문)'의 하부분과인 '자연과학'으로만 한정되어 규정되어야 하는 것은 아니다. 이런 시각으로는 사회과학이나 인문과학이 왜 과학인지에 대한 이해조차 불가능할 것이다. 과학적이란 "사물의 현상에 관한 보편적 원리 및 법칙을 알아내고 해명하는 것을 목적으로 하는 학문에 근거한"이란 정의에서 보듯, 보다 중요한 것은 합리적이냐 아니냐의 문제인 것이다. 인과관계가 명백히 사실에 부합하지 않는 부분을 논리적으로 지적한다거나 지금의 언어로 해석해야할 부분의 연구가 부족하다든지 하는 지적들은 당연히 그럴 수 있고 사안이나 맥락에 따라서는 받아들일 수 있는 사항이다. 그러나 그릇되고 편협하며 배타적인 시각에서 비롯한 무조건적인 평가절하는 가당치 않다. 더구나 한의학적 치료수단의 양대 축이라 할 수 있는 침과 약은 수천 년간의 검증과정을 거쳐 온 학술체계였음에랴! 따라서 합리성의 잣대가 아닌 '자연과학'적 잣대로 수천 년간 주류의학으로 이어온 한의학적 치료행위를 '비과학'운운하며 지금의 자연과학적 수단과 틀로 억지로 가두려는 발상은 온당치 않은 논리이자 강변일 뿐이다. 역사적으로 검증된 결과마저 숙지하지 못한 채 눈 가린 경주마처럼 한 방향으로만 내달리는 것은 스스로의 무지함과 몽매를 드러낼 뿐이다. 혹시 있을지도 모를 이런 자들의 성취 자체는 존중받아야 하겠지만 이들의 이런 값싼 태도마저 시야에 두고 있을 필요는 없을 것이다. 이제 본론으로 돌아가 보자.

인체 경락에 대한 합리적인 해석의 필요성에 따라 그간 실체를 구명究明하기 위한 수많은 형태학적인, 또한 기능적인 연구들이 다각도로 이어지면서 그 객관적인 구조의 확인과는 별도로 이들에 대한 물리적, 화학적 또는 생물학적 특이성을 포함한 경락 현상들은 이미 다양하게 확인되고 있다. 경락 연구의 초기에 결합조직이 많은 부분에서 경락과 유사하다는 점을 들어 경락을 구조적으로 치환할 가능성으로 주목되기도 하였다. 가령, 경락과 경락을 따라 존재하는 콜라겐 섬유의 방향이 경락의 방향과 합치된다는 이른바 근막과 경맥의 노선상의 동질성 측면이 그러하였는데, 기능해부학적 관점에서 폐경, 담경, 위경이 특히 그러하였다. 그러나 이는 경락(광의)과의 동치관계로 보기보다는 경근의 일부로 이해하는 것이 보다 합당해 보인다. 또, 신경이나 혈관과 연계한 많은 연구들이 있었고, 신경과 연계된 분절성 연구, 근육이나 근막과의 연관으로 해석하거나 신경과 체액의 연장으로 해석한 예도 있었다. 자극에 대한 반응경로의 유사성으로 경락의 실체를 규명하려는 차원에서 한동안 순경감응과 경락을 연계하고자하는 다양한 연구가 있었고 북한에서는 김봉한(1916~1966?)에 의해 알려지지 않은 새로운 실체, 즉, 제3의 노선을 찾고자 하는 시도도 있었다(봉한학설). 그는 여태까지 밝혀지지 않았던 특이구조(봉한관과 봉한소체)를 찾았다고 하여 일시적으로 많은 관심을 끌었지만 검증이나 재현에 실패한 것으로 알려졌다. 얼마 전에는 이에 대한 재현연구(서울대 소광섭 교수 등)가 진행되기도 하였으나 이는 경락계통의 성립과정이나 작용 등을 고려할 때 본원적 의미의 경락계통의 실체규명과는 거리가 있어 보인다. 그 이유에 대해서는 이 글의 전편

김봉한金鳳漢의 경락가설

1941년 서울대학교의 전신인 경성제국대학 의학부를 졸업하고, 한국전쟁에 참여하였으며 후에 월북하여 평양의과대학에서 인체에 존재하는 경락의 실체에 대해 연구하였다. 북한 내각 직속 기관인 경락연구원의 원장이기도 했던 김봉한은 1950년대 말부터 경락의 실체에 대한 연구를 시작해 1961년부터 1965년까지 다음과 같은 내용을 중심으로 하는 다섯 편의 논문을 발표했다. 그 골자는 다음과 같다.

- 생물체의 몸에는 신경이나 혈관, 림프계등 기존의 순환체계와는 또 다른 순환체계가 있으며 이는 침의학적 경락과 일치한다. 이를 봉한관이라고 한다. 이곳은 다른 부위에 비해 전기 전도도가 높고 내부는 생체활성물질로 채워져 있다.
- 봉한관은 봉한소체라고 하는 특정한 지점을 기점으로 뻗어나가며 이 봉한소체와 경혈의 위치와 같다.
- 봉한관과 봉한소체에는 산알(살아있는 알)이라는 것이 연결되어 흐른다.
- 경락의 내부에서 끊임없이 운동하는 산알은 경락 속에서 서로 융합해 세포핵으로 발전해 세포 속으로 들어가고, 세포 속에서는 다시 산알로 분열돼 경락 속으로 들어오는 역동적인 과정이 되풀이된다.
- 산알은 미분화 줄기세포와 유사하며, 상처난 곳에도 공급되어 재생에 관여하기도 한다.
- 생물체가 사망하면 봉한관은 소멸한다.

그러나 실험과정상의 비인도적 생체실험문제가 국제사회에 알려지고 여러 차례 재현 실험이 시도되었으나 뚜렷한 성과를 보지 못함으로써 김봉한은 1960년대 중반에 조선민주주의인민공화국 당국에게 반당분자로 몰려 숙청된 것으로 알려졌다.

을 통하여 자연스럽게 설명될 것이다. 결론부터 말하자면 경락체계는 이때까지 없었던 새로운 실체의 발견보다는 애초부터 있었던 기존의 대상을 새롭게 바라보고 해석하는 문제로 보이기 때문이다.

이제까지 구체적으로 경락계통의 형태를 명확히 보여주는 연구결과는 아직 없다. 왜 그럴까? 안에 있는 건 놔두고 없는 걸 밖에서 찾으려고 해서 그런 건 아닐까? 자연스럽게 근자의 연구 활동들은 대부분 이 같은 제3의 실체에 대한 탐색연구보다는 그 기능적 속성의 확인이나 임상적 효용에 관한 연구들이 주를 이룬다. 이들 연구들은 주로 전기나 자기, 내분비, 주파수 등의 관점에서 기존의 경락노선이 주변부와 다른 특이성을 검증하려는 시도들이 많으며 실제로 경락·경혈과 관련한 다양한 특성들이 규명되었고 지금도 규명을 위한 노력들이 계속되고 있다.

환처로부터 동떨어진 곳을 자침하여 얻을 수 있는 치료효과를 이해하고 설명하기 위해서는 물리적, 화학적, 생물학적인 연계가 필요하고 그러기 위해서는 자극을 매개할 수 있는 기질基質의 존재가 필요하며 이러한 매질의 핵심체로서의 체내 전해질 공간은 간과할 수 없는 실질이다. 또한 오수혈五腧穴의 예에서 보듯이 동일한 경에 위치한 혈이라 하더라도 원혈과 근혈간의 특성차이를 설명하기 위해서는 외연한 조직의 구조의 차이 또는 앞장(1장)에서 제시한 온도, 전기, 자기 등의 기능공간적 개념을 포함한 전해질장 내의 질적·양적 분포 역시 고려될 필요가 있다.

이제부터는 지속적으로 밝혀지고 있는 경락의 여러 가지 특성들에 대해 기술할 것이다. 그러나 경락(경혈도 마찬가지)의 특성을 지금의 관점에서 이해할 때 염두에 두어야할 것은 그들 각각이 가지는 특유의 생리적 특성들뿐만이 아니라 자극(예를 들면 자침)시에 활성화되는 기능적 성질의 중요성이다. 가령, 특정 경혈의 전기적 특성을 이해함에 있어서 그 부위가 가진 고유의 전위나 저항 등에 구조적 특이점뿐만 아니라 자침시의 내부적인 전기적 현상에 대한 특이거동도 함께 중시해야 한다는 것이다.

(1) 경經의 매질특성

가장 먼저 언급하고자 하는 것은 매질이다. 매질(媒質, transmission medium)이란 "어떤 물리적 작용을 한 곳에서 다른 곳으로 옮겨 주는 매개물"로 침의학에 있어서는 경經을 이루는 구조물들을 감싸 안고 있는 공간이라 할 수 있다. 따라서 신경, 혈관, 근육이 대륙大陸적이고 양量적이며 양陽적인 부조浮彫에 해당한다면 매질은 대양大洋적이고 음陰적인 환조丸彫에 해당하는 질적 공간이라 하겠다. 경經은 구조적 및 기능적 편차를 가진 공간이라고 할 수 있다. 편차를 가졌다는 뜻은 임의적(random)이라기보다는 특이적(specific or characterized)이라는 의미이다. 내가 지금까지 계속해서 알아오고 들어온 고문헌의 맥락적 강조점은 경經이란 것이 이들 구조와 기능의 총합이라는 것이다. 남녀 간의 사랑을 단편적으로 이해하는 사람들은 남녀 간의 손잡음과 입맞춤의 열정만을 보느라 공기라는 매질을 통해 마주보는 둘 사이의 눈빛의 온도를 제대로 이해하지 못한다. 그러나 눈에 콩깍지가 씌인 채 불타는 정염情炎을 주고받은 적이 있는 사람들은 안다. 타오르는 사랑의 8할은 눈빛이 원흉(?)이었음을. 경經을 보는 시각 역시 별반 다르지 않다. 경의 작용의 8할은 우리가 그동안 빼놓고 지내온 경수經水가 포함된 매질이다. 경수에는 이온이라는 다양한 물고기가 사는 전해질 바다이다. 이들 물고기들은 실제 물고기들처럼 깊이에 따라, 온도에 따라, 지형에 따라 사는 곳이 다르다. 이는 경혈점이 갖는 주요한 특성중 하나이다. 이에 대해서는 뒤편에서 부연할 것이다. 어떻게 알 수 있는가? 잡아보면 안다. 무엇으로 잡을까? 이온이라는 고기를 잡는 그물은 전기장치다(가령, 커패시터로 커패시턴스를 측정하면 편재의 불균일함이 드러나게 된다).

19세기 중반 근대 실험의학의 시조로 일컬어지는 프랑스인 생리학자 클로드 베르나르(Claude Bernard; 1813-1878)는 동물들이 놓여있는 외부환경에서 무슨 일이 일어나든지 간에 생명이 지속적이면서 독립적인 상태를 유지하는 상황을 표현하려고 '체내환경'이라는 용어를 사용했다. 그는 우리가 살아있다는 것은 바로 내부 환경의 신뢰성과 안정성, 즉 항상성 때문이라고 하였다. 그러면서 그는 모든 다세포 동물에게는 실제로 두 가지 환경, 즉 주변에 공기와 물이 있는 외부환경과 인체 내의 모든 세포가 담겨 있는 유동체에 의해 형성되는 체내환경을 갖는다는 점을 지적했다. 그는 "생명이란 체내환경의 안정성을 영구히 하려는 목표를 가진 모든 조직과 기관들이 계속적으로 평형 상태를 유지하려는 수많은 수정작업에 의해 유지된다는 것은 명백하다. 이러한 체내 환경의 안정성은 또다시 세포의 안정성을 영속시킨다."고 말한다. "복잡한 생명체는 액체로 되어 있는 체내환경 속에 사는 자연요소들인 단순 생명체가 모여 있는 것으로 생각해야 한다."면서[41]. 이 액체는 화학적 조성에 있어서 바닷물과 흡사하다. 체내환경은 순환하는 혈장과 세포가 담겨있는 영양을 함유한 액체로 이루어져 있다. 다양한 세포와 조직과 기관들은 체내환경의 안정성을 유지하려고 일을 한다. 이렇듯 사람의 항상성에 있어서 중요한 역할을 한다고 말하고 있는 바로 세포액이나 조직액이 경經에 있어서의 중요한 핵심적 매질이다.

그동안 대부분 경經이라는 복합구조로 파악하지 않고 등치관계로 인식했던 한계는 있었지만 경락계통을 간질액과 관련하여 연구한 사례는 간헐적이지만 꾸준히 있어왔다. 1997년 중국 과학원의 장웨이보(張維波: 1961~)는 '경락'을 "조직간질액에 존재하며 저항이 낮고 잘 흐르는 성질로 조직액이나 화학물질과 물리량을 운반할 수 있는 다공성 통로(經絡是一種存在於組織間質當中的 '具有低流阻性質的' 能夠運行組織液, 化學物質和物理量的多孔介質通道)"라고[42] 하였다. 또, 그는 추가 연구를 통해 이 통로에 대한 저 유압 저항 가설(low hydraulic resistance hypothesis)을 제시하였는데, 이 논고에서는 경락이 주변에 비해 수액의 흐름이 양호한 특성이 있음이 실험적으로 확인된다[43]고 주장하였다. 그들은 현대의 생리학은 간질액에는 거의 관심을 기울이지 않는다고 비판하면서 현대 생리학에서 우리가 알고 있는 간질액(interstitial fluid)은 고전적인 침의학 이론에서 위기衛氣에 대한 설명과 상당히 유사하다고 하였다. 이러한 견해는 고전적 경수經水이론을

---

41) 셔원 널랜드, 김학현 역. 몸의 지혜, (주)사이언스북스, 2002. pp73-75.
42) 『中醫經絡的科學的探索(1999, 臺灣, 啓業書局)』. 국내에 『현대과학으로 본 인체경락시스템(2003, 남봉현외 譯, 주민출판사)』으로 번역되어 있다.
43) Wei-Bo Zhang 외, A Discovery of Low Hydraulic Resistance Channel Along Meridians, J Acupunct Meridian Stud 2008;1(1):20-28.

담아내기에 상당히 부합한 가설이라는 생각이다. 그러나 그의 관점은 경락을 계통적으로 보지 못하고 간극間隙에 존재하는 유체로 인식한 한계가 있으며 간질액을 위기의 등치관계보다는 위기가 포함된 경수와의 대응이 보다 실제에 부합한다고 보는 필자의 생각과는 조금 편차가 있다. 간질액은 경을 구성하는 일부분이지 이것이 광의의 경락(meridian)은 아니며 이런 인식으로는 여타의 경의 속성들을 담아낼 수 없게 된다.

한편, 간질액 흐름과 관련된 모세혈관의 병렬분포(parallel nature of capill-aries)도 간질액이 방향성을 가진 흐름에 영향을 미친다[44]는 다른 이의 연구도 있었다. 이 또한 그간 간헐적으로 제기된 경락의 혈관외액(extravascular fluid)가설에 대한 합리성(어떻게 이런 흐름이 생길 수 있는지)의 제시라는 측면에서 주목할 만하다고 생각되며 경수經水의 거동을 설명하는데도 또한 참고할 만하다고 생각한다. 그러나 이들을 포함해서 경수와 연관된 연구로 노벨상을 수상한 일에 대해서 아는 사람들은 그리 많지 않은듯하다. 대략 20년전(2003년) 미국 존스홉킨스 대학 생화학교수인 피터 에이그리(Peter Agre; 1949~)는 "세포막의 수분 통로를 발견"한 공로로, 록펠러대학의 생화학교수인 로더릭 매키넌(Roderick Mackinnon; 1956~)은 "이온 통로의 구조 및 메커니즘을 연구"한 공로로 함께 노벨화학상을 받았다. 스웨덴 한림원은 축사를 통해 그들의 업적을 다음과 같이 축하하였다.

"물과 이온 통로에 관한 두 분의 근본의 발견은 원자 수준에서 작동하는 이 절묘하게 디자인된 분자기계를 볼 수 있게 해준 탁월한 업적입니다. 생명을 이루는 가장 풍부하고 근원적인 물질인 물의 수송, 그리고 작고 평범하지만 생명체에 절대적으로 필요한 구성성분인 이온의 수송에 관한 생화학적 기초를 이제 자세하게 이해할 수 있게 되었습니다. 스웨덴 왕립과학원의 진심 어린 축하를 전해 드립니다."

---

44) Wei Yao, 1 Yabei Li, Guanghong Ding, Interstitial Fluid Flow: The Mechanical Environment of Cells and Foundation of Meridians, Hindawi Publishing Corporation Evidence-Based Complementary and Alternative Medicine, 2012.

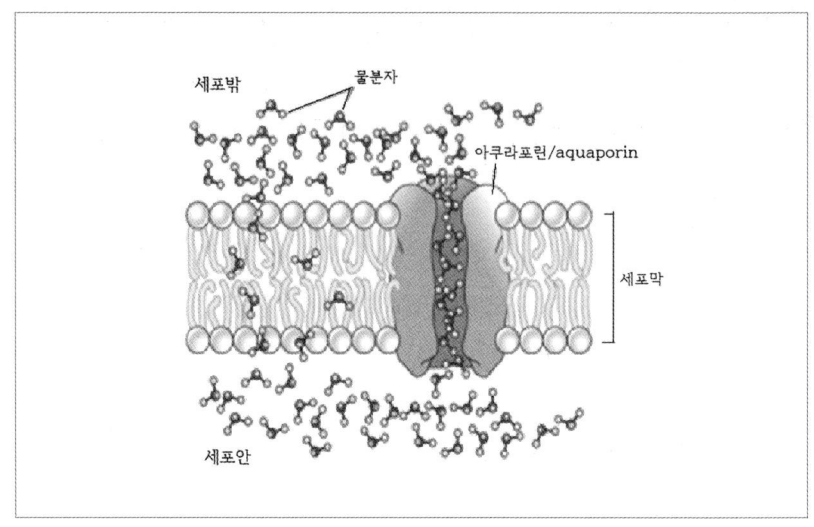

[그림 5-9] 세포막을 통한 물분자의 통로, 아쿠아포린

물은 인체의 구성성분 중 가장 많은 부분을 이루고 있으며 체중의 70%가량을 차지한다. 이 중 약 40%는 세포내부에, 약 30%는 세포외부에 있는데 이들이 세포의 내외에서 같은 농도로 일정한 양으로 유지하는 것은 세포와 인체의 정상적인 기능을 유지하는데 매우 중요하다(경수經水적 관점에서도 특히 중요하다). 세포막에 물분자나 이온을 통과시키는 구멍이 있다는 것은 18세기 중반에 알려졌다. 1950년대 과학자들은 세포막에서 물분자만을 선택적으로 통과시키는 작은 구멍을 발견했다. 이 작은 구멍은 양이온이나 음이온은 통과시키지 않고 전기적으로 중성인 물분자만을 통과시킨다. 그 뒤 이 한개의 작은 구멍이 1초에 수십억개의 물분자를 이동시킨다는 사실도 밝혀졌다. 물분자는 매우 놀라운 속도로 통로를 이동하는 것이다. 이때 어떤 방식으로 물분자가 세포막을 통과하느냐 하는 것은 오랫동안의 과제였다. 과학자들은 물분자만을 통과시키는 작은 구멍, 즉 통로의 실체가 무엇인지 관심을 갖고 연구해 왔다. 이를 에이그리 교수가 해결한 것이다. '세포막에 통로단백질이 있더라'라는 것으로. 그는 1980년대 말 적혈구와 신장세포에서 물분자만을 통과시키는 단백질을 발견했다. 그는 이 단백질을 '물구멍'이란 뜻의 '아쿠아포린(aquaporin)'으로 명명했다. 그는 아쿠아포린을 가지고 있는 세포는 물을 통과시키는 반

면 가지고 있지 않은 세포는 통과시키지 않는다는 것을 실험을 통해 증명하였다.

위기衛氣의 방어기능은 면역과 연관시켜 생각해볼 수 있는데 위기를 경수의 작용중 하나로 생각한다면 이런 관점에서도 간질액은 경락구성의 주요한 주체일 수 있다. 침술의 효과는 경락의 경로를 통해 전달될 수 있는데, 이는 이러한 경로가 흥분성이 더 높다는 것을 암시하고 있다. 또한 병리적인 현상을 통해서도 거꾸로 경수의 작용과 연계할 수도 있다. 가령, 한의학적 병인病因에서 "십중구담(十中九痰—90%는 담이 문제다)"이라고 할 정도로 중요시되는 담음痰飲은 바로 이 매질내의 졸(sol)[45]이나 겔(gel)[46] 상태의 병리적 표현일 수 있는 것이다.

지금의 우리에게는 이러한 침의학적 공간(매질) 자체에 대한 심화된 연구를 통하여 기존의 침효과의 메커니즘을 찾는데 응용하고 나아가 자극의학적 관점에서 그 효용을 찾는 노력이 절실하게 요구되는 때이다. 그리고 그 시작은 세포액과 조직액 등의 구성이나 변화에 대한 기존의 성과를 바탕으로 물리적(점도, 온도, 공간, 전기, 자기, 파동, …) 및 화학적(이온조성, pH, 염도, 반응, 이동, …) 차이에 대한 것과 침자극과 뜸자극을 포함한 각종 자극에 대해 어떤 변화와 반응양상을 보이며 그 결과 어떻게 치유에 응용할 수 있는지에 대한 생물학적 연구이어야 할 것이다. '만시지탄晩時之歎'보다는 '가장 늦었다고 생각할 때가 가장 빠른 때'라는 말이 필요한 때이다.

(2) 경經과 전기

인체에 있어서 전기적 현상에 대한 것 역시 오래된 관심사였다. 실증적 연구에 있어서도 이미 1950년데 후반, 사람의 부위별 전기전도도가 머리-몸통-

---

45) 졸(sol)이란 액체를 분산매로 하는 콜로이드 분산계로 콜로이드 용액이라고도 하며, 이중에서 분산매가 물이면 하이드로졸이라고 한다.
46) 콜로이드 용액(sol)이 일정한 농도 이상으로 진해져서 튼튼한 그물조직이 형성되어 굳어진 것이다.

사지의 순서로 차이가 있었고 온도 분포 역시 경향성이 있다는 실측연구가 있었다.[47] 특히 재생과 관련한 인체에 흐르는 미약전류에 대해서는 미국인 연구자(로버트 베커)에 의해 많은 탐색이 이루어졌다. 자침에 의한 인체 전기장에의 영향이 전자의 이동에 의한 효과뿐만 아니라 전해질 속의 이온이나 미네랄의 전기적 이동과 관련한 전기적 흐름에도 영향을 줄 수 있다는 점에서 이런 연구들은 충분히 흥미 있는 사례들이다. 잘 알려진 경락의 전기적 특성 중에는 저저항성底抵抗性(Low Electrical Resistance), 이른바 양도성良導性이 있다. 여타의 부위에 비해 전기가 잘 흐른다는 것이다. 이러한 낮은 저항 특성은 주로 경락의 순행 노선에 분포된 간질액의 분포특성과 조직학적인 특성에 기인하는데 상대적으로 간질액이 많고 결합조직이 느슨할수록 전도성이 높은 것으로 알려져 있다. 물이 많고 잘 흐를 수 있는 구조라는 것이다. 나는 이것이 다른 무엇보다도 경經의 전기적 속성에 결정적인 영향을 주는 요인이라 생각한다. 경수經水와의 직접적 상관성 말이다. 기혈의 속성도 이런 관점에서 이해가 가능하다(이에 대해서는 다음단락(8장-7. 밝혀지는 경혈특성)에서 설명할 것이다). 강물처럼 흐르는 체내의 노선이 경經이라면 혈穴은 군데군데의 샘구조라고 할 수 있으려나. 인체의 경經은 생체 전기적으로 네트워크화된 이온 채널이라 할 수 있는데, 경수로 명명된 경을 충전하고 있는 주직액 안에는 칼륨(K^+), 나트륨(Na^+), 염소(Cl^-), 칼슘(Ca^{2+})등 다양한 이온이 활동하는 공간이기도 하다. 저항 측정을 위한 통전실험에서 경맥이 저항이 낮고 전도성이 높다고 하는 이유이다.

자침에 의한 전기적 효과의 유발 관점에서 우리가 관심을 가질만한 것으로는 개입되는 전류의 성질이 모두 체내의 전기적 흐름과 같은 직류라는 점이다(체내에 교류가 작동할 리는 없을 것이므로). 뒤(11장 침을 놓을 때 몸 안에서 일어나는 일들)에서 자세히 기술할 것이지만 직류전기장은 혈류를 개선하여 체온을 상승시켜 국소적인 치유에 도움을 주며 인체 고유의 전기장의 방향과 일치하는 경우, 뼈

---

47) Tseng, H. L. et al., Electrical conductance and temperature of the cutaneous acupuncture points: a study of their normal readings and bodily distributions. J Trad Chin Med, No. 12: 559-563, 1958.

와 신경의 회복에도 도움을 주는 것으로 알려져 있다[48].

또, 침술의 전기적인 효과에 대해 연구한 스웨덴의 노스트롬(B. E. Nordenström; 1920-2006)은 경락체계를 일종의 맥관성-간질성 폐쇄회로(vascular-interstitial closed circuit)라 가정하였다[49]. 그는 이러한 체계로 인해 전하들이 혈관들이나 간질성 공간들(interstitial spaces)을 통해 멀리 떨어진 부위까지 이동가능하다고 생각하였다. 또, 이 체계는 각 기관들에서의 에너지 생성에 의해 유발되는 양전하 및 음전하의 불균형들에 의해 추진되며, 또한 조직의 손상이나 외상에 의해 유발되는 "손상 전류(currents of injury)"에 의해서도 추진된다고 가정하였다. 이는 이미 30년전에 침의 전기적 작용의 본질을 간파한 뛰어난 생각이라고 생각하지만, 이것이 우리가 큰 관심을 갖고 있는 "전해질 체액공간에서 자침에 의한 전기생화학적 작용"에 대해서 논한 것은 아니었다.

한편, 이와는 별도로 보다 정확하고 상세한 검증을 위해서는 우리가 전침이나 보조기기로 사용하는 각종 장비들이 교류를 이용한 것들이 많으므로 교류전류(또는 변조전류)나 진동부여에 따른 복합 자극에 의한 전기적 효과가 추가로 연구되고 보충되어야 할 것이다.

(3) 경經과 자기

경經과 경혈에서의 자기적 특성과 관련하여 앞(4장 반응하는 기능공간, 인체)에서는 인체의 자기적 특성에 대해 살펴보았고 뒤(7장, 다기능 자극원, 침)에서는 전통침의 자화와 보사수기법상의 (유도)전자기적 행위의 연관을 고찰할 것이다. 당연하게도 자화된 침과 전자기적으로 연관된수기 행위는 치료의 객체인 인체가 이들 수법들과 교감할 수 있는 전자기적 특이장이어야만 그 의미가 있다. 그리고 '득기得氣' 상태에서의 시술자나 피시술자의 감각적인 각성은 이러한 교감의 결과가 확인되는 부분적인 증거가 될 수 있다. 이런 맥락에서 앞에

---

48) David F Mayor, Electroacupuncture, 2007, Elsevier, p 39.
49) Nordenstrom B., An electrophysiological view of acupuncture, Am J Acupuncture. 1989, p. 17.

서는 인체의 경맥과 경혈 점들이 생체자기적으로 다른 부위와 구별되는 특성이 있음을 밝히는 다양한 연구 사례들이 있음을 기술하였다. 이러한 관점에서 볼 때 인체 경맥의 전자기적 특이성은 더 이상 그런 게 있느냐 없느냐에 대한 논란의 대상이기보다는 심화된 연구가 필요한 단계에 이르렀다고 보인다. 즉, 인체는 살아있는 동안 전자기적 장場으로 이해 가능하며, 특히 경맥과 경혈을 포함한 사람의 경맥체계는 인체에 침습하는 자석체가 유도전자기적 행위를 통해 체내의 흐름을 의도대로 제어하고자 하는 의도를 구현하는 데 필요한, 다른 부분과는 전자기적으로 차별화되는 특이 공간이라고 할 수 있을 것이다.

근자에는 고감도 자기측정장치인 초전도양자간섭소자(SQUID; superconducting quantum interference device)의 개발로 경락 및 혈위점에서도 자력이 측정 가능한 시대가 되었다. 일반적으로 인체의 자성 활동이 나타내는 자기장의 강도는 매우 미약하여 폐肺내의 자기장의 세기는 10^{-9}T, 심자도는 10^{-10}T, 뇌에서는 $10^{-12} \sim 10^{-13}$T이다. 전력선, 기계 등에 의한 노이즈는 10^{-5}T~10^{-4}T이며 이러한 신호값들은 지구자기장의 10^{-5}T와 비교된다. 참고로, 필자가 현재의 비자성 스테인리스강 호침소재를 자성 스테인리스강 소재로 바꿔 착자한 호침의 자력은 $1 \sim 3 \times 10^{-4}$T정도였다(7장 다기능 자극원, 침 참고). 자력이 자극鍼戟으로 작용할 때 자극원과의 거리나 침투되는 물질 등의 변수가 크게 작용하므로 자침시 인체에 침투되는 자력은 주변의 노이즈나 지자기 등보다는 훨씬 강한 영향력으로 작용할 수 있다는 의미부여가 가능하다.

이번에는 잠시 혈액의 자성磁性에 대해서 알아보고 가자. 혈액도 자성이 있나? 조금은 생소할 수 있는 내용이지만 산소를 운반하는 적혈구는 산소의 결합상태에 따라 자기적 상태가 달라진다고 한다. 우리는 혈액속의 산소가 결합되지 않은 적혈구(deoxygenated hemoglobin)는 3.6×10^{-6}(SI)의 자화율을 갖는 상자성(paramagnetic)[50] 체이다. 보통 한 개의 적혈구 속에는 3억 개의 헤모글로빈

---

[50] 상자성(常磁性, paramagnetism)은 외부의 자기장이 있으면 자기적 성질을 가지지만, 외부의 자기장이 사라지면 다시 자기적 성질을 잃는 성질이다. 외부의 자기장이 강자성의 침체라고 생각해 보라. 혈맥血脈과 자침磁鍼의 교감이 개입된 침의 기술적 작용이 보이지 않는가?

이 담겨 있다. 한 개의 헤모글로빈에는 4개의 철원자를 가지고 있으므로 적혈구 하나에는 12억 개의 철원자가 담겨있는 셈이다. 이 철은 보통 4개의 자유전자를 가지고 있는데 이 전자가 약하게 자기성을 띤다. 철이 들어있는 헤모글로빈 분자는 산소가 붙어있을 때는 오히려 자석에서 밀려나는, 자석으로부터 멀어지려는 성질을 가지고 있으나 반대로 산소가 떨어진 헤모글로빈 분자는 자석에 아주 살짝 끌려가는 성질을 가지고 있다. 이 같은 혈액 세포의 자성을 이용하여 0.2T의 외부 자장의 인가에 의한 자기영동 기법을 통해 혈액을 성공적으로 분리하는 실험적 연구의 성공 사례[51]도 있다. 그러나 혈액 속 헤모글로빈의 철은 대부분 산소와 결합하고 있는 상태여서 이렇게 전자를 공유하게 되면 전자는 극성을 띠지 못하고 자기장을 밀어내는 반자성(자석과 척력이 작용한다는 말이다)을 띠게 된다. 대표적으로 물이 반자성 물질이다. 동맥혈과 정맥혈도 대부분 산소와 철이 결합되어 있는 상태이다.

혈액의 곳집인 혈맥(脈)은 경락계통을 구성하는 주된 구조이다. 지금의 비자성 호침이라면 달성하기 어려운 자침磁鍼에 전자기적 효용 가능성을 생각한다면 이는 자침에 의한 자극과 자기적 혈액의 자성과 관련하여 자극의학적 차원에서 흥미로운 관심지점일 수 있다.

(4) 경經과 주파수

세상만물은 모두 진동운동을 한다. 우리 몸의 대부분을 차지하는 물의 경우에도 수소와 산소가 모양이 고정된 것으로 생각할 수 있으나 물 분자내의 원자들은 마치 고무줄에 묶인 것처럼 서로 멀어졌다 다시 제자리로 오는 운동을 반복하고 있다. 비틀어졌다 다시 제자리로 돌아오는 운동도 하고 있다. 그뿐만 아니라 음악에서 쓰는 메트로놈처럼 흔들리며 왕복운동을 하기도 한다. 비틀림, 늘어남, 흔들림, 굽힘, 까딱거림과 같은 다양한 방식으로 물분자내의 원

---

[51] 정진희, 한기호, 혈액 세포의 고유자성을 이용한 마이크로 자기영동 세포분리기, 대한기계학회논문집 856 B권, 제32권 제11호, pp. 856~862, 2008.

자들은 반복적으로 움직이고 있는 것이다. 그리고 이들 움직임은 매우 정확한 저마다의 주기로 반복되고 있는데 그 주기는 1조분의 1(10^{-12})에서 100조분의 1(10^{-14})초 정도이다. 이런 움직임은 점점 잦아들다가 결국은 정지할 것이라 생각할 수 있다. 하지만 실제로 그런 일은 일어나지 않고 원자들은 끊임없이 움직인다.[52]

앞장(4장 반응하는 기능공간, 인체)에서 우리는 인체의 파동적 특성에 대해 살펴보았다. 우리는 그(인체의 파동장 특성) 기능적 의미를 두 가지에서 찾을 수 있다. 경락을 구성하는 매질을 통한 전도가 하나이고 부위별(특별하게는 經經별) 감응성이 나머지 하나이다. 다시 말해 經을 이루는 수액매질을 통해 자침이나 보사수기 행위에 의한 진동자극이 먼 곳에 나타난 증상을 개선하는데 효과를 낼 수 있는 효용자극이 될 수 있는지와 더불어, 경락별로 차별화된 주파수감수성으로 침법과 같은(더욱이는 다양한 파동자극과 같은) 의도된 자극을 통해 치료적으로 활용할 수 있는지에 관한 것이다.

이와 관련된 재미있는 연구로 앞서의 요시오 마나카 등이 헤드폰의 오실로스코프를 써서 행한 진동실험이 있었다. 그들은 압통과 긴장이 저주파수대(50Hz)에서는 복부의 정중선상(신경이나 위경)에서, 고주파수대(1000Hz)에서는 가장자리(비경이나 담경)에서 완화됨을 확인하였다고(정신분열증 환자인 경우에는 반대로 나타났다고)한다. 이어서 그들은 경락들 간의 주파수관계를 파악해보려고 먼저 14경락과 관계된 대표 경혈을 선정하였다. 그런 다음 분당 40-208 비트의 수정 메트로놈(Quartz Metronome)을 듣게 하면서 어느 주파수에서 어느 경혈의 통증과 긴장이 감소하는지를 확인하였다. 그들은 경락별로 특정 수치에 호응하는 주파수대를 확인할 수 있었다고 하는데, 가령, 족소음신경의 황수혈肓兪六은 120Hz의 주파수에서 통증과 긴장도의 감소를 확인할 수 있었다고 하였다. 다음은 그 결과를 인용한 도표이다.[53]

---

52) 밥버먼, 김종명역, Zoom 거의 모든 것의 속도, 2018. (주)예문아카이브, pp. 328-329.
53) Yoshio Manaka 외, 앞의 책, p.71.

경(經)	진동수(Hz)	경(經)	진동수(Hz)	경(經)	진동수(Hz)
수태음(폐)	126	수태양(소장)	120	족소양(담)	120
수양명(대장)	108	족태양(방광)	112	족궐음(간)	108
족양명(위)	132	족소음(신)	120	임맥	104
족태음(비)	132	수궐음(심포)	176	독맥	104
수소음(심)	126	수소양(삼초)	152		

그들은 유의할만한 임상효과가 있었다고 하면서 자기들과 다른 주파수 관계를 설정하여 임상에 활용하는 또 다른 예를 제시하기도 하였다.

경(經)	진동수(Hz)	경(經)	진동수(Hz)
신–방광	2	심–소장	20
폐–대장	5	간–담	50
심포–삼초	10	비–위	100

폐경의 상응 주파수는 122Hz~128Hz(평균 124Hz)이며, 신경은 118~121Hz (평균 120Hz)라는 연구[54]도 있었다.

나는 여기서 이들에 대한 신뢰성과 임상적 활용을 권하고자 인용한 것은 아니다. 다만 경락(경혈)의 진동수 연관성과 이에 대한 관점을 말하고자 하는 것이다.

---

[54] F Brătilă, C Moldovan, Music acupuncture stimulation method, Romanian Journal of Internal Medicine, 2007, 45(4), pp.407-11.

(5) 주기적 생체리듬(periodic biorhythm)

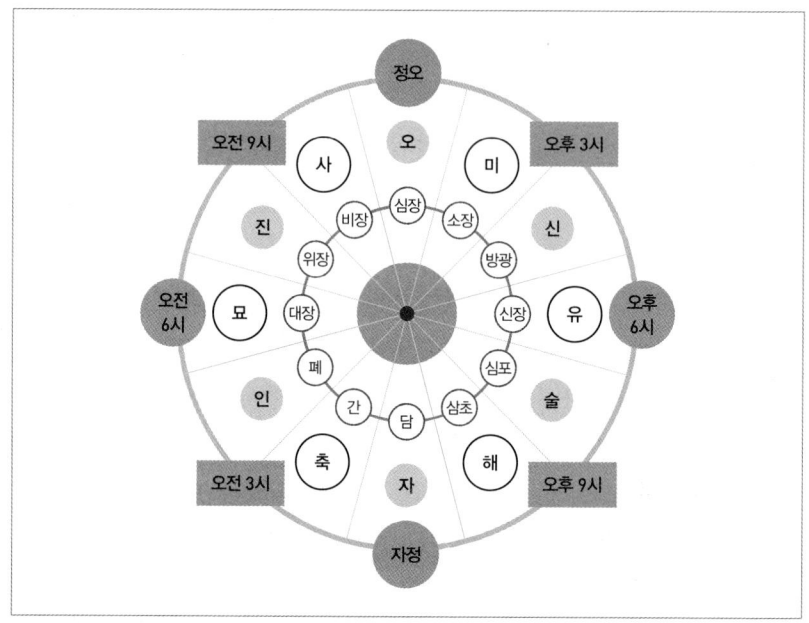

[그림 5-10] 시간별 장부배속

12경의 채널 시계라고 할 수 있는 일주율(日週律; circadian rhythm)에 관한 내용이다. 고대 동양의 선의들은 사람의 몸속에서 육로陸路로서의 혈관과 신경과 근육을 보았고, 그 사이를 충전해서 작용하는 체액이라는 해로海路를 보았으며 파동과 진동의 송수신으로서의 공로空路를 보았다. 이들은 이러한 육해공의 통로를 통해 각기 다른 물질이 흐르고 각기 다르게 흐르는 신호를 보았으며 또 다른 눈 밝은 이들은 침과 뜸이라는 수단을 통해 그러한 신호들을 제어할 수 있는 의미 있는 작용체들일 수 있음을 간파하였다. 그리고 경經마다에는 이같은 에너지와 활성이 주기성을 가진 증감양상으로 정해져 있음을 알고 설파하였다. 이는 자오유주침법子午流注鍼法등의 주된 바탕이기도 했다. 그러나 이러한 술법의 의학적 운용에 있어서는 시간에 따라 어떤 인자로 인해 체내의 무슨 기능이 어떻게 활성화되는지에 대한 것이 명확하게 확인되고 더불어 침치료에 어떻게 응용할 수 있는지에 대한 지침이 확립되지 않고서는 더 이상의 활용은 곤란할 것이다. 필요가 없으니 내치자는 말이 아니다. 크고 작은 단위(년·계절·일·시)별 시간적 규율을 알아낸 연후에 쓰자는 것이다.

(6) 경經과 열특성

경락과 경혈의 온도특성에 관해서는 다양한 실측연구가 이루어져 왔다. 리뷰 논문에서는 1970년대에 이미 보르사렐로(Borsarello)가 적외선열화상측정기술을 통해 안면의 등온선이 인체의 경락의 경로와 유사함을 발견하였다고 하며, 일본의 학자군(芹澤勝助, 西条一止, 大村惠昭)은 적외선 열상법을 사용하여 경락과 경혈의 온도 특성이 체표의 다른 부위와 다르게 관찰되고 피부 온도의 차이로 경락의 위치를 판별할 수 있다고 발표하기도 하였다. 또 경혈 부위의 온도가 주변조직의 온도보다 약 0.5~1.0℃ 높다고 한 연구도 있었고(셀리자와 가쓰오: 芹澤勝助) 피부온도를 측정해보니 척추 양쪽 선을 따라 형성된 방광경의 라인을 식별할 수 있다는 주장도 있었다. 1980년에는 전완前腕에 액정을 골고루 도포하고 합곡혈에 열 자극을 가하면 대장경 위에 덮인 액정의 변색을 통해 대장경의 순행경로를 확인할 수 있다는 연구도 있었으며 이것이 경락의 온도특성을 반영하는 것이라고 주장하였다. 중국에서도 이에 대한 연구가 활발하였다. 1980년대에는 혈위에 주사를 놓고 나서 적외선 열상기를 이용하여 열 복사전도를 측정하여 순경감전노선과 경락의 순행노선이 부합함을 확인하였다. 1990년대 이후 더욱 개선된 장비를 통한 추가 확인을 통해 경락 순행노선의 온도분포는 주변보다 대부분 온도가 높다는 것이 확인되었다. 더욱이는 저온처리 후의 온도회복속도에 있어서도 경락노선의 경우가 더 빨리 회복하는 것을 확인하기도 하였다. 이러한 온도 경향성은 체표뿐만 아니라 심부에서도 확인된다고 하였다[55].

---

55) Xiaoke Wu 외, Biophysical Characteristics of Meridians and Acupoints: A Systematic Review, Evidence-Based Complementary and Alternative Medicine 2012(3-4).

그러나 우리가 조금만 정신을 차리고 이상의 연구들을 통해 얻은 결과들을 판단해보면 경락과 경혈의 온도특성이 주변에 비해 높은 것은 어찌 보면 당연한 결과이다. 이들이 경락이라고 설정한 노선 자체가 경맥, 이른바 혈맥이기 때문이다. 체온은 심장의 박동을 통해 순환하는 혈액의 분포특성에 의존하는 것은 당연하다. 병리적 상황이 아니라면 혈관이 지나는 곳의 온도는 그렇지 않은 곳의 온도보다는 당연히 높을 것이다. 또한 체표온도의 경우 혈관이 굵고 많이 분포하며 체표부위에 가깝게 진행될수록 온도가 높아질 것 또한 당연하다. 물론 주변 조직이나 구조에 영향이야 받겠지만 말이다. 고대인들이 선線으로 전한 '경맥(협의)은 혈맥'이라는 의미의 공유가 안 되면 "혈맥(혈관)이 지나는 곳은 그렇지 않은 인근에 비해 온도가 높다"는 당위적 결론을 도달하기 위해 위에서 행한 저런 수많은 실험들이 자꾸만 수행되곤 한다.

(7) 경經과 신경神經

경經은 신경을 포함한 구조이다. '신神+경經'이란 단어의 형성에 있어서 뒤의 '경經'자의 짝으로 신호나 통신의 의미를 담고 있는 "신信"이 아닌 "신神"이 선택된 것은 참으로 절묘하다. 사지에 있어서 경락의 순행과 말초신경 및 동·정맥의 주행은 상당부분 일치하며, 구간부에 있어서도 혈위의 분포는 척수신경의 주행과 유사한 점이 많기 때문에 경락(광의)은 신경이나 맥관과 밀접하게 연관시켜 볼 수 있다. 침법과 관련하여 경락(및 경혈)과 신경과의 연관성은 혈관과 더불어 아주 오래된 주제였으며, 많은 연구가들은 오래전부터 이들이 신경과 매우 밀접한 관계가 있는 것으로 설명해왔다. 당연하다. 광의의 경락은 애초부터 사지말단에서 체간과 두면으로 이어지는 3차원적인 종적 노선이므로 신경과 혈관 및 부속 조직들을 포함한 구조로 보아야 마땅할 것이기 때문이다. 특히 사지 말단 부분은 체신경의 조밀한 분포와 관련된 특성혈(五臟穴·原穴·絡穴·郄穴)들이 많이 분포하고, 족태양경의 배부背部는 자율신경의 기능이나 특성이 일맥상통하는 혈(背臟穴)들이 많이 분포한다. 자침의 국부적인 효과는 물론 원거리 효용에 있어서 전신적 구조를 이루며 각양의 자극을 수용하고 전달하고 처리하는 체계화된 역할 담당자로서 신경조직만큼 훌륭한 모델은 찾기 어렵다. 더욱이 사지에서 체간이나 두면에 이르는 종적 선형구조와 분지들은 경經과 낙絡을 닮은 것으로 보였고, 배수혈을 비롯한 특성혈들은 연관 장부나 기관의 자율신경의 역할과 상당한 유사성을 가졌다. 문제는 혈을 모두 신경과 관련지을 수 없다는 점이었으며 신경기능으로만 침의학을 설명할 수는 없는 노릇이었다. 이유는 자명하다. 경락과 경혈, 그리고 침의 작용기작은 훨씬 다양한 기능의 다원적多元的 복합이기 때문이다. 다원적이라는 말은 대등한 작용체들의 횡적 조합의 의미를 강조하기 위해 사용한 표현이다. 신경의 기능을 포함한 구조·기능적 실체를 신경만으로 담아낼 수는 당연히 없는 법이다. 따라서 우리에게는 침의학의 신경학적 운용을 경락현상의 일부분으로 보고 지금까지 보다 훨씬 더 적극적으로 밝혀야할 책임이 주어져 있는 것이다. 그 작용에 관련한 그 동안의 업적이나 결과들에 관해서는 뒤(11장 침을 놓을 때 몸 안에서 일어나는 일들)에서 별도로 기술할 것이다.

(8) 경經과 근막경선이론

이는 경근과 관련된 내용이다. 근막경선(Myofascial Meridians) 이론은 2005년 미국의 토머스 마이어(Thomas W. Myers)에 의해 발표되었으며 12개의 경락체계 중 경근이론의 설명과 관련하여 이해할 가치가 있다. '근막경선' 이론이 한의학의 경락과는 별개로 발전됐다고 하지만, 저자 또한 과거부터 존재했던 12개의 경락과 경근의 흐름과 상당부분 일치한다고 인정한 바 있다. 또한 목이나 허리 등의 국소 통증을 치료하기 위한 경혈이 근막통증증후군을 일으키는 '유발점'과 상당 부분 일치한다는 것도 드러났다. 특히 내부장기와의 기능적 연계나 신체의 구조나 역학적 거동에서는 상당 부분 경근과 동일한 관점이 적용된 것으로 이해 할 수 있다. 근육을 싸고 있는 보호막인 근막은 신경계나 혈관계처럼 전신 체계를 갖추고 계통적으로 연결돼 있다. 걷거나 뛰는 간단한 동작 하나도 거미줄처럼 연결된 근막을 통해 근육이 움직여야 가능하다.

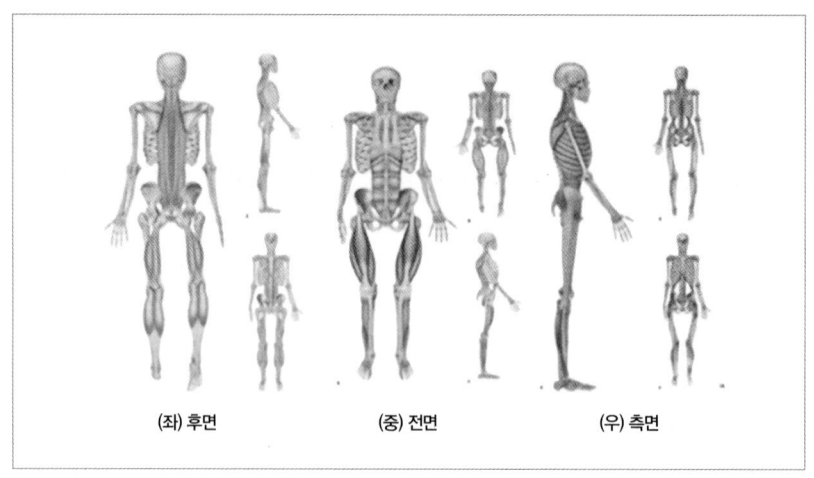

(좌) 후면　　　　(중) 전면　　　　(우) 측면

[그림 5-11] 후면·전면·측면의 경근과 근막

가령, 천층 후면 근막경선(우)의 순행노선은 발가락의 족저면 → 족저근막과 단족지굴근 → 종골 → 아킬레스건·비복근 → 대퇴골과 → 슬굴곡근 → 좌골결절 → 천골결절인대 → 천골 → 요천부근막·척추기립근 → 후두릉 → 모상건막·두피근막 → 전두미릉으로 연결되는데 이는 족태양방광경의 경근(좌)과 상당부분 일치한다.

천층 전면 근막경선의 순행노선은 족지골의 배면 → 족지신근·전경골근 → 경골조면 → 슬개골하건 → 슬개골 → 대퇴직근·대퇴사두근 → 전하장골극 → 치골결절 → 복직근 → 제5늑골 → 흉골근·흉골연골근막 → 흉골병 → 흉쇄유돌근 → 유양돌기로 연결되는데 이는 족양명위경의 경근(중)과 상당부분 일치한다.

또, 측면 근막경선의 순행노선은 중족골 기저부 → 비골근 → 비골두 → 전경비인대 → 외측 경골과 → 장경인대 → 대퇴근막장근 → 대둔근 → 장골릉·전상장골극·후상장골극 → 외복사근 → 늑골 → 늑간근 → 두판상근·흉쇄유돌근 → 후두릉·유양돌기로 연결되는데 이는 족소양담경의 경근(우)과 상당부분 일치한다.

근막경선은 구조상으로는 긴장관계가 계통화된(fascial tensegrity) 결합조직이라 할 수 있다. 결합조직세포는 여러 형태의 구조적 기질을 형성하여 강하고 유연한 물질과 우리의 외형을 이루는 것은 물론, 생리적으로 정보를 저장하고 전달하는 매개일 수 있으며 외부적인 압력이나 장력의 변화에 의한 형태 변화로 생체전기(압전 효과; Piezoelectric Effect) 신호를 발생, 전달할 수 있다고도 한다.

그러나 사실 이 같은 기능적 근육계통에 관해서는 일찍이 로쿠로 후지타 (Rokuro Fujita; 藤田六朗)가 제시한 기능적 근육군(functional muscle groups)의 연장으로 보인다. 그는 발끝에서 머리에 이르는 상호 연동 근육 계통(coo-perative inerlocking muscle system)이 경락과 비슷하다고 제안[56]한 바 있다.

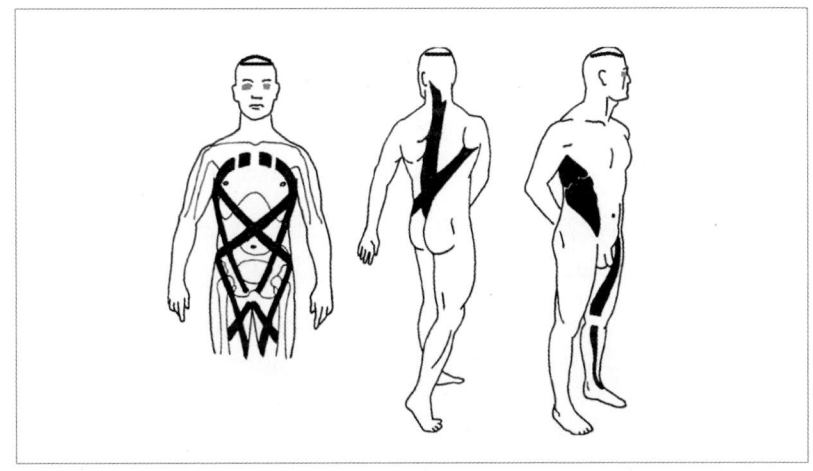

[그림 5-12] 후지타의 기능적 근육군 모델

근막경선이론에 따르면 한쪽 끝의 근육의 긴장은 원거리에 있는 다른 근육의 긴장을 유인하여 주위에 통증을 유발할 수 있다. 따라서 과거에는 관절 통증의 원인을 관절 자체나 주위의 힘줄과 인대 등의 문제로 국한해 이해했지만, 근자에는 근막에 발생하는 '유발점'을 다양한 통증의 원인으로 인식하는 근막통증증후군이 널리 알려지면서 통증의 치료에서 근막의 중요성이 더욱 강조되고 있다.

근막의 치료적 응용에 있어서는 보통 표층 근막은 마사지처럼 피부를 넓고

---

56) Yoshio Manaka 외, 앞의 책, pp.34, 73-78.

부드럽게 펴 주거나 마찰하는 방법이 효과적이며 심층 근막은 허혈성 압박과 같이 보다 좁은 면적으로 근육까지 자극할 수 있게 깊은 자극을 주는 것이 효과적이라고 한다. 또한 침 치료는 심층 근막이나 '유발점'을 치료할 수 있는 좋은 수단일 수 있다. 가령, 낙침으로 목이 돌아가지 않던 환자들이 발가락에 침을 맞자마자 바로 움직일 수 있고, 오십견 환자들이 반대 다리에 침을 맞고 굳은 어깨를 순간적으로 들 수 있는 것이 이러한 근막경선을 이용한 임상 응용 사례들로 볼 수 있는 것이다.

(9) 경經과 분절

앞에서 인체의 구조와 관련하여 분절에 대해 알아보았다. 분절은 경락과의 순행경로와 연결되거나 또는 연관통과 관련하여 치료에 응용되기도 한다. 연관통(referred pain)이란 손상 받은 장기나 신체 부위보다 다른 곳에서 느껴지게 되는 통증을 말한다. 연관통은 다양한 내장통이나 근막 통증 증후군의 유발점에서 잘 볼 수 있다. 특히 피부감각으로 느끼는 통증은 아픈 부위가 명확한데 비해 내장통은 그 부위가 어디인지 정확히 알기 어렵다. 가령, 간에 이상이 있을 때 어깨가 아프거나 심근 경색에서 왼쪽 가슴이나 왼쪽 어깨, 팔에 통증이 오는 경우, 또는 췌장에 이상이 있을 때 등에 통증이 있을 수 있기 때문이다. 왜 이런 현상이 생기는 걸까? 이런 현상의 원인은 발생학적으로 배아기(embryonic period)에 장기가 분화되고 성장하면서 신경계의 발원지에서 점점 먼 곳으로 신경말단이 분포하게 되기 때문인 것으로 본다. 통증의 방사(radiation) 경로는 척수 분절을 따르며 통증의 병리와 인지되는 부위는 신체 중심선으로 보아 같은 쪽에 생긴다. 내장통이나 피부의 통증이나 모두 척수신경절세포가 운반하는 것은 같다. 그러나 내장통을 운반하는 말초돌기는 피부감각을 운반하는 체신경에 섞여 들어가지 않고 교감신경을 따라 목표한 내장에 도달한다. 따라서 한 척수신경이 분포하는 피부영역과 그 척수신경에 포함된 교감신경섬유가 주관하는 내장의 위치가 달라지게 되어 내장통각이 다른 높이에 있는 피부통증으로 수용되는 것이다. 연관통은 대부분 심부(deep) 통증으로 느껴지며 멀리

가도 결국 피부분절 안에서 느껴진다. 연관통은 결국 국소 통증부분이 자극되어 나타나는 신호가 신체의 다른 부위에서 오는 신호와 겹쳐서 전달되는 과정 중에 신체가 잘못 해석(misinterpretation)하여 느껴지게 되는 통증이다.

강한 중추성 자극이나 근위부 심부 자극을 하면 병변부위보다 더 넓은 부위에서 통증을 느끼게 된다. 일반적으로 뼈분절(sclerotome) 연관통이 근육분절(myotome) 연관통보다 더 흔히 생긴다. 또한 만성 통증이 될수록 병변 부위가 넓게 느껴지고 특정 국소, 중추성 통증일수록 병변은 근위부에 있다고 한다.

통증이 나타나는 부위가 치료의 대상이 아니라 진단의 대상이라는 발상의 전환은 혁신적인 것이었다. 근막동통증후군(MPS; Myofascial pain syndrome)에서는 근육과 근막을, 근에너지기법(MET; Muscle Energy Technique)에서는 근육, 근막 및 고유수용기를, 근육내침자극(IMS; Intra-Muscular Stimulation)에서는 척추 심부 내재근을, 프롤로테라피(Prolotherapy)[57]에서는 인대와 건을, 미세척추관절장애(PMID; Painful Minor Intervertebral Dysfunction)[58]에서는 미세추간판 장애를, 자세이완기법(PRT; Positional Release Techniques)[59]에서는 근신장단위(myotatic unit)를, 카이로프랙틱(chiropractics)에서는 관절의 부정렬을 통증의 잠재적 위해인자로 규정하여 진단과 치료를 시행하였다.

근골격계 치료술기	위해인자	근골격계 치료술기	위해인자
MPS	근육과 근막	PMID	미세 추간판 장애
MET	근육, 근막 및 고유수용기	PRT	근신장 단위(myotatic unit)
IMS	척추 심부 내재근	Chiropractic	관절의 부정렬
Prolotherapy	인대와 건		

57) 인대증식요법으로 번역되는, 인대와 건 이완을 위주로 치료하는 주사요법이다.
58) PMID는 Robert Maigne의 〈척추통증의 진단과 치료(Diagnosis and Treatment of Pain of Vertebral Origin)〉에서 제시된 통증의 원인인 Painful Minor Intervertebral Dysfunction을 의미한다.
59) PRT(Positional Release Techniques)는 osteopathy의 도수치료 중 하나로 '자세이완치료'로 번역된다. 근신장 단위를 기준으로 편안한 자세에서 체성 구심성 폭주가 안정되므로 통증 치료 시 자세를 중요시하는 요법이며, 좌상-역좌상(Strain-Counter Strain) 기법과 동일한 원리를 이용한다.

근막 통증 증후군은 근육이 관련된 체성 연관통을 보이는 대표적인 질환이다. 통증의 관문조절이론으로 잘 알려진 멜작(Ronald Melzack; 1929-2019) 등은 경혈의 70%이상이 근막통증 증후군에서의 발통점과 연관된다고 보고한 바 있으며 근막성 통증 치료시 발통점에 침을 자극하는 것이 국소 마취제 효과보다 더 효과적이라는 보고도 있었다.

내장질환에서는 특정 부위에 연관통이 나타날 수 있는데, 내장 감각과 체성 감각이 같은 척추 레벨에서 모이므로 내장에 문제가 있을 때 특정한 지점에 연관통이 발생할 수 있다.[60] 내장 통증의 연관통 양상은 침술과도 관련이 깊은데 장기에서 오는 통증의 양상은 둔한 통증을 보이고 그 양상은 먼 신체 부위에 현저한 국소 압통을 동반하는 날카롭고 찌르는 듯하다.

(10) 경經구조의 발생 관찰

경經의 형성과정(사지에서 두면/체간)에서나 분화(삼음삼양)과정에서나 실제 운용(오수혈, 원혈, 각종 침법)에서도 그렇고 사지부위는 특별한 의미가 있는 부위이다. 혈위의 응용측면에서 보더라도 가령, 외관혈外關穴과 거의 같은 거리를 떨어져 있는 내관(內關; 반대쪽)과 양지(陽池; 같은 쪽 하부), 지구(支溝; 같은 쪽 상부)혈과는 주치 특성이 매우 다르다. 왜 그럴까? 사람들은 이것이 조직이나 골격 등의 형성상의 차이에 의한 것이기도 하겠지만 세포의 분화과정상의 기원과도 긴밀하게 관련된다고 생각한다. 사람이라는 복잡한 개체도 처음에는 정자와 난자의 결합으로 이루어진 수정란의 분화로부터 시작된다. 수정란이 분열을 거듭하여 성체로 자라는 과정이 어떤 지시에 따라 진행되고, 내·중·외의 3배엽 단계를 거쳐 나중에는 심장이나 뇌와 같은 복잡한 기관을 만들며 개체의 완성이 이루어진다.

---

[60] Procacci P, Maresca M. Referred pain from somatic and visceral structures. Curr Rev Pain. 1999; 3(2): 96-9.

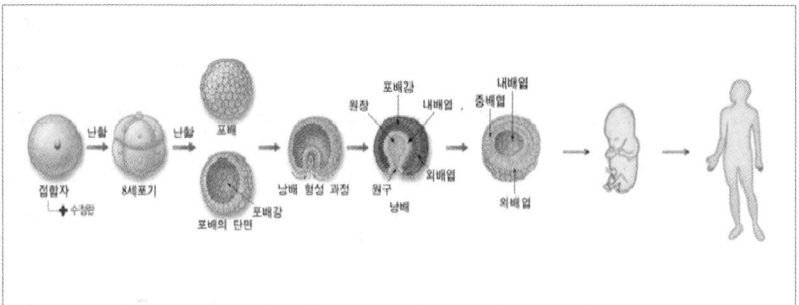

[그림 5-13] 인간의 발생과정

발생 중인 배아의 어느 부분이 머리가 되고, 어느 부분이 다리가 될까? 또 유전자는 어떤 역할을 하는 것일까? 지금은 학자들이 화학 염료를 사용하는 방식 등을 통하여 배아의 운명지도(fate map)를 만들고 배아의 어느 위치에서 어떤 기관이 만들어지는지 알 수 있게 되었다. 낭배기의 바깥쪽 세포층을 외배엽(ectoderm)이라고 하고, 안쪽의 세포층을 내배엽(endoderm)이라고 하며, 그 사이를 중배엽(mesoderm)이라 한다. 이후에는 이들 배엽으로부터 각 조직과 기관이 분화, 발전하여 기관을 형성하게 된다. 가장 바깥부분 외배엽에서는 중추신경계, 눈의 수정체, 두개골과 감각, 신경절과 신경, 색소세포, 머리 결합조직, 표피, 손톱, 머리카락, 젖샘 등이 형성된다. 배의 안쪽에 위치한 내배엽에서는 창자, 간, 이자 등 소화기관과 허파, 기관지 등 호흡기관이 만들어진다. 중배엽에서는 뼈와 치아, 골격근, 골격, 진피, 결합조직, 비뇨생식계, 심장, 혈액(림프세포), 신장, 그리고 비장 등이 만들어진다.

유전적 소인이라고는 하나 구체적으로 왜 이렇게 형성되고 유지되는지는 아직 자세히 알지 못한다. 그러나 100년이라는 생존기간 동안 끊임없는 세포의 명멸을 통해서도 각 기관이 고유의 특성을 유지하며 기능한다는 것은 내재된 유전적 설계로 펼쳐진 얼개가 생명이 다할 때까지 작동하고 있음을 보여주는 것이라고 생각된다. 외배엽, 중배엽, 내배엽에서 기원한 기관들은 서로 모종의 연계(분절특성과 같은)가 있을 것이며 침자극에 의한 전달과정에도 이런 특성이 적용될 것이다.

발생과정상의 이력이 어떤 식으로든 개별 단계별 공통적인 특성들을 일정

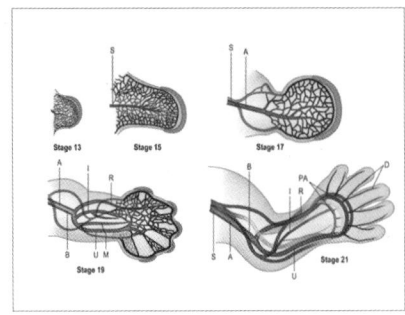
[그림 5-14a] 경맥經脈(혈관)의 형성

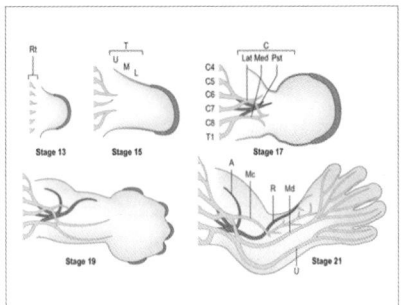
[그림 5-14b] 신경神經의 형성

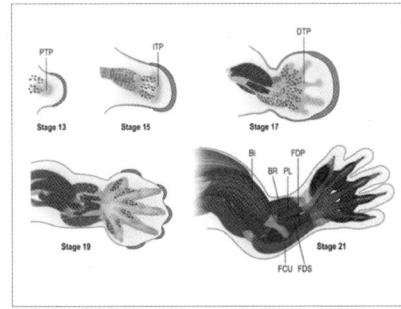
[그림 5-14c] 경근의 형성

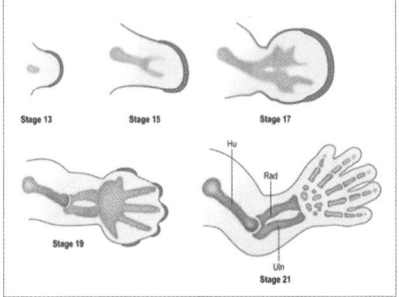
[그림 5-14d] 경골經骨의 형성

정도 가지고 있을 것이라고 생각하면 흥미롭다. 가령, 입과 항문, 신경계, 감각기관 등은 모두 외배엽성 기원이라는 공통점을 가지고 있다. 이들은 인체에서 외형은 물론 수행하는 역할이 모두 다르지만 중추신경, 말초신경, 자율신경 은 모두 신경이라는 공통점이 있고 후각, 미각, 시각 등의 감각기관 역시 자극에 대한 반응이나 전달하는 기전에서 공통점이 있는 것이다. 앞에서 분절을 이야기 하면서 제시한 골격분절의 경우 이러한 발생학적 공통점이 분절적 특성의 근원적 원인이라 할 수 있을 듯하다. 발생학적으로 태생 19일째 중배엽(mesoderm)에서 체절(somite)들이 생긴다. 각 체절로부터 피부분절, 근육분절, 뼈분절이 발달하는데, 이들은 같은 척추신경(spinal nerve)의 지배를 받는다.

더욱 흥미로운 것은 우리가 침을 놓는 구조인 인체의 5부(피육맥근골)가 발생학적으로는 모두 중배엽에서 기원한 조직이라는 점이다(표피는 외배엽).

앞에서 경락은 단면이 6분획된 세로로 형성된 공간을 지나는 구조로 이루어

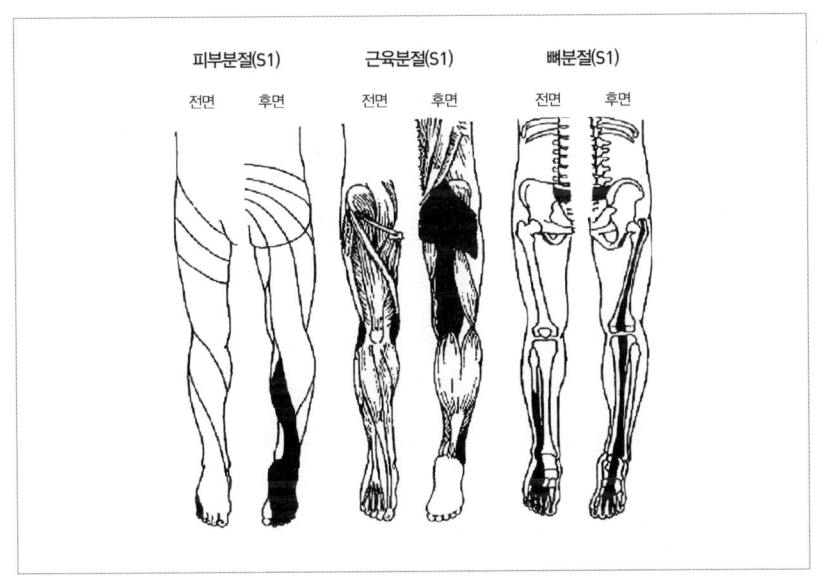

[그림 5-15] 1번 엉치신경(S1)의 피부분절, 근육분절, 뼈분절

지며, 그 안에는 경맥, 경수, 경근 등을 포괄한다고 기술하였다. 경락-경혈(수소양-외관혈)의 형성관점에서 네 번째 손가락에서 위쪽으로 이어진 선을 유심히 보면서 관찰해보자. 그런 다음 전해질액속을 헤엄쳐 올라가는 뼈, 혈맥, 신경과 근육, 인대, 힘줄을 없어 보자. 마음의 눈으로. 그러면 수소양 삼초경이 뚜렷하게 도드라져 보일 것이다.

7. 밝혀지는 경혈특성

경혈 부위 역시 경락과 마찬가지로 주변의 다른 곳과 차별되는 현상에 대한 많은 연구가 있었다. 초기에는 경혈이라는 고유의 구조를 찾는데 초점이 두어졌다면 그 이후에는 주변과의 상대적 비교연구로 그 중심 주제가 바뀌었다. 그 동안의 연구들 중에는 조직이나 구조적인 차이에 대한 것이 많았다. 이는 크게 두 가지 관점으로 진행되었다. 하나는 조직이나 기능체들의 질적 및 양적 차이에 대한 고찰이고 다른 하나는 물리적 화학적 특성들에 대한 기능적 비교연구였다. 물론 이 둘은 서로 밀접한 연관을 가진다. 앞에서 나는 경經을 살피면서 경락체계를 미처 발견하지 못한 제 3의 구조로 인식하는 것은 좋은 방법이 아니며 원전에 기록된 것처럼 우선 경수經水를 경의 구성에 포함시키고 여기에 경맥(혈맥), 경별과 근육, 경수의 복합구조체로 경을 인식해야 선의들이 제시한 실체에 부합하는 길이라고 기회가 있을 때마다 강조하였다. 이러한 접근은 경혈의 고찰에 있어서도 마찬가지라고 본다. 몸안에 형성된 '새의 둥지'나 '지하 벙커'와 같은 뭔가 독특한 구조의 경혈모습을 찾는 허황된 수고로움 대신에 경혈이 가진 기능적 특성을 살피고 이들의 기능이 있게 한 구조적인 특징들을 살피는 것이 경혈을 찾는 보다 올바른 접근이 아니겠냐는 뜻이다. 적어도 고전에 기반을 둔 경혈의 탐색에 한하여서는. 경혈의 본질을 해부학적 또는 생리학적으로 설명하는 데 상당한 노력을 기울여왔지만 그 형태학적 및 생리학적 특성에 대해서 우리는 아직 정확히 설명하지 못한다. 그러나 기능에 있어서는 많은 괄목할 만한 연구 결과들이 있었다.

(1) 경혈經穴 부위의 구조적 특이성

경혈점들이 다른 부위에 비해 해부학적 구조가 다르다는 점들은 그들의 작용이 달라지게 되는 중요한 배경이다. 초창기 연구자들은 생체 구조, 성분 분석 등 다양한 방법이나 기법을 통해 경혈의 특이성을 밝혀내려 했으나 주변 다른 부분과의 특별한 차이점을 찾지 못하는 경우도 많았다.[61] 경혈의 본질을 해부학적 또는 생리학적으로 설명하는 데 상당한 노력을 기울여왔지만 우리는 아직 그 형태학적 및 생리학적 특성을 자세히 알지 못한다. 경락이나 경혈에 대한 고유의 특이적인 구조는 발견되지 않았지만, 경혈은 대부분 신경과 혈관과 림프관이 풍부한 부위에 위치해 있다는 점은 확인[62]되었다. 멜작은 근육

---

61) Kim SB, Chung KY, Jeon MS, et al. Body Composition Factor Comparisons of the Intracellular Fluid(ICW), Extracellular Fluid(ECW) and Cell Membrane at Acupuncture Points and Non-Acupuncture Points by Inducing Multiple Ionic Changes. Kor J Acupunct. 2014; 31(2): 66-78.

학적인 관점에서 연구를 진행하여 통증유발점(TP; trigger point)의 연관통이 일어나는 부위와 이곳을 자극함으로써 통증이 완화되는 것을 보고 경혈과 유사하다고 보고하였다.[63] 그는 무려 70% 이상의 유사점을 보인다고 주장하며 경혈과의 연관성을 주장하였으나 연관통만으로 경혈을 모두 설명하기는 어렵다. 이는 경근과 부합하는 접근으로 이해하는 게 옳다고 여겨진다. 경혈을 전적으로 신경이나 때로는 혈관과 밀접하게 관련되어 있다고 보는 관점들도 있었다. 그러나 경혈점들은 신경줄기와 모두 부합하거나 혈관줄기와 완전히 일치하지도 않았다. 성급한 이들은 이런 결과를 보고 '경락은 신경도 아니고 혈맥도 아니라'고 단정하기도[64] 했다. '신경도 맞고 혈관도 맞는데' 말이다. 전체의 혈을 총괄하는 단일한 분류특성이 있는 것으로 끼워 맞추려는 고정관념이 작용한 결과였다. 이렇게 각기 다른 특성을 가진 채 혼합되어 경經으로 귀류된 혈들의 집합을 단일한 기준으로 묶어내려 하니 정리가 안 되고 혼란한 것이다. 우리에게는 경혈 역시 혈맥(때로는 신경)과 장부, 경근 및 경수 등 각각의 특성에 부합하는 혈들의 모임으로 이해하는 전향적인 관점이 우선적으로 필요하다. 그렇게 확장된 눈으로 보면 혈관과 관련된 혈들, 자율신경과 관련된 혈위들(배수혈), 근육에 묻힌 혈들, 분절과 관련된 혈들, 발생학적 동질성으로 연관이 되는 혈들, 질적 동일성을 가진 혈들(오회혈五會穴), 장부의 입지와 관련된 혈들(복모혈), 부위의 동질성에 따른 에너지적 동질성을 가진 혈들, 감각기와 관련된 혈들(예풍, 승읍, 영향…), 구조특성이 반영된 혈들(독비-관절강) 등 다양한 분류의 혈들이 눈에 들어올 수 있는 여지가 생기게 된다. 309개의 경혈이 신경과 관련된 곳에 위치해 있고(그중 152개는 신경위치에, 157개는 근처에)있고, 동시에 286개의 혈

---

[62] Ling Zhao 외 7인, A Review of Acupoint Specificity Research in China: Status Quo and Prospects, Evidence-Based Complementary and Alternative Medicine, Volume 2012, pp. 1-16.

[63] Melzack R, Stillwell DM, Fox EJ. Trigger points and acupuncture points for pain: correlations and implications. Pain. 1977; 3(1): 3-23.

[64] SAMUEL H. H. CHAN, What Is Being Stimulated in Acupuncture: Evaluation of the Existence of a Specific Substrate, Neuroscience & Biobehavioral Reviews, Vol. 8, p. 25, 1984.

위는 혈관과 관련된 곳(24개는 동·정맥 혈관위에 위치해 있고, 262개는 인접해서) 위치하고 있다고 하는 구체적인 연구 사례도 있었다. 경혈점에서의 피부 또는 근육의 말초 신경 종말의 밀도는 주변에 비해 경혈점에서 훨씬 더 높으며 따라서 경혈은 고밀도 신경 종말·수용 구역을 가진 흥분성 복합체일 수 있다는 연구 결과도 있다.[65] 이들 제반 특성혈들을 전체적으로 담고있는 방광경을 예로 들어 보면 오수혈(지음, 통곡, 속골, 곤륜, 위중)은 혈맥, 여러 배수혈들은 신경(神經:특히 자율신경) 관련, 대퇴에서 요배부에 이르는 혈들은 경근(經筋)과, 그리고 두면부의 혈들은 경수와의 연관성을 가지고 혈을 이해하려 해야 할 것이다. 역시 중요한 포인트 하나는 경혈을 그릇에 담긴 용액처럼 '매(媒)'와 '질(質)'의 융합으로 볼 필요가 있다는 점이다. 그러면 이때 그릇의 구조(깊이, 넓이, 용기의 재질, 주변 구조 등)와 매(媒)의 유체의 특성(속도, 방향, 점성, pH, 온도 등)과 질(質: 이온)의 특성(구성, 편재, 이동, 반응 등)에 따라 혈을 다르게 인식할 수 있는 새로운 관점이 생기게 된다. 경락과 경혈을 보다 잘 이해하기 위해 이는 매우 중요한 인식지점이며 이때 액상(液狀)으로서의 경수의 도입은 새로운 해석을 위한 필수적인 전제가 된다. 특히 경혈의 용기적 구조특성도 중요한데 체액의 양과 질은 전기전도에 있어서 중요요소이며 이를 결정하는 것은 경혈의 모양과 넓이와 깊이 용기의 재질특성들일 것이기 때문이다.

(2) 고전도성

미약전자기적 측면에서 인체의 경혈은 전자기적으로 특이적이고 침 자극에 의해 다양한 전자기적 효과를 확인할 수 있으며 이는 통증의 제어나 증상의 개선 등을 포함한 치료 효과에 긴밀하게 작용한다는 많은 연구 결과가 존재한다.[66] 이는 인체가 자침과 수기(手技)에 따라 반응하는 전자기적 특이체이며 경혈을 포함한 경맥체계 또한 전자기적으로 특이장임을 의미하거나 시사한다.

---

65) Ai-Hui Li, Jun-Ming Zhang, Yi-Kuan Xie, Human acupuncture points mapped in rats are associated with excitable muscle/skin-nerve complexes with enriched nerve endings, Brain Research 1012, 2004, pp. 154-159.

경혈에 대한 연구는 주로 전기적 특성에 관한 것이 주를 이루는데 대부분 특정 경혈부위에서의 인입引入전류에 대한 피부임피던스나 피부전도도를 측정하는 것이었다. 1950년대 초 일본의 나카타니(中谷義雄; 1923-1978)는 특정 피부 부위들에 12V의 전압이 가해지는 경우에 다른 곳보다 좀 더 전류가 잘 흐르는 몇 개의 지점들을 발견하였고 이렇게 전기저항이 낮은 점들을 "양도락良導絡(good electro-permeable points; 전기-투과가 양호한 점)"이라고 명명하였다. 쿄토의과대학 생리학교실 사사가와 히사시오(笹川久吾; 1894-1968)는 나카타니의 연구를 응용하여 양도락이란 기기를 개발하였다. 그 기본 원리는 매우 높은 전기전도성을 가진 반점이 환자의 피부 표면에 나타난다는 발견에서 유래한다. 양도점良導点으로 알려진 이 점들이 연결되면 양도락이라는 연속적인 선이 형성된다. 이들의 분포는 기존 경락체계와 매우 유사하지만 이 두 시스템이 동일하지는 않았다. 그도 그럴 것이 경혈은 양도점들을 포함하는 다중성격의 집합이지 양도점만으로 구성된 것이 아니기 때문이다.

또, 독일의 볼(Reinhold Voll; 1909-1989)은 1958년 피부의 전기 저항을 측정하는 방법을 응용하여 이에이브이(EAV; Electroacupuncture according to Voll)라는 탐혈장치를 만들어냈다.

이후 많은 연구자들이 경혈과 경혈이 아닌 부위들과 비교하여 전도성을 계측하기 위한 장치들을 개발해 왔다. 이들 연구결과들의 대부분은 경혈부위가 비경혈부위보다 저항이 낮고(Reduced impedance and resistance) 전위와 전기용량이 높다는 것이었다.

『The Body Electric』[67]을 쓴 로버트 베커는 책에서 인체의 피부의 표면 전류의 측정으로 아래와 같은 등전선을 얻을 수 있는 장이 있음을 실측하였으며

---

66) Becker RO, Reichmanis M, Manno AA et al. Electro-Physiological Correlations of Accupuncture Points and Merridians. Psychoenergetic Systems. 1976 ; 1 : 105-12.
6. Lee MS, Jeong SY, Lee YH et al. Differences in Electrical Conduction Properties between Meridians and Non-meridians. Am J Chin Med. 2005 ; 33 : 723-8.
7. Becker RO. Exploring New Horizons in Electromedicine. J Altern Complement Med. 2004 ; 10 : 17-8.
67) 정신세계사에서 『생명과 전기』(1995. 공동철 譯)로 출간되어 있으며, 여기서 인용하였다. pp. 290-291.

이러한 지점들이 경혈점과 상당히 유사하더라는 내용을 소개하기도 하였다. 측정은 경락위를 굴러다니는 '피자 자르는 칼'모양의 전극을 고안하여 측정한 것이었고 수양명대장경을 따라서 경혈점과 비경혈점간의 전류량을 비교한 것이었다. 탐측 결과 측정된 혈들 중 절반에서 특이적이었고, 특징적 모양을 가진 장이 관찰되었다고 하였다. 다음 그림은 합곡혈과 양지혈의 전위분포도이다. 가운데 지점을 중심으로 등고선처럼 펼쳐진 모습을 볼 수 있다. 자침의 실제에 있어서 과녁의 모습을 표상하는 것으로 다가온다.

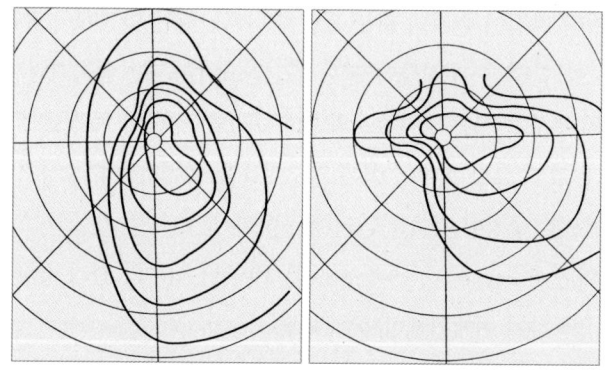

[그림 5-16] 합곡혈과 양지혈에서의 등전선 분포

왜 이런 차이가 생기는 것일까? 최근 경혈에 대한 신경학적 연구에 따르면 저항이 낮은 경혈지점에는 주변보다 교감신경종말이 더 많이 분포하고 있으며, 이들 교감신경이 파괴된 후에는 경혈은 더 이상 저저항 특성을 갖지 않는다는 보고가 있다. 관련하여 기존의 연구에서는 경혈은 감각 신경 종말이 존재하는 지역과 일치한다는 주장도 있었고 칼슘이온(Ca^{2+})과 아세틸콜린 등이 풍부한 지점이며 자침시 농도의 상승으로 이어진다는 주장도 있었다. 그러나 나는 경락의 양도성과 경혈의 양도성은 조금 다른 관점에서 접근해야할 문제라고 본다. 경락은 종적 노선이 주변에 비해 잘 흐른다는 것이고, 경혈은 여기에 (주변과의 차이) 그 노선상에서도 지점간의 차이가 생긴다는 것을 의미하기 때문이다. 따라서 경혈은 지점의 구조 및 깊이와 관련하여 해석할 필요가 있다고 생각한다. 지상의 양적인 높이를 나타낸 것이 '등고선等高線'이고 지하의 깊이는 '등저선等低線'으로 표현할 수 있다면 이때 전기전도성은 이 등저선과의 상관관계 속에서 파악할 필요가 있다는 말이다. 이는 역시 경수와도 밀접히 연관된다. 깊은 곳은 물이 많은 곳이고 이온이 많이 존재하는 곳일 것이기 때문이다. 흙(피부와 기육, 또는 기타 공간)속에 묻힌 경혈의 양도성은 이런 경수와의 관계 속에서 연구되고 보충되어야 할 것이다.

(3) 높은 축전용량(Capacitance)

전자기학에서, 축전용량은 축전기가 전하를 저장할 수 있는 능력을 나타내는 물리량이며, 단위 전압에서 축전기가 저장하는 전하이다. 정전용량은 단위 전압 당 물체가 저장하거나 물체에서 분리하는 전하의 양이다. 정전용량은 보통 물체의 총 전하량을 물체의 전압으로 나눈 값으로 정의한다. 축전용량은 절연 상태의(떨어져 있는) 두 도체 사이에 존재한다. 두 극판(침)사이의 축전용량은 다음과 같다.

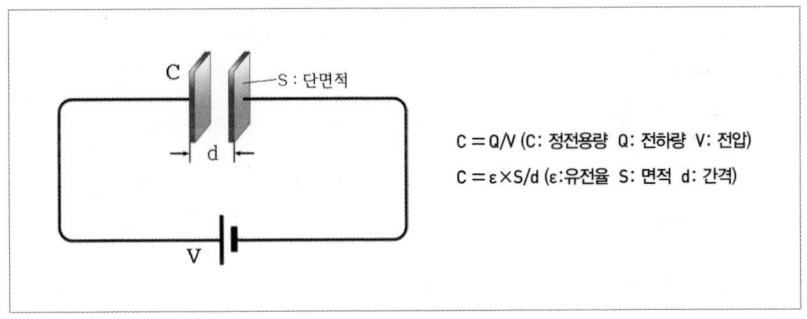

[그림 5-17] 축전기 개요도

축전용량을 정의하는 식에서, 두 도체는 용량은 같지만 극성이 다른 전하 Q를 가지고 있고, 전압 V는 두 도체 사이의 전위차이다. 경혈은 그렇지 않은 곳에서보다 축전용량이 높다고 알려져 있다. 경혈에서의 축전용량이 높다는 것은 음이온과 양이온의 동적인 평형을 고려한다면 그 지역에서의 이온의 총량이 많음을 의미한다. 몇몇 혈의 경우 특정 이온들(Ca, Fe, Cu, Zn)의 분포가 차이가 있더라는 연구결과도 있다[68]. 경수(經水—전해질)라고 하는 강에 물고기(경기 經氣; 이온)가 많이 사는 곳(경혈經穴)이 있다는 뜻이다. 아니면 수질(이온이 이동하기 좋은 상태)이 좋거나 수량水量이 많거나. 이에 대한 직접적인 표현이 '기혈다소氣 血多少'인데 이에 대해서는 앞에서 자세히 설명한바 있다(3-(4)-❸ 기혈다소氣血多 少속에 감춰진 경수經水의 차등적 분포특성).

이에 대한 침의학적 의미는 어디에서 찾을 수 있을까? 여러 개의 침이 꽂혀있는 인체상황에서 절연상태의 두 도체는 무엇을 생각할 수 있는가? 경혈점들이 위치한 곳에서 축전용량이 높다는 것은 자침의 전기적 효과가 큰 지점이라는 것을 의미하고 선의들은 이러한 지점들을 찾아 활용하고 있었다는 뜻이다. 앞장(4장 반응하는 기능공간, 인체)에서 인체가 이온으로 가득한 전해질장(Electrolytic field)이며 자침에 의해 화학전지(배터리)가 형성될 가능성이 있다고 하였다. 이는 두 극판사이의 전해의 바다인 인체 수액장이 균일한 농도경사장이 아니라는 것이며 그렇다고 제멋대로의 분포특성을 갖는 것도 아니라는 것(not randomized ionic distribution characteristics)이다. 경혈점들은 다른 지역에 비해 이온의 밀도가 높거나 아니면 구성상 음이온과 양이온의 이질도가 높은 지점들이라는 것을 의미하고 더구나 생리적인 상태에서 그것이 무언가의 작용에 의해 유지되고 있다는 것이다. 이러한 지점들의 발견이 바디 속에도 물고기가 잘 모이는 지점들이 있고 예전의 유능한 낚시꾼들이 그런 지점들을 경험적으로 잘 알고 있었던 것과 비슷한 걸까? 전기적인 관점에서 보자면 자침만으로는 피시술자의 국소적인 전해질 내 전지의 형성만을 담보할 뿐이다. 그럼 충전된 전기는 어떻게 통전이라는 목적을 이룰 수 있을까? 여기에는 전선이 있어야하고 이들 전선의 연결이라는 두 가지가 필수적이다. 그렇다. 인체의 70%인 물로 이루어진 양도체인 시술자의 수기시의 개입을 통해 가능하다. 말하자면 시술자의 인위적 회로 형성을 통해 두 전극간의 연결이 이루어지는 순간 방전을 통해 전기적 흐름이 이루어지는 것이다. 시술자인 인체는 훌륭한 도선이며 회로의 단락은 주로 엄지와 검지의 작용에 의한다. 물론 이것은 자침과정상

---

68) Ling Zhao 외, 앞의 논문, pp. 1-16.

의 한 부분이며 이것이 주작용이 될 수도 있고 아니면 다른 목적의 침효과를 달성하는 보조적인 과정이 될 수도 있다.

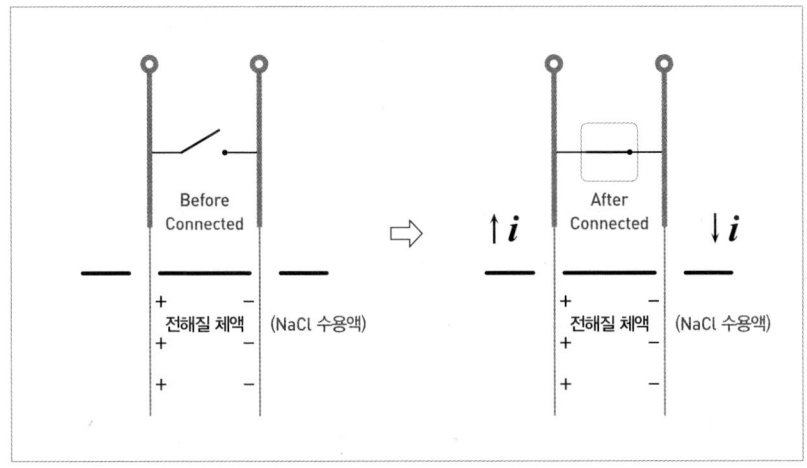

[그림 5-18] 자침을 통한 충전(축전)과 방전(통전)

자침을 하고 수기를 하는 것이 일상인 한의사들이 많은 환자를 진료한 경우 그렇지 않은 날에 비해 에너지 소모가 많았음을 느끼는 것은 이 같은 작용의 결과는 아니었을까 생각해본다. 그렇다면 경혈은 침이 들어올 때면 즉시 가동을 시작하고 빼면 멈추는 단속적斷續的 직류발전소인 것이다. 발전소의 입지(전해질·전자기)특성이 발전의 양과 성질을 달리하며 이로 인해 그 작용이 달라지고 효능이 달라지는 것이고 자침 및 수기는 발전의 양상을 결정하는 변수가 된다.

(4) 온도특성

앞서 경락의 특성에서도 말했었지만 주변에 비해 상대적으로 높은 특성은 경혈에서도 해당되는 특성이다. 경혈점이 다른 지역보다 상대적으로 고온이라는 연구들은 많이 있다.[69] 특정 혈위(위중, 환도, 곡지)에 자침 후 체표온도가 상승한 결과를 보여주는 연구사례[70]도 있으며, 또한 경혈이 체온 일주기 리듬의 변화를 반영하는 명확한 일주기 변화를 겪었음을 보여주는 연구사례[71]도 있다.

앞서 경락의 온도특성을 말하면서도 지적한 바 있지만 경혈점이 상시 온도가 주변에 비해 높다는 것 역시 혈관이 많이 분포하는 경혈의 위치특성으로 인한 것으로 생각할 수 있다. 또한 경혈 온도의 시변적時變的 변화특성은 낮에 일하고 밤에 수면을 취하는 것과 같은 태양의 리듬에 순응한 인체의 생체리듬적 요인의 반영으로 생각할 수 있다. 한편, 특정 경혈이 특수한 신체변화에 따라 온도가 달라진다(족소음 신경의 원혈인 태계혈의 월경 첫날 온도가 3일째에 비해 현저히 낮더라)는 연구[72]도 있었는데 이는 개별적 인체가 생리나 병리과정에서 우리가 그동안 주의를 기울이지 않았던 독특한 혈액의 분포특성이 있음을 시사하는 것으로 침이나 뜸은 이러한 분포특성을 인위적으로 변화시켜 증상이나 질환의 개선에 응용할 가능성도 생각하게 한다.

(5) 기타

이외에도 경혈점들은 다른 부위에 비해 고감각점, 정보의 송수신처, 주기적 변화특성 등 다양한 특이성이 있는 것으로 보고되고 있다.

1) 고감각점

많은 연구자들은 일부 내부 장기가 질병의 영향을 받을 때 경혈 민감화는 경혈 특이성을 반영하여 역동적인 기능적 변화를 일으킬 가능성이 있다고 주장한다[73]. 이것은 경혈점에서의 피부 또는 근육의 말초 신경 종말의 밀도가 주변

---

69) Podschibjakin, A. K. Active cutaneous spots and acupuncture. New Chin Med No. 4: 12-18, 1958. (in Chinese)/Podschibjakin, A. K. Active cutaneous spots and acupuncture. J Trad Chin Med (Shanghai) No. 2: 24-29, 1958.

70) 天津市南开区炮台庄卫生院, 经络上的溫度特性, Tianjin Medical Journal. 1975(12), p. 630.

71) Ling Zhao 외, 앞의 논문, p5.

72) Y. She, C. Qi, L. Ma et al., "A comparative study on skin temperature response to menstruation at uterine-related acupoint," Zhong Hua Zhong Yi Yao Za Zhi, vol. 26, no. 5, pp. 897–901, 2011.

에 비해 훨씬 높은 것과 관계가 있는 것으로 생각되고 있다. 따라서 경혈은 고밀도 신경 종말·수용 구역을 가진 흥분성 복합체일 수 있다. 이는 높은 흥분성 근육·피부-신경 복합체로서의 경혈특성일 수 있음을 시사하는 것으로 다중 수용기가 활성화되거나 근육성 경혈과 비근육성 경혈과의 교감을 통해 발생할 수 있는 득기감의 달성에도 유리한 점으로 여겨진다.[73]

2) 신호(Signal; 의미 있는 인체 정보)의 송수신처

일반적인 경혈에서는 인체의 같은 쪽으로 신호가 전파되는데 비해 교회혈(交會穴: 둘 또는 그 이상의 경맥이 서로 교차되거나 교회(交會)하는 부위의 침혈)에서는 반대쪽으로도 신호를 전파하는 독특한 효과를 임상적으로 확인했다는 연구[74]가 있다.

3) 주기적 생체리듬

사람의 경혈에서는 체온은 물론 전기 전도도도 주기적인 변화를 나타낸다는 것도 관찰된다고 한다.[75]

이상에서 우리는 경혈점들에서 보이는 비경혈점들과 차별화되는 다양한 특성들에 대해 살펴보았다. 이상의 특성들이 주로 경혈점들에서 발현되는 공통적인 성질들에 관한 것이라면 개별적 혈들의 특성들은 매우 다층적이다. 다층적이라는 것은 기원에 있어서나 위치에 있어서나 기질적으로나 기능적 잠재

---

73) P. Rong, B. Zhu Y, X. Li, H. Gao, L. Ben, Li et al., "Mechanism of acupuncture regulating visceral sensation and mobility," Frontiers of Medicine, vol. 5, no. 2, pp. 151-156, 2011.

74) Yoshio Manaka 외, 앞의 책, p.64.

75) Anonymous (Shanghai College of Traditional Chinese Medicine). Acupuncture Therapy fi)r Various Diseases. Hong Kong: Academy Press, 1972. (in Chinese)/ Chasing the Dragon's Tail, 위의 책, p. 66.

력에 있어서나 각각 다양하게 해석되고 응용될 수 있을 가능성을 의미한다. 한 개인이 인연(혈연, 지연, 학연)에 따라 행동이나 처신을 달리하는 것처럼 고향은 같으나(중배엽기원 혈들) 지금은 각자 다른 곳에 사는 혈들이 있고, 고향(세포의 분화위치)은 다르나 같은 지역에 모여 사는 혈들(태연과 양계)도 있으며, 또 한참을 같이 오다가 갈라진 혈들(태연과 신문)도 있고, 학연(섬이피부, 분절, 신경)이나 혈연(같은 경맥—피의 통이므로)에 따라서도 갈라진다. 서로간의 친소親疏도 이에 따라 결정될 테니 가까워도 길(經隧)이 그렇게 나 있으므로 가까워도 가는 길이 달라 먼 곳이 더 친할 수 있는 것이다. 이 세계 역시 유류상종이니 동기상구同氣相求의 굴레에서 벗어나지 못함이 자연의 질서를 벗어나지 못함과 유사하다. 다만 우리가 놓치지 말아야할 한 가지는 경혈점들이 가지는 이러한 특이성들이 애초에 그런 위치에 혈을 위치시킨 때문이라는 점을 잊지 않는 것이다.

〈6장〉 건강의 궤도이탈과 진단

질병은 실체가 아니고 환자의 신체가 동요하는 상황이다. 그것은 질병의 원인과 신체의 자연스런 자기치유능력과의 전투이다.
— 히포크라테스(Hippocrates; B.C 460~377)

1920년대 생체전자기학(BEM) 분야의 전문가였던 라코프스키(Georges Lakhovsky; 1869-1942)는 그의 저서 『The Secret of life』에서 다음과 같은 말을 남겼다.

건강이란 무엇인가? 모든 세포들 사이의 역동적인 균형, 즉 모든 세포들이 서로에 대해 반응하는 다양한 관계들 사이의 조화가 바로 건강이다. 질병이란 무엇인가? 외부적인 원인들에서 비롯되어 세포들 사이에서 일어난 진자적인(oscillatory) 불균형이 바로 질병이다.[1]

비록 병의 원인에 대해서는 편협적인 시각(중요한 내부적 소인이 빠져 있으므로)을 가지고 있었으나 "동적인 균형"이나 "다양한 관계들 사이의 조화" 등을 건강으로 인식한 것을 보면 비교적 한의학적 질병관과 비슷한 관점을 견지하고 있었던 것으로 보인다.

그렇다. 한의학적 건강의 인식론적 바탕은 "동적인 조화와 균형"이라고 말

---

[1] Darren Starwynn, Electrophysiology and the Acupuncture Systems, Medical Acupuncture, 2003, 13(1)에서 재인용.

할 수 있다. 그리고 이러한 상태가 깨지는 상태가 질병상태인 것이며 이번 장은 그 진행의 이유(病因)와 회복적 관점에서의 상태확인(診斷)에 대한 고찰이다.

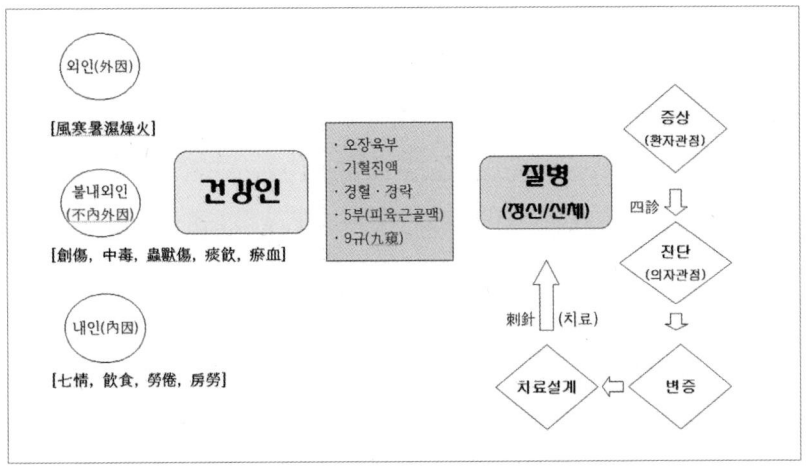

[그림 6-1] 침의학적 치료과정의 흐름도

1. 항상성恒常性과 왜(歪; bias)

(1) 항상성

모든 생명체에서 일어나는 다양한 대사활동은 생체 내부 환경의 균형을 이루기 위해 일정하게 조절되는데, 우리는 외부의 환경 변화가 있더라도 생물체 내부의 상태가 일정한 범위내로 유지되는 성질을 일러 항상성(homeostasis)[2] 이라고 한다. 이 말은 '똑같은 상황을 유지한다'라고 하는 그리스어의 두 단어에

---

2) 미국 하버드대학의 생리학자였던 캐넌(Walter Bradford Cannon; 1871-1945)교수가 생체 내의 환경은 생체 내에 존재하는 조절 기구에 의하여 항상 일정하게 유지된다고 설명하면서 처음 사용한 말이다. 그러나 나는 이 말을 만든 분도 그렇지만 이를 '항상성恒常性'이라고 한자어로 바꾼 분도 적합한 의미전달을 위해 많이 고심했을 거란 생각이 든다. 최현배나 이오덕 같은 분이 우리말로 옮겼다면 뭐라고 하셨을지 궁금하기도 하다.

서 온 것이라 한다. 1929년 이 용어를 소개한 생리학자 월터 캐넌의 다음과 같은 말에서 생명에서의 중요성을 찾을 수 있다. "대부분 생명체에 해를 끼치는 상황마다 생명체를 보호하고 어지럽혀진 균형을 회복시키는 요소들이 생명체 내부에서 나타난다." 항상성은 변화를 감지하기 위한 센서(sensor), 내부 환경을 조절하는 효과기작(effector mechanism), 그리고 그 둘을 연결하는 음성되먹임(negative feedback)이 정상 작동할 때라야 비로소 유지가 가능하다. 모든 유기체들은 살아있는 동안 세포의 화학성분, 체온, 수분, 수소이온농도(pH)등을 조절하는 능력을 갖고 내부 환경을 일정하게 유지한다. 사람의 경우에는 200종 이상, 60조개의 세포가 하나의 개체를 만들며 서로가 신호를 주고받으며 협조하고 있다. 인체에 있어서 내부의 균형이란 이 같은 수많은 세포에서 연원된 기능단위나 조직단위들이 잘 정돈된 안정 상태로 작동함을 말하며 이러한 일련의 과정에서 항상성은 아주 중요한 역할을 하는 것이다. 항상성이 균형을 잃었을 때 우리의 몸은 질병 상태가 된다. 만약에 하나의 독립체인 개체가 그 고유의 기능을 가장 잘 발현할 수 있는 상태(건강)로의 회귀과정까지를 '항상성'으로 이해하다면, 이는 동양의학적 관점에서 개체라고 하는 태극체의 생존적 특성을 가장 잘 표현하는 말이 아닐까한다. 태극체太極體란 '존재를 존재케 하는 존재태存在態'저 이미를 굳게 다져놓은 뜻에 가까운 것이므로, 병인病因에 의한 항상성의 이탈은 곧 건강상태에서 병리적 상태로의 이행을 의미한다. 비가역적인 진행이 멈춰지거나 정상적인 상황으로 회귀하지 못하게 되는 것의 결과는 고통이며 최종단계는 죽음이다. 그렇다면 이러한 항상성은 어떻게 유지해갈 것인가?

(2) 정기와 사기

침의학적 생·병리의 핵심 중에 정사론正邪論이 있다. 이른바 정기正氣와 사기邪氣얘기다. 그 의미에 관해서는 단적으로《소문》〈평열병론편〉에 집약되어 있다.

"사기가 병을 일으키는 것은 정기의 허함에 근본 원인이 있다(邪氣所湊 其氣必虛)"

이는 건강에 대한 상대적 이원론에 그 바탕을 두고 있다. 정기의 과부족이나 사기의 입출入出이라는 일원론적 관점이 아닌 정기의 부족과 사기의 횡행이라는 이원적 요소의 상호연동으로 건강을 논하고 있는 것이다. 여기서 중요한 게 정기와 사기간의 동태적인 관계 속에서 건강을 파악하고 있다는 점이다. 동태적이라는 말은 정기와 사기가 외부요인들과 지속적인 상호작용을 하는 과정에서 인식됨을 강조하는 말이다. 당시 선인들의 눈에 비쳐진 사기는 들어오고 나감(來去·入出), 머물러 있음(居·留), 침입(客), 잠복(服), 다다름(至), 머무름(留), 기승을 부림(勝), 왕성함(盛), 다툼(爭), 압박(薄), 엉김(合), 소멸(亡), 거스름(逆), 적중(中), 흩어짐(布散), 빠져나감(泄), 쫓아냄(逐)과 같은 동사들의 목적어였고, 정기는 있고없음(有無), 빼앗음(奪), 머무름(留), 움직여감(行), 흐트러짐(亂), 막힘(塞), 있음(存), 범함(犯)와 같은 동사들의 대상이었다. 우리의 관심은 '이들 정正·사邪간의 불협화음이 증상으로 드러날 때 이를 제어하는 수단으로 침과 폄砭과 뜸을 어떻게 활용할 것이냐'에 오롯이 존재한다.

(3) 왜歪의 병리학

세상에 탈 없이 태어나서 건강하게 유지하다 죽는 것은 모든 이들의 바람이리라. 그러나 그게 어디 쉬운 일인가? 무병장수(평생 건강 유지라고 해두자)가 고해의 바다를 혈혈단신으로 내던져진 채 여행하는 뭇 중생들의 염원이라면 이를 실현하기 위한 저마다의 방법론이 각기 다르게 발전하고 변화하는 것은 전혀 이상한 일이 아니다. 사람이 다르고 각자가 처한 지리적, 환경적, 사회적, 또는 정신적 환경 또한 다르니 질병의 양상 또한 재료(약재)도 달라진다. 시간적 추이에 따라 과학과 기술이 달라지며 주요한 의학적 수단들도 이러한 필연적인 변화들과 궤를 맞춰 발전과 명멸을 거듭하여 왔다. 사실 질병상태를 개념적으로 정의하기는 쉬울지 몰라도 이를 판단하기는 그리 쉬운 일이 아니다. 범위를 넓혀서 보자면 어떤 사람이 불편함을 느끼는 상태는 물론, 그 사람이 불편함을 당장 자각하지는 못하더라도 신체내의 생리기전이 항상성의 정상작동범위를 벗어난 것 또한 질병상태로 간주될 수 있다. 한편, 생명을 기른다는 의미의 양생養生이란 이 같은 질병상태에의 접근에서 멀어지게 하는 보다 적극적인 건강 상태의 증진을 도모하는 것으로, 원래는 각종 방법으로 생명을 보양하고 체질을 증강하며 질병을 예방함으로써 장수하는 일종의 심신활동을 가리키는 말이다. 이렇듯 건강함을 유지하기 위한 예방적 방법론이 이미 2천 년 전에 선인들에 의해 명문화된 채 제시되어있다. 병이 난 다음에 치료하려고 애쓰지 말고 병이 나지 않도록 미연에 예방하라고,《소문》〈사기조신대론편〉에서는 다음과 같은 멋진 표현이 나온다. "병이 난 다음에 치료하려고 할 것이 아니라 병이 나기 전에 다스려라(不治已病 治未病)". 그들은 "병이 안 나도록 노력해(爲無生病)"뭐 이런 상투적인 표현이 아닌 "미병未病을 다스려라(治未病)"라는 멋진 표현을 썼다. 학생시절에 절에 갔다가 관음觀音이란 말에서 받았던 신선함만큼은 아니었어도 충분히 멋진 말이라는 생각이다.

침의학은 참으로 동적평형상태(動的平衡狀態; dynamic equilibrium state) 지향적이다. 끊임없이 움직이는 시소나 수축과 팽창을 계속하는 스프링을 연상했을 때 또는 모빌을 보더라도 가상의 동적 평형상태를 기준으로 보면 일시적인 과부족상태가 생긴다. 지속적으로 회복탄성을 유지하고 있는 가소성 상태에서라면 시소의 올라간 만큼 내려온 부분이 생길 것이며 스프링에서도 압축과 팽창이 생겨날 것이다. 그러나 3차원적 모빌과 같은 경우라면 조금 복잡해진다. 2가지 차원에서 하나의 요소를 더 고려해야만 평형을 설명할 수 있기 때문이다. 어느 경우이든 이 같은 각각의 과부족 상태는 순간순간 동적 평형상태에 있을 수 있기 때문에 기준이 이상적인 중립상태일 경우에만 병적인 상태를 규정할 수 있다. 이 이상적인 중립의 동적평형상태에서 벗어나 있는 정도를 나타낼 수 있는 가까운 단어를 찾다가 생각해낸 것이 "왜(歪; bias or skewness)"였다. 실상失常이나 실조失調라는 한자어가 있지만 표현하고자 하는 의미가 다소 차이가 있다. 둘 다 정상에서 벗어났거나 조화나 균형을 잃은 상태를 의미하고 있지만 병리라는 말이 생리적인 건강상태를 벗어난 병적인 상태와 관련된 말이라면 왜는 이보다 더 포괄적이다. 왜歪는 원래 통계학에서 비대칭을 설명하는 용어로 사용되는 말이나 아직 병리적 상태에 이르지 않은 단계까지를 포함해야할 필요성과 설명의 편의성 때문에 채용하였다. "바르지(正) 않다(不)"는 의미도 고려하였다.

사람에 적용하면 피육맥근골皮肉脈筋骨에 관한 구조적 왜歪와 기혈진액등과 관계된 기능적 왜로 나누어 생각해볼 수 있을 것이다. 구조적 왜가 무게나 구조 형태 등을 비롯한 양적 균형에 관한 것이라면 기능적인 왜의 경우는 질적인 것에 보다 더 관련된다고 할 것이다. 그러므로 그 범위는 있고 없음뿐만 아니라 치우침(偏在)도 포괄하게 된다.

2. 왜歪를 일으키는 3가지 원인
— 외인外因[3], 내인[4], 불내외인不內外因

병인病因은 질병의 발생원인과 그 조건에 관한 것으로, 과거 동의학적 선의先醫들은 인체의 정상적인 생리상태가 파괴되어 음양이 실조된 원인을 세 가지로 살폈다.《황제내경》이 쓰이던 당시만 해도 크게 음양이나 육음六淫등으로 구별했으나, 후에 여러 의가들의 정리과정을 거치면서 송대의 진무택(陳無擇; 1131-1189)에 의해 외인, 내인, 불내외인 등 세 가지 요인, 이른바 삼인三因으로 정리되었다.

(1) 외인

인체의 외부적 환경요인에 의한 질병을 외감外感이라고 한다. 선의들은 외부에 존재하는 풍한서습조화風寒暑濕燥火라고 하는 여섯 가지 성질이 다른 기운(六氣)이 인체의 허한 틈을 타서 침습하여 병을 일으키는 것으로 이해하였다. 외부의 육기가 인체에 침입하여 병의 원인으로 화化하는 순간 이들은 여섯 가지 사악한 기운인 육음六淫이나 육사六邪가 된다. 그들은 풍한서습조화의 성질을 가

---
[3] 육음(六淫—풍한서습조화風寒暑濕燥火)
[4] 정지상情志傷—스트레스라고 일괄하고 있는 서의적西醫 관점에 비해 훨씬 세밀하고 구체적이라고 생각한다.

진 삿된 기운이 인체에 들어와서 고유한 성질에 따라 분란을 일으키는 것으로 인식하였다. 그리고 오랫동안 이러한 인식은 공유되고 유지되었다. 그러나 이것은 당시의 제반 환경적 한계에 기인한 부족한 인식의 결과이다. 풍한서습조화는 자체를 직접적인 원인으로 보기보다는 인체의 반응 양상이 귀납되어 육기의 성질과 결부된 것으로 보는 것이 타당하기 때문이다.

(2) 내인

이제는 몸 안에서 생긴 원인이다. 옛 선의들은 앞서 기술한 외감에 의해서 뿐만이 아니라 감정의 부조화도 직접적인 질병의 원인이 될 수 있음을 지속적으로 강조하였다. 더불어 육체적 과로(노권상), 지나친 성생활(음양상), 그리고 부적적한 식생활에 의해서(음식상)도 건강에 위해를 초래할 수 있다고 보았다.

1) 칠정내상七情內傷

오랫동안 정신적 자극 혹은 정신적 상처를 받음으로써 생리활동이 조절할 수 있는 범위를 넘어서면 체내의 기혈, 장부의 기능이 실조되어 질병이 발생할 수 있다는 관점이다. 앞서 외감을 논하면서도 육기六氣와 육음六淫을 구분하여 말했듯이 사람의 일곱 가지 감정변화는 정상적인 정신활동이나 사유 활동의 구체적인 표현이며, 다른 사물, 다른 환경의 영향에 의해 사람의 감정을 시시각각 변화시키는 것이지만, 일반적인 상황에서는 정상적인 생리과정으로 볼 수 있다. 그러나 극단적인 감정상황이 발생하거나 상규를 벗어난 감정상태의 지속은 건강상태를 훼손하여 병리화한다는 의미이다. 칠정이란 사람에게 생기는 일곱 가지의 감정영역으로 각각 희노우사비공경喜怒憂思悲恐驚의 정서를 의미한다. 놀라운 것은 수십 세기 이전의 선의들이 이들 '심리적·정신적 문제로 인한 감정의 부조화'를 질병상태를 유발할 수 있는 요인으로 인식하고 있었다는 점이다. 서양의학에서 최근에 와서야 중요성을 인식하고 스트레스라고 하면서 뭉뚱그려 놓은 심리적이고 정신적인 병리적 요인을 이미 주요한 세 가지 병인중 하나로 깊이 인식하고 있었음이다. 그들의 눈에 남녀는 각기 다른 시간함수[5]로 설계된 채 유전과 태생환경으로 특징지어져 세상에 나온 개별적 인체였다. 이후 각 개인은 공간요소를 포함한 생활환경에 의해 다른 생리 병리 과정을 겪게 되는데 여기에 더해지는 감정적인 모순은 정신적인 영역에서만이 아닌 신체적인 면에서도 병적인 상황을 야기할 수 있음을 그들은 이미 알고 있었다는 얘기다. 이러한 판단은 심신이 긴밀하게 연계되어 있음에 대한 명확히 인식이 있지 않고서는 불가능한 일이다. 특히《내경》에서 칠정七情을 오장활동의 하나로 보고 그 지나침이 오장의 기능을 손상시킬 수 있다고 지적한 점이나 칠정을 각기 다른 기기氣機 변화의 관점으로 연계하여 파악한 점은 관념적으로 넘기거나 무비판적으로 수용하기보다는 실증적으로 연구해볼만 한 의미심장한 주제[6]라는 생각이다. 각론에 대해서는 더 이상의 논의를 생략한다.

2) 음식상飮食傷

인간은 부모로부터 몸을 받아 태어난 다음부터는 호흡과 음식물의 정기精氣에 의지하여 생존한다. 현대인들은 일반적으로 음식을 섭취하는 것을 영양을 섭취과정으로 본다. 그러나 19세기에 프랑스 법률가이자 미식가로『미각의 생리학』이라는 책을 썼던 브리야 사바랭(Brillat-Savarin,1755-1826)의 생각은 조금 더 나아가 있었다. 그는 "당신이 무엇을 먹는지를 말해 주면 나는 당신이 어떤 사람인지를 말해 주겠다"는 유명한 말을 남겼다. 섭취하는 음식물의 중요성

---

5)《소문》〈상고천진론편上古天眞論篇〉에는 "女子七歲, 腎氣盛, 齒更髮長; 二七而天癸至(중략)七七, 任脈虛, 太衝脈衰少, 天癸竭, 地道不通, 故形壞而無子也. 丈夫八歲, 腎氣實, 髮長齒更; 二八腎氣盛(중략) 八八, 則齒髮去"라고 하여 여자는 7년, 남자는 8년을 주기로 신체적인 큰 변화를 갖도록 설계되어 있다고 기술해 놓았다.

6)《소문》〈음양응상대론〉에서 '怒傷肝… 喜傷心… 思傷脾… 憂傷肺… 恐傷腎'이라고 하였고,《소문》〈거통론擧痛論〉에서는 '怒則氣上 喜則氣緩 悲則氣消 恐則氣下… 驚則氣亂… 思則氣結'이라고 하여, 칠정이 오장과 기기승강氣機升降에 영향을 준다고 하였다.

에 대한 의미를 담고 있는 이 간결하고도 함축적인 문장은 지금도 사람들에 자주 회자되고 있다. "먹는 것에 따라 다른 사람이 됩니다(What you eat is what you are)"라는 글귀를 적어 놓은 유럽의 어느 식당 사장의 마음속에도 이런 의미가 이어진 결과일 테고. 생장발육과정에서 음식물의 중요성이야 모를 리 없지만, 음식 속에 사람의 성품을 결정지을 만큼의 무언가가 내재되어 있다는 영감어린 관점에 사람들은 신선한 충격을 받았다.

우리의 선조들의 음식에 대한 시각 역시 음식을 영양물질의 공급으로만 보지 않았다. 《소문》〈육절장상론편六節藏象論篇〉에서는 음식의 섭취과정에 대해 다음과 같이 요약하고 있다.

입으로 섭취한 다섯 가지 맛이 위장을 거쳐 오장에 저장되고 다섯 지의 기를 자양하고 사람의 원기와 조화된 채 진액과 서로 버무려지며 정신작용의 바탕이 된다(五味入口 藏于腸胃 味有所藏 以養五氣 氣和而生 津液相成 神乃自生).

그들은 음식을 당, 단백질, 탄수화물, 지방 등의 집합으로 보지 않고 시고 쓰고 달고 맵고 짠(酸苦甘辛鹹) 다섯 가지의 맛이 몸 안에 들어와 정기신과 합일하는 것으로 보았다. 또한 그들은 오장을 각기 다른 맛의 저장처로 보았다. 오미五味가 어떻게 오장에 연결되고 각각의 저장처가 되며 오기五氣를 기르게 되는지에 대해서는 나름의 사변적인 설명이 있지만 여기서 나의 눈길을 잡았던 구절은 뒤에 붙은 "氣和而生 津液相成 神乃自生"이었다. 이에 대해서는 몇몇 해석들이 있었는데 나의 마음에 와 닿았던 풀이는 "기가 오미를 얻어 길러지면 음양이 조화를 이루어 상생이 된다. 오미와 진액은 각기 가는 길이 다른데 기가 조화롭고 진액이 만들어지면 오장의 건강함이 마침내 이루어진다"[7]는 장지총의 풀이였다. 그는 오미와 진액을 음과 양의 생生과 성成의 대상으로 이해하였다. 그의 이러한 인식은 이 책의 앞부분(5장 경맥과 경혈)에서 진액과 진액이 스며있는 구성물을 경맥의 주요한 통로라고 주장해온 필자의 관점과 상통하는

---

7) 張志聰(淸), 新編素問集注, 大星文化社, 1994, p.88.

인식으로 보였기 때문이었다. 침의학적 관점에서 나의 관심은 주로 음식섭취, 소화 및 배설과정에서의 병기病機로 표현되는 내적 부조화이며 이 과정에서 자침을 통한 이의 해소과정을 생각할 때 이러한 관점은 꽤 도움이 되는 사고의 실마리일 수 있다.

3) 노권상勞倦傷

노동은 본래 인간의 경제생활의 중요한 부분이다. 따라서 적절한 노동은 불가피하며 건강생활에도 도움이 된다. 문제는 과도한 노동이다. 어떤 몸을 받아 태어났는지 어떤 노동 환경에 있는지, 또 어떤 심리적 상태에서 노동행위를 하는지에 따라서 다르겠지만 과도한 노력은 발병의 원인이 될 것임은 우리는 경험적으로도 잘 안다. 그런데 선인들은 노상勞傷이나 과로상過勞傷이라고 하지 않고 노권상勞倦傷이라 하였다. 노상勞傷에 권상倦傷을 덧붙였다. '권倦'에는 크게 두 가지 뜻이 있다. 하나는 피로이고 하나는 휴식이다.《설문해자주》에서도 '권倦'에는 확장된 의미로 휴식한다는 뜻이 들어있다고 풀이하였다. 일반적으로 노권상은 과로나 피로에 의한 신체의 이상을 의미한다. 하지만 만약 당시의 권상의 범주에 너무 움직이지 않아서 기력이나 체액이 정체되어 장애가 발생된 이른바 안일安逸까지를 발병의 원인으로 포함하고 있었다면 당시의 시대적 환경을 생각할 때 놀라운 일이다.

4) 음양상陰陽傷

침의학적 건강의 관건은 중용에 있다. 남녀 간의 교합에 있어서도 마찬가지다. 음양상은 성적 에너지의 무절제하고 과도한 사용에 대한 경계이며 때로는 과로상에 포함하여 설명하기도 한다. 이 같은 방실房室의 부절제는 정精의 모손을 의미하므로 정기신 삼보三寶를 중시하여 옥체를 보존하고 수행의 목적을 달성하고자 하는 섭생관에서는 금기시되는 것이 당연하였다. 왜냐하면 선도仙道의 양생방식에 있어서는 건강의 추구는 자체의 목적이 아닌 수행을 위한 방편이기 때문이다. 정을 모손하지 않아야 정을 연마하여 기화氣化가 가능하고, 화신化神이 가능하며, 환허還虛하여 본래의 자리로 귀일歸一할 수 있는 것이다. 어느 면에서는 성생활의 부절제로 인하여 정기精氣를 손상하는 것은 수행과정에 있어서 초석의 훼손을 의미하는 것이므로 과로상보다 훨씬 더 우려스러운 일일 수 있다.

(3) 불내외인

불내외인이란 내인과 외인 이외의 질병원을 지칭한다. 문명의 발달로 질병을 일으키는 원인이 날로 증가하고 있기 때문에 불내외인의 영역에 해당하는 병인은 더욱 다양하다. 전통적으로는 타박상打撲傷이나 창상創傷, 사고 등에 의한 외상, 교상咬傷 등을 포함한 동물 등에 의한 충수상蟲獸傷, 동상凍傷, 화상火傷 등을 말한다.

이상이 침의학적 3가지 병인이다. 질병의 유발요소에 기인한 인체 항상성 이탈의 결과는 환자의 내·외부 증상으로 나타나고 의자醫者에게는 평상으로의 회복으로 가는 지름길을 찾는 고심의 시간이 남겨지게 된다.

3. 병기病機 : 인체 내의 병리의 진행과정

병기란 병인病因이 인체에 작용하여 일어나는 병리적 현상의 진행경과나 양태를 말한다. 선의들의 병리에 대한 인식과의 정립과정을 살펴보자. 먼저 《소문》〈지진요대론至眞要大論〉에는 '《내경》 십구병기十九病機'로 잘 알려진 19가지 병증이 황제가 병기의 내용을 묻자 기백이 19가지로 구분하여 답하는 형식으로 나열되어 있다. 증상별 귀속원인을 분류하였는데 오장과 상하上下 및 풍한습화열風寒濕火熱로 구별하는 원칙을 제시한 것인데 특히 화열火熱에 관련한 병증이 많은 것(거의 절반)이 눈에 띈다. 당시 발열에 대한 처치가 큰 어려움이었을

[표 6-1] 《내경》 십구병기

병리	원인	원문
풍風으로 인한 떨림과 어지러움	간肝	諸風掉眩皆屬於肝
통증, 소양증과 헐음증	심心	諸痛瘙瘡皆屬於心
습으로 인한 부종과 창만	비脾	諸濕腫滿皆屬於脾
기가 답답하고 울체됨	폐肺	諸氣膹鬱皆屬於肺
한기로 인한 오그라듬과 당김	신腎	諸寒收引皆屬於腎
위병痿病, 숨이 찬것, 구토	상上	諸痿喘嘔皆屬於上
궐厥증, 대소변 불통과 설사	하下	諸厥固泄皆屬於下
갑작스런 강직	풍風	諸暴强直皆屬於風
수액이 맑고 찬것	한寒	諸病水液澄澈清冷皆屬於寒
경련과 뒷목이 뻣뻣함	습濕	諸痙項强皆屬於濕
열성 혼미와 경련	화火	諸熱瞀瘛皆屬於火
이를 악다물고 턱을 덜덜 떨며 정신이 나간듯함		諸禁鼓慄如喪神守皆屬於火
기가 역상하여 위로 치받음		諸逆衝上皆屬於火
번조증과 미쳐 날뜀		諸躁狂越皆屬於火
부종, 동통과 시큰거림, 깜짝깜짝 놀라는 것		諸病胕腫疼酸驚駭皆屬於火
창만으로 배가 불러옴	열熱	諸脹腹大皆屬於熱
북을 두드리는 듯 소리가 나는 제반 병증		諸病有聲鼓之如鼓皆屬於熱
몸이 뒤틀림, 뒤로 젖혀짐, 굽음, 수액(소변등)혼탁		諸轉反戾水液渾濁皆屬於熱
신물을 토하고 쏟는듯한 설사 및 뒤가 묵직함		諸嘔吐酸暴注下迫皆屬於熱

것임을 짐작할 수 있다.

《소문》〈조경론調經論〉에서는 "혈기의 부조화가 제반 병증의 발생의 계기가 된다(血氣不和, 百病乃變化而生)"라고 하면서 기혈의 불화가 모든 질병의 발생의 원인이 된다고 기록하였다. 이후 한대 장중경(張仲景; 150-219)의 《상한론傷寒論》, 수대 소원방(巢元方; 550-630)의 《제병원후론諸病源候論》, 금원시대 사대四大 의가(유완소, 장종정, 이동원, 주단계)들 각각의 이론, 명대 장개빈(張介賓; 1563-1640)의 《경악전서景岳全書》, 청대 섭천사(葉天士; 1664-1745)의 《임증지남의안臨證指南醫案》, 왕청임(王清任; 1768-1831)의 《의림개착醫林改錯》) 등을 거치면서 동의학적 병기는 정리되고 요약되었다. 물론 개별적 질병이나 증상에 대한 정밀하고 구체화된 메커니즘의 기술은 아니었지만 당시의 여건을 감안한 병태관과 고뇌의 단면을 당시의 언어로 표현하였다. 향후 이들의 주장을 해석하고 각종의 외인에 의한 인체 내부의 기혈진액 등의 상태변화를 정량적·정성적으로 확인하고 계측·계량을 가능하게 하고, 이를 외치적 자극을 통해 제어가 가능한 방법론을 구체화하는 것은 우리가 해야 할 몫이며, 그 결과 증상이나 병증의 개선이나 회복이 가능한 다양한 방법들을 이루어낼 수 있다면 이것이야말로 자극의학으로서의 침의학이 궁극적으로 추구해야할 방향이 아닐까?

4. 왜歪의 외현: 망문문절望聞問切의 4가지 진찰 방법론

진찰은 생리적 범주의 이탈을 살피는 것이며 또한 어떤 상태의 이상인지를 보는 것이다. 나아가 그 병리적 현상과 진행을 정확히 판단하여 치료의 근간을 마련하는 것이다. 여기에서는 시간적 추이에 따른 병세의 변화(정도-변화율, 양부良否─방향성)를 판단하는 것이 매우 중요시 된다. 이처럼 진찰이 치료의 바탕일진댄 정확한 진단을 위해서 당시의 최상의 기법들이 동원되었을 것임은 당연하다. 보통 사진四診이라고 알려진 망문문절의 방법론은 환자의 증상을 보고 듣고 묻고 촉지해보고 판단하라는 것이다. 망진望診이란 환자의 행동, 안색, 형태 등을 관찰하는 것이다. 문진聞診이란 소리를 듣고 냄새를 맡는 두 가지를 포함하며 환자의 말, 호흡 등을 포함한 청각과 후각을 이용한 진찰정보의 취득방법이다. 문진問診이란 문답을 통한 병증의 확인과정이며 여기에는 현재의 주된 병증에 대한 것은 물론 그 발생, 경과 및 치료에 관한 것을 포함한다. 절진切診이란 일반인들에게는 보통 맥진만을 의미하는 것으로 알려져 있으나 사실은 맥의 박동처, 복부는 물론 환자의 신체 각 부위를 진단적 필요에 따라 만져보는 방법에 대한 총괄이다. 이러한 4가지 진단 술법을 통합[8]하여 의자는 환자

---

8) 이를 사진합참四診合參이라고 한다.

의 상태를 단斷하여 정定할 수 있는 것이다. 또한 당시에는 이같은 진단의 술법을 활용하는 정도에 따라 의사의 수준을 가르기도 했는데《난경》〈육십일난〉에서는 다음과 같이 그 의미를 전하고 있다.

보고 아는 것을 신神이라 하며, 이는 오색五色을 보아서 병을 아는 것이다. 들어서 아는 것을 성聖이라 하며, 이는 오음을 들어서 병을 아는 것이다. 물어서 아는 것을 공工이라 하며, 이는 어느 맛을 찾는 지를 물어서 병이 생긴 곳과 병이 있는 곳을 아는 것이다. 맥을 짚어서 아는 것을 교巧라 하며, 이는 촌구맥을 진찰하여 그 허실을 분별하여 병이 어느 장부에 있는지를 아는 것이다.

신성공교神聖工巧라는 말의 유래이다. 보기(望診)만 해도 어떤 병인가를 아는 의사는 신의神醫, 망진望診과 문진聞診으로 병을 아는 성의聖醫, 물어 보기까지 해야 무슨 병인가를 아는 공의工醫, 그리고 사진을 모두 활용해야 알 수 있는 수준은 교의巧醫라고 하여 의자의 의학적 수준이나 숙련의 정도를 일컫는 용어로 사용하였다. 그러나 여기서 말한 뜻이 어느 경우에 있어서나 '척보면 아는 것'으로 '사진四診을 합참하여 진단의 정확성을 기함'이라는 진찰의 기본을 소홀히 해도 된다는 의미는 아니다.

이러한 진찰방법론이 가지는 함의는 무엇일까? 정확한 진찰은 정확한 치료를 위한 필수적인 과정이다. 따라서 우리는 당시의 시대상황에서 선인들이 동원할 수 있는 모든 수단과 방법을 최대한 동원하여 병리적인 상황을 파악하기 위해 노력했음을 볼 수 있어야 한다. 특히 고유한 맥진의 경우 일반적인 요골동맥의 박동처를 중심으로 한 촌구맥만이 아닌 삼부구후三部九候라고 하는 인체의 요처에 대한 박동정황을 종합하여 전반적인 심박과 혈행상태를 확인하고자 하였으며 3세기경에 이미 질병과의 연관성이나 특성들이 체계적으로 정리《맥경》—왕숙화)되었다는 점은 이러한 그들의 노력을 엿볼 수 있는 증좌라 할 것이다.

(1) 형태形態와 색택色澤으로 드러남 : 망진望診

망진이란 의사가 눈으로 환자의 형形, 태態, 색色, 택澤을 진찰하는 것이다. 더 중요하게는 신神을 살피는 것이다.

1) 망신望神 — 활력의 정도나 상태를 직관적, 주관적 및 종합적으로 판단

'신神'이란 참 어려운 말이다. 앞에서 치신治神할 때의 신神이란 의식과 사유 활동과 육체적 활동이 유기적으로 작용되어 드러난 모습이라고 하였다.《내경(소문)》에 나오는 유명한 구절이 있다.

> "신을 얻으면 살고 잃으면 죽는다(得神者昌, 失神者亡)"
> ─ 〈이정변기론편移精變氣論篇〉, 〈본병론편本病論篇〉, 〈천년天年〉

설령 환자의 증상이 중할지라도 신색神色이 양호하면 예후는 좋으며 이런 상태가 득신得神이다. 이에 반하여, 기색氣色이 위약한 실신失神상태에서는 증상이 비록 가벼워 보이더라도 예후는 불량할 수 있다고 보았다. 진찰과정에서 환자의 표정, 태도, 언어 등을 통해 의자는 물어보지 않은 많은 정보를 얻을 수 있다. 정기의 성쇠를 알 수도 있고, 질병의 경중과 예후의 좋고 나쁨을 짐작할 수도 있다.

말하자면 망신이란 밖으로 드러나는 환자의 신체적 정신적 상태를 질환이나 질병적 상태에서 관찰하는 것이라 말할 수 있다.

2) 망형태望形態 — 형태의 비정상도를 파악

형形이란 형체이며, 태態란 동태動態와 정태靜態를 아우르는 말이다. 형을 살피는 것은 형의 이상은 물론 비수肥瘦, 기육肌肉의 연견軟堅, 피부의 윤조潤燥, 색 등을 살피는 것이며, 태態를 본다는 것은 거동을 살피는 것으로 행동의 이상은 물론 안정성, 언어적 상태(조음造音, 유무력, 다소 등) 등의 제반 모습을 함께 살피는 것이다. 이러한 개별적인 환자의 상태는 진단에서는 물론 치료에 있어서도 매우 중시된다.

3) 망색택望色澤

색택이란 오색五色과 피부의 윤택을 말하며 이는 장부상태와 기혈의 외적인 반영으로 체내상태를 간접적으로 확인할 수 있는 중요한 정보원이다. 오색이란 얼굴에 드러나는 청靑, 적赤, 황黃, 백白, 흑黑의 색채를 말하며, 윤택이란 윤潤, 건乾, 명明, 암暗 등의 광채를 의미한다. 색과 택은 함께 읽어서 길흉과 생사를 판단한다.《소문》〈오장생성편〉에서는 "색이 나타나는데 청색이 말라 죽은 풀과 같고, 황색이 지실의 색과 같고, 검은 색이 그을음과 같고, 적색이 엉긴 피와 같고, 흰색이 메마른 뼈와 같으면 모두 죽는다[9]. 푸른색이 물총새의 깃과 같고, 적색이 닭의 벼슬과 같고, 황색이 게의 배와 같고, 흰색이 돼지의 비계와 같고, 흑색이 까마귀의 깃과 같으면 모두 산다[10]"고 하였다. 또한 오색으로는 한열과 통증도 읽는다.《영추》〈오색편〉에서는 청靑과 흑黑은 통증, 황黃과 적赤은 발열, 백白은 한寒이라고 하였다[11]. 또한 〈사기장부병형편〉에서는 색과 맥을 장부를 연계하여 연결하였다. 푸른색은 간맥으로 맥상이 현弦하고 누른색은 대맥代脈, 흰색은 모맥毛脈, 검은색은 석맥石脈으로 각각 오장의 대표맥이니 색과 맥이 조화하지 못하면 서로 극제하게 되어 위태롭다[12] 하였다. 〈사기장부병형邪氣臟腑病形〉

---

9) 靑如草茲者死, 黃如枳實者死, 黑如炱同. 炱者死, 赤如衃血者死, 白如枯骨者死, 此五色之見死也.
10) 靑如翠羽者生, 赤如雞冠者生, 黃如蟹腹者生, 白如豕膏者生, 黑如烏羽者生, 此五色之見生也.
11) 靑黑爲痛, 黃赤爲熱, 白爲寒, 是謂五官.
12) 色靑者, 其脈弦也. 赤者, 其脈鉤也. 黃者, 其脈代也. 白者, 其脈毛. 黑者, 其脈石. 見其色而不得其脈, 反得其相勝之脈, 則死矣.

(2) 소리(의 변화)로 나타남: 문진聞診 — 청각, 후각, 미각

청진으로는 음성, 언어, 호흡, 해수 등으로 외감, 내상, 허한虛寒, 실열實熱 등을 살핀다. 《난경》〈61난〉에서는 "들어서 아는 것은 그 다섯 가지 음音을 들어서 그 병을 구별하는 것"[13]이라고 간결하게 핵심을 요약하고 있다. 소리의 진찰에는 음성의 높낮이, 유무력有無力, 호흡음의 항진과 촉급, 기침소리의 고저와 특색을 관찰한다. 문진聞診은 청진만이 아닌 후각이나 미각에 의한 진찰도 포함한 의미이다. 따라서 의자는 냄새의 유무, 후박厚薄, 성상에 따른 병취病臭를 보며 대소변은 물론, 구취口臭도 진단에 활용하였다. 미각의 활용도 마찬가지였다. 가령, 예전 의서에서 소변의 맛을 보아 진단에 응용한 사례를 찾는 것은 어려운 일이 아니다.

(3) 증상으로 나타남: 문진問診

《영추》에 있는 다음 문장을 보자.

"물어서 안다는 것은 그 원하는 다섯 가지 맛을 물어서, 그 병이 일어나는 곳과 있는 곳을 아는 것이다."

《내경》에서는 문진問診을 오장과 연관된 오미에 대한 것을 파악하는 것이라고 하였다. 여기서 오미는 앞서 의자의 문진聞診에서의 맛봄이 아닌 환자의 미각에 관한 것이다.

《영추》에 이르길 "다섯 가지 맛이 입에 들어오면 각기 달려가는 곳이 있고, 각기 병드는 곳이 있는데, 신맛은 근으로 주행하는데, 많이 먹으면 소변이 막히고, 짠맛은 혈血로 주행하는데, 많이 먹으면 갈증이 나고, 매운맛은 기로 주행하는데, 많이 먹으면 심장이 허전하게 된다. 매운맛은 기와 함께 주행하는데,

---

13) 聞而知之者, 聞其五音, 以別其病.

따라서 매운맛이 심에 들어가면 땀과 함께 나온다. 쓴맛은 뼈로 주행하는데, 많이 먹으면 변하여 구역하게 하고, 단맛은 기육으로 주행하는데, 많이 먹으면 사람이 가슴이 답답해진다. 이로 미루어, 그 원하는 다섯 가지 맛을 물어서 그 병이 일어나는 곳과 소재를 안다는 것을 알 수 있다."고 하였다. 원씨袁氏가 이르길 "다섯 가지 맛 중에서 특히 먹고 싶어 하고, 많이 먹고 싶어 하는 것을 물어보면, 곧 [오장 중에서 특정한] 장의 기가 치우쳐 이기거나 치우쳐 끊어진 증후를 안다"고 하였다.

그러나 사진四診에서의 현재 응용되는 광의의 문진問診에서는 다음과 같은 증상을 토대로 환자의 증상을 연계시키기 위한 다양한 질문을 포함한다. 이것이 치료를 염두에 둔 병정의 파악임은 물론이다. 즉, 문진이란, 의자가 환자와의 문답을 통해서 질병의 기전 및 변화상황을 파악하여 진찰하는 과정이다.

1) 경맥병증 — 시동병是動病과 소생병所生病

과거의 문진 방식에서 제일 중시하여 살펴보는 것은 경맥병증이다. 경맥에 이상이 발생했을 때의 기록이니 매우 중요한 부분임에 틀림이 없다.《영추》〈경맥편〉에는 경맥별로 구분하여 증상을 자세히 기록하고 있다. 이른바 시동병과 소생병이다. 문제는 그 구분에 관한 것인데 그간 다양한 이견들이 있어왔다. 특히 각각의 의미에 대한 논란은 아주 오래되었다. 그러나 아직도 완전히 정립되지 못한 형편이다. 이게 왜 중요하냐면 자체로 임상적 의미가 있을 뿐만 아니라 거꾸로 경맥의 의미를 되짚어볼 수 있는 단서가 될 수도 있기 때문이다.

그래서 필자도 경맥의 원류를 찾아 자세히 고찰해보고자 하였으며 그 실마리를 그 말이 최초로 기록되어 있는 무덤에서의 출토물을 살피고 이를 새롭게 해석하는 것에서 찾았다. 여기서 그동안의 연구를 토대로 고찰한 내용을 자세히 기술하려고 한다. 다음은 그 과정과 결과에 대한 기록이다.

우선 시동·소생병에 대한《영추》〈경맥편〉의 원문이다.

- (수태음) 是動則病肺脹滿膨膨而喘欬, 缺盆中痛, 甚則交兩手而瞀, 此爲臂厥. 是主肺所生病者, 欬, 上氣, 喘喝, 煩心, 胸滿, 臑臂內前廉痛厥, 掌中熱.

- (수양명) 是動則病齒痛, 頸腫. 是主津液所生病者, 目黃, 口乾, 鼽衄, 喉痺, 肩前臑痛, 大指次指痛不用. 氣有餘則當脉所過者熱腫.

- (족양명) 是動則病洒洒振寒, 善呻數欠, 顔黑, 棄衣而走, 賁響腹脹, 是爲骭厥. 是主血所生病者, 狂瘧溫淫, 汗出鼽衄, 口喎唇胗, 頸腫喉痺, 大腹水腫, 膝臏腫痛, 循膺乳氣街股伏兔骭外廉, 足跗上皆痛, 中指不用, 氣盛則身以前皆熱, 其有餘于胃, 則消穀善饑, 溺色黃, 氣不足則身以前皆寒慄, 胃中寒則脹滿.

- (족태음) 是動則病舌本強, 食則嘔, 胃脘痛, 腹脹善噫, 得後與氣, 則快然如衰, 身體皆重. 是主脾所生病者, 舌本痛, 體不能動搖, 食不下, 煩心, 心下急痛, 溏瘕泄, 水閉, 黃疸不能臥, 強立, 股膝內腫厥, 足大指不用.

- (수소음) 是動則病嗌乾, 心痛, 渴而欲飲, 是爲臂厥. 是主心所生病者, 目黃, 脇痛, 臑臂內後廉痛厥, 掌中熱痛.

- (수태양) 是動則病嗌痛, 頷腫, 不可以顧, 肩似拔, 臑似折. 是主液所生病者, 耳聾, 目黃, 頰腫, 頸頷肩臑肘臂外後廉痛.

- (족태양) 是動則病衝頭痛, 目似脫項如拔, 脊痛, 髀不可以曲, 膕如結, 踹如裂, 是爲踝厥. 是主筋所生病者, 痔, 瘧, 狂, 癲疾, 頭顖項痛, 目黃, 淚出, 鼽衄, 項背腰尻膕踹脚皆痛, 小指不用.

- (족소음) 是動則病饑不欲食, 面如漆柴, 欬唾則有血, 心惕惕如人將捕之, 是爲骨厥. 是主腎所生病者, 口熱, 舌乾, 咽腫, 上氣, 嗌乾及痛, 煩心, 心痛, 黃疸, 腸澼, 脊股內後廉痛, 痿厥, 嗜臥, 足下熱而痛.

- (수궐음) 是動則病手心熱, 臂肘攣急, 腋腫甚, 則胸脇支滿, 面赤, 目黃, 喜笑不休. 是主脉所生病者, 煩心, 心痛, 掌中熱.

- (수소양) 是動則病耳聾渾渾焞焞, 嗌腫, 喉痺. 是主氣所生病者, 汗出, 目銳眥痛, 頰痛, 耳後肩臑肘臂外皆痛, 小指次指不用.

- (족소양) 是動則病口苦, 善太息不能轉側, 甚則面微有塵, 體無膏澤足外反熱, 是爲陽厥. 是主骨所生病者, 頭痛, 頷痛, 目銳眥痛, 缺盆中腫痛, 腋下腫, 馬刀俠癭, 汗出振寒, 虐, 胸脇肋髀膝外至脛, 絶骨, 外果前及諸節皆痛, 小指次指不用.

• (족궐음) 是動則病腰痛不可以俛仰, 丈夫㿉疝, 婦人少腹腫, 甚則嗌乾, 面塵, 脫色. 是主肝所生病者, 胸滿, 嘔逆, 飱泄, 狐疝, 遺溺, 閉癃.

　시동병과 소생병에 대해서는 진한대 이후 각기 다른 해석을 한 의가들이 많았고, 논쟁이 끊이지 않았으며 지금까지도 사람들마다 의견이 갈려있다. 시동병은 "시동즉병是動則病"에서, 소생병은 "시주□소생병是主[14] 所生病"에서 나온 말이다. 이 문장의 원형은 후에 마왕퇴 한묘의 출토문헌에서 발견되었다. "시동즉병"으로 시작하는 앞문장과 대응을 이뤄 "시주□소생병자"가 이끄는 뒷문장인 12개의 문장이 그것이다. 시동병과 소생병 다음에는 각기 다양한 병증의 나열이 뒤따른다. 사람들은 언제부턴가 앞의 것을 시동병, 뒤의 것을 소생병이라고 불렀다. 그리고 앞서 말했듯 이들 병증의 구분이 무엇인지에 대해 학자들은 각자마다 다른 의견을 피력하였다.

　"시동병은 기병氣病이고 먼저생긴 병(先病)이며, 소생병은 혈병血病이고 뒤에 생겨난 병(後病)"이라고 한《난경(진월인)》의 견해가 있었고[15], 활수(14C)는 《십사경발휘十四經發揮》에서 시동병은 경맥병이고, 소생병은 장부병이라고 하였다[16]. 내경에 정통했다고 하는 명대의 마시(馬蒔, 15-16C 사람)는 시동병과 소생병을 기氣와 혈血병으로 인식한《난경》의 내용을 비판하면서 "시동의 뜻은 각 경맥의 혈이 박동하면 병이 생긴 것을 아는 것[17]"이라고 주장하였다. 조금 후대 사람인 명의 장경악(張景岳, 16-17C) 역시 다른 측면에서《난경》의 내용을 비판하면서 시동병과 소생병을 기병과 혈병으로 보는 것은 본경의 의미는 아닌 것

---

14) □는 각각 해당하는 장부명. 가령 是主[肺]所生病者.
15) 22난. 그러나 "신경腎經의 시동병중에 "咳唾則有血"은 기병氣病으로 분류할 수 없고 폐경의 소생병중 "咳, 上氣, 喘喝" 등의 증상은 血分病에 속하기 어렵다"는 등의 이유로 받아들여지지 않았다. 이외에도 肺經, 大腸經, 胃經의 소생병뒤에 나오는 "氣盛", "氣虛"와 같은 서술도 역시 혈분으로의 귀속과는 상충되는 내용들이다. 결론적으로 옳지 않은 견해이다.
16) 각각의 음陰경에는 본(主)장臟에 의한 병증이 있는데, 각각의 양陽경에는 본본부腑병이 없고 오히려 외경병이 구체적으로 기재되어 있다. 따라서 경락과 장부로 구분하는 것은 내용과 양립할 수 없다.
17) 此篇 是動之義 正言各經之穴, 動則知其病矣. 古今圖書集成醫部全錄卷51, 黃帝靈樞經, 經脈篇 第10上, p.83.

이라고 주장하였다. 명·청대 중간기 사람인 장지총(張志聰17C)은 "시동병은 외사로부터 생긴 병을, 소생병은 안에서 생긴 병"으로 해석하면서 "시동은 비기脾氣가 궐역厥逆한 결과로, 소생은 폐장肺臟으로 인해 생긴 병"으로 설명[18]하였다. 시동병은 내인內因으로 인한 발병이고, 소생병은 외인外因에 의한 것이라는 장은암(17C)의 주장[19]도 있었고, 시동병은 본경병本經病이고 소생병은 타경병他經病이라는 서영태(17-18C)의 주장도 있었다.

그러다가 1970년대 중반~1980년대 중반에 걸쳐《영추》〈경맥편〉의 조본이라고 할 수 있는 과거의 자료들이 출토되면서 이에 대한 연구는 새로운 전기를 맞이하게 되었다. 1973년 호남의 마왕퇴 한묘에서 나온 백서帛書와 1983년 호북의 장가산 한묘에서 나온 죽간竹簡이 그것이다.

거의 동시대 유물로 인정되는 이들 백서와 죽간에는 시동병과 소생병의 원형이랄 수 있는 문장들(여기에는 영추에 나오는 "是動則病"은 그대로, "是主口所生病"은 "是■[20](之)脈主治其所産病"으로 기록되어 있다)이 고스란히 담겨 있었다. 학자들은 시기적으로 보아《내경(영추)》의 내용은 이를 토대로 기록된 것으로 판단하였고 많은 의혹이 해소되었으며 그 본의에 근접한 이해를 할 수 있는 결정적 단서가 되었다. 그런데 이에 대한 해석은 여전히 문제였다. "시주口소생병자是主口所生病者"의 원형이 "시口맥주치소산병자是口脈主治所産病者"라는 또 다른 힌트가 있었음에도 학자들마다의 생각은 이후에도 일치되지 않았으며 시동병과 소생병의 구체적인 의미에 대한 해석 역시 마찬가지였다. 논란은 두 가지다. 하나는 시동병是動病과 소생병所生病의 구분이 대체 무엇이냐는 것이고, 둘은 소생병이 들어간 문장의 해석방법에 관한 것이다. 한의과대학 공통교재에는 이렇게 설명되어 있다. 시동병은 경맥 기능에 이상이 생겼을 때 출현하는 병증을, 소생병은 본경의 경기가 이상할 때 생기는 것[21]이라거나, 시동병은 초기에

---

18) 陳夢雷 등외, 앞의 책, p.85.
19) 청대의 장은암은《靈樞集注》에서 이렇게 주장하였다. 그러나 시동병 중의 "喘咳"의 원인이 외인이라면 소생병 중의 "咳, 上氣, 喘喝"를 내인으로 설명할 수는 없다.
20) ■는 각각 해당하는 경맥명.
21) 최용태외, 침구학상, 1998. 집문당, p.103.

해당 경맥의 맥동처에서 이상맥이 나타날 때의 병후로부터 출발한 것으로 소생병은 주로 경맥이 순행하는 부위의 체표의 변증을 반영하였으며 이후 경맥과 장부개념이 서로 연계되면서 해당 경락이 상응하는 내장의 병변이 포함되었을 것이라 추정된다고 하였다. 혹은 시동병의 병증들은 대체로 동시에 출현할 가능성이 높고 소생병의 병증들은 그렇지 않다고도 하였고 또는 소속 경맥의 이상으로 나타나는 병증을 시동병, 소속 경맥이 주치하는 병증을 소생병이라고도 하였다[22]. 중국이나 일본의 문헌을 찾아보아도 통용되는 의미로 '경맥이 속한 장부자체의 병증을 시동병, 장부병이 소속경맥에 영향을 미쳐 경맥순환노선에 반영된 병증을 소생병'이라거나 '양성陽性, 기능성 질환으로 경증이며 나중에 소생병으로 진행한다' 정도의 내용에서 진전된 내용은 별로 보이지 않으며 따라서 정리된 견해라고 하기엔 부족하다는 생각이다. 그러나 근간에 『마왕퇴 의학문화(고대 중국의학의 재발견으로 국내 번역)』를 쓴 주일모의 견해[23]나 『중국침구학술사대강』에서 밝힌 황룡상의 견해[24]에 따르면 적어도 시동병에 대해서는 진단병후로 본 그들의 견해가 옳다고 생각되며 이에 이의를 제기하기는 어려워 보인다. 말하자면 시동병은 "해당 경맥(혈맥)의 박동은 나열된 증상을 의미하는 것"이라고 보는 것이 옳다. 그 이유를 설명해보자면 이렇다.

❶ **시동병是動病은 이렇게 이해된다**

우선《영추》의 시동병의 내용상의 특징을 보자. 우선, 그 내력에 있어서는 11

---

[22] 전국한의과대학·한의학전문대학원 경락경혈학교재편찬위원회, 대학경락경혈학총론, ㈜종려나무, 2015, p.79.

[23] 주일모 저, 김남일, 인창식 역, 고대 중국의학의 재발견, 법인문화사, 2000, p. 71. 그는 시동병에 대해《음양십일맥구경》의 시동즉병是動則病은《맥법》상맥지도相脈之道의 '是主動, 疾則病'에서 유래한 것으로 보았다. 그리고 의미에 있어서는 시동병이 어떤 경맥의 동맥 박동이 비정상적일 때의 병증이라면 소생병은 비록 어떤 경맥의 박동이 정상적이더라도 나타날 수 있는 병증으로 추정하였다.

[24] 그는 "시동즉병의 뜻은 곧 이러한 맥동에 이상이 생기면 (열거한) 병증이 나타날 수 있다는 것이 된다"(p. 314.)라거나 "완과부의 맥구에서 병후를 진맥하는 것이 자연 상응하는 경맥병후, 이른바 시동병이 되었다"(p.482)고 하여 그 의미를 명확히 제시하였다.

개 경맥에 관한 것은 모두 마왕퇴에서 출토된《음양십일맥구경》과 내용이 동일하고 심포경에 관한 것이 새로 추가되었다.《영추》의 내용은 모두 경맥의 순행을 설명한 다음 바로 이어서 나온다. 서술에 있어서는 모두「是動則病+병증」구조로 기술되어 있다(가령, 是動則病肺脹滿膨膨而喘欬, 缺盆中痛, 甚則交兩手而瞀, 此爲臂厥). 문장의 구조를 보자. 지시대명사(是)+동사(動)+부사(則)+서술어(病+병증나열)이다. 나는 이 의미가 "이것이 움직이면(박동하면) 이러이러한 병증이 나타난다"에서 크게 벗어나지 않는다고 생각한다. 이건《난경》을 비판하면서 말한 마시馬蒔의 지적이기도 하다. 여기서 '이것'은 무엇을 지칭할 것일까? 물론 박동의 주체이다. 그렇다면 이것은 초기의 경맥혈經脈穴일 수 있다. 전술했듯이 마왕퇴 의서 속의 경맥은 경혈들이 배열되기 이전의 초기적 모습을 보여준다. 폄석, 참석을 이용한 사혈과 배농, 뜸과의 임상적 연계 속에서 선인들은 완과부위의 경맥혈과 두면부와 체간부의 연결을 통한 표본근결의 확인과 더불어 증상의 연결을 시도했을 것이며 "시동즉병是動則病"이란 이곳 경맥혈의 박동이 의미하는 병증에 대한 귀납된 정리라고 볼 수 있는 것이다.

여기서 "동動"에 대한 인식의 차이가 시동병에 대한 해석에 있어서 다양한 차이를 유발하였다. "動"은《설문해자》에는 "作也", 중국 송나라때 운서韻書인《廣韻》에는 "出也"라고 되어 있다.《내경》에 "動則"이라는 어구가 나오는 문장은 "是動則病"이 나오는 경맥편의 해당 문장을 제외하면 9곳[25]이다.

그 의미는 주체(주어)가 무엇이냐에 따라 달라지는데 구체적인 움직임의 주체인 경우는 "거동"의 의미를 담아 "움직이다"의 뜻으로, 병리적인 상황의 원

---

25) **1.** 脾欬之狀, 欬則右脇下痛, 陰陰引肩背, 甚則不可以動, 動則欬劇.[欬論篇 第三十八]/ **2.** 肺動則秋病溫瘧, 泝泝然寒慄. 刺皮, 無傷肉, 內傷則內動脾, 脾動則七十二日, 四季之月, 病腹脹煩, 不嗜食. 刺肉, 無傷脈, 脈傷則內動心, 心動則夏病心痛. 刺脈, 無傷筋, 筋傷則內動肝, 肝動則春病熱而筋. 刺筋, 無傷骨, 骨傷則內動腎, 腎動則冬病脹腰痛.[刺要論篇 第五十]/ **3.** 刺傷人五藏必死, 其動則依其藏之所變候, 知其死也.[四時刺逆從論篇 第六十四]/ **4.** 夫陰陽之氣, 清靜則生化治, 動則苛疾起, 此之謂也.[至眞要大論篇 第七十四]/ **5.** 故悲哀愁憂則心動, 心動則五藏六府皆搖, 搖則宗脈感, 宗脈感則液道開, 液道開, 故泣涕出焉. [口問 第二十八]/ **6.** 飮食者, 皆入於胃, 胃中有熱則蟲動, 蟲動則胃緩, 胃緩則廉泉開, 故涎下, 補足少陰.[口問 第二十八]/ **7.** 故別絡結則跗上不動, 不動則厥, 厥則寒矣.[逆順肥瘦 第三十八]/ **8.** 甘入於胃, 其氣弱小, 不能上至于上焦, 而與穀留於胃中者, 令人柔潤者也, 胃柔則緩, 緩則蟲動, 蟲動則令人悗心.[五味論 第六十三]/ **9.** 脈之卒然動者, 皆邪氣居之, 留於本末, 不動則熱, 不堅則陷且空, 不與衆同, 是以知其何脈之動也. [經脈 第十]

인으로 기능하는 경우에는 "변동"의 의미를 담아 "~에 이상이 생기면(병이 나면)" 정도로 해석할 수 있다. 다만, 시동·소생병을 기술하고 있는《영추》〈경맥편〉의 본 내용에 이어서 나오는 문장(脈之卒然動者, 皆邪氣居之, 留於本末, 不動則熱, 不堅則陷且空, 不與衆同, 是以知其何脈之動也)의 경우 역시 이러한 의미를 담아 "병이 나면"으로 해석할 수도 있다. 그러나 비교가 되는 앞 절의 문장인 "脈之卒然動者, 皆邪氣居之, 留於本末"를 보면 여기도 사기가 머무는 병적인 상황이므로 구분한 의도가 반영되기 어렵고 더욱이 맥이 갑자기 "동動"한다는 의미로 보고 또 그 주체가 맥임을 감안해보면 여기서는 "변동"의 구체적인 모습을 반영한 "달라지면"으로 해석하면 자연스럽다. 다른 곳의 맥상과 다르다는 것이 동動이라고 하였으므로 "不與衆同, 是以知其何脈之動也"도 이런 해석에 부합한다. 따라서 이런 연장에서 이 문장의 앞에 등장하는 "시동즉병是動則病~"의 의미를 되짚어 보면 "시是"가 맥을 지칭하는 대명사임을 감안하여 "이것(해당하는 경맥)이 달라지면 ~한 병이 있는 상태이다"라고 해석할 수 있게 된다. 달라진다는 말 속에는 맥의 여러 속성(부침, 지삭, 대소, 활삽 등)을 반영할 수 있으므로 의미상 어긋나지 않는다.

따라서 시동병의 의미는 경맥의 이상변동으로 인해 발생한 증후로 해석하는 것이 타당해 보인다. 말하자면 "시동즉병"이란 본경의 이상시 유관한 병에 걸릴 수 있다는 것을 의미하며, 그 뜻은 곧 이러한 맥동에 이상이 생기면 (아래와 같은) 병증이 나타날 수 있다는 것이 된다.[26] 장경악이《유경》에 주석을 하여 "'동動'은 '변變'으로 '변變'이란 정상에서 변화하여 병이 됨이다"라고 한 것도 이런 맥락으로 이해할 수 있다.

❷ 나는 소생병所生病을 이렇게 본다

다음은 소생병이다. 황룡상은 소생병에 대해 "사람들이 당시에 인식한 병증을 경맥에 따라 분류한 것"으로 "경맥에 이상이 있을 때 각종 경맥이 순행하는

---

26) 황룡상저, 박현국외 역, 중국침구학술사대강, 법인문화사, 2005, p.314.

부위에 따라 나타날 수 있는 병증이며 경맥과 장부가 서로 연계되면서 상응하는 내장의 병변도 추가된 것²⁷⁾"으로 보았다. 《영추》〈경맥편〉의 "소생병所生病"은 마왕퇴 출토의서 중 《족비십일맥구경》에 기록된 11맥병후, 《음양십일맥구경》에 기록된 "其所産病"의 내용에서 직접적으로 유래한 것이다.

그래서 원래의 문장에서 그 본뜻을 찾고 그 연장선상에서 《영추》〈경맥편〉의 의미를 헤아려 보기로 하였다. 원래의 의미에 접근하기 위해서는 때론 가공되지 않은 원자료를 찾는 것도 필요하기 때문이다. 우선 백서와 죽간의 이미지를 탐색하였고 글씨가 비교적 선명하게 보이는 공개된 그림 자료를 선별하였다. 부분 부분 결손이 있는 부분이 있었으나 한줄 한줄 확대해보면서 내용을 조심스러운 마음으로 살펴나갔다. 결국 백서와 죽간의 사진 자료를 통해 소생병에 대한 기록이 잘리지 않고 기록되어 있는 문장을 몇몇 군데에서 찾아낼 수 있었다. 과정을 아래에 이어가 본다.

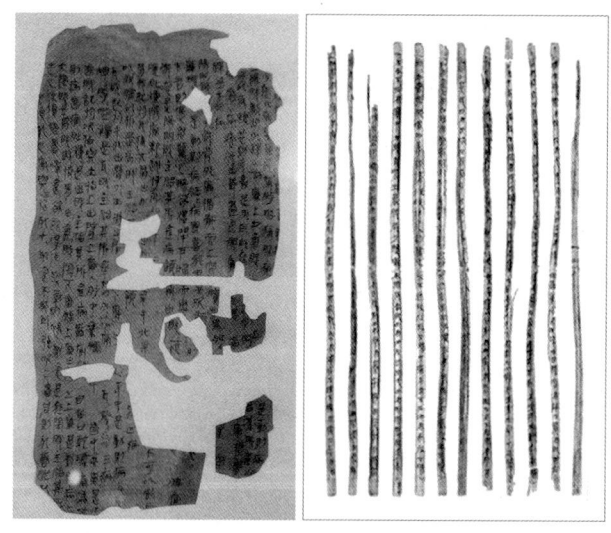

[그림 6-2] (좌)《음양십일맥구경》과 (우)장가산張家山《맥서脈書》

자세히 보면 지금의 필체와 거의 차이가 없어 보이는 2200년 전의 자체字體

---

27) 황룡상, 앞의 책, p.482.

[표 6-2] 마왕퇴《음양십일맥구경(帛書)》과 장가산한간(竹簡)의 소생병 문장 발췌

구분	음양십일맥구경(백서)	장가산한간(죽간)
부분발췌	(1) (2) (3) (4) (5)	(a) (b) (c) (d) (e)
(1)·(a)	是陽明脈主治其所産病	是陽明脈主治其所産∨病
(2)·(b)	是肩脈主治(其所産病)	是肩脈主∨(治其所産病)
(3)·(c)	是耳脈主治其所産病	是耳脈主治其所∨(産病)
(4)·—	是齒脈主治其所産病	—
(5)·—	是钜陰脈主治其所(産病)	—
—·(d)	—	∨钜陽之眡主治其所生病
—·(e)	—	是臂少陰之脈主治其所産病
비고	1. (글자)는 원 자료 손상 부분의 고증된 글자 2. 죽간문자속의 "∨"는 간격이 띄워져 있음을 표시	

에 우선 놀라게 된다. 먼저 당초의 기록에는 어떻게 되었는지 확인해 보았다. 구두점이나 띄어쓰기나 특이점이 있는지를 찾아서 이렇게 해석해도 되는지 문맥을 확인해 보기 위해서다. 사진을 확대해놓고 기존에 연구하여 기록된 부분과 대조하면서 문장을 찾아들어가 본다. 바닥지인 비단에 하나하나 쓰인 글씨는 정갈하고 너무나도 선명하게 의미를 드러내고 있었다. 마치 왜 이제야 왔느냐는 듯이. B.C 186년인데도 현대의 한자와 별다른 차이를 보이지 않는 정연한 예서체隸書體 문장이다. 간간이 고서체의 모습을 보여주는 군데군데의 글

자들이 없었다면 요즘의 필체 좋은 누군가가 붓펜으로 필사해놓았다고 해도 이상하지 않을 정도로 이질감이 없었다. 소전小篆에서 예변隸變을 통해 예서隸書로 바뀔 즈음의 과도기적 서체라고 하기엔 너무나도 근대적인 서체라는 생각이 들었다.

문장의 구조에 있어서는 지금도 그렇지만 띄어쓰기가 전혀 없다. 백서에서와는 달리 죽간竹簡에서는 군데군데 띄어진 부분이 있으나 이는 의미를 감안한 띄어쓰기라기보다는 손질된 대나무의 도드라진 마디부분으로 이 부분을 피해서 글씨를 쓴 것으로 판단되며 여러 곳을 살펴보더라도 뜻에 따라 나눈 것으로 보이지는 않았다. 그리고는 발췌한 내용을 하나씩 정리하였다(아래 표).

우측 상단에 거양맥巨陽脈이 잘려서 보이고 줄을 바꿔서 양명맥이 이어진다. 다음 줄에 익숙한 '是動則病~'이 보이고 그 다음 다음 줄에 '是陽明脈主治其所産病顔痛~'이 보인다. '所生'이 '所産'으로 바뀌어 있는 것 말고는 더 이상 다른 것이 없고 뜻은 명확히 전달된다. 이 양명맥은 그 소산병인 '顔痛~'을 주치한다. 역시 지시대명사 '是'는 '양명맥陽明脈'을 동격으로 대신하고 있었고 여기서의 양명맥은 앞서 기술한 것처럼 경맥이 아닌 경맥혈이다. 수태음맥에 해당하는 비거음맥臂鉅陰脈의 해당 구절은 "是臂鉅陰(脈)主治其所産病~"으로 되어 있어 "是臂鉅陰(脈)"이 "其所産病"을 주치한다고 명시한 것으로 볼 수 있다. 말하자면 "是主肺所生病者"는 "是臂鉅陰(脈)主治其所産病"의 의미관계를 정돈한 문장에 불과한 것이다.

"是□脈主治其所産病"이란 '본경(혈)'이 어떤 방면의 병을 주치할 수 있다는 것으로, 이런 병들은 치료의 관점에서 이야기하는 것이므로 반드시 증후군의 성질을 가진 것은 아니라는 점에서 시동병과 구분된다.

소생병에 있어서는 다른 방식의 해석을 통해 "是主□所生病"을 "□로 인해 생긴 질병을 치료한다"로 해석하는 견해가 우세한 듯하다. "是主"는 시동병어구와의 대응관계로 보아 여기서도 역시 해당 경맥을 지칭하는 지시대명사로 보고 "主"를 "주치하다"는 동사로 보고 해석한 결과이다.[28]

---

28) 顧一煌, "是動病"與"所生病"析, 江蘇中醫 1998年 第19卷 第4期, p.7.

어디서부터 출발했는지는 모르겠지만(아마도《영추》〈종시終始편〉의 "必先通十二 經脉之所生病"에서 영향을 받았는지 모르겠다) 고금의 모든 주석가나 해석가들은 모두 '시주□'와 '소생병자'를 분리한 채 '이것은 □를 주관하는데, 소생병은 ~이다.'로 풀이하고 있다. 그리고는 '시동즉병是動則病~'은 시동병으로, 뒤엣것은 '소생병所生病'으로 명명한 채 비교하고 분석하고 있다. 나는 이것이 올바른 요약이라고 생각하지 않는다. 앞뒤 문장이 왜 시동병과 소생병으로 구분하여 비교되어야 하는지도 의문이다.

먼저 폐경의 시동병과 소생병을 기록하고 있는《백서》와《영추》의 내용을 비교해보자.

◆《족비십일맥구경》
臂泰阴温: 其病心痛, 心煩而意, 诸病此物者, 皆久臂泰阴温.

◆《음양십일맥구경》
臂鉅陰眽: 臂鉅陰眽主治其所產病: 胸痛, 脘痛, 心痛, 四末痛, 叚, 爲五病.

◆《영추》〈경맥편〉
手太陰肺經: 是主肺所生病者, 欬, 上氣, 喘喝, 煩心, 胸滿, 臑臂內前廉痛厥, 掌中熱.
띄어쓰기 없는 경우 → 是主肺所生病者欬上氣喘喝煩心胸滿臑臂內前廉痛厥掌中熱

대부분의 해석은 "이것은 폐를 주관하니 소생병은 ~"이었다. 그러나 나는 다르게 볼 수 있다고 생각한다. 「是主肺+所生病者」 구조가 아닌 것으로 말이다. 나는 「지시대명사(是)+동사(主)+목적어(□所生病者~)」 구조로 보았다. 그러면 '이것(是)은 목적어(□所生病者~)를 주치한다'가 된다. 말하자면 '이는 폐로 인해 생기는(폐가 만들어낸)「欬, 上氣, 喘喝, 煩心, 胸滿, 臑臂內前廉痛厥, 掌中熱」을 주치한다.'라고 해석되며 문장 구조상으로도 자연스럽다. 만약 臑臂內前廉痛厥, 掌中熱 등이 폐로 인한 병증이 아니라면 「肺所生病者, 欬, 上氣, 喘喝, 煩心, 胸滿」가지를 한 덩어리로 해석하고 나머지 병증이 열거된 경우로 해석할 수도 있겠다.

그러면 '이는 폐로 인해 생기는「欬, 上氣, 喘喝, 煩心, 胸滿과 臑臂內前廉痛厥, 掌中熱」을 주치한다.'가 될 것이다.

의미상으로도 그렇다. '이것(폐경맥)이 폐를 주관하고 소생병은 무엇무엇이다'라는 기존의 해석은 '이것(경맥혈)은 폐로 인해서 생기는「欬, 上氣, 喘喝, 煩心, 胸滿」등과 같은 병증을 주치한다.'로 해야 뜻이 통하고 자연스럽다.

더욱이는《음양십일맥구경》의 원구절의 의미와도 부합한다.

하나를 더 살펴보자. 대장경을 보면 더욱 이런 의미가 살아난다.

◆《족비십일맥구경》
　臂阳明温: 其病病齿痛, □□□□, 诸病此物者, 皆久臂阳明温. 上足温六, 手温(脉)五.

◆《음양십일맥구경》
　齒脈: 是齒脈主治其所產病: 齒痛, 朏穜, 目黃, 口幹, 臑痛, 爲五病.

◆《영추》〈경맥편〉
　大腸手陽明經: 是主津液所生病者, 目黃, 口乾, 鼽衄, 喉痺, 肩前臑痛, 大指次指痛不用. 氣有餘則當脉所過者熱腫.
　띄어쓰기가 없는 경우 → 是主津液所生病者目黃口乾鼽衄喉痺肩前臑痛大指次指痛不用.氣有餘則當脉所過者熱腫.

이 역시 그동안 고금古今의 대부분의 해석은 시동병과 연결하여 '이는 진액을 주관하며 소생병은 ~이다'로 해석하였다. 그러나 이 경우에도 이것은 진액(문제)로 인한「目黃, 口乾, 鼽衄, 喉痺, 肩前臑痛, 大指次指痛不用」을 주치한다거나 '津液所生病者'를 다른 병증과 대등하게 보아서「津液所生病者인 目黃, 口乾과 鼽衄, 喉痺, 肩前臑痛, 大指次指痛不用」을 주치한다'는 식으로 해석해야 자연스럽고 의미상으로도 부합한다고 본다.

나머지도 그렇다. 그렇다면 '시동즉병是動則病'이란 해당 혈맥(경맥혈이라고 본다고 앞에서 언급)의 박동이 의미하는 병증이고, 뒤의 '시주□소생병자是主□所生病者~'는 이 경맥혈의 성격규정(가령, 主津液所生病)과 이 경맥혈로 치료할 수 있는 병증을 나열한 것으로 보아야 합리적일 것이다.

다른 편에서 다른 맥락에서 나오는 '소생병'이라는 어구도 있지만 문제 될 것은 없다. 가령 《영추》〈백병시생편〉에서 "此內外三部之所生病者也"나 《영추》〈피부론편〉의 "其所生病各異"나 "~에서 생긴병"으로 해석하면 될 일이고 앞서의 "必先通十二經脉之所生病"도 "십이경맥에서 생긴 병"으로 풀이하면 될 일이다.

구분은 명확해졌다. '시동즉병是動則病'에서의 시是는 진단처로서의 맥동혈처이고 '시주口소생병자是主口所生病者'에서의 시是는 치료처로서의 경맥혈이다. 이렇게 고찰하고 나니 앞서의 시동병도 그렇지만 소생병 역시 어울리는 대표어로 적당하지 않다는 생각이 다시 한 번 들게 된다. '맥동병'과 '주치증'정도가 적당할 것이라는 생각이다. 그래서 이하에는 「시동병」, 「소생병」이라는 불편한 대표어는 각각 "해당경의 맥동이 의미하는 바는"의 의미로 **【맥동병】**과 "해당 경맥의 이상으로 인해 생기는 경맥혈이 주치하는 병증들은"의 의미로 **【주치증】**으로 구분하여 정리하였다.

■ 수태음폐경

【맥동병】 폐가 창만하고 폐기가 잘 통하지 않아 해수와 천식이 나며 결분 부위에 통증이 오고, 심하면 [통증으로 인해] 두 손으로 흉부를 감싸 안으며 물체가 흐릿하게 보이는데, 이를 "비궐"이라 부른다.

【주치증】 이 경맥은 폐로 인한 병증(기침, 기가 상역하여 천식이 남, 목이 잠기고, 심번, 흉만)과 팔 안쪽이 아프면서 차갑고 손바닥에 열이 나는 증상을 주치한다. 폐기가 성盛하여 남아돌면 어깨의 뒤쪽에 통증이 오고 소변이 잦으면서 양이 감소된다. 폐기가 허하면 어깨의 뒤쪽이 아프고 차갑게 느껴지며, 숨이 차고 소변색이 변한다.

■ 수양명대장경

【맥동병】 치통이 발생하고 앞목이 붓는다.

【주치증】 이 경맥은 진津의 이상으로 생겨나는 병증(눈에 황달이 생기고, 입이 마르며, 코피가 난다)과 어깨의 앞쪽에서 팔까지 아프며, 엄지와 검지가 쓰지 못할 정도로 아픈 증상을 주치한다. 기가 남아돌면 경맥이 지나는 부위에 열이 나고 붓는다. 부족하면 오한과 전율이 회복하지 않는다.

■ 족양명 위경

【맥동병】 오싹오싹 오한하고 기지개를 자주 켜고 하품을 자주 하며 얼굴이 검다. 병이 이르면 사람들이나 불을 싫어하고 나무가 부딪치는 소리를 들으면 두려워하며 놀라고, 심장이 두근거리고, 문과 창문을 닫아놓고 혼자 있으려고 하며, 심하면 높은 곳에 올라가 노래를 부르고, 옷을 벗어 던지고 뛰어다니며, 배에서 소리가 나고 복부가 창만한데, 이를 "한궐肝厥"이라고 한다.

【주치증】 이 경맥은 혈血의 이상으로 생겨나는 다음 병증(발광, 학질, 온열이 치성하며, 땀이 나고 코피가 남과 입이 돌아가고 입술이 부르틈, 목과 인후가 붓고 상복부가 부으며, 슬개부가 붓고 아픔, 앙가슴, 젖가슴, 기가氣街, 대퇴부 앞쪽, 복토부위, 정강이 바깥쪽, 발등 등이 다 아프고 가운데 발가락을 쓰지 못함 등을 주치한다. [위경胃經의] 기가 성盛하면 몸이 앞쪽에 모든 부위에서 열이 나고, 열이 위胃에서 남아돌면 소화가 잘되고 배가 자주 고프며 소변이 누렇게 된다. [위경胃經의] 기가 부족하면 몸의 앞쪽이 모두 차가와 떨리며 위胃에 한사가 적중하면 창만이 발생한다.

■ 족태음비경

【맥동병】 설근舌根이 뻣뻣해지고 먹으면 토하며, 위완부에 통증이 오고, 복부가 창만하여 트림이 자주 나오며, 트림이 나거나 방귀를 뀌면 상쾌하여 감쇠되는 듯하나, 몸이 온통 무겁다.

【주치증】 이 경맥은 비脾의 이상으로 생겨나는 병증(설근이 아프고 몸을 움직이지 못하며, 음식을 먹어도 내려가지 않고, 가슴이 답답하고 초조하며 심하心下에 급작스런 통증이 오고, 대변이 묽거나 설사를 함)과 소변이 막히고 황달이 발생하며 똑바로

눕지 못하고, 억지로 일어나면 넓적다리와 무릎 안쪽이 붓고, 몸이 차며, 엄지발가락을 쓰지 못하는 등의 증상을 주치한다. 기가 성盛하면 촌구맥이 인영맥보다 세 배 크게 뛰고, 허하면 촌구맥이 오히려 인영맥보다 작게 뛴다.

■ 수소음심경

【맥동병】 목이 건조하고 심통이 오며, 갈증으로 물을 마시려고 하는데, 이를 "비궐臂厥"이라 한다.
【주치증】 이 경맥은 심의 이상으로 인한 병증(눈이 노랗게 됨), 협통이, 팔의 안쪽 뒤편이 아프고, 차가우며, 손바닥이 열이 나며 아픈 증상 등을 주치한다. 기가 성盛하면 촌구맥이 인영맥보다 두 배 크게 뛰며, 허하면 촌구맥이 오히려 인영맥 보다 작게 뛴다.

■ 수태양소장경

【맥동병】 목구멍이 아프고 턱이 부어 고개를 돌리지 못하며, 어깨를 잡아 뽑는 듯하고 팔이 꺾이는 듯하다.
【주치증】 액液의 이상으로 생겨나는 병증(이롱, 눈이 노랗게 됨, 뺨이 부음)과 앞목, 어깨, 팔 뒷부분에 동통이 발생하는 등의 증상을 주치한다. 기가 성盛하면 인영맥이 촌구맥보다 두 배 크게 뛰고, 허하면 인영맥이 오히려 촌구맥 보다 작게 뛴다.

■ 족태양방광경

【맥동병】 두통, 눈이 빠지는 듯하고, 뒷목이 뽑히는듯하며 등줄기가 아프고 허리가 꺾이는 듯 아프고 넓적다리를 구부리지 못하며, 오금이 굳은듯하고, 종아리가 찢어지는 듯이 아픈데, 이를 "과궐踝厥"이라 한다.
【주치증】 이 경맥은 근筋의 이상으로 생겨나는 병증(치질)과 학질, 광병, 전병

癲病, 머리의 신문顖門과 정수리에 동통, 눈이 노랗게 되고, 눈물과 흐르고, 콧물이 나고 코피가 나며, 뒷목, 등, 허리, 꽁무니, 오금, 장딴지, 다리가 모두 아프고, 새끼발가락을 쓰지 못하는 등의 증상을 주치한다. 기가 성盛하면 인영맥이 촌구맥보다 두 배 크게 뛰고, 허하면 인영맥이 오히려 촌구맥보다 작게 된다.

■ 족소음신경

【맥동병】 배가 고파도 먹고 싶은 생각이 없고, 얼굴색이 숯처럼 검으며, 기침을 하면 피가 섞여 나오고, 목구멍에서 그렁거리는 소리가 나며, 앉으면 일어서려고 하며, 눈이 흐릿하여 물체가 잘 보이지 않으며, 심心이 마치 허공에 매달린 듯하고 배가 고픈 듯하며, 기가 부족하여 자주 두려워하며, 마음이 두려워 마치 누가 자신을 잡으러 오는 듯 느끼는데, 이를 "골궐骨厥" 이라 한다.

【주치증】 이 경맥은 신腎의 이상으로 생겨나는 병증(입안에 열이 나고, 혀가 건조하며, 목구멍이 붓고, 기가 위로 오르며, 목구멍이 건조하고 아프며, 가슴이 답답하고 불안하고 심통)과 황달, 이질, 등줄기와 넓적다리 안쪽 뒷부분이 아프며, 손발이 야위고 차가우며 자꾸 누우려하고, 발바닥이 열이 나고 아픈 등의 증상을 주치한다. 기가 성盛하면 촌구맥이 인영맥보다 두 배 크게 뛰고, 허하면 촌구맥이 오히려 인영맥 보다 작게 된다.

■ 수궐음심포경

【맥동병】 손바닥에 열이 나고, 팔꿈치와 팔이 오그라들어 땅기고 뻣뻣하며, 겨드랑 밑이 붓는데, 심하면 흉협부가 그득하여 불편하고, 심心이 동요하듯 불안하며 얼굴이 붉고 눈이 노랗게 되며, 계속하여 실없이 웃는다.

【주치증】 이 경맥은 혈맥의 이상으로 생겨나는 병증(가슴이 답답하고 초조하며 심통이 오고, 손바닥에 열이 남)을 주치한다. 기가 성하면 촌구맥이 인영맥보다 두 배 크게 뛰고, 허하면 촌구맥이 오히려 인영맥보다 작게 된다.

■ 수소양삼초경

【맥동병】 이롱으로 귀가 잘 들리지 않고, 목구멍이 붓고 숨구멍이 붓고 아프다.

【주치증】 이 경맥은 기의 이상으로 생겨나는 병증(땀이 남)과 외안각外眼角이 아프고, 옆얼굴이 아프며, 귀의 뒤, 어깨, 위팔, 팔꿈치, 아래팔의 바깥쪽이 다 아프고, 넷째손가락을 쓰지 못하는 등의 증상을 주치한다. 기가 성盛하면 인영맥이 촌구맥보다 두 배로 크게 뛰고, 허하면 인영맥이 오히려 촌구맥보다 작게 뛴다.

■ 족소양담경

【맥동병】 입이 쓰고 한숨을 잘 쉬며, 심협통으로 인해 몸을 옆으로 돌리지 못하며, 심하면 얼굴이 약간 때가 낀듯하며, 몸에 기름기나 윤기가 없고, 발의 바깥쪽에 오히려 열이 나는데, 이를 "양궐陽厥"이라고 한다.

【주치증】 이 경맥은 뼈의 이상으로 생겨나는 병증(머리의 액각額角부와 턱이 아프고, 외안각이 아프며 결분이 붓고 아프다)과 겨드랑이 아래가 붓고 나력이 생기고, 땀을 흘리고 오한으로 떨며, 학질이 생기고, 가슴, 옆구리, 늑골, 대퇴, 무릎의 바깥쪽과 정강이뼈, 절골부, 바깥쪽 복사뼈 및 여러 관절이 모두 아프며, 넷째발가락을 쓰지 못하는 등의 증상을 주치한다. 기가 성盛하면 인영맥이 촌구맥보다 두 배로 크게 뛰고, 허하면 인영맥이 촌구맥보다 작게 뛴다.

■ 족궐음 간경

【맥동병】 요통으로 인해 허리를 구부리거나 펴지 못하고, 남자의 경우는 퇴산이 발생하고, 부녀자의 경우는 아랫배가 부으며, 심할 경우는 목구멍이 건조하고 얼굴이 먼지가 낀듯하며 혈색이 없게 된다.

【주치증】 이 경맥은 간의 이상을 인한 병증(가슴이 그득하고, 구역, 심한 설사)와 호산증, 유뇨 혹은 소변불통 등의 증상을 주치한다. 기가 성盛하면 촌구맥이 인영맥보다 두 배 크게 뛰고, 허하면 촌구맥이 인영맥보다 작게 뛴다.

2) 낙맥絡脈병증

낙맥은 경맥에서 갈라져 나온 가지로 경맥보다 가늘고 보다 얕은 곳에 분포되었다고 하였다. 다음은 15락맥의 병증이다.

■ 수태음락

【증치】 실증이면 예골銳骨; 요골 경상돌기 및 손바닥에 열이 나는데, 허증이면 입을 벌려 하품하고 소변을 지리거나 자주 보게 되는데, 이 경우는 보한다.

■ 수양명락

【증치】 실증이면 충치가 생기거나 귀가 들리지 않게 되는데, 사瀉한다. 허하면 이가 시리고 흉격이 막혀 잘 통하지 않게 되는데, 보補한다.

■ 족양명락

【증치】 기가 치밀어 오르면 목이 부어 막히고 아프며 갑자기 목소리가 나오지 않는다. 실증이면 전광증을 발하는데, 이 경우 사瀉한다. 허하면 발을 마음대로 움직이지 못하며 정강이가 마르는데, 보補한다.

■ 족태음락

【증치】 기가 제대로 돌지 못해 상역하면 곽란이 생긴다. 실증이면 창자가 끊어지는 듯 아픈데, 사瀉한다. 허하면 헛배가 부르는데, 보補한다.

■ 수소음락

【증치】 실증이면 흉격이 막혀서 편치 않은데, 사瀉한다. 허하면 말을 하지 못하는데, 보補한다.

■ 수태양락

【증치】 실증이면 관절이 늘어져 팔꿈치를 쓰지 못하는데, 사瀉한다. 허하면 사마귀가 생기는데, 작은 것은 마치 마른 딱지와 같다. 이 경우는 보補한다.

■ 족태양락
【증치】 실증이면 코가 막히고 머리와 등이 아픈데, 사瀉한다. 허하면 코가 막히고 코피가 나는데, 보補한다.

■ 족소음락

【증치】 기가 치밀어 오르면 가슴이 답답하고 괴로우며, 실증이면 소변이 막혀서 보지 못하게 되는데, 사瀉한다. 허하면 허리가 아픈데, 보補한다.

■ 수궐음락

【증치】 실증이면 심통心痛이 있는데, 사瀉한다. 허하면 머리가 뻣뻣한데, 보補한다.

■ 수소양락

【증치】 실증이면 팔꿈치가 땅겨지는데, 사瀉한다. 허하면 거두지 못하는데, 보補한다.

■족소양락

【증치】 실증이면 발이 싸늘하게 되는데, 사瀉한다. 허하면 위벽으로 앉았다가 일어나지 못하게 되는데, 보補한다.

■족궐음락

【증치】 기가 치밀어 오르면 고환이 부어오르고, 갑작스런 산증疝症이 오며, 실증이면 음경이 발기되어 수축되지 않는데, 사瀉한다. 허하면 갑자기 가렵게 되는데, 보補한다.

■임맥락

【증치】 실증이면 뱃가죽이 아픈데, 사瀉한다. 허증이면 소양증이 생기는데, 보補한다.

■독맥락

【증치】 실증이면 등줄기가 뻣뻣한데, 사瀉한다. 허하면 머리가 무겁고 높은데 올라가면 어지러운데, 보補한다.

■비脾의 대락大絡

【증치】 실증이면 온몸이 다 아픈데, 사瀉한다. 허하면 모든 관절이 모두 다 늘어지는데, 보補한다.

무릇 이들 15락맥은 실증이면 반드시 겉으로 드러나고 허증이면 반드시 아래로 숨는데, 보아도 보이지 않으면 그 위아래에서 찾아보아야 한다. 사람의 경맥經脈은 서로 다르고, 낙맥絡脈도 사람마다 다른 곳에 있다.

3) 경근병증

■ 수태음근

【병증】 수태음의 근에 병이 나면 본경本經의 근이 지나가는 부위가 뻣뻣하고 뒤틀리며, 심한 통증으로 식분폐적증이 발생하기도 하며 옆구리가 땅기면서 토혈하기도 한다.
【치료】 이를 치료할 때에는 번침을 사용하여 겁자; 신속히 찌르고 신속히 뽑되 효과가 나타날 때까지 침을 놓고 아픈 데를 따라 혈을 옮기며 치료하는데, 이를 "11월[한겨울]에 다발하는 비증"이라고 한다.

■ 수양명근

【병증】 수양명의 근에 병이 나면 본경의 근이 지나는 부위가 뻣뻣하고 아프면서 뒤틀리며, 어깨를 들지 못하고 목을 돌려 좌우를 보지 못한다.
【치료】 이를 치료할 때에는 번침을 사용하여 겁자; 신속히 찌르고 신속히 뽑되 효과가 나타날 때까지 침을 놓고 아픈 데를 따라 혈을 옮기며 치료하는데, 이를 "5월〔한여름〕에 다발하는 비증"이라고 한다.

■ 족양명근

【병증】 족양명의 근이 병들면 둘째 발가락이 뻣뻣하고 정강이가 뒤틀리고, 다리와 발등이 굳어지고 복토부가 뒤틀려지며, 대퇴부 앞쪽이 붓고 퇴산증이 생기며, 복부가 땅겨지고 결분 및 협부頰部가 당겨진다. 갑자기 입이 돌아가면서 땅기는 경우는 눈을 감지 못하고, 열이 있으면 근육이 풀어져 눈을 뜨지 못하며, 협부의 근에 한사가 있으면 땅겨지므로 뺨이 당겨져 입이 삐뚤어지며, 협부의

근에 열사가 있으면, 근육이 풀어지고 늘어져 마음대로 움직이지 못하게 되니, 그러므로 벽僻이라고 하였다.

【치료】 이를 치료하려면 말기름을 사용하는데, 땅겨지는 증상에는 백주와 육계를 배합하여 쓰고, 근육이 이완된 경우에는 뽕나무 가지로 갈고리를 만들어 걸어놓는데, 즉 생뽕나무를 태워 숯을 만들어 화덕에 넣고 화덕의 높낮이를 환자의 앉은 높이와 같게 한 다음, 뺨을 쬐면서 말기름을 뺨에 문질러준다. 또한 미주美酒를 마시게 하고 구운 양고기를 먹게 하되, 술을 마시지 못할 경우는 억지로라도 마시게 하고 환부를 세 손가락으로 안마해주면 된다. 침으로는 번침을 사용하여 겁자; 신속히 찌르고 신속히 뽑되 효과가 나타날 때까지 침을 놓고 아픈 데를 따라 혈을 옮기며 치료하는데, 이를 "3월[늦봄]에 다발하는 비증"이라고 한다.

■ 족태음근

【병증】 족태음의 근에 병이 나면 엄지발가락이 뻣뻣하고 안쪽 복사뼈에 통증이 오면서 뒤틀리며 아프고, 무릎 안쪽의 보골이 아프다. 음고가 비부髀部를 당겨서 아프고 음기가 연계되어 아프며, 아래로 배꼽과 양쪽 옆구리를 당기게 되어 아프고, 앙가슴과 등줄기 안쪽이 당겨져 아프다.

【치료】 이를 치료할 때에는 번침을 사용하여 겁자; 신속히 찌르고 신속히 뽑되, 효과가 나타날 때까지 침을 놓고 아픈 데를 따라 혈을 옮기며 치료하는데, 이를 "7월[초가을]에 다발하는 비증"이라고 한다.

■ 수소음근

【병증】 수소음의 근에 병이 나면 내부가 땅기며 오그라들고, 심하부에 복량이 지속되며 아래로는 팔꿈치까지 땅기게 된다. 수소음의 경근이 지나는 부위에 병이 나면 그 부위가 뻣뻣하고 뒤틀리며 근육에 통증이 발생한다.

【치료】 이를 치료할 때에는 번침을 사용하여 겁자; 신속히 찌르고 신속히 뽑되 효과가 나타날 때까지 침을 놓고 아픈 데를 따라 혈을 옮기며 치료하는데, 만

일 복량伏梁이 일어나고 피고름을 토하는 경우는 사증死證으로서 치료할 수 없다. 이 경근에 병이 났을 때 한증이면 몸이 뒤로 꺾여 젖혀지고 근이 땅기며 오그라들고, 열증이면 근이 풀어지고 늘어져 거두지 못하게 되며, 음위로 기능을 못 하게 되며 번침을 써도 소용이 없는데, 이를 "12월[늦겨울]에 다발하는 비증"이라 한다. 족양명과 수태양은 근이 땅겨서 오그라들면 입과 눈이 비뚤어지고, 눈동자가 땅겨져서 갑자기 보이지 않게 되는데, 치료는 모두 위의 방법과 같이 써야 한다.

■수태양근

【병증】 수태양의 근에 병이 나면, 새끼손가락이 뻣뻣하고 팔꿈치 안쪽 예골의 뒤에 통증이 발생하고, 팔 안쪽을 따라 겨드랑이 아래쪽까지 통증이 오며, 겨드랑이 뒤쪽이 아프고 어깻죽지 주위가 앞목을 당겨서 아프다. 귓속이 울리면서 아프고 턱이 당겨지며, 눈이 가물가물하여 한참 지나야 보이고, 앞목의 근이 땅겨져 오그라들고 근루筋瘻가 생기고 앞목이 붓는데, 이는 한열이 앞 목에 있는 것이다.

【치료】 치료 시에는 번침을 사용하여 겁자; 신속히 찌르고 신속히 뽑되, 효과가 나타날 때까지 침을 놓고, 아픈 데를 따라 혈을 옮기며 치료한다. 부어 있는 경우에는 다시 침을 놓아야 하는데, 이를 "5월[한여름]에 다발하는 비증"이라고 한다.

■족태양근

【병증】 새끼발가락과 발뒤꿈치가 붓고 아프며, 오금이 땅기고 경련이 난다. 등줄기가 뒤로 젖혀지고 뒷목의 힘줄이 땅기며 어깨를 들지 못한다. 겨드랑이가 팽팽하고 결분 부위까지 이어져 아프고 좌우로 움직이지 못하게 된다.

【치료】 치료는 번침을 사용하여 겁자; 신속히 찌르고 신속히 뽑되, 효과가 나타날 때까지 침을 놓고 아픈 데를 따라 혈을 옮기며 치료하는데, 이를 "2월仲春

에 다발하는 비증"이라고 한다.

■ 족소음근

【병증】 족소음의 근에 병이 나면 발바닥이 뒤틀리고, 경근이 지나는 곳과 이어진 부위가 모두 아프고 뒤틀려진다. 병이 이곳에 있으면 주로 간질로 인한 근급 및 경증痙症이 생기는데, 병이 등에 있으면 앞으로 구부리지 못하며, 복부에 있으면 몸을 뒤로 젖히지 못한다. 그러므로 병이 양에 있는 경우는 허리가 뒤로 꺾여 앞으로 구부리지 못하며, 병이 음에 있는 경우는 몸을 뒤로 젖히지 못하는 것이다.

【치료】 치료 시에는 번침을 사용하여 겁자; 신속히 찌르고 신속히 뽑되, 효과가 나타날 때까지 침을 놓고, 아픈 데를 따라 혈을 옮기며 치료한다. 병이 내부에 있을 경우는 위법熨法, 도인법導引法이나 탕약을 복용하여야 한다. 이 경근이 헝클어져 뒤틀리는 횟수가 심한 것은 사증死證으로 치료할 수 없는데, 이를 "8월[한가을]에 다발하는 비증"이라 한다.

■ 수궐음근

【병증】 수궐음의 근에 병이 나면 본경의 근이 지나는 부위가 뻣뻣하고 뒤틀리며, 가슴이 아프고 폐적肺積인 식분증이 발생한다.

【치료】 이를 치료할 때에는 번침을 사용하여 겁자; 신속히 찌르고 신속히 뽑되, 효과가 나타날 때까지 침을 놓고 아픈 데를 따라 혈을 옮기며 치료하는데, 이를 "10월[초겨울]에 다발하는 비증"이라고 한다.

■ 수소양근

【병증】 수소양의 근에 병이 나면 경근이 지나는 부위가 뻣뻣하고 뒤틀리며 혀가 말리는 등의 증상이 생긴다.

【치료】 이를 치료할 때에는 번침을 사용하여 겁자; 신속히 찌르고 신속히 뽑되, 효과가 나타날 때까지 침을 놓고 아픈 데를 따라 혈을 옮기며 치료하는데, 이를 "6월[늦여름]에 다발하는 비증"이라고 한다.

■ 족소양근

【병증】 족소양의 근에 병이 나면, 넷째 발가락이 뒤틀리고 무릎 외측도 뒤틀려져서 무릎을 굴신하지 못하며, 오금 부위의 힘줄이 땅기고 앞쪽으로는 넓적다리가 당겨지며, 뒤쪽으로는 꽁무니 부위가 당겨진다. 상부의 허구리와 계협 부위에 통증이 오고, 위로는 결분과 젖가슴이 당겨지며, 앞목이 함께 땅겨지게 된다. 좌측에서 우측으로 이어진 근이 땅겨지면 오른쪽 눈을 뜨지 못하고 상부의 오른쪽 액각額角 부위를 지나 교맥과 함께 순행하여, 좌측의 근이 우측의 근에 이어지므로, 좌측액각의 근이 손상되면 오른쪽도 충분히 쓰지 못하는데, 이를 "근이 서로 유계되어 연결되어 있다"고 한다.

【치료】 치료는 번침을 사용하여 겁자; 신속히 찌르고 신속히 뽑되, 효과가 나타날 때까지 침을 놓고, 아픈 데를 따라 혈을 옮기며 치료하는데, 이를 "1월[초봄]에 다발하는 비증"이라고 한다.

■ 족궐음근

【병증】 족궐음의 근에 병이 나면 엄지발가락이 뻣뻣하고 안쪽 복사뼈 앞쪽이 아프며, 내측 보골에 통증이 오고 음고에 통증과 함께 뒤틀림이 발생하며 음기를 쓰지 못한다.

【치료】 내상으로 손상되어 양위陽痿가 되고, 한사에 손상되면 음기가 오그라들며, 열사에 손상되면 음기가 늘어져 수축되지 않으니, 치법은 수기水氣를 운행시키고 음기를 맑히는 데 있다. 뒤틀림 병을 치료할 때는 번침을 사용하여 겁자; 신속히 찌르고 신속히 뽑되, 효과가 나타날 때까지 침을 놓고 아픈 데를 따라 혈을 옮기며 치료하는데, 이를 "9월[늦가을]에 다발하는 비증"이라고 한다.

(4) 맥상脈象으로 나타남 : 절진切診의 근거

맥진은 절진切診의 한 분야이며 절진이란 의자醫者가 손으로써 환자의 일정 부위를 눌러보거나 만져봄으로써 질병의 내부적 변화나 외적 반응을 살피고 판단하는 과정이다. 《영추靈樞》에서는 "무릇 장차 침을 놓으려면 반드시 먼저 진맥을 하여 기의 성쇠를 살핀 다음에야 치료할 수 있다"고 하였다.

절진의 구체적 방법은 맥진과 촉진이다. 맥진이란 맥박의 부위(浮沈), 횟수(遲數), 크기(大小), 흐름상태(滑澁) 등을 통해 체내 기혈의 운행상태를 파악하여 오장육부나 경맥의 상태를 감별하는 진찰 방법이다. 맥진을 하는 방법론을 진맥診脈이라 하는데 지금이야 진맥하면 의례적으로 손목부위의 촌구맥진을 그렇게 여기는 경우가 많으나 예전의 맥진법에는 다음과 같은 몇가지 방법이 있었다.

첫째는 십이경의 맥동처를 살펴 병을 진단하고 치료하는 방식이다. 이는 경맥과 경혈의 기원과도 밀접하게 연관되는 가장 오래된 방식으로 앞에서 '경맥혈'이나 '시동병'과 관련하여 몇차례 설명한바 있으므로 여기서는 재론하지 않는다.

둘째는 삼부구후맥법이다. 《소문》〈삼부구후론편〉을 비롯하여 내경에서 중시된 부위별 맥진으로 인체를 머리·팔·다리의 삼부로 나누고 다시 각 부마다 상중하로 나누어 이들 부위를 진맥하는 것으로 각각의 진맥부위는 다음과 같다.

	머리	팔	다리
상	태양혈	태연	족오리남·태충여
중	이문혈	신문	기문箕門·충양衝陽
하	지창–대영혈	합곡	태계

《소문》〈진요경종론편〉에서 말하는 "위쪽 부위에서 인체의 위를 살피고 아래쪽에서 아래를 살핀다(上竟上 下竟下)"라는 의미와도 상통한다.

셋째는 인영人迎·기구氣口맥진이다. 이는 기구와 인영부위의 맥상을 비교함으로써 내외의 병인은 물론 여러 병세 등을 판단하는 방식이다.

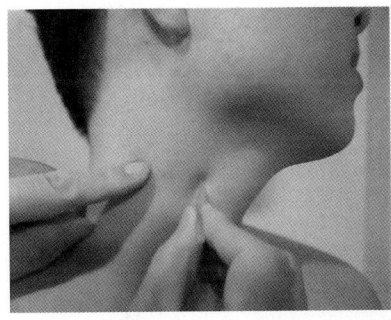 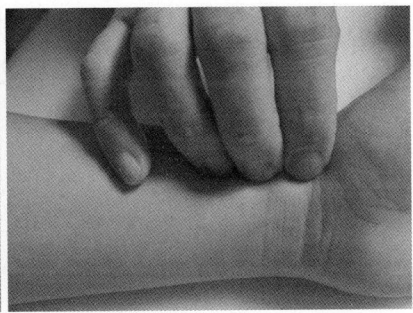

[그림 6-3] (좌) 인영맥부위와 (우)촌구맥부위

기구는 손목의 요골동맥의 박동처를 의미하며 인영은 목 부위 인영부위의 박동처지금의 경동맥부위를 말한다. 이는 상부와 하부의 맥상의 비교관점에서 중요성이 크다고 인식하였다.

넷째는 촌구만을 압진하여 오장육부의 생사와 길흉을 판단하는 맥진법으로 이른바 독취촌구獨取寸口라고 하는 방식이다. 촌구寸口는 기구氣口를 말한다. 수태음의 어제부에서 1치를 물러난 곳으로 기구氣口의 아래는 관關, 척尺이라고 한다. 촌구라고 이름 짓게 된 까닭은 이곳이 폐경의 경혈인 어제魚際에서 대략 1촌쯤 되는 곳이기 때문이다. 의자의 세손가락을 촉지觸指했을 때 손목으로부터 촌관척으로 구분하여 장부를 배속하고 맥상을 연관시켜 해석한다.

	寸	關	尺
左	心	肝	腎
右	肺	脾	命門

보통 맥진이라 하면 일반적으로 이 방식을 일컫는 것으로 예전부터 '맥을 짚어서 아는 것은 그 촌구寸口를 진찰하여 그 허실을 살피고, 이로써 그 병과 그 병이 어느 장부에 있는지를 아는 것이다'라고 한 것이 이에 대한 말이다. 구체

적인 해석으로는 앞서의 맥위(脈位)의 상대적인 깊이(浮, 中, 沈), 박동수(遲, 數), 크기
(大, 小), 부드러움의 정도(滑澁)를 바탕으로, 현완(弦緩), 강약과 유무력(微, 弱, 虛, 洪,
實), 맥상의 길이(長, 短) 및 여기에 비정상맥(促, 結, 代脈)에 이르기까지 다각도로
맥상을 판단하여 연관된 부위나 장부 경락의 상태를 분별하고자 한다. 때로는
이들 개별적 맥상의 혼합(緊脈, 濡脈, 弱脈, 革脈, 牢脈, 動脈, 伏脈, 散脈, 扣脈) 등으로 맥상
을 구분하고자 하였으며 손가락 끝의 감각으로 체내의 다양한 생·병리적 특성
을 유추하여 진단에 응용하였다.

5. 왜(歪)의 내재: 인체의 내적 변화

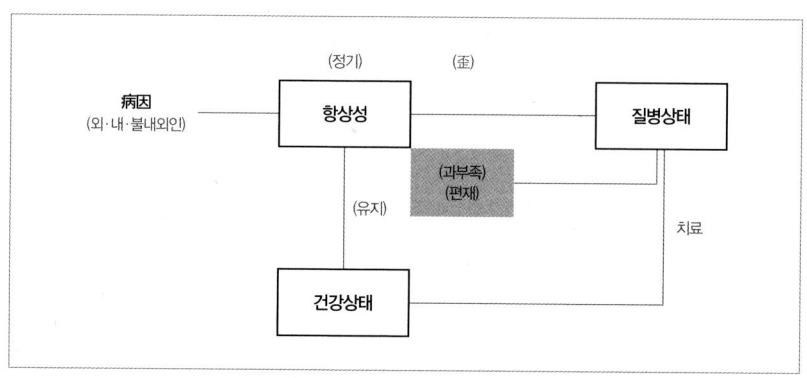

[그림 6-4] 건강상태와 질병상태

인체는 생리를 벗어난 병리과정에서 내·외적인 변화 상태에 직면하게 된다.
내·외라고 표현한 것은 상태가 외부적으로 드러나는가의 여부를 말한 것으로
이에 대한 근본적인 이유는 단적으로 과부족과 분포의 이상이다.

■ 과부족(허와 실)

인간의 건강은 거저 얻어지는 게 아니다. 수없이 일어나는 내·외부 적들과
의 싸움을 통한 연속된 쟁취의 결과이다. 적절한 영양의 섭취가 필요함은 물

론, 신체적·정신적인 과로와도, 풍한서습조화風寒暑濕燥火와 같은 외부의 환경과도 싸워야 한다. 크고 작은 외부의 생명체와도 끊임없이 싸워야 하고 식욕이나 색욕 등과 같은 본능적인 욕심과도 싸워야 한다. 그리고 노화를 강요하는 시간과도 싸워야하고 적응을 강제하는 공간과도 싸워야 한다. 자연은 이들과 원만하게 타협하거나 싸워 이겨낼 때에만 우리의 건강을 유지시켜준다. 선의들은 이러한 과정을 정기와 사기의 대립관계로 파악하였다. 싸우는 주체는 정기正氣이고 그 대상은 사기邪氣이다. 정기는 허虛해질 수 있는 보하는 대상이고 사기는 실해질 수 있는 사瀉하는 대상이다. 앞서 말한 바대로 여기서 주의해야할 개념하나는 허는 정기와 짝하는 말이고 실은 사기에 짝하는 말이라는 것으로 각각 가리키는 대상이 다르다는 점이다. 동의학에서 정기는 부족할 순 있어도 넘칠 수는 없다. 반대로 사기는 잉여일지언정 부족할 수는 없다. 이를 단적으로 표현한 것이 "사기소주 기기필허(邪氣所湊 其氣必虛―사기가 날뛴다는 것은 정기가 허한 상태의 반증)"이라는 말이다.

■ 편재 (비정상 분포상태)

"있어야할 건 다 있구요 없을 건 없답니다"라고 하는 대중가요의 가사가 있다. 그러나 모든 게 다 있더라도 있어야 할 곳에 있어야 옳다. 사람의 몸에서 그 있어야 할 곳이란 내內와 외外일수도 있고, 상上과 하下일수도, 좌左와 우右일수도 있으며 표表와 리裏일 수도 있다.

진단이란 진찰하고 판단한다는 것이며 진찰이란 보고 살핀다는 말이다. 침과 약물이 주요한 치료수단이고 내부적 인체의 상태를 파악하기가 어려웠을 당시의 의료상황에서 밖으로 드러나는 다양한 이상상황은 치료의 전제로서의 진단에 있어서 매우 중요한 부분이었을 것이다. 물론 진찰은 치료가 불가능한 범위에 대한 상황인식도 필요하지만 1차적으로 중요한건 제어가 가능한 술법 차원에서의 '보아냄'만이 의미가 있을 것이다. 망문문절望聞問切이라고 하는 진찰의 4가지 수단 역시 치자治者가 이러한 관점으로 바라보고 찾아내고 하는 기법에 다름 아니다. 그렇다면 침의학적 관점에서 그들은 과연 무엇을 보고자 하였는가? 그것은 바로 "기혈진액과 결부된 인체의 기능이 어떻게 불균형(편재) 되어 있고, 과부족상태에 있는가"였다. 치자治者에게는 얼굴이 상기된채 숨차 하며 쌕쌕거리고 열이 나고 오한하며 흉부의 통증을 호소하는 환자의 드러남 의 이면에서 맥을 짚고 배를 만지며 기혈진액의 과부족과 편재를 헤아리고 확 인하고 판단해야 하는 숙명적 과정이 남아있게 된다. 그들은 어떤 보정(치료에 도달) 방법론을 염두에 두고 안에서 왜곡된, 그리고 밖으로 드러난 왜의 상태를 어떤 눈을 가지고 살피고자 하였을까?

선의들의 체내에 일어난 병리에 대한 상황인식을 나는 다음과 같이 구분한 왜歪의 관점에서 이야기를 이어가려고 한다.

(1) 구조의 왜歪

《동의보감》의 〈내경편內景篇〉은 다음과 같은 순서로 내용이 배열되어 있다.

신형身形, 정精, 기氣, 신神, 혈血, 몽夢, 성음聲音, 언어言語, 진액津液, 담음痰飮, 오장육부五臟六腑, 간장肝臟, 심장心臟, 비장脾臟, 폐장肺, 신장腎臟, 담부膽腑, 위부胃, 소장부小腸腑, 대장부大腸腑, 방광부膀胱腑, 삼초부三焦腑, 포胞, 충蟲, 소변小便, 대변大便.

여기에는 오장육부, 정, 기, 혈, 진액 등과 같은 실체 외에도 신, 몽, 성음, 언어 등과 같은 기능, 작용도 포함되어 있고 담음과 같은 병리적 산물도 있으며 소변, 대변과 같은 대사산물도 포함되어 있다.

그리고 나면 〈외형편外形篇〉이 이어지는데 인체를 부위별로 또 다음과 같이 구분해 놓았다.

두頭, 면面, 안眼, 이耳, 비鼻, 구설口舌, 아치牙齒, 인후咽喉, 경항頸項, 배背, 흉胸, 유乳, 복腹, 제臍, 요腰, 협협, 피皮, 육肉, 맥脈, 근筋, 골骨, 수手, 족足, 모발毛髮, 전음前陰, 후음後陰

〈내경편〉의 순서에 따라 내부를 만들고 외형편이 순서에 맞춰 하나씩 외부를 빚어 나가다보면 드디어 온전한 사람의 형상이 모습을 드러내게 된다.

〈외형편〉의 전부와 〈내경편〉의 오장육부를 포함한 인체의 단위별 구조체들은 자체로 고유한 형상을 가지면서 각자 효율적으로 사용하도록 만들어진 기능체들이다. 따라서 내부적 또는 외부적 요인에 의해 어떤 변형(염좌)이나 변질(궤양) 혹은 훼손(탈모)이 발생하는 것은 복원이 필요한 중요한 왜곡에 해당한다. 구조의 복원은 구조뿐만이 아닌 기능의 회복에도 관건이 될 수 있다.

(2) 기氣의 왜歪

기의 상태가 바르지 않다(歪)고 하는 것은 조기치신調氣治神이라는 침의학적 본질에 있어서 가장 중시해야할 관심영역이다.

1) 기허氣虛 — 정기正氣의 부족

기의 양이 부족하거나 그 부족으로 인한 기능상의 부족상태를 말한다. 기의 생성이 부족하거나 많이 소모되어 부족해지면 그 기능도 따라서 떨어지게 된다. 기는 종류가 다양하므로 기허로 인한 결과 역시 다양하다. 또한 기는 혈, 진액과의 관계가 매우 밀접하여 혈액과 진액의 생성, 운행과 유실 등에 직접적인 영향을 미치므로 기가 허하면 혈허, 혈체, 출혈 등의 증상이 나타날 수 있고, 또한 진액의 부족을 야기하거나 진액의 수포輸布와 배설등에 문제가 유발될 수 있다. 부종이나 담痰혹은 자한自汗, 유뇨遺尿 등의 증상이 기허로 인한 결과일 수 있는 이유이다.

2) 기실氣實 — 사기邪氣의 치성

외부에서 침습한 사기로 인해 인체의 기기氣機적 반응 양상이 급격하고 격렬해진 상태를 의미한다.

3) 기체氣滯 — 기의 운행이 원활하지 못함

기의 운행이 원활하지 못해 울체된 병리 상태를 말한다. 현재는 기기氣機가 울체된 증상을 광범위하게 가리키며, 정지情志문제로 인해 기기의 운행이 불리한 기울氣鬱을 같이 부르기도 한다. 실제로 명대 이전에는 "울鬱"이라고 하였다. 기체를 일으키는 원인은 대개 정지가 억울하여 원활하지 못하거나, 외사가 침범하여 기기를 막거나, 담痰, 습濕, 식적食積, 어혈瘀血 등 유형有形의 사기가 기기를 저해하거나, 혹은 기허로 인해 운행이 무력하여 발생하기도 하는 것으로 본다. 기는 혈이나 진액의 운동과 장부의 생리 활동을 추동하기 때문에 기가 울체하여 불통하면 진액, 혈 및 장부의 기능에 불리한 영향을 미칠 수 있다.

4) 기의 편재偏在

기기가 원활하지 못하면 상규에서 벗어난 기의 상태를 야기하며 그중 하나가 기의 불균형한 분포이다. 여기에는 국소적인 태과와 불급, 좌·우 또는 상·하의 편성과 편쇠 등의 병리상태가 포함된다.

(3) 혈의 왜歪

1) 혈허血虛

혈의 부족으로 유양濡養과 자윤滋潤의 기능이 감퇴된 병리상태를 말한다. 빈혈과 유사한 개념으로 생각할 수 있다. 빈혈이 혈액이 인체 조직의 대사에 필요한 산소를 충분히 공급하지 못해 조직의 저산소증을 초래하는 경우를 의미하기 때문이다. 그러나 한의학적 혈허의 개념 속에는 이 같은 기능적 부족뿐만 아니라 혈의 양적인 부족과 구성상의 결함을 의미하는 질적인 부족을 모두 포함한다는 점에서 보다 포괄적이다.

2) 혈열血熱

이는 체온의 상승을 동반하여 혈의 운행이 빨라지면서 혈관이 확장되고 심하면 출혈될 수 있는 병리 상태를 말한다. 그 원인으로는 주로 외감열사外感熱邪가 혈분에 침입하거나 혹은 정지가 원활하지 못해 사기가 안에서 열을 일으켜 열이 혈분에 들어간 것으로 보았다.

3) 혈어血瘀

혈액의 유동성에 문제가 생겨 흐름이 느리고 잘 소통되지 않는 병리상태이다. 기체, 기허, 혈한血寒, 혈열, 외상 등을 원인으로 본다. 전신적인 혈행의 장애와 별도로 국소적인 혈행의 불리不利는 통증, 소양, 종괴 등을 비롯한 다양한 병증의 원인으로 작용한다.

4) 혈의 편재偏在

기의 편재와 마찬가지로 국소적인 태과와 불급, 좌·우 또는 상·하의 편성과 편쇠 등의 병리상태가 포함된다. 오래전부터 맥진이 주된 진단법으로 활용되어 온 것을 보더라도 혈의 양적 질적 상태나 분포의 문제는 중요한 병리적 관찰의 대상이었다.

(4) 진액의 왜歪

진액대사는 진액의 생성, 수포輸布와 배설을 포함한다. 혈과 체액이 긴밀한 상호작용을 하는 것처럼 한의학적 생리작용에서 음陰과 혈血은 긴밀하게 연계된다. 둘은 서로 액液으로 기능하는데, 서로 보충하기도 하고 함께 모손되기도 하며 서로 전환하기도 한다. 진액에 관정상적인 상태에서는 진액의 수포가 질서 있고 원활하며, 생성과 배설도 상대적 평형을 유지하게 된다. 진액대사가 문제는 대개 진액의 수포이상으로 나타나며, 때로 진액의 생성과 배설의 평형에 이상이 나타나게 된다. 그 결과는 진액의 양적·질적 결손, 진액의 전신적 과잉 체류, 진액의 국소적 정체, 진액의 조성의 부전, 진액의 유동성(점성), 진액의 편재 등일 수 있다. 또한 산포가 원활하지 않거나 배설에 장애가 있으면 수액이 정체되어 수·습·담·음 등의 병리물질이 생성될 수 있다. 침의학적으로는 경經의 구성체로 기혈의 운행에 있어서 매우 중요한 하는 경수經水의 관점에서 이해할 수 있을 것이다. 뒤에서 논의하겠지만 경수의 양과 질적인 의학적 기준의 확립은 침의학의 발전에 있어서 매우 중요한 부분이라고 생각한다. 이에 대해서는 12장에서 논의를 이어갈 것이다.

(5) 한열寒熱의 왜歪

한열 역시 매우 중요한 임상적 양상이다. 그러나 유의해야 할 것은 우리가 늘상 사용하는 체온이라는 객관적인 온도 지표와는 다른 개념이라는 점이다. 체온, 이른바 몸의 온溫한 정도는 심부深部와 체표가 다르고, 또한, 같은 체표라 하더라도 부위별로 다른 값을 얻을 수 있는 지표이다. 그리고 체온계를 써서 객관적으로 계량되는 수치이다. 이에 비해 한열은 온도계를 사용한 체열에 대한 실제적 계량값의 의미에 더하여 당사자가 느끼는 오한과 발열의 감각적 요소를 포함한다. 임상에서 자주 보는 유형중에 체온은 높은데 심한 오한을 느끼거나 체온이 정상보다 낮은데도 심한 열감으로 괴로워하는 사람들을 많이 볼 수 있다. 동의학에서는 이런 경우를 각각 진열가한(眞熱假寒:실제는 열증인데 오한감을 느낌), 진한가열(眞寒假熱: 실제는 한증인데 발열감을 느낌)이라 하여 구분하였다. 그리고 전자는 외(邪氣)실에 의한 한열로 내(正氣)허에 의한 한열적 성격이 강한 곳으로 인식하였다.

(6) 장부기능의 허실

이는 장부 기혈의 실조에 관한 내용이다. 기혈은 부단히 교류하는 실체로 장부 생리기능의 물질적인 바탕이 된다. 각 장부의 기혈은 모두 수곡의 정미精微에서 만들어지므로 장부 기혈의 부족은 비위와 밀접하게 연관된다. 장부의 병기를 파악하는 주요 목적 가운데 하나는 내외적 상황과 연관하여 질병이 어느 장부에 있는가를 정확히 진단하는 일이다. 목적은 질병의 원인이 되는 장부, 질병의 성질, 경중 및 정사正邪가 항쟁하는 형세를 판단하고 치료방안을 확정하기 위해서이다.

(7) 경락기능의 과부족과 편재

이는 과거의 경전에서 침의학적 병리를 가장 자세히 드러내고 있는 영역이라고 할 수 있다. 개별적인 경락기능의 병리적 현상은 경맥병, 경근병등으로 구분하여 자세히 기술하였으며 이는 침에 의한 조절 작용에 있어서 아주 중요한 근거가 된다. 원인이라면 상하, 좌우, 전후, 표리의 3차원적 불균형일 것이고 관계론적 부조화 측면에서라면 기와 혈일 수도 혈血과 수水일수도 장臟과 부腑일수도 있으며 영營과 위衛일 수도 있을 것이다.

6. 변증: 왜歪의 교정을 위한 인체 상태의 귀납적 분별

변증이란 사진四診을 종합하여 분석한 다음 어느 병증에 속하는가를 가려내는 것이다. 말하자면 개별적 증상인 증症을 토대로 총괄적인 증證을 귀납하는 절차라 할 수 있다.

변증, 이른바 '증의 변별'은 왜 필요한가? 치료를 위해서이다. 치료를 하려면 진찰을 하여 상태를 파악해야 하고 이를 의학적 준칙으로 분석하여 요약할 필요가 있다. 전자는 망문문절望聞問切이라고 하는 진찰 방법에 따라 이루어지는 것이고 후자는 변증이라고 하는 통합적 이법理法절차에 따라 이루어진다. 침치료는 이러한 진단과 변증의 바탕위에서 불균형의 개선을 도모하는 구체적인 행위기법이라 할 것이다. 병의 원인과 치료수단이 상이한 양의학적 치법체계에서는 낯선 개념이다. 외사에 의한 병증이라면 항생제를 쓰든, 항바이러스제를 쓰든 하면 된다. 세균인지 바이러스인지 또 각각의 어느 유별類別에 속한 것인지 파악하는 것이 중요하지 인체 내의 기혈의 왜곡상태에 대한 변별과정이 중요하지 않다. 그러나 침의학에서는 인체의 흐트러진 상태의 정상화나 면역기작을 자극하는 등 간접적인 대응방식을 채용한다. 따라서 어느 경맥의 어떤 이상인지를 판단하는 것이 치료에 있어서 매우 중요하다. 진단을 통한 증상의 귀납적 분별은 반드시 필요한 과정이다. 진단이 변증을 위한 과정이라면 변증은 선혈과 치법을 위한 선행과정이다. 따라서 전통의학적 변증은 이상의 처소와 상태에 대한 치료를 전제한 선언인 것이다. 그래야 혈을 선택하고 침을 놓을 수 있다.

관점에 따라 다양한 증의 변별 기법들이 있어왔다. 팔강에 의한 변증(八綱辨證), 장부의 허실에 의한 변증(臟腑辨證), 병인에 의한 변증(病因辨證), 경락의 허실에 따른 변증(經絡辨證), 기혈의 병리적 상태에 의한 변증(氣血辨證), 육경의 허실에 의한 변증(六經辨證), 위기영혈의 양태에 의한 변증(衛氣營血辨證) 및 삼초의 병리에 의한 변증(三焦辨證) 등이 대표적이다.

피진찰자의 정확한 병리적 상태를 판단하기 위해서는 관찰자의 주관적인 상황파악 능력뿐만 아니라 이를 뒷받침할 객관적인 현황자료가 적극적으로 활용되어야 한다. 우리가 간과해서는 안 될 것은 과거의 의학 자료에 전해진 수많은 임상례들의 상당수는 단지 불편함을 개선하고자 하는 정도의 질환이 아닌 생사를 넘나드는 중요한 상황에 대한 기록들이라는 점이다. 진찰과 변증은 목숨이 담보된 절체절명의 엄중하고 치열한 과정이었다. 당시의 시대적 상황에서 생사가 걸려있는 마당에 동원될 수 있는 모든 과정은 철저하게 동원되어야 했다. 오감(시, 청, 후, 미, 촉각)과 더불어 이를 보완하기 위한 문진이라는 기법이 종합적으로 운용되었을 것임은 불문가지이다. 그들은 피시술자의 주관적, 객관적 상태를 술자가 시청후미촉각(망문문절로 통칭)을 포함한 종합적 정보의 취합을 통해 병리적 왜의 상태에 대한 분별(변증)이 가능함을 알고 있었다. 지금은 과학·기술인들의 노력으로 인해 많은 진료나 치료 수단들이 현저히 개선되었다.

(1) 팔강변증

가장 기본적인 변증방법의 하나로 사진四診을 통해 증상을 종합 분석하여 사기邪氣의 성질, 정사正邪의 성쇠, 질병의 심천深淺 등의 정황을 표表, 리裏, 한寒, 열熱, 허虛, 실實, 음陰, 양陽의 8가지로 귀납하여 증證을 변별하는 방법을 일컫는 것을 말한다. 표리는 질병의 심천深淺, 한열[29]은 질병의 성질과 상태, 허실[30]은 정사正邪의 강약을 변별하는 것이다. 음양을 총괄적인 강령으로 삼아 표表, 열熱, 실實을 양에 리裏, 한寒, 허虛를 음에 배속한다. 이를 바탕으로 표허열表虛熱, 이실한裏實寒 등과 같은 증證의 변별이 이루어진다.

(2) 장부변증

장부의 생리 및 병리적 특징을 기초로 하여 임상 증상들을 사진四診과 팔강八綱으로 분석 종합하고 오장 육부의 음양陰陽, 기혈氣血, 한열寒熱, 허실虛實 등의 변화를 분별해서 어느 장부에 속한 병인가를 가려내는 것을 말한다.

(3) 병인변증 病因辨證

임상적으로 모든 병리적 증상은 어떤 원인이 작용하여 환자의 몸체가 일으키는 어떤 병적 반응이다. 따라서 환자의 임상적 표현에 근거하여 질병의 원인과 성질을 판단하는 것이 중요한데 질병의 발원인 육음외감六淫外感, 칠정내상七情內傷, 식이와 피로(飮食勞倦) 등이 이러한 병인학적 범주에 속하게 된다. 말하자면 환자에게서 나타나는 여러 가지 증상들을 종합하고 분석하여 어떤 원인으로 오는 병증인가를 가려내는 것을 말한다. 가령 오풍惡風, 약간의 발열, 땀, 두통 코막힘, 콧물 등은 풍사가 표에 침습한 것으로 보며, 복부가 창만하고 때로

---

[29] 인체의 음양실조의 상태가 양허인지 음허인지 판별하려는 것이다.
[30] 허실을 판별하는 이유는 사법瀉法과 보법補法중에 어느 것을 사용할 것인지를 결정하기 위해서이다.

는 아프며, 신물이 넘어오고 트름이 나며, 설태가 심하고 맥이 활유력滑有力하면 식적食積으로 보는 등이다.

(4) 경락변증

경락 및 관련 장부의 생리·병리를 바탕으로 경락 및 그 관련 장부에서 나타나는 병증을 분석하여 어느 경맥의 병증인가를 가려내는 것을 말한다. 경맥의 병 증후에 의한 변증 방법과 경맥 순행 부위에 의한 변증 방법이 있다.

(5) 기혈변증

기와 혈의 병증을 가려내는 것을 말한다. 기병氣病은 대체로 기능이 쇠약해지거나 장애되어 생기는 데 기허증氣虛證, 기체증氣滯證, 기역증氣逆證의 형태로 나타난다. 혈병血病은 대체로 혈액의 생성 부족이나 순환 장애로 생기는 데 혈허血虛, 어혈증, 출혈증 등의 형태로 나타난다.

(6) 육경六經변증

육경은 태양太陽, 양명陽明, 소양少陽, 태음太陰, 소음少陰, 궐음厥陰을 말하며 육경변증이란《상한론》의 외감열병外感熱病 전변 상황을 총괄한 6가지의 변증 강령으로 외감열병 과정의 각 단계에서 나타나는 종합적인 증후證候를 변증하는 방법을 말한다.

(7) 위기영혈衛氣營血 변증

온병溫病의 변증 방법의 하나이다. 온병이란 한사에 의한 감염증을 일컫는 상한傷寒에 상대적인 병증으로, 계절에 관계없이 온사溫邪를 받아서 생기는 여러 가지 열병을 총칭한다. 발병이 급격하고, 때로 유행성을 띠며, 초기에 많은 열상이 성하게 나타나다가 일정 단계가 되면 겉에서 속으로 들어가 조사燥邪가 되어 음陰을 상하는 것이 특징이다. 위衛와 기氣, 영營과 혈血의 음양 표리 관계와 생리적 기능에 기초하여 온병의 임상 경과를 위분衛分, 기분氣分, 영분營分, 혈분血分의 4개 단계로 나누고 각 단계에서 나타나는 증상들에 근거하여 병의 원인과 부위, 병의 경중 및 경과 등을 변증하는 방법이다.

(8) 삼초변증

변증방법의 하나로 역시 주로 온병瘟病을 대상으로 하는데, 온열병溫熱病이 전변되는 상황을 상초, 중초와 하초의 3단계로 나누고, 변증에 따라 치료하는 강령으로 삼은 것이다.

이상에서 항상성을 벗어난 병리적 과정과 이를 통한 치료준비 단계로의 이행(변증)을 살펴보았다. 이 과정에서 침구의학과 약물의약으로 대표되는 동양의학적 관점은 미생물(세균·바이러스 등)에 대한 약물대응이나 수술요법을 큰 축으로 하는 서양의학의 그것과 명확한 대비를 보인다. 병인에 대한 직접적인 대항이나 구조적대상에 대한 대응을 지향하는 서양의학적 치료방침에 비해 동양의학은 철저히 인체 지향적이다. 외인이건 내인이건 심리적이건 육체적이건 고대의 의자들이 끝까지 시선을 떼지 않는 것은 이로 인해 변해가는, 또는 변해있는 사람의 몸인 것이다.

【제3막】

선의先醫들의
침술매뉴얼
마음으로 전해온 유산

7장 다기능 자극원—침

8장 선의들의 침의학적 프로토콜

9장 단계별 자침공정

10장 감춰진 과학, 보사와 수기

사과가 떨어졌다. 만유인력 때문이란다. 때가 되었기 때문이지.
— 이철수(1954–)의 판화 『가을사과』 중

3막에서는 과거의 침의학적 정수라고 할 수 있는 치료방법에 대해 살펴보기로 한다. 그들은 가장 먼저 침을 만들어 준비해두었고 환자를 보면서 상규를 벗어난 신체에 대한 일련의 상태변별(辨證)이 이루어지면 다음에는 이에 따른 선혈選穴과 자침, 그리고 구체적 수기(施治)를 통한 치료를 행하였다. 침술은 이를 위한 종합적 방법론이며 그 핵심은 '어떤 기능체(침)'를 가지고 '어느 혈들을' 선택하여 '어떻게' '얼마나' 자극할 것인가의 문제로 귀납되며 그 성공 여부는 다음 두 가지에 달려 있다. 정확한 치료설계가 하나이고 이를 기술적으로 올바르게 실현해내는 것이 나머지 하나이다. 이를 달성하기 위해서 아홉 가지 침종(九鍼)별 기술이 망라되어 적용된다. 그 각각에 대해서는 2장(침의 원류)에서 설명한바 있다. 여기서는 이 중에서 현재 침의학의 주재료인 호침만을 한정하여 요약한다. 사혈이나 외과수술이 아닌 조기調氣를 통한 치료가 이 책 전편을 아우르는 주제이기 때문이다. 그 출발은 "옛날 사람들은 침을 어떻게 만들었으며 왜 그렇게 만들려고 했을까?"이다.

다기능 자극원—침

〈7장〉

나보다 선생先生이신 분들로부터 예전에 쓰던 침은 굵었다는 말씀들을 자주 들었었다. 옛날에 쓰던 침은 어떻게 생겼고 어떻게 만들어졌으며 지금과는 또 어떻게 다른지가 궁금했었다. 물론 그 외형적인 실체에 대한 궁금증은 박물관이나 문헌자료 등이 어느 정도 해소해 준다. 그러나 스스로 침을 사용하기 시작한 이후로는 늘 수세기 이전부터 광범하게 사용되었던 의료도구의 제법과정에 대한 진지한 의문이 함께해왔다. 인체 경맥이나 경혈에 대한 합리적인 해석이 다각도로 연구되면서 그 객관적인 구조의 확인과는 별도로 이들에 대한 물리적, 화학적 또는 생물학적 특이성을 포함한 경락 현상들은 이미 다양하게 확인되고 있다. 그 예로 인체의 경혈이 낮은 피부저항 및 높은 전기전도성을 갖는 특이점임을 밝히는 여러 연구가 있었고, 침자극이 신경전달과정이나 내분비 세포에 영향을 미친다는 연구도 있었으며, 자침에 따른 반응속도의 즉시성을 예로 들어 침의 효과가 전기적인 에너지의 전달과 관련이 된다는 연구 사례도 있다. 특히, 미약전자기적 측면에서 혁신적인 측정 장비의 발달과 궤를 같이하여 인체의 경맥체계가 생체전자기적으로 특이적임을 밝히는 여러 연구가 있었다. 보다 구체적으로는 "고감도 자기장 측정 장치인 SQUID(superconducting quantum interference device)를 이용하여 뇌, 심장 등에서 발생하는 생체 자기장을 측정한 결과 자기장과 자침효과의 상관성이 다각도로 확인된다"거나 "경혈이 전자기 신호를 전달하는 중요한 지점이라는 증거가 확인되었으며 침으로 경락을 따라 존재하는 경혈들을 자극하면 체내 전기신호가 평상시보다 더 빨리 전달된다"거나, "동일한 자극에 대한 경혈 및 비경혈에 대한 전기적 특성이 차이가 있다"는 등의 연구 사례들이 포함된다.

 문제는 대부분의 연구가 침을 주요한 변수가 아닌 것으로 간주된 채 진행되었다는 점이다. 이상하다. 참으로 이상하다. 체계에 조작을 행하는 주재主材인 침 자체에 관련해서는 지금까지 그 제조방법에 관한 것은 물론 그 기능적 속성 등에 대한 본질적인 연구까지도 철저히 도외시되어 왔다고 해도 과언이 아닐 정도로 그 연구 성과가 거의 전무한 실정이다. 침술에 있어서 침이야말로 분명히 술법과정에 영향을 미칠 핵심 매개체인데 희한하게도 사람들은 그간 정작 찌르는 직접적인 수단인 침 자체에 대해서는 별 관심을 갖지 않아왔다. 어느 침구학 서적을 봐도 침에 대해 자세히 기술되어 있지 않다. 자침의 효과를 논하는데 있어서도 침 자체에 대한 고려가 없다. 가령, 침을 이용한 전기 자극이나 온열자극이나 주변 연구는 있으나 정작 침 자체의 실체에 대한 연구는 변변한 게 없다. 과거에 자세히 전해주었던 고인들의 술법은 무시되거나 도외시된 채 그저 녹이 슬지 않고 단단하고 가늘고 부러지지 않으며 매끄럽게만 만들면 되었다. 극단적으로 말해서 그 내재된 기능적 속성은 고려의 대상에서 완전히 벗어나 있었다. **그렇게 침은 죽었고 우리는 이렇듯 침이 죽은 사회를 살아가고 있다.** 그러나 침은 이렇게 대접받고 취급받아서는 안 되는 대상이다. 침이 살아야 침법이 살고 침술이 산다. 침은 자체로 핵심적인 자극의 주요 변수로 살펴져야 한다. 더구나 자세히 살펴보면 이 장의 제목에 썼듯이 침은 '다기능적(multi-functional)' 수단이다. 침술은 자침에 의해 다양한 치료효과를 내는데 그 작용 기전의 방향성은 침을 맞는 사람과 침을 놓은 사람산의 매개체인 침의 나기능성에 직접적으로 연관된다. 이렇듯, 침이 복합적인 기능적 작용체라는 점은 매우 중요하다. 가령, 통증의 치료 메커니즘과 기능부전[1]의 치료메커니즘은 전혀 다른 과정으로 진행될 수 있으며, 같은 방식으로 자침의 과정이 진행되지만 어느 기능의 발현을 의도하느냐에 따라 그 효과 역시 달라질 수 있다. 다양한 각도에서 침을 들여다보고 해석해야 할 이유이다. 지금부터 나는 전통침[2]과 현대침의 제법과 기능특성에 대한 몇몇 측면의 비교분석을 통해 어떻게 이

---

1) 기능부전에 있어서도 장부와 기항지부(뇌)가 또 다르다. 성뇌醒腦와 자율신경의 조절 역시 다르다.
2) 본 글에서 사용한 '전통 침'이라는 용어는 현대 일회용 호침의 주류소재인 스테인리스 스틸이 생산(1913년, 미국)되기 이전의 철침소재를 지칭하는 용어로 사용하였음을 미리 밝혀둔다.

를 다시 살려낼 것인지에 대한 생각들을 제안해보려고 한다. 선인들이 질병과 의 전쟁에서 승리하기 위해 만들어 사용한 전통의 침은 당시의 기술이 다각도로 적용된 첨단무기였을 터였다. 이제부터 우리는 침을 분해해가면서 그 속에 녹아있는 조상들의 기술적 탁월함과 지혜를 알아가보기로 한다. 그들이 침으로 무얼 하고자 하였으며, 비인非人에게는 부전不傳하고자 했던 그 내재된 정수精髓에 대한 실마리를 찾아서[3].

1. 전통침의 제법과 공정특이성

조금은 늦은 인연으로 침술에 관심을 갖게 된 이후 '침이란 무엇이고, 또 어떻게 작용하길래 다양한 치료적 효과를 낼 수 있는 것인가'에 대한 의문은 수시로 머릿속에 번뇌화된 화두가 되어 지속적으로 나를 괴롭혀왔다. 그러던 차에 마음을 내어 침 자체에 대한 탐색을 시작하게 되었고 그러면서 가장 먼저 한 일은 옛날 서적들에 남겨진 제법製法에 관한 내용을 찾아보는 것이었다. 침 기능의 일단이나마 엿볼 수 있을까 해서였다. 도대체 어떻게 만든 요물이길래 이렇게 다양한 마술지팡이가 된 것일까?

침술과 관련하여 의사학적으로 중요한 위치를 차지하는 고서를 하나하나 뒤지기 시작하였다. 《황제내경》, 《난경》을 필두로 《맥경》, 《황제침구갑을경》, 《주후비급방》, 《제병원후론》, 《천금요방》, 《외대비요》, 《동인수혈침구도경》, 《성제총록》, 《편작심서》, 《태평성혜방》, 《침구자생경》, 《자오유주침경》, 《금란순경취혈도해》, 《십사경발휘》, 《보제방》, 《신응경》, 《침구대전》, 《침구취영》, 《침구체요》, 《침구문대》, 《경락전서》, 《의학입문》, 《기경팔맥고》, 《침구대성》, 《침방육집》, 《유경도익》, 《경락회편》, 《순경고혈편》, 《의종금감》, 《침구봉원》, 《침구전생》, 《침구집성》, 《경락도고》, 《중서회참동인도설》, 《경락대전》 등등. 청대이전

---

[3] 이 단원은 내용전달을 위해 필자가 썼던 지난 논문(전통침의 제법특성과 전자기적 상관성 연구, 대한침구의학회, 30권 5호)의 내용이 부분적으로 인용되어 편집되었음을 밝혀둔다.

의 주요한 종합의학서적 또는 침구전문서적을 일일이 뒤져가며, 때로는 온라인 자료를 검색하며 전통침의 제법에 관련한 내용을 탐색해갔다. 기대보다 침의 소재나 침을 만드는 법에 대한 내용을 담고 있는 전통의 종합의학서적 또는 침구전문서적은 많지 않았고, 9침의 소개에 그치고 있는 몇몇 서적을 제외하면 경맥체계와 치료방법에 관한 내용만을 담고 있는 것이 대부분이었다. 다행스럽게도 침의 제법에 관한 내용을 담고 있는 몇 개의 서적을 찾아낼 수 있었다. 이들은 《침구취영》, 《의학입문》, 《침구대성》, 《의종금감》 등이었고 여기서 침의 제법에 관한 나름의 구체적인 방식을 확인할 수 있었다. 그렇게 난 500년 가까이나 전에 침을 만들던 선인들의 노력들과 조우할 수 있었다. 기록의 발견만으로도 옛날의 장인들을 만나는 것처럼 반가웠다. 이제는 한자 한자 살피는 일이 남았다.

(1) 전통침의 제조 방법

1) 《침구취영鍼灸聚英》(明, 高武, 1529)의 제침법

《침구취영》은 명대 고무高武가 간행한 침구전문서적으로 16세기 이전에 존재하던 10여종의 침구서적을 수집하여 침뜸 이론에 관한 전반적인 내용들을 기록하고 여기에 자신의 견해를 첨가하여 편찬한 서적이다. 이 책의 제3권에 침의 제조방법에 관한 내용이 침을 만드는 절차와 더불어 만들어진 침을 처리하는 과정까지 자세히 기록하고 있다. 두 귀를 쫑긋하고 조신하게 읽어가노라니 한 글자 한 글자가 말씀하는 소리가 되어 생생히 들려오는 듯하다. 이렇게 쓰여 있었다.

【철침】 본초에 이르되 마함철은 무독하고, 일화자에 이르되 오래된 것이 좋으며 혹 의공이 (이것으로) 침을 만든다. 생각하건데 본초에서 말하는 유철은 숙철이고 유독하므로 무독한 마함철을 사용하게 되는데 말은 오화午火에 속하고 화화는 금金을 극하니 철독을 풀 수 있으며 고로 침을 만들 수 있다. 한편 금침은 귀하다. 또한 금은

(제반금속의)총칭이며 동철금은의 속은 모두 다 이와 같다.

【자침】 위씨서에 이르되 오두, 파두 각 한 냥, 유황, 마황 각 닷 돈, 목별자, 오매 각 10개를 철과 함께 물에 넣고 자관磁罐을 사용하여 하루 동안 끓여 씻은 후 다시 지통약인 몰약, 유향, 당귀, 화유석 각 반냥을 전처럼 하루동안 물로 삶고 꺼내어 다시 조각수로 씻어내며 다시 개고기에 꽂아 하루를 지내고 이어 와설로 두드리고 다듬고 세정하고 곧게 펴며 송자유松子油로 바르면 사람의 기운에 가까운 기묘함을 가지게 된다.

단계별로 구분해 살펴본다. 스스로가 당시의 작업공정을 아우르는 공장장이 되어 후처리 공정을 진행한다.

- 1단계: 철침 + 오두, 파두, 유황, 마황, 목별자, 오매 → 자관磁罐에서 24시간을 물로 삶음(水煮) → 물로 세척
- 2단계: 1단계 철침 + 몰약, 유향, 당귀, 화유석 → 자관磁罐에서 24시간 물로 삶음(水煮) → 조각수(조각자를 넣고 삶아 우려낸 물)로 세척
- 3단계: 견육(개고기)에 꽂아 숙성(24시간)시킴.
- 4단계: 와설瓦屑—기와편으로 고온 처리된 세라믹상)로 연마 후 세척.
- 5단계: 송자유(松子油; 잣기름)로 도포塗布처리.

각종 약재는 물론 도살한 개고기마저 일정에 맞춰 준비해야 했다. 밤을 지새우며 24시간을 삶아내기 위해서는 제일 먼저 작업자를 몇 개조로 나누어 역할분담을 시켜야 했을 터이다. 미리 땔감을 갖추게 하고 적당한 불을 지펴 꺼지지 않도록 하는 일, 약재를 종류별로 준비하고 정량하여 자관에 넣고 물을 넣고 준비하는 일. 밤새도록 불을 지피면서 적당한 시간을 주기로 물을 보충해주는 일, 또, 물을 보충하기 위해 별도로 물을 데워야 하는 일(자세한 설명이 없어서 알 수는 없지만 고른 품질을 담보하기 위한 공정의 안정성을 위해 자관을 직접 끓이지 않고 물을 부은 솥에 자관을 넣고 끓이는 방식에 이르기까지). 자법煮法은 우리가 잘 아는 경옥고를 만들 때 사용하는 방식이다. 이 같은 중탕 방식은 반응하는 용기내의 온도

의 안정성을 유지하여 최종 산물의 품질의 안정성을 확보하기 위한 방법이다. 이런 중차대한 공정에서 물을 보충한다고 찬물을 붓지는 않았을 것이다. 침은 자관이라는 특수한 용기 내에서 100℃보다는 다소 낮은 그러나 일정하게 유지되는 온도환경 속에서 약재들과 함께 이틀간이나 열처리되었다가(중간에 공기 중에서 식히는 공랭空冷과정이 들어 있다) 견육에 찔러서 숙성하는 특이한 과정을 거치는데 아마도 생체와의 사전 접촉을 통해 혹시 모를 불필요한 화학적/생물학적 반응을 제거하기 위한 생체적합성 과정의 일환이었을 것으로 생각된다. 그런데 이들은 숙성처리된 다음 직선화(直線化; 반듯하게 펴는 공정), 활면화滑面化 작업을 위한 4단계 공정을 진행하면서 그 흔한 쇠망치나 숫돌 등의 작업 도구 등을 사용하지 않고 기와편으로 한다고 기록해 놓았다. 이것은 또 왜 그랬을까? 잘 알려진 것처럼 기와는 점토를 고온에서 구워낸 것으로 그 기원이 아주 오래다.[4] 그간의 공정을 통해 확보한 품위를 유지시키기 위함이었을 것이다. 기와는 무기질 비금속재료로 이루어진데다가 고온 처리된 이질적 소재가 두드리고 갈아낼 때 (원문:打磨) 발생할 수 있는 기능적 및 기질적 속성의 변질을 최소화하려했던 것이라고 추측해본다. 그러고 나면 침체에 이물의 오염을 방지하고 침과 인체와의 기능적 작용을 방해하지 않으면서[5] 인체에의 삽입을 원활하게 할 수 있는 역할을 하게 하기 위한 도포화塗布化작업이 이어진다. 이른바 코팅작업이다. 족히 1주일은 쉬임없이 이어졌을 치열한 공정을 통하고서야 침은 드디어 의가의 침낭鍼囊 속에 들어갈 자격을 얻을 수 있었다.

2) 《의학입문醫學入門》(明, 李梴, 1575)의 제침법

《의학입문》은 명대의 이천李梴이 지어 간행한 종합의서로, 《의경소학》을 원

---

4) 점토제 기와의 기원은 바빌론까지 거슬러 올라가지만 목조건물에 기와를 덮는 풍습은 고대 동양건축의 특색 중의 하나로 중국 주대부터 시작되었다. 실제로 서주 초기(BC 11세기말) 섬서성 궁전터에서 마루용기와(桄瓦)가 출토되었고, 단편적이나마 문헌기록이 이를 뒷받침해준다. 춘추시대말 수키와(圓瓦)와 암키와(平瓦)가 형성되었고, 전국시대에는 타원형의 막새기와(瓦當)를 붙이기 시작하였으며, 진秦·한대漢代에는 원형 와당이 널리 사용되었다.
5) 이에 대해서는 현대침의 제법편에서 비교하여 기술한다. 현대침에서는 실리콘으로 코팅한다.

본으로 삼아 제가학설을 참고하여 분류 편찬한 전문 의학 서적이며, 각가의 학설을 인용하여 수록한 외에 자신의 견해도 덧붙여 구성하였다. 제 3권의 침구편에 침의 제조에 관한 내용이 들어 있다. 《침구취영》과는 같은 명나라 때 책이지만 50년정도 시간차이가 있다. 이렇게 기록되어 있다.

【자침법】

- 1단계: 대나무 1통을 거피하고 양뇌수, 인유즙, 자석을 넣고 하루밤낮을 물에 삶는다.
- 2단계: 유황 빈랑 당귀 방풍 양뇌수 및 골수 유향 몰약 형개 흑견우 인유즙으로 하루밤낮을 삶은 후 꺼내어 땅에 7일간 묻어둔 후 개고기에 꽂아 삶는다.
- 3단계: 유향 몰약 자석 아조 망사 호골 천마 삼오 초오 웅황 방풍 박하 인삼 당귀 천궁 세신 양뇌수와 골수, 인유즙을 골고루 섞어 대나무 통에 넣고 단단히 밀봉한 후 소주 2되 물 8되를 넣고 하루밤낮을 끓이고 땅속에 7일간 묻었다가 꺼내어 쌀겨에 문질러 광택을 내고 다시 참기름으로 문질러 몸에 항상 휴대하되 오래도록 지닐 것이다.

역시 단계별로 살펴보도록 한다.

- 1단계: 침 + 양의 뇌수, 인유즙, 자석 → 대나무 통속에서 24시간 물로 삶음(水煮)
- 2단계: 1단계 철침 + 유황, 빈랑, 당귀, 방풍, 양뇌수, 골수, 유향, 몰약, 형개, 흑견우, 인유즙 → 대나무 통속에서 24시간 물로 삶음(水煮) → 땅속에 7일간 묻어둠 → 개고기에 꽂아 삶는다.
- 3단계: 1단계 철침 + 유향, 몰약, 자석, 아조, 망사, 호골, 천마, 삼오, 초오, 웅황, 방풍, 박하, 인삼, 당귀, 천궁, 세신, 양뇌수, 골수, 인유즙 → 대나무 통에 소주 2되 물 8되를 넣고 밀봉한 후 하루밤낮을 삶는다. 땅속에 7일간 묻어둠 → 쌀겨에 문질러 광택을 냄 → 참기름으로 도포 → 몸에 오래 휴대

《침구취영》을 쓴 고무는 사명(四明: 지금의 절강성 지역)사람이고, 이천은 남풍(지금의 강서성)사람으로 서로 인접한 지역에 비슷한 시기에 살았던 의가들이다. 그래서만은 아니겠지만 후처리 공정은 조금 더 세밀해졌을 뿐 그 내용은 유사한 부분이 많다. 차이점을 위주로 보자면《침구취영》의 방식은 자석 용기(磁罐)에 넣고 중탕하는데 비해《의학입문》에서는 대나무 통을 사용하고 자석을 첨가하는 방식이라는 점과 입문에서는 양의 뇌와 뇌수 및 인유즙이 중탕과정에 첨가된다는 점, 그리고 쌀겨에 문질러 광택을 낸다고 하는 공정이 추가된 점 등이 다르다. 다양한 약재는 물론 인유즙을 구해와야 했고 양과 개가 희생되어야 했으며 며칠간의 힘든 밤샘 작업과 일주일 이상의 숙성과정이 필요한 것은 앞서의 경우와 마찬가지였다. 땅속에 묻어두는 1주일의 숙성기간을 제외하더라도 역시 1주일 이상의 쉼없는 노력이 필요한 작업량이었다.

3)《침구대성鍼灸大成》(明, 楊繼洲, 1601)의 제침법

《침구대성》은 명대 양계주가 편찬하고 근현靳賢이 교정하여 1601년 간행한 책으로, 비교적 전면적으로 명대 이전의 침구에 대한 학술경험과 지식을 총결하였기 때문에 후세에 많은 영향을 끼쳤다. 제 5권에 침의 제법에 관한 내용을 수록하고 있는데 여기에는《침구취영》의 제침법 내용에 부가하여 별도의 자침煮鍼방법 한 가지가 추가로 기록되어 있다.

【침을 만드는 방법】《본초本草》에 "마함철馬啣鐵은 독이 없다"고 하고,《일화자日華子》는 "아주 오래된 화살촉은 [쓰임이] 좋은데 혹 의사가 침을 만들어 쓴다"고 하였다. 생각건대《본초》에서 말한 유철柔鐵은 곧 숙철熟鐵인데 이것은 독이 있으므로 말의 재갈쇠를 쓰는데 [이것은] 독이 없다. 왜냐하면 말은 [그 음양 속성이] 오화午火에 속하는데 화火는 금金을 극하므로 철의 독성을 풀어낼 수 있다. 따라서 이것을 써서 침을 만든다. 예전부터 "금침金鍼은 귀한 것이다. 또한 금金이란 총괄하여 칭한 것이니 구리, 철, 금, 은과 같은 것이 다 해당한다. 만약 금金을 쓴다면 침은 더욱 좋을 것이다.

【침을 삶는 방법】 불에 빨갛게 달군 철사를 2, 3, 5치로 절단하는데, 길이에 상관없이 침 끝에 섬수蟾酥를 바르고 다시 불에 약하게 단련하되 벌겋게 하지는 않는다. 이를 꺼내어 앞의 방법을 참조하여 섬수를 세 차례 바르고, 세 번을 하였으면 가열하여 소금에 절인 돼지고기의 껍질과 살의 사이에 삽입하고, 먼저 물을 세 사발을 끓여 다음의 약들을 넣고 고기에 꽂아 놓은 침을 그대로 넣어서 물이 마를 때까지 삶고, 이를 물에 넣어 식힌 다음 꺼낸다. 이를 다시 황토 속에서 100여회 찌르기를 하고 나면 바야흐로 색이 윤기가 나고 아름답게 되니, 이로써 화독火毒이 제거되는 것이다. 다음에는 구리실(銅絲)로 침의 윗부분을 감고, 침첨은 [뾰족하되] 둥글게 갈아야 하며, 끝을 칼날처럼 [납작하거나 모나게] 만들면 쓸 수가 없다. 사향(5푼), 담반, 석곡 (각 1돈), 천산갑, 당귀의 잔뿌리[當歸尾], 주사, 몰약, 울금, 천궁, 세신 (각 3돈), 감초절편, 침향 (각 5돈), 자석(1냥을 써서 모든 약효를 철 속으로 끌어들인다). 또 다른 방법: 오두와 파두를 각각 1냥씩, 유황과 마황을 각각 5돈씩, 목별자와 오매를 각각 10개를 침과 함께 물에 넣고 자관磁罐을 사용하여 하루 동안 삶고, 이를 씻어낸 후 다시 통증이 멈추도록 몰약, 유향, 당귀, 화유석을 각각 5돈씩 앞에서처럼 하루 동안 물로 삶아 꺼내고, 다시 조각자를 넣고 끓여낸 물로 씻어낸 다음 다시 개고기에 꽂아 하루를 삶고, 이어서 기와가루로 갈아서 윤을 내어 씻어내고 곧게 펴서 잣기름으로 바르는데, 항상 사람이 지니고 다니면 신묘한 기운을 머금게 된다.

두가지 방법의 제침법이 소개되어 있었다.《침구취영》의 방식을 또 다른 방법이라고 한 것으로 보아 첫째 방식을 주로 쓴 게 아닌가 생각해 보았으나 확인할 길은 없다. 첫째 방식에서는 앞의 서적에는 없었던 침체를 만드는 방법이 기록되어 있다.

【침의 제작】 철사를 불에 빨갛게 달군 다음 적당한 길이로 절단 → 침 끝에 섬수蟾酥를 바르고 약한 불에 단련 → 섬수蟾酥 도포 후 단련과정 3차례 반복 → 가열 후 소금에 절인 돼지고(껍질과 살의 사이)에 침을 삽입하여, 끓인 물을 붓고 물이 마를 때까지 삶음 → 물에 넣어 식힌 다음 침을 꺼내 황토 속에서 100여회 제삽 → 침병작업 (구리실(銅絲)로 침의 윗부분을 감음) → 침첨 연마[뾰족하되] 둥글게 갈아야 함

【후처리】 사향, 담반, 석곡,, 천산갑, 당귀의 잔뿌리[當歸尾], 주사, 몰약, 울금, 천궁, 세신, 감초절편, 침향, 자석.

양계주 역시 《침구취영》을 쓴 고무와 같이 절강성 사람이었으며 태의원을 지낸 조부가 유명한 의가였을 뿐 아니라 본인 또한 태의원을 지내면서 다양한 의서의 수집 등에도 관심이 많은 사람이었으므로 가전의 제침법과는 다르지만 《침구취영》의 방식을 추가하여 기록해 놓은 게 아닌가 생각한다. 침첨에 열처리를 하거나 유독성 섬수처리를 하는 공정, 후공정에서의 생체화처리의 소재가 견육에서 돈육으로 바뀌었고, 흙속에서의 숙성 작업, 사용되는 약재 등이 앞서의 내용들과 다소 달라진 것이 보이며 작업 공정의 단계나 시간 등의 차이가 보인다.

4) 《의종금감醫宗金鑑》(淸, 吳謙, 1742)의 제침법

《의종금감》은 청나라 건륭 연간(1736-1795)에 정부차원에서 만든 의학총서로 오겸 등이 주관하여 1742년에 간행한 것으로, 이 책은 청대에 가장 권위가 있는 의학서적이라 할 수 있다. 이중 침뜸의학과 관련한 부분은 권79에서 권86에 실린 '자구심법요결刺灸心法要訣'이다. 침의 제법과 자법刺法은 모두 의미상 《침구대성》의 내용과 일치한다.

【제침법가】 침을 만들 때는 모름지기 마함철을 쓰고 금침을 쓰면 더욱 좋다. 철사를 단련하고 섬수를 도포하여 소금에 절인 돼지고기에 삽입하되 침을 삶을 때 쓰는 약제는 여러 가지가 있다.

풀이: 침을 만드는 데는 말이 재갈로 쓰던 철을 쓰는데 이는 말이 오화午火에 속하고 화火는 금金을 이기는 의미를 취한 것이다. 만약 진금을 쓴다면 더욱 좋다. 단련법: 불에 빨갛게 단련된 철사를 2, 3, 5촌으로 절단하여 길이에 상관없이 침 끝에 섬수를 도포하고 다시 불에 약하게 단련한다. 이를 다시 2, 3차에 걸쳐 반복하여 처리한 후 가열하여 납육피 속으로 삽입하고 다음에 열거한 약을 세 사발 정도 되는 물에 넣

고 끓인후 물이 마를 때까지 삶고 그런 다음 식혀 꺼낸다. 다시 황토 속에 100여회를 제삽하여 불독을 제거하는데 침은 빛나고 둥글어야지 침첨이 모가 나면 안 된다. 다음에 침자루를 구리선으로 감는다.

【자침약방】 사향, 담반 석곡 각 1돈, 천산갑 당귀미 주사 울금 천궁 세신 각 3돈, 감초절 침향 각 5돈, 자석 1냥으로 제약을 철(침)안으로 끌어들이게 한다.

이상에서 나는 침의 제조방법에 대한 내용을 담고 있는 16세기 초반부터 18세기 중반에 걸쳐 간행된 몇몇 서적들의 구체적인 제조기법을 살펴보았다. 작업하던 당시의 모습들이 선연하게 눈앞에 아른거렸다. 이를 통해 전통의 침은, 적어도 16세기에서 18세기를 아우르던 중세 당시의 침은 침체의 제작과 더불어 제작된 침의 후처리가 긴요한 과정이었음을 알 수 있었다. 고서에 기록된 침의 제조공정은 생각보다 훨씬 복잡하고 오랜 작업시간이 필요한 일이었다.

[표 7-1] 중세 의서에 보이는 전통침의 제법

구분	공정 개요
침구취영	① 약재와 침을 자관磁罐에 담아 삶음(1일). ② ① 과정을 반복(1일) ③ 조각자皁角子로 수세후 구육狗肉속에서 삶음(1일) ④ 와설로 두드리고 연마하며, 세척후 끝을 곧게 함 ⑤ 송자유松子油 처리
의학입문	① 대나무 통에 자석 등을 넣고 하루종일 삶음. ② 약재(硫黃 檳榔 當歸 防風 羊腦髓及骨髓 乳香 沒藥 荊芥 黑牽牛 人乳汁)넣고 하루종일 삶음. ③ 대나무 통에 자석 등을 넣고 소주 등을 부어 밀봉한 채 하루 종일 삶음.

침구대성	① 침체를 만듦
	  1) 철사를 불에 달구어, 절단, 도포, 마찰, 소독 등 처리
	  2) 동선銅線을 감아 침병을 만든다.
	② 자석磁石 등의 약재로 장시간 삶음
	③ 다시 소독, 도포 등 추가 후처리

의종금감	① 재료는 마함철 ② 자석磁石 등의 약재로 장시간 삶음

침의 제법에 대한 서적별 기록 내용은 똑같은 내용을 담고 있는 부분도 있

고, 유사한 부분도 있었으며 방식이나 순서에 있어서, 그리고 때로는 내용 자체가 완전히 다른 부분도 있었다. 그럼에도 제침과 후공정으로 이루어진 커다란 윤곽에 있어서는 200년이 넘는 시간적 간극(16세기 초~18세기 중엽)에도 불구하고 서적들간에 큰 차이는 없는 것으로 보인다. 이는 두 가지 맥락으로 생각되었는데 하나는 예전 문헌내용의 교조적인 전달이고 또 하나는 이전의 기술적 내용의 원형적 답습이다. 전자는 술이부작(述而不作; 기술하되 임으로 변경하지 않는다)의 학술적 분위기가 당시에도 적용이 된 것과 학술 서적의 제한적 보급 등에 따른 것일 것으로 생각되며, 후자 역시 기술적 함의에 대한 확실한 판단이 없으면 함부로 더하거나 생략하거나 하기 어려운 면에서 그대로 유지된 바였을 것이다.

대동소이(大同小異)하다고 표현한 내용 중 대동(大同)에 해당하는 부분은 이러하다.

우선 소재에 대한 부분이다. 마함철을 쏜다고 하였다. 이유는 화극금(火克金)이라고 하였다. 말은 오화에 속하고 쇠는 금(金)이라서 화(火)의 속성이 금(金)의 속성을 극제하기 때문이라는 뜻이다. 관념화된 견강부회라고 본다. 마함철을 쏜다는 실체적 내용만을 취하기로 한다. 다음은 다양한 이유와 결합된 약재와의 열처리과정이다. 약재의 약성과 결부되어 감초, 담반, 당귀, 당귀미, 마황, 망사, 목별사, 몰약, 막하, 방풍, 민당, 소구, 사양, 식곡, 세신, 아조, 앙뇌수, 오두, 오매, 울금, 웅황, 유향, 유황, 인삼, 인유즙, 자석, 주사, 천궁, 천마, 천산갑, 초오, 침향, 파두, 형개, 호골, 화유석, 흑견우 (이상 가나다순) 등과 같은 수많은 약재가 동원되었다. 처리하는 용기로는 자관이 쓰이거나 대나무통이 사용되기도 하였으며 생체적합화 과정으로는 견육이나 염장된 돈육이 사용되었다. 광택을 위해 흙에 재삽한다거나 쌀겨가 사용되기도 하였으며 최후의 공정에 해당하는 도포작업을 위해서는 잣의 기름이나 참기름이 사용되었다. 그러나 냉정하게 보자면 당시의 침체역시 철을 주재료로 하는 단련된 금속(고탄소강—이에 관해서는 후술)일진댄 끓는 물속(끓는 점은 100℃)에서 열처리되면서 약재들의 효용이 내함되기는 어렵다. 왜 그럴까?

다음 그림을 보자.

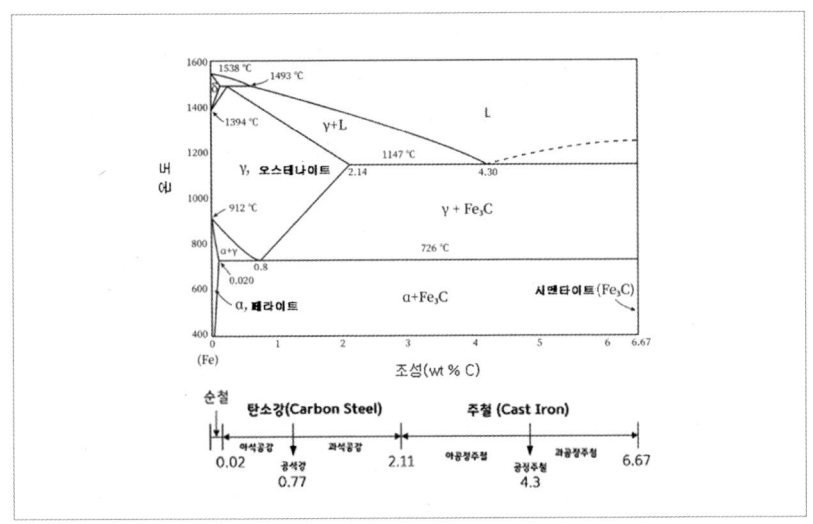

[그림 7-1] 철-탄소계의 평형상태도 平衡狀態圖

위 그림은 Fe-C 2성분계, 즉 탄소강의 평형상태도 平衡相態圖이다. 세로축은 온도이고 가로축은 탄소의 함량이다. 그림에서 보듯 400℃ 이하에서의 열처리는 이러한 철-탄소 합금체인 침체에 세척과 소독 정도 이외에는 내부기능상으로는 별다른 변화를 야기하기는 어렵기 때문이다.

(2) 공정상의 특이성

1) 마함철(馬銜鐵; 말재갈쇠) 침소재

이제 사람의 몸에 박히는 침체鍼體(침신鍼身이라고도 한다)의 소재에 대해 살펴보아야 한다. 호침은 크게는 다음과 같이 손잡이에 해당하는 침자루(침병鍼柄), 인체에 삽입되는 침체(침신鍼身), 그리고 침이 잘 들어갈 수 있도록 뾰족하게 단련한 침끝(침첨鍼尖)의 세 부분으로 이루어져 있다. 이중에서 침체는 몸 안에 들어가서 인체와 접촉되어 자극-반응의 요인으로 직접 작용하는 부분이기 때문에 특히 중요하다. 위에서 살펴본 것처럼 16-18세기 전통침의 제법을 기록한 문헌에서는 모두 침체의 소재로 마함철을 활용한다고 전하고 있다. 마함철이란 말의 재갈로 사용되던 철재료를 의미한다.

　말의 재갈용 철을 사용한 이유는 딱 두 글자였다. "무독無毒". 독이 없어서였다고 되어 있다, 유철柔鐵6) 곧, 숙철熟鐵은 독이 있어서 못쓴다고 하면서 침재료로는 오래된 것이 좋고 쓰던 것이 좋다고 기록해 놓았다. 독이란 부작용을 말하는 것일 텐데 구체적으로 무슨 탈이 날것을 무서워했는지는 정확히 알 수는 없다. 다만 녹슨 철로 인한 파상풍7)의 염려를 생각할 수 있는데 고문헌에 자주 등장하는 각궁반장角弓反張의 증상이 파상풍의 전형적 증상임을 감안하면 어느 정도 그 가능성을 유추할 수 있을 뿐이다. 오래도록 사용한 말재갈쇠로 만든

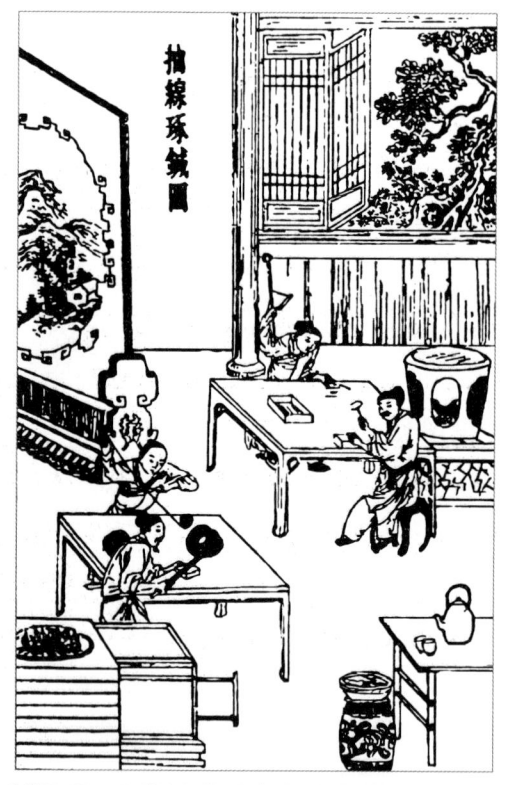

[그림 7-2] 《천공개물天工開物》에 소개된 추선탁침도(抽線琢鍼圖; 강철선 뽑기와 침 만들기)

---

6) 일명 숙철熟鐵이라고도 하는데, 보통 두세 번 녹여서 못이나 고리를 만들 수 있는 것을 말한다.
7) 파상풍(破傷風; Tetanus) : 파상풍균(clostridium tetani)이 생산하는 독소에 의해 전신의 근육이 경직되어 움직이지 못하고 높은 사망률을 보이는 질병이다.

침이 왜 무독한지는 잘 모른다.

 그건 그렇고 마함철은 어떤 조성으로 만들어져 있으며 지금의 침 소재와는 얼마나 비슷한 것일까? 철(iron)은 광물의 정련과정을 통해 만들어진다. 철은 농기구를 비롯한 각종 생활도구 뿐만이 아닌 무기 등의 용도로도 사용되었으므로 일찍이 정련이나 제법에 대한 고도의 기술적 축적이 있어 왔다. 철을 적당한 용도로 사용하기 위해서는 여러 가지 처리 기술이 가해지는데 고대에는 대부분 두드리거나 가압하는 방식인 단조기술을 이용하여 철을 다루었다. 중국에 있어서는 동한(1-2C)시기에 이미 가열 후의 반복적인 단타鍛打방법이나, 다종의 재료를 혼입하는 등의 기술을 사용하여 치밀하고 균질하며 단단한 이른바 "강(鋼; steel)"의 제조가 가능하였다. 전통침의 소재로 사용된 마함철의 경우도 이러한 기술적 바탕 하에 만들어진 것으로 볼 수 있는데 17C에 간행된 《천공개물天工開物》[8]에는 강철을 냉간단련[9]하여 바늘을 만드는 방법이 소개되고 있는데 이에 따르면 쇠를 두드려 가는 선을 만들고 따로 철척鐵尺에 송곳으로 작은 구멍을 뚫어 앞서 만든 선을 이 구멍에 통과시켜 철선을 뽑고 자르며 한쪽 끝을 줄로 쓸어서 뾰족하게 하여 바늘을 만든다고 되어 있다.

 또한 1973년 강서에서 출토된 가정嘉靖 32년(1553)의 가는 철사가 냉간단조로 잡아당겨 만든 강철사계통임[10]도 이러한 추론을 뒷받침하고 있다. 또한 우리나라에서 출토된 삼국시대의 말재갈쇠가 성분분석 결과 대부분 고도로 정제된 탄소강이라는 것이 밝혀져 있다[11]. 물론 그 성분상 제법상 차이는 있을지라도 스테인리스강이 개발된 것이 지난세기 초(1913년, 미국)로 아직 100년밖에 안된 것을 감안한다면 과거의 침소재는 언제부터인지는 몰라도 탄소강으로 오랫동안 만들어져 왔음을 받아들이는데 큰 무리는 없어 보인다.

---

8) 명나라 말(1637) 지방 관리였던 송응성宋應星이 지은 중국 최초의 고대 기술 백과전서.
9) 재료를 가열하지 않고 상온에 가까운 온도에서 실시하는 공법.
10) 楊寬 著, 노봉천, 김영수 공역, 中國古代冶鐵技術發展史, 대한교과서 주식회사, 1992, pp. 349-351.
11) 윤동석, 三國時代鐵器遺物의 金屬學的 硏究, 高麗大學校出版部, 1990, pp. 87-92, 142-5, 197-204.

2) 자침煮鍼과 자화磁化

이어서 후공정에 해당하는 자침煮鍼공정을 자세히 살펴보았다. 자침이란 침을 물속에 넣은 채 삶는다는 말이다. '침을 만들고 침첨부를 가공하고 세척하고 코팅까지 다했네?' 그러면서 《침구취영》부터 투입된 약재 하나하나를 찬찬히 살펴나갔다. 다음엔 《의학입문》. '처리하는 약재와 방식이 달라졌네?' 하면서 보다가 약재명 하나가 불쑥 눈에 들어왔다. 이게 뭐지? **자석**이었다. 엉? 자석이 왜 침을 삶는 약재 속에 들어와 있지? 침이 쇠라서 달라붙어 엉길 텐데? 하면서 언뜻 자화磁化가 떠오른 건 거의 동시였다. 일부러 자화를? 《침구대성》을 보았다. 어라? 그곳에도 있었다. 여러 약재의 효능을 철(침)안으로 끌어들인다(引諸藥入鐵內)라는 설명과 함께. 의도적으로 넣었다는 얘기다. 《침구대성》과 같은 방식의 《의종금감》에는 당연히 있었고, 《침구취영》에는 없었는데? 하면서 다시 돌아가 살펴보았다. 역시 자석은 들어있지 않았다. 다시 자세히 살폈다. 그런데 '磁'자가 눈에 들어왔다. 자관磁罐에 넣어서 처리한다는 내용이 있었다. 자관磁罐? 혹시 이것도 자화와 연관되는 과정인가? 자관이 만약 '자력을 가진 용기'라는 고유의 의미와 부합하는 실체가 맞다면 앞서 확인한 고서적 모두는 방식은 다르더라도 철침에 자력의 연관 공정(자석의 투입이나 자석기磁石器에서의 처리 등을 통한 침체의 자성 변화를 초래할 만한 공정)이 명백하게 개입되어 있는 셈이다. 이건 그저 놀라울 뿐이었다.

[표 7-2] 중세 의서에 보이는 전통침의 자화공정

구분	자화공정의 개입	자성부여 의미
침구취영	① 약재와 침을 자관磁罐에 담아 삶음(1일) ② ① 과정을 반복(1일)	1, 2차에 걸쳐 약재를 자석기안에 넣고 1일간 삶는 자화과정이 개입되어있다.
의학입문	① 대나무 통에 磁石 등을 넣고 삶음(1일) ② 대나무 통에 磁石 등을 넣고 삶음(1일)	《침구취영》과는 달리 직접적으로 자석을 투입하여 두 차례에 걸쳐 장시간의 자화과정이 들어 있다.
침구대성	① 침체를 磁石 등의 약재로 장시간 삶음	두 번째 과정에 자화과정이 들어있다.
의종금감	① 재료는 마함철 ② 磁石 등의 약재로 장시간 삶음	의미상 《침구대성》의 내용이 그대로 전기轉記. 두 번째 과정에 역시 자화과정이 들어있다.

이어서 침소재가 강자성의 철소재인 점과 보사수기법의 전자기적 행위와의 긴밀한 연관성('10장 감춰진 과학, 보사와 수기'에서 상술)을 고려할 때 매우 중요한 의미가 있는 전처리 공정에 해당할 수 있다는데 생각이 미쳤다. 마함철은 고탄소강일 가능성이 높고 탄소강은 철의 강자성적 특성을 잘 유지하고 있는 소재이다. 실제로 고서에서는 절침시의 대처법에 "흡철석(자석)으로 살속에 박힌 침을 끌어당기면 침이 빠져 나온다"는 등 침체가 자성체임을 확인할 수 있는 내용을 쉽게 찾아볼 수 있다. 강자성체는 외부 자장에 영향을 받아 쉽게 자화되는 특성이 있기 때문에 후공정에서의 자석의 투입은 강자성체인 철에 자력을 부여하기 위한 목적으로 사용하였을 가능성 측면에서 매우 중요하며 이러한 자석의 처리 공정을 통해 침체鍼體는 전보다 강화된 자기적 성질을 가질 수 있게 되는 것이다. **이것이 맞다면 고인들은 놀랍게도 제침 후의 추가공정을 통해서 침에 이미 자성을 부여하여 그 자기적 기능을 강화하여 응용하고 있었다는 뜻이 된다.**

이제 재현을 통해 실제로 그런 일이 생기는지 확인해보는 일이 남았다.

이러한 자석처리공정을 통해 실제로 침체의 자기적 성능이 변화되는지를 확인하기 위해 《의학입문》에 기록된 침의 준비공정을 선택하여 다음과 같이 재현 실험을 실시하였다. 고서에 기재된 방식대로 재료 준비에 들어갔다. 근처 대나무 통밥집에 부탁하여 굵은 대나무통(직경 90~100mm, 길이 150~200mm) 몇 개를 구할 수 있었다. 주말에는 상경하여 경동시장을 방문해서 천연자석을 구하였고 간이 중탕설비를 세팅하였으며 자력을 측정할 수 있는 장비(KANETEC TESLA METER TM-701 표면자력 측정기)를 찾아 주문하였다. 강철은 우선 굵은 철사로 대신하기로 하고 철물점에 들러 굵기별로 철사 몇종을 구입하였으며 이를 길이별로 절단하여 준비하였다. 준비된 여러 철사소재의 양단을 구분하여 표면자력을 측정하되, 자력의 세기가 작은 쪽을 단1로, 큰 쪽을 단2로 구분하여 처리전의 표면자력을 측정하였다. 그 후 준비된 소재를 구분하여 자석과 함께 대나무통에 넣고 밀봉하였다. 그리고는 물을 지속적으로 공급하면서 10시간 동안 중탕하였다. 중탕이 끝난 후에는 열이 식을 때까지 기다렸다가 물로 세척하였다. 그런 다음 다시 각각의 표면자력을 측정하였는데, 경시적經時的 변화를 고려하여 30일후의 표면 자력을 함께 측정하였다.

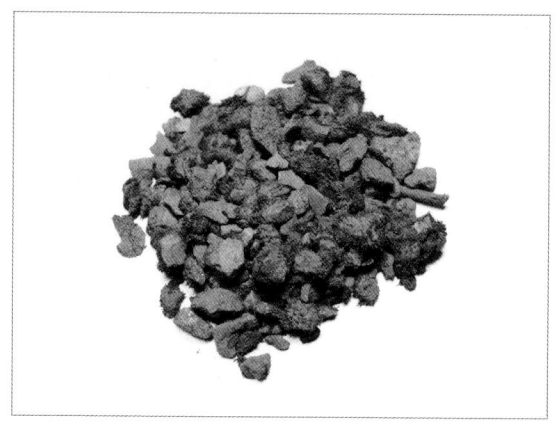

[그림 7-3] 천연자석(磁鐵鑛)　표면자력이 불균일한 (S28~N30Gauss) 분포 특성을 갖고 크기와 형태가 다양한 굵은(φ5 mm~15 mm) 모래상.

그 결과 자철광의 불균일한 자력분포특성과 더불어 침과 자철광과의 위치 관계 등에 따라 그 자화 정도가 일정하지는 않았지만 처리한 침체에서 표면자력이 증가하지 않은 예는 하나도 없었다. 예상대로 30일간의 시간 경과에 따른 자력 변화도 생기지 않았다.

거칠게 진행한 재현시험이었지만 이를 통해 나는 선의들이 행한 자침煮鍼 과정의 자석의 투입처리 공정을 통해 침체가 명확하게 강화된 자성을 보유하게 되었을 가능성을 확인할 수 있었으며, 한 달간의 경시적인 변화에도 향상된 자력을 안정되게 유지함을 확인할 수 있었다.

이상의 전통침의 제법에 대한 문헌조사와 자화공정의 재현을 통해 강자성체인 침체는 준비과정에서 자성이 강화된 자석체로 변화될 가능성이 확인되었다.

이것은 과연 무엇을 의미하는가? 어떤 도구의 기능적인 이해는 그 구체적인 쓰임을 통해 연역적으로 추론이 가능한 측면이 있다. 이것은 침에 있어서도 마찬가지라고 생각된다. 침은 이른바 보사방법이라고 하는 수기과정을 통해 득기를 유발하고, 경기의 과부족을 조절하기 위한 수단으로 치료에 활용한다. 따라서 만약 침의 보사수기방법이 자기적 행위와 연관되고 침의 직접적인 대상이 되는 인체가 이에 감응할 수 있는 전자기적인 장場특성을 가지고 있다면, 침

제조과정중의 자기적 특성의 강화는 매우 중요한 의미를 지닌 전처리 과정이 된다. 왜냐하면 이 같은 자기적 특성의 강화는 당연하게도 수기법으로 일컬어지는 인체와의 교감행위 과정시 훨씬 선명하고도 강화된 자극을 유발 시킬 수 있을 것이기 때문이다.

물론 중세에 전통침의 소재로 쓰인 마함철 소재가 내경이 간행될 당시(전국시대~전한시대)에도 적용 가능한 소재인지는 알 수 없으나, 기원전 3세기에 중국에서는 이미 사남司南이라고 불리는 자석나침반이 발명되어 있었음을 고려할 때 자기적 관점에서의 기술적 가능성은 충분히 담보할 수 있는 것으로 보인다.

2. 전통침의 자극원刺戟原적 특성

(1) 구조체로서의 침

1) 침첨이 뾰족한 물리적 손상유발체

침은 끝이 피부를 뚫고 통과하기 용이하도록 끝이 1mm 정도가 뾰족하게 가공되어 코팅처리되어 있다. 그럼에도 침은 자입이 강제적인 외력에 의해 이루어지므로 어떤 식이든 물리적 손상을 야기할 뿐만 아니라 동시에 통증을 유발하는 자극원이기도 하다. 다만 현재는 상대적으로 가는 침을 쓰는데다 통증을 줄이기 위해 통각수용체가 많이 분포하는 부위를 순간적으로 지나가기 위해 침관을 사용하는 경우가 많기는 하다. 여기서는 다양한 침의 기능 중에서 우선 인체에 인위적 손상을 가하고 복구기전을 유인하여 그 회복의 과정을 통해 통증이나 증상의 소실을 유도하는 역설적인 기능체로서의 침의 역할에 대해서 주목해 보자는 의미이다. 인체의 피부를 통해 들어오는 물리적 침해자극에 의한 대응양상은 침을 맞는 사람의 체내상황과는 별도로 자극이 가해지는 상황에 따라 달라질 것이다. 즉, 소재의 종류(나무, 금속, 유리 등), 인가된 자극의 종류(자기, 전기, 주파수, 온도 등)는 물론, 자극체 끝의 모양(뾰족한지, 뭉뚝한지, 삼각형

인지 둥근 모양인지 등), 자극의 방식(찌르기, 베기, 찢기 등), 자극의 상태(온/냉/건/습 등) 등에 따라 각각의 반응은 사뭇 다를 것이며 자극의 량이나, 침해의 범위나 집산정도 등에 따라서도 인체에서 느끼는 감각이나 이에 대한 대응 양상도 역시 달라질 것이다. 침에 의한 손상과 치유의 과정에 대해서는 따로(11장-5. 인위적 손상과 상처회복을 위한 치유) 살펴볼 것이다.

2) 세포 200만개에 해당하는 물리적 공간 점유체

아래는 한방병·의원에서 많이 사용되는 0.30×40 규격의 일회용 호침의 모식도이다.

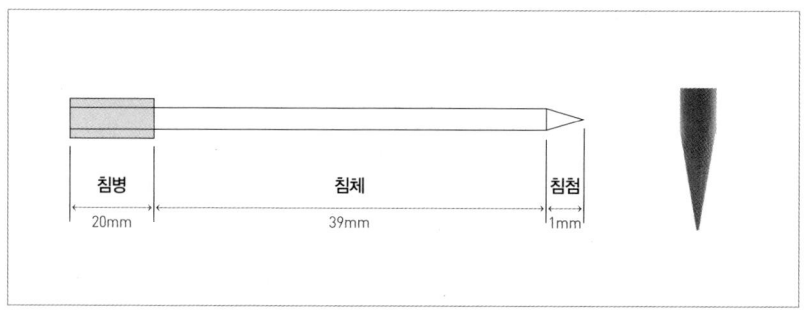

[그림 7-4] (左)일회용 호침의 구조 / (右) 침첨鍼尖(확대)

위의 모식도에 소개한 0.3mm 직경의 일회용 호침으로 1촌을 자입한 경우를 예로 들어 보자. 보잘 것 없어 보이는 이 자그마한 호침은 사실은 인체는 특정 부위에서 순간적으로 총 0.002cc 정도[12])의 물리적 위축을 발생시킨다. 이는 폭으로는 말초 모세혈관을 십여 개나 나란히 배열시킬 수 있는 공간이며, 공간적으로는 10μm의 평균 직경을 가지는 세포 200만개 이상을 밀어낼 수 있는 굉장한 양量에 해당한다. 더욱이 자입이 이루어지는 시간이 1초 내외임을

---

12) 침체(3.9cm)중 박히는 부위(3cm가정) 원기둥구조를 상정한 대략적인 volume(=πr2h; r=0.015cm, h~3cm).

감안하면 침은 2×10^6 cell volume/sec 의 속도로 이를 실현할 수 있는 엄청난 물리적 변화를 유인할 수 있는 유도체인 것이다. 이러한 국소적인 지점에서의 양적 변화는 자체로 인체 내부 유체의 흐름이나 분포특성은 물론 여타의 기능적 장場특성을 물리적으로 저해하거나 또는 여타의 물리적 효과를 발생시킬 수 있는 잠재적 여지(가령, 생물학적 유사 압전효과)가 있을 것임을 생각해 볼 수 있다. 현상과 효과를 상세히 고찰해보아야 할 이유이다. 이에 따른 가능한 상황에 대해서는 뒤(11장-1. 강체의 강제진입에 의한 부피작용)에서 조금 더 생각해 보기로 한다.

(2) 기능체로서의 침

앞에서 침이 가지는 구조체로서의 작용에 대해서 몇몇 새로운 관점에서 바라보았다. 이번에는 기능적 관점에서의 작용을 살펴보기로 하자. 침술에 있어서 정확한 진단과 적확的確한 취혈 못지않게 중요한 것이 득기와 보사수기이다. 다양한 보사수기법에 대해서는 뒤(10장 감춰진 과학—보사와 수기)에서 자세히 살펴볼 것이다. 시술자는 침을 객체로 한 다양한 움직임에 의해 피시술자의 체내에 상반된 여러 작용을 유인할 수 있다는 것이 보사의 핵심이다. 이것은 무엇을 의미하는가? 치료라는 전쟁터에서 침은 명백히 조기調氣라는 역할을 수행하는 기능화된 무기이다.

1) 자석화된 침체鍼體

앞 단락에서 나는 전통침의 제조 과정을 살피면서 이 자그마한 치료적 무기가 후가공 작업과정에서 자석이 개입된 공정을 통해 몸체에 상당량의 무력(자력)이 장착됨을 확인하였다.

그래서? 다른 약재들처럼 그냥 자석도 같이 넣을 수 있는 거 아닌가?

그럴 수도 있다. 그러나 조금 더 들어가 관찰해보자. 침체는 인체에 자입되어 여러 가지 수기동작을 수행하는 객체가 된다. 넣어지기도 하고 빼지기도 하며 때론 돌려지고 어느 경우엔 침첨의 방향을 바꾸어 진입되기도 한다. 인체가 전기적 특성이나 자기적 특성을 가진 물리적 공간(electrically or magnetically characterized field) 일진댄 고정적인 자력을 보유하게 된 자석화된 침체는 자체 自體로 자기장의 상쇄나 보강, 또는 유도 전자기적인 효과를 촉발하는 매개가 될 수 있을 것이다. 또 하나, 옛 선인들은 침의 효과를 발현하기 위해서 다양한 기법의 수기 방법을 사용하였는데 핵심적 보사방식 중 몇몇이 자석체의 움직임과 긴밀하게 결부될 수 있다는 점이다. 영수, 제삽, 염전 방식이 그것이다. 영수보사는 침첨의 방향에 따라 제삽보사는 상하운동을 통해, 염전보사는 회전운동을 통해 효과의 정반이 결정된다. 이 같은 자석화된 침체의 운동을 포함한 보사수기에 대한 전반에 대해서는 별도로 뒤(10장 감춰진 과학, 보사와 수기)에서 자세히 고찰할 것이다.

2) 전기적 양도체良導體

탄소강炭素鋼소재로 이루어진 전통침의 또 다른 특징은 전기적 양도체라는 점이다. 침의 운용과 관련한 전기적 관점은 두 가지 측면에서 중요한데 하나는 여기서 말하고자하는 전기의 통로로서의 역할과 관련한 것이고, 또 하나는 다음에 말하고자 하는 전기적 흐름의 생성과 관련해서이다.

전자의 경우, 사람 또는 기계적 전기발생원 등에 따른 외부의 전기적인 유입이 있는 경우 형성된 전기회로상에서 침은 전기적인 흐름의 단속처斷續處가 될 수 있다. 은이나 구리 등에 비해서는 전도성이 약하지만 통전성 자체는 중요한 의미를 가질 수 있다. 후자의 경우는 외부에서 생성된 전기가 아닌 침을 통해 자체적으로 생성된 전류에 관한 것이다. 복수의 침이 인체에 삽입되는 순간 '두 침체간에 생성되는 전류'에 관한 것으로 이것에 관해서는 바로 이어서 별도의 테마로 논의를 이어가도록 한다. 약간 다른 주제이기도 해서지만 그만큼 중요하기도 해서이다.

3) 화학전지 형성시의 극판

화학에너지를 전기에너지로 변환시키는 장치로 화학전지化學電池가 있다. 이는 1780년에 처음으로 등장했다. 당시 해부학 교수였던 루이지 갈바니(Luigi Aloisio Galvani; 1737-1798)는 해부한 개구리 다리가 금속제의 해부칼에 닿자 경련이 일어나는 것을 관찰하였다. 갈바니는 이를 보고 전기가 개구리의 신경 속에 숨겨져 있다고 생각해서 '동물 전기'라고 이름을 붙였다. 하지만 이에 의문을 품은 이탈리아 태생으로 왕립학원 물리학자였던 알레산드로 볼타(Alessandro Giuseppe Antonio Anastasio Volta; 1745-1827)는 전기가 종류가 다른 두 금속이 접촉하면 일어난다는 사실을 실험적으로 발견하게 되었다. 중국에서는 건륭제(1711-1799)가 3억의 인민들을 통치하던 왕조의 쇠락이 예견되던 청나라 중엽이었고 우리는 정조(1752-1800)가 수원에 화성을 축조하려 고민하던 조선시대 중·후기쯤 되던 때였다. 금속은 전자를 내놓고 양이온이 되는 성질이 강한 원소로서 이들이 전자를 내놓으려는 정도는 금속마다 다르다. 볼타는 수차례의 실험을 통해 두 종류의 서로 다른 금속과 습기만 있으면 전기가 발생된다는 것을 발견하였고, 인류 최초로 전류를 지속적으로 발생시킬 수 있는 이른바 '볼타 전지'를 발명하게 되었다. 볼타 전지는 물질의 화학적 반응을 통해 화학에너지를 전기에너지로 변환하는 최초의 전기 발생 장치다. 1800년 그가 발명한 세계 최초의 전지는 소금물을 적신 판지를 사이에 두고 은판과 아연판을 반복하여 여러 층을 쌓아 설치한 후 두 금속을 구리선으로 연결하여 만들었다. 볼타 전지가 작동하는 원리는 금속들이 전자를 내놓으려는 정도가 다른 것을 이용한 것이다. 서로 다른 두 종류의 금속을 전자가 이동하면서 반응을 일으킬 수 있는 용액과 접촉할 수 있는 상태에 두면 화학 반응이 일어나 두 금속 사이에 전자의 흐름을 만들 수 있는 힘이 생기게 된다. 그리고 나서 도선을 연결하기만 하면 이 선을 통해 반응성이 큰 금속에서 반응성이 작은 금속으로 전자가 이동하여 전류가 흐르게 되는 것이다.

왜 200년도 더 지난 이런 이야기를 갑자기 하느냐면 자침刺鍼과정에서 바로

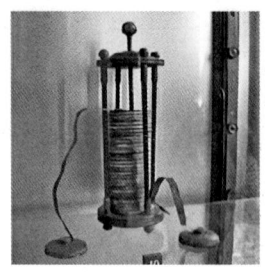 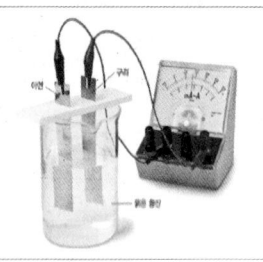 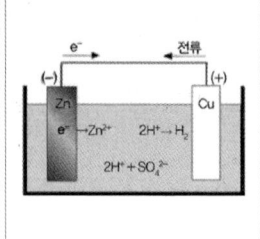

[그림 7-5] 볼타 전지   볼타 전지는 그림처럼 금속 아연과 구리를 전해질인 묽은 황산에 넣고 도선으로 연결하면, 반응성이 큰 아연 금속은 전자를 내놓고 아연 이온(Zn^{2+})이 되어 전해질 속으로 녹아 나오고, 전자는 도선을 따라 반응성이 작은 구리 금속 쪽으로 이동한다. 이때 구리 금속 쪽으로 이동한 전자는 구리 금속과 접하고 있는 전해질 수용액의 수소 이온(H^+)과 반응하여 수소 기체로 환원된다. 양 전극에서 이러한 반응이 계속 일어나면 도선으로 전류가 계속 흐르는 장치다. 볼타 전지 발견 이후 화학자들이 이 원리를 적용하여 수많은 전지를 개발했다. 오늘날 우리가 흔히 사용하는 건전지도 볼타 전지의 원리가 적용된 것이다.

이 화학전지가 몸 안에서 **자생적으로** 발현됨을 알았기 때문이다. 나는 침에 의해 몸 안에서 자체적으로 배터리가 형성되고 술사의 회로적 매개에 의해 외부적인 전력의 공급이 없이 미약전류가 흐를 수 있음을 불과 얼마 전에 알았다. 이 때 침혈鍼穴은 **국소적인 발전소**가 되는 것이다.

이런 것을 말했던 사람은 아무도 보지 못했고, 어떤 문헌이나 매체를 통해서도 이런 메커니즘은 듣지도 보지도 못했었다. '**인체 내의 침전지**鍼電池**와 자가발전**自家發電'을 직접 확인한 것은 내게는 예상치 못한 놀라운 사건이었다. 간략히 그 기술적 요약을 말하자면 다음과 같다.

잘 알다시피 전해질액속에서 이온화경향이 차이가 나는 금속들간에는 전기적 흐름(전류)이 생긴다. 화학전지에서 생기는 이러한 전류는 전해질 용액속에서 금속간의 이온화경향의 차이로 인해 발생하게 된다. '그래서 그게 침하고 무슨 상관이래는 거야?'라고 할 수도 있겠다. 침은 이종금속끼리의 조합이 아니니까. 내가 그랬다. 그런데 그게 아니었다. 침들 사이의 개체 차이로 인해 미약한 정도의 전류가 확인되었다. 그 구체적인 경과와 고찰에 대해서는 뒤(11장 침을 놓을 때 몸 안에서 일어나는 일들)에서 자세히 기술할 것이다. 자침에 있어서 처음 자침 후 두 번째 침을 놓는 순간 두 침 사이는 '두 침이 극판이 되고 체액을 매질로 하는 배터리'가 형성된다. 이른바 생체 갈바니 전지가 만들어지는 것이다. 침은 체내에서 자체적으로 배터리를 형성하고 이들 극판인 두침이 사람을 포함한 도체로 연결되는 순간 통전이 이루어지는 이른바 **외부에서의 전원 공급 없이 스스로 전류의 흐름을 유발할 수 있는 공정임을 나는 실험적으로 확인**하였다. 기원전후의 고대의 침의학의 고수들은 침술이라는 치료기법을 사용하면서 갈바니보다 1500년 이상이나 먼저 화학 전지를 사용하고 있었던 것이다. 즉물적卽物的으로.

4) 전하분포에 영향을 주는 뾰족한 침첨

도체의 경우는 곡률이 클수록(곡률반지름이 작을수록) 표면의 전하밀도, 전계(電界; 전기를 띤 물체의 주위에 전기 작용이 미치는 전장電場)가 세다. 즉, 전하가 더 밀집되어 모인다. 침체는 끝이 뾰족하게 연마된 도체이다. 따라서 이는 침첨에서의 전기적 흐름의 예리함(acuteness)에 영향을 줄 수 있는 요인이다. 그림에서 보듯이 뾰족한 부분은 전하의 분포가 다르다. 뾰족한 물체의 경우에는 전하가 뾰족한 부분에 더 많이 분포하게 된다. 피뢰침을 뾰족하게 만드는 이유이기도 하다.

따라서 앞 단락에서 살펴본 바와 같이 침의 자입刺入에 의해 인체 전해질액 속에서 두 개의 침을 양 극판으로 하는 배터리가 형성될 수 있다. 그리고 이때

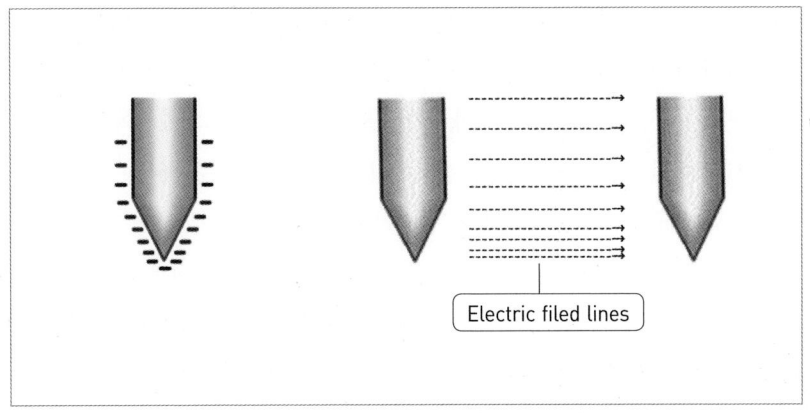

[그림 7-6] 각기 다른 평행판의 전기력선 분포(좌)와 침에서의 전기력선 분포(우)

생기는 전기력선의 분포는 아래 그림과 같이 두 평행한 평면판에 양전하와 음전하의 분포에 의해 생기는 전기력선과는 다르게 될 것이다. 즉, 오른쪽 그림과 같이 전기력선이 뾰족한 지점으로 몰리게 될 것이다. 말하자면 침체의 끝부분에서 전기화학적 작용이 강하게 일어날 개연성이 있다.

침첨을 어느 깊이에 위치시키느냐 하는 것은 낚시 바늘을 물속의 어느 깊이에 드리울 것인가 하는 것처럼 중요한 행위요소이다. 자침의 깊이를 중요시한 이유에 비추어서도 그렇다면 뾰족한 침첨은 피부를 뚫어내기 쉽고 통증을 감소하기 위한 의도와 별도로 전기적 작용을 특정한 곳에 집중하도록 하는 기능적 역할을 위한 조처는 아니었을까?

5) 우수한 열전도체

나는 앞장(4장 반응하는 기능공간, 인체)에서 인체가 다양한 패턴의 온도경사장임을 강조하였다. 온도의 분포는 내부적으로는 혈액의 순환이나 각종 체내대사의 원활함과 밀접한 관련이 있겠지만 외부에서의 열적 환경에 의해서도 상당한 영향을 받는다. 의학적 관점에서 한의학에서는 화열火熱특성을 치료에 응용하는 뜸이라고 하는 우수한 수단을 활용하였고 지금도 임상에서 활발히 응용하고 있다. 이와는 별도로 침 또한 아주 오래전부터 온열과의 조합을 통해 치료에 응용되어 왔다. 침은 우수한 온열의 전달체이다.

비록 은이나 구리에 비해서는 못하자만 그렇더라도 과거의 침소재는 구리의 20%에 육박하는 열전도성을 가지고 있었다(지금의 소재는 열전도성이 이전의 침소재에 비해 훨씬 못하다). 따라서 침과 온열 작용의 융합은 침의 효과와 온열효과를 동시에 발현시킬 수 있는 좋은 방법이라고 생각했기 때문이었다. 그 방식은 온침과 화침이었다. 전통적 온침은 침병에 뜸의 원료인 쑥재료를 부가하는 방식이었고, 화침은 침체 자체를 직접 가열하여 순간적으로 체내에 삽입 후 즉시 발침하는 방식이었다. 최근에는 자침 후에 화열기(라이터나 토치같은 기구)로 침체를 가열하거나 심부 열전달을 위해 전기적 저항을 이용해 침체에 발열을 유도하는 방식 등이 개발되어 치료에 활용되기도 한다.

[표 7-3] 현대 호침재료를 포함한 몇몇 금속의 열전도도

	열전도도(W/m℃×10)	구리 대비(%)	
은	41.2	130.0	
구리	31.7	100.0	
금	19.5	61.5	
철	7.9	24.9	
탄소강	5.8	18.2	전통 침
스테인리스강(304)	1.6	5.0	현대 침

3. 현대침(1회용 호침)의 제법

 침의 소재변화 과정에 있어서 고대의 침의 제법과 현대의 침 제조법의 비교는 그 발전이나 변화의 과정을 확인하는 자체의 의미와 더불어 그 내면의 본질적인 작용의 계승 차원에서도 중요한 의미를 가진다. 호침毫鍼은 앞(2장 침의 원류)에서 살펴본 바와 같이 과거에는 표준화된 아홉 가지 침종가운데 조기調氣하는 용도로 사용된 침종이었지만 지금은 침술의 도구를 대표하는 것으로 인식되고 활용되고 있다. 생산방법, 작업과정은 물론 소재에 있어서도 과거와는 큰 변화가 있었으며 지금은 공장에서 상당부분 자동화가 가미된 공정으로 대량생산되어 공급이 이루어지고 있다.

 우선 그 제조 과정을 보자. 다음과 같은 여러 과정을 거친다.

 주요한 몇몇 공정을 중심으로 찬찬히 살펴보도록 하자.

(1) 침선鍼線의 준비

 침선이란 침체로 사용되게 될 강선鋼線을 의미한다. 지금의 호침은 이러한 강선을 적당한 길이로 잘라서 침체로 사용한다. 앞에서 우리는 전통침의 소재가 마함철이었으며 이는 고함량의 탄소가 함유된 강철소재(고탄소강)였음을 확

[표 7-4] 현대침의 일반적인 제조공정

공정		내용
1	원자재입고 및 검사	의료기기의 생물학적 안전에 관한 공통기준(ISO 10993)에 따른 스테인리스 강선에 규정된 SUS 304 한방침 전용 스테인리스 와이어를 사용.
2	선재공정	완성된 침체의 길이가 균일하도록 자동화 설비를 통해 규격별로 절단.
3	스프링공정	규격에 맞게 자동절단기로 절단하여 세척한 다음 자동 바렐기로 연마.
4	조립공정	자동 침체 조립기에 침체와 침선을 넣은 후 자동으로 조립.
5	침날연마	침끝 부분을 최적의 상태로 연마하여 성형시켜 신체 삽입시 통증을 최소화.
6	세척	순수시스템을 설치하여 순도 99%의 물을 사용하고 자동 초음파 세척기를 통한 5단계 세척작업을 실시하여 침표면의 이물질을 완전히 제거.
7	외관검사	이차원검사기를 통하여 침체 및 침끝의 연마 및 청결도에 대한 검사를 실시.
8	침날상태검사	침선의 탄성, 인장력, 침선의 구부러짐 등을 검사한 후 다음 공정으로 이관
9	알콜소독	세척, 건조 및 선별검사 후 최상의 청결도 유지를 위해 전량 알코올 소독.
10	실리콘코팅	통증 최소화를 위하여 전량 생물안정성 검증을 거친 실리콘으로 코팅처리.
11	포장	자동포장기로 무균상태에서 봉인할 수 있도록 엄격히 관리. (제조 Lot. 별)
12	멸균	포장이 완성된 침은 EO가스 및 감마선멸균을 실시.

인하였다. 그러나 19세기 후반에서 20세기에 이르는 과정에서 제강법과 연관 공정의 획기적인 발전이 이루어지면서 녹이 슬지 않으면서 이전의 소재와는 비교할 수 없을 정도로 물리적 성질이 개선된 스테인리스강이라는 특수강의 개발이 이루어졌다. 일반 철에 크롬을 조금씩 첨가하며 같은 현상을 관찰해 보면 크롬량이 약 12% 이상이 되면서 현저하게 부식속도가 떨어지는 것을 발견하게 되는데 이것이 크롬에 의해 형성된 부동태 피막의 효과에 의한 것으로 이 현상을 이용한 제품이 바로 스테인리스강이다. 따라서 스테인리스강이 되기 위해서는 철 이외의 합금원소가 50% 이하(강이 되기 위한 조건)이면서 합금성분 중 크롬이 12% 이상(내식성을 유지하여 주는 부동태피막을 만들수 있는 최소량)이어야 한다. 스테인리스강은 내식성뿐만 아니라 여러 가지 기계·물리·화학적 특성이 우수하여 현대에 널리 쓰이는 강종이다. 보통은 굵기가 0.3mm내외의 가는 강철선을 사용하는데 균일한 고품질의 강선제작은 용이하지 않고 후속 작

업의 공정에도 큰 영향을 미치므로 강선 제조업체에서 매입하여 사용한다. 특히 인발引拔, 연신(延伸, Elongation)과정은 내부 배향(配向; Orientation)이나 여러 물성(전해 등)의 균일성에 영향을 많이 미칠 수 있다.

(2) 침형鍼形의 완성

강선을 규격에 맞춰 절단, 연마, 코팅하는 등의 세부작업이 끝나면 별도의 소재로 침자루(침병)를 만들어 침병과 결합시킨다.

(3) 후처리

여러 단계의 세척과 검수 등을 통해 선별된 침들은 각각의 포장단위에 맞춰서 포장되며 최후의 멸균소독과정을 끝으로 일회용 호침의 준비는 완성된다. 포장된 침을 뜯어서 사용하기만 하면 되는 상태가 된 것이다.

4. 죽은 침의 사회
― 전통침傳統鍼의 왜곡과 침전통鍼傳統의 단절

오래전 과거에 돌을 갈아서 만든 의료용 폄석은 청동기 시대를 거쳐 철기시대의 도래이후에도 한동안 주류소재로 사용되었다. 그 후 어떤 기술적 도약의 계기로 말미암아 가공된 철재료는 침체의 주된 소재로 이용되기 시작하였다. 특히 마함철(馬銜鐵―말의 재갈로 쓰이던 강철소재)로 지목된 침체의 제법이 기록된 중세에 이르기까지 탄소강으로 만들어진 강철침은 오랫동안 굳건히 자신의 역할을 해왔다. 철기시대의 융성기라고 할 수 있을 근세에 들어와서도 철에 대한 기술적 발전은 계속되었고 20세기 초 강하면서도 내부식성이 탁월한 소재인 특수강이 당시로서는 가히 혁신적인 소재로 개발되었다. 사람들은 이처럼 녹슬지 않으면서도 내약품성, 내열성 등 제반 물성이 우수한 이 소재를 스테인리스라고 불렀다. 크롬이 배합된 이 탁월한 소재는 점차 사용의 범위를 더해 갔고 다른 소재를 대체해 갔으며 지역 간의 교류의 확대에 발맞추어 사용지역도 점차 넓혀져 갔다. 오랫동안 탄소강을 침체鍼體로 사용해오던 침선鍼線소재가 이런 우수한 소재인 스테인리스 강선으로 바뀌어간 것은 어찌 보면 당연한 귀결일 수 있었다. 그렇게 동양 3국을 중심으로 한 침의 유통은 언젠가부터 스테인리스 소재로 완전히 대체되었다. 그 중에서 철에 크롬(Cr)과 니켈(Ni)이 함유된 STS304소재(18Cr-8Ni)나 316소재(16Cr-10Ni-2Mo)로 대표되는 오스테나이트계 강철소재는 내식성, 내마모성이 우수하고 가공성도 좋은 장점 등으로 인해 현재 가장 널리 유통되는 침소재가 되었다. 그리고 우리나라는 물론 일본이나 중국을 포함한 전 세계적인 주류소재로 자리매김 되어 오랫동안 사용되어 오고 있다. 그러나 안타깝게도 이는 **전통 침소재 변절의 결정적인 계기**가 되고 말았고 점차 **우리의 침은 그렇게 죽어가고 있었다.**

  나는 침의 효용과 관련한 "잘못된 만남"이 바로 여기서부터 출발했다고 생각하는데 일말의 의심도 없다. 그건 순전히 우리들의 오해에 기인한 불상사였다. 말 그대로 오(誤—miss)해(解—understanding)였다. 침선소재 변화의 주요한 관점이 비본질적인 측면인 침체의 재질강화와 인체적합성 등에 주된 초점이 모아지면서 침의 본질적인 기능[13]이 간과되는 결정적인 착오였다. 이는 자극의 대상이 되는 인체와 그 인체를 자극하는 수단의 조합으로서의 침술을 생각해 보면 참으로 아쉬운 대목이다. 그만큼 침 자체의 기능성에 대한 인식이 부족했다는 반증일수도 있다. 나는 '침은 단단하고 가늘며 뽀족하게 생기기만 하면 그만'이라는 그간의 묵인된 거짓인 명제를 하루빨리 극복해야 한다고 주장한다. 아울러 '사람들은 왜 정작 침 자체의 중요성에 대해서는 왜 이리도 관심이 없느냐고', '외형적, 구조적 및 비본질적 기능성의 탁월함이란 것도 결국은 본질적인 '기능성'이 담보될 때에만 의미가 있는 게 아니냐고' 외쳐본다. 많은 이들이 이런 억울함으로 과거의 침과 현재의 호침을 보게 될 때 우리가 그동안 간과해온 여러 가지가 보이게 될 것이고 죽은 침의 사회는 새로운 시대로의 전

---

13) 경經에 작용하여 경기經氣를 조절함이 본질적인 기능이다.

기를 맞이할 거라고 나는 믿는다. 축구장에서는 탐크루즈나 디카프리오가 호날두나 메시를 대신할 수는 없는 노릇이다.

(1) 상실된 자성

앞단락에서 나는 전통침의 경우 후가공 공정에서의 자화과정을 통해 침체에 자성이 부여됨을 재현실험과정을 통해 설명하였다. 그리고 나서 가장 먼저 한 일은 기존 침에 자성을 부여해보는 일이었다. 처음에는 간단히 생각하였다. 현재의 침에 착자공정의 추가만으로 쉽게 자화시킬 수 있을 것으로 생각한 것이었다. 효과의 검증이 우선 담보되어야겠지만 이런 식으로 자화된 침을 얻을 수 있다면 상용화측면에서는 매우 좋은 유통여건이 될 수 있다. 당장 자화를 시도해봐야 했다. 자성을 부여하기 위해서는 자석에 문지르거나 자성체에 코일을 두르고 전류를 통하게 하거나 아니면 요크기기를 가진 전문 자석 생산업체에 의뢰하거나 해야 한다. 전통침의 재현시험을 위해 준비했던 자력측정기와 별도로 상대적으로 자력이 강한 네오디늄 자석을 종류별로 여러 개 추가로 구입하였다. 그리고 자석업체 등을 수배하여 간이 착자기를 별도로 준비하였다. 준비는 끝났다.

사용하던 침박스에서 10개가 포장된 일회용 호침 한쌈을 꺼내왔다. 가장 먼저 한일은 자석으로 침을 붙여보는 일이었다. 당연히 붙을 거라 생각하면서. 자석을 침체에 대어보았다. 침이 빙글 돌더니 손잡이 부분에 해당하는 침병鍼柄에 찰싹하고 붙었다. 그런데 이게 무슨일? 침이 붙기는 했는데 침체에 붙은 게 아니라 침자루(침병)만 단단히 붙어있었다. 이번에는 침을 떼어내어 침첨부분을 붙였다 떼었다 해보았다. 어라? 끌림이 전혀 없었다. 이게 왜 이러지? 강철인데 왜 안 붙지? 여러 번의 시도에도 자석은 지금의 호침을 사랑하지 않았다. 사랑하고 싶지 않았다. 아니 지금까지 내가 써온 강철침소재가 비자성체였다고? 당황스러웠다. 이유를 알아야 했다.

조사에 들어갔다. 현재의 침재 정보를 알아야 했고, 그 제조 규격(KS)자료를 알아야 했으며 스테인리스를 알아야 했고 일련의 개발 스토리를 알아야 했다.

[표 7-5] The Compositions and Characteristics of Several Stainless Steel Types

	Type	Composition	ρ^*	$R^\dagger$	$K^\ddagger$	Magnetiic Property
ASS§	304	18Cr-8Ni	8.0	73	15	Non-magnetic
	316	18Cr-12Ni-2Mo	8.0	74	15	
	316L	18Cr-12Ni-2Mo-LC	8.0	74	15	

*   Density (mg/cm^3)
†   Electrical resistivity (μΩ-cm) (20℃)
‡   Thermal conductivity (W/m-K) (20℃)
§   Austenitic stainless steel
∥   Ferritic stainless steel
¶   Martensitic stainless steel
** Duplex stainless steel

그래야만 현대침의 무엇이 잘못(?)되었는지 알 것 같았다. 철과 철강에 대한 전반적인 탐사를 시작하였다. 주경야독하는 상황이었으므로 일은 주로 밤에 이루어졌다.

의문은 곧 해소되었다. 문제는 지금의 침이었다. 현재 식약청에서 허가·관리하고 있는 일회용 호침 소재는 "STS 304"와 "STS 316"라고 하는 두 종의 오스테나이트계 스테인리스강이다. 이들 소재는 여러 가지 기계적 성능(다음 표에 탄소강 재료와 함께 이들 스테인리스강에 대한 기계적 특성을 나타내었다)뿐만 아니라 보통강에 비해 수천 배 이상의 내식성이 있고, 내마모성이 우수하며, 강도, 내산화, 내열성 등이 우수한 특성 등을 장점삼아 산업 전반에 걸쳐 다양하게 사용되는 소재로 전 세계적인 일회용 침소재로도 널리 활용되고 있다. 그러나 문제는 이들이 자성적 측면에서는 태생적 결함을 안고 있는 대표적인 비자성 철강소재라는 점이다. 이들은 모두 합금과정에서 철의 강자성적 속성을 잃어버렸다. 다음 표는 이들 강종의 조성 및 자기적 성질을 나타낸 것이다. 표에서 보듯 지금의 호침소재인 STS304, STS316 소재는 특수강인 스테인리스강종중 일부로 이들 소재는 조성상 제조과정에서 자성을 잃어버린 대표적인 비자성소재로 오히려 비자성성을 장점중 하나로 내세우는 소재였던 것이다.

따라서 비자성 소재에 착자를 시도하는 것은 애초부터 가당찮은 일이었던 것이다. 처음에는 나도 알지 못했었다. 자력에 대한 관심을 가진 이후에도 철이라는 강자성 소재에 니켈과 크롬이라는 역시 강자성 성분이 들어갔으니 자성은 보강이 됐을 거라고만 막연히 생각하고 있었다. 그러나 그게 아니었다. 결국 결론은 기존침에 자화공정의 추가만으로는 자화침의 실현이 가능하지 않다는 것이었다. 한 번에 끝날 거로 생각했는데 단번에 막혔다. 나의 무지와 침의 무능이 동시에 확인된 순간이었다.

(2) 약화된 전해반응성

나는 지속적으로 침과 침술의 전기적 및 자기적 효용특성에 대해 주목하고 강조해왔다. 인체에 삽입되고 난 다음의 침이 가진 통전능력은 크게 침체를 구성하는 금속의 소재특성과 인체 내의 매질특성에 좌우된다. 구체적으로 전자는 이온화 경향(전해질 내 이온이동에 의한 전류매개)과 소재의 크기나 표면특성 등의 구조적 요건[14], 후자는 매질의 성분이나 농도, 수소이온농도(pH), 매질의 온도, 점도 등에 의존하게 될 것이다. 특별히 금속체인 침의 체내 삽입후의 중요한 작용중 하나는 전電에 의한 기氣의 추동이라고 생각하며, 이는 침의 역할과 관련해서 아주 중요하게 다뤄져야 할 부분이라고 생각한다. 여기에는 부식, 전지 등의 잘 알려진 화학적 현상이 관련되며 공통적으로 전자, 이온의 이동이 연쇄된다. 복수개의 자침이 일어나는 경우 내부적인 변화는 단침單鍼의 경우를 포함한 복합적인 과정일 수 있다. 금속간 전해질 내에서의 반응성은 이온화경향으로 표출되는데 이는 수용액 속에서 수화이온과 홑원소 금속 사이의 표준산화환원전위 순서로 나타난다. 표준 환원 전위는 표준 수소 전극과 환원이 일어나는 반쪽 전지를 결합시켜 만든 전지에서 측정한 전위를 말한다. 이를 통해서 표준 상태[15]에서 특정 전기 화학 반응의 산화-환원 정도를 알 수 있다. 다음은 현재의 호침소재(스테인리스강)와 전통침소재(탄소강) 및 철의 표준전극전위를 비교한 도표이다.

---

14) 소재와 규격의 차이는 기술적 매개인 침의 기능에 결정적인 영향을 미친다.
15) 표준상태는 온도가 25℃, 압력이 1atm, 이온 농도가 1M임을 말한다.

[표 7-6] 몇몇 금속의 표준전극전위(현재와 과거의 침소재 포함)

구분	표준전극전위[16]	내용	구분	표준전극전위	내용
백금	+0.40V		탄소강	−0.40V	과거의 침소재
금	+0.20V		철	−0.50V	
스테인리스강(18Cr)	−0.06V	현재의 침소재	알미늄	−0.53V	
동	−0.17V		아연	−1.07V	
니켈	−0.24V		마그네슘	−1.45V	

크롬이 12%이상 함유된 현재의 호침소재(STS304, STS316) 스테인리스강은 전해질 내에서의 반응성이 크게 약화되어 있음을 알 수 있다.

(3) 약화된 전기전도성

전기 전도성의 중요성에 대해서는 앞에서 내부(자체 기전起電적 측면)와 외부(외부에서 인가된 전류의 이동)로 나누어 설명하였다. 은이나 구리 등은 대표적인 양도체이다. 철鐵도 도전성導電性이 우수한 소재이며 기존 침소재인 탄소강의 경우에는 순수 철에 비해 20% 정도의 전도성 손실을 감내하고 있다. 그러나 스테인리스강은 상대적으로 철에 비해서는 85%이상, 탄소강에 비해서도 80%이상 낮은 전기전도성을 갖는다. 반대로 말하면 전기전도도 측면에서 현대침은 전통침의 20%에도 못 미치는 불량한 소재라 할 수 있다.

(4) 약화된 열전도성

다음 표는 몇몇 금속별 융점, 비열, 열전도도, 열확산계수 등을 나타낸 도표이다. 현대의 호침소재(ASS304/316)는 전도성 측면에서 구리에 비해 1/25 정

---

16) 인체와 비슷한 환경의 바닷속에서의 비교값으로 금속의 표준환원전위와는 다른 수치값을 보이나 경향성을 참고하기 위해 표시하였다.

[표 7-7] Electrical Properties of Several Stainless Steel Types

구분		Electrical Resistance (μΩ·cm)(20℃)	Electrical conductivity(20℃) (10^6(Ω·m)−1)	비고
은		1.6×10^{-6}	63.0	
구리		1.7×10^{-6}	59.6	
Iron		9.9×10^{-6}	10.1	
Carbon Steel		14.3×10^{-6}	7.7	전통침
ASS	304	72×10^{-6}	1.4	현대침
	316	74×10^{-6}	1.3	

도에 불과하며, 예전 침에 견줄 수 있는 탄소강에 비해서도 1/4 수준에 불과하다.

지금까지 스테인리스, 그중에서도 오스테나이트계 강종으로 전환된 현대침체의 소재특성을 전·자기와 전도(전기/열)관점에서 비교해보고 태생적으로 박탈되었거나 열등한 기능성에 대해 살펴보았다.

19세기 실존주의 철학자 프리드리히 니체(Friedrich Nietzsche; 1844-1900)는 일찍이 "신은 죽었다. 신은 죽은 채로 있다. 우리가 그를 죽여버렸다"는 유명한 말을 남겼다. 후세 사람들은 이를 두고 '이것은 신이 가진 일체의 가치가 그 본질적인 의미를 잃고 허무해졌음을 의미하며, 그렇게 한 주체는 다름 아닌 우리 자신임을 각성시키는 말'이라고 해석한다.

인체라는 특이장(specific field)에 작용하여, 수기법의 방식에 따라 상반된 효과를 유발하는 침법 체계에서 그동안 우리는 정작 그 수단 자체에 대한 구체적이고 실증적인 연구를 간과해왔다. 침의 작용에 대한 깊이 있는 기능적 관찰은 침술을 이해하는데 중요한 실마리가 되었어야 함에도 안타깝게도 현재의 침을 생산하는 과정에서 이러한 기능적인 고려는 찾아볼 수 없다. 또 침을 매개로한 수많은 기전연구에 있어서도 정작 침의 재질이나 기능적 특성을 변수로 제대로 반영하여 진행된 것은 찾아볼 수 없다. 하다못해 침체의 성분구성 등의 재질특성조차 없이 그냥 어느 회사 어느 규격(직경과 길이뿐인)을 표시한 것이 전부였다. 침은 회사별로는 물론, 생산 시점, 원재료의 공급처는 물론 심지어는

[표 7-8] Thermal Properties of Several Stainless Steel Types

		Melting Point (℃)	Specific Heat (cal/g/℃)	C* (a×10⁵)(m2/s)	K† W/(m.K)(20℃)
Cooper		1084	0.092	11.70	401
Iron		1530	0.11	2.28	80
Carbon Steel		1425-1530	0.12	1.54	54
ASS	304	1399-1454	0.12	0.395	15
	316	1485-1535	0.12	0.348	15

* Thermal diffusion coefficient
† Thermal conductivity

동일 시설로 생산된 제품이라도 생산 단위(Lot)에 따라서도 물성이 달라진다. 현재 침 연구의 대부분을 차지하고 있는 신경과 관련한 연구에 사용된 침의 경우도 마찬가지다. 신경 전도의 핵심에는 전기신호의 발생과 전달과정이 들어 있는데 침의 기능적 속성에 따른 전자기적 특성을 고려한 연구는 본적이 없다. 향상된 전기나 자기적 특성을 가진 침이라면 자체의 효과는 물론 자극의 강도나 선명성에 중요한 작용을 할 것인데도 말이다. 자화에 의한 영향이나 침들간의 전기적 효과에 대한 고려가 없었기 때문이다. 이쯤 되다보니 비자성체인 현재의 호침을 심芯으로 하여 코일에 전류를 인가하는 방식으로 전자석효과를 검증한다고 하면서 연구발표되는 어처구니없는 논저도 생기는 것이다. 요즘의 침도구는 과거의 분화된 용도의 다양성도, 형태도, 소재도 계승하지 못했을 뿐더러 내재된 기능적 속성마저 단절되었다. 이것은 모두 치료행위과정에서 침 소재 자체를 주요한 변수요인으로 인식하지 못했거나 또는 지나치게 경시해 온 결과임을 인정해야 한다. **우리는 이렇게 침을 죽였고, 마침내 그렇게 침은 죽었다.** 어쩌면 우리는 지금 구멍이 막힌 피리를 불고 있는지도 모를 일이다.

그렇다면 침은 누가 죽였나? 선의들이 힘써 행해온 기능적 수단을 물리적 도구로만 그냥 가져다 쓴 우리가 죽인 것이다. 본질적인 고민은 하지 않으면서 학자연하는 내가, 문제의식이라고는 없는 가르침이 직업인 사람들의 교조적 태도가 죽인 것이며, 번지르르한 외양의 침을 개량인양 자랑스러워하며 과학기술적 진보를 말해온 우리가 죽인 것이다. 그러면서 지금도 우리는 샴 니들

(Sham Needle)이 어떻고 서양식 침은 어떻고 하면서 자성체도 아닌 침체에 코일을 감느라 소란스럽다. 그러나 무엇보다도 침을 죽인 가장 큰 것은 우리의 무관심이었다. 집단적인 따돌림이나 능멸만이 개체를 죽일 수 있는 것은 아니다. 대오를 형성한 사회적 무관심이라면, 더구나 그것이 오랜 기간 지속되어왔다면 제아무리 강한 자라도 살아낼 도리는 없는 법이다. 또한 그렇게 죽은 침의 사회는 지금도 계속되고 있다.

그러나 니체는 그럼에도 신의 죽음을 상실의 상태로만 두지 않고 이에 대한 극복을 얘기하였다. 삶에 대한 디오니소스적 긍정, 이른바 비극적 상황 앞에서도 자긍심을 잃지 않는 고귀한 정신이 필요함을 그는 힘주어 말했다. 사람들은 아직도 살아있는 신을 말하지 아무도 자신들이 신을 죽였다고 생각하지 않는다. 마치 지금의 우리에게 필요한 것을 미리 알려주기라도 하려했던 것처럼.

명백하게 침은 아무거나 환자가 아프지 않게 가늘게 단단하게 만들면 되는 매끄럽고 뾰족한 물건만은 아닌 것이다. 그리고 지금은 모든 것이 부족해서 연장 탓을 하면 안 되던 거친 빈곤의 시대가 아니다. 우리는 우리의 모든 역량을 결집하여 보다 좋은 연장 확보를 위해 매진해야 하는 시기이다. 침이 반드시 쇠꼬챙이로 된 것일 필요는 없다. 더구나 우리의 건강과 관련된 것이라면 더욱 더 그렇다. 우리는 침이 가진 기능적 역할에 대해 더욱 진지하게 고민하고 인체와의 적합성, 효과 발현의 조건, 변수 등에 대한 지금보다 더 깊이 있는 성찰이 요구되는 때에 직면해 있으며, 우리는 그러한 역사적 사명을 부여받고 있는 중이다. 그러면 죽은 침은 어떻게 살릴 것인가? 12장(침술혁명)에서 이야기를 이어갈 것이다.

〈8장〉

선의들의 침의학적 프로토콜

침의학의 목적은 침시술을 통하여 불편함을 개선하거나 병을 '고치는데' 있다. '고친다'는 말의 사전적 의미로는 물론 '(병을) 낫게 하다'는 의미도 있지만 '올바르게 하다', '손질하여 쓸 수 있도록 만들다', '내용이나 상태를 바꾸다', '바로잡거나 새롭게 하다'는 등으로 다양하게 쓰인다. 공통적으로 '변화시킨다'라는 의미를 가지고 있다는 점에서 침치료의 의미를 잘 드러내는 말이 아닌가 한다. 침시술을 하려면 치료과정에 대한 전반적인 원칙과 구체적인 계획이 있어야 한다. 구체적인 계획이란 어떤 관점과 의도로 어느 혈을 어떻게 선별할 것이며 어떤 순서로 어떤 수기보사를 통해 소기의 목적을 이룰 것인가에 대한 세부적인 방침을 말한다.

1. 어디가 아파서 오셨어요?

얼마 전 『아프니까 청춘이다』라던 책이 젊은 사람들을 중심으로 유행처럼 읽히던 때가 있었다. 다른 여타의 형용사들이 그렇듯이 우리말에서 '아프다'는 말도 참으로 중의적이다. '몸의 어느 부분이 다치거나 맞거나 자극을 받아 괴로움을 느끼는 것'을 말하기도 하지만 '몸이 병이 나거나 들어 앓는 상태'를 의미하기도 한다. 때로는 '해결하기 어려운 일이나 복잡한 문제로 생각을 하기 어렵거나 괴로운 상태'나 '슬픔이나 연민이나 쓰라림 등으로 괴로운 상태' 처럼 정신적인, 또는 심리적인 상태를 반영한 표현일수도 있다. 과거에 선의들이 기록한 문헌에 기록된 치료관련 서적은 치료사례나 증례중심으로 기술된 것보다는 대부분 학술적으로 정돈되고 분류되어 만들어진 것들이 대부분이라서 침의학적 대상이 된 환자들이 어느 질병이나 증상이 많았는지 또 어느 환자군에서, 어느 경우에 내원한 상황에서 효능이나 효과가 좋았는지 등을 알아내기란 현실적으로 어려운 일이다. 그럼에도 당시의 주된 병증들의 경중이나 환자군의 분포 등은 자세히 알 수 없더라도 과거의 서적들에 보이는 병증의 구분자체는 침의학의 적응증의 단면을 엿볼 수 있는 단서를 제공한다. 이런 관점에서 **500년 시간을 간격**하여 이어진 의서들을 선별하여 병증 변화의 일단을 살펴보고자 한다.

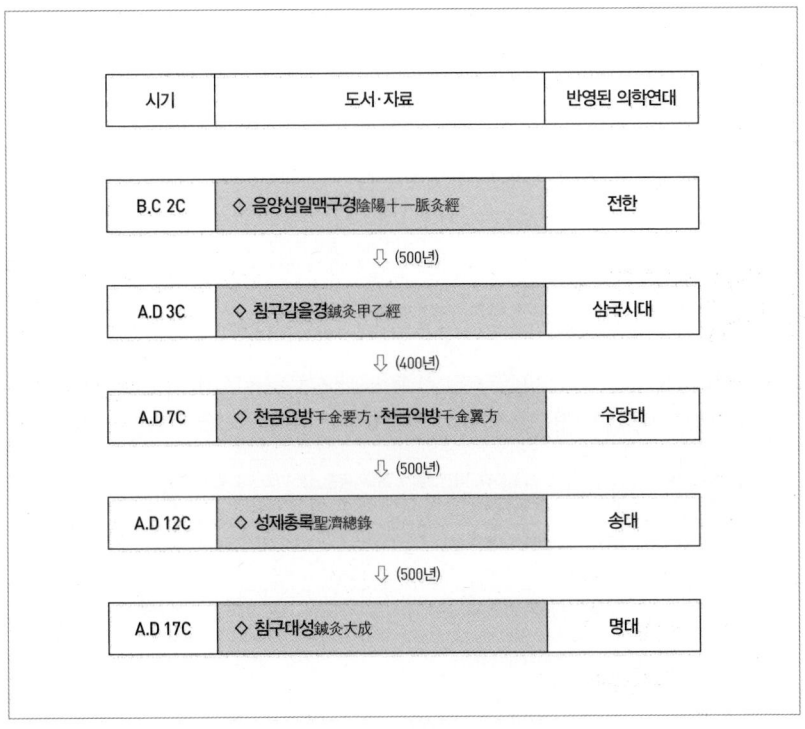

[그림 8-1] 병증의 변화를 반영한 시대별 주요 문헌들

(1) 마왕퇴의서(B.C 2-3세기)의 병증

지금으로부터 2300~2400년전 사람들은 어디가 아파서 치료를 받았을까? 황제내경《영추》〈경맥편〉의 기원으로 인정되는 마왕퇴 출토 의서인 《십일맥

구경十一脈灸經》(족비십일맥구경足臂十一脈灸經, 음양십일맥구경陰陽十一脈灸經(甲·乙本))에는 시동병是動病과 소산병所産病이라하여 각 경맥에서 진단하거나 치료할 수 있는 질병을 나열해 놓았고 소산병의 경우에는 그 개수까지 기록해 놓았다. 시동병과 소생병에 대해서는 앞에서 살펴본바 있었는데 시동병은 맥의 박동에 따른 진단병증으로, 소생병(여기서는 소산병所産病으로 기록)은 치료의 대상이 되는 질병으로 파악하였다.

경맥별	소산병
비거음맥臂鉅陰脈 /수태음폐경	흉통, 완통, 심통, 사말통, 하 (5병) 胸痛, 脘痛, 心痛, 四末痛, 瘕
치맥齒脈 /수양명대장경	치통, 비종, 목황, 구간, 노통 (5병) 齒痛, 朏腫, 目黃, 口幹, 膞痛
양명맥陽明脈 /족양명위경	안통, 비구, 함통통, 유통, 심여거종, 복외종, 장통, 슬도, 부□□ (10병) 顏痛, 鼻鼽, 頷頸痛, 乳痛, 心與胠痛, 腹外腫, 腸痛, 膝跳, 跗□□
태음맥太陰脈 /족태음비경	□□, 심번, 심통, 복창, 불능식, 불능와, 강흠, 당설, 수여폐 (10병) □□, 心煩, 心痛與腹脹, 不能食, 不能臥, 强欠, 溏泄, 水與閉
비소음맥臂少陰脈 /수소음심경	협통 (1병) 脅痛
견맥肩脈 /수태양소장경	함통, 후비, 비통, 주통 (5병) 頷痛, 喉痹, 臂痛, 肘痛
거양맥鉅陽脈 /족태양방광경	두통, 이롱, 항통, 이강, 학, 배통, 요통, 고통, 치, 극통, 천통, 족소지비 頭痛, 耳聾, 項痛, 耳強, 瘧, 背痛, 腰痛, 尻痛, 痔, 郄痛, 腨痛, 足小指痹(12병)
소음맥少陰脈 /족소음신경	□□□□□□열설탁, 익간, 상기, 일, 익중통, 단, 기와, 해, 음 (10병) □□□□□□熱舌坼, 嗌幹, 上氣, 噎, 嗌中痛, 癉, 嗜臥, 欬, 瘖
이맥耳脈 /수소양삼초경	목외자통, 협통, 이롱 (3병)
소양맥少陽脈 /족소양담경	□□□두경통, 협통, 학, 한출, 절진통, 비외렴통, □통, 어고통, 슬외렴통, □□□□頭頸痛, 脅痛, 瘧, 汗出, 節盡痛, 髀外廉痛, □痛, 魚股痛, 膝外廉痛 진한, 족중지과비 (12병) 振寒, 足中指踝痹
궐음맥厥陰脈 /족궐음간경	열중, 융, 퇴퇴, 편산, □□ (5병) 熱中, 癃, 㿗癩, 偏疝, □□

경별/병증별 통증 점유

수태음	수양명	족양명	족태음	수소음	수태양	족태양	족소음	수소양	족소양	족궐음	합
4/5	2/4	6/10	1/10	1/1	3/4	7/12	1/10	2/3	7/12	0/5	34/77

공자(B.C551-B.C479)가 살았던 당시에서 그리 멀지 않았던 시기, 당시의 사람

들의 폄구砭灸치료의 대상병증으로는 각종 통증, 열증, 학증瘧症, 부종, 소화기증상을 비롯한 내과증상 등이 많이 보인다. 소생병의 구분에서는 총 77가지 병증 중에서 통증은 단순하게 보면 절반 가까이(34가지; 44%)나 점하고 있다. 침치료의 흔적은 없다. 사혈과 뜸(직접구)으로 치료하였던 것으로 보인다.

(2) 《침구갑을경鍼灸甲乙經》(A.D 3세기)의 병증

책이 259년경 출간되었고 마왕퇴에서 발견된 앞의 의서들의 매장시기가 B.C 168년이라고 하니 그간 거의 500년 가까운 긴 시간이 흘렀다. 이때는 한반도에서는 삼국시대 초창기[1]로 서로 경쟁하면서 발전하던 시기이다. 그간 의학은 많이 발전하였고 정리되었다. 잘 알려진 것처럼 《갑을경》은 이론서라 할 수 있는 《내경(소문·영추)》과 실용서라 할 수 있는 《명당경》을 편집하여 임상서로 만든 책이다. 당시의 침구임상의들에게는 더없이 소중한 침의학 매뉴얼이었을 것이다. 총 12권 편제 중 7권부터 12권까지가 병증에 대한 내용이다. 이때는 뜸만이 아니라 침도 주된 치료수단으로 활용되었다. 《소문》과 《영추》, 그리고 《명당경》을 종합 정리한 것으로 다양한 병증에 대한 증치가 잘 정리되어 있다.

7권	8권	9권
• 상한열병傷寒熱病	• 한열寒熱 상	• 두통頭痛
• 상한열병傷寒熱病	• 한열寒熱 하	• 졸심통·흉비·심산卒心痛 胸痺·心疝
• 상한열병傷寒熱病	• 오장적五臟積	• 해역상기欬逆上氣
• 발열광주發熱狂走	• 비기·분돈痞氣·奔豚	• 흉협만통胸脇滿痛
• 열궐·한궐熱厥·寒厥	• 창만脹滿	• 태식구고太息口苦
• 한습발경寒濕發痙	• 장담腸覃	• 비공·태식불락·량悲恐·太息不樂·惊
• 삼학三瘧	• 부종浮腫	• 사지부용四肢不用
		• 창만장명단기脹滿腸鳴短氣
		• 창만·요통·고환통脹滿 腰痛 睾丸痛
		• 소변불리小便不利
		• 대소변불리大小便不利
		• 퇴산·유뇨㿉疝·遺尿
		• 치질·탈항痔疾·脫肛

1) 백제 고이왕(234-286), 고구려 중천왕(248-270), 신라 첨해왕(247-261) 때로, 각국의 전성기였던 근초고왕(백제), 광개토왕(고구려), 진흥왕(신라)이 통치하기 100년, 150년, 300년 전이었다.

10권	11권	12권
• 비상痺上	• 흉중한胸中寒	• 구설인후口舌咽喉
• 비하痺下	• 발광간질發狂癲疾	• 발음장애發音障礙
• 풍상風上	• 시궐尸厥	• 안과질환眼科疾患
• 풍하風下	• 곽란·토사霍亂·吐瀉	• 안병眼病
• 관절구련關節拘攣	• 설사泄瀉	• 이병耳病
• 위병痿病	• 소갈·황달消渴·黃疸	• 구치병口齒病
• 견관절통肩關節痛	• 구혈타연嘔血唾涎	• 혈일·뉵일血溢·發衄
• 수장·불소水漿不消	• 하완내옹下脘內癰	• 후비·인통喉痺·咽痛
	• 옹저·침음癰疽·浸淫	• 영류癭瘤
	• 옹저·침려癰疽·浸厲	• 부인잡병婦人雜病
		• 소아잡병小兒雜病

500년 전 초기의 병증기록과는 비교할 수 없을 정도로 다양한 병증들이 치료의 대상으로 기록되어 있다. 각종 한열증상, 학증, 소화기증상, 호흡기증상, 비뇨기증상, 비증, 통증, 옹저癰疽, 오관(五官; 眼耳鼻口舌)증상, 부인과, 소아과 증상들이 망라되어 있다. 어쩌면 이 시기는 폄석에서 구침으로의 혁명적 도구의 변혁이 일어난 얼마 후로 새로운 도구에 의한 치료범위의 확장이 많이 일어난 시기였을 수 있다. 다만 우리가 유의해서 봐야할 대목은 치료에 있어서 지금처럼 생사와 관련이 깊지 않은 많은 증상들의 개선보다는 훨씬 위중한 질환들이 많았을 거라는 사실이다. 의료의 선택환경이 지금과 달랐을 테니까. 따라서 위의 병증에 "~해서 죽을 것 같다"라고 붙여서 이해하면 보다 현실감 있게 당시의 병증을 이해하는데 도움이 될 듯하다. 그러므로 지금부터 1900년 전 3세기 중엽 고대 국가의 형성기의 열악한 생활환경하에서 극심한 발열, 학질, 대소변의 막힘, 토사곽란, 중풍, 피부의 궤사 등이 많은 부분을 차지하는 주요 병증으로 나타나 있는 것이 이상할 것은 없다. 부인과 소아의 질환에 이미 별도로 분리되어 정리되어 있는 것도 주목할 만하다.

(3) 《천금요방備急千金要方》·《천금익방千金翼方》(A.D 7세기)의 병증

이전에도 그랬겠지만 이때의 의료 역시 침과 약이 함께 치료에 적용되던 시기였다. 《천금요방》과 《천금익방》은 100살을 넘게 살았다는 수·당대의 명의 손사막(581-682)이 말년에 편찬한 종합의서였다. 복약을 위주로 각종 치법을

정리하면서 침구에 대한 부분을 함께 정리하였다.

구분	병증
두면頭面	두병, 항병, 면병, 비병, 이병, 목병, 구병, 설병, 치병, 인후병, 후비, 頭病, 項病, 面病, 鼻病, 耳病, 目病, 口病, 舌病, 齒病, 咽喉病, 喉痺.
심복心腹	흉협병, 심병, 복병, 창만병, 대소변병, 설리병, 소갈병, 수종병, 불능식병, 구토병, 胸脇病, 心病, 腹病, 脹滿病, 大小便病, 泄痢病, 消渴病, 水腫病, 不能食病, 嘔吐病. 토혈병, 해역상기병, 분돈, 吐血病, 咳逆上氣病, 奔豚.
사지四肢	수병, 비주병, 견배병, 요척병, 각병, 슬병, 사지병, 手病, 臂肘病, 肩背病, 腰脊病, 脚病, 膝病, 四肢病.
풍비風痺	풍병, 습비, 전질, 경공, 졸시궐, 졸중오, 風病, 濕痺, 癲疾, 驚恐, 卒尸厥, 卒中惡.
열병熱病	열병, 황달, 곽란, 학병 熱病, 黃疸, 霍亂, 瘧病.
영류癭瘤	영류, 치루, 퇴산 癭瘤, 痔漏, 癀疝.
잡병雜病	허손, 몽정, 상기해역, 정신병 虛損, 夢精, 上氣咳逆, 精神病.
부인婦人	불임, 혈누, 자궁하수, 대하, 난산, 음통, 포의불하 (천금익방) 不姙, 血漏, 子宮下垂, 帶下, 難産, 陰痛, 胞衣不下.
소아小兒	경기, 불언, 심계 등 (천금익방) 驚氣, 不言, 心悸.

경락과 경혈, 치법과 처방 등이 항목별로 자세히 정리되어 있다. 두면, 사지, 흉복, 열병, 부인, 소아, 잡병 등으로 분류하여 정리되었지만 내용상 발열성 질환, 학질, 중풍, 대소변 불통을 포함한 흉복부 증상, 피부질환 등이 주요한 병증임을 확인할 수 있다. 다만, 구체적인 술기에 대한 내용을 알 수 없는 점은 아쉬운 대목이다.

(4)《성제총록聖濟總錄》(A.D 12세기)의 병증

다시 500년이 지났다.《성제총록聖濟總錄》은 송宋나라 휘종徽宗때 조정에서 인원을 조직하여 엮은 것(1111~1117년)으로 200권에 이르는 방대한 종합의서이다. 역대 의학책은 물론 민간 경험과 개별 의가들의 비방까지 모아 정리하였다. 우리는 고려시대 중기(예종)에 해당한다.

구분	병증
풍질風疾	오장중풍, 졸중오풍, 이명, 불능언, 구안와사, 근경련 등 五臟中風, 卒中惡風, 耳鳴, 不能言, 口眼喎斜, 筋痙攣
풍광風狂	졸광귀어, 광주, 전질, 매언, 광간 등 卒狂鬼語, 狂走, 癲疾, 罵言, 狂癇
풍전風癲	전질, 근전질, 졸전질, 맥전질, 대인전, 소아경간 癲疾, 筋癲疾, 卒癲疾, 脈癲疾, 大人癲, 小兒驚癇
비증痺證	골비, 풍비, 습비, 한비, 위비 骨痺, 風痺, 濕痺, 寒痺, 痿痺
열병熱病	무한, 두통, 번심, 無汗, 頭痛, 煩心
학질瘧疾	오장학, 육경학, 학질제증 五臟瘧, 六經瘧, 瘧疾諸症
흉부胸部	흉비, 해수, 상기, 토혈, 구혈 胸痺, 咳嗽, 上氣, 吐血, 嘔血
복부腹部	곽란, 설리, 구토, 창만, 소갈, 황달, 분돈, 징하, 장명, 탈항 霍亂, 泄痢, 嘔吐, 脹滿, 消渴, 黃疸, 奔豚, 癥瘕, 腸鳴, 脫肛
사지四肢	전근, 각기, 수종 轉筋, 脚氣, 水腫
옹저癰疽	옹저, 나력, 치질 癰疽, 瘰癧, 痔疾
오감五感	목질, 이질, 비질, 구치 目疾, 耳疾, 鼻疾, 口齒
비뇨泌尿	유정, 임증, 유뇨, 遺精, 淋症, 遺尿
기타其他	허로, 요통, 중오 虛勞, 腰痛, 中忤
부인婦人	대하, 월경불순, 적자, 음중통, 음양, 소복견통, 혈루 帶下, 月經不順, 絶子, 陰中痛, 陰瘍, 少腹堅痛, 血漏
소아小兒	경간, 제풍, 불능식, 대소변부통, 퇴산, 驚癎, 臍風, 不能食, 大小便不通, 㿉疝

역시 발열, 학질, 중풍, 흉복부의 소화기, 비뇨기증상, 피부질환 등이 주요한 병증들로 큰 틀을 이루고 있다.

(5) 침구대성(A.D 17세기)의 병증

명나라 후기에 출간된 침구전문의서이다. 중국의학사에서 청나라가 침의 암흑기임을 감안하면 그간의 의학적 발전과 누적된 경험이 집결된 침의학적 전성기라 할만하다. 이런 시대적 상황을 반영하듯 치료의 범위도 넓고 병증 또한 다양하게 망라되어 있다.

구분	병증
풍병風病	좌탄우탄, 편풍, 신체반절, 부식인, 풍비, 풍간, 풍현, 음아, 구금불개 左癱右瘓, 偏風, 身體反切, 不識人, 風痺, 風癇, 風眩, 瘖瘂, 口禁不開
상한傷寒	신열두통, 신열, 한열, 상한한불출, 음증상한, 발광, 불성인사, 소변불통 身熱頭痛, 身熱, 寒熱, 傷寒汗不出, 陰症傷寒, 發狂, 不省人事, 小便不通
담천해수痰喘咳嗽	해수, 해혈, 타혈, 구혈, 구식불화, 구토, 상천, 해천격식, 천식불능행 咳嗽, 咳血, 唾血, 嘔血, 嘔食不化, 嘔吐, 上喘, 咳喘隔食, 喘息不能行
적취積聚	기괴, 협하적기, 분돈기, 기역, 천역, 해역, 단기, 제적, 복중기괴, 흉복팽창기천 氣塊, 脇下積氣, 賁豚氣, 氣逆, 喘逆, 咳逆, 短氣, 諸積, 腹中氣塊, 胸腹膨脹氣喘
복통창만腹痛脹滿	복통, 식불하, 소복창만, 소복통, 복만, 복견대, 담벽복한, 흉복팽창 腹痛, 食不下, 小腹脹滿, 小腹痛, 腹滿, 腹堅大, 痰癖腹寒, 胸腹膨脹
심비위心脾胃	심통, 위완통, 심번, 위장불식, 위통, 불능식, 비병당설, 비허불변, 담허구역 心痛, 胃脘痛, 心煩, 胃腸不食, 胃痛, 不能食, 脾病溏泄, 脾虛不便, 膽虛嘔逆
심사전광心邪癲狂	전광, 전간, 광언, 다언, 희소, 불성인사, 광주, 계경, 전질 癲狂, 癲癇, 狂言, 多言, 喜笑, 不省人事, 狂走, 瘈驚, 巓疾
곽란霍亂	곽란, 곽란토사, 곽란구토, 곽란전근 霍亂, 霍亂吐瀉, 霍亂嘔吐, 霍亂轉筋
학질瘧疾	학질, 온학, 해학, 학질발한열, 학질진한, 두통, 한학, 심번, 구학불식 瘧疾, 溫瘧, 痎瘧, 瘧疾發寒熱, 瘧疾振寒, 頭痛, 寒瘧, 心煩, 久瘧不食
종창腫脹	혼신부종, 수종, 사지부종, 풍부신종, 종수기창만, 복창협만, 고창, 소단, 황달 渾身浮腫, 水腫, 四肢浮腫, 風浮身腫, 腫水氣脹滿, 腹脹脇滿, 鼓脹, 消癉, 黃疸
한汗	다한, 소한, 자한, 무한, 한불출 多汗, 少汗, 自汗, 無汗, 汗不出
비궐痺厥	풍비, 적비담비 한궐 위궐 시궐 신한비 궐역 사지궐 風痺, 積痺痰痺 寒厥 痿厥 尸厥 身寒痺 厥逆 四肢厥
장치대변腸痔大便	장명, 식설, 통설, 당설, 이질, 변혈, 대변불통, 설사, 오치, 장풍, 탈항, 치질 腸鳴, 食泄, 洞泄, 溏泄, 痢疾, 便血, 大便不通, 泄瀉, 五痔, 腸風, 脫肛, 痔疾
음산소변陰疝小便	한산, 퇴산, 현벽, 산하, 장벽, 음산, 음종, 음경통, 유정백탁, 소변불금, 유닉 寒疝, 癀疝, 痃癖, 疝瘕, 腸澼, 陰疝, 陰腫, 陰莖痛, 遺精白濁, 小便不禁, 遺溺
두면頭面	두통, 두편통, 현훈, 면종, 두선, 협종, 경항강급, 안검순동, 면부종, 두목현동 頭痛, 頭偏痛, 眩暈, 面腫, 頭旋, 頰腫, 頸項强急, 眼瞼瞤動, 面浮腫, 頭目眩疼
인후咽喉	후비, 고함, 연종, 인식불하, 인후종통, 단아, 쌍아, 인통 喉痺, 鼓頷, 咽腫, 咽食不下, 咽喉腫痛, 單蛾, 雙蛾, 咽痛
이목耳目	이명, 정생창, 이롱, 목적란, 목예막, 정통, 영풍유루, 목자급통, 목혼, 목현 耳鳴, 聤生瘡, 耳聾, 目赤爛, 目翳膜, 睛痛, 迎風有淚, 目眥急痛, 目昏, 目眩, 目痛目痛
비구鼻口	뉵혈, 비색, 비류청체, 비중취체출, 진종, 구와, 구금, 실음불어, 설강, 치통, 아통 鈕血, 鼻塞, 鼻流淸涕, 鼻中臭涕出, 唇腫, 口窩, 口噤, 失音不語, 舌强, 齒痛, 牙痛
흉배협胸背脇	흉만, 흉비, 흉협통, 견배산동, 협통, 요배강직, 배급, 배통, 흉연협통, 견비통 胸滿, 胸痺, 胸脇痛, 肩背痠疼, 脇痛, 腰背强直, 背拘急, 背痛, 胸連脇痛, 肩痺痛
수족요액手足腰腋	수비통불능거, 비완측통, 주비통, 오지개동, 요통, 요척강통, 각슬통, 각기, 퇴통 手臂痛不能擧, 臂腕側痛, 肘臂痛, 五指皆疼, 腰痛, 腰脊强痛, 脚膝痛, 脚氣, 腿痛

부인婦人	월경부조, 혈붕, 적백대하, 산후제병, 유종통, 난산, 태의불하, 혈괴, 불시루하 月經不調, 血崩, 赤白帶下, 産後諸病, 乳腫痛, 難産, 胎衣不下, 血塊, 不時漏下
소아小兒	대소오간, 경풍, 계종, 탈항, 사이, 토유, 구유창식간, 편신생창, 액종, 마도양 大小五癎, 驚風, 瘈瘲, 脫肛, 瀉痢, 吐乳, 口有瘡蝕齦, 遍身生瘡, 腋腫, 馬刀瘍
창독瘡毒	정창, 나력, 옹저발배, 옹저창독 疔瘡, 癭癧, 癰疽發背, 癰疽瘡毒

2. 치료의 전제

삶의 질을 고려하지 않은 무조건적인 생명연장이나 안락사, 치료용 배아복제 등의 경우에서처럼 여러 가지 의료적 담론은 실제적인 기술적 문제이기도 하지만 때로는 제도적인 또는 윤리적이거나 철학적인 문제와도 깊이 연관되어 있다.

(1) 치료할 수 있는 환자인가?

침의학과 관련하여 치료시의 주의사항이 기록된 과거의 의서를 보는 것은 아주 흔한 일이다. 가령,《내경》에서도 지나치게 수척한 경우, 과도한 출혈이나 땀 흘림이나 설사가 있는 경우, 맥색과 병증이 어긋나는 경우 또는 산후출혈이 심한 경우에는 사瀉하는 것을 조심해야 한다고 하였다(《영추》〈오금편〉). 여기에서 한걸음 더 나아가 치료할 수 없는 환자에 대한 내용이 있다. 미신을 숭배하거나 폄침을 싫어하거나 치료를 원하지 않는 환자 등의 경우이다. 이런 경우라면 치료할 수도 없고 치료해도 효과도 없다고 강조한다(《소문》〈오장별론편〉). 이상하게 보일 수도 있겠지만 선의들의 의술적 범주 속에는 의학적 '치료'의 개념 속에 '치료하지 않음'의 선택이 포함되어 있었다(지금은 우리의 실정이라면 특별한 경우가 아니라면 의료법 위반이다). 시술자와 피시술자의 역할이나 상황이 그들의 '가동범위'를 넘어서 있는 경우이다. 과거에서나 지금이나 환자와 의자와의 긴밀한 의기투합과 공조가 효율적인 치료의 전제임은 말할 필요도 없다.

(2) 침을 놓을 것인가, 다른 방법을 쓸 것인가

중세의 가부歌賦인 〈표유부標幽賦〉에는 「일침一鍼이구二灸삼약三藥」이라는 과거에 널리 회자되었던 의미가 노래로 실려 전해진다.

> 병을 물리치는 공功이 침구만큼 빠른 것이 없다. 보통 침 하나를 혈穴에 적중시켜 환자에게 시술하여 환자를 일으키는 것은 의사가 진실로 우선해야 하는 바이다. 요즘에 와서 이 술법이 거의 전수가 끊어졌으니 참으로 개탄할 만하다! 경전에서 "귀신에 구애되는 자는 더불어 지극한 덕을 말할 수 없고, 침과 폄석을 싫어하는 자는 함께 지극한 술법을 말할 수 없다"라고 말한 것은 이를 말하는 것이다. 또한 첫째는 침이요, 둘째는 뜸이요, 셋째는 약을 먹는 것이라고 말한 것을 보더라도 침과 뜸이 기묘한 쓰임이 된다는 것을 알 수 있다. 의를 업으로 하는 자라면 어찌 빨리 배워야하지 않겠는가?

「일침이구삼약」이라는 말속에서 우리는 수단의 우선순위보다는 이 같은 적절한 수단의 적용방법에 대한 당부로 보아야 할 것이다. 때때로 침과 약의 쓰임의 차이를 고려한 시너지적 병용도 필요할 테고, 또한 그래서 선의들은 "임의용지任意用之"하라면서 "의자는 의다醫者意也"라 했던 것일 테다.

하지만, 침의학이 일차로 완성되어가던《내경》이 쓰이던 당시의 치료방법에는 침법(절개와 배농排膿, 사혈瀉血, 조기혈調氣血)이외에도 도인導引, 행기行氣, 안마법(喬摩), 뜸(灸), 찜질(熨), 온침(刺焫), 복약服藥등 여러 가지 치료수단들이 있었다(或有導引行氣喬摩灸熨刺焫飮藥之一者)《영추》〈병전病傳편〉,《영추》〈금복편〉에서도 확인할 수 있다.

> 성하면 사하고 허하면 보하며 긴통緊痛하면 분육간을 취하고 대맥(代脈; 맥이 간헐적으로 거름)이면 혈락을 취하거나 복약하고 함하한 곳은 뜸을 뜬다. 성하거나 허하지 않은 맥상에는 경을 취한다. 이를 경자라고 한다.

시대적 변화와는 무관하게 의자醫者에게는 병증에 대한 대응에 있어서 어느 하나를 고집하지 않는 유연함이 요구된다.

(3) 사람만이 희망이다

앞에서 동서의학의 관점의 차이를 설명하면서 가장 큰 차이로 볼 수 있는 것이 처치의 직접적 대상이 '질병의 원인이나 구조'나(서양의학) 아니면 '이런 원인이나 구조에 영향을 받은 사람'이냐(동양의학)라고 말한 적이 있다. 동양의학의 일부로서 침의학의 방법론 역시 철저히 사람중심이다. 조기치신적 침의학은 사람의 내부를 외치적인 방법으로 정상화하는 방법론으로 병사 자체를 공격하는 기법은 아니다. 과부족과 편재로 왜곡된 기혈상태에 대한 침에 의한 조절기법은 여러 가지 증상이나 병적 상태의 개선이나 치유 등에 있어서 다양한 효용을 가진다. 침의학이 박제된 채 박물관에 전시되지 않고 수천 년 이상을 민간에 뿌리내려 가치를 이어온 이유이다. 그렇지만 그렇다고 해서 이것이 과거의 모습을 그대로 답습해도 좋다고 말하는 것은 결코 아니다. 이천년 이상전의 선의先醫들은 당시의 모든 수단과 방법 및 기법들을 동원하여 진단과 치료에 매진하였으며 끊임없이 연구하고 공유하고 축적하고 전수하였다. 기백이, 편작과 화타, 중경이나 경악선생이 다시 21세기 대한민국의 행림杏林이라면 우리의 의료현실에서 무엇을 보며 눈을 번뜩이실까?

3. 일반적 치료원칙

건강의 관점에서 개인은 각자가 자원과 빈부가 다른 국가에 비유되곤 한다. 그러면 질병상황은 전쟁 상황이 된다. 전쟁은 국지전일 수도 전면전일 수도 있다. 치세治世에 벌어진 개별전투일 수도 있고 난세亂世에 일어난 동시다발적 혼전일 수도 있다. 술사는 일시적으로 보국保國의 권한을 전면적으로 위임받은 대리인이다. 어느 경우든 병을 다스림에는 반드시 먼저 진단이 필요하다. 침의학적 진단 과정은 사진四診을 통한 합참적合參的 방법에 의한다. 환자를 바라보고 맥을 살피고 병(원인)이 아닌 증상이 요약되고 통합된 증證으로 갈무리된다. 이것이 변증의 과정이다. 그러고 나면 이를 조절하기 위한 대책이 수립되고 이에 따라 침을 놓아 치유를 향한 조절을 하게 되는 것이다. 이것이 진단-변증-치법-논치論治에 이르는 일련의 과정이다. 망문문절(望聞問切; 진단)에 의해 환자의 증상이 폐경肺經의 실열實熱로 판단이 되었으면 사폐열瀉肺熱의 치법이 세워지고 이에 따라 소부(少府; 심경의 화혈)/어제혈(폐경의 화혈)이나 폐수肺兪·풍지風池·신수腎水 등의 필요한 혈들이 선택되고 가감되어 치료가 진행되는 것이다. 따라서 이러한 과정 중 어느 하나라도 명확하지 않거나 어긋나게 되면 그 결과는 헛된 것이거나 오히려 해가 될 수도 있는 것이다.

침을 놓는다는 것은 의자가 환자의 기혈수氣血水의 흐름을 의도를 가지고 움직이는 것이다. 물론 증상의 발현과 치료의 진행 과정과 결과와의 시간적 차이(Latent time)를 고려하면서. 침을 맞는 과정은 환자에 있어서는 명백히 자기 기운을 쓰는 과정이며 굉장한 에너지 소모의 과정이다. 예전에 "명태국이라도 끓여 먹으며 침을 맞으라"고 했던 이유가 여기에 있다. 이제 치료하러 간다.

(1) 치료의 대법

《영추》〈구침십이원편〉에는 침을 이용한 일반적인 치료법칙에 대해 다음과 같이 자세하게 설명해놓았다.

> 침을 쓸 때는 (정기가) 허하면 실하게 하고, (사기가) 실하면 사瀉해야 하며, 기혈이 오랫동안 울결되어 있으면 이를 제거해야 하며, 사기가 왕성하면 사瀉해야 한다. 《대요》에서 침을 천천히 놓고 신속하게 뽑는 것을 보법이라 하고, 신속하게 놓고 천천히 뽑는 것을 사법이라 하였다. 이른바 허와 실이란 (정기가) 있는 듯 없는 듯한 것을 말하니, 살펴서 치료의 선후를 결정하고, 침을 오래 둘 것인가 바로 뽑을 것인가를 결정해야 하는 것이다. 허증을 치료할 때는 보법을 사용하여 환자가 마치 무엇을 얻은 듯해야 하고, 실증을 치료할 때는 사법을 사용하여 환자가 마치 무엇을 잃은 듯한 느낌

이 들도록 해야 한다. 실증을 사하고 허증을 보하는 데는 구침이 가장 뛰어나므로 보법과 사법를 운용할 때는 구침을 사용하는 것이다. "사법"이란 반드시 시의 적절하게 자침한 후 침을 흔들면서 뽑는 것으로 (이렇게 하면) 얕은 부위가 소통되어 사기가 빠져 나온다. 만약 침을 뽑을 때 손으로 침구멍을 누르면 사기가 내부에 쌓여 빠져 나오지 못하는데, 이를 내온內溫이라 한다. 그러면 혈血이 흩어지지 않으므로 사기가 외부로 빠져 나오지 못하게 된다. "보법"이란 경기經氣가 흘러가는 방향을 따라 침을 놓는 것인데 정신을 집중하여 환자가 (침을 놓는 것을) 느끼지 못하도록 하고, 침을 놓거나 경혈을 누를 때는 모기나 등에(쇠파리)가 피를 빨듯이 가볍게 침을 놓아 유침하고 회전시키며, 침을 뽑을 때는 마치 화살이 시위를 떠나듯이 신속하게 오른손으로 침을 뽑고 왼손으로는 침구멍을 막아야 한다. 경기가 이로 인해 모여들고 침구멍이 이미 막혀 기가 빠져나가지 않으면 중기中氣가 충실해지는데, 반드시 어혈이 머물지 않게 해야 하며 (만약 어혈이 있으면) 신속하게 침을 놓아 (사혈하여) 이를 제거해야 한다. 침을 쥐는 원칙은 힘있게 잡는 것이 가장 좋은데, 침을 올바르게 잡고 곧게 찌르되 좌우로 기울지 않게 하고 침 끝에 정신을 집중하며, 환자에게 주의를 기울여 혈맥을 세심하게 관찰한 후 침을 놓아야 위태롭지 않다. 침을 찌를 때는 반드시 (환자의) 코와 미간을 살피고 정신을 집중하여 흩트리지 말아야 질병의 치료여부를 알 수 있다.

또, 《영추》〈경맥〉편에서는 치료의 강령이랄 수 있는 다음과 같은 핵심적인 문장이 나온다.

이런 여러 가지 병이 생기면 실하면 사하고 허하면 보하는데 촌구맥이 인영보다 3배(이상)인 경우를 말하며 허한 경우는 촌구맥이 인영맥보다 약한 경우를 말한다.[2] 만약 이 중간의 경우는 경經으로 다스린다. 열증에는 빨리 발침하고 한증에는 오래 유침하며 함몰되어 들어간 경우는 뜸을 뜬다(爲此諸病, 盛(盛者, 寸口大三倍于人迎)則寫之, 虛(虛者, 則寸口反小于人迎)則補之, 熱則疾之, 寒則留之, 陷下則灸之).

---

2) 원문의 순서를 약간 바꾸어 (허실을 설명한 뒤의 부분을 당겨) 해석하였다.

여기에는 침만이 아니라 뜸을 쓰는 경우도 기술하고 있으며 자세히 보면 침의 경우에도 대상을 달리한 치료법이 제시되어 있다. 매우 중요한 문장이다. 아래에서 하나하나 뜯어서 살펴보자.

1) 부족하면 채우고, 넘치면 덜어낸다(虛則補之 實則瀉之)

우선 앞문장(爲此諸病, 盛則寫之, 虛則補之)이다. 성(盛: 실)하면 사瀉하고 허한 것은 보補하라는 것이다. 그러면서 성(盛: 實)과 허虛의 구분은 인영맥과 촌구맥의 크기를 비교해서 판단한다고 명확히 제시하고 있다. 허실의 판단은 음장陰臟은 촌구(하부: 음)를 기준으로, 양부陽腑는 인영(상부: 양)으로 하며 각각 차이가 수족태음(폐·비)과 양명(대장·위)은 3배 이상, 수족소음(심·신)과 태양(소장·방광)은 2배 이상, 수족궐음(심포·간)과 소양(삼초·담)은 1배이상이면 성(盛: 實)으로 보았으며 허증은 어느 경우에나 음경맥은 촌구寸口가 인영人迎보다, 양경맥은 인영이 촌구보다 약한 것을 기준으로 한다고 하였다.

한편, 다른 각도에서 허실을 논한 내용도 있다. 《난경》에서는 장부의 허실을 오행의 상생상극관계를 이용하여 제어한다고 설명한다.

경맥	성(盛: 實)	허虛	경맥	성(盛: 實)	허虛
수태음폐	촌구 ≥ 인영의 3배	촌구 < 인영	수양명대장	인영 ≥ 촌구의 3배	인영 < 촌구
족태음비	촌구 ≥ 인영의 3배	촌구 < 인영	족양명위	인영 ≥ 촌구의 3배	인영 < 촌구
수소음심	촌구 ≥ 인영의 2배	촌구 < 인영	수태양소장	인영 ≥ 촌구의 2배	인영 < 촌구
족소음신	촌구 ≥ 인영의 2배	촌구 < 인영	족태양방광	인영 ≥ 촌구의 2배	인영 < 촌구
수궐음심포	촌구 ≥ 인영의 1배	촌구 < 인영	수소양삼초	인영 ≥ 촌구의 1배	인영 < 촌구
족궐음간	촌구 ≥ 인영의 1배	촌구 < 인영	족소양담	인영 ≥ 촌구의 1배	인영 < 촌구

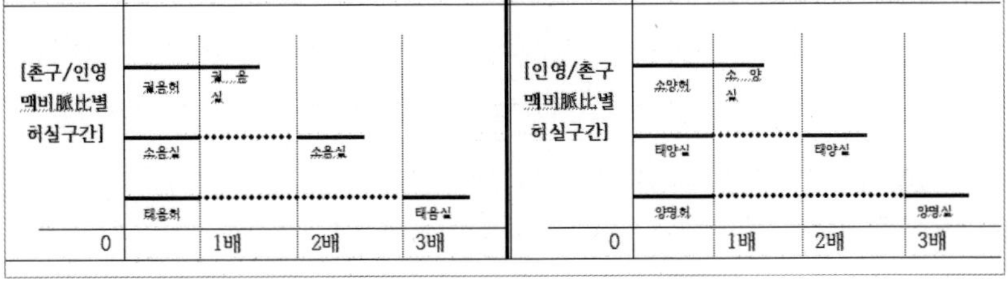

[그림 8-2] 촌구와 인영의 맥대脈大별 허실구간(점선구간은 이경취지以經取之구간)

장부의 허실을 알고 싶으면 반드시 먼저 그 맥의 성쇠를 진단하고, 맥의 성쇠를 다 알았으면, 또한 반드시 그 경맥의 상하[3]를 변별해야 한다. 장臟이란 심, 간, 비, 폐, 신을 말하고, 부腑란 담, 위, 대장, 소장, 삼초, 방광을 말한다. 만약 맥이 쇠약한 자는 그 기가 허한 경우가 많고 가렵거나 마목감이 있다. 맥이 성대盛大한 자는 그 혈이 실한 경우가 많으며 붓고 통증이 있다. 그러나 장부는 내부에 자리 잡고 있고 경락은 밖에 흩어져 주행하니, 허하면 [오행상의] 그 모母를 보補하고, 실하면 그 자子를 사瀉하는 것이다. 만약 심병으로 허하면 [그 모母에 해당하는] 간목肝木을 보補하고, 실하면 비토脾土를 사瀉하는 것이다. [타경맥과의 관계에서만이 아니라] 본경의 가운데에 이르러서도 역시 자모子母의 관계가 있는데, 가령 심心이 허한 경우 본경의 소충혈로 보하는데, 소충은 정혈井穴인 목혈木穴로 목木이 능히 화火를 생生하기 때문이다. 실實하면 신문을 취하여 사하는데, 신문은 수토혈兪土穴로 화火가 능히 토土를 생生하기 때문이다. 모든 경맥이 다 그렇지 않은 경우가 없어서 요컨대 오행상생의 이치를 벗어나지 않으니, 마땅히 세심하게 생각할 지어다!

장부의 생극관계는 오행이론이 무비판적으로 인체에 도입된 견강부회牽强附會라는 생각이므로 나는 이를 신뢰하지 않는다. 실제와 합치하도록 장부의 상생상극관계를 합리적이고 일관되게 설명하고 있는 논거들을 이제까지 나는 본적이 없다. 다만, 특히《난경》을 중심으로 관련된 내용이 양적으로 상당한 정도를 점하고 있으므로 참고로 불러와 보았을 뿐이다.

2) 차면 데우고 열이 나면 식힌다(寒則熱之, 熱則泄之)

다음에 한열寒熱이면 속도로 대응하라고 한다(熱則疾之, 寒則留之). 열증인 경우에는 재빠르게 양기를 설洩하고, 한증인 경우에는 오래 유침시켜 득기得氣를 기다린다. 물론 한열과 앞서의 허실과 조합하여 시술한다. 가령 허한虛寒이면 오래 보하는 것이 치법이고 열실熱實이면 짧은 시간동안 사瀉하는 것이다. 관련

---

3) 상上은 생(生; 補)해주는, 하下는 손(損; 瀉)하는 장부.

하여《영추》몇몇 편에는 침을 가지고 허하게 하고 실하게 하는 방법론에 대해 다음과 같이 풀이하고 있다.

- '허하면 보해야 한다'는 것은 침鍼을 놓아 열이 나게 하는 것인데, 정기가 충실해지면서 열이 나게 되는 것이다. '그득(滿)하면 빼(泄)내라'는 것은 침을 놓아 차가와지게 하는 것인데 사기가 빠져나가면 몸이 식는 것이다. '오래도록 쌓인 것(菀陣)은 제거하라'는 것은 어혈을 배출시키라는 것이다. '사기가 성하면 허하게 하라'는 것은 침을 빼고서 (손가락으로 침구멍을) 눌러 막지 말라는 것이다. '천천히 하고 빨리하면 보가 된다'는 것은 천천히 침을 빼고 재빨리 침공을 눌러 막으라는 것이다. '빨리 하고 천천히 하면 허해진다'는 것은 재빨리 침을 빼고 천천히 그곳을 눌러 막으라는 것이다. ―《소문》〈침해편〉

- 호침을 척추에 놓을 때 한증에는 오래 유침한다. ―《소문》〈무자론〉

- 열증에는 처치시간을 짧게 하고 한증에는 오래도록 유침한다. ―《영추》〈경맥〉

사람과 같은 항온동물은 체온을 늘 일정하게 유지하며 살아간다. 사람의 체온이 1도만 상승하더라도 심박수가 분당 15회 이상 늘고, 기초대사율은 10% 이상, 산소소모률은 15%이상 증가한다고 한다. 체온의 조절은 추위와 더위에 대한 감지로부터 시작된다. 추위가 오면 호르몬의 복합작용으로 물질 대사를 촉진하여 열의 발생량을 늘이고 교감신경의 작용을 통해 열의 방출량을 감소시키는 기전이 진행된다. 더위가 오면 부교감신경의 작용을 통해 열 발생량을 감소시키고, 열 방출량을 증가시키는 기전이 작동된다. 그러나 이는 외부의 추위나 더위환경에 대한 인체의 반응양상에 대한 것으로 외사外邪에 의한 감염이나 내부 요인에 의한 한열증상과는 구별된다. 지금이야 발열이나 오한 및 체온 조절 등에 대한 기전[4]도 알려져 있고 이를 표치하는 약제 등이 개발되어 있지

---

4) 코로나19 바이러스와 같은 외인성 물질의 인체내 침법이나 체내에서 만들어진 내인성 물질

만, 생사를 넘나드는 발열상황에서 뚜렷한 방법을 찾기 어려웠던 당시로서는 참으로 난감한 상황이었을 터다. 다량의 수분손실을 의미하는 발한發汗과 더불어 열증이나 주기적인 오한과 발열을 의미하는 한열왕래寒熱往來 상황에 대해서도 여러 가지 물리적 방법은 물론 침이나 약제 등을 활용한 다각도의 방책을 찾고 구체작인 기법들에 대해 많은 부분을 할애하여 기술하고 있는 것이 이에 대한 증거라 하겠다. 그들의 고뇌와 노력이 마음으로 이해되는 대목이기도 하다.

3) 허실이 아니면 경經을 다스린다(不盛不虛 以經取之)

그리고는 아주 중요한 말을 보탠다.

"허도 실도 아니면 경經으로 다스린다(不盛不虛, 以經取之)"

실증에도 허증에도 속하지 않은 것은 "경을 취한다(以經取之)"는 것이다. 앞에 나오는 〈구침십이원〉편의 내용과 일맥상통한 것이면서 자세한 내용을 부연한 것으로도 볼 수 있다. 여기서 주목해야 할 부분이 '이경취지以經取之'인데 그동안 이에 대한 해석은 그야말로 분분하였다. 지금도 이에 대한 여러 이견이 있다. 침의 기법상 그만큼 중요해서일 것이다.

《난경》에서는 "허하면 모경을 보하고 실하면 자경을 사하는 것이니 (중략) 허하지도 실하지도 않은 경우에 경으로써 다스리라 한 것은 이는 원래의 경이 스스로 병이 난 것이니 다른 경에서 온 사기에 감수된 것이 아니다. 당연히 그(해당) 경을 취한다고 해서 이경취지라고 한 것이다.[5]"라고 풀이하였다.

이 발열원(pyogen)으로 작용하면서 시상하부에서 포스타글란딘(Postaglandin E2) 분비를 촉진하는 기전을 야기하고 체온 조절 중추의 열 조절점(set point)을 상승시키면, 이와 동반하여 말초에서 포스타글란딘의 증가로 발열과 동반되는 근육통, 관절통, 두통 등의 증상을 발생시킨다. 더불어 체온조절중추의 발열점이 상승하고 혈관운동중추에 영향을 주게 되면 사지혈관 수축을 통한 열손실을 유발하여 오한이나 근육떨림의 증상을 수반하기도 한다.

5) 《난경》〈69난〉.

수대隋代의 명의 양상선(585-670)도 《난경》을 인용하면서 "경맥이 스스로 병이 나기도 하니 만약 해당 경맥의 성허盛虛인 경우라면 응당 자경을 보사해야 하므로 이경취지라고 한 것이다"[6]고 풀이하였다.

당대唐代의 왕빙(710-805)은 "성盛하지도 허虛하지도 않다는 것은 사기가 아직 실實하지 않고 정기도 아직 허하지 않다는 것이다. 그렇다면 혈수경법(穴兪經法; 경의 수혈을 이용하는 방법)으로 유침시간을 조절하여 다스린다"[7]고 하였다.

현대의 침의학자 황룡상(중국; 1959-)은 "원문 본래의 뜻은 매우 간단하여 이경취란 보통의 방법(常法)으로 치료하는 것"이라고 풀이하였고 보통의 방법이란《소문》〈금복〉편의 원문에 나온 "약을 먹거나 뜸을 뜨거나 침을 놓은 것"이라고 근거를 제시하였다. 그는 왕빙의 해석이 비교적 정확하다고 하면서 여타의 주장이나 해석의 잘못을 지적하였다.《난경》의 해석은《내경》에 오수혈이 배합되기 이전이고 사자보모설瀉子補母說의 부재를 들어 틀렸다고 하였고, 이를 따른 양상선의 견해도 옳지 않다고 하였다. 황은 이외에도《천금요방》(수당대; 손사막)이나《태평성혜방》의 사례도 들고 있으나 이상의 비판적 범주에서 벗어나지 않는다.

이 문장의 중요성을 고려하여 다른 시기의 학자들은 이와 관련하여 또 어떤 다른 견해를 가지고 있는지 몇몇 의견을 더 탐색해 보자.

명대의 마시(馬蒔; 15C-16C; 정확한 생몰 연도는 불상不詳)는 "성하지도 허하지도 않으면 본경을 취하고 마는 것이지 (표리경인) 수양명까지 구할(취할) 필요가 없다"[8]고 해석하였다.

장경악(張景岳; 1563-1640)은 "성하지도 허하지도 않으면 병이 혈기[9]의 허실로 인하여 생긴 것이 아니고 다만 경에서 부조화가 된 것이므로 당연히 병처를

---

6) 有當經自受邪氣為病, 不因他經作盛虛, 若爾當經盛虛即補瀉自經, 故曰以經取之.
7) 不盛不虛 謂邪氣未盛, 眞氣未虛, 如是則以穴兪經法, 留呼多少而取之.
8) 若不盛不虛, 則止以本經取之, 而不必求之手陽明也.
9) 기혈이 아니라 혈기이다. 혈기는 혈의 동태적 특성이 가미된 것인 혈을 의미하지만 기혈은 기와 혈을 의미하기 때문에 둘은 다르다.

따라서 약을 먹거나 뜸을 뜨거나 침을 놓아서 다스리는 것이다"[10] 라고 풀이하였다.

청대의 장지총(張志聰; 1616-1674)은 "음양의 기가 성허盛虛가 없으면서 경맥에서 부조화가 일어난 것이라면 당연히 해당 경을 취하는 것이다. 경은 수태음의 맥이다."[11] 고 해석하였다.

그야말로 각양각색이다. 이경취지以經取之의 의미에 대한 나의 생각 역시 이들과는 다르다. 먼저 의미를 보다 잘 이해하기 위해 이경취지가 나온 다른 문장을 찾아보자. 이 표현(不盛不虛, 以經取之)은 〈경맥〉편외에도 《소문》〈궐론〉편, 〈금복〉, 〈통천〉 편 등의 여러 곳에 반복적으로 나온다. 모아본다.

- 盛則寫之, 虛則補之, 不盛不虛, 以經取之. — 〈궐론편厥論篇〉
- 爲此諸病, 盛則寫之, 虛則補之, 熱則疾之, 寒則留之, 陷下則灸之, 不盛不虛, 以經取之. — 〈경맥經脉〉
- 則爲寒, 緊則爲痛痺, 代則乍甚乍間. 盛則寫之, 虛則補之, 緊痛則取之分肉, 代則取血絡且飮藥, 陷下則灸之, 不盛不虛, 以經取之, 名曰經刺. / 盛則徒寫之, 虛則徒補之, 緊則灸刺且飮藥, 陷下則徒灸之, 不盛不虛, 以經取之. 所謂經治者, 飮藥, 亦曰灸刺. 脈急則引, 脈大以弱, 則欲安靜, 用力無勞也. — 〈금복禁服〉
- 盛則寫之, 虛則補之, 不盛不虛, 以經取之. — 〈통천通天〉

나는 이경취지以經取之의 가장 중요한 전제이자 핵심은 맥脈과 경經의 구분에 있다고 본다. 앞의 그림(그림8-2)을 다시 살펴보자. 이 그림의 점선부분이 이경취지以經取之에 해당하는 영역이다. 점선의 우측은 성(盛: 사혈영역)이고, 좌측은 허(虛: 久留之)이다. 성과 허의 구간은 경맥이 대상이고 점선부분은 경맥이 대상이 아니며 조기調氣를 위한 경經이 대상이다.

---

10) 不盛不虛 以病有不因血氣之虛實 而推逆於經者 則當隨經所在, 或飮藥 或刺灸 以取之也.
11) 如陰陽之氣 無有盛虛, 而所生之經脈不調者 則當取之於經矣. 經者肺手太陰之脈也.

무슨 말이냐면 앞에 나온 성盛과 허虛는 경맥(혈맥)의 실實과 허虛를 의미하는 것이며 그 치법 역시 경맥을 찔러 혈血(열熱)을 사하고 오래 두어 (온)보하고자 한 것인데 비해 이경취지以經取之는 물론 약이나 자구刺灸를 활용한 상법(常法; 不盛不虛, 以經取之, 所謂經治者, 飮藥, 亦曰灸刺./以經取之, 名曰經刺.〈금복禁服〉)을 쓰는 것이지만 침으로만 한정하자면 혈맥이 아닌 경經의 혈극(穴隙; 틈)에 자침하라는 의미로 보아야 한다는 것이다. 앞의 문장이 사혈 도구에 의한 혈맥血脈을 다스리는 내용이라면 이는 호침을 써서 혈극穴隙을 다스린다는 것이다. 왜? 허나 실은 혈맥의 이상을 반영한 상태인데 허실이 아니면 맥의 조절로 접근할 문제가 아니니까. 그래서 허실판단의 맥의 범위까지 친절하게 제시해준 것이리라. 이 범주를 넘어선 경우에만 혈맥이 치료의 대상이라고.

나는 경악의 해석이 이런 관점을 가장 잘 반영하여 정확히 표현한 것이라고 생각한다. "허하지도 실하지도 않은 상태(不盛不虛)"를 경맥의 이상인 "혈기血氣(기혈氣血이 아님을 주의)의 허실虛實"이 아닌 것으로 보았으며 "惟逆於經者 則當隨經所在"라고 하면서 경經이라는 표현으로 경맥과 구별하였다. 그리고 이경취지以經取之를 "약을 먹거나 침이나 뜸으로 다스린다(或飮藥 或刺灸 以取之也)"고 하여 본경을 취하는 게 아니라 상법常法으로 다스리는 것임을 올바로 제시하고 있다. 이전의 자료들을 다각도로 살피고 분석한 황룡상의 견해 역시 훌륭하지만 상법常法을 얘기하면서 여기에 포함된 "자구刺灸"가 성허盛虛를 다스리는 보사의 수단과 어떤 구별점이 있는지를 설명하지 않은 아쉬움이 있다. 자구刺灸에서의 자刺의 술법과 성즉사지盛則寫之하는 도구가 구별될 필요가 있기 때문이다.

따라서 이런 관점이 반영되지 않은 위의 다른 견해와 해석은 보완될 필요가 있다고 생각한다.《난경》이나 양상선의 주해는 황룡상이 이미 오류를 지적하였다. "不盛不虛"를 "邪氣未盛, 眞氣未虛"로 여긴 왕빙의 견해는 혈맥의 박동이 상만을 허실로 인식하고 있는 한계가 있으며 이런 관점에서는 자경自經의 허실에 따른 보사를 설명하지 못한다. 그리고 "以穴兪經法"를 "留呼多少而取之"와 연계한 것 역시 경이 대상인 조기의 치법과 혈맥이 대상인 성허盛虛에 대한 대응을 구분하여 인식하지 못한 대목으로 보인다. 전자는 경치經治를 후자는 혈맥의 성허盛虛에 대한 치법요소이기 때문이다. 또 상법으로 취한다는 의미를 본경을 치하는 것으로 본 마시의 견해는 잘못된 것이며 장지총의 견해도 본지를 설명하기에는 부족함이 있다고 본다.

결국 이경취지以經取之의 요지는 허실이 맥상으로 드러나지 않는 경우에는 초점을 (맥이 아닌) 경극(經隙—혈맥이 아닌 기혈)으로 맞추라는 것이다. 구체적으로 보면 구침이 널리 활용되던 당시의 의료현장에서 앞의 문장은 참침鑱鍼으로 혈맥을 처치하라는 내용이고 뒷 문장은 호침毫鍼으로 경기를 조절하라는 의미가 아니고 무엇일까? 나는 이런 구분이 안된 채 내용이 섞임으로서 〈경맥편〉의 해석은 모호해지고 말았다고 생각한다.

4) 경맥이 함하한 곳은 뜸을 뜬다(陷下則灸之)

만약 경맥이 아래로 함몰된 지점에는 뜸을 써야 한다는 것이다(陷下則灸之).

(2) 치미병治未病

치미병이란 병이 나기 전에 조치한다는 말이다. 전국시대戰國時代의 명의 편작(扁鵲; B.C401~B.C310)에 관한 다음과 같은 유명한 일화가 있다. 편작은 죽은 사람도 살려냈다는 중국 선진 시대의 유명한 의사이다. 그의 두 형도 모두 의사였는데 삼형제 중 유독 막내인 편작만이 명의로 이름이 나 있었다.

어느 날 위나라의 임금이 편작에게 조용히 물었다.
"그대 삼형제 가운데 누가 의술이 가장 뛰어난가?"
"큰 형님의 의술이 가장 훌륭하고 저의 의술이 가장 비천합니다."
당연히 명의로 이름난 자신의 의술이 가장 뛰어나다고 대답할 줄 알았는데 의외의 대답을 들은 임금은 그 이유가 궁금해 다시 물었다.
"그런데 어째서 편작 너의 이름이 백성들 사이에 더 알려져 있느냐?"
"사람들은 병이 깊은 환자들에게 약을 먹이고 살을 도려내는 수술을 하는 저의 의술을 보고 제가 자신의 병을 고쳐 주었다고 믿게 되었습니다. 그것이 제가 명의로 소문난 이유입니다."

임금이 다시 물었다.

"그러면 형들은 왜 명의로 소문나지 않는 거냐?"

"둘째형은 환자의 병세가 미미한 상태에서 병을 알고 치료해 주기 때문에 이런 환자는 둘째형이 자신의 큰 병을 낫게 해주었다고 생각하지 않습니다. 그리고 큰 형님은 상대방의 얼굴빛을 보고 그에게 장차 병이 있을 것을 짐작하고 병의 원인을 미리 없애 주지요. 그러니까 아파 보지도 않은 상태에서 치료를 받기 때문에 그들은 큰 형님이 자신의 고통을 없애 주었다는 사실을 알지 못하는 것일 뿐입니다."

그제야 임금은 훌륭한 사람이 모두 유명한 것은 아니라는 것을 알았다. 그리고 편작의 형들처럼 남들이 알아주는데 연연해하지 않고 묵묵히 다른 사람을 도우면서 그것을 통해 행복을 얻는 사람이야말로 가장 훌륭한 사람이라는 것을 깨달았다.

치미병治未病. 여기에는 두 가지 예방의 뜻이 담겨 있다. 하나는 발병의 예방이고 하나는 악화의 예방이다. 어느 경우라도 예후에 대한 정확한 판단을 미리 해서 제대로 조치해야 병이 나는 것을 미연에 방지하거나 피해를 최소화할 수 있다. 병이 났을 때 치료에 매진할 것이 아니라 병이 나기 전에 미리 다스려야 하고, 병이 난후에는 진행에 대한 예후판단을 잘하고 이를 바탕으로 사전 조치를 잘해야 함을 선의들은 미병未病을 다스린다고 한 것이다. 가령 이런 것이다.

【질문】 경전에서 고명한 의사는 병이 나기 전에 조치하고, 보통의 의사는 병이 나서야 치료한다고 하는데, 무슨 말인가?

【대답】 이른바 병이 나기 전에 조치한다는 것은, 가령 간肝의 병을 보고서 간병이 비脾에 전해지게 될 것을 알고, 미리 비기脾氣를 갖추어 간의 사기에 침습되지 않도록 하는 것으로, 따라서 병이 이르기 전에 미리 조치한다고 하는 것이다. 보통의 의사는 간肝의 병을 보고서도 병의 상전相傳되는 이치에 밝지 못하여, 단지 오로지 간만을 치료하고, [간병이 비脾에 전변됨을 막지 못하여 비脾에 병이 나게 된 이후에야 치료하니] "병이 난 다음에야 치료한다"고 하는 것이다.

이는 병이 난 뒤에 치법을 구하는 것은 이미 늦은 것이니 목이 한참 마른 다음에 우물을 파려는 것과 뭐가 다르며, 전쟁이 났는데 그제야 무기를 만들려고 하는 것과 뭐가 다르냐는 꾸짖음이다《소문》〈사기조신대론〉). 그리고는 자침에 있어서 고명한 의사는 병이 생기기 전에 다스리고, 조금 못한 의공은 병이 퍼지기 전에, 그다음은 잦아든 다음에 다스리며 용렬한 의사는 병이 침습해서 맹렬할 때 침을 놓는다고 덧붙인다《영추》〈역순逆順〉).

중국에서는 이 같은 의미를 살려 2007년부터 중의학을 활용한 건강보장모델을 설계하여 건강상태에 따른 예방, 보건, 진단, 치료를 진행하는 등 치미병治未病을 표방한 각종 정책 및 의료서비스를 다양하게 시행하고 있다. 중국의 치미병 정책은 국가 주도로 기반 구축[12]에 힘쓰고 있으며, 대상자의 상태는 설문기기와 같은 체질구분 시스템, 전문가의 분석과 평가를 종합하여 판단하고 목소리 분석기, 설진舌診, 맥진기脈診器, 경락기기 등 고유의 검사기기로 검사하여 참고한다. 이와 함께 병원 및 의원에서 각 지역특성에 맞는 예방 보건 의료 서비스를 제공하는 체계를 구축중이다. 관리수단으로는 약물, 침구, 추나, 첩부제, 정신요법, 식이요법, 기공, 교육 등으로 다양하며 류마티스, 내분비학에서 심리학, 정신 의학, 치과 등 다양한 임상 과에서 치미병 서비스를 활용하고 있다.[13] 우리가 타산지석으로 삼아 우리 실정에 맞도록 응용할만한 대목이 아닐까하여 부연해 본다.

(3) 사람마다 다른 치료 : 맞춤치료

현대는 모든 방면에서 '맞춤'이 유행인 시대이다. 삶의 기본이라고 하는 의식주도 예외는 아니라서 예전에는 의衣생활에만 적용되던 것이 지금은 식食·주住생활에 이르기까지 보편화된 지 오래다. 맞춤이 가지는 의의는 개인적 차

---

[12] 예방보건을 위한 기반정책으로는 치미병 센터건설, 중의약 예방보건서비스 네트워크 시범지역건설, 중의 중점 진료과목 건설, 임상진료협업센터 건설 등이다.
[13] 이재철, 김동수, 장은수. 현지 기술 조사활동을 통한 중국의 미병 정책 및 의료서비스 최신 동향 보고. 대한예방한의학회지. 2013;17(1).

이를 고려함이다. 의학에서도 맞춤은 필수적이다. 그런데 침의학을 살펴보면 놀랍게도 개인적 맞춤은 체계를 갖춰가던 옛적부터 아주 중요한 고려사항이었다. 침의학은 전형적인 맞춤의학이었던 것이다. 남녀나 노소, 건강체와 허약체는 물론 체형적 차이인 비수肥瘦도 구분하였으며 생활과 섭생의 차이를 고려하기 위해 생활방식이 다른 서민과 귀족의 차이도 참고하였다.

1) 남녀

《침구대성》에 수록된 침구가부 중 하나인 〈금침부金鍼賦〉에서는 그 이유에 대해서는 자세히 설명하지는 않았지만 보사수기법에 있어서 남녀의 차이를 다음과 같이 기록하였다.

원래 보사의 오묘함은 호흡과 수기법에 있다. 남자에 있어서는 엄지를 앞으로 밀어서 전진시켜 좌左로 회전시키고 숨을 내쉬는 것이 보補요, 엄지를 후퇴시켜 우右로 회전시키고 숨을 들이 마시는 것이 사瀉이며, 퇴침하면 열熱을 내고 진침하면 한寒하게 한다. 여자에 있어서는 엄지를 후퇴시켜 우右로 회전시키고 숨을 들이마시는 것이 보補가 되고, 엄지를 전진시키고 숨을 내쉬는 것이 사瀉가 되며, 진침하면 열熱을 내고 퇴침하면 한寒하게 한다.

이것이 실질적인 의미를 갖는지 아니면 '남좌여우男左女右'라고 하는 음양철학의 관념적인 적용인지는 잘 알지 못한다. 다만, '특정 혈처에서 자성(磁力과 極性)을 측정했더니 남녀가 상반된 극성을 보이고 시간에 따라서도 달라지더라'던 어떤 자료를 봤던 기억은 있다. 좀 더 자세히 차이와 영향에 대해 살펴볼 필요가 있을 것으로 본다.

2) 나이

이제는 노소老少를 말할 차례다. 우리는 누구라도 유소년-청장년-노년의 시간의 굴레에 얽매여 있다. 이를 거스를 수 있는 사람은 없다. 그것은 설계자의 영역이기 때문이다. 《내경》 첫 편에는 백세인생을 논하면서 남녀의 나이에 따른 생리[14]를 말하고 있다. 그렇다면 우리가 해야 할 일은 이러한 자연의 법도에 잘 순응하며 살아가는 일이다. 어떻게? 그것은 "나잇값을 잘하며" 사는 것이다. 그 중의 하나는 시간에 맞게 사고하고 활동하는 것을 의미할진댄 그러나 이게 쉬운 일이 아니다. 시간의 이치가 이러한데 치료의 법칙이 다를 리가 없다.

영아는 그 기육이 연하고, 기혈이 적고 약하므로, 이들에게 침을 놓으려면 호침으로 얕게 찌르고 신속하게 발침해야 하며 하루에 두 번을 자침해도 됩니다. 장사壯士로 뼈가 튼튼하고 근육이 단단하며 뼈마디가 부드러우면 이런 사람은 성정性情이 진중하여 [잘 움직이지 않아] 기가 원활하게 흐르지 못하고 피가 탁한데, 이러한 사람에게 침을 놓으려면 깊이 찌르고 오래 유침하며 자침횟수를 많이 하는 것이 좋습니다. 성정이 굳세면 기의 흐름이 원활하고 피가 맑은데, 이러한 사람에게 침을 놓으려면 얕게 찌르고 재빨리 발침해야 합니다. ―《영추》〈역순비수〉

3) 체질과 체격: 흑백黑白·비수肥瘦

흑백의 차이를 고려한다는 것은 직업이나 생활환경의 차이를 말하려는 것이다. 야외에서 신체적인 활동을 많이 하는 사람과 그렇지 않은 사람과는 자극의 강도나 빈도 등 자침의 실제에서 차이를 고려해야 한다는 것이다. 또한 비수肥瘦의 차이란 살집이 많아 기육이 풍성한 사람과 말랐거나 기육이 쇠약한

---

[14] 女子七歲, 腎氣盛, 齒更髮長; 二七而天癸至, 任脈通, 太衝脈盛, 月事以時下, 故有子; 三七, 腎氣平均, 故眞牙生而長極; 四七, 筋骨堅, 髮長極, 身體盛壯; 五七, 陽明脈衰, 面始焦, 髮始墮; 六七, 三陽脈衰於上, 面皆焦, 髮始白; 七七, 任脈虛, 太衝脈衰少, 天癸竭, 地道不通, 故形壞而無子也. 丈夫八歲, 腎氣實, 髮長齒更; 二八, 腎氣盛, 天癸至, 精氣溢寫, 陰陽和, 故能有子; 三八, 腎氣平均, 筋骨勁强, 故眞牙生而長極; 四八, 筋骨隆盛, 肌肉滿壯; 五八, 腎氣衰, 髮墮齒槁; 六八, 陽氣衰竭於上, 面焦, 髮鬢頒白; 七八, 肝氣衰, 筋不能動, 天癸竭, 精少, 腎藏衰, 形體皆極; 八八, 則齒髮去. 腎者主水, 受五藏六府之精而藏之, 故五藏盛, 乃能寫. 今五藏皆衰, 筋骨解墮, 天癸盡矣. 故髮鬢白, 身體重, 行步不正, 而無子耳.

사람과는 역시 차이를 두어서 시술해야 한다는 의미이다.

장년으로 체구가 건장하여 기혈이 충만하고 피부가 견고한 사람이 사기를 감수되어, 이런 사람에게 침을 놓을 때는 깊게 침을 놓고 오랫동안 유침합니다. 이런 비후한 사람은 어깨와 겨드랑이, 뒷목덜미가 넓고, 살집이 두껍고 피부는 검으며, 입술이 두껍고 늘어진 듯하며, 피가 검고 탁하며, 기의 운행이 매끄럽지 않고 느린데, 그 사람 됨에 있어서는 이기고 받는 것에 욕심을 내는데, 이러한 사람에게 침을 놓을 경우는 깊이 찌르고 오랫동안 침을 꽂아 두어야 하며, 침을 놓는 횟수를 늘립니다. 야윈 사람으로 피부가 얇고 색이 희며, 기육이 수척하고 입술이 얇으며 말이 가볍고, 피가 맑고 기의 운행이 매끄러운 자는 쉽게 기가 빠져나가고 혈이 쉽게 소모됩니다. 이러한 사람에게 침을 놓을 경우는 얕게 놓고 신속하게 뽑아야 합니다. 비만한 사람에게 침을 놓을 때는 가을과 겨울철에 합당한 침법을 기준으로 삼아, 야윈 사람에게 침을 놓을 때는 봄과 여름철에 합당한 침법을 기준으로 삼아 침을 놓아야 합니다. ―《영추》〈역순비수〉

건장한 사람이나 기육이 튼실한 사람은 깊이 오래놓을 수 있으나 유약하거나 마른 체형의 사람은 얕게 짧게 놓으라는 말이다.

4) 신분의 귀천: 왕공포의王公布衣

왕과 공이란 과거의 왕권 사회에서 신분이 높고 귀한 사람을 뜻하는 말이고 포의란 '베로 지은 옷'이란 의미로 벼슬이 없는 선비를 이르던 말이었다. 침치료에 있어서 이들의 신분이 다름을 고려(지체가 높은 사람은 치료를 더 잘해주라)하라는 것은 물론 아니다. 신분이 다른 이들의 삶과 생활을 고려(직업적 또는 신분상의 귀천이 엄연하던 당시의 시대상황에서 이에 따른 신체적 조건의 차이를 감안)해야 한다는 것이다.

귀인貴人과 천인賤人은 침을 놓아보면 모두 알 수 있는데, 천한 사람은 단단하고 귀한 사람은 연약하다. [왕공王公이 먹는] 기름진 음식과 [포의布衣들이 먹는] 거친 음식이나 채소류가 어떻게 같을 수 있겠습니까? 기의 흐름이 매끄러우면 침을 빨리 뽑고, 기의 흐름이 원활하지 않으면 천천히 뽑습니다. 기가 빠르면 작은 침으로 얕게 놓고, 기의 흐름이 원활하지 않으면 큰 침으로 깊이 찌르는데, 깊이 찔렀을 경우는 오래 유침하려는 것이고, 얕게 찔렀을 경우는 빨리 침을 빼려는 것입니다. 이것으로 볼 때 일반 평민들에게 침을 놓는 경우는 깊이 놓고 오래 유침하며, 귀족들에게 침을 놓는 경우는 얕게 침을 놓되 천천히 발침해야 합니다. 이는 모두 기가 사납고 날래며 매끄럽게 운행되기 때문입니다. [예를 들어] 한비증寒痺症으로 안에서 열이 나는 경우, 일반 평민들은 침을 놓고 불로 달구는 방법을 쓰는데, 귀족들은 침을 놓고 나서 약藥찜질로 따뜻하게 합니다. ―《영추》〈근결〉

(4) 시간과 공간적 환경을 고려

시공時空은 세상에 잠시동안 머물다가도록 한계 지워진 인간에게 있어서는 그야말로 넘을 수 없는 격벽이다. 시간적으로는 갑자甲子 두 번을 지나지 못하고 공간적으로는 지구의 한정된 공간을 벗어나지 못하고 살다 스러지는 존재가 인간이기 때문이다. 범위를 좁혀보면 공간은 지구 안에 동서양이 있고 그 안에 각각 사방四方, 팔방八方, 십방十方이 있다. 시간으로 보면 육십갑자六十甲子 안에 해(年)가 있고 그 안에 계절이 있고 날(日)이 있고 주야晝夜가 있으며 그 안에는 다시 촘촘히 시時가 박혀있다. 과거 동양의 선의들은 사람들이 이 같은 시간과 공간에 상당한 영향을 받는 존재임을 알았고 적극적으로 치료에 반영하였으며 침의학에 있어서도 주요한 변수로 인식하고 적용하였다. 여기서는 고전에 기록된 계절과 방소方所에 대한 침의학적 활용을 간략히 소개하고 지난다.

1) 계절

대표적인 시간적 고려로는 이른바 계절에 따라 달리 자침해야 한다는 사시

자법四時刺法이 있다. 다음은 《소문》〈수열혈론〉(본문)과 이에 대한 《침구대성》의 해석(풀이)이다.

봄에는 낙맥絡脈과 분육分肉을 취혈한다.

- 봄은 목木의 기가 다스려지기 시작하는 때로 간기肝氣가 생겨나기 시작하는데, 간기가 촉급하여 그로 인해 풍질風疾이 생겼을 때 경맥은 항상 깊이 있는데 사기는 아직 적고 능히 깊게 들어가지 못하므로 따라서 [얕게 위치하는] 낙맥絡脈과 분육간을 취한다.

여름에는 성경盛經과 분육分肉과 주리腠理를 취한다.

- 여름은 화火의 기운이 다스려지기 시작하는 때로 심기心氣가 자라나기 시작하는 때이므로 [아직] 맥이 왕성하지 못하고 기가 약하나, 양기가 흘러넘쳐 분육과 주리, 기육을 거쳐 경맥에까지 다다르도록 훈증하므로 따라서 성경盛經과 분육 및 주리를 취해야 하는데, 피부를 살짝 절개해도 병이 낫는 것은 사기가 얕은데 머무르기 때문이다. 이른바 성경이라고 하는 것은 양맥陽脈을 말한다.

가을에는 경혈經穴과 수혈兪穴을 취한다.

- 가을은 금金의 기운이 다스려지기 시작하는 때로, 폐가 장차 거두고 숙살肅殺하는 작용을 하게 되며 [금金기운이 왕성해지면서 점차 화극금火克金을 거슬러] 금金이 장차 화火를 이기는 때이니, 양기陽氣는 합혈合穴에 있게 되고 음기陰氣가 처음 승勝하면서 습기가 인체에 영향을 미치는데, 음기가 아직은 왕성하지 못하여 능히 깊이 들어가지는 못하며, 따라서 수혈兪穴을 취하여 음사陰邪를 사瀉하고, 합혈을 취하여 양陽邪를 약하게 하는데, 양기가 쇠퇴하기 시작하므로 따라서 합혈에서 취하는 것이다.

겨울에는 정혈井穴과 형혈滎穴을 취한다.

- 겨울은 수水의 기운이 다스려지기 시작하는 때로, 신腎이 바야흐로 닫는 작용을 하며, 양기는 쇠하여 줄어들고 음기는 견고하고 왕성하여져서 거양巨陽은 깊이 침장하게 되고 양기가 이에 물러가므로 정혈井穴을 취하여 음기의 역상을 내리고, 형혈滎穴을 취하여 양기를 실實하게 하는 것이다. 그러므로 '겨울에 정혈井穴과 형혈滎穴을 취하면, 봄에 구뉵鼽衄이 생기지 않는다'고 한 것은 이것을 말하는 것이다.

2) 지역

《소문》〈이법방의론편〉에서는 같은 병에 치법이 각각 다른데도 모두 낫는 것은 땅의 형세와 같은 환경적 소인이 인체의 내부적 소인에 영향을 미쳐 치료 효과와 연계되기 때문이라고 말한다.

- 동쪽 지역은 천지의 기운이 생겨나는 곳으로 물고기와 소금이 나는 곳이며, 바닷가와 물가에 인접하니 그 지역 주민들은 물고기를 먹고 짠 것을 좋아한다. [그곳 사람들은] 모두가 자기들의 거처를 편안히 여기고 그러한 음식을 맛나게 여기는데 물고기는 사람의 몸 안에서 열이 나게 하고 짠 것은 혈血을 손상시킨다. 그러므로 그 주민들은 모두가 얼굴색이 검고 주리腠理가 성글며 병이 나면 모두 옹양癰瘍이 되기 때문에, 그 치료에 있어서는 [배농할 수 있는] 폄석砭石이 마땅하다. 그러므로 폄석은 역시 동방에서 유래한 것이다.

- 서쪽 지역은 쇠와 옥이 많은 지역으로 모래와 돌로 이루어진 곳이며, 천지의 기운이 수렴하는 곳이다. 그 주민들은 구릉에 거주하는데, [이곳은] 바람이 많고 물과 토질이 강하고 억센데 그곳의 사람들은 옷을 입지 않고 동물의 털이나 풀을 걸치고 살며, 지역 주민들은 비후한 음식을 많이 먹어 기름져 살찌니 그러므로 그 외형의 신체는 사기邪氣에 잘 손상당하지는 않으나 몸 안에서 병이 잘 생기

니, 그 치료는 독한 약이 적당하다. 그러므로 독약(毒藥—性味가 강한 약)은 또한 서쪽에서 유래한 것이다.

- 북쪽 지역은 천지의 기운이 수렴되고 저장되는 지역이다. 그 땅이 높아서 [사람들은] 언덕에 거주하며 [기후는] 바람이 매섭고 얼어붙듯 차갑습니다. 주민들은 들판생활을 즐기며 [가축의] 젖을 먹으므로 오장五臟이 차가와져서 창만脹滿병이 생기므로, 그 치법은 뜸이나 화열火熱요법이 마땅하다. 그러므로 구설(灸炳—뜸이나 화열火熱요법)은 역시 북쪽에서 유래한 것이다.

- 남쪽 지역은 천지의 기운이 자라고 기르는 곳으로 양陽이 왕성한 곳이다. 그 땅이 낮고 물이나 토질은 연약하며 안개나 이슬이 많은 지역이다. 이곳 주민들은 신맛이 나는 음식을 좋아하고 발효된 음식을 먹으니, 그러므로 그 주민들은 모두 주리가 치밀하고 붉은 색이며, 경련이 나고 마비가 오는 질병이 잘 생기므로, 그 치료는 미세한 침으로 하는 것이 좋다. 그러므로 구침九鍼은 역시 남쪽 지방으로부터 유래한 것이다.

- 중앙지역은 그 지세가 평평하고 습기가 많으며, 천지의 기운이 만물을 생生하는 것이 많은 곳이므로 그 곳 사람들은 잡다한 음식을 먹고 활동은 잘 하지 않으므로 그 병으로는 위궐痿厥과 한열병寒熱病이 많이 생기며, 그 치법은 도인導引과 안교按蹻가 마땅하다. 그러므로 도인과 안교는 역시 중앙지역으로부터 유래한 것이다. 그러므로 성인聖人은 여러 가지 치법을 종합하여 치료하되, 각각 그 마땅한 방법을 적용해서 하니, 그러므로 치법이 다른데도 병이 모두 낫는 것은 병을 얻은 정황을 파악하여 치료의 요체를 알았기 때문이다.

(5) 올바른 치료혈治療穴의 선정

《침구대성》에 이런 구절이 나온다.

- 침을 놓는 원리와 방법은 요점을 취하는 것으로, 바른 경과 바른 혈을 취하지 못한다면 어찌 시술할 수 있겠는가. 양경陽經은 오목한 곳을 취혈하고, 음경陰經은 맥이 박동하는 곳을 찾는 것이니, 세 번 생각해서 혈처를 정했더라도 다시 생각해보라.

- 다섯 개의 혈穴을 골라서 [최적의] 한 혈穴을 쓴다면 제대로 혈穴을 선택한 것이라 할 만하고, 세 개의 경맥經脈을 골라서 하나의 경맥經脈을 선택했다면 가히 올바르다 할 것이다. 이것은 취혈하는 방법을 말하는 것으로, 모름지기 반드시 다섯 개의 혈 가운데서 [고민하여] 사용할 하나의 혈을 취한다면 가히 제대로 선혈選穴했다고 할 만하다. 또한 하나의 경맥을 쓰는데도, 반드시 세 개의 경맥을 택하여 경맥별로 옳고 그름을 가려서 [그중의] 하나를 제대로 골라야 한다는 것이다.

모두 올바른 경經과 혈穴의 선택의 중요성을 강조한 것이다.

4. 선혈選穴 및 배혈配穴

선혈選穴은 침을 놓을 혈처를 선택하는 것을 말한다. 종종 혈들을 선택하여 배오配伍한다는 뜻의 배혈配穴이라는 말이 유사한 의미로 쓰인다. 선혈이 개별 경혈의 선택과 관련한 것이라면 배혈은 처방을 구성하는 방법에 관한 것이다. 실제 자침에 있어서 사용되는 혈穴의 수는 경우에 따라 모두 달라서 단혈單穴을 자침하기도 하고 여러 개의 혈을 배합하여 사용하기도 한다. 조절하고자하는 목적과 대상이 다르기 때문에 자침법의 방법만큼이나 선혈의 방법 역시 가지가 많다. 근래에는 해부학적 지식이나 의료기기 등을 활용한 새로운 침법들이 개발되어 활용되기도 한다. 고래로 전래되고 활용되는 다양한 선혈방법들을 정리해보고 자극의학적 관점에서 이들이 갖는 의미를 고찰해보기로 한다.

(1) 병증의 위치에 따른 취혈

1) 근위近位취혈(국소취혈)

근위란 병증이 있는 곳 또는 그 근처를 가리킨다. 흔히 증상이 있는 그 지점에서 취혈하거나 필요에 따라 주위의 혈위를 선택하기도 한다.《영추》〈경근편〉에서는 비증痺證에 "아픈 곳이 수혈(以痛爲輸)"라 하여 통증이 있는 곳을 수혈로 삼는다고 한 것도 이런 뜻과 닿아 있다. 예컨대 팔꿈치가 아플 때 곡지와 천정을 취하고, 무릎의 통증에 독비와 양릉천을 취하며, 손목은 양지와 외관을 취하고, 발의 병증에 해계와 곤륜을 취하는 경우 등이다. 아시혈[15]의 개념을 포괄하며 임상에서 널리 쓰인다.

2) 원위遠位취혈법

침의학의 독특함중에 원치遠治가 있음을 말한바 있다. 원치는 아픈곳이 아닌 동떨어진 곳(원위)을 치료점으로 삼는다(취혈)는 의미로 원도선혈법遠道選穴法이라고도 한다. 예를 들면 이가 아픈데 잇몸에 침을 놓지 않고 멀리 떨어진 손발의 합곡혈合谷穴이나 내정혈內庭穴을 취한다든가, 복부의 증상에 발에 있는 태충혈太衝穴이나 내관혈 등을 취하는 식이다. 사람들은 눈에 보이는 구조를 통하지 않고 멀리 떨어진 곳의 병증의 개선할 수 있음에 놀라워한다. 그러나 열린 마음과 눈으로 안을 보면 우리는 몸 안에서 선의들이 보았던 다른 길을 볼 수 있게 된다. 그것이 경經과 혈穴속에 숨어있는 길이다. 한쪽 혈을 취하여 다른 곳의 증상을 치료할 수 있다는 것은 그 안에 연결로가 있기 때문이다. 이는 경의 특성과 관련한 중요한 개념으로 경의 본本과 표標가 상호 호응해 있으므로 가능한 활용법이다. 병이 상반신에 있을 때 다리에 있는 양경陽經의 수혈兪穴에 침을

---

[15] 천응혈天應穴이라고도 하며 눌러서 반응한다는 면에서는 압통점, 또는 반응점이라고도 할 수 있겠다.

놓는 방법이나 육부에 병이 있으면 족삼양경足三陽經의 하합혈下合穴을 취하는 원도자遠道刺도 여기에 해당한다.

3) 대측對側취혈

우리의 몸은 밖에서 보면 대략적으로 좌우대칭이다. 대략적이라는 것은 완전히 그렇지는 않다는 말이다. 사실 우리 몸의 근간인 오장육부는 굉장한 비대칭이다. 간장과 비장은 각각 하나인데 오른쪽에 들어있고 심장도 하나인데 왼쪽에 들어 있으며 이들의 모양 또한 좌우의 균형과는 거리가 멀다. 두 개씩 있는 폐나 콩팥도 크기나 모양이나 위치나 모두 좌우대칭이라고는 할 수 없다. 육부六腑도 마찬가지다. 어떻게 보면 오장육부로 기본을 만들어 놓고 사지와 머리 몸통을 빚은 다음 좌우가 비슷하도록 그럴싸하게 덮어씌웠다는 쪽에 가깝다. 마치 엔진과 구조를 만들어 놓고 겉을 반듯하게 씌워 놓은 자동차처럼.

그런데 오른쪽 어깨가 저려서 한의원에 갔더니 왼쪽 다리에 침을 맞고 나은 경우가 많이 있을 것이다. 대측취혈이란 이처럼 좌우를 기준하여 반대쪽에 취혈하는 기법을 말한다. 이는 무자법, 거자법이라는 이름으로 아주 오래전부터 행해져 온 술법이다. 생리적으로는 이 같은 대측취혈이 효과가 있으려면 두 가지 연결을 생각할 수 있다. 하나는 중추신경계(뇌와 척수)가 매개된 직접적인 연결이며 이러한 경로는 오른 뇌에 대한 자극이 왼팔과 연결되는 경우이다. 다른 하나는 연결된 모종의 질과 량에 대한 간접적인 조절을 생각할 수 있다. 한쪽에 침을 놓아 연결된 반대쪽 어떤 특성의 질이나 양에 대한 기술적 제어가 가능하다면 말이다. 여기서 질과 량은 자기, 전하, 이온, 체액, 온도, 효소 등을 염두에 둔 표현이다.

선의들은 크게 다음과 같은 두 가지 방식으로 대측취혈을 활용하였다.

무자법繆刺法

무자법은 교경무자交經繆刺라고도 일컫는다. 무繆라는 말속에 '얽어매다', '속박하다'는 뜻이 있는 것을 고려하면 반대쪽의 특정한 곳을 구속한다는 의미로 말이 선택된 게 아닐까싶기도 하다. 의학적인 의미는 한쪽 낙맥絡脈에 병이 있을 때 반대쪽의 대칭되는 부위에 침을 놓는 방법이라고 되어 있다. 겉에 명확히 나타나는 동통성 질병에 쓰는데 주로 아시혈阿是穴과 대칭되는 부위에 활용한다. 경맥이 부조화한 경우에는 그 경맥에 자침하고, 아프기는 한데 해당 경맥은 병이 나지 않은 경우에는 무자법繆刺法으로 자침하며, 증상이 있는 해당 피부를 살펴보아서 어락瘀絡이 있는 경우에는 모두 제거한다. 사기가 경經에 머무름에, 왼쪽 경맥이 성盛하면 오른쪽이 병이 난 것이고 오른쪽 경맥이 성盛하면 왼쪽이 병이 난 것이다. 또한 쉽게 변하여 옮겨가기도 하는데(병이 바뀌어서 이동함을 말한다), 왼쪽의 통증이 아직 낫지 않았는데 오른쪽의 맥이 먼저 병이 든 경우는 반드시 거자법巨刺法으로 자침해야 하며, 반드시 낙맥이 아닌 그 경맥을 적중시켜야 한다. 그러므로 낙맥에 병이 난 경우는 아픈 곳이 경맥과 다른 곳에 있게 되므로 무자繆刺라고 부르는 것이다.

거자법巨刺法

거자법 역시 왼쪽에 병이 생겼을 때에는 오른쪽 경맥의 혈에, 오른쪽에 병이 생겼을 때에는 왼쪽 경맥의 혈에 침을 놓는 방법이다. 앞에서 무자법繆刺法 역시 오른쪽이 아프면 왼쪽을, 왼쪽이 아프면 오른쪽을 무자繆刺하되, 해당하는 낙맥을 적중시킨다고 하였었다. 이들 자법이 서로 반대쪽을 취한다는 면에서는 같지만, 하나는 낙맥絡脈을, 하나는 경맥經脈을 찌른다는 점에서 차이가 있다. 몸이 아픈데 구후맥九候脈에 이상이 없으면 무자繆刺를 하는 것이며, 맥의 이상이 동반되면 거자법으로 반대쪽을 다스리는 것이다. 즉, 거자법은 아픈 곳은 왼쪽인데 맥은 오른쪽이 이상한 경우에 왼쪽이 아프더라도 오른쪽에 침을 놓고 오른쪽이 아프더라도 왼쪽에 침을 놓아 해당 경맥을 적중하는 것이다.

4) 순경취혈법循經取穴法

병증이 소재하는 부위와 연계된 장부나 경락을 보고 해당 경락에서 혈을 취하여 치료하는 기법이다. 그러므로 본경선혈법本經選穴法이라고도 한다. 주로 팔다리의 혈穴을 선택하여 치료하는 방법이다. 예를 들면 위병胃病에는 위胃와 직접 연계된 무릎 아래의 혈인 위경胃經의 족삼리足三里나 내정內庭 등을, 폐경의 질환에 폐경肺經의 척택尺澤, 태연太淵 등을 선택하여 치료하는 것 등이다. 병이 있는 곳에서 멀리 떨어진 곳에서 혈을 선택한다는 의미에서 원위취혈遠位取穴의 범위에 속한다고 할 수 있다. 일반적으로는 무릎과 팔꿈치 아래의 수혈을 비교적 많이 응용한다.

(2) 혈의 특성에 따른 선혈

1) 특수혈의 선택

병변의 부위와는 관계없이 전신적인 것으로 임상적 경험에 의한 유효혈을 선택하는 방식이다.

오수혈

오수혈이란 십이경맥중 정형수경합의 다섯 혈을 말하며 정井은 맥기脈氣가 나온다는 곳, 형榮은 맥기가 순환하는 곳, 수兪는 맥기가 쏟아진다는 곳, 경經은 맥기가 지나가는 곳, 합合은 맥기가 들어간다는 뜻이라 하였다. 오수혈은 두 가지 측면에서 활용되는데 하나는 각각 고유의 치료 특성을 응용하는 것이다. 《난경》에 나오는 오수혈의 적응증을 보면 정혈은 명치 밑에 그득한 감(심하만心下滿), 형혈은 몸에 열이 날 때, 수혈은 몸이 무겁고 관절이 아플 때, 경혈은 숨이 차고 기침이 나며 오한 발열이 있을 때, 합혈은 기가 거슬러 올라가고 설사할 때 쓴다고 되어 있다. 다른 하나는 각각의 혈이 가지는 오행 속성간의 상생상극相生相克 특성을 활용하는 것이다. 오수혈은 오행 속성을 가진다고 되어 있다. 음경陰經에서는 정井-목木, 형滎-화火, 수兪-토土, 경經-금金, 합合-수水; 양경陽經에서는 정井-금金, 형滎-수水, 수兪-목木, 경經-화火, 합合-토土의 속성을 가진다. 수혈은 수족삼음경手足三陰經의 원혈原穴로도 쓰인다. 그런데 문제는 이들 오행 속성에 따라 상생·상극의 원칙으로 처방이 구성되어 질병 치료에 널리 활용되고 있다는 점이다. 오행침법, 체질침법, 사암침법 등이 대표적인데 이들의 어떤 속성이 서로 어떻게 상생 생극작용을 하는지에 대한 실제에 기반을 둔 합리적 설명을 기대해본다.

팔회혈

장臟, 부腑, 기氣, 혈血, 골骨, 수髓, 근筋, 맥脈의 병들을 다룰 수 있는 대표적인 여덟 개의 혈자리를 말하며 그 각각은 다음과 같다.
일반적인 치료적 응용은 다음과 같다.

구분	혈이름	치료의 대상
장회臟會	장문章門	오장병五臟病
부회腑會	중완中脘	육부병六腑病
기회氣會	전중膻中	기병氣病(기체氣滯·기울氣鬱·기허氣虛 등)
혈회血會	격수膈兪	혈병血病(어혈瘀血, 출혈出血, 혈허血虛 등)
골회骨會	대저大杼	뼈에 관련된 병
수회髓會	현종懸鐘	수髓에 관한 병 뇌수·척수·골수 등
근회筋會	양릉천陽陵泉	근筋에 관련된 병경련, 근마비, 관절통 등
맥회脈會	태연太淵	혈血과 관련한 병

육부하합혈六腑下合穴—육부병

육합혈六合穴 또는 하합혈下合穴이라고도 부른다. 요혈要穴의 하나로서 육부六

腑의 병을 치료하는 대표적인 혈자리로 다리에 위치하고 있으면서 육부六腑의 증상을 각각 치료한다. 오수혈五腧穴에서의 합혈合穴과 구별하기 위하여 하합혈이라고 한다. 그 각각은 위胃의 합혈은 족삼리足三里, 대장은 상거허上巨虛, 소장은 하거허下巨虛, 담은 양릉천陽陵泉, 방광은 위중委中, 삼초는 위양委陽혈이다. 이들은 각각 해당 육부의 기능 이상에 의한 증상에 활용한다.

원혈原穴

앞장(5장 여명의 기능벡터 경락과 경혈)에서 말한 것처럼 십이원혈十二原穴이라고도 부르며 이는 장부臟腑의 원기原氣가 경맥에 머물러 있는 곳의 침혈이라는 의미이다. 그 각각은 태연太淵: 폐경肺經, 대릉大陵: 심포경心包經, 신문神門: 심경心經, 태백太白: 비경脾經, 태충太衝: 간경肝經, 태계太谿: 신경腎經, 합곡合谷: 대장경大腸經, 완골腕骨: 소장경小腸經, 양지陽池: 삼초경三焦經, 충양衝陽: 위경胃經, 구허丘墟: 담경膽經, 경골京骨: 방광경膀胱經 이다. 원혈은 해당 경맥의 병리적 상태를 반영하므로 진단에도 이용되며 또한 해당 경맥의 병증을 치료하는 데도 빈번하게 사용되는 침혈이다.

십오락혈絡穴

낙혈이란 십오락맥十五絡脈이 갈라져 나온 곳에 있는 혈로 '연락'과 '산포'의 의미를 갖는다. 낙혈은 그가 속한 경맥은 물론 표리 관계의 경맥의 병증을 치료하는 작용이 있다. 경맥은 열둘인데 낙맥이 15개인 것은 임독맥과 비경을 포함한 것으로 그 각각은 열결列缺-폐경, 편력偏歷-대장경, 풍륭豊隆-위경, 공손公孫-비경, 통리通里-심경, 지정支正-소장경, 비양飛揚-방광경, 대종大鍾-신경, 내관內關-심포경, 외관外關-삼초경, 광명光明-담경, 여구蠡溝-간경, 장강長强-독맥, 구미鳩尾-임맥, 대포大包-비의 대락(脾之大絡)이다. 비장의 대락이라고 하는 대포혈은 가슴 옆구리에 있는 혈이다. 임상적으로 응용할 때는 단독으로 사용하기도 하지만 표리경의 병증이 동반한 경우 표리경의 원혈과 배합하여 쓰기도 하는데 이를 원락배혈법(가령 태연-편력)이라고 한다.

십육극혈郄穴

극郄은 틈이라는 뜻으로 기혈이 많이 몰려드는 곳이다. 장부에 병이 있을 때에는 해당한 경맥의 극혈에 반응이 나타난다. 십이경맥에 극혈이 하나씩 있고, 음교맥, 양교맥, 음유맥, 양유맥에 하나씩 총 16개의 혈이 있다. 각각은 수태음폐경에 공최孔最, 수궐음심포경에 극문郄門, 수소음심경에 음극陰郄, 수양명대장경에 온류溫溜, 수소양삼초경에 회종會宗, 수태양소장경에 양로養老, 족태음비경에 지기地機, 족궐음간경에 중도中都, 족소음신경에 수천水泉, 족양명위경에 양구梁丘, 족소양담경에 외구外丘, 족태양방광경에 금문金門, 양유맥에 양교陽交, 음유맥에 축빈築賓, 양교맥에 부양跗陽, 음교맥에 교신交信이다. 극혈은 주로 해당 경맥과 장부의 급성병을 치료하는 데 쓴다.

경외기혈經外奇穴, 신혈新穴 등을 포함한 경험혈

경외기혈이란 십사경맥十四經脈에 속하지 않은 혈자리 중에서 독특한 효능이 있는 기혈을 의미한다. 경외기혈은 임상 치료 과정에서 얻은 경험에 기초하여 지속적으로 발굴되고 있으며 그 수는 지금 1,500여 개를 넘는다고 한다. 근래에 새로 찾아지는 새로운 혈들新穴도 넓은 의미에서는 경외기혈에 포함된다.

2) 혈성穴性에 따른 선택

이 방법은 증상에 따라 특별한 치료 효과가 있는 혈을 취하는 것으로 수증취혈隨證取穴 또는 대증취혈對症取穴이라고도 한다. 예를 들면 위병에는 내관, 족삼리를 취하거나 부종과 같은 수분의 대사에 수분, 음릉천 등을 취하며 해수나 담痰에 풍륭을 가하는 등으로 임상에서 광범위하게 이용된다.

3) 변증辨證에 의한 선택

앞에서 논한 다양한 변증의 방식에 따라 치법이 정하고 이에 따라 혈을 선정하는 기법을 말한다. 따라서 이 방식은 팔강변증八綱辨證, 장부변증臟腑辨證, 경락변증經絡辨證, 등 변증의 방식에 따라 다양한 취혈이 가능하며 가령 장부변증에 기초하여 혈을 선택할 때에는 그 장부와 연계된 경맥 및 장부의 배수혈背兪穴과 모혈募穴을 선택할 수 있다. 또한 팔강변증을 결합하여 각 장부의 한寒·열熱·허虛·실實·표表·리裏에 따라 해당한 치료 작용이 있는 혈을 선택할 수도 있다. 예를 들면 간열증肝熱證이라면 간경肝經에서 형혈滎穴인 행간行間을, 폐肺의 풍한증風寒證이면 풍문風門 또는 폐수肺兪를 선택하는 등이다.

(3) 논리(침법)에 따른 배혈

1) 원락배혈법

원락배혈법은 주객배혈법主客配穴法이라고도 한다. 원혈原穴과 낙혈絡穴을 배합하여 표리 관계를 가지는 장臟과 부腑에 생긴 병을 치료하는 방법이다. 예를 들면 폐경에 병이 있으면 폐경의 원혈인 태연太淵과 더불어 표리 관계를 가지는 대장경의 낙혈인 편력偏歷을 잡아 침을 놓는 방법이다. 반대로 대장경에 병이 있으면 대장경의 원혈인 합곡과 그와 표리 관계를 가진 폐경의 낙혈인 열결列缺을 잡아 침을 놓는 것이다. 표리表裏경맥 관계를 가진 두 경맥 가운데에서 먼저 병이 생겼거나 주증상이 있는 경맥에서는 원혈(주主)을 잡고 병이 후에 생겼거나 또는 부차적인 증상이 있는 경맥에서는 낙혈(객客)을 잡는다. 주객배혈법이라고도 부르는 이유이다.

2) 수모배혈법(兪募配穴法; 前後配穴法)

어느 한 장부에 병이 있을 때에 그 장부에 해당하는 모혈募穴과 배수혈背兪穴

을 배합하는 기법이다. 수모배혈법은 다음과 같다. 수兪는 오장육부의 배수혈이며 경기가 주입되는 곳이고 모募는 오장육부의 복모혈이며 경기가 모이는 곳이다. 《영추》〈위기〉편에서는 "가슴의 기는 양가슴과 배수에 머물고 복부의 기는 배수에서 머문다"고 하였고, 《난경》〈67난〉에서는 배부의 수혈兪穴이 외사를 받으면 복부의 모혈募穴에 반응이 나타나고 내장에 병이 있을 때도 배수혈에 종종 압통이 나타난다고 하였다. 수모배혈법으로는 장부 자체의 병을 치료하는 것 외에도 장부와 관련있는 병을 치료한다. 가령, 눈과 관련된 질환에 간이 눈에 개규開竅함을 들어 간수肝兪를 겸하여 취할 수 있다.

3) 표리경배혈법表裏經配穴法

표리관계의 경맥에서 혈을 배합하여 해당 장부의 병을 치료하는 방법이다. 12경맥중 폐경-대장경, 비경-위경, 심-소장, 신경-방광경, 간경-담경, 심포경-삼초경은 각각 양경陽經은 표가 되고 음경陰經은 이裏가 되는 표리 관계이다. 이들 표리관계에 있는 양경과 음경은 서로 내외상통인 점을 치료에 응용하는 수법이다. 예를 들면 위병에 위경의 족삼리足三里와 비경의 공손公孫을, 해수에 폐경의 태연太淵과 대장경의 합곡合谷을 배합하는 것 등이다.

4) 팔맥팔혈배혈법八脈八穴相配法—기경병

비교적 후대인 13세기 두걸竇杰의 《침경지남》에 보이는 배혈법으로 팔맥교회혈로서 4개의 처방을 구성하는 방법이다. 십이경맥의 수혈중에는 기경팔맥의 맥기와 상통하는 수혈이 있다고 하는데 이를 팔맥교회혈이라고 한다. 이 팔혈은 각각 내관(음유맥), 공손(충맥), 후계(독맥), 신맥(양교맥), 열결(임맥), 조해(음교맥), 족임읍(대맥), 외관(양유맥)이다. 따라서 이 8혈의 적절한 조합 즉, 수족부의 8개의 수혈과 기경팔맥을 서로 배합한 것으로써 12경맥의 맥기를 조절할 수 있다는 것이 이 기법의 이론적 바탕이다. 구체적으로는 내관內關과 공손公孫을 배합하여 심장, 가슴 속, 위병에, 외관外關과 임읍臨泣을 배합하여 눈초리, 귀, 어깨,

목, 얼굴(顔)의 병에, 후계後谿와 신맥申脈을 배합하여 눈구석, 목덜미, 어깨, 귀의 병에, 열결列缺과 조해照海를 배합하여 폐, 목구멍, 가슴, 횡격막의 병에 각각 쓴다. 이 기법은 후에 "영구팔법靈龜八法"과 "비등팔법飛騰八法"이 출현하게 된 모태로 작용하였다.

5) 오행침법

이는 각 경의 오수혈을 오행속성과 결부시켜 이들 간의 생극관계를 적용시켜 체계화한 침법이다. 즉, 정형수경합井滎兪經合혈을 오행에 배속하되 양경에서는 금수목화토金水木火土 순서로, 음경에서는 목화토금수木火土金水 순서로 배속시키고, 그 운용에 있어서는 오행의 상생相生·상극相克 의 원리를 이용하여 허虛한 경우에는 그 모혈母穴을 보補하고 실實한 경우에는 그 자혈子穴을 사瀉하는 방식을 채용한 것이다. 사암침법도 이런 연장선에서 응용된 것으로 볼 수 있다. 임상에서 흔하게 쓰이는 방법론이라 소개하였으나 유효성에 기반을 둔 합리성 여부를 더 검토해보아야 할 필요가 있다는 생각이다.

(4) 시간법칙에 따른 선택

1) 자오유주침법子午流注鍼法

자오유주침법은 장육부의 기가 천시天時와 상응함으로 십이경맥의 유주와 십이시진十二時辰을 배합하여 일시日時에 따른 해당 혈만으로 모든 병을 치료한다는 이론이다. 이는《소문》〈침해편〉에 나오는 "보사를 할때에는 기가 열리고 닫히는 것과 맞춰서한다"는 문구를 근거로 혈에 기가 왔거나 올 때는 열고(開) 지났거나 오지 않았을 때는 닫는다(闔)는 의미를 이론으로 정립한 것으로 송대 이후 운기학설의 영향으로 발전된 것으로 알려져 있으며 명대의 서봉徐鳳이 내경을 근거로 체계화한 것으로 알려져 있다. 보사에 있어서는 경기經氣가 지나가는 시각에 따라 모혈母穴과 자혈子穴을 취한다.

2) 영구팔법靈龜八法

기경팔맥의 각각의 교회혈을 각기 다른 날짜와 시간의 간지와 배합하고 다시 일시간지日時干支의 대표적인 숫자를 결합하여 계산해서 어느 날 몇 시에 어떤 혈위를 취할 지를 결정하는 자침법刺鍼法이다.

3) 납지배혈법納支配穴法

이는 십이경 경기經氣의 유주시간을 12지지와 배합하여 취혈하는 방법이다. 십이경의 기혈은 각기 가장 왕성한 시간이 있어서 해당 경의 경기가 왕성한 때에 맞추어 취혈하는 방법을 납지법納支法이라고 한다. 구체적으로는 병의 허실을 관찰하고 병이 든 경의 기혈이 가장 왕성할 때 그 경의 자혈子穴이나 모혈母穴에 보사를 행하는 방식이다.

침법을 활용하는 후학의 입장에서 시간적 차이가 고려된 이상의 몇몇 침법은 그대로 무비판적으로 수용하여 사용하기에는 보다 자세한 검증이 필요해 보인다.

(5) 자극의 강화와 공간적 배합

1) 좌우배합

편측을 취할것인가 아니면 대칭이 되는 좌우양쪽을 모두 취할 것인가에 관한 기법을 말한다.

- (양측의 동시취혈) 12경락의 혈위는 좌우 양측에 쌍으로 배열되어 있으므로, 선혈에 있어서 한편으로 치우친 병증이 아니거나 내장의 병증인 경우는 일반적으로 좌우를 배오하여 응용한다. 가령 허리의 중간을 중심으로 하는 양측성 요통에 좌우양쪽의 위중이나 태계혈을 활용한다든지 위장병에 대하여 좌우의 공손이

나 족삼리혈을 취하는 것 등이다.
- (한쪽의 선택 취혈) 좌우의 어느 한쪽을 선택취혈하는 방식에서는 같은 쪽의 혈위를 취하기도 하고 또는 좌우를 교차해서 취혈하기도 한다. 후자의 경우 거자법이나 무자법과 같이 좌측의 질환이나 증상에는 우측의 대응하는 혈을 취하고 우측의 질환이나 증상에는 좌측의 대응하는 혈을 취하는 식이다. 소문 음양응상대론에서 말한 '왼쪽병에는 오른쪽을 취하고 오른쪽 병에는 왼쪽을 취한다'는 것도 같은 맥락에서 이해할 수 있다.

2) 전후배합

앞과 뒤의 혈을 조합하는 기법이다. 우자偶刺라고 한다.

- 우자偶刺는 손으로 심흉부와 등 쪽을 만져서 아파하는 바로 그곳에 침을 놓되 하나는 앞에, 하나는 뒤에 침을 놓아서 심비증心痺症을 치료한다. 이곳에 침을 놓을 때는 침을 옆에서 〔비스듬히〕 찔러야 한다.

3) 상하배혈법

이 배혈법은 금원시대의 의가들이 매우 중시한 방법으로 내경 관침법의 "원도자遠道刺"도 이러한 범주에서 이해할 수 있겠다. 원도자법은 병이 상반신에 있을 때 다리에 있는 양경陽經의 수혈兪穴에 침을 놓는 방법이다. 육부에 병이 있으면 족삼양경足三陽經의 하합혈下合穴을 취하는 것이다. 상上은 상지와 허리위쪽의 혈을 가리키며 하下는 하지와 허리아래쪽의 혈을 의미한다. 예를 들면 위병에 상지의 내관을 택하고 하지의 족삼리를 택한다. 인후통이나 치통에는 상지의 합곡을 취하고 하지의 내정을 취한다. 8개의 기경奇經에서 교회하는 8혈을 응용하는 팔맥교회혈의 활용도 이러한 범위에 해당한다고 할 수 있다. 팔맥교회혈은 상지와 하지의 4쌍(내관-공손/열결-조해/후계-신맥/외관-임읍)의 혈위를 활용하며, 응용시에 상하를 배합하여 기경팔맥에 관한 병증을 주치하기 때문이다.

4) 원근배혈

경락의 본부本部와 표부標部가 상호 호응함을 이용하여 병이 생긴 곳에서 가까운 부위에 있는 침혈과 멀리 떨어진 곳에 있는 침혈을 배합하여 치료하는 방법이다. 가령, 위병에 중완이나 위수등의 근위혈들을 사용할 수도 있지만 내관이나 족삼리, 공손 등의 멀리 떨어진 관계혈을 함께 사용할 수 있으며 이들 근위혈과 원위혈의 적절한 배열을 통해 목적을 달성하고자 하는 것이다.

이러한 배혈이 갖는 의미는 모두 동일한(또는 유사한) 의도나 속성을 갖는 자극을 강화하는데 그 목적이 있다고 생각한다. 가령 치우치지 않은 중간의 증상에 양쪽을 자극하는 것은 자극량의 배가를, 대측이든 동측이든 편측 취혈은 의도한 쪽으로의 자극을 집중하고자 하는 의도가 들어있는 경우라고 보이며 상하배열이나 원근배혈의 경우에도 유사한 속성 자극의 강화와 관계되는 기법이라 생각된다.

5. 내경의 각종 자법刺法

《내경》에는 여러 가지 방식의 침법이 산재해 기록되어 있는데 이를 다양한 각도에서 분류하고 분석해 볼 수 있다. 병증부위의 깊이에 따라서는 모자毛刺, 반자半刺, 분자分刺, 부자浮刺, 합곡자合谷刺, 관자關刺, 회자恢刺, 단자短刺 등의 방식이 있다.

- 모자毛刺는 호침毫鍼으로 피부만 얕게 찌르는 침 방법이다. 피부 소양증皮膚瘙癢症, 피부 지각마비 등에 쓴다. 현재 쓰이는 피부침법皮膚鍼法이 여기에서 발전한 것으로 본다.
- 반자半刺는 얕게 침을 놓고 빠르게 침을 뽑으며, 침이 기육에 이르지 않도록 함

으로써 털을 뽑듯이 피부에 있는 사기를 제거하는 방법으로 이는 폐와 상응한다. 구자법 중 피부 표층에 있는 비증痺症에 침을 얕게 놓는 "모자毛刺"와 비교된다.

- 분자分刺는 분육의 사이에 침을 놓는 것이다.
- 부자浮刺는 침을 비스듬히 얕게 찔러서 기육이 땅기는 한증을 치료한다.
- 합곡자合谷刺는 좌우에서 닭의 발처럼 [비스듬히] 침을 찔러 분육 사이에 놓는 것으로, 기비肌痺를 치료하는 것으로 비脾와 상응한다.
- 관자關刺는 좌우의 근이 끝나는 부위에 직접 침을 놓아 근비筋痺를 치료하는 것으로, 피가 나오지 않도록 신중하게 침을 놓아야 하며, 이는 간과 상응한다.
- 회자恢刺는 곧게 [환부의] 옆에 자침하고 앞뒤로 움직여서 경직된 근육의 당김을 회복시킴으로써 근비筋痺를 치료한다.
- 단자短刺는 골비증骨痺症에 침을 놓는 것으로서, 침을 흔들면서 침이 뼈에 닿도록 깊이 찌르고 위아래로 움직여 뼈를 자극하는 것이다.
- 수자輸刺는 침을 곧게 자입刺入하고 곧게 뽑되, 오래도록 유침하고 깊이 자침하여서 사기가 성하고 열이 나는 것을 치료한다. 뼈에 닿도록 함으로써 골비骨痺를 치료하는 것으로, 신腎과 상응한다.

한편 낙맥자법絡脈刺法이라는 자락술도 널리 활용되었으며 이에는 낙자絡刺, 찬자贊刺, 표문자 등이 해당된다.

- 낙자絡刺는 소락맥小絡脈의 혈맥에 침을 놓는 것이다.
- 찬자贊刺는 침을 똑바로 놓고 똑바로 뽑는 것으로 얕게 놓고 재빨리 발침하여 피를 내는 것이고, 이는 옹종을 치료한다고 한다.
- 표문자豹文刺는 [환부의] 전후좌우에 침을 놓아 혈맥을 적중하는 것이니 이로써 경락속의 혈血을 취하는 것으로 심과 상응한다.

침을 여러개 배열하는 다침多鍼의 자법으로는 제자齊刺, 양자, 방침자傍鍼刺 등을 들 수 있다.

- 제자齊刺는 [침] 하나는 그 자리에 침을 놓고 그 양쪽 옆으로 [하나씩] 두 개의 침을 놓는 것으로 약간 깊어진 한기寒氣를 치료한다.
- 양자揚刺는 [환부의] 정중앙에 침을 하나 놓고 그 사방에 네 개의 침을 놓되 약간 떠오르듯 놓는 것으로, 크고 넓어진 한기寒氣를 치료한다.
- 방침자旁鍼刺는 직자直刺 및 사자斜刺를 각각 하나씩 하여, 오랫동안 머물러 낫지 않는 비증痺症을 치료한다.

이 외에도 표문자, 쉬자, 대사자, 직침자, 음자 등 경우에 따라 다양한 침법이 있었음을 알 수 있다.

- 쉬자焠刺는 침을 달구어놓는 것으로 비증痺症을 다스린다.
- 대사자大瀉刺는 큰 농膿이 있는 부위에 침을 놓는 것이다.
- 보자報刺는 통처가 일정하지 않은 경우에 침을 놓는 방법이다. [만약] 통처가 위아래로 움직일 때에는 [통처에] 바로 침을 놓고 침을 뽑지 않은 상태에서 왼손으로 병소를 다시 눌러보아 [아픈 곳이 있으면 놓았던] 침을 뽑아서 다시 침을 놓는다.
- 직침자直鍼刺는 손으로 [환부의] 피부를 집어 올린 상태에서 침을 놓는 것으로 얕은 한기寒氣를 치료한다.
- 음자陰刺는 좌우에 모두 침을 놓아 한궐寒厥을 치료하는 것인데, 한궐에 침을 놓을 때는 안쪽 복사뼈 뒤쪽에 있는 족소음신경을 자침한다.

〈9장〉 단계별 자침과정

단계	행위단계	핵심 내용 및 기법
1단계	자침 전	1. 진찰(의자와 피침자 대면) 2. 침준비 3. 구온口溫
2단계	탐혈 및 취혈	1. 환자 정위定位 2. 골도분촌 3. 탐혈 4. 침전수기
3단계	자입(진침)	1. 침의 방향 2. 자입의 속도 3. 침의 깊이
4단계	후기	1. 집중하여 기의 왕래와 득기를 살핌
5단계	최기	1. 침을 통해 기의 도래를 최촉
6단계	득기	1. 득기의 도달 2. 득기의 인지 3. 득기의 감각
7단계	보사수기	1. 자입전 보사 2. 자입중 보사 3. 자침후 보사 4. 출침후 보사
8단계	유침	1. 반응 시간의 확보
9단계	발침	1. 출침의 기술
10단계	발침 후	1. 침공의 개폐

[그림 9-1] **자침공정 모식도**(flow chart)

앞에서 침(7장 다기능 자극원—침)과 침법(8장 선의들의 침의학적 프로토콜)을 말했으니 이제는 그 사용법에 대해 말할 차례다. 애초의 의문, "옛날 사람들은 침으로 무얼 하고 싶어 했을까?"에 대한 화두話頭를 들고 여기까지 왔다. 잠시 눈을 감고 시간을 거슬러 예전의 진료실속으로 들어가 본다. 환자가 수레를 타고 와서는 부축을 받고 얼굴을 찡그린 채 들어온다. 데리고 온 이는 '어디서 온 아무개'라고 알리고 몇 가지 물음에 바짝 타는 얼굴로 급하게 답한 다음 안내를 받아 진료실 안으로 환자를 거들며 허겁지겁 들어와 자리를 잡는다. 장시간의 이동으로 힘들고 들뜬 자신의 지친 몸도 환자 옆에 눕인다. 옆방에서 진료하다 기별을 받은 의원이 이쪽 진료실에 들어와 앉은 채로 환자의 초기 문진 기록과 환자의 안색顏色과 동신瞳神과 거동을 매의 눈으로 번갈아 가며 한눈에 살핀다. 환자에게 자리를 고쳐 앉게 하고는 추가로 필요한 것을 물어보며 소리를 듣고 색택을 보며 입안을 보고 배를 살피며 기록한다. 수행자는 걱정스런 눈빛으로, 환자는 다소 안심이 된 얼굴로 하나하나 대답한다. 의자는 몸을 옮겨 환자의 옆으로 와서는 손목의 옷을 걷고 마지막으로 맥상을 살핀다. "증상으로 보나 후니厚膩한 설태舌苔나 애역呃逆과 함께 상기되는 탁취濁臭로 보나 중초의 활대 허滑大虛한 맥상으로 보나 과로하고 비위가 허한 상태에서 야심한 밤에 육肉과 생랭물生冷物을 과식하여 중초에서 심하게 체滯가 생긴 것이오. 식체食滯를 풀도록 침을 놓고 비위를 조리하는 약을 줄 것이니 침을 맞고 돌아가서 첩약 2첩을 달여 아침, 저녁으로 복용하고 재탕한 것은 점심때 먹이시오. 아침 점심은 가볍게 소량을 드시는 게 좋을 것이오, 그리고 나면 조금 편해져 저녁부터는 정상적으로 식사해도 될 만큼 회복될 것이나 내일까지는 과로를 피하고 일찍 잠자리에 들도록 하시오."

환자를 편하게 눕히고는 다시 한 번 대야에 받아 놓은 물에 손을 씻고 자리에 한쪽 무릎을 꿇고 앉는다. 환자의 미간을 노려보듯 바라보고 나서 눈길을 옮겨 닦아진 혈처를 바라보며 침통 속에서 침 하나를 꺼내어 침병을 입에 대고는 부드럽게 머금는다. 왼손으로 혈처를 부드럽게 눌러가며 탐색해간다. 중지의 끝에서 입구가 찌그러진 뾰족한 토기 모양으로 깊이 있는 오목함으로 혈이 촉지 된다. 좁아 들어간 끝에까지 도달하려면 반촌半寸정도. 왼손을 혈처에 댄

채로 환자의 들숨과 날숨을 살핀다. 오른손을 입으로 가져가 침병을 견고하게 잡으며 환자에게 이른다. "소리를 내면서 '아'하시오." "아!" 소리와 동시에 오른손으로 침을 재빨리 삽입하여 밀어 넣는다. 침첨이 순식간에 혈처의 가운데를 관통하여 혈의 중간에 도달한다. 왼손 두 손가락을 침을 사이에 두고 벌려 혈처에 대고 환자의 숨을 살피며 오른손으로 침을 뒤로 콩알의 반쪽만큼 후퇴시킨다. 침을 잡은 손에 맘을 집중하여 침끝으로 기운을 돋우며 헤친다. 침체를 보필하듯 둘러싼 팽팽한 기운이 손끝에 느껴진다. 침이 꼿꼿이 서면서 침을 잡은 손에 낚싯바늘에 물고기가 문 것 같은 탄력이 전해져 온다. "왔구나!" 환자의 미간을 바라보며 침을 쥔 엄지와 검지를 가볍게 돌린다. 하나, 둘, 셋, 하나, 둘, 셋. 환자의 얼굴이 비로소 평온해진다. 다시 환자의 날숨에 맞춰 서서히 침을 뺀다. 의자의 이마에도 땀이 송골송골 맺힌다.

　침술은 베고 찌르는 도구를 사용하여 싸운다(?)는 면에서 검술과 닮았다. 싸움의 대상(질병이냐 상대방이냐)이 다르고 목적(상대를 살리기 위한 것이냐 해치기 위한 것이냐)이 다를 뿐. 그런 면에서 보면 우리네 술사術士들은 어찌 보면 검으로 싸우는 '검객劍客'처럼 침으로 싸우는 '침객鍼客'인 셈이다.

　자침의 과정은 순서에 따라 자침전 준비, 탐혈 및 취혈, 자입刺入(진침進鍼), 후기候氣, 최기催氣, 득기得氣(인체의 감응), 보사수기, 유침留鍼, 발침拔鍼, 발침후와 같은 10단계로 나누어 생각해볼 수 있다. 무기(침)를 만드는 별도의 작업 공정은 빼고. 사람들은 자침과정이 남녀의 교합과정과 많이 닮았다고 한다. 자칫 소홀히 하기 쉬운 과정으로서의 자입전刺入前과 출침후出鍼後가 똑같이 중요한 점까지도. 정말 그런 듯도 하다. 이제부터 선의들의 자침의 단계별 과정 속으로 한 걸음씩 들어가 본다.

　먼저, 《침구대성》에 나오는 다음의 기록을 통해 500년 전 선의들이 침놓는 모습을 엿볼 수 있다.

　　조爪는 먼저 왼손 엄지의 손톱으로 혈처를 거듭 겹揞하여 역시 기혈을 흩어내는 것이다. 그런 다음에 오른손 식지의 끝을 침첨에 대고, 중지와 엄지로 침허리를 꽉 잡고 무명지로 침병鍼柄을 받쳐 환자에게 기침을 한번 하도록 시키고 기침을 할 때 침을 놓는데, 피皮내로 찔러 넣고는 손을 떼고 10번 숨을 쉬는 동안 멈추는데, 이를 천재天才라고 부른다. 잠시 후 다시 진침進鍼하여 기육의 안으로 찔러 넣고 10번 숨을 쉬는 동안 멈추는데, 이를 인재人才라고 부른다. 잠시 후 다시 진침하여 근골의 사이로 찔러 넣고 10번 숨 쉬는 동안 멈추는데, 이를 지재地才라고 부른다. 이곳은 아주 깊은 곳이니 오랫동안 멈추었다가 다시 환자에게 숨을 한번 들이마시도록 시킨 다음, 들숨을 따라서 인부人部에까지 침을 후퇴하여 기가 이르렀는지 여부를 살피는데, 만약에 침 끝에 침중긴만沈重緊滿한 느낌이 들면 기가 이른 것이다. 만약 환자가 아프다고 느끼면 실이 되고, 시큰하다고 느끼면 허가 된다. 만약에 침 끝이 경부허활輕浮虛活한 것은 기가 아직 이르지 않은 것이니, 나중에 탄노순문탄노순압彈努循押을 행하여 기를 끌어야 하는데, [기를] 유인했는데도 기가 아직 이르지 않는다면, 마치 두부豆腐에 침을 찌른 것과 마찬가지이니 이는 죽을병이다. 무릇 한열병을 없애려면, 천부天部에 자침하여 행기行氣하는 것이 마땅하고, 경락병에는 인부人部에 자침하여 행기하는 것이 마땅하다. 마비 및 동통 질환은 지부地部에 자침하여 행기하는 것이 좋다.

자침과정은 찌르기만 하면 되는 단순한 자극과정이 아니다. 10가지나 되는 단계마다에는 각각의 중요한 의미가 담겨있다.

1. 자침전

환자는 준비를 하고 고통을 인내하며 의자의 침을 든 손길을 기다리고 있다.

(1) 술자術者 변수

이는 앞에서 말했던 침치료에 있어서의 비특이적 효과와 연관된 내용이라 할 수 있다. 침술을 통한 치료에 있어서 정확한 진단과 시술기법의 중요성은 아무리 강조해도 지나치지 않다. 술사의 집중력은 특히 중요하다. 그러나 잊지 말아야 할 것은 침시술의 모든 과정을 통해 시술자와 피시술자의 관계변수가 지속적으로 작용하고 있다는 사실이다. 술사에 대한 절대적인 신뢰를 가진 피시술자가 제대로 된 변증과 선혈에 의해 적절한 자침과 실기를 했을 때의 상황과 거부하는 마음을 가진 피시술자와 미심쩍은 치료인식하에서의 치료반응이 같을 리가 없다.

신뢰를 주는 외모, 위생적인 외양 등의 외형적 요인은 물론, 실제 진료를 하고 상담을 하면서 나타나는 언어적 의사소통 과정상의 편안함과 신뢰감, 말을 할 때 나타나는 표정, 몸짓, 자세 등의 비언어적 소통, 공감 능력 등도 역시 중요하다. 이들은 침치료의 전과정을 통하여 비특이적 효과로 작용하며 전체적인 치료효과에 커다란 영향을 주게 된다.

먼저 술사의 집중력에 관한 내용부터 살펴보자.《침구대성》에는 집중을 위한 술사의 태도에 대해 이렇게 써놓았다.

> 침을 놓을 때의 자세는 몸가짐을 단정히 하고 심신을 안정되게 한다. 의사의 마음과 환자의 마음은 침을 통해 위아래로 서로 연결이 되니 [침을 놓을 때는] 반드시 환자의 코와 양 미간에 주의하고, 정신이 흐트러지지 않아야만 병의 치료 여부를 알 수 있다. 마치 깊은 연못을 지나가듯이 손으로 호랑이를 붙잡고 있는 듯이 귀한 분을 모시듯이 정신을 집중하여 외부의 사물에 한눈을 팔지 말고, 마음속에 딴 생각을 하지 말아야 마음에 신神이 깃든다.

그리고는 자세히 그 의미를 풀어 순간순간마다 온 마음과 정성으로 해야 함을 강조한다.

> 이것은 침을 놓는 자가 온 마음으로 정성을 다하여 자중自重하여야 함을 경계하여 말한 것이다. 마치 깊은 연못에 임하듯이 하라는 것은 감히 마음을 태만하게 해서는 안 된다는 것이다. 마치 손으로 호랑이를 붙잡고 있는 것처럼 하라는 것은 손으로 호랑이를 잡고 있어 잘못 하면 다칠 것처럼 한눈팔지 말고 마음을 단단하게 다잡으라는 것이다. 귀한 분을 모셔서 잘못하면 책임질 일이 생길 것처럼 마음속에 딴 생각을

하지 말아야 함을 말하는 것이다. 정신을 외물外物에 뺏기지 말라는 것은 뜻을 고요히 하여 [오직] 환자에게만 집중하고 이리저리 좌우를 둘러보지 말라는 것이다. 사심없이 침을 놓으라는 것은 곧고 바르게 침을 놓으라는 것이다. 반드시 신기神氣를 바르게 하라는 것은 환자의 눈을 바라보고 그 신神을 제압하여 기를 쉽게 제어하기 위함이다. [마음을] 깊이 고요한 곳에 머물도록 하고, 환자의 신기의 오고감을 파악한다. 창과 문을 모두 닫고 혼백이 흩어지지 않도록 집중하며, 마음을 온 정신으로 오롯이 하여 정기精氣가 분산되지 않도록 하고 다른 사람이 내는 소리를 듣지 말아야 한다. 이렇게 하여 그 정精을 수렴하도록 하여 반드시 정신을 통일하고 뜻이 침에만 있도록 해야 하는 것이다.

보통 침을 놓는 사람은 반드시 환자의 정신을 집중하게 한 다음에야 침을 찔러야 하고, 이미 침을 놓았으면 반드시 환자의 정신을 조금 안정되게 한 다음에야 수기手技하여 행기한다. 만약 기가 이르지 않았으면 침이 가볍고 매끄럽게 움직여져서 아프지 않고 마치 두부豆腐를 찌르는 듯 할 것이니, [이럴 때는] 계속하지 말고 반드시 그 상황을 살펴야 한다. 만약 신기神氣가 이미 이르렀다면 침이 저절로 팽팽해지고 뻑뻑한 느낌이 드는데, 그러면 침법에 의거하여 허실을 살펴서 수기를 행한다.

다음으로는 환자와의 관계형성에 관해서이다. 의사와 환자 사이의 신뢰 관계를 말할 때 쓰는 용어로 라뽀(rapport)라는 말이 있다. 이는 사람사이에 생기는 상호신뢰관계를 말하는 심리학용어로 서로 마음이 통한다든지 어떤 일이라도 터놓고 말할 수 있거나, 말하는 것이 충분히 감정적으로나 이성적으로 이해하는 상호 관계를 뜻하는 말이다. 특히 심리치료, 교육, 치료 상담 등에 많이 적용되는데 의료적 환경에서는 환자와의 원만한 관계형성을 의미하는 용어로 통용되고 있다. 치료를 받는 경우에 우리는 피시술자의 입장에서 이러한 시술자의 지식이나 자침숙련도를 포함한 학·술적 범주 외에도 태도나 자기 확신 등 환자와의 교감을 통해 긍정적인 치료적 영향을 받는다. 따라서 이른바 라뽀가 형성된 경우와 그렇지 않은 경우의 치료 결과의 차이는 임상에서 확연히 체감할 수 있다. 특히 환자와 도구행위를 통한 직접적인 접촉을 통해서 시술이 이루어지는 침의술에 있어서도 의자에 대한 신뢰와 치료과정에 대한 확신은 매우 중요한 호전 변수이다.

한편 라뽀와 더불어 플라시보효과(Placebo effect)라는 말도 침의학에서 자주 등장하는 용어이다. 라틴어로 '마음에 들다'라는 뜻의 플라시보는 임상의약의 효과를 검정하기 위해 투여하는, 약리학적으로는 전혀 효과가 없거나 약간 유사한 약효를 갖는 물질을 의미한다. 위약僞藥효과로도 불리며 실제로 약이 아닌 비활성 약품을 약으로 위장하여 환자에게 투여했음에도 환자의 긍정적인 믿음으로 인해 실제로 1/3정도의 확률로 효과가 있다고 알려져 있다. 혹자는 침술을 플라시보 효과일 뿐이라고 폄훼하기도 한다. 그러나 여기서 그런 것만은 아니라고 말을 보태며 시간 낭비할 필요는 없다. 관련된 근거자료들은 관심만 있다면 차고 넘치기 때문이다. 치료자가 환자에게 확신을 주었을 때의 치료효과와 그렇지 않을 때의 효과의 차이는 임상에서 수시로 경험할 수 있다. 이를 긍정적으로 활용하는 것은 마땅히 의학적 범주에서 이해되어야 한다. 환자에게 치료에 대한 신뢰를 주는 것은 명백히 아주 중요한 치료과정의 일환이며 긍정적인 치료효과를 유도하는 사전 행위로 인식할 필요가 있다.

단장취의斷章取義해보자면 《영추》〈행침(67편)〉에 나오는 "신(神機)이 먼저 움직여 침을 놓기도 전에 기가 먼저 운행된다(神動而氣先鍼行)"는 구절이나 《소문》〈이정변기론편〉의 편제篇題 등은 이런 뜻을 담았으리라. 이러한 과정은 심리적인 기작에 의한 신체화 효과나 의식의 전달과 관계된 양자적 차원과도 부합한다. 옛 경전에 치료에 임하는 의자의 태도를 지속적으로 강조한 까닭의 한켠에는 아마도 이러한 의미가 들어있을 것이다.

(2) 피시술자 변수

사마천(司馬遷; B.C 146-B.C 86)이 쓴 《사기》의 〈편작扁鵲열전〉에 보면 명의라도 도저히 고칠 수 없는 다음과 같은 6가지 불치병이 있다고 한다.

- 첫째, 환자가 교만하고 방자하여 내 병은 내가 안다는 사람
- 둘째, 자신의 몸보다 돈과 재물을 더욱 소중하게 여기는 사람

- 셋째, 음식과 생활에 절도가 없는 사람
- 넷째, 음양의 평형이 깨져서 오장의 기가 바르지 않는 사람
- 다섯째, 약도 먹지 못할 정도로 몸이 극도로 쇠약한 사람
- 여섯째, 무당만 신뢰하고 의사는 믿지 못하는 사람

그러면서 어느 하나라도 심하면 고치기 어렵다고 덧붙인다.

이중 환자의 마음과 관련해서는 가장 중요한 문제는 의醫와 의자醫者에 대한 신뢰성이다. 사실 진료과정에서 늘 시술자만이 피시술자를 살피는 것은 아니다. 의자가 환자를 살피듯 환자도 처음부터 의자의 일거수일투족을 살핀다. 그러므로 치자治者만 신성공교神聖工巧가 있는 게 아니다. 피치자被治者도 신성공교가 있고 척보면 아는 신환神患이 있는 것이다. 그의 마음속에 신뢰가 형성되지 않으면 침효과는 기대에 미치지 못하게 될 것이다. 라뽀의 형성과 플라시보의 긍정적 효용이 중요한 이유이다. 이 같은 심리효과는 자침 전前단계를 비롯, 전全단계에서 영향을 미치는 매우 중요한 요소가 된다. 침술은 여타의 치료법과 마찬가지로 객관적인 기술적 행위임과 동시에 주관적인 부분이 개입된 종합적인 시술기법이다. 따라서 시술자의 능력 못지않게 피시술자의 치료수용성은 치료의 효과 나아가 그 성패를 좌우하는 매우 중요한 변수가 된다. 환자가 시술자에 대해 불신하거나 지나친 긴장이나 침에 대한 공포 등이 심하면 제대로 된 치료효과를 거두기 어렵다. 심신상관과 관련된 분과된 연구 역시 서양의학에서도 이미 중요한 주제가 되어 있다.

(3) 침 변수

치료의 수단이 뜸이나 탕약을 제외한 침으로 결정되었다면 다음은 치료술기에 맞는 적절한 침종鍼種을 선택하는 일이 남았다. 진단과정에서 수술(절개/배농)할 것인지 사혈瀉血할 것인지 사수액瀉水液할것인지 조기調氣할 것인지 시술의 방향이 이미 마음속에 결정되어 있을 테니 9침(참鑱·원員·시鍉·봉鋒·피鈹·원리員利·호豪·장長·대大)중에 어느 하나를 선택하면 될 일이다. 과거 선조들은 이를 위

해 용도별로 9종의 철침을 구비해 놓았던 것이나 지금은 많이 달라졌다. 예전과 달리 지금은 침하면 호침이 된지 오래다. 그리고 나는 앞에서(7장 다기능 자극원—침) 지금의 호침은 기술적 발전에 따라 경제적인 소재로 바뀌었고 보다 단단하고 강한 소재가 되었으며 통증을 줄이기 위해 더 가늘어지고 미끈해지긴 했으나 몇몇 본질적이고 기능적 측면에서는 속이 비고 말았으며 이런 침은 죽은 것이나 마찬가지라고 크게 한탄했었다. 따라서 우리에게는 죽은 침을 살리기 위한 힘든 여정이 남아있노라고. 이에 대해서는 마지막(12장 침술혁명)에서 그 방법론을 제안할 것이다. 이제 눈은 환자의 눈동자와 상단전을 주시하며 입에 침을 문다. 자꾸 침을 입에 무는 이유는 다음의 구온口溫을 설명하기 위해서이다. 물론 지금시대에 침을 입에 무는 술사는 없다.

(4) 구온口溫

구온이란 침의학에서 침을 따뜻하게 유지할 목적으로 입으로 물고 있는 동작을 의미한다. 지금이야 위생적으로 보더라도 턱없는 일이라서 사라진지 오래된 과정이지만 예전에는 침을 맞으러 가면 흔히 볼 수 있는 장면이었다. 술사는 침병을 입에 물고 있다가 자침시에 입에서 꺼내어 침을 놓곤 했었다.

《소문素問》〈유편〉의 주注에도 "원리침과 장침을 쓸 때는 침을 놓기 전에 먼저 침을 입안에 넣고 따뜻하게 데운 다음에 비로소 자침한다"고 하였고, 또한 "호침은 사람이 몸에 지니고 다녀서 따뜻하게 한 다음에 자침한다"고 하였는데 같은 의미를 담고 있는 것으로 이해된다.

그러면서, 입안에 넣어 침을 데우는 것은 침이 경락에 자입되었을 때 경기經氣를 따스하게 하여 쉽게 운행하게 하려는 것이며 간혹 침을 끓는 물속에 담갔다가 쓰는 것 역시 이러한 뜻일 뿐이라고 하였다. 입안의 온도나 체온은 약간은 다른데, 입안에 넣어서 침을 따뜻하게 하면 침의 끝 부위는 비록 따뜻해질지라도 침병은 아직 차가운 상태일 것이므로, 이는 몸에 지니고 다녀서 침 전체가 데워지게 하는 것보다는 못하다고도 하였다.

《침구대성》에서도 유사한 내용이 전해진다.

침을 놓을 때는 반드시 침을 입에 넣어, 따뜻하게 데우고 나서 침을 놓아 기혈을 조화시키면, 한열이 서로 다투지 않게 될 것이다. 침을 데우는 원리는 아주 훌륭한데, 입안에서 [몸 안의 온기와] 조화를 이룬 다음 혈처에 자입刺入하는 것은, 한과 열이 서로 다투지 않게 하고, 영榮과 위衛를 제대로 소통시켜 좋은 결과를 얻기 위한 시작이다.

침을 놓으려고 할 때는 반드시 먼저 침을 입안에 머금어 따뜻하게 하여 영榮·위기衛氣와 잘 어우러지도록 하여 인체에 접촉시 인기人氣와 서로 거슬리지 않도록 해야 한다. 입으로 침을 머금는다는 것은 침을 입안에 넣어 문다는 것이다. 기가 따뜻한 것은 마치 불이 따뜻한 것과 같다. 이贏는 말랐다는 의미이다. 보통 침을 놓을 때 반드시 입안에서 침을 따뜻하게 데워 영기와 위기가 서로 연접하여 자기의 양기를 밀어서 그 사람의 마르고 허약함을 보충하도록 해야 하니, 따라서 침이 불과 상응한다고 한 것이다.

필자는 위생문제를 떠나 온도 상승에 대한 실효성을 확인해보려 침병이나 침체를 입에 물어서 그 온도를 실측해본 결과 침병을 입에 무는 것만으로 침체로의 온도 전달은 거의 이루어지지 않았다. 자입되는 침체의 온도와 체온과의 차이는 순간적인 열량의 교환과정을 수반함은 물론 침의 다양한 기능 발현에 변수가 될 수 있다. 인체는 온도에 민감한 공간이므로, 그런 면에서 선의들이 삽입되는 침체와 체온과의 온도 차이에 대한 고려를 했었다는 점에 대해서만 의미부여를 하고 넘어간다. 다만, 체온에 상응한 침체의 실현이 목적이라면 온장고溫藏庫도 방법일 수 있겠고 전기적 온열침溫熱鍼도 대안일 수 있을 것이다.

2. 탐혈探穴

혈의 선택이 진단을 통한 사고의 결과라면 탐혈은 침을 찌르기 위한 실제적인 탐사과정이다. 혈의 탐색은 보통 손가락 끝의 감각으로 수행하며 주로 감각적으로 예민한 엄지, 검지, 중지의 끝으로 행한다. 선의들은 탐혈의 과정을 이렇게 보았다.

> 무릇 혈穴의 탐색은 손으로 그 곳을 더듬어 헤아려 찾는 것[1]으로, 몸에서 양陽 부위의 근골의 옆에 있어서는 오목하게 들어가는 곳이 진혈眞穴이다. 음陰 부위의 틈이나 접하는 사이에서는 맥의 박동이 느껴지는 곳이다. 기육은 두껍기도 하고 얇기도 하며, 혹은 반듯하거나 구부러져 있기도 하며, 가로로 있기도 하고 곧추서 있기도 하나, 원칙대로 눌러가며 올바로 취혈할 수 있는데, 왔다갔다 눌러가며 혈을 찾고 엄지손톱으로 혈을 찍어 표시하는데, [이것이] 표준이 된다. 《난경難經》에서 "영분營分을 자침할 때는 위분衛分을 손상시켜서는 안 된다"고 하였고, 또한 "영분營分을 자침할 때 위분衛分을 손상시켜서는 안 된다고 한 것은 그 혈을 꾹 눌러서 기를 흩뜨린 다음에 침으로 찌르라는 말로, 이렇게 하면 위기衛氣를 손상하지 않게 된다. 위분衛分을 자침할 때는 영분營分을 손상시키면 안 된다고 한 것은 그 혈처를 집어 올리고 침을 눕혀서 자입해야 함을 말하는 것으로, 이렇게 하면 그 영혈營血을 손상시키지 않게 된다." ─《주해완역 침구대성》

이 과정에서 중요한 것은 혈의 위치와 3차원적인 모습이다. 술사는 탐혈을 통한 혈의 공간적 형상화를 마친 다음에야 침이 자입된 모습과 수기를 고려하여 비로소 침을 놓을 수 있는 것이다. 경혈의 위치를 정해놓은 서적들의 위치는 표준적인 것으로 실제 자침을 하다보면 혈의 위치나 모양은 개인차가 있고 같은 사람이라도 자세 등에 따라 매우 달라진다. 골도분촌과 체위가 중요한 이유이다. 골도분촌은 부위별 위치관계의 개인맞춤에 필요하며, 체위는 침을 맞이하기 위한 최적의 혈의 모습을 갖춰내기 위해 필요한 과정이다.

---

1) 揣(췌); 수췌手揣, 의췌意揣, 헤아려 찾는다는 뜻으로 자침전시행하는 분골정혈법分骨定穴法.

(1) 동신촌법同身寸法

과거 동의학의 의경에서도 개인의 체격차이는 치료에 있어서 중요한 고려대상이었다. 환자들은 체격들이 서로 다르기 때문에 정해진 일정한 도량형 단위를 가지고 혈의 위치를 규정할 수 없기 때문이다. '야오밍(229cm)'과 '리오넬 메시(169cm)'의 족삼리가 일률적으로 독비혈로부터 술사의 모아진 네손가락(3寸) 아래에 있을 리가 없을 테니까. 따라서 침구학에서는 환자 자체의 몸에서 일정한 부위의 길이를 기준치로 하여 혈의 위치를 잡는 것이며 그 기준에 해당하는 몇몇의 방법론을 함께 활용한다. 가장 단적으로 골도법骨度法과 동신촌법同身寸法이 있다. 골도법은《황제내경·영추》의〈골도편骨度篇〉에 기록된 취혈의 지침으로 등분법等分法, 절량법節量法, 절량분촌법折量分寸法이라고도 한다. 이 취혈법은 신체의 몇 중요부위를 개인에 따라 등분해 상대적 비율로 정해 놓은 것으로 이것을 골도骨度라 한다. 동신촌법同身寸法이란 말하자면 혈穴을 탐색하는 데 있어서 개인차를 고려하여 맞춤으로 치수를 정하자는 것으로 일명 지촌법指寸法이라고도 하는데 환자의 손가락의 넓이와 길이를 이용하여 취혈하기 때문에 붙여진 이름이다. 다음은《침구대성》에 기록된 내용이다.

「보통 취혈하는 법은 반드시 분촌分寸을 구분하는데 있으니, 먼저 스스로 주의를 기울이고 다음에 [환자의] 기육이 나눠짐을 살펴서 한다.」

이것은 혈穴을 재서 취함에 반드시 남자는 왼손, 여자는 오른손의 가운뎃손가락을 구부려서 엄지손가락과 맞대어 고리처럼 만들었을 때 안쪽에 생기는 마디 주름 모서리를 1치로 하여, 크고 작고 길고 짧은 사람에 따라 취혈의 기준으로 한다는 것으로, 이것은 결국 동신촌법同身寸法을 말하는 것이다. 먼저 환자가 무슨 병인지, 어느 경락에 속하는지, 어느 혈을 쓸 것인지 살피는데 주의를 기울이고, 다음에 환자가 살쪘는지 말랐는지 키가 큰지 작은지와 대소, 기육 및 뼈마디와 발제의 사이를 살핀 다음 법도에 맞게 재어서 취혈하는 것이다.

중지동신촌법中指同身寸法과 무지동신촌법拇指同身寸法

중지동신촌법은 사람의 가운뎃손가락과 엄지손가락 끝을 맞대게 하고 가운뎃손가락 둘째 마디의 안쪽에 생긴 가로금의 두 끝 사이를 1촌으로 본다. 이것은 사지의 혈과 배부를 가로 재는데 쓴다. 이에 비해 무지동신촌법은 당사자 엄지 손가락의 첫째마디 폭을 1촌으로 보고 기준을 삼으라는 말이다. 둘의 차이는 어떨까?

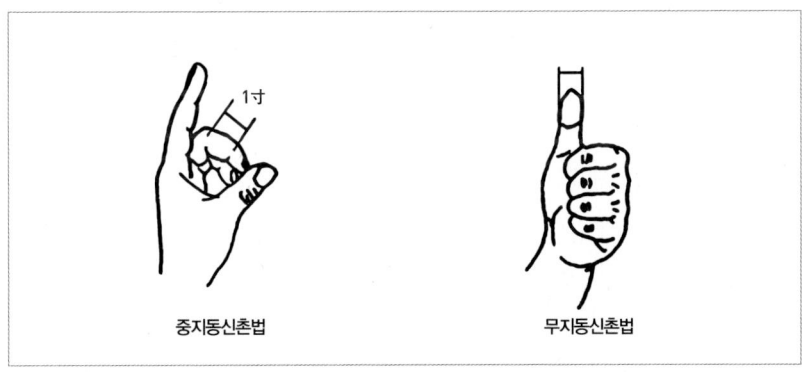

[그림 9-2] 중지동신촌법(좌)과 무지동신촌법(우)

스스로 실측해본 결과 필자의 경우는 비슷(25mm)했다.

골도분촌법骨度分寸法

골도는 뼈가 척도요 분촌이란 촌수를 나눈다는 말이니 이 말은 곧 탐혈함에 있어서 개인의 체형이 반영된 뼈의 치수를 기준으로 삼아서 촌수를 가름한다는 의미이다. 앞서 경락과 경혈편(5장)에서 혈의 위치는 구조물들을 기준으로 표준적으로 정리되었다고 하였다. 그러나 실제의 위치는 사람마다 다르고 사람에 따라서도 상황에 따라 위치는 물론, 모양, 크기, 크기 등이 모두 변화가 생긴다. 골도분촌은 상대적으로 다른 체형을 가진 개인에 대한 뼈를 중심으로 한 기준의 제시이다.

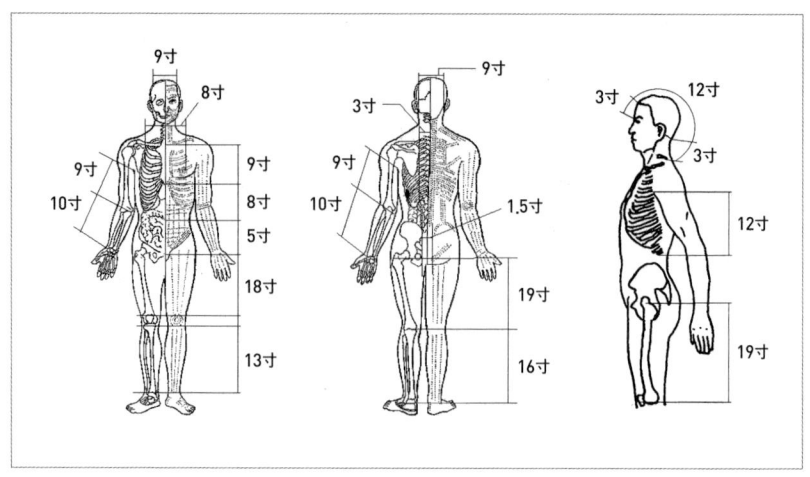

[그림 9-3] 골도분촌—앞, 뒤, 옆모습

  다만 이 자체도 개략적인 위치관계를 정해줄 뿐 핵심은 "그 근처에서 만져보고 찾아봐라"이다.

  한편, 촌척寸尺(척도)은 시대와 나라에 따라 일정하지 않았음을 고려해야할 필요가 있다. 중국의 경우 약 3천 년 전 주나라 때는 주척周尺이라 하여 1자(尺)의 길이가 20cm정도였고, 그 800년 정도 후 한나라의 도량형단위인 한척漢尺에서는 1자가 23.7cm 정도였다고 하며, 당나라의 당척唐尺에서는 1자가 지금과 비슷한 29.7cm 였다고 한다. 우리나라의 경우 삼국시대 이후 세 나라가 모두 독자적인 고구려척인 35.6cm를 기준으로 통용되었다는 설도 있고, 이후 조선시대에 이르기까지 33cm로 통용되었다고 한다.

  동신촌의 기준에 따라 측정해본 평균적 체형에 가까운 본인의 척촌으로는 왼손 주관절에서 완관절 사이는 대략 25cm, 엄지 첫마디 가로 폭과 중지를 구부린 동신촌의 길이는 2.4~2.5cm이니 10촌을 1촌으로 계량 맞춤한 고대의 치수와 거의 비슷하였다.

(2) 취혈에 따른 체위를 고려

  탐혈은 전적으로 침이 침습될 곳을 과녁으로 하는 공간탐색과정이다. 손가락으로 문지르고 누르고 훑으면서 스캔한 감각적 삼차원 공간 이미지는 입체화되어 머릿속에 그려진다. 사람의 혈穴은 각각 자신의 모습을 가장 잘 드러내는 자세가 있다. 관절이나 근육의 연결부처럼 움직임에 의해 쉽게 영향을 받는 부근에 위치한 것들이 특히 그러하다. 탐혈과정에서 얻어진 공간의 모양과 피부로부터의 깊이, 공혈孔穴의 질이나 밀도의 분포와 부분적 소밀은 침을 삽입하려는 의도와 정확히 호응해야 한다. 혈의 모양을 온전히 채우고 있는 가상의 물체의 중심를 향해 침을 진격시키려면 취혈된 상태의 물리적 변형이 최소화되어야 한다.

《침구대성》에는 이렇게 써있다.

"혈에 따라 펴거나 구부려서 취해야 할 경우가 있고, 혹은 평평하게 눕거나 똑바로 서거나 앉아 안정한 자세로 취해야 할 때가 있다"

펴고 구부린다는 것은 가령 환도혈을 취할 때 반드시 [옆으로 누웠을 때] 아래에 깔리는 다리는 곧게 펴고, 위에 놓이는 한쪽 다리는 구부려서 취해야 혈을 찾을 수 있다는 것이다. 평平과 직直이란 반듯이 누운 자세로 취하거나, 똑바로 앉아서 취혈하거나, 혹은 똑바로 서서 취혈하거나 하여 저절로 편안한 자세를 갖추는 것인데, 가령 아랫입술 아래의 오목한 가운데에 있는 승장혈을 취할 때와 같은 경우가 그런 예이다.

"양경陽經에 있어서는 근골筋骨의 옆으로 누르면 오목하게 들어가는 곳이 진혈眞穴이고, 음경陰經에 있어서는 근골 또는 오금 등의 사이에서 맥의 박동이 느껴지는 곳이다"

양의 부위란 합곡, 삼리, 양릉천 등과 같은 모든 양경으로, 뼈 사이 옆으로 손가락을 눌렀을 때 오목하게 들어가는 곳이 진혈眞穴이다. 음의 부위란 손바닥, 다리 안쪽, 배 등과 같은 모든 음경으로, 반드시 힘줄과 뼈 또는 오금 등의 사이에서 손가락으로 맥의 박동이 느껴지는 곳을 취해야 그곳이 진혈이 된다. 한편, 체위와 관련한 의미 있는 실험적 결과를 본적이 있는데 그건 누운 상태와 앉은 상태의 인체의 자율신경의 작용양상이 차이가 있다는 것이다. 구체적으로 앉아있을 때는 교감신경이 증진되는 긴장상태가 되고 누워있는 상태에서는 억제되고 이완되는 상태가 된다는 것이며 따라서 신체기능을 안정시켜 치료할 환자와 활성화하여 치료할 환자를 구분해서 시술하는 중요한 변수라고 하였다.[2]

(3) 자침전수기 刺鍼前手技

침을 놓기 전에 행하게 되는 자침전수기는 침을 자입하기 전 과정에 대한 보사의 의미를 가진다. 그 주된 목적은 기혈을 흩고, 침도를 원활하게 하며 득기와 보사를 용이하게 하려는 것이다. 자침은 체표의 위치가 정해졌다고 찌르기만 하면 되는 것이 아니라고 하였다. 반드시 눌러보고 문질러보고 밀어보고 넓혀보고 만져보아 혈위의 공간적 위치를 파악하고 혈처의 정돈과정이 있은 다음에야 침의 자입이 가능한 것이다. 그래야만 정확한 취혈과 수기가 가능하고 기혈의 원만한 소통에 도움이 되며 자입과 수기과정에서의 손상을 방지할 수도 있는 것이다. 이는 자침의 효과를 더욱 잘 발현하기 위한 중요한 예비과정으로《침구대성》에서는 이를 이렇게 설명하고 있다.

> 침을 놓을 때에는 반드시 먼저 왼손으로 수혈兪穴에 해당하는 혈처를 누르고 문질러준다. 침을 놓을 줄 아는 자는 그 왼손을 믿고[중시하고], 침을 잘 모르는 자는 [침을 쥐고 있는] 오른 손만을 믿는다.[3] 침을 놓을 때에는 반드시 먼저 왼손으로 침을 놓을 중요 혈자리를 눌러서 문지르거나, 퉁겨서 자극을 가하거나, 손톱으로 꾹 누르거나 하여 그 기가 도래하는 것이 마치 맥이 박동하는듯하면 왼손으로는 침을 놓을 혈

---

[2] 니시죠 카즈시, 쿠마자와 타카오 저, 조기호, 이재동역, 과학적인 침구임상, 군자출판사, 2005, pp.29, 37-38.
[3] '왼손을 믿는다'는 것은 침을 잘 놓는 자는 왼손의 역할을 중시하고, 침법을 모르는 자는 오른 손부터 쓴다는 것을 말하는 것이다.

자리를 문질러주는데 마치 호랑이를 붙잡고 있는 것처럼 하며, 오른손으로 침을 돌리는데 마치 힘을 주지 않고 칼날을 잡은 것처럼 하는 것이다.

자침전수기는 행기行氣, 운기運氣하기 위한 준비과정만으로 이해할 수도 있으나 자체가 보사의 의미를 가지기도 한다. 전수기의 방법들로는 순循, 조절(爪切, 손톱으로 꾹 눌러줌), 섭법攝法, 안법按法, 탄노법彈努法, 개합, 추推, 명해命咳 등이 있다. 각론은 10장(감춰진 과학, 보사와 수기)에서 자세히 살펴보기로 한다.

(4) 자침수 — 일침이냐 다침이냐

침을 하나를 놓는 것과 두개이상을 놓는 것은 체내의 반응양상이 응당 다를 것이다. 일침자(單穴刺)는 인체와 침의 반응이 전부이지만 다침의 경우 각각이 인체와 반응하는 것과 더불어 침들 사이의 반응이 개입되기 때문이다(이는 약물의 처방에서도 마찬가지여서 여러 약체가 혼합된 복미방複味方의 경우 그 작용기전은 단미방單味方보다는 훨씬 복잡한 작용기전을 가지게 된다). 따라서 자극의 전달이나 반응의 다양성은 물론 반응의 결과나 이런 과정의 총결이라 할 수 있는 치유의 양상 또한 매우 달라지게 될 것임은 당연할 것이다.

그러나 단혈자單穴刺와 다혈자多穴刺는 기혈운행의 관점에서 반응에 참여하는 체내 에너지의 집중과 분산을 의미하기도 한다. 선의들이 지나친 다자多刺를 경계했던 것도 이런 맥락이리라 짐작해본다.

역사적으로 침의 응용은 단혈에서 비롯되었고 한동안 유지되었던 것으로 보인다. 폄석에 의한 절개배농과 사혈요법과 뜸을 기반으로 조기調氣의 방편으로 호침요법이 한축을 이루게 되면서 특정혈을 사용한 다양한 치료사례들은 점차 다양해지고 체계화되었다. 선의들은 그 결과들로서의 중요한 임상례들을 모아 공유하고자 하는 마음과 후세에 전하고자 하는 마음을 버무려 때로는 대나무에 새기거나 비단에 기록하여 무덤에 묻거나 종이에 기록하고 책으로 묶어내었고 결국 이들중 일부는 시대를 격하여 우리에게 전해질 수 있었다. 마왕퇴 의서들이 그렇고《침구갑을경》,《주후비급방》이 그렇고《손씨침구학》이 그렇고 《외대비요》가 그렇다. 이들 치험례들은 여타의 이론서들과는 또다른 의미로 우리에게 다가온다. 실제의 상황을 직접적으로 담은 기록들이기 때문인데, 수당시대에 이르기까지의 이들 서적들을 살펴보면 사혈이나 뜸시술의 경우를 제외하고는 대부분 단혈위주의 치료사례들을 기록하고 있다(손사막의 《손씨침구학》에서 병증에 따라 기혈들을 여러 개 나열해놓은 내용들이 많이 있지만 구체적인 치료사례에 대한 기술들을 보면 이들은 해당 병증에 쓸 수 있는 혈위들을 추출해 놓은 것이지 다혈자를 의미하는 것은 아니다). 그러다 명이후의 서적들에서는 다침으로 생각되는 다양한 서적들이 이어진다. 물론 혈위들의 나열이 모두 동시에 자침함을 의미하는지는 더 연구할 필요가 있겠지만.

(5) 자침순서

얼마 전 국내에서 일침요법─鍼療法이라하여 한동안 유행하듯 각광받던 침법이 있었다. 당시에는 물론 그 이전에도 단침을 다침과 병행하면서 적절히 활용해온 사례가 없지는 않았겠지만 전적으로 단침을 표방하면서 임상을 진행한 경우는 없어서 그랬는지 상당한 관심과 반향을 불러일으켰던 것으로 기억한다. 일침요법은 말하자면 단혈자법의 다른 이름이다. 증상도 다르고 치료의 층차도 다를 모든 환자들을 일률적으로 단일한 침으로 접근하는 것은 어려운 일이겠지만 당시의 환자에게 맞는 가장 최선의 혈 하나를 찾아서 그 증상의 소실을 목표했다는 점은 다침이 일반적이었던 개원가에서 신선하고 의미 있는 시도였다는 생각이다. 그러나 여기서는 이에 대한 진전된 이야기를 하려는 것은 아니고 자침의 순서에 관한 관점에서 다침자에 대한 이야기를 해보려고 한다. 침을 하나 놓는 것과 여러 개를 놓는 것은 다를 것이며 유침과정에서도 침과 인체와의 전일한 교류만이 남게 되는 일침자─鍼刺와는 달리 다침인 경우에는 보다 복잡한 과정이 뒤따르게 될 것이다. 또한, 다침자인 경우라도 순서가 다르면 그 결과 역시 다르게 될 것이다. 따라서 자극의학적 관점에서 자침의 순서는 상당한 중요성을 가지고 연구되어야 할 것이라고 본다.

3. 자입(刺入 ; 진침進鍼)

드디어 침을 놓을 때가 되었다. 그것이 찔러 넣는(刺入) 것이든 밀어 넣는(進鍼) 것이든.《영추》〈구침십이원〉에서는 그 구체적인 기법으로 "오른손으로는 침을 밀고, 왼손으로는 잡아서 부린다"고 하여 찌르는 손과 제어하는 손을 조합하는 진침방법을 기술하였다. 그리고《영추》〈사기장부병형邪氣臟腑病形〉에는 찌르는 법도를 묻자 기백은 이렇게 대답한다.

"자입하는 것은 기혈氣穴[4]에 적중시키는 것이지 침을 기육이나 관절에 들이는 것이 아닙니다. 기혈에 제대로 놓게 되면 침이 거기서 놀게 됩니다. 그러나 그곳이 살이나 관절이라면 아프기만 하겠지요(刺此者, 必中氣穴. 無中肉節. 中氣穴則鍼游[5]于巷[6], 中肉節卽皮膚痛)."

수기는 다음 단계이므로 자입하는 순간만을 보면 그 주요한 변인으로는 방향과 깊이와 속도가 된다.

(1) 침의 방향

침이 반듯한 모양을 하고 있는 한 침의 방향은 침첨이 향하는 방향에 의해 결정된다. 이때 직자直刺, 사자斜刺, 횡자橫刺의 기준은 당연히 피부의 접촉면이다. 이와 관련한《침구대성》의 내용이다.

---

4) 氣穴: 즉 수혈腧穴을 가리킨다. 경기經氣가 잘 통하므로 기혈이라 한다. 장개빈은《유경》주에서 "경기가 이르는 부위를 기혈이라 한다"고 하였다.
5) 游: 원문에는 "染"으로 되어 있었으나《갑을경》에서 근거하여 "游"로 교정하였다. 일본의 동의학자인 단파원간(丹波元簡: 1755-1810) 역시 "游"로 하는 것이 옳다고 하였다. "游"는 "行"의 뜻이다. 여기서는 수혈腧穴에 침을 놓으면 침기鍼氣가 공혈孔穴로 운행하여 점차 침감이 느껴지고 맥기가 통하는 것을 말한다.
6) "巷"이란 "통로"의 뜻인데 여기서는 "공혈孔穴"을 가리킨다.

자법刺法을 정하는 것은 나무를 닮았으니, 혹 기울거나 혹은 반듯하거나 하고

이것은 나무가 구부러진 것도 있고 바른 것도 있듯이, 침을 쓰는 것 역시 사자斜刺와 직자直刺의 차이가 있음을 말하는 것이다. 양경陽經을 자침할 때는 침을 반드시 기울이거나 눕혀서 위기衛氣를 손상하지 않도록 하고, 음분陰分을 자침할 때는 반드시 똑바로 세워지게 자침하여 영기營氣를 손상하지 않도록 해야 하니, 그러므로 침이 나무와 상응한다고 말한 것이다. ―《주해완역 침구대성》

얕은 곳에 위치한 양경陽經의 자침은 기울여서 하고 깊이 위치한 음경의 자침은 똑바로 한다. 얕은 곳에 직자하면 위기가 손상되고 깊은 곳에 사자斜刺하면 영기가 손상된다는 요지인데 그 실질적 의미에 대해서는 구명究明이 필요한 부분이라 생각한다.

한편, 사자나 횡자의 경우는 보사의 측면에서 침두(침첨)보사법과 관계된다. 달리 영수보사법迎隨補瀉法, 침망보사법鍼芒補瀉法, 침향보사법鍼向補瀉法이라고도 불리며 사암침법에서 운용되는 보사방식이다. 이 경우 침첨이 해당 경經의 순행방향과 맞으면 보補가 되고, 반대이면 사瀉가 된다고 한다. 그렇다면 실제적인 면에서 침첨의 방향이 달라짐은 무슨 차이의 유발을 의미하는 것이며 또한 이로인해 어떤 효과의 차이를 야기하는 것일까? 전기화학적, 자기적 측면에서의 차이를 생각할 수 있을듯한데 앞의 경우는 양적 차이를 수반할 뿐 정반의 효과를 유인하는 경우는 아닐 것으로 생각되고 자기적 특성의 상반성에 대해서는 보사수기(10장)편에서 다시 고찰해보기로 한다.

(2) 자침의 깊이

자침의 깊이(淺深)는 매우 중요한 변수이다. 이는 자극의 지점이 다름을 의미하고 이에 따라 침의 작용도 달라지고 응당 그 효과도 달라질 것이기 때문이다. 실제로 통증의 경우 동일한 혈자리에 시술한다 하더라도 깊이 놓을 때가 얕게 시술한 경우에 비해 그 경감효과가 더 좋더라는 연구 결과도 존재[7]한다.

따라서 치료에 있어서는 침을 깊이 놓을 경우와 얕게 놓을 경우를 구분하여 시술하게 된다. 다만 생각해야 될 것은 이때에도 다양한 경우의 수에 따라 인체 내의 경락과 경혈은 깊이가 변할 수 있다는 사실이다. 인체의 계통적 경락과 경혈은 그 깊이에 있어서 고정된 실체가 아니라 여러 가지 요인에 의해 변화되는 변동적 구조체이다. 그것은 기육의 두께에 따라 달라질 수도 있고 계절적 소인으로 달라질 수도 있는 것이다. 따라서 이런 점들이 고려되어 자침시 반영되어야하는 것이다. 말하자면 심천深淺의 판단이 방침方鍼이라면 후자는 고려사항인 것이다. 환자의 체질과 관련해서는 체격이 비후하고 건강한 사람은 상대적으로 심자深刺하고 몸이 야위고 허약하며 근육이 연하고 얇은 자는 천자淺刺한다고 하였다. 계절적 소인에 관해서는《난경》에서 침자의 시령時令에 따른 심천법을 주장하였는데 봄·여름에는 양기가 위에 있고 사람의 기도 위에 있기 때문에 얕게 취해야 한다고 하였고 가을·겨울에는 양기가 아래에 있고 사람의 기氣도 아래에 있으므로 깊이 자침한다고 하였다.

이렇듯 정확한 취혈과 자침을 위해서는 구조적 소인에 따른 깊이 요인(머리나 안면 및 흉배부는 천자, 요부와 복부 및 하지는 심자), 병증의 위치(병이 겉(表-피부,근육)에 있으면 천자, 속(근골, 장부)에 이으면 심자), 병증의 양상(열증, 허증-천자, 한증, 실증-심자) 등을 포함한 여러 가지를 살펴야 하는 것이다.

술사는 침이 자입되는 동안 원하는 깊이에 도달하기까지 지나는 구조체(皮肉脈筋骨)들을 손상시키지 않도록 주의를 기울여야 한다. 여기서 가장 이른 침구전문서적인《침구갑을경》에 나오는 오수혈에 대한 혈처별 자침깊이를 살펴보자.

그리고 다음 표는 이를 오수혈별로 재배열한 것이다.

우리는 여기서 몇몇의 경향성을 알 수 있게 된다. 첫째, 정혈井穴은 대부분 1푼 깊이로 시술되었다(용천-족소음신경, 대돈-족궐음간경만 예외). 둘째, 모든 혈이 1촌(도량형의 차이를 감안하면 2.5~3cm)이내의 깊이로 시술되었으며 정혈을 제외한

---

7) Francesco Ceccherelli 외 3인, Comparison of Superficial and Deep Acupuncture in the Treatment of Lumbar Myofascial Pain: A Double-Blind Randomized Controlled Study, The Clinical Journal of Pain, pp. 149-153.

[표 9-1] 《황제명당경》 중 오수혈의 자침 깊이(경맥별)

경맥	오수혈	혈명	깊이(分)	경맥	오수혈	혈명	깊이(分)
수태음폐경	정	소상	1	족태양방광경	정	지음	1
	형	어제	2		형	통곡	2
	수	태연	2		수	속골	3
	경	경거	3		경	곤륜	5
	합	척택	3		합	위중	5
수양명대장경	정	상양	1	족소음신경	정	용천	3
	형	이간	3		형	연곡	3
	수	삼간	3		수	태계	3
	경	양계	3		경	부류	3
	합	곡지	5		합	음곡	4
족양명위경	정	여태	1	수궐음심포경	정	중충	1
	형	내정	3		형	노궁	3
	수	함곡	5		수	대릉	6
	경	해계	5		경	간사	6
	합	족삼리	10		합	곡택	3
족태음비경	정	은백	1	수소양삼초경	정	관충	1
	형	대도	3		형	액문	2
	수	태백	3		수	중저	2
	경	상구	3		경	지구	2
	합	음릉천	5		합	천정	10
수소음심경	정	소충	1	족소양담경	정	(족)규음	1
	형	소부	3		형	협계	3
	수	신문	3		수	족임읍	2
	경	영도	3		경	양보	5
	합	(음)소해	5		합	양릉천	6
수태양소장경	정	소택	1	족궐음간경	정	대돈	3
	형	전곡	1		형	행간	6
	수	후계	1		수	태충	3
	경	양곡	2		경	중봉	4
	합	(양)소해	2		합	곡천	6

[표 9-2] 《황제명당경》 중 오수혈의 자침 깊이(오수혈별)

경맥	정	(분)	형	(분)	수	(분)	경	(분)	합	(분)
수태음폐경	소상	1	어제	2	태연	2	경거	3	척택	3
수양명대장경	상양	1	이간	3	삼간	3	양계	3	곡지	5
족양명위경	여태	1	내정	3	함곡	5	해계	5	족삼리	10
족태음비경	은백	1	대도	3	태백	3	상구	3	음릉천	5
수소음심경	소충	1	소부	3	신문	3	영도	3	(음)소해	5
수태양소장경	소택	1	전곡	1	후계	1	양곡	2	(양)소해	2
족태양방광경	지음	1	통곡	2	속골	3	곤륜	5	위중	5
족소음신경	용천	3	연곡	3	태계	3	부류	3	음곡	4
수궐음심포경	중충	1	노궁	3	대릉	6	간사	6	곡택	3
수소양삼초경	관충	1	액문	2	중저	2	지구	2	천정	10
족소양담경	(족)규음	1	협계	3	족임읍	2	양보	5	양릉천	6
족궐음간경	대돈	3	행간	6	태충	3	중봉	4	곡천	6
단순합(보정합)		16(12)		34(27)		36(29)		44(36)		64(52)
평균		1.3		2.8		3.0		3.7		5.3

48혈중 대부분 2~6푼(5mm~2cm) 깊이로 시술되었다. 셋째, 정형수경합의 순서로 자침의 깊이는 증가하는 경향을 보인다. 약간의 보정을 통한[8] 깊이의 비교로는 정혈(1)을 기준으로 각각 형(1.3), 수(1.4), 경(2.0), 합(3.3)으로 특히 합혈에서의 심자 경향이 뚜렷하였다. 넷째, 음경과 양경의 깊이 차이는 음경(59)의 깊이가 양경(42)에 비해 약간(29%) 깊이 자침되었다. 다섯째, 역시 같은 방식으로 비교한 수경手經(47)과 족경足經(54)의 차이는 족경이 조금 더(15%) 깊이 자침되었다.

(3) 자입刺入의 속도

선의들은 질입서출疾入徐出이냐 서입질출徐入疾出이냐에 따라 보사가 달라진

---

8) 수치의 단순합산비교가 아닌 각 경별 최소값과 최대값을 제외한 합산비교. 가령 형혈인 경우 최소값1과 최대값6를 제외한 합산값은 27.

다고 보았다. 이른바 서질보사徐疾補瀉다.《영추》〈소침해〉에서는 천천히 진입하고 급하게 발침하는 것은 정기가 얕은 곳에서 깊은 곳으로, 표標에서 이裏로 도달하게 하여 보補하는 작용을 하게 하기 위함이고, 빨리 진입하고 천천히 발침하는 것은 깊이 있는 사기를 표부로 이동시켜 제거하기 위한 것이라고 하였다. 이와는 달리 기능적 관점에서 만약 자입의 과정을 자화된 침체의 진입이나 전기화학적 시각으로 보면 자입의 속도변화는 (유도)전류나 이온전류의 전개에 따른 상이한 효과를 유인하게 될 것이다. 이에 대해서는 11장(침을 놓으면 몸 안에서 일어나는 일들)에서 다시 논한다.

4. 후기候氣

일반적으로 후기란 기를 살핀다는 뜻이다. 후기는 여러 가지 의미로 쓰이는 말이다. 먼저, 기의 위치를 파악하여 침자鍼刺하는 것도 후기라고 한다.《영추》〈위기행衛氣行〉편에서 '기가 위치해 있는 곳을 신중히 살펴서 침을 놓는다'라고 한 것은 이러한 의미를 담고 있는 말이다.《소문》〈팔정신명론〉에서 말한 것처럼 4계절 여덟 방소의 기운을 살피는 것도 후기라고 하였다. 그러나 이곳 자침단계에서 말하고자 하는 후기는 자침을 하였으나 득기가 이루어지지 않았을 때 조용히 멈춰서 기가 오는 것을 기다리는 것을 말하며 이런 뜻에서는 대기待氣라고도 한다. 양계주가《침구대성》에서 "침을 쓰는 법은 기를 기다리는 것을 우선으로 한다用鍼之法, 候氣爲先"고 한 것은 이런 의미를 표현한 것이다.

득기에 도달하기 위한 최촉催促이 필요한지 다음과정으로의 이행이 필요한지의 판단은 손끝의 감각을 동반한 정신적 집중에 달려있다. 그 구체적인 방법론에 대해 고경에서는 이렇게 말한다.

후기候氣란 기를 살피는 것으로 이를 위해서는 마음속에 다른 생각을 해서는 안 되며, 집중해야 한다. 만약 기가 이르지 않았거나 혹은 이르렀다 하더라도 느슨하다면, [기가 제대로 도달한] 연후에 전침轉鍼하여 취한다. 침을 돌리는 방법은 환자에게 숨을 들이마시게 한 다음 먼저 왼쪽으로 침을 돌리는데, 기가 도래하지 않으면 좌우로 한번 약간씩 퇴침한다. 그래도 기가 이르지 않으면, 남자는 안[內], 여자는 밖[外]의 방법을 쓴다. 말하자면 남자는 손으로 가볍게 혈을 눌러, 조심하여 안으로 들어가지 않도록 지켜내고, 여자는 손으로 깊이 혈을 눌러 기가 새나가지 않도록 단단히 막아내야 한다. 이렇게 하는 이유는, 침을 잡아서 깊이 머물게 하는 곳은 음의 부분이고, 얕은 부위에 있도록 하는 곳은 양의 부분으로, 그 깊이가 달라 왼손으로 혈을 누르는 것이니, 반드시 제대로 해야 한다. 다만, 그 기준은 득기가 되었는지의 여부이며, 만약 이렇게 했는데도 끝내 기가 이르지 않으면 치료할 수 없다. 만약 침끝에 기가 이르면, 사기인지 정기인지를 잘 살펴서 그 허와 실을 구분한다. 경전에 이르길 "사기가 오게 되면 긴緊하고 질疾하나, 곡기穀氣가 이르면 느릿하고 온화하니, 유허濡虛한 느낌이 들면 이는 [정기가] 허한 것이고, 다만 뇌실牢實한 경우라면 곧 [사기가] 실한 것이다. 이것이 판단하는 기준이다" ―『주해완역 침구대성』

5. 최기催氣

자침후 기가 이르는 감응의 지속이 치료 효과도 관련이 있는데 침을 놓고 나서 득기에 이르지 않았을 때 선택할 수 있는 방법은 두가지다. 하나는 기다리는 것이고 하나는 재촉하는 것이다. 《표유부》에는 기氣가 빨리 이르면 효과가 빠르고 늦으면 효과를 보지 못한다는 말이 있다. 기를 재촉한다는 후자의 의미를 가진 최기란《신응경》에서 유래한 용어[9]로 침을 놓고 나서 여러 가지 자극 수법을 사용하여 이러한 득기감이 빨리 나타나도록 촉진시키는 방법을 말한다. 《침구대성》에서 양계주는 침을 놓았는데 기가 이르지 않았으면 허실에 근거하여 다음과 같이 기를 살핀다고 하였다.

---

9) 《신응경》: "오른손 엄지와 검지로 침을 잡고 살살 흔들고 앞뒤로도 움직이고, 돌리기도 하면서 마치 수전증이 있는 것처럼 하는 것을 최기라 한다."

기가 이르지 않았으면 앞으로 밀거나 뒤로 빼거나, 안으로 누르거나 밖으로 끌거나, [몸을] 당기거나 늘이거나 하면서 기를 살펴서, 기가 혈(穴)에 다다르게 되면 이윽고 보사를 행하는 것이다. 만약에 침 끝이 경부허활輕浮虛活한 것은 기가 아직 이르지 않은 것이니, 나중에 탄노순문彈努循捫을 행하여 기를 끌어야 하는데, [기를] 유인했는데도 기가 아직 이르지 않는다면, 마치 두부에 침을 찌른 것과 마찬가지이니 이는 죽을병이다.

6. 득기得氣 ― 통通하였느냐?

침술을 통하여 성공적인 치료 효과를 얻기 위한 생소하면서도 중요한 과정으로 득기라고 불리는 단계가 있다. 과거의 문헌에서 나오는 '기가 이르다(氣至)', '기가 오다(氣來)' 등의 표현도 같은 의미로 볼 수 있다. 《영추》〈구침십이원〉편에 나오는 "자침의 요체는 기가 이르게 되면 효과가 있는 것이다. 기가 이르지 않았으면 몇 번이라도 자침한다. 기가 이르렀으면 그친다"는 표현이나 《침구대성》의 〈표유부〉에 나오는 "기가 빨리 이르면 효과가 빠르고, 기가 늦게 이르면 치료하지 못한다"는 문장들은 득기의 중요성이 강조된 단적인 표현이다.

(1) 의미

득기란 무슨 뜻인가? 득기는 《소문》〈이합진사론〉에 나오는 말로 환자나 술자가 느끼는 감각(Needling sensation)을 의미한다. 이는 침이 자입될 때 느껴지는 날카로움이나 통증과는 다른 감각이다. 선의들은 득기과정을 앞서의 많은 과정의 자침단계들이 이를 위한 사전 작업이었다고 해도 좋을 만큼 조기치신調氣治神의 침행위과정에 있어서 핵심적 치료절차(또는 단계)로 여겼다. 득기의 유무에 따라 자침효과의 성패가 달려있다고 본 것이다.

(2) 득기감

체내의 감각적 인지를 언어로 표현하기는 여간 어려운 일이 아니다. 침에 의한 감각의 표현도 마찬가지다. 자침과 수기과정에서 느껴지는 여러 감각적 경험을 선의들은 산마중창酸麻重脹이라는 독특한 느낌으로 종합하였다. 이러한 느낌이 도달하는 순간 환자들이 느끼는 이상의 감각과 동시에 시술자는 손가락 끝으로 침에서 뭔가 팽팽한 긴장감, 침이 곧추 서는 느낌, 살짝 물리는 듯한 느낌, 약간의 흔들림 등등 다양한 느낌을 감지할 수 있다. 예전 의서들은 득기감을 다음과 같이 표현하였다.

"기가 이미 이르렀으면 곧 침이 물고기가 바늘을 문 듯 껄끄럽고 팽팽하며 올라갔다 내려갔다 움직인다. 기가 이르지 않았으면 침 자체가 가볍고 매끄러우며, 마치 고요하고 아무것도 들리지 않는 조용한 방속에 한가롭게 거처하고 있는 듯하다."

"가볍고 매끄럽고 완만하면 아직 오지 않은 것이고, 가라앉고 껄끄럽고 팽팽하면 이미 다다른 것이다. 가볍다는 것은 위로 뜬다는 것이고, 매끄럽다는 것은 허하다는 것이며, 완만하다는 것은 늦다는 것으로, 침을 놓은 후에 이러한 세 가지 맥상이 나타나면 이는 진기가 아직 이르지 않았음을 의미한다. 가라앉는다는 것은 무겁다는 것이고, 껄끄럽다는 것은 막힌다는 것이며, 팽팽하다는 것은 실하다는 것으로, 침을 놓은 후에 이러한 세 가지 맥상이 나타나면 이는 정기가 이미 도래한 것이다."

(3) 고찰

앞에서 득기는 인지 가능한 침자감각이라고 말하였고 그러한 인지의 주체는 술사와 피침자被鍼者라고 하였다. '기氣를 얻다'라는 의미의 현대적 해석은 침을 매개로 인체와의 교감이 이루어졌다는 것이다. 피시술자가 느끼는 감각의 종류가 다름은 교감(자극과 반응)의 과정이 다름을 의미할 수 있다. 그 감각적 차이가 이른바 산(痠; sore ache)·마(麻; numbness)·중(重; heaviness)·창(脹;

distention/extention)으로 표현되었다. 나는 이 4가지 느낌이 동일한 결과에 따른 다른 느낌일 거라고는 생각하지 않는다. 각기 다른 자극원인이나 자극의 경로나 자극의 효과 등이 개입된 결과일 것이라고 생각한다. 전자기적인 이합집산 일수도 있고 역치이상의 신경자극에 대한 내분비적 반응일 수도 있으며 국소적인 신경망적 교감에 대한 인지일 수도 있다. 특정이온의 과분포에 따른 결과의 반영이거나, 자극의 종류에 따른 차이(전기나 열), 자극량의 차이, 침자조직의 반응차이(신경·혈관·기육)가 복합적으로 반영된 결과일 수도 있을 것이다. 아직까지 이들 감각이 의미하는 실제에 대해서는 잘 모른다. 그러나 이에 대한 선행연구 중에는 대부분의 득기 감각이 느린 전도속도를 갖는 Aδ 및 C 감각신경섬유와 관련이 있음을 시사한다는 결과[10]가 있다.

득기는 침 시술과정에서 시술자의 기술적 행위뿐만 아니라 제반 치료환경 환자의 상태, 정서적 요인 등 모두가 영향을 줄 수 있다. 가령 이런 것들이다.

- 사용하는 침의 재질, 대소 장단, 형태 등에 따라 영향을 받는다.
- 염전, 제삽, 탄요彈搖, 순섭循攝 등 자침 과정중의 수기행위와 자침속도, 유침시간, 깊이, 각도, 방향, 단속, 호흡 등 각종 자극 기법에 따라 영향을 받게 된다.
- 자침의 부위에 있어서는 일반적으로 신체의 전면이나 사지의 관절중 굴측屈側, 손가락 말단 등은 감수성이 예민하고 신경이 밀집된 곳 역시 득기가 용이하다고 한다.
- 온도, 습도, 또는 기압 등에 따라 영향을 받는데 이는 근육의 수축과 이완에 직접적인 영향을 미치는 인자이기 때문이다.
- 남녀, 연령, 체질의 강약, 정서적 안정성, 자침에 대한 감수성(긍정성 여부) 등의 인적특성과 연관된다.
- 그리고 병증에 있어서는 일반적으로 허증인 경우 늦고 완만하며 실증인 경우 빠르고 긴박한 특성이 있다고 하며 중풍과 같은 마비성 질환은 기지감응의 원활

---

[10] Kathleen KS Hui 외, Characterization of the "deqi" response in acupuncture, BMC Complementary and Alternative Medicine, 2007. vol. 7, No. 33.

함이 부족하다고 알려져 있다.

득기에 대해 오래 연구한 룬트베르크(Thomas Lundeberg(스웨덴); 1953-)는 마목감(痲; dullness), 무거움(重; heaviness), 터지는 느낌(脹; distention)은 근방추(muscle spindles)와 힘줄 기관(tendon organs)이 풍부한 부위에서 수기를 행할 때 유발되는 경향이 있고, 쓰리고 아린 느낌(痠; aching and soreness) 은 수용체가 풍부한 부위에서 유발되는 경향이 있다고 하면서 득기감은 단일 감각이 아니라 복합적인 감각이며 이는 자침 부위에서 다양한 감각 수용체(특히 가는 신경섬유성 통각 수용체와 유수신경섬유성 기계적 수용체)와 구심성섬유의 활성화에 따른 것이라고 주장한다[11]. 이는 앞서 침감과 구심성섬유 사이의 관계를 연구한 결과 II형 및 IV형 신경섬유는 각각 마목감(痲; numbness)과 쓰라림(痠; soreness)과 II형의 신경섬유는 무거움(重; heaviness) 및 팽창감(脹; distention)과 밀접하게 관련된다고 발표[12]한 왕(K. M. Wang; 중국)의 연구와는 다소 차이가 있다. 아직은 득기의 유무에 따라 실제적인 효과의 차이가 생기는지에 대해서는 더 많은 검증이 필요[13]하다고 본다.

앞서 여러 차례 강조했듯이 경經은 단일한 구조가 아니며 이런 복합적인 경을 통해 다기능적 침이 인체와의 교감을 통해 여러 가지 반응효과를 일으키고 그 결과 피시술자가 각기 다른 느낌으로 감각적인 경험을 하게 되는 것이라 생각된다. 그렇다면 우리에게는 각기 다른 감각을 '자극원 → 인체의 대응 → 반응경로 → 반응의 결과'의 체계로 구체화하여 정리해야할 과제가 주어진 셈이다. 진정 득기의 느낌이 인체 내 반응이 차이를 반영하는 표현이 맞다면 이는 치료효과의 다양성을 내포하는 중요한 단서가 되는 것이다.

---

[11] Thomas Lundeberg, To be or not to Be: The Needling Sensation (de qi) in acupuncture, Acupuncture in Medicine, 2013, 31(2):129-31.

[12] K. M. Wang 외, A study on the receptive field of acupoints and the relationship between characteristics of needling sensation and groups of afferent fibres, Scientia Sinica B, vol. 28, 1985, no. 9, pp. 963-971.

[13] Shuo Zhang 외, Is Deqi an Indicator of Clinical Efficacy of Acupuncture? A Systematic Review, Evidence-Based Complementary and Alternative Medicine, Vol. 2013.

득기라는 말의 원래의 의미 속에는 그것이 물리적 변화이든 화학적 변화이든 간에 극적인 상황의 변화를 겪어내는 의미를 포함한다고 본다. 가령 물이 끓는다거나 녹는다거나 하는 태(態: 狀)의 변화가 일어나는 상황이나, 물질들 간의 지속적인 마찰을 일으켜 불을 일으키는 원시적인 득화(得火—불이 피는) 과정도 사실은 그 중간에서 온도가 상승하는 과정과는 다른 질적 변화의 과정을 겪은 것이다. 만약 내게 득기를 부연할 수 있을 만한 새로운 말을 제시해보라고 한다면 나는 "침감응"이란 말을 추천할 것이다. 대응(response)이나 반응(reaction)에서 극적인 과정을 겪은 의미를 담아서.

7. 보사補瀉수기: 과부족과 치우침의 구체적인 조절 기법

다음장(10장)에서 별도로 보사수기편을 설정하여 다양한 수기법에 대해 단계별로 자세히 기술할 것이다.

8. 유침留鍼

침을 자입刺入한 채로 기다린다는 뜻이다. 《소문》〈침해편〉에서는 "허증을 보하려 할 때 오래 유침한다"고 하였고 〈무자론편(第六十三)〉에서는 한증寒症에 오래 유침한다고 하였다. 유침의 목적은 첫째는 의도된 자극의 진행이고 다음은 자침으로 인해 변화된 인체 상태의 유지이다. 지나치지도 않고 짧아서도 안되는 시간의 적절성이 중요하다.

《침구대성》의 설명은 이렇다.

기가 마치 맥이 뛰는 것처럼 도래하여 침끝이 약간 팽팽해질 때까지 유침하고 기다려 기가 다다르면 마땅히 앞서의 방법처럼 보사를 하면 된다. 유留는 머무는 것이고, 질疾은 신속히 제거함이다. 이는 바로 기가 이르렀으면 반드시 한열을 살펴서 치료해야 함을 말하는 것이다.

이는 보사를 하기 위해 득기를 기다리는 중간 과정으로 유침을 설명한 것이다. 이렇게 설명하기도 한다.

침을 놓고 난 후, 몇 번의 호흡을 하는 동안 얼마나 오래 놓아두는지에 대하여는 경우에 따라 다르다. 한열을 판단하여 오래 유침거나 빨리 뽑거나 하는데 병이 물러가면 속히 출침하고 병이 머물러 있으면 침을 오랫동안 유침하여야 한다. 그러므로 경전에 "열증에 자침하려면 모름지기 차가와 지도록 하는 것이니, 반드시 오래 유침하여 음기가 도탑게 이르면, 숨을 내쉬게 하면서 서서히 발침하며 침공을 닫지 않고 열어둔다. 한증에 자침하려면 모름지기 열이 나도록 하는 것이니, 열기가 도탑게 이르면, 이에 숨을 들이 마쉬게 하면서 재빨리 발침하고 침공鍼孔을 급히 문질러 닫도록 한다"고 한 것이다.

유침시간은 상황에 따라 길게 하거나 짧게 할 수 있는데 보통 15분에서 30분 정도 유침하는 경우가 많다[14]. 그런데 초기의 침구술법을 반영하고 있는 《침구갑을경》의 혈에 대한 내용에는 각각의 혈마다 유침시간을 모두 기록해 놓았다. 다음은 이를 오수혈을 중심으로 정리한 표이다. 그 특징들을 정리하면 다음과 같다.

- 오수혈간의 유침시간은 점차 길어지는 경향을 나타내었고 음양경간에도 약간의 유침시간에 차이를 나타내었다. 다만, 음경과 양경의 차이는 거의 보이지 않았다.

가장 눈에 띠는 차이는 지금의 임상현실과 달리 유침시간이 비교적 매우 짧

---

14) 서양식 침의 운용을 소개한 책자에서는 5초에서 30분 사이라고 소개한다. Adrian White 외, 이승훈 역, 침의 과학적 접근의 이해, 한미의학, 2021, p.39.

[표 9-3] 《황제명당경》 중 오수혈별 유침시간

경맥	오수혈	혈명	시간(호)	경맥	오수혈	혈명	시간(호)
수태음폐경	정	소상	1	족태양방광경	정	지음	5
	형	어제	3		형	통곡	5
	수	태연	2		수	속골	3
	경	경거	3		경	곤륜	10
	합	척택	3		합	위중	7
수양명대장경	정	상양	1	족소음신경	정	용천	3
	형	이간	6		형	연곡	3
	수	삼간	3		수	태계	7
	경	양계	7		경	부류	3
	합	곡지	7		합	음곡	-
족양명위경	정	여태	1	수궐음심포경	정	중충	3
	형	내정	20		형	노궁	6
	수	함곡	7		수	대릉	7
	경	해계	5		경	간사	7
	합	족삼리	7		합	곡택	7
족태음비경	정	은백	3	수소양삼초경	정	관충	3
	형	대도	7		형	액문	3
	수	태백	7		수	중저	3
	경	상구	7		경	지구	7
	합	음릉천	7		합	천정	7
수소음심경	정	소충	1	족소양담경	정	(족)규음	3
	형	소부	-		형	협계	3
	수	신문	7		수	족임읍	5
	경	영도	-		경	양보	7
	합	(음)소해	-		합	양릉천	10
수태양소장경	정	소택	2	족궐음간경	정	대돈	10
	형	전곡	3		형	행간	10
	수	후계	2		수	태충	10
	경	양곡	2		경	중봉	7
	합	(양)소해	7		합	곡천	10

다는 것이다. 대부분의 유침시간은 1~10호흡수에 해당하는 시간으로 분당 18호흡수를 기준으로 계산하면 대략 3초에서 30초정도(평균은 15초 내외)를 유침시간으로 기록하고 있다. 이것은 다른 편에서 논했던 경經을 통한 기의 전달시간과도 맞지 않는다. 당시에는 왜 이렇게 짧은 시간 유침했었는지, 지금처럼 상대적으로 긴시간으로 정해진 것이 언제부터인지, 또 그 실효적인 이유가 무엇인지 등에 대한 정확한 이유는 알 수가 없다. 다만 과거의 침의 경우 지금의 침

호흡	정	형	수	경	합
평균	2.5	4.9	5.1	5.5	7.2

호흡	수음경	수양경	족음경	족양경
평균	4.2	4.2	6.5	5.6

보다 훨씬 컸던 정황을 고려하면 혹시 자침시에 수반하는 출혈과 관련된 것이 아닐까하는 추측을 해보게 된다.

9. 발침 拔鍼

놓았던 침을 뽑는 것을 일컫는다. 빼는 것도 기술이고 그 속에 여러 의미가 담긴다. 의서에는 이렇게 기록하였다. "침을 빼는 아주 훌륭한 방법이 있으니, 마치 호랑이 몸에서 꼬리를 빼낼 듯한 자세로 기의 부침浮沈과 활삽滑澁을 잘 헤아리고 판단하여하는 것"이라고. 그러면서 발침시의 침의 물림을 사기의 물러남과 연계시키기도 하고 침을 흔들어 발침을 원활하게 하거나 발침시의 지속이나 완급, 그리고 개합이나 호흡과 연계한 보사를 연계하기도 하였다. 이어서 후퇴하고 꼬고 멈추고 돌리고 흔들고 빼내는 개별적 단계를 하나하나 풀이하며 부연한다.

침을 빼내는 방법에 있어서는, 병세가 이미 물러났다면 침기鍼氣는 약간 느슨해지나, 병이 아직 물러나지 않았다면 나무뿌리와도 같이 밀어도 움직이지 않고 돌려도 돌아가지 않으니, 이것은 사기邪氣가 침이 뽑히지 않도록 빨아 당기고 여기에 진기眞氣도 이르지 않았으므로 침을 뺄 수 없다. 침을 빼면 병이 재발되니, 다시 보사를 하고 멈추어 기다리다 조금 이완되면 약간 뺄 수 있는데 이때에는 침을 흔들어 잠시 그대로 두어야 한다. 보補할 때에는 숨을 들이 마시면서 하고 침을 빨리 빼고는 그 혈을 급히 문질러 막고, 사瀉할 때에는 숨을 내쉬면서 하고 침을 서서히 빼며 혈을 닫지 않는다. 주리를 치밀하게 하려면 연후에 흡기吸氣하도록 한다. 침을 놓을 때는 천천히 하는 것이 중요한데 너무 급하게 자침하면 혈血을 상하고, 침을 뺄 때는 느슨하게 하는 것이 중요한데 너무 급하게 발침하면 기(氣)를 상하게 한다. 이상으로 요점을 총괄하여 이곳에 모두 설명하였다.

— 『주해완역 침구대성』

10. 발침후

침을 뽑았다고 끝이 아니다. 중요한 공정이 더 남아 있다. 침구멍을 열어놓느냐 마느냐. 또, 얼마동안 그렇게 하느냐이다.

무릇 보법補法은 반드시 문질러 뽑는다. 그러므로 보법은, 침을 빼고자 할 때 그 침공鍼孔을 문질러 닫아서, 기가 새나가거나 혈血이 빠져나가지 않게 해야 하는데, 이렇게 해야 제대로 보補가 된다. 문捫이란 문지르는 것으로, 만약 아픈 곳이 없어지지 않으면, 곧 아픈 곳을 어루만지고 문질러서 통증이 없어지도록 하는 것이다. 또한 침을 일으킬 때에는 손으로 혈을 누르는데, 역시 문捫이라고 한다. 기문機捫이란 침을 다 놓았으면 손으로 그 혈을 어루만져 닫아준다는 것으로, 마치 흙을 밟아서 구멍을 메우는 의미와 같으므로, 따라서 침이 흙과 상응한다고 말한 것이다.

지금과 같은 0.3~4mm 굵기의 호침으로 발침하면서 침공鍼孔의 개폐에 의해 효과의 차이가 발생할 정도는 아니라는 생각에서 이건 아마도 과거 사혈용 참침의 시술에 따른 후속처치이거나 아니면 잔재가 아닌가 한다.

자극의학적 관점에서 자침은 단일한 자극과 반응과정이 아니다. 이러한 자극과 반응에 대한 관점을 반응의 기본 단위인 세포적 관점에서 연구한 사람 중에 호프만 교수가 있다. 그는 중합체-겔(gel) 연구의 선구자로 세포액을 기본적으로 물이 포함된 겔상(gel-phase)으로 인식하였고 다음과 같은 관점에서 세포의 작용을 도식화하였다. 자극의학적 관점에서 대단한 혜안이다.

왼쪽은 다양한 자극을 의미하며 세포의 활동을 다양하게 자극하게 된다. 오른쪽은 반응의 다양성이다. 이들도 모두 세포 과정을 매개하는 것들이다.[15]

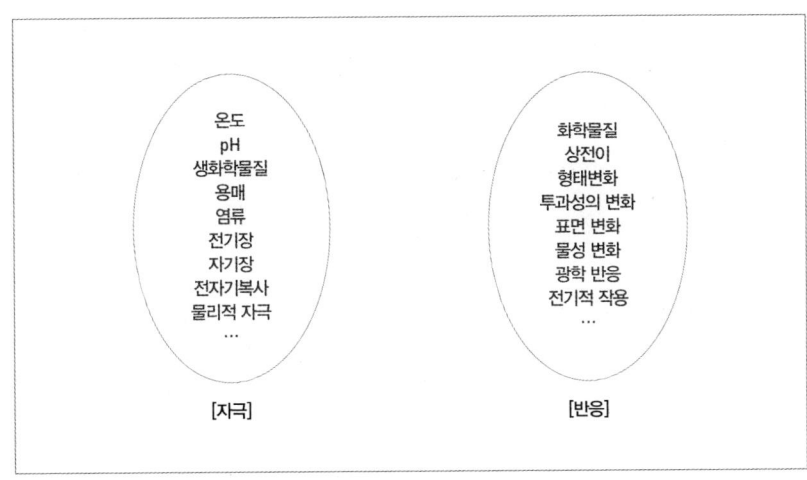

[그림 9-4] 호프만이 제시한 자극과 반응 인자

앞에서 자세히 살펴보았듯이 자침공정 자체에도 10여가지 단계로 세분화될 수 있으며 그 과정마다 가능한 다양한 메커니즘이 내제되어 있는 것이다.

자침의 과정을 살펴보면서 내가 느끼고 본 것은 호침의 제한된 관점에서 조절기법(자침술기)을 보면 선인들은 당시의 기술적 환경에서 고도의 기술적 체계를 담보하고 행위들을 시행하고 있었다는 점이다.

---

15) 제럴드 폴락, 김홍표 역. 진화하는 물, 2017, 지식을 만드는 지식. pp.193-194.

〈10장〉

감춰진 과학, 보사補瀉와 수기手技

자동차도 없고 전화도 없던 시절, 동네 환자는 업혀서 오고 먼데서 온 환자는 우마차나 인력거에 의지하여 의원에 왔을 것이고 어떤 경우에는 의원이 직접 가서 치료를 했을 것이다. 할 수 있는 모든 방법(망문문절)을 동원하여 환자의 상황을 집약하고 허실을 판단하고 나서 이에 상응한 치법을 결정하였다. 그리고는 어떤 침을 선택하여 어느 경의 어느 혈을 선택할 것인지와 보허사실補虛寫實의 구체적 방법을 결정하였을 것이다.

보사수기법은 명백히 선조들이 기혈을 조절하기 위해 도입하여 사용해온 구체적인 기법이자 기술이었다. 이는 이법理法이자 원칙이고 술수였다. 시대가 내려갈수록 가짓수는 많아지고 방식은 복잡해지며 이름은 휘황해진다. 같은 글자가 다른 방식으로 명명되고 다른 단계에서 다른 의도로도 사용된다. 한 가지 이름으로 너덧 가지의 개별요소가 뒤섞인다. 어지럽다. 그럴 때 좋은 방법은 처음으로 돌아가 개념을 찾고 갈라진 역사를 찾으며 각각의 행위를 의미요소별로 쪼개보는 것이다. 그러다 보면 보사와 수기에 대한 선의들의 생각을 더 가까이 알아챌 수 있다. 그래서 여기서는 이런 관점에서 개요와 분화과정 분화된 방법들에 대해 기술하고 그들의 의도에 관해서는 뒤에서 생각을 정리해보는 방식으로 파악해보기로 한다.

1. 보사수기법의 분화와 형성

보사는 덜고 보탠다는 뜻이다. 당연히 그 전제는 허실이다. 보사수기법은 《황제내경》에 몇몇 기본적인 기술요소별 보사방법이 제시된 이후 후세의 여러 의가가 전한 각기의 방법이 혼합되고 융합되면서 그 방식은 물론 내용에 있어서도 다양하면서도 복잡하게 변하여 현재에 이르렀다. 보다 구체적으로는 자침의 기본적 조작방법에 속하는 자침과 발침의 완급, 진퇴의 경중, 염전의 좌우, 자침의 방향, 운침運鍼의 횟수, 시간 등 여러 요소들의 조합으로 구성되었으며 그 각각은 영수(迎隨―자입의 방향), 염전(捻轉―좌우회전), 제삽(提揷―상하운동), 서질(徐疾―입출의 속도), 개합(開闔―자침전후 혈처 개폐), 호흡(呼吸―입출침시 호흡과의 연동) 등이다. 수기보사법의 다양성과 관련해서는 자침중에 행해지는 경우가 가장 많긴 하지만 자입의 전후, 즉, 침을 놓기 전이나 침을 빼고 난 다음에도 여러 가지 수기방식이 자세한 것을 보면서 치료 효과의 도달을 향한 선의들의 진지한 고심을 마음깊이 마주하게 된다. 그러나 안타깝게도 이런 행위기법들이 가지는 구체적인 실제적 의미나 효과에 관해서는 아직 제대로 밝혀져 있지 않다. 당시 선의들 입장에서는 때로는 당연한 것으로 전할 필요가 없었을 것이고 때로는 도제식으로 입에서 입으로 전수되다가 미처 전달의 기회를 갖지 못하게 되기도 했을 것이다. 《내경》에 기록된 여러 기본적인 수기법들 이후에 《난경》에서는 오행론의 상생상극이론을 도입한 자모子母보사(《69난》)나 사남방보북방瀉南方補北方(《75난》)이론 등을 침술에 적용하여 오행침법을 등장시켰다. 이는 후에 원대(元代: 1271-1368)의 하약우(何若愚: 생몰연도 미상)가 기존과는 다른 차원의 보사방법을 적용한 자오유주침법子午流注鍼法을 주창하는 토대가 되었다. 이 보사법은 일日과 시時의 천간天幹과 지지地支의 변화에 따라 인체의 혈의 성쇠개합盛衰開闔이 연동된다는 것으로, 따라서 언제 어느 혈위를 취하여 병을 치료할 것인가는 법도에 따라야 한다는 주장이다[1].

또, 금원시기의 두한경(竇漢卿; 1196—1280)은 《침경지남鍼經指南》(1232)을 지어 각종 침자수법을 자침십사법(動, 退, 搓, 進, 盤, 搖, 彈, 捻, 扪, 捫, 攝, 按, 爪, 切)으로 정리하였다. 그리고 200년이 지난 때쯤 명나라의 서봉(徐鳳; 1390-1450)은 각종 침자수법을 소산화燒山火, 투천량透天涼, 음중은양陰中隱陽, 양중은음陽中隱陰, 자오도구

---

[1] "자오유주"는 시주기, 일주기, 월주기, 연주기 등을 포함한 시간에 따른(주기적) 인체 거동과 에 대응되는 것으로 현대과학이 말하는 생물시계(biological clocks)나 생체리듬(biological rhythms)과 관련지어 이해할 수 있을 것이다.

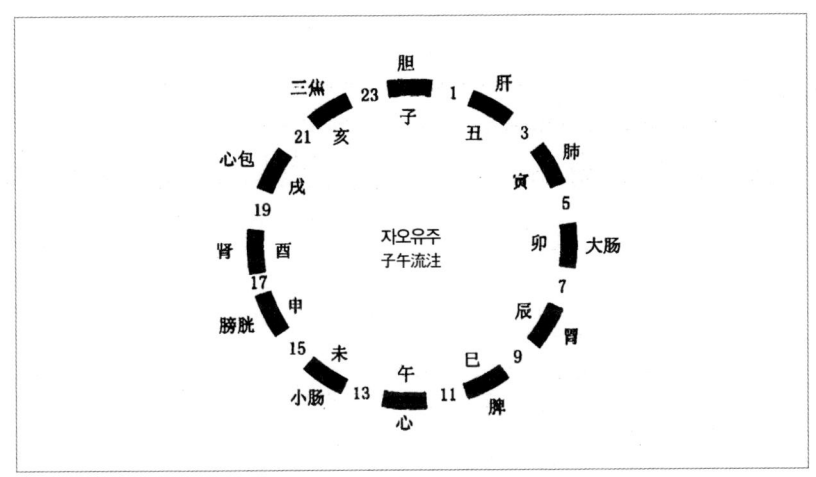

[그림 10-1] 자오유주 장부배속

子午搗日, 진기법進氣法, 청룡파미법青龍擺尾法, 백호요두법白虎搖頭法, 창구탐혈법蒼龜探穴法, 적봉영원법赤鳳迎原法, 유기법留氣法, 추첨법抽添法, 용호교전법龍虎交戰法 등 14종의 종합기법으로 정리하였다. 이중 청룡파미, 백호요두, 창구탐혈, 적봉영원 등 4종의 복식수법複式手法은 "비경주기飛經走氣"의 방법론이라 불렸고, 소산화, 투천량, 양중은음, 음중은양, 자오도구, 용호교전, 진기·유기, 추첨법 등 8종의 복식침자수법은 "치병팔법治病八法"이라 불렸다. 15세기의 저명한 침구가였던 진회陳會는 《신응경神應經》(1425)을 편집하여 동요動搖, 제삽提挿, 염전捻轉의 세 가지가 결합된 최기(催氣; 기를 최촉함)수법을 기술하였으며 "평보평사(平補平瀉—선보후사)"의 수법을 제시하기도 하였다. 명대의 양계주(1522-1520)와 근현은 이전의 침구학술을 집대성한 것으로 평가받는 《침구대성》을 편찬하여 각종 침자법에 대하여 계통적이고도 전면적으로 정리하였다. 양계주는 《내경》,《난경》,《신응경(1425)》,《의학입문(1575)》,《침구취영(1529)》의 보사 방법을 각각 소개한 다음, 가전된 삼구양씨의 보사방법을 24종의 복식수법複式手法(①燒山火, ②透天涼, ③陽中隱陰, ④陰中隱陽, ⑤留氣法, ⑥運氣法, ⑦提氣法, ⑧中氣法, ⑨青龍擺尾, ⑩赤鳳搖頭, ⑪龍虎交戰, ⑫龍虎昇降, ⑬五臟交經, ⑭通關交經, ⑮膈角交經, ⑯關節交經, ⑰子午補瀉, ⑱子午搗日, ⑲子午前後, ⑳子午補瀉歌, ㉑子午傾鍼, ㉒關鍼陰陽呼吸內外捻鍼補瀉, ㉓進火, ㉔進水)과 하수팔법河水八法이라고 명명한 8종의 단식수법單式手法(揣, 爪, 搓, 彈, 搖, 捫, 循, 捻)으로 정리하였다. 이에 대해서는 뒤에서 하나하나 살펴볼 것이다. 선의들은 각 단계에서 왜 이렇게 다양하고 복잡한 행위들을 도모했으며 이런 각각의 행위기법들로 인해 인체 내에서는 무슨 구조적인, 또는 기능적인 변화가 유도되는 것일까?

《침구대성》에 기록된 보사에 대한 내용이 비교적 자세하므로 우선 뭐라고 했는지부터 살펴보자.

(1) 침으로 보補하는 요령

내용을 의미하면서 개별적 행위요소(수기)들에 숨겨진 의미요소를 보사와 연관하여 살펴보도록 한다.

【침으로 보補하는 방법은, 왼손 손톱으로 혈처에 열십자로 자국을 만들고[전수가─爪], 오른손으로는 침을 잡아 그 혈위에 침을 위치시켜, 다음에 환자에게 소리 내어 기침을 한번 하게 한 후 기침을 할 때 침을 밀어 넣는데[자입시─명해법], 길게 한숨을 쉬게 하면서 피하로 3푼을 찔러 넣는다[자입시─호흡보사/심천]. 손의 경락에 침을 놓을 때는 봄과 여름에 하는 방식[자입시─四氣/심천]으로 24번 호흡하는 시간동안 유침하고[자입중─유침], 발의 경락에 침을 놓을 때는 가을과 겨울에 하는 방식으로[자입시─四氣/심천 보사] 36번 숨을 쉬는 동안 유침한다[자입중─유침]. 기를 최촉催促하여[자입중─催氣] 침이 침간沈緊해지면 9양수로 수기하는데, 이는 9번 돌렸다가 9번 푸는 것으로, 이를 천재天才라고 한다[자입중─九六보사/호흡/심천]. 숨을 두 번 내쉬는 정도로 약간 멈추었다가 서서히 기육의 아래로 3푼까지 찔러 넣어 전과 같은 호흡수로 맞춰 유침하여, 침에 침간沈緊함이 느껴지면 생수生數로 수기하는데, 이를 인재人才라고 한다[자입중─九六보사/호흡/심천]. 숨을 세 번 내쉬는 정도로 약간 멈추었다가, 또한 서서히 근골사이 3푼까지 이르도록 기육의 아래로 3푼까지 자입刺入하여, 또한 전과 같은 호흡수로 맞춰 유침하며, 다시 침끝에서 침삽沈澁함이 느껴지면 다시 생수生數로 수기하는데, 이를 지재地才라고 한다[자입중─九六보사/호흡/심천]. 다시 콩알정도의 깊이를 더 밀어 넣는데 이를 안按이라고 부르며[자입중─按], 이는 절截하고 수隨하기 위함이다. 이곳이 극처極處가 되는데, 이곳에서 침을 움직이지 않고 오래 놓아두었다가[자입중─유침], 다시

침을 인부에까지 퇴침退鍼하고[자입중—심천], 또 침첨의 기가 침간沈緊해지기를 기다렸다가 침끝을 병소로 향하여 침을 돌리는데[자입중—염전/침두보사], 스스로 침끝에 열감을 느끼게 되면, 소리消贏, 양瘍, 마麻와 같은 허증성 병세가 모두 사라지게 된다. 침끝이 약간 침간沈緊해진 다음, 침두鍼頭를 위로 향하여 돌리면서 침을 콩 하나 정도 진침하여, 침을 움직였다가 멈추고 숨을 들이 마실 때[출침사—호흡] 침을 빼되 천천히 자입刺入하고 천천히 출침해야[출침사—지속] 하며, 침구멍은 급히 문질러서 막는다[발침후—개합]】

(2) 침으로 사瀉하는 요령

【침으로 사하는 방법은 왼손 손톱으로 혈처에 열십자로 세게 눌러 자국을 만들고[전수가—爪], 오른손으로는 침을 잡아 그 혈위에 위치시킨다. 다음에 환자에게 소리 내어 기침을 한번 하게 한 후 기침을 할 때 침을 밀어 넣되[자입사—명해법], 3푼을 찔러 넣어 천부天部에 이르게 한다[자입사—호흡보사/심천]. 잠시 멈췄다가 똑바로 지부地部에 이르도록 찌르며, 다시 뒤로 콩알만큼 빼어 침간한 득기감을 느끼면, 염전하여 수기하되 침을 요동하지 않도록 하고, 앞에 제시한 호흡수에 따라 6음수의 수기법을 행하는데, 6번 돌리고 6번을 풀며, 숨을 세 번 들이마시며 침을 돌이켜 인부人部에 까지 후퇴하는데, 이를 지재地才라고 한다. 또한 기가 이르러 침이 침간하게 되면, 앞서의 시간 방식에 따라 유침하고 성수成數로 수기하는데, 숨을 두 번 들이마시고 침을 돌이켜 천부天部까지 침을 후퇴하며 이를 인재人才라고 한다. 또한 기가 이르러 침이 침간하게 되면, 앞서의 시간 방식에 따라 유침하고 성수成數로 수기를 행하며, 숨을 들이마시고 침을 돌이켜 피부에까지 침을 후퇴하는데, 이를 천재天才라고 한다. 침을 약간 뒤로 빼내는 것을 제提라고 하는데, 이는 담擔하고 영迎하기 위함이다. 이곳이 극처가 되는데, 이곳에서 침을 움직이지 않고 오래 유침한다. 그러고 나서 인부人部에까지 밀어 넣고, 침에 침간沈緊함이 느껴져 기가 이르렀으면, 침끝을 병소방향으로 향하여 침을 돌리는데, 침 끝에서 냉감이 느껴지게 되면, 한열寒熱, 통痛, 양瘍과 같은 병세가 각각 물러가게 된다. 팽팽하던 침끝이 약간 이완되면 침을 약간 뒤로 빼어 흔들어 놓아두었다가, 숨을 내쉬면서 침을 빼낸다. 이때 자입刺入

은 빨리하고 출침出鍼은 천천히 하며 침을 뽑은 다음에는 침구멍을 열어 놓는다[발침후—개합].

그러면 침전에 혈처에 왼손으로 하는 수기를 비롯하여, 이곳에는 드러나 있지 않지만 구온口溫과정은 물론 자침시의 호흡, 계절요인, 자침깊이, 유침, 염전, 제삽, 지속, 회전의 숫자, 득기, 침두방향, 출침후의 개합에 이르기까지 많은 기술적 요소가 변수로 활용되었음을 볼 수 있다.

보사의 관점에서 앞서의 자침단계는 「자침전수기 → 자입刺入 → 유침留鍼 → 행침 → 퇴침 → 출침出鍼 → 출침후」로 나눠서 살펴볼 수 있다. 이제 각 단계별로 어떠한 보사와 수기법들이 적용되었는지를 살펴보기 위해 대표전적인 기법들을 분류하여 정리해본다. 구분하여야할 것은 같은 용어라도 단계별로 그 방법과 의미가 다를 수 있다는 것이다. 가령, 개합의 경우 침전단계와 침후단계의 방법이나 의미가 다르며 기를 최촉하는 최기催氣에 있어서도 침전 최기법과 자입시(또는 자입하고 난 이후)의 방법이나 종류가 같지 않음을 유의해야 한다. 보사의 구분이 있는 경우는 반대의 행위조작이 있는 경우가 대부분이다.

2. 자침전 수기법

(1) 순循

순循이란 문질러서 통하게 한다는 것으로 자침전에 왼손 엄지로 혈의 상하 좌우를 어루만져 비비는 것으로 기혈을 원활하게 왕래할 수 있도록 하기 위한 것이다. 《소문》〈이합진사론離合眞邪論篇〉에 나오는 "문이순지捫而循之"라는 구절이 이런 의미를 담고 있다. 문지르다 보면 혈처의 모양도 손 끝에 드러나고 체표의 다양한 느낌(온도/활삽/탄력)도 확인되며 이는 자침의 깊이는 물론 보사의 강도나 방식등의 추인과정일 수도 있다.

(2) 조절(爪切; 손톱으로 꾹 눌러줌)

조절이란 조爪와 절切의 기법이 합해진 개념으로 침을 놓을 때 왼손 엄지손톱으로 혈자리를 꾹 눌러 기혈을 흩뜨린 다음에 침을 놓음으로써 영위가 손상되지 않도록 하는 과정을 말한다. 이는 정확한 취혈을 위한 혈처를 표시하는 과정이기도 하고 자침시의 동통감소나 혈관손상 등을 방지하여 원활한 자입을 위한 예비과정이기도 하다.

1) 조爪

조란 손톱으로 꾹 누른다는 뜻이다. 《난경(78난)》에서는 만약 "자침할 때에는 반드시 먼저 왼손으로 혈처를 누르고 손가락으로 피부를 가볍게 튕겨 경락을 자극하고 다시 손톱으로 아래를 향해 혈위를 눌러 들어가게 한다(爪而下之)."고 하였다. 이는 왼손 손가락의 딱딱한 손톱으로 정해진 침혈을 눌러 기를 흩뜨린 다음에, 영분을 자침하여 혈血을 흩어지게 하기위한 수법이다. 또 이렇게 하면 오른 손으로 침을 아프지 않게 놓을 수 있다.

2) 절切

절은 손톱으로 침혈에 해당하는 곳과 주위사방을 눌러서 기혈을 흩는 것이다. 다시 말해, "절이산지(切而散之; 눌러서 흩는다)"의 기법으로 기혈의 행산行散과 주리의 개서開舒를 목적으로 왼손의 엄지손톱으로 혈처주위를 꾹 눌러주는 것이다.

(3) 섭법攝法

침을 놓은 뒤, 만약 침처의 기가 뻑뻑하게 뭉쳐져서 원활하게 움직여지지 않는 경우, 경락의 순행방향으로 위아래를 엄지손톱을 세워서 눌러주어 기를 통하게 운행하게 하기위한 것이다.

(4) 안법按法

안按은 왼손엄지로 혈처주위를 눌러서 밀어주어(推而按之) 침도가 원활해지도록 돕는 것이다. 기를 상향시키기 위해서는 혈의 하방을 누르고 기를 하향시키기 위해서는 혈의 하방을 누른다. 안압법按壓法과 행기법行氣法의 결합이라 할 수 있다.

(5) 탄노법彈努法

탄노는 "탄이노지(彈而努之: 퉁겨서 자극한다)"로, 엄지와 검지로 혈처를 가볍게 튕겨서 두드려 경기經氣를 충만케 하고자 하는 것이다.

(6) 개합開闔

개開는 왼손의 엄지와 검지로 혈처를 벌려서 사기의 배출을 용이하게 하는 침전 행위기법이고 합闔은 반대로 오무려 닫아서 정기의 손실을 막는 것이다. 발침후에 하는 개합과 방식과 결과는 다르더라도 그 의도는 유사하다.

(7) 추법推法

추推는 혈처를 위로 밀어 올리는 것으로 기의 운행을 용이하게 하기 위함이다.

(8) 명해命咳

환자에게 기침하라고 시키는 것이다. 침을 놓을 때 환자의 정신을 집중하게 한 다음에 침을 찌르는데, 환자에게 기침을 하도록 하고 이때 침을 놓는다. 이는 침을 자입함에 있어서 환자의 지나친 긴장을 막고 통증을 줄이기 위해 다른 곳으로 환자의 주의를 환기시키기 위한 기법으로 볼 수 있다.

3. 자입刺入 시점 보사수기

침을 찌르기 위한 준비과정이 끝났다. 이제는 본격적으로 침을 찌르는 단계이다. 일반적으로 영수보사, 서질보사, 제삽보사, 염전보사, 호흡보사, 개합보사 등 6종의 보사기법을 기본보사수법이라고 하는데 이중 염전보사(침을 놓은 다음), 개합보사(침을 뺀 다음), 제삽보사를 제외한 3가지는 모두 자입시점에서 이루어진다. 제삽보사의 경우는 자입과 연달아서 이루어지는 행위과정이라는 면에서 보통은 이 범주에 포함되기도 한다.

(1) 영수迎隨보사

영수迎隨는 어원에 있어서 순역順逆의 의미를 담고 있다.《설문해자》에 역逆은 "맞이하다迎也"라고 하였다. 단옥재는 주를 통해 "역逆과 영迎은 쌍성으로 두 글자는 같이 쓴다. 가령 "우공역하禹貢逆河"에서 "역하逆河"가 금문상서今文尙書에서 "영하迎河"로 쓰인 것이 이것이다"라고 풀이하였다. 또, 영迎은 "만나는 것逢"이라 하였고 이는 "우遇"와 같은 의미이다"라고 주해하였다. 수隨는 "따르는 것이다(從也)"라 풀이하였다.

영수보사에는 두 가지 의미가 있는데 우선은 넓은 의미에서 보사를 대표하는 의미[2]이다.

《내경》에서는 기의 성쇠를 살펴서 자법刺法을 행하는 수법으로 "영이탈지迎而奪之 추이제지追而濟之"하는 보사의 원칙(《영추》〈구침십이원〉)으로 기술하였다. 다른 하나는 협의의 의미로 침첨의 방향과 경의 유주방향과의 관계를 고려한

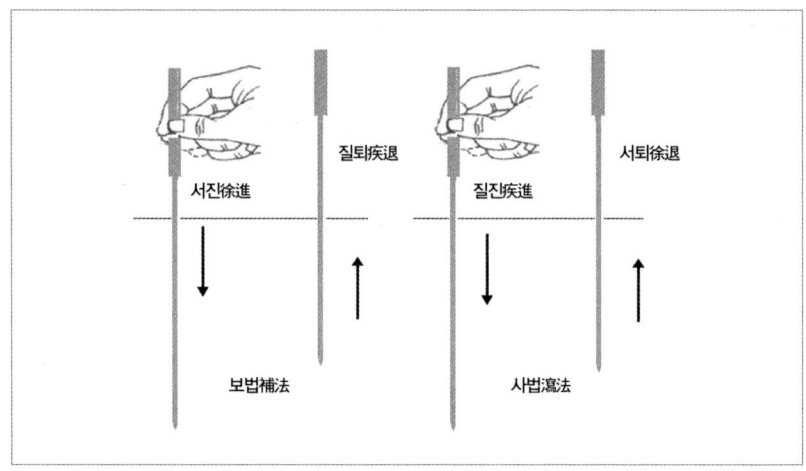

[그림 10-2] 영수보사법

보사방법의 지칭이다. 《난경》〈72난〉에서는 《내경》과 달리 영위營衛의 유행방향과 경맥의 순행방향의 순역을 따라서 시행하는 수법을 강조하여 영수를 규정하기도 하였다. 즉, 경락의 유주방향과 관련하여 침첨의 방향에 따라 보사를 구분하는 것이며 경맥 순행 방향에 따라 침을 놓는 것은 보법補法이고 반대 방향으로 놓는 것은 사법瀉法이 된다.

협의의 영수기법에 있어서 수삼양경은 손에서 머리로 올라가고, 수삼음경은 가슴에서 손으로, 족삼양경은 머리에서 발로 내려가며, 족삼음경은 발에서 배로 들어간다. 그러므로 영수보사법에 의해 수삼양경에 침을 놓아 사瀉하려면, 침첨을 밖[손끝]을 향하도록 하여 거슬러 맞이하는 침법을 쓰고, 보補하려면 침첨을 안(頭部)을 향하도록 하여 좇아 따르는 침법을 쓰는 것이다. 결국 이것은 그 기혈의 왕래의 방향에 따라 순역을 맞추어 행침하여야 한다는 의미이다. 다만, 실제적인 의미(기전/효용적 결과)에 관해서는 검증이 필요한 영역이라고 본다. 무슨 목적으로 그렇게 하는 것이며 그것이 반대가 되었을 때 무슨 요소가 반대로 작용하고 그 결과 어떤 현상적 결과로 반영되는지에 대한 것 말이다.

2) 《영추》〈구침십이원편〉에서는 이른바 영수迎隨라는 것은 영기와 위기의 흐름과 경맥기의 왕래를 알아서 그 순역順逆에 따라서 침을 놓는 것으로, 따라서 영수迎隨라고 하는 것이라고 하였다. 즉, 迎은 영이탈지迎而奪之의 의미로 사법을, 隨는 추이제지追而濟之의 의미로 보법을 의미한다.

이것이 제대로 되지 않으면 허무맹랑한 관념이 되고 만다. 이에 관해서는 뒤편 ("8". 보사수기 의미고찰)에서 다시 생각해보기로 한다.

(2) 호흡보사

호흡보사는 《소문》〈이합진사론〉에 근거를 둔 고대침자수법의 하나로 침을 자입하거나 출침시에 환자의 호흡과 배합하여 보사를 분별하는 보사법이다. 선조들은 예로부터 들숨과 날숨을 다른 작용기전을 유발하는 상황으로 인식하였다. 환자가 숨을 내쉴 때 진침進鍼하고 숨을 들이마실 때 출침出鍼하면 보법補法, 흡기시 진침하고 호기시 출침하면 사법瀉法이 된다. 의서에 기록된 다음과 내용은 호흡에 대한 선인들의 인식을 엿볼 수 있는 대목이다.

> 보법補法은 숨을 내쉰 다음 곧 침을 놓는데, 침을 놓을 때는 세 가지 비법飛法을 잘 알아야 하니, 호기呼氣시에 침을 놓고 기가 이르면 침을 빼는데, 재빨리 단번에 빼내고는 급히 혈처를 문지른다. 사법瀉法은 숨을 들이 마실 때 바야흐로 침을 놓는데, 기 기氣機의 저체됨과 인체를 통하여 창달하게 함을 알아야 하며, 기가 이르면 침을 빼되, 숨을 내쉴 때 침을 빼고, 천천히 세 번에 나눠서 빼내고 혈처를 열어놓는다.
> ―《침구취영》

호흡의 원리는 결국 음양을 조화시키는 방법이다. 그러므로 경經에서 "호呼는 양陽으로 인하여 나가고, 흡吸은 음을 따라 들어온다"고 한 것이다. 비록 이렇게 호흡을 음과 양으로 갈라놓았으나 실은 하나의 기가 본체가 되고, 그 기는 안으로 오장에 연계되고, 밖으로는 삼초를 따라 전신에 두루 산포하며, 경락을 순환하고 공혈孔穴에 유주하며, 인체의 형기形氣가 어떤지에 따라 순응하는데, 그런 다음에 쓰임만 달라질 뿐이다. 이러한 때문에 [기가] 오장에 출입하는 것은 사계절에 상응하는 것이다. [기는] 삼초의 승강작용을 거쳐서 영營과 위衛로 변화된다. 경맥의 순환은 하늘의 법도에 합치한다. 그런즉 호흡출입은 결국 조화의 핵심인 동시에 인체를 조화시키는 관건으로 작용하므로, 침을 업으로 하는 자라면 반드시 이를 활용해야 한다. 모든 양은 얕게 경락에 존재하고 모든 음은 깊이 장부에 위치하니, 보사에 있어서는 모두 호흡에 따라 침을 찌르고 빼고 하는 것이다. 호呼는 기를 내보내는 과정이고, 흡吸은 기를 들이는 과정이다. 보하려고 하는 때에는, 기가 나갈 때 침을 찌르고 기를 들일 때 침을 빼내며, 사하고자 할 경우에는, 기가 들어올 때 침을 찌르고 기를 내보낼 때 침을 빼낸다. 먼저 내쉬고 후에 들이 마시는 것은 양중陽中의 음陰이 되고, 먼저 들이 마시고 후에 내쉬는 것은 음중陰中의 양陽이 된다. 결국 이 각각은, 그 병기나 음양 및 한열을 따라서 응용해야만 하는 살아 있는 법칙이 되는 것이므로, 잘못 써서는 안 될 것이다.

— 《주해완역 침구대성》

(3) 서질徐疾 보사

이는 침을 진입하고 빼낼 때의 빠르고 늦은 속도로 보사를 구분하는 방법을 말한다. 《영추》〈소침해〉에서는 "완만하게 진침한 후에 행침을 완료하고 신속하게 발침하는 것은 보법, 반대로 재빠르게 진침하고 행침을 한 후에 서서히 침을 빼는 것은 사법이 된다. 천천히 진입하고 급하게 발침하는 것은 정기가 얕은 곳에서 깊은 곳으로, 표에서 리裏로 도달하게 하여 보補하는 작용을 하게 하기 위함이고, 빨리 진입하고 천천히 발침하는 것은 깊이 있는 사기를 표부로 이동시켜 제거하기 위한 것"이라고 하였다. 후세에서는 보통 보법은 '세 번 나눠 밀어넣고 한번에 빼고(三進一退)' 또는 '두번에 밀어넣고 한번에 빼(二進一退)'는 방법으로, 사법은 '한번에 밀어넣고 삼단계로 빼고(一進三退)' 또는 '한번에 밀어넣고 두 번에 빼(一進二退)'는 방법으로 운용된다.

4. 자입후 후기候氣·행기行氣·최기催氣의 수법

후기候氣는 인체 내부의 기의 움직임을 살피는 것이고, 행기行氣는 의도한 방향으로 기를 움직이는 것이다. 최기催氣란 기가 빨리 도달하도록 재촉한다는 의미로 침의학에 있어서는 여러 가지 자극수법을 사용하여 침감鍼感이 빨리 나타나도록 촉진시키는 방법을 의미한다. 수법의 이름에 얽매이지 말고 행위의 방식을 살펴보면서 선의들의 의도를 생각해 본다. 이들 기법들은 크게는 침자체를 움직이는 경우와 침 주변을 자극하는 경우로 나눠볼 수 있다.

(1) 조법爪法

이는 왼손 엄지손톱으로 피부를 꾹 눌러주는 기법으로 앞서 침을 놓기 전 혈처에 손톱으로 꾹 눌러주는 행위기법으로 소개한 바 있다. 이 기법은 침을 놓고 난 이후에도 기를 최촉하기 위한 방법으로 활용된다.

(2) 절법切法

기혈의 행산行散과 주리의 개서開舒를 목적으로 왼손의 엄지손톱으로 혈처주위를 꾹 눌러주는 수기법이다. 이 역시 자입하기 전이나 자입한 이후에도 사용된다.

(3) 섭법攝法

《침경지남(鍼經指南; 竇漢卿, 1295)》에 정리된 14법중 하나이다. 침을 체내에 진입시킨 후 행기시키기 위해 혈위의 위아래를 손톱으로 눌러가며 자극하는 기법으로 침자감응이 늦은 경우에 최촉하기 위한 일환으로 활용하며, 침체가 살에 물리는 것을 방지하기 위한 목적으로도 활용된다.

(4) 순법循法

이 역시《침경지남》에 정리된 14법중 하나이다. 지순指循이라고도 하며 침을 놓을 때 만약 기가 이르지 않으면, 손가락을 써서 소속부분의 경락 유주로에 대고, 상하좌우로 문질러 기혈이 왕래하도록 하여 위아래를 균등하게 하면, 침

끝에 자연스럽게 기가 이르러 침긴沈緊하게 된다.《침구문대鍼灸問對》에서도 "가령 합곡혈 같은 경우 자침후 기가 이르지 않으면 세손가락을 곧게 펴서 위아래를 문질러서 기혈의 순행을 도모한다"고 하였는데 같은 의미이다.

(5) 안법按法

침을 살짝 눌러 기가 다다르도록 촉진하고자 하는 수법이다.《침경지남》에서는 "침을 잡고 제삽보다는 작은 움직임으로 살짝 눌러주는 것"이라고 설명하였다.

(6) 동법動法

침을 놓고 난 다음 행기를 목적으로 제삽이나 염전 등과 같은 방식으로 침체를 움직이는 행위기법을 의미한다.

(7) 괄법刮法

침을 놓은 다음 침자루를 엄지손가락으로 지지한채 집게손가락이나 가운뎃손가락의 손톱으로 침자루를 긁어 주는 자극 방법이다.

(8) 탄법彈法

탄彈은 튕겨 낸다는 것으로, 유침과정 중 엄지와 검지 손톱을 사로 교차하여 중첩시키고, 병이 상부에 있으면 엄지손톱으로 위를 향하여 가볍게 튕겨준다. 병이 하부에 있으면 검지손톱으로 아래를 향하여 가볍게 튕겨주어 기를 빨리 가도록 하는 방법이다.

(9) 진법進法

《침경지남》에 나오는 침자수법으로 "득기가 되지 않으면 남녀, 계절 등을 고려하여 침을 밀당하는 법이 있다"고 하였는데, 이는 침을 처음 삽입한 후 침병을 돌리면서 일정한 깊이에 도달시켜가면서 깊이에 따른 기의 변화를 감안하여 살필 필요성을 강조한 것으로 볼 수 있다.

(10) 차법搓法

이는 "손가락으로 비벼 꼬다(指搓)"와 같은 의미로, 침을 놓은 다음 엄지와 검지로 침병을 잡고 새끼를 꼬듯이 한쪽 방향으로 돌리는 수기법이다. 침감을 최촉하거나 강화시키는 방편이며 기가 다다르게 되면 침이 팽팽해진다. 《침구대성》에서는 차법搓法을 "하수팔법下手八法"중 하나라 하여 중시하였다. 너무 지나치면 침이 살에 물려 통증이나 손상이 일어날 수 있으므로 주의해야 한다.

(11) 반법(盤法; 원추돌림)

'반법盤法'은 '반선盤旋'이라고도 하는데 득기를 위해 복부와 같이 근육이 부드러운 부분에 자침하여 침을 크게 회선시키면서 지속적으로 강하게 자극할 때 사용하는 방법이다.

(12) 제법提法

〈금침부〉에 나오는 14법중 하나[3]이다. 삽법插法과 대비되는 침자수법으로 삽법이 침을 깊이 밀어 넣어 진입시키는 기법이라면 이는 아래 깊은 위치에서 침을 후퇴시키는 동작을 의미한다.

---

3) 《금침부》에서는 조爪, 체切는 침을 놓을 때, 요搖, 퇴退는 침을 뺄 때, 동動, 진進은 침을 최촉할

5. 자입후 보사수기

(1) 염전捻轉보사

좌우회전으로 보사하는 방법으로 원래는 자오보사라 칭하였다. 침구대성에 기록된 내용은 이렇다.

> 자子에서부터 왼쪽으로 돌리면 모든 양을 밖으로 운행할 수 있고, 오午로부터 오른쪽으로 돌리면 모든 음을 안으로 운행할 수 있다. 사람의 몸은 양기는 사지 말단에서부터 받고 음기는 오장에서 받으니, 이 역시 외外는 양이고 내內는 음에 해당하는 것이다. 침을 왼쪽으로 돌려 밖을 따르는 것은 하늘을 본받은 것이고, 오른쪽으로 돌려 안을 따르는 것은 땅을 본받은 것이며, 중간에 약간 후퇴시켜 중간을 따르는 것은 사람을 취상한 것이다. 한번은 좌전左轉, 한번은 우전右轉하고, [삽揷하고나서] 한번은 제提하는 것은, 곧 음양과 내외의 기를 다스려 기의 드나듦이나 위아래의 상호왕래를 조절함으로써, 영營과 위衛가 저절로 잘 흐를 수 있게 하는 것이다. 남자는 인寅에서 생生하는데, 인寅은 양지陽支로 양이 주가 되니, 따라서 좌전左轉은 양을 따라 보補가 되고, 우전右轉은 양을 거슬러 사瀉가 되는 것이다. 여자는 신申에서 생生하는데, 신申은 음지陰支로 음이 주가 되니, 그러므로 우전右轉은 음을 따르고 사瀉가 되는 것으로, 이는 통상적인 수법이다. 그러나 병에도 음양과 한열의 차이가 있으므로, 따라서 침을 돌리고 찔러 넣고 잡아 뽑는 데에 있어서도 마땅히 합당하게 써야 한다. 가령 열병熱病에는 양경을 자침하여 우전右轉하여 사瀉하고, 좌전左轉하여 보補하는 것이며, 한병寒病에는 음경을 자침하여 우전하여 보하고 좌전하여 사瀉하는 것이다. 이는 모두 음으로 양을 조화하고, 양으로 음을 조화하는 것으로 통변하는 방법이라 할 수 있다. 무릇 전침轉鍼과 순역順逆의 큰 법도는 여기에 잘 나타나 있다.
> ― 『주해완역 침구대성』

때, 순循, 섭攝은 기를 행할 때 차按는 병을 물리칠 때, 탄彈은 보허補虛, 반선盤旋은 두복肚腹부에, 문捫은 침공鍼孔을 문질러 닫을 때, 안按, 제提는 중침重沉과 경부輕浮로 각각의 수기법을 구분하였다.

일반적으로는 왼쪽으로 돌리는 것을 보법이라 하고 오른쪽으로 돌리는 것을 사법이라 한다. 후세에서는 다음과 같은 기법처럼 여기에 구육보사, 진퇴(제삽), 호흡 등을 혼합하여 복잡한 보사기법으로 응용한다. 염전보사 자체는 결국 침의 회전방향에 기반을 둔 상반된 자극의 차이가 정반대효과의 유도로 이어진다는 선언이므로 이에 대한 정밀한 검증을 통해서 임상에서 활용할 수 있는 토대로 삼아야 할 것이다. 뒤에서 다시 고찰할 것이다.

손가락을 바깥으로 돌리면 사瀉가 되고, 손가락을 안으로 돌리면 보補가 되는 것이 요결이다. 왼편을 사瀉할 경우 모름지기 엄지를 앞으로, 오른편을 사瀉할 경우 엄지를 뒤로 당기며, 왼편을 보補할 경우 검지를 앞으로 내밀며 비틀고, 오른편을 보補할 경우 엄지를 위로 가도록 밀어준다.

우전하여 사瀉하려면 들숨을 따라 찔러 넣고 날숨을 따라 퇴침退鍼하고, 좌전하여 보補하려면 날숨을 따라 찔러 넣고 들숨을 따라 출침出鍼한다.

(2) 구육九六보사법

출처는 서봉의 《침구대전》으로 《침구취영》, 《침구대성》, 《의학입문》등에도 내용이 기재되어 있다. 음양이론과 보사를 연결하여 9를 양으로 보補로, 6은 음으로 사瀉로 연결하여 9와 6을 염전捻轉이나 제삽提挿의 자극량 또는 심천深淺보사에서 천지인天地人 3부에서의 자극량으로 삼아 응용한 복합적인 보사방법이다. 소산화燒山火, 투천량透天凉 등 여러 침법에서 응용하고 있다.

《침구대성》에서는 9와 6의 쓰임에 대해 이렇게 부연하고 있다.

무릇 9는 곧 자子로 양陽이다. 6은 곧 오(午)로 음(陰)이다. 다만, 9와 6에는 많고 적음[양量]이 다르고, 보補와 사瀉, 제提와 삽挿도 모두 그러하다. 초9수初九數를 말하자면 처음에 9번을 행하고, 잠깐 멈췄다가 또 9번을 행하고, 잠시 쉬었다가 또 한 번 9번을 행하면, 세 번을 합하여 27번, 혹 9번씩 4차례를 행하면 36번이 된다. 소양수少陽數를 말하자면 7번씩 7번을 행하면 49번이 되는데, 역시 7번을 행할 때마다 잠시 멈춘다. 노양수老陽數는 9를 아홉 번 행하여 81번이 되는데 매번 27번씩 행하기를 잠깐씩 쉬어가며 총 3차례를 한다. 초6수初六數를 말하자면 처음에 6번을 행하고, 잠시 멈췄다가 6번을 다시 행하고, 잠시 멈췄다가 6번을 한번 또 행하기를 3차례 하면 모두 18번이 된다. 소음수少陰數를 말하자면, 6번씩 6번을 행하여 36번이 되는데 매번 18번씩 행하고 잠깐 멈추었다가 다시 한차례씩 행한다. 노음수老陰數는 8번씩 8번을 행하여 64번이 되는데, 8번씩 할 때마다 잠시 멈추었다가 행한다. 혹은 "자시子時가 지나면 9수로 양을 보補하고, 오시午時가 지나면 6수로 음을 보補하는 것이 마땅하다. 음일陰日에는 양경陽經을 자침하고, 6수를 써서 보음하는 것이 좋고, 양일陽日에는 음경陰經을 자침하고, 9수를 써서 양을 보補하는 것이 좋다"고도 한다.

그대로 받아들일 수 있는가? 개인적으로는 주변에서 이 기법을 침술기법으로 활용하는 예를 본적이 없다. 다만, 숫자 9와 좌전左轉인 회선回旋방향은 보補법으로, 6과 우전右轉인 침체의 회전은 사瀉법으로 고정되어 수법이 운용되는 것을 볼 때 9와 6인 단순횟수가 아닌 일정시간당 횟수(頻率; frequency)일 수 있겠다는 생각을 해본다. 다만 이곳은 기법들을 소개하는 곳이니 이에 대한 비판은 미루어두고 뒤에서("8". 보사수기 의미고찰) 고찰할 것이다. 12장에서 살피겠지만 침자극의 주파수에 따라 뇌에서의 반응(특히 내분비에 관계된)은 사뭇 달라지는 경우가 많다.

(3) 제삽提揷보사

침을 놓아 득기한 후 침을 위아래로 움직이되, 빠르고 늦음과 용력用力의 경중으로 구분한 보사기법을 말한다.《난경》〈78난〉에서는 "밀어 넣는 것을 '삽揷'이라하고 뒤로 움직여 끄는 것을 '제提'라고 한다"라고 하였는데 여기서 삽침揷鍼은 천부(天部; 淺部)에서 인부人部나 지부(地部; 深部)로 밀어 넣는 것을 의미하여 보補의 의미를 가지며, 제침提鍼은 지부地部에서 인부人部나 천부天部로 들어 올리는 것으로 사瀉의 의미를 가진다. 이 보사기법은《황제내경》에 직접 나오지는 않으나《영추》〈관능〉편의 "사법은 원圓법으로 신이영지伸而迎之하고 보법은 방方법으로 미선이서추지微旋而徐推之한다"에서 "신伸"은 제提의 의미, "추推"는 삽揷의 의미을 갖는다고 보면 유사한 기법을 표현한 것으로 볼 수 있다. 《난경》〈78난〉에서 "추이납지推而內之는 보補, 동이신지動而伸之는 사瀉"라고 한 의미와도 상통하며, 명대 이천李梴의 《의학입문》에 "제삽에 있어서 급제만안急提慢按은 냉사冷瀉, 만제긴안慢提緊按은 열보熱補"라고 한 의미도 같은 맥락으로 이해할 수 있다.

(4) 소산화燒山火

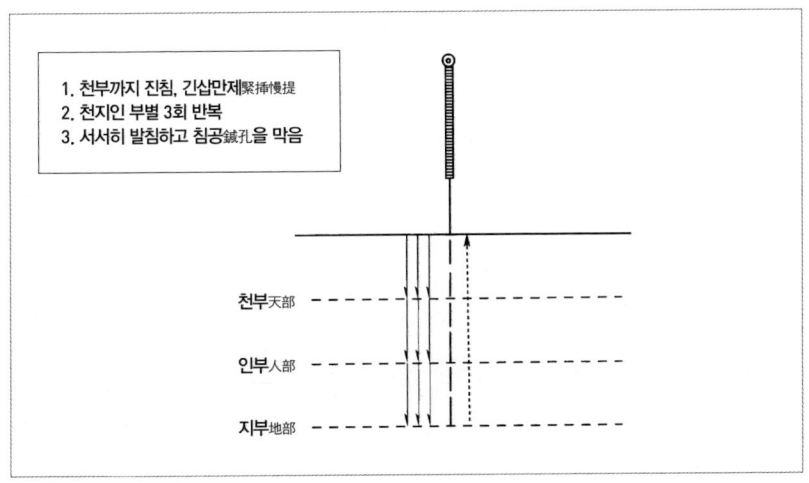

[그림 10-3] 소산화법

"소산화燒山火"는 산불을 낸다는 뜻이다. 이른바 크게 불을 지른다는 의미로 침법에 있어서는 온보법溫補法이라고도 한다. 서질보사徐疾補瀉, 제삽보사提揷補瀉, 염전보사撚轉補瀉, 구육보사九六補瀉, 호흡보사呼吸補瀉, 개합보사開闔補瀉 등 6가지 기본보사법 중에서 보법補法에 속하는 수법만을 동시에 적용하는 종합적인 방법으로서 몸에 열을 내는 수법이다. 자침刺鍼시 침을 놓아야 할 깊이를 천淺·중中·심深으로 3분하고 단계별로 수기를 행한다. 숨을 내쉴 때에 제1단계까지 찌른 다음 9양수로 염전보사의 보법을 쓰고 다시 같은 방법으로 2단계까지 찌르고 다시 3단계까지 같은 방법을 쓴 다음 숨을 들이쉬면서 침을 1단계까지 단번에 뽑는다. 침을 다 뽑고나면 침구멍을 문질러 닫는다. 이런 방법을 9번 거듭하여 온열감을 느끼게 하는 것으로 양기를 보하는 것을 목적으로 한다. 주로 완고한 마목증상과 냉비冷痹를 치료한다.

(5) 투천량透天凉

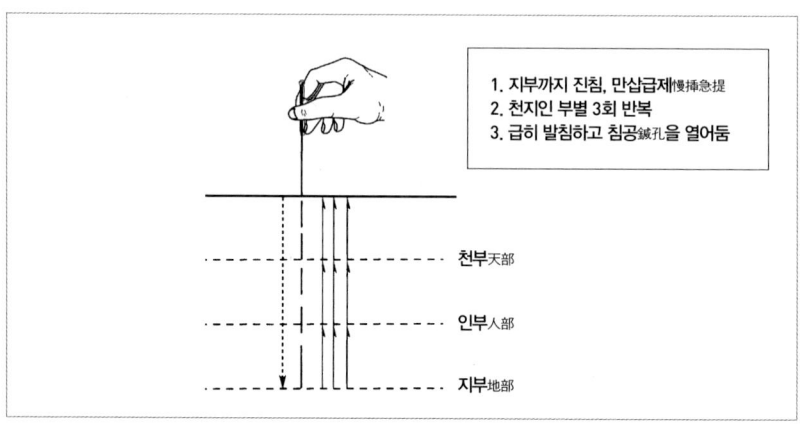

[그림 10-4] 투천량법

소산화법에 대비되는 보사방법의 하나로 양사법凉瀉法이라고도 한다. 역시 서질, 제삽, 염전, 구육, 호흡, 개합 등 6가지 기본보사법 중에서 사법瀉法에 속하는 수법만을 동시에 적용하는 종합적인 방법으로서 열을 내리게 하는 수법이다. 침을 뽑을 때 3단계로 뽑는다. 숨을 들이쉬는 때에 놓아야 할 깊이까지 단번에 찌르고 염전보사의 사법을 쓴 다음 숨을 내쉬는 때에 2단계까지 뽑고 다시 염전보사의 사법을 쓰고 또 숨을 내쉬는 때에 1단계까지 뽑으면서 같은 방법을 쓴다. 이러한 방법을 6번 거듭하고 마지막에 숨을 내쉬면서 침을 다 뽑고 나서 침구멍은 열러둔다. 기열肌熱과 골증骨蒸을 치료한다고 하였다.

(6) 용호교전龍虎交戰

《금침부》에 기록된 자침수기법이다. 용龍은 좌전(左轉: 엄지를 앞으로 내밀고 검지

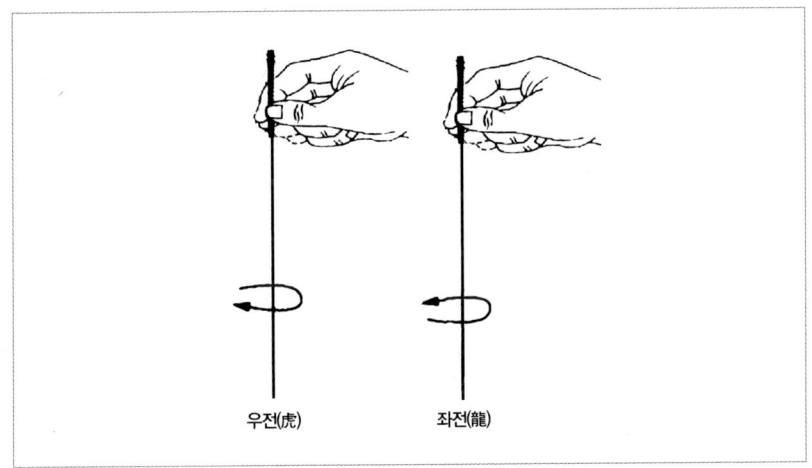

[그림 10-5] 용호교전龍虎交戰

를 후퇴—보법)을, 호虎는 우전(右轉; 엄지를 후퇴하고 검지를 앞으로 내밈—사법)을 뜻하며 교전은 반복하여 시행함을 뜻한다. 진침후에는 좌전을 9번한 다음, 우전을 6번 교대로 시행한다고 하였고, 깊이별(淺, 中, 深의 3층)로 나누어 중복으로 진행할 수 있다고 하였다. 경기經氣를 소통하는 작용을 하게 하여 동통성질환에 응용한다. 소산화와 투천량은 서로 상반되는 수기방법으로 표면온도 측정결과 각각 일정한 온도상승과 하강이 일어난다는 초보적인 연구결과[4]도 있다. 재학중 소부혈(火火穴)과 통곡혈(水水穴)등을 대상으로 실측했던 간이실험에서도 유사한 결과를 얻었던 것으로 기억한다. 아마도 혈액의 이동(淺部에서 深部로, 深部에서 淺部로)과 연관된 것으로 생각된다.

(7) 양중은음陽中隱陰

역시《금침부》에 기록된 자침수기법으로 먼저 보하고 후에 사하는 혼합보사법이다. 수법은 먼저 침을 천부(淺部; 0.5寸정도)까지 진입시켜 긴안만제(緊按慢提—빠르게 힘주어 꽂고 천천히 약하게 잡아 들어 올리는 것으로 보법補法에 속함)식으로 9회를

---

4) 吳紹德 等 整理, 陸瘦燕鍼灸論著醫案選, 人民衛生出版社, pp 157-165.

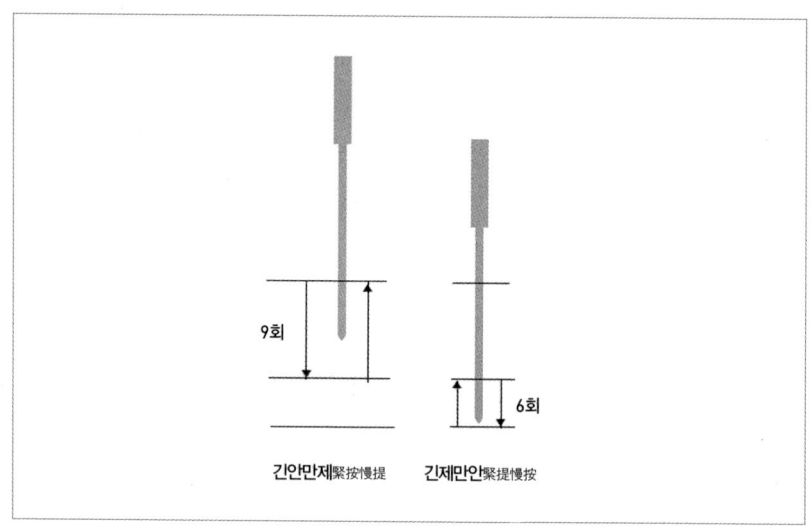

[그림 10-6] 양중은음법

행하여 보하고 미열이 느껴지면 다시 심부(深部; 1촌 정도)까지 진입시켜 만안긴제(慢按緊提—천천히 침을 약하게 놓고 빠르고 힘주어 잡아 들어 올리는 것으로 사법瀉法에 속함)식으로 6회를 행하여 사하며 필요하면 반복하여 시행할 수 있다. 오한발열 증상 중에서 먼저 오한하고 후에 발열하는 허실이 교잡된 증상에 응용하는데 이 방식은 선보후사(先補後瀉—보補를 위주로 사법을 겸하는 방법)라 하여 이렇게 명명 하였다.

(8) 음중은양陰中隱陽

양중은음陽中隱陰에 대비되는 자침수기법으로 먼저 사하고 후에 보하는 혼합 보사법이다. 수법은 먼저 침을 심부(深部; 1촌 정도)까지 진입시켜 긴제만안緊提慢按방식으로 6회를 행하여 사瀉하여 약간 서늘한 감이 느껴지면 다시 침을 후퇴하여 천부(淺部; 0.5寸정도)에 이르러 긴안만제(緊按慢提; 보법)방식으로 9회를 행하여 보하는 것으로 필요하면 반복하여 시행할 수 있다. 오한발열증상 중에서 먼저 발열하고 나중에 오한하는 증상에 선사후보(先瀉後補—사瀉를 위주로 보법을 겸하는 방법)라 하여 이렇게 명명하였다.

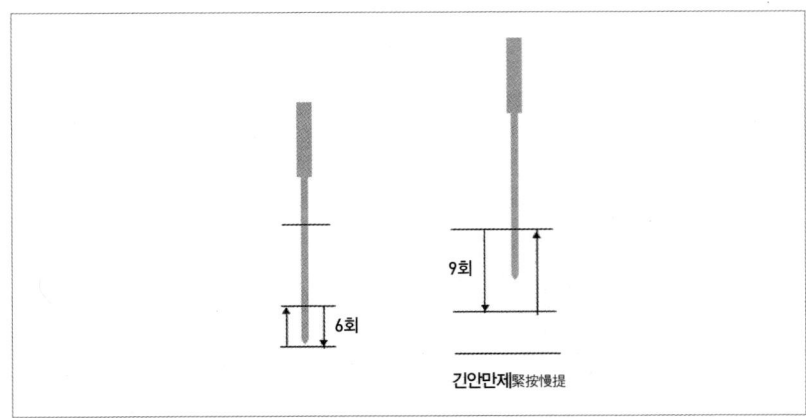

[그림 10-7] 음중은양법

(9) 자오도구 子午搗臼

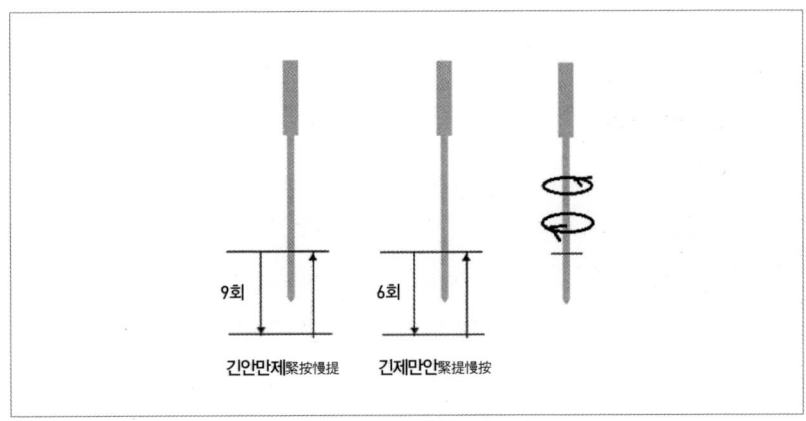

[그림 10-8] 자오도구법

역시 《금침부》에 기재된 자침수기법중의 하나로 이름에서 보듯이 위아래로 절구질하는 듯한 방식의 침법이다. 침을 자입하여 득기한 후, 먼저 긴안만제(緊按慢提―보법)로 9회 좌전하고 다시 긴제만안(緊提慢按―사법)으로 6회 우전하는 방식이다. 이렇게 여러 차례 반복하면 음양의 기를 끌어낼 수 있어 수고(水蠱: 수독 水毒이 몸 안에 맺혀 배가 차츰 커지고 움직이면 소리가 난다), 격기(膈氣: 가슴과 횡격막 사이의 기氣가 막혀 음식을 삼키자마자 토하는 병증) 및 창만을 치료한다고 하였다. 염전과 제삽방식의 혼합으로 볼 수 있다.

(10) 용호승강龍虎升降

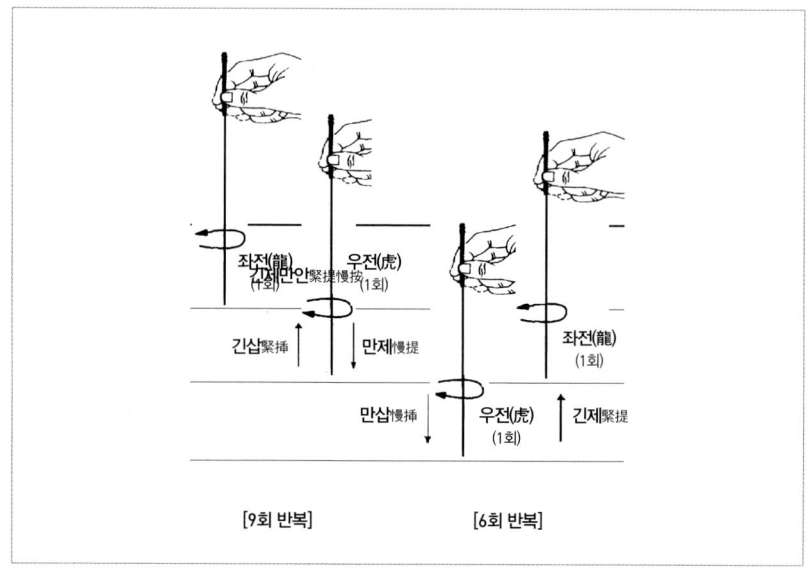

[그림 10-9] 용호승강법

용호는 좌우염전을 뜻하며 승강升降은 기를 상하로 운행함을 의미한다. 먼저 침을 1단계까지 꽂고 왼쪽으로 한 바퀴 돌리고 제2단계까지 힘있게 꽂았다가 천천히 1단계까지 뽑고 오른쪽으로 한 바퀴 돌린다. 이렇게 9번을 거듭한다. 그 다음에 제3단계까지 침을 꽂고 먼저 오른쪽으로 한 바퀴 돌린 다음 또 왼쪽으로 한 바퀴 돌린다. 다음 또 침을 천천히 뽑아 올렸다 꽂았다 하기를 6번 거듭한다. 이 방법은 경기를 소통시키고 음양을 조화시키는 목적으로 썼다. 용호교등법龍虎交騰法, 용호승등법龍虎升騰法, 염전승강행기법捻轉升降行氣法이라고도 부른다.

(11) 청룡파미 靑龍擺尾

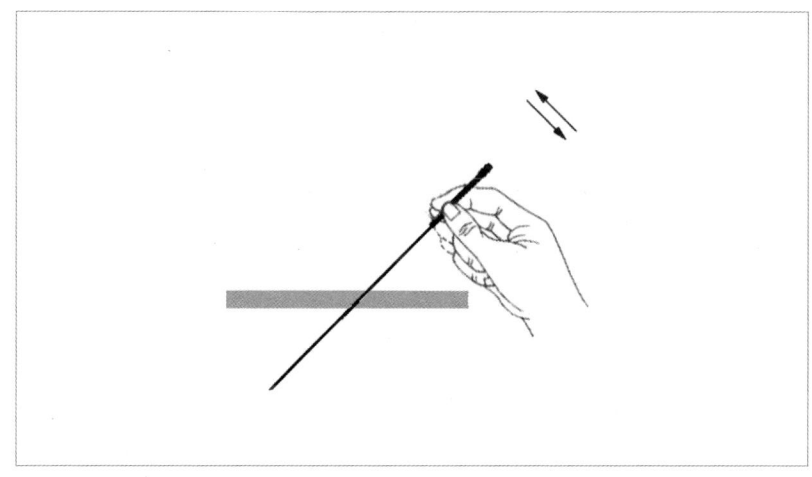

[그림 10-10] 청룡파미법

"청룡이 꼬리를 흔드는 모양"을 취상한 침법이다. 비경주기(飛經走氣—침감鍼感을 경락經絡을 따라 전달시키는 기법)하는 4가지 수법(청룡파미靑龍擺尾, 백호요두白虎搖頭, 창귀탐혈蒼龜探穴, 적봉영원赤鳳迎源)중 하나로 백호요두白虎搖頭와 반대이다. 양손가락으로 침첨이 병소를 향하도록 눕혀 배를 조타하듯이 잡되, 진퇴하지는 않고 (용이 꼬리를 흔들 듯) 한번은 좌로 한번은 우로 천천히 9회 또는 9회씩 3번인 27회를 움직여서 기를 전신으로 교류하도록 한다.

(12) 백호요두 白虎搖頭

비경주기飛經走氣 4가지 수법중 하나로 청룡파미靑龍擺尾와 비교된다. 구체적으로는 양손가락으로 침미鍼尾를 잡아 일으켜 살 속에 있는 침첨을 가볍게 돌려주는데 마치 물속에서 운항중인 배의 노를 젓듯이 하며, 6회 또는 6회씩 3번인 18회를 떨쳐 흔들어 만약 기를 앞으로 보내고 싶으면 뒤에서 누르고, 뒤로 가게하고 싶으면 앞을 누른다.《금침부》에는 "백호白虎가 고개를 흔들고, 손으로 방울을 흔들듯 침을 빼고 넣고를 보사수법으로 삼아 흔들어 진작시킨다"고

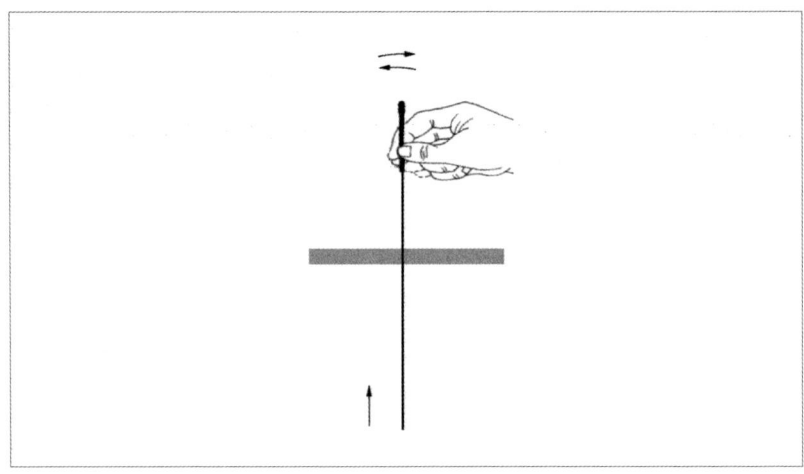

[그림 10-11] 백호요두법

하였다.

(13) 창구탐혈蒼龜探穴

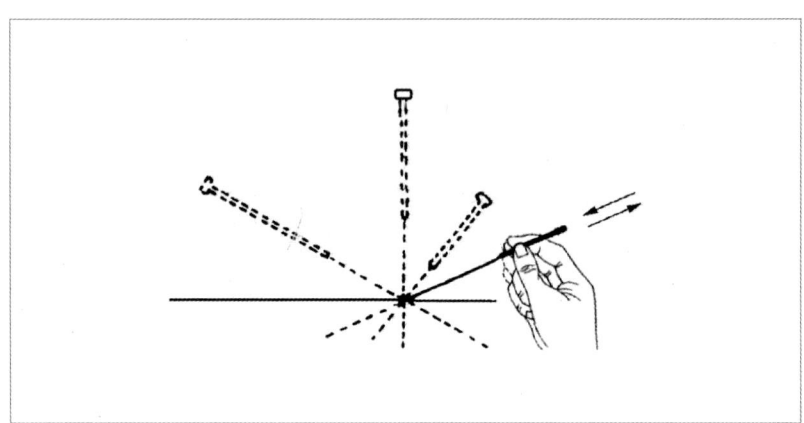

[그림 10-12] 창구탐혈법

비경주기飛經走氣 4가지 수법중 하나로 적봉영원赤鳳迎源과 반대기법이다. 침을 꽂아 득기한 후 양손가락으로 침첨을 눕혀 일퇴삼진一退三進하는데, 한번은 위를 향하여고, 한번은 아래를 향하여, 한번을 왼쪽으로, 한번은 오른쪽을 향하여 구멍을 파는듯하게 수기하는데, 위로, 아래로, 좌로, 우로 헤쳐 가는 모습이 거북이 마치 땅속으로 들어가는 듯한 모양이라 하여 붙여진 이름이다. 관절의 비통痺痛, 마비, 반신불수와 같은 질환에 경기經氣의 소통을 위해 사용한다고 하였다.

(14) 적봉영원赤鳳迎源

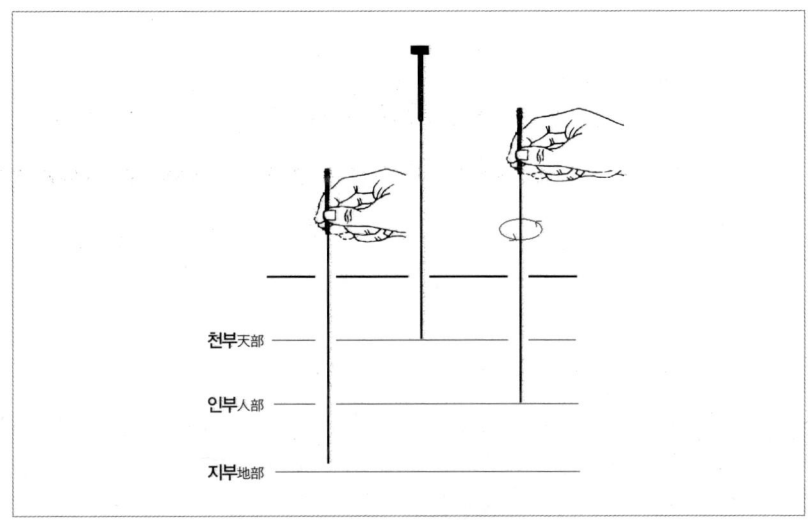

[그림 10-13] 적봉영원법

비경주기飛經走氣 4가지 수법중 하나로 창구탐혈蒼龜探穴과 반대기법이다. 침을 잡았다 놨다 하는 모양이 봉황이 바람을 맞서 날개를 폈다 접었다 하는 모양과 같다고 하여 명명된 것이다. 침을 깊숙이 심부深部로 찔렀다가 천부淺部로 쑥 빼올려서 득기한 후 다시 중부中部까지 침을 찌르고 즉시 큰 폭으로 빠르게 염전하는 자침수기법이다. 적봉영원은 경락의 기혈이 몰려 있는 증에 쓴다고 하였다.

(15) 유기법留氣法/流氣法

먼저 침을 7푼쯤 찔러서 약간 끌어올렸다 찔렀다 하는 자극을 몇 번 하여 침감이 나타난 다음에 5푼쯤 더 찔렀다가 다시 본래의 깊이대로 약간 빼올리는 방법이다. 만약 득기하지 못한 경우 앞의 과정을 반복하여 다시 하는데,《침구취영》에서는 "유기流氣"라고 칭하였다. 이러한 방법으로 현벽痃癖, 징가癥瘕 및 기괴氣塊의 질병을 치료할 수 있다.

(16) 진기법進氣法

《금침부》에 나오는 침자수기법중의 하나로 먼저 곧게 침을 놓은다음, 긴제만안緊提慢按; 사법)으로 6음수로 수기하고 득기한 후에 침을 통처나 병처를 향하여 기울여 행기行氣하고 환자에게 5, 7회 흡기시키고 운기를 돕는다.《침구대성》에서는 "운기법運氣法"이라고 하였다. 각종 통증질환에 사용한다.

(17) 제기법提氣法

제침법提鍼法이라고도 하며 방법은 우선 침을 놓아 긴퇴만삽緊退慢揷으로 6음수로 수기하여, 기가 다다름을 느끼면 살짝 염전하면서 침을 가볍게 들어 올려 침끝에 경락의 기가 모여들도록 한 다음 가볍게 퇴침한다. 완고한 비증痺症이나 냉마冷麻의 증상을 치료할 수 있다.

(18) 납기법納氣法(중기법中氣法)

《금침부》에 나온 자침수기법중의 하나로 추첨법抽添法과 유사한데 우선 운기법으로 6음수나 혹은 9양수로 수기하며 득기한 다음 침첨을 병처나 통처를 향하여 기울여 기를 상행하게하고 이어서 침을 곧게 세워 아래로 눌러 기를 가두어 다시 회귀하지 못하게 한다. 납기법은 적積을 없앨 수 있는 법으로,《침구대성》에서는 "중기법中氣法"이라고 하였다.

(19) 진화법進火法

《침구대성》〈삼구양씨보사〉에서 "처음에 침을 1푼 놓고 숨을 한입 내쉬게 한 후, 침을 삼단계로 퇴침하고 삼단계로 진침한 다음, 환자에게 코로 숨을 들이쉬게 하며, 입으로 세 번에 걸쳐 숨을 내뱉게 하고 침을 잡아서 요동시키면, 자연히 열이 난다. 안 되면 앞의 방법대로 다시 한다"고 하였다. 서질, 호흡, 제삽에서의 보법과 요법搖法, 괄법刮法을 조합한 복식復式 열보법熱補法에 해당한다.

(20) 진수법進水法

《침구대성》〈삼구양씨보사〉에서 "처음에 침을 1푼 놓고 숨을 한입 들이쉬게 한 후, 침을 삼단계로 진침하고 삼단계로 퇴침한 다음, 환자에게 코로 숨을 내쉬게 하며, 입으로 세 번에 걸쳐 숨을 들이 쉬게 하고 침을 잡아서 요동시키면, 자연히 차가와진다"고 하였다. 서질, 호흡, 제삽보사중 사법과 요법搖法을 조합한 복식復式 양사법凉瀉法에 해당한다.

(21) 봉황전시鳳凰展翅

적풍영원赤風迎源이라고도 불리는 침자수법으로 역시《금침부》에 나온다. 먼저 침을 심부(深部; 地)에 이르게 하고 다시 침을 천부(淺部; 天)까지 후퇴시켜 득기한 다음 다시 중간부(中部; 人)에까지 진입하고 빠르고 큰폭의 염전을 행하는데, 한번 돌리고 한번 놓고 하는 방식으로 한다. 침을 놓을 때 엄지와 나머지 네 손가락을 펼치는 모양이 날개를 펴는 것과 같다고 해서 이런 이름이 붙었다. 사법瀉法에 속하며《침구대성》4권에서는 "봉황이 날개를 펼치는 것과 같이, 오른손 엄지와 검지를 써서 침머리를 돌리되, 날아오르는 듯이 한번 꼬고 한번 푼다"고 하였다. 경락의 기혈이 옹체된 질환에 경기를 소통시키는 기법이다.

(22) 아마요령 餓馬搖鈴

《침구대성》4권에 "오른손 엄지와 검지를 써서 침머리를 돌리되, 굶주린 말이 힘이 하나도 없는 것과 같이 완만하게 행침하되 진침은 길게 하고 후퇴는 짧게 한다."고 하였다. 봉황전시鳳凰展翅와 반대수기법이다. 침을 돌릴 때 엄지를 앞으로 내밀며 천천히 염전하는 것이 마치 주린 말의 무력함을 보는듯하다고 해서 이런 이름이 붙었다.

(23) 평보평사 平補平瀉

진회陳會가《신응경》에서 처음으로 이 수기법을 서술하였다. 그는 "사람이 병에 걸리는 것은 모두 사기가 모여서 초래되는데 병인病人이 쇠약하더라도 전적으로 보법만 써서는 안 된다. 오직 평보평사平補平瀉하는 것이 좋은데 먼저 사瀉하고 후에 보補해야 한다. 즉 먼저 사기를 사하고 후에 진기를 보해야 한다."고 말하였다. 이 기법은 후에 발전하여 기본보사법의 하나가 되었으며 지금도 널리 사용되고 있다. 평보평사는 보통은 득기 후에 균등하게 제삽과 염전을 하는 보사수기법을 의미하며 허증과 실증이 섞여 있을 때 사법과 보법의 중간에 속하는 자극을 주는 방법이다. 대보대사大補大瀉에 상대적인 수기방법, 선사후보先瀉後補의 자침수법, 보사를 구분하지 않는 자침법 등 몇 가지 다른 의미로도 쓰인다. 일반적으로 유침보사留鍼補瀉에서 많이 쓰는데 가는 호침毫鍼을 15분 정도 꽂아 두는 것이 평보평사법에 속한다.

6. 침을 뺄 때의 보사수기

(1) 요법 搖法

금나라의 두한경竇漢卿이 쓴《침경지남》에 기재된 방법으로 침을 흔들어 빼기 위해 침병을 쥐고 침체를 좌우로 크게 움직이는 동작을 의미한다. 목적은 침구멍을 크게 열어서 사기가 빠져나가기 용이하게 하기 위함이다. 당연히 사법에서 쓰이는 기법이다.

(2) 퇴법退法

깊은 위치에서 침을 뒤로 빼내는 동작을 의미하는데, 다른 여러 기법과 연계하여 사용되기도 한다.《침경지남》에는 "퇴退는 출침시 뒤로 살짝 빼는 과정"이라고 하였다. 근래에는 침을 심부에서 천부로 천천히 후퇴시킨 다음 잠시 멈춰서 침이 뻑뻑하지 않음을 느낀 후 빼내는 방법으로 응용된다.

(3) 호흡보사

호흡보사는 앞에서 자침시의 보사방법중 하나로 소개한 것처럼 침을 자입하거나 출침시에 환자의 호흡과 배합하여 보사를 분별하는 보사법이다. 출침시의 관점에서는 환자가 흡기시 출침하면 보법, 호기시 출침하면 사법이 된다. 숨을 들이 마실 때와 내쉴 때의 인체 상태가 다름을 이미 변수로 파악하고 있었음이 놀랍다. 이에 대해서는 이 장의 뒷부분에서 기술할 것이다.

(4) 서질보사

서질보사와 관해서도 앞에서 기술한 것처럼 침을 진입하고 빼낼 때의 속도로 보사를 구분하는 방법을 말한다. 발침시의 보사와 연관하여 완만하게 일정 깊이까지 진침한 후에 행침을 완료하고 신속하게 발침하는 것은 보법, 반대로 일정깊이까지 재빠르게 진침하고 행침을 한 후에 서서히 침을 빼는 것은 사법이 된다.

7. 침을 뺀 후의 보사수기 — 개합 開闔 보사

개합보사는《내경》에 주요한 기법으로 여러 곳에 기록된 보사기법이다. 침을 뺀 후 침공鍼孔을 손끝으로 눌러 막는지(補) 아니면 침을 흔들어 침공을 넓혀서 발침한 후 열어 놓는지(瀉)에 따른 보사의 구분이다.《내경》에서 "보법에서는 침공을 눌러 막아 진기를 보존하고 사법에서는 침을 흔들어 빼고 침공을 열어 사기를 배출한다《영추》〈관능〉/《소문》〈자지론〉)"고 한 것이 이것이다.

8. 보사수기 의미고찰 — 적절한 질·량 자극의 선택 및 자극의 강화

주지하듯이 침법의 성전聖典이랄 수 있는《황제내경》이 쓰인 당시에 이미 경락에 대한 이론 체계는 물론 침을 수기운용하는 구체적인 방식이 제시되어 있었다. 침자수기는 기혈의 허실을 조정하기 위하여 자침의 방식을 제어하는 기법으로 침술에 있어서 핵심기법중 하나이며, 그 기본은 넘치면 줄이고 부족하면 채우는(有餘者瀉之 不足者補之)원칙에서 벗어나지 않는다. 오히려 이를 실현하기 위한 방편이라 할 수 있다. 우리는 앞에서《내경》당시에서 중세에 이르기까지 각종 서적에 산재되어 기록된 각양각색의 수많은 보사수기법들의 행위적 의미들을 고찰하였고,《내경》이 쓰이던 당시에 이미 영수迎隨보사, 호흡呼吸보사, 서질徐疾보사, 제삽提揷보사, 염전捻轉보사는 물론 발침 후의 개합보사 역시 기본적인 보사수법으로 상반된 효과를 내는 기법으로 활용되고 있었음을 확인하였다.《황제내경》의 보사방법이후 각양의 수많은 보사방법들은 간단한 것에서 복잡한 것으로 변천하였고 내용도 비교적 번잡하게 변하였는데, 많은 보사법들은 대부분 이들 기본보사법들을 복합적으로 응용한 것이라 할 수 있다. 이러한 수기법들은 수천 년이 경과한 지금까지도 그 구체적인 기법이 거의 원형 그대로의 방식으로 임상에 활용되고 있다. 다음 표는 자침의 단계에 따라 앞의 기법들을 도표화한 것이다. 문제는 이들의 실제적인 의미를 제대로 알지 못한 채 활용되거나 아예 활용되지 않는 사례들도 매우 많은 것이 현실이다.

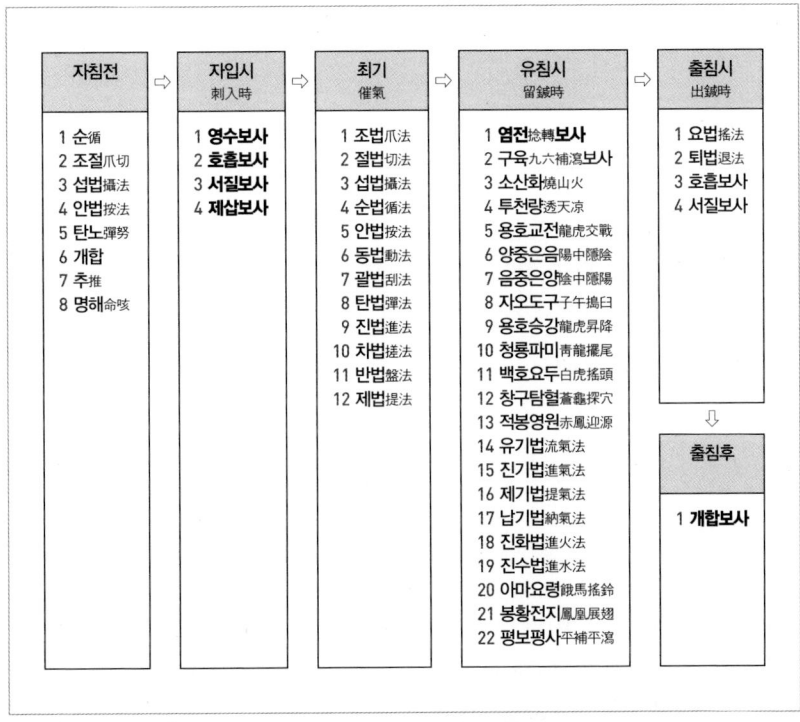

[그림 10-14] 자침 단계별 수기법

이제부터는 선의들이 무슨 의도를 가지고 이렇게 많은 수기법들을 구분하여 사용했었는지에 대해 들여다보기로 한다.

고대인들은 왜 침을 놓는 방향에 따라, 침을 돌리는 방향에 따라, 침을 넣고 빼는 방식에 따라, 그리고 숨을 들이쉬고 내쉴 때의 침의 입출에 따라 상반된 효과를 유발한다고 하였으며, 심지어 그 순서나 속도마저 상반된 효과를 도출하는 기술행위라고 강조하였을까? 또, 이러한《내경》의 보사행위의 실질적인 의미는 무엇일까? 이는 이러한 행위과정에서 그 수단인 침이 인체와 상호 작용함에 있어서 그 속에 이렇듯 상반된 결과를 유발하는 어떤 기능적 속성이 내재되어 있음을 강하게 시사하는 대목으로, 이처럼 **방향, 회전, 상하운동 및 운동의 속도에 따라 서로 반대의 신호 결과를 유발하는 속성 중에 전류 또는 자장공간에서의 자**

석체의 운동을 생각할 수 있다. 만약에 침체가 단순히 찌르기 좋은 뾰족한 객체가 아닌 자성이 부여된 자석체라고 한다면, 이 같은 수기과정상의 행위기법들은 정반正反의 자극효과를 일으키기 위한 일련의 중요한 동작패턴으로 해석이 가능하다. 따라서 주요한 수기방법들을 자석체의 움직임과 관련하여 살펴보는 것은 중요한 의미가 있다고 생각된다. 나는 앞서 7장에서 침의 제조공정상에서 일정정도의 자화 가능성을 재현과정을 통해 확인한 바 있었다. 또 하나 염두에 둘 것은 이같은 보사수기가 체액공간에서 전해질과의 직접적인 접촉을 하면서 이루어진다는 점이다. 과거의 침체가 7장에서 보았듯 전자기적 및 전기화학적 반응체였다면 회전의 방향과 속도, 그리고 반전(反轉—회전의 반전과 속도의 지속)은 전기장, 자기장 전해질장인 다층 구조의 인체 안에서 다양한 반응을 유인하는 자극체로 작용했을 것이다. 전해질인 경수經水와의 접촉을 통해 전기적 현상을 일으키는 자성磁性이 부여된 금속의 침체는 이 과정에서 접촉계면接觸界面의 활성화를 통해 반응성이 강화될 충분한 개연성과 가능성을 가지고 있다고 하겠다.

침법이 정립되던 2000년 전의 《내경》시대에 이미 선의들은 침으로 영수, 염전, 제삽, 서질, 개합, 호흡보사 등의 6가지의 기본적 보사방법을 활용하고 있었다. 이들 6가지 보사수법을 조금 구분해서 살펴보자면 앞의 4가지(영수, 염전, 제삽, 서질보사)가 침을 직접 움직여 행하는 수법인데 비하여 뒤의 두 가지(개합, 호흡보사)수법은 침의 직접적인 운행과 관련된 요소는 아니다. 먼저 앞의 네가지 수법에 대해 그 의미를 살펴보도록 한다.

(1) 영수보사 — 침첨의 방향

원래 영수보사의 문헌적 기원은 《영추》〈구침십이원론〉에 "맞서 빼앗고…쫓아 구제한다(迎而奪之…追而濟之)"라 한 것과, 〈종시편〉에 "사하는 것은 영이고 보하는 것은 수이다(瀉者迎之 補者隨之)"라 한 것이다. 그 의미에 대해서는 다양한 해석이 있어왔다. 수천 년이 흐른 지금에 있어서는 보사를 대표하는 개념적 의미와 함께 침첨이 경의 진행방향과 합치하는가에 따른 차이를 부여하는 실제적 의미로 나뉘어 정립된 채 임상에 활용되고 있다. 후자의 경우 역시 앞에서 이를 자기적 관점에서 앉을 때 특정 침처에서의 자기력의 상보, 상쇄와 직접적으로 연관되며 방향에 따라 작용이 가해지거나 감해지는 것은 행위의 순역과 명확하게 부합한다.

자화된 침체의 자입방향과 보사

영수보사는 광의로 허를 보하고 실을 사하는 일반적인 보사기법을 의미한다. 고유한 의미의 영수보사는 침체의 방향의 정반에 의하는 기법이 아니라고 하였다. 그러나 협의에 있어서는 침체의 방향과 해당 경락의 유주 방향과의 순역에 따라 상반된 보사효과를 유인한다는 의미를 포함한다. 특히 사암침법에서는 보사의 주된 기법으로 이 같은 침첨의 방향을 채용하여 응용한다. 이러한 기법의 실질적인 효용이나 의미를 찾지 못하였거나 이해하지 못하는 사람들은 부정적인 시선을 보내기도 한다. 그러나 인체의 자기적 속성과 필자가 인지한 과거 철침의 자화에 따른 자기적 관점에서 보면 아래 그림과 같이 특정 침처에서의 자기력의 상보, 상쇄와 직접적으로 연관된다. 물론 침체의 자력의 세기나 자침의 각도에 따라 그 관여되는 정도는 차이를 나타내겠지만, 이 경우 방향에 따라 작용이 가해지거나 감해지는 것은 행위의 순역과 명확하게 부합한다.

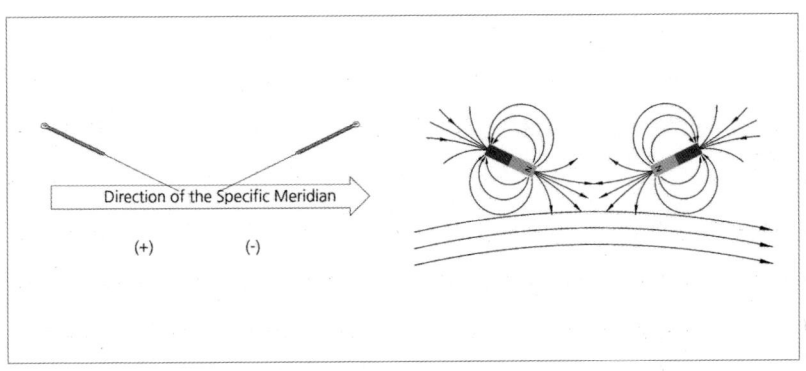

[그림 10-15] 자석화된 침첨의 방향에 따른 자입刺入 모식도

나중에야 알게 되었지만 이러한 자기적 고려를 통해 침첨의 방향에 따른 보사의 연관성을 연구한 이도 있었다. 앞서 언급했던 일본의 요시오 마나카가 그 중 하나였다. 그는 특정 혈위에 극성이 다른 자석을 부착하고 침첨의 방향을 달리하면서 효과의 차이를 검증하였는데 결과적으로 '어떤 이유인지는 설명하기 어려워도 상반된 작용을 확인할 수는 있었다[5]'고 하였다.

또, 전기화학적 관점에서는 침첨을 경經의 주행방향을 기준으로 사자斜刺하는 것은 위에서 말한 자극원의 방향에 따른 자장의 상쇄 보완 변수외에도 접촉면적의 수평적 변화(상승)를 동반하며 전해질내의 이온의 흐름에도 변화를 초래할 수 있다. 자입방향에 따른 보사를 의미 없는 행위로 지레 판단하고 정당화하려는 것이야말로 어느 면에서 무지 또는 단편적이고 편협한 사고의 표출일 수 있다.

(2) 염전보사 — 회전자극

염전보사는《영추》〈관능편〉에 "瀉必用員…補必用方"이라고 하여 침체의 회전운동의 방향에 따라 서로 다른 작용의 결과가 도출된다고 하는 수기법이다. 침을 기능체가 아닌 일반적 강체(剛體—solid body)로 간주한다면 좌우의 회전에 의해 서로 다른 상반효과를 나타낸다는 것은 생각하기 어렵다. 그러나 이러한 수기행위를 자기적 관점에서 보면 자화된 침체의 회전운동으로 생각해볼 수 있으며, 회전자극은 자성화된 침체를 고려한다면 교류의 형성과 연관되는 기술적 행위일 수 있다.

자화된 침체의 회전방향과 보사

이것은 염전에 의한 보사와 관계된 것이다. 이러한 수기행위는 자기적 관점에서 보면 자화된 침체의 회전운동으로 생각해볼 수 있는데, 만약 인체 공간이

---

5) Yoshio Manaka 외, 앞의 책, pp. 60-66.

체계성을 가진 전자기적 공간이라면 이는 자석체에 의한 유도전자기적 행위기법으로 이해할 수 있는 것이다.

전자기유도란 1831년 M.패러데이가 발견한 현상으로 회로를 관통하는 자기력선이 변화하면 그 회로에 전류를 흐르게 하려는 기전력이 발생한다는 것으로 자석을 좌(또는 우)로 회전시키면 침체에 분포된 수많은 자력선의 회전에 따라 자속밀도의 변화(ΔM/ΔT; M은 자성요소, ΔT는 시간간격)가 생겨나고 그 결과 유도기전력의 발생요인이 될 수 있으며 또한 회전방향이 달라지면 자속의 증감은 반대의 거동을 하게 되므로 이에 따른 전자기유도 현상은 정확히 반대의 양상으로 나타나게 된다.

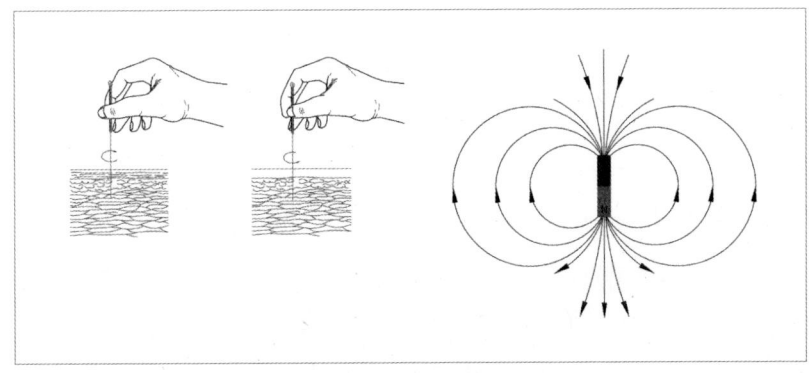

[그림 10-16] 자석화된 침체의 좌우회전 모식도

(3) 구육九六보사 — 보사와 주파수

과거 동양의 철인哲人들은 일찍이 거시적인 주기성을 허투루 여기지 않고 음양오행이라는 포괄적인 사유체계를 만들어 이해하려 했다. 예측이 어려운 수많은 자연현상과 기후에 직접적인 영향을 받으며 살아가던 당시의 사람들에게 태양과 달, 목화토금수木火土金水로 이름 지어진 행성들과 유기적으로 연계시킨 음양과 오행의 거대담론은 엄청난 정신사유적 충격이었을 것이다. 그런데 과거의 술사들은 여기에 그치지 않고 우주와 천지간의 음양오행논리를 인체에 연계시키려는 대담한 접목을 시도하였다. 오장과 육부는 음양으로 나뉘었고 다시 목화토금수로 분배되었으며 삼음삼양과 12경맥으로 연결되었다. 더 한참의 시간이 흐른 뒤에는 침의 보사수법에도 적용되었고 이후 소산화, 투천량, 양중은음, 음중은양 등 수많은 복합적인 보사수기법에 스며들어 가미되었다. 문제는 관념속의 사유체계인 음양오행적 사변이 실제에 끼어들어 마음대로 헤집게 된 데서부터 출발한다. 실제를 그럴듯하게 해석하는 철학적 관념체계는 적용할 수 있는 곳에는 적용하되 거기서 그쳐야 아름답다. 오장을 오행으로 배속하고 상생상극을 논하는 순간 배는 산으로 가며 간장과 비장을 목과 토의 상극관계로 얽어매는 순간 실상은 허상에 의해 철저히 유린당하고 마는 것이다. 우리가 말하고 있는 구육보사九六補瀉는 음양이론과 보사를 연결하여 만든 복합적인 보사방법이다. 구육보사라는 이 수기법이 우리가 서로 공유하고 있는 대로 9와 6이라는 회전의 횟수를 노양수老陽數와 노음수老陰數가 가진 철학적 의미를 억지로 적용(말하자면 노양수인 9를 양으로 보補로, 노음수인 6은 음으로 사瀉로 연결하여 9와 6을 염전이나 제삽의 자극량(횟수) 또는 심천보사에서 천지인부에서의 자극량(횟수)으로 삼는 것)시켜 이루어진 것이라면 이는 명백히 잘못된 적용이라고 생각한다. 왜냐하면 이런 식이면 9배수로 돌렸을 때와 6배수로 돌렸을 때의 차이를 어떻게 설명할 수 있으며, 81번 돌릴 것을 80번 돌리면 어떻게 되겠는가? 36번 돌릴 것을 37번 돌리면 또 어떻게 되겠는가?

조금 더 가보자. 음양철학은 기준점(0)을 중심으로 하여 과부족(+/-)을 양적인 요소까지(+α/-β) 포괄할 수 있는 탁월한 사고체계라고 생각한다. 이 영향을 받아 라이프니즈(Leibniz)가 0, 1 기반의 정량화 모델(이진법)을 발명하였다고 할 정도였다고 하니 항상성의 회복을 위한 방편으로 과부족과 치우침을 상정하고 이의 회복을 위한 기술적 요소가 기반이 된 한의학에서 활용할 여지는 매우 다양하고 또한 효율적이기도 하다. 문제는 적용이다. 음일陰日과 양일陽日의 본질적 차이를 구분하지 않고 음일에 음경이니 양일에 양경이니 하는 실제와 무분별하게 얽히는 순간 음양이론은 그 탁월함을 잃은 채 모호함에 박히고 만다. 이건 태호太昊 복희의 잘못이 아니고 주공周公과 문왕文王의 잘못도 아니다. 이를 의학에 꿰맨 허황된 사변가의 잘못이고 이를 무비판적으로 수용하고 옹호한 사람들의 허물이다. 오행사상 역시 마찬가지이다. 오행철학은 사계절이나 하루와 같이 연속적으로 균형을 유지한 채 패턴화되어 순환하는 현상에 대한 이해의 관점에서 매우 우수한 상황해석의 틀이라고 생각한다. 그러나 모든 것을 여기에 궤변으로 들이대면서 「오징어게임」에 나오는 별모양의 찍개처럼 천편일률적으로 모든 것을 재단하는 순간 본질은 훼손된 채 껍데기만 남는다. 1000년도 더 오랜 당시에 누군가가 오장과 육부를 오행과 짝짓기하고 경락에 짝짓기 하였다. 상생과 상극을 말하였으며 숫자가 안 맞으면 화火를 하나 더 만들어(相火) 맞추기조차 하였다. 오행과 의학의 잘못된 만남의 시작이었다. 당시는 아니더라도 후대의 누군가라도 "우리 냉정하게 조금만 더 생각해 보는 게 어때?"라고 했으면 좋았을 것을 오히려 실생활과 괴리된 공리공론空理空論으로 포장한 채 견고하게 지금까지 흘러 받아왔다. 급기야 21세기의 우리의 강의실에서도 불이 쇠를 녹인다면서 화극금火克金을 말하고, 나무가 흙을 뚫고 나오는 현상이 목木이 토土를 극克하는 것이라면서 상생상극을 일반화한다. 음양오행을 부정하면 한의학을 모르는 것이라며 스스로를 고명하게 차별화한다. 이런 게 궤변이다. 실생활의 모든 현상이 오행의 틀로 이루어졌을 리가 없다. 적용을 못하는 음양오행론자들의 무조건적이고 외골수적인 강변은 진정한 음양오행론의 정립을 위한 또 다른 극복대상이다. 그럼 과거의 음양오행은 다 걷어내고 구육보사 역시 버리고 가는 것이 마땅한가? 쓸 곳에만 쓰자는 주장이며 일반화하여 잘못 적용할 위험성을 경계하자는 것이다. 잘 모르는 경우라면 지금은 그냥 두고 가는 것도 방법이라 생각한다. 다만 구육보사와 관련해서는 앞에서 말한 것처럼 혹시 9와 6이라는 숫자가 빈도가 아니라 빈률(頻率; 주파수)을 의미한 것은 아니었을까 생각해볼 수는 있을 듯하다. 자극의 빈도(횟수)가 시간으로 제약되면 시간당 횟수라는 주파수로 특성화된다.

  인체는 기능 단위별로 고유한 동적動的 거동의 조합으로 이루어져 있으면서 주변의 다양한 유무형의 파동자극에 둘러싸여 살아가게 된다. 우리는 심장의 박동이나 호흡 등 우리가 익히 알고 있는 생체리듬과는 별도로 아주 단주기의 신경재생, 뼈성장, 모세혈관 등의 파동환경을 안고 살아가는 존재이기도 하며 훨씬 장주기 적으로 진행되는 거시적 생로병사의 주인공들이기도 하다.

[표 10-1] 몇몇 인체 성분의 주파수효과[6]

Frequency	Effects
2Hz	신경재생, 배양신경절에서 축색 성장
7Hz	뼈 성장
10Hz	인대 회복
15, 20Hz	모세혈관 형성 촉진

더구나 주변의 시간적 규칙성을 띤 진동 요소는 자체가 에너지적일 것이므로 우리가 생각하는 것 이상으로 부지불식간에 우리에게 영향을 미칠 수 있다. 그것은 방사능이나 X선과 같은 유해한 것일 수도 있고 태양의 따스함일 수도 있으며 바람과 같은 속삭임으로 다가오는 밤하늘의 별빛일 수도 있다. 지구에서 생겨난 지자기의 미맥동(슈만 공명주파수: 7.83Hz)은 7~10Hz 뇌파의 평균 주파수와 거의 동일하다고 하며 1~20Hz의 파동 자극은 인체에 큰 영향을 미치는 것으로도 알려져 있다.

침자극에 의한 내분비효과에 있어서 주파수별(저주파와 고주파)로 서로 다른 펩타이드 시스템이 작용하여(특히 척수 또는 뇌의 서로 다른 유형의 오피오이드 수용체에 의해) 진통 효과를 낸다고 하는 흥미로운 연구가 있었다.[7] 이런 바탕위에서 행해진 추가연구는 그 수용체의 길항제인 날록손(Naloxone)에 의해 진통효과가 차단될 수 있는지와 주파수에 따른 차이의 유무에 관한 것이었으며 그 결과 날록손은 저주파(4Hz)의 전침(Electroacupuncture; EA)에 의해 유도된 진통 효과만 차단할 수 있을 뿐 고주파(200Hz)의 진통 효과는 차단할 수 없는 것으로 확인되었다. 더욱이는 주파수에 따라서 분비되거나 억제되는 오피오이드의 종류가 서로 다르다는 것도 확인[8]되고 있다. 결과에 상관없이 우리의 관심은 침의 자극 빈률(주파수)에 따라 자극의 결과가 달라진다는데 있으며 세부적인 실용적 자료는 차츰 채워가면 될 일이다. 또, 근간의 기능적 자기 공명 영상 연구는 침

---

6) Bryant A. Meyers, PEMP The 5th Element of Health, 2014, Balboa Press, p.104.
7) R. Chang, B. Pomeranz, Electroacupuncture analgesia could be mediated by at least two pain-relieving mechanisms: endorphin and non-endorphin systems, Life Science. 25, 1979, 1957-1962.

술 자극과 관련된 뇌의 활성화/비활성화 영역이 저주파수와 고주파수에서 다르다는 것도 확인해 준다[9]. 이 또한, 자침의 주파수관련 요소의 중요성을 강조하는 연구사례들이다.

한편, 침을 사용한 보사에 있어서 주파수 효과를 인체에 적용함에 있어서는 공명이나 매질의 진동자극에 의한 에너지의 보완이나 상쇄를 생각할 수 있고 전자기적인 측면에서 규칙적인 반대자극의 발생을 생각할 수 있다. 전자는 인체의 조직이나 기관이 특정의 주파수(또는 정수배)에 상응하는 진동체라면 침을 통한 제삽과 회전 등의 주기성은 전해질 매질의 진동에 의하든 그렇지 않든 영향을 받을 수 있다(점도가 큰 매질이 출렁거리는 모습을 상상해보라)는 의미이며 후자는 자화된 침체의 회전이나 염전자극은 마찰등을 통하여 전지성電池性의 또는 자기적인 정(+)반(-)의 주기적인 흐름을 유발하는 효과를 낼 수 있다는 뜻이다. 문제는 얼마만큼의 영향을 미치느냐가 되겠지만.

(4) 제삽보사 — 상하자극

다음으로 제삽보사는 자침시 수직방향의 진퇴운동으로 자극량이나 자극강도차이를 유발하는 보사기법이다. 역시 기능체가 아닌 일반 강체의 수직운동으로는 설명하기 어려운 서로 상반된 자극(磁極: N, S)효과에 대한 설명이 자석화된 침체의 운동에 의한 유도전자기적 관점에서 보면 쉽게 이해가 된다.

---

8) Z. Han, Y.H. Jiang, Y. Wan, Y. Wang, J.K. Chang, J.S. Han, Endomorphin—1 mediates 2 Hz but not 100 Hz electroacupuncture analgesia in the rat, Neurosci. Lett. 274, 1999, pp. 75-78./ C.M. He, J.S. Han, Attenuation of low rather than high frequency electroacupuncture analgesia following microinjection of b-endorphin antiserum into the periaqueductal gray in rats, Acupunct. Sci. Int. J. 1, 1990, pp. 19-27.

9) Zhang, W.T., Jin, Z., Cui, G.H., Zhang, K.L., Zhang, L., Zeng, Y.W., Luo, F., Chen, A.C.N., Han, J.S., 2003. Relations between brain network activation and analgesic effect induced by low vs. high frequency electrical acupoints stimulation in different subjects: a functional magnetic resonance imaging study. Brain Res. 982, 168-178.

자화된 침체의 제삽과 보사

역시 자석화된 침체의 운동에 의한 유도전자기적 관점에서 보면 제삽보사는 아래와 같이 자석(침체)을 자장(인체자장)에서 원근운동을 행함으로써 발생하는 유도전자기적 행위기법에 다름 아니다. 더구나 이는 "자기유도로 생기는 전류는 그것이 만드는 자기장이 전류를 유도한 자기장의 변화를 줄이는 방향으로 흐른다."는 렌쯔의 법칙의 이론적 구성과 완벽하게 일치한다.

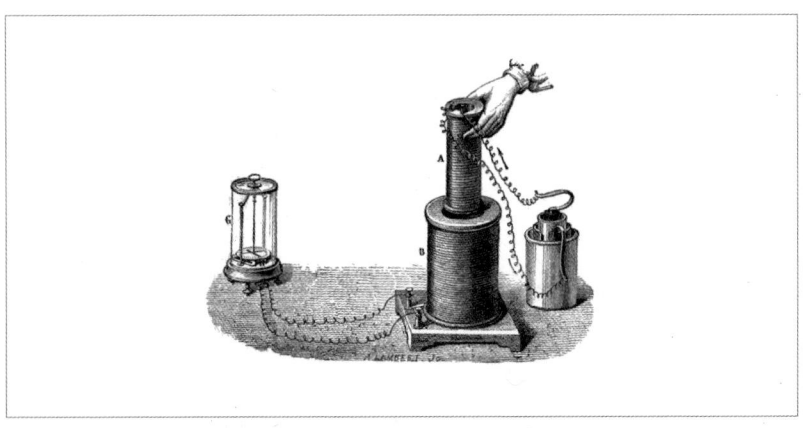

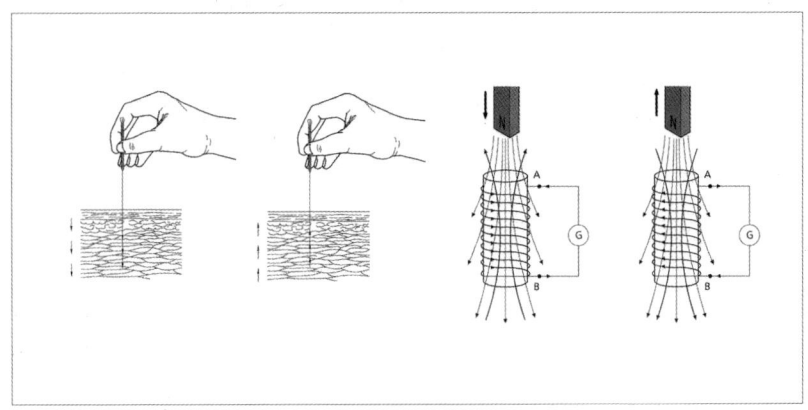

[그림 10-17] (위)패러데이의 전자기 유도(1831년), (아래)자석화된 침체의 제삽 모식도

여기서 잠시 눈을 돌려 요즘 많이 사용되는 맥동전자기장(Pulsed Electro-Magnetic Field; PEMF)이라는 치료기법을 살펴보자. 이는 손상조직에 맥동전자장

을 전달하여 미세 전류를 유도함으로써 주로 손상세포의 회복을 촉진한다는 치료기법이다. 이 의료기법은 이러한 원리를 바탕으로 근골격계 질환으로 인한 피부, 근육, 힘줄, 인대 등 연부조직의 손상에 따른 염증, 부종 및 통증치료 등에 널리 사용되고 있다. 이를 사용하는 이들은 맥동전자기장 치료를 임상에 처음 적용한 시기가 500년 이상 거슬러 올라간다고 설명하면서 15세기 스위스 의사이자 연금술사인 파라켈수스(Paracelsus; 1493-1541)가 간질, 설사, 출혈성 질환을 치료하기 위하여 천연자석을 사용한 것까지 거슬러 올라간다고 부연한다. 그들은 이어서 1974에 바셋(Bassett) 등이 골절부위에 적용한 맥동전자기장이 치유를 촉진 할 수 있다는 것을 입증하였고, 그 후에도 손상된 근육, 인대, 힘줄, 근막 등 연부조직에 직접 맥동전자기장을 전달, 미세전류를 유도하여 손상세포와 주변세포의 세포막전위를 회복시켜 인체 자연 방어기능인 "염증반응"을 신속하게 처리하여 통증과 부종의 치유를 촉진하는 것으로 많은 논문을 통해 보고되고 있다고도 한다. 그들은 이러한 효과의 발현에 있어서는 적절한 주파수와의 조합이 중요하다고 하면서 가령, 인대나 뼈의 회복에는 10Hz, 신경의 회복에는 15Hz, 신체적 기능회복에는 2Hz로 하는 식이라고 한다[10]. 그런데 이 같은 맥동전자기장의 원리를 살펴보면 전자석의 전기흐름을 조절하여 인체 내에 미세전류를 형성한다는 것인데 그렇다면 이 같은 기술적 행위는 2000년 이상 전부터 실현해온 자화된 철침의 제삽보사에서 보이는 수기법에 의한 방식과 과연 무엇이 다른가? 조직과 기관이 고유한 전자기 신호를 갖는 특이장特異場인 우리의 몸, 그 안을 관통하여 움직이는 자석체(침)의 수직운동. 물론 인체내에 삽입에 의한 자침에는 이외에도 복합적인 치료효과를 가지고 있지만 이것이 수동적 변동자기 치료기법이 아니고 무엇일까?

그건 그렇고, 전해질 체액공간에서 금속의 이온화와 관련된 관점에서는, 이 과정은 침체가 체내에서 조직사이를 지나면서 접촉하는 면적과 부피(공간의 밀침과 회복)의 수직적 변화를 동반하는 과정이므로 전기적 흐름의 다소多少(반응 면적의 차이에 의한), 물리적 파동의 형성, 극성의 교번(交番; alternation) 등을 유

---

10) David F Mayor, Electroacupuncture, 2007, Elsevier, p.43.

인할 수 있는 변이과정으로 이해할 수도 있다. 메이어(David F Mayor)는 저서 『Electroacupuncture』에서 따뜻한 체내 조직 속에 침이 삽입되었을 때 미약한 전류가 형성되며 제삽수기과정이 이에 영향을 줄 수 있다고 하였다[11].

(5) 서질보사 — 침을 놓거나 뺄 때의 속도

서질보사는 《영추》〈구침십이원론〉에서 "천천히 침을 놓고 빨리 빼는 것은 보補하는 것이고 빨리 놓고 천천히 빼는 것은 사瀉하는 것(徐而疾則實 疾而徐則虛)"라고 하였다. 이는 진침, 퇴침의 속도를 달리함에 따라 그 결과가 상반되게 나타난다는 의미를 담고 있다. 자침의 속도와 관련하여 "천천히 자입하고 빨리 출침하는 것(徐內而疾出)"의 요점은 "천천히 자입"하는데 있으며, 열감을 얻는 효과적인 방법이라 하였고, "빨리 자입하고 천천히 출침(疾內而徐出)"하는 것은 "천천히 출침(徐出)"하면서 청량감을 얻는 유효한 방법이라는 관련 연구도 있다[12]. 이 역시 물리화학적인 기능역할에 있어서는 침과 체액간의 마찰과 공간점유의 변동, 전기장과 자기장의 교란, 자속밀도의 증감에 따른 전자기적 유도 등의 변화요인이 될 수 있음은 물론이다.

(6) 호흡보사 — 침을 놓거나 뺄 때 숨과의 연계

환자에게 침을 놓거나 뺄 때 숨을 들이쉴 때와 내쉴 때에 하는 것이 서로 상반된 결과로 이어진다는 것이 호흡보사에 들어있는 의미이다. 호흡은 운동리듬과 부교감신경기능과의 관계에서 비롯되며 숨을 들이 쉴 때에는 심박수가 증가하고 숨을 내쉴 때에는 감소한다. 숨을 들이쉴 때에 심박수가 증가하는 것은 부교감신경기능이 억제되어있다는 것을 말하고 숨을 내쉴 때에 심박수가 감소하는 것은 부교감신경기능이 높아져있다는 것을 말한다. 부교감신경은 음

---

11) David F Mayor, 앞의 책, p.62.
12) 高忻洙, 胡玲主編, 中國鍼灸學詞典, 江蘇科學技術出版社, 2010, p.576.

식물의 소화, 흡수대사산물의 배설등과 생체의 피로회복, 활동의 준비상태등을 만드는 중요한 역할을 한다. 즉 생체를 건강한 상태로 유지해주는 주요 역할을 하고 있다. 옛날부터 수많은 건강법이 호흡과 관련이 있는데 이것은 숨을 내쉬는 것의 중요성 때문이다. 숨을 내쉴 때에는 부교감신경기능이 높아지는 방향으로 움직이는 것이며 따라서 부교감신경기능이 억제될 때에는 숨을 내쉬는 생체반응을 잘 활용하여 부교감신경기능을 높이도록 하는 것이다. 호흡운동은 생체의 자율신경기능 중에서 마음대로 움직이게 할 수 있는 유일한 것이다. 그리고 이것은 심장 혈관계에도 커다란 변동을 초래한다. 또한 복부에 압력변화를 줌으로써 복강내장, 복강 내 순환에도 커다란 자극을 준다. 우리들은 호흡운동을 통해서 심·혈관계나 복강내장에 영향을 미칠수 있고 또한 인체를 지배하고 있는 자율신경기능의 부교감신경기능을 어느 정도 임의대로 조정하는 것이 가능하다.[13]

(7) 개합보사 — 발침후

개합은 열고 닫는다는 의미와 기의 상합여부[14]를 함께 나타내는 말이다. 그러나 일반적으로는 침을 뺀 다음 침구멍을 손끝으로 눌러 막는지(闔) 아니면 침을 흔들어 침공을 넓혀서 발침한 후 열어 놓는지(開)에 따른 보사의 구분이다.

이상에서 각종 수기법에 가미된 기본 보사수기법을 중심으로 자침수법의 의미를 추론하였다. 이 수기법들은 회전자극, 상하자극, 방향자극, 진입과 퇴출시의 속도, 호흡과 복합적으로 연계된 것으로 수천 년이 경과한 지금까지도 그 구체적인 의미가 거의 그대로 임상에 활용되고 있다. 먼저 순循, 조절爪切, 섭법攝法, 안법按法, 탄노법彈努法, 개합, 추推, 명해命咳 등의 자침전수기법은 주로 침을 진입하기 전에 혈처를 고르는 과정이고 그 목적은 주로 혈처의 위치와 모양

---

[13] 니시죠 카즈시·쿠마자와 타카오, 조기호, 이재동역, 과학적인 침구임상, 군자출판사, 2005, pp.29-32.
[14] 《영추》〈침해편鍼解篇〉에서는 "補寫之時者, 與氣開闔相合也"라고 하였다.

의 확인 그리고 힘줄, 인대, 혈관을 비롯한 주변 구조물의 파악과 회피, 그리고 안에 있는 기혈수의 분산과정으로 이해할 수 있다. 이어지는 본수기本手技과정에 있어서 여러 기본보사수기의 목적(의도)은 신경에의 자극, 전기화학적인 작용, 전기적·자기적 효용, 전자기적인 상호유도와 관련지을 수 있는 행위기법들로 이해되었다. 그리고 이들 행위들의 의미해석에 있어서는 과거의 침체가 일정정도의 자성이 부여된 자석체임을 전제하였다. 그러면 방향, 회전, 상하운동 및 운동의 속도에 따라 서로 반대의 신호 결과를 유발하는 속성들은 전류 또는 자장공간에서의 자석체의 운동으로 이해가능한 측면이 있으며 이 같은 수기 과정상의 행위기법들은 정반正反의 자극효과를 일으키기 위한 일련의 중요한 동작패턴으로 해석이 가능하기 때문이다. 당연하게도 자화된 침과 전자기적으로 연관된 수기 행위는 모두가 치료의 객체인 인체가 이들 행위들과 교감할 수 있는 전자기적 특성장이어야만 한다. 그리고 '득기'라고 하는 피시술자의 감각적인 각성은 이러한 교감의 결과가 확인되는 부분적인 증거가 될 수 있다고 생각된다. 그리고 우리는 인체의 경맥과 경혈 점들이 전자기적으로 또는 생체 자기적으로도 다른 부위와 구별되는 특성이 있음을 밝히는 다양한 연구 사례들이 있음을 안다. 이러한 관점에서 볼 때 인체 경맥의 전자기적 특이성은 더 이상 그 '있느냐 없느냐'에 대한 논란의 대상이기 보다는 심화된 연구가 필요한 단계에 이르렀다고 본다. 말하자면 인체는 살아있는 동안 전자기적 장場으로 이해 가능하며, 특히 경맥과 경혈을 포함한 경맥체계는 다른 부분과는 전자기적으로 차별화되는 중요한 특이 공간으로 역할하고 있다고 할 수 있을 듯하다. 이는 체내로 침습하는 자석체가 유도전자기적 행위를 통해 체내의 흐름을 제어하고자 하는 의도를 구현하는데 필요한 공간일 수 있다. "자침시의 보사수기는 압전효과나 미약 저주파 전류를 일으킬 수 있다[15]"거나 "옛날에는 침을 문지르거나 수기행위를 통한 마찰을 통해 저주파 전류를 만들었다[16]"는 서술

---

[15] Needle manipulation may lead to piezoelectric effect and weak low-frequency currents, David F Mayor, Electroacupuncture, 2007, Elsevier, p.62.

[16] Needles were rubbed and manipulated in old days to generate low frequency electrical current by friction, Jeung Ho Choi, Essentials of Electroacupuncture, 2016. p. 36.

도 같은 맥락이리라.

지금까지 기본보사기법을 비롯하여 여러 가지 복합 보사기법들의 기법과 의미를 살펴보았다. 명대의 저명한 의학자 왕기(汪機: 1463-1539)는 15세기에 이미 《침구문대鍼灸問對》 세권을 지어 "만들어진 여러 가지 침법은 제삽, 서질, 좌우염전을 떠나지 않으며 각종 수기법은 이들 기법을 교차하여 쓰는 것에 불과하다"고 하였다. 탁월한 통찰이라 생각한다.

〈제4막〉

온고지신 침술코드
새로운 세상을 향하여

11장 침을 놓을 때
　　　몸 안에서 일어나는 일들
12장 침술혁명

그동안 한참을 걸어서 기승전결의 마지막까지 왔다. 서막은 원류에 대한 것이었다. 침법의 원류, 도구인 침의 원류, 그리고 기록의 원류. 2막의 주제는 기와 혈이 흐르는 신체였다. 침의학적 반응공간인 인체와 선인들이 설정해놓은 경락과 경혈, 그리고 건강이라는 항상성의 이탈상황(병리)에 대해 선인들의 전언을 알아보았다. 그리고 3막은 선의들의 전장을 찾았다. 우리는 그들이 어떻게 무기(침)를 만들고 어떻게 전황을 바라보며(진단) 어떻게 승리를 위한 치밀한 전술(자침공정과 보사)을 수행하는지 긴 시간이 압축된 무대를 숨을 죽이며 바라보았다. 그리고 우리는 이제 연출가이자 배우로 마지막 막을 올리고 또 스스로 올라야 한다. 무대는 바뀌었고 또한 배우가 바뀌었으며 관객 또한 바뀌었다. 화려한 무기와 휘황한 기술이 가득한 침의학의 전장터에 드디어 우리들은 무대에 올랐다. 우리들의 앞에는 앞서가신 수많은 선의들이 관객이 된 채 자신들이 전해준 전통의 술법을 우리들이 어떻게 감당해가는지 묵묵히 바라보고 있다. 우리에겐 새로운 관점에서 전장을 살피고, 보다 효율적으로 무기를 개량하고 확충해 가며 새로운 기술로 발전하고 승리해나가는 모습을 그들 앞에서 훌륭히 보여줄 사명이 있다.

【11장】

침을 놓을 때 몸 안에서 일어나는 일들

새로운 물음과 가능성을 제기하는 것, 그리고 오래된 문제를 새로운 관점으로 바라보는 것은 창조적 상상력을 필요로 하며 과학에서의 실제적인 진보를 드러낸다.
— 알베르트 아인쉬타인(1879~1955)

침의학은 여러 기술적 조합으로 이루어진 체계이다. 나는 앞(9장 단계별 자침 공정)에서 자침의 과정을 10단계의 소단위 기술적 행위로 나누어 각각의 단계에 부여된 의미를 개괄한 바 있다. 그것이 개별적 기술적 행위들에 대한 망원望遠이었다면 이제는 이를 보다 잘 이해하기 위한 근시近視와 현미顯微가 필요한 시점이다. 그 대상은 두 단계이다. 하나는 모종의 기획된 자극을 하여(침을 놓아) 몸 안에서 의도한 질적 또는(혹은 및) 양적 변화를 유도하는 과정에 대한 것이고 다른 하나는 이러한 (자극에 상응한) 변화가 체내 상태에 모종의 정상화(질병이나 증상의 소실)가 유도되는 과정에 대한 것이다. 그러나 이 과정은 참으로 복잡하고 어려운 과정이다. 그러기에 우리는 퍼즐화되고 모자이크화된 바다 속에서 여전히 불을 비추며 두 갈래로 합해진 진실의 문을 열기위해 쉼 없이 헤엄하는 중이다. 갈 길은 먼데 아직도 길은 많이 어둡다.

침의학과 같은 일련의 계통화된 술법의 본질을 이해하기 위해서는 의도와 맥락을 통해 접근하는 것이 매우 중요하다. 이는 그들이 무엇을 가지고 어떻게 함으로써 소기의 목적을 달성하고자 하였는가하는 것이며, 본서전체의 문제의식이자 주제이기도 하다. 옛날 사람들은 질병의 고통이나 생사의 갈림길에서 안팎으로 드러난 증상의 확인을 통해 인체 내부의 특징적인 생리·병리적 현상을 파악하고자 하였고, 침이라는 외부 자극 수단을 사용하여 이를 제어하고자

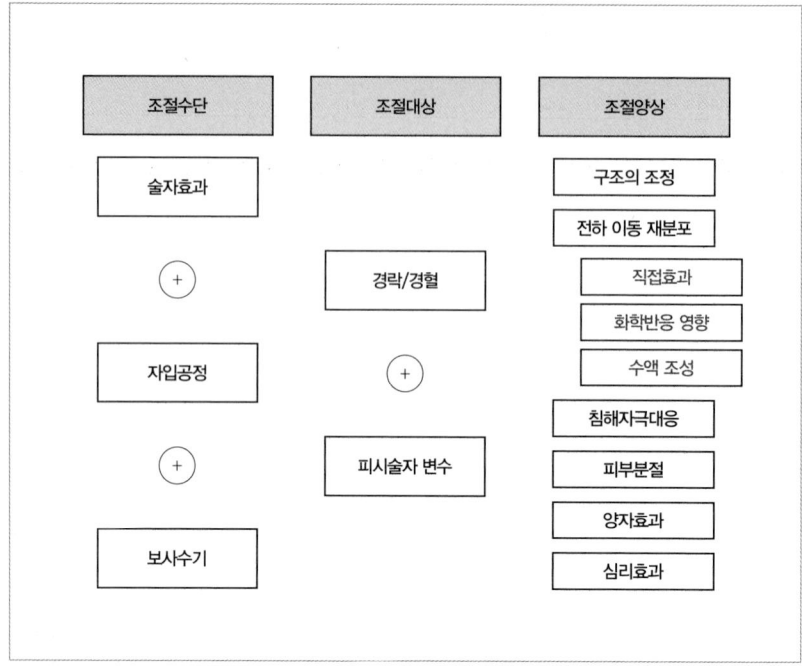

[그림 11-1] 침술 효과의 다양한 연관 변수들

하였다. 누군가의 시적 표현을 잠시 빌려 오자면 몸에 "침이 온다는 건 실은 어마어마한 일[1]"이다. 몸 안에서 수많은 변화(공간(형태장), 전기, 자기, 압력, 파동, 온도, 신경, 혈관, 체액, …)를 일으키는 엄청난 사건이기도 하고, 더욱이는 그의 말처럼 수천 년의 과거와 현재와 미래가 함께 오는 것이기도 하다. 이번 장은 10개의 소단원으로 구성하였는데 먼저 이에 대한 설명을 잠시 해야 할 듯하다. 우선 인체에 진입하는 이물(異物—침) 자체에 대한 것을 살필 필요가 있고 (1, 2, 3, 4) 다음으로는 그 이물이 공격(접촉)하는 대상과의 전쟁(상호작용—3, 4, 5, 6, 7, 8)을 살펴야 한다. 1은 부피를 가진 고정의 강체가 인체에 미치는 영향, 2는 침체의 온열(온침과 냉침)적 매개에 대한 의미 부여이다. 3은 전해질 체액공간에서 화학전지로 살아나는 금속극판으로서의 침에 대한 것이고 4는 자화된 침체

---

[1] 정현종(1939-)은 그의 시 「방문객」에서 [사람이 온다는 건 실은 어마어마한 일이다/그는 그의 과거와 현재와/그리고 그의 미래와 함께 오기 때문이다/한 사람의 일생이 오기 때문이다(중략)]고 노래하였다.

의 체내에서의 작용을 말한 것이다. 1, 2가 침체 자체에 대한 것인데 비해 3, 4는 작용에 대한 내용이 겸해 있어서 따로 살펴보았다. 5는 자침시의 손상과 회복, 6은 고대로부터의 혈액조절의학을 방혈과 조혈의 관점에서, 그리고 7은 경근요법에 해당하는 근육자침에 대한 내용으로 편제하였다. 8은 자침의 핵심적 영역에 해당하는 신경의 작용이다. 따라서 그 역할의 다름에 기반을 두어 여러 갈래로 나누어 살폈다. 9는 이러한 다양성에 스며있는 반응의 속도를 고찰함으로써 10에서 갈무리한 다역체多役體로서의 침의 다기능성을 환기하고자 하였다.

[표 11-1] 침과 인체의 작용 요약

1 강체剛體의 강제 진입에 의한 부피작용*	→ 부피를 가진 고정의 강체가 인체에 미치는 영향
2 한열온량寒熱溫涼자극원의 항온장 진입*	→ 침체의 온열(온침과 냉침)적 매개에 대한 의미부여
3 화학전지Battery 극판의 진입*	→ 전해질 체액공간에서 전지로 살아나는 금속극판
4 자성체磁石의 진입*	→ 자화된 침체의 체내에서의 작용
5 인위적 손상과 상처회복을 통한 치유□	→ 자침시의 손상과 회복
6 혈액의 질적·양적 변동□	→ 고대부터의 혈액조절의학
7 단축된 근육의 이완□	→ 경근요법
8 자침과 신경작용□	→ 자침의 핵심적 영역에 해당하는 신경의 작용
9 반응별 속도 고찰□	→ 반응의 속도 다양성을 살펴 침의 다기능성을 환기
10 일침다역─鍼多役□	→ 다기능성 침의 역할을 갈무리

★: 침체 고유 특성의 진입관점
□: 반응대상과의 교감관점

이제 다원적 자극-반응 상황을 유념한 채 그 하나하나의 의미를 찾아서 침을 놓을[2] 차례다. 끝이 뾰족하게 형성된 둥근 기둥모양의 강체가 몸에 진입한다. 그리고는 때로는 후퇴하고 전진하여, 때로는 돌고 때로는 방향을 달리하여 이리저리 헤집는다. 한동안 멈추었다가는 쓱 빠져나간다. 몸은 때로는 개별적인, 때로는 복합적인 저들의 움직임들을 겉으로는 말없이, 하지만 내적으로는

---

2) 침을 인체에 찌르는 과정을 한자에서는 자(刺―베거나 찌른다)한다고 했지만 우리는 "놓는다"고 했고 상대방에게는 또 침을 "맞는다"고 했다. 우리말에 담겨진 깊이와 만들어 쓰는 사람들의 격조가 반영된 말이다.

아주 치열하게 받아낸다.

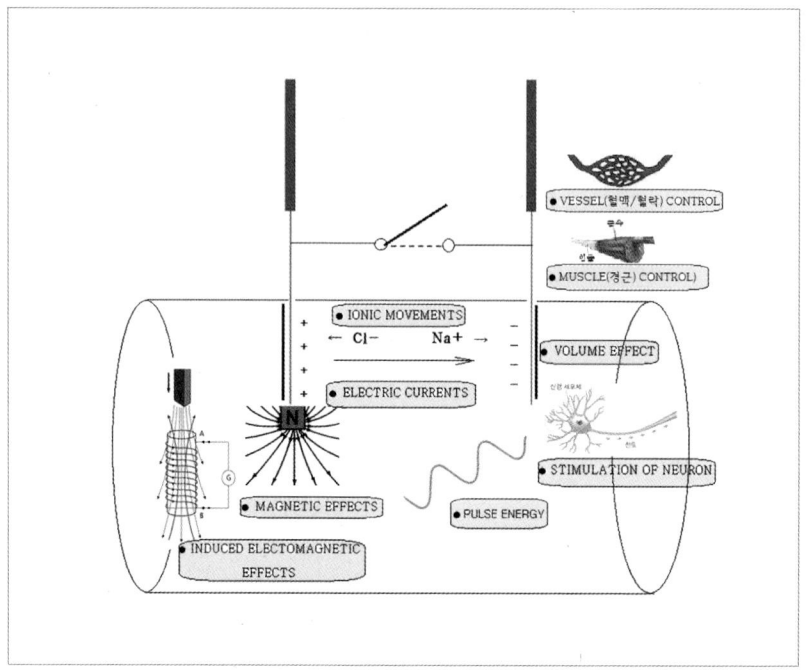

[그림 11-2] 자침에 따른 인체의 복합적 대응

1. 강체(剛體; solid body)의 강제 진입에 의한 부피작용

(1) 압력수용기를 자극

침이 자입되면 근육에서는 근육수용기(ergoreceptors)라고 하는 역치가 높은 압력수용기가 자극되어 일련의 반응을 일으키게 된다.

(2) 압전효과(壓電效果; Piezoelectric effect)

앞에서 (4장 반응하는 기능공간, 인체) 압전효과란 어떤 전기 매질이 어떤 방향에서 외력의 작용을 받아 변형될 때 일어나는 전기적인 현상을 말한다고 하면서 압전효과를 가지는 수정, 전기석 등의 물질이 압전소자로 응용된다고 하였다. 이런 전형적인 압전효과와 별도로 물질의 물리적인 변형에 의해 전기적 현상이 발생할 수 있다는 사실도 발견되는데 얼마 전 재미있는 기사가 소개된 적이 있었다.

부산대 물리학과의 박혁규 교수 등은 물방울과 같은 액체를 눌러 전기를 발생시키는 기술을 처음 밝혀내 화제다. 1g의 물을 가지고 6개의 LED 전등을 동시에 밝히는데 성공, 이 원리를 과학전문지인 '네이처'의 자매지 '네이처 커뮤니케이션즈'(2013. 2월 12일자)에 발표해 관심을 끈 적이 있다. 박 교수는 "물방울에 압력을 가한 결과 전기가 발생되는 원리를 처음으로 알아냈다"고 밝혔다. 이는 기존의 압전소자와는 원리가 완전히 다르다. 물과 접하는 고체의 표면은 많은 경우에 특정한 전하를 띤다. 동시에 이 전하들과 반대의 극을 띤 이온전하들이 접촉면 근처의 물속에 분포하게 되는데 이렇게 물과 접하는 고체 표면을 경계로 반대의 극을 띤 전하들이 마주보고 정렬되어 있다. 이런 모습이 축전기(콘덴서)와 비슷해 '전기이중층 축전기'라 부른다. 만일 외부에서 힘을 가해 물과 고체 사이의 접촉 면적을 바꾸게 되면 축전기의 전기용량이 변하게 되고 이로 인해 전하의 분포가 변하면서 전류가 흐르게 된다. 그는 "물과 고체 사이의 접촉부분에 전하들이 층을 이루며 존재하는 것을 과학자들은 예전부터 알고 있었지만 이 원리를 정확하게 이해하지 못해 전기를 생산하지 못하고 있었다"고 말하며 "특히 친환경적인 물을 이용해 전기를 발생시킬 수 있기 때문에 응용가능성이 아주 많다"고 강조했다. 박 교수는 "이번 연구는 미량의 물을 이용한 에너지 수확기술을 이론적, 실험적으로 처음 구현한 독자적 연구로서 순수한 국내 연구진의 노력으로 이루어졌다"고 덧붙였다.[3]

실제로 물분자의 경우 분자내의 원자들이 고무줄에 묶인 것처럼 서로 멀어졌다 다시 제자리로 돌아오는 운동을 반복하고 있다. 단순히 왕복운동만이 아닌 비틀림, 흔들림, 굽힘, 까딱거림 등 다양한 운동이 반복적으로 이루어지며

---

3) 부산일보(2021. 12.25), https://bit.ly/3Fsl2Qx.

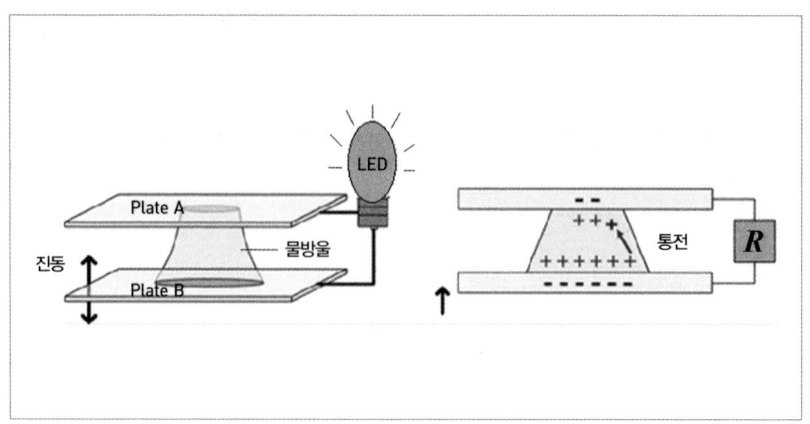

[그림 11-3] 물방울을 진동시킬 때 이온과 전자의 이동에 의해서 전류가 흐르는 원리

그 주기는 $10^{-12} \sim 10^{-14}$초 정도라고 한다.[4] 자침과정은 침이 인체에 기계적 변동을 유발하는 과정이 포함되어 있으므로 주목되는 지점이다.

또 다른 경우로는 형태장과의 연관성이다. 앞에서[4장-3-(2)-1)] 형태장에 대하여 살펴보았다. 그리고 형태의 항상성은 중요한 구성요인이었다. 침의학적 관점에서 3차원 공간 점유체인 침의 자입과 퇴출을 통해 일어나게 되는 인체 내의 공간변화는 이러한 형태적 항상성의 바탕위에서 일어난다. 이같이 점유체가 유발하는 형태장에서의 물리적인 변동(화학적인 변화도 물론이지만)은 우리가 그동안 관심을 두지 않았던 부분이다. 여기에는 손상회복기전이나 내분비 등의 여러 작용도 있겠지만 여기서 생각할 수 있는 것은 공간의 변화에 따른 물리적 변화이다. 현재 임상에서 가장 많이 쓰이는 호침의 직경은 0.3~0.4mm 정도이다. 이는 모세혈관(모세혈관의 직경은 약 7μm정도이다)의 40~60배에 해당하는 두께이며 침을 놓으면 이로 인한 부피효과가 유발될 것이다. 부피효과는 자입시刺入時에는 주변조직의 '밀어냄'과 발침시拔鍼時에는 점유했던 공간의 '다시 비움(re-emptiness)'으로 나타난다. 이는 대응하는 환경에 따라 다음과 같은 특이적 작용이 나타날 수 있다.

우선 생각할 수 있는 두 가지 가능성을 살펴본다. 하나는 물리적 변형에 동

---

[4] 밥버먼, 김종명 譯, 『ZOOM 거의 모든 것의 속도』, (주)예문아카이브, 2018, pp.326-329.

반한 에너지의 생성과 변화의 관점이다. 앞에서와 같은 압전효과와의 연관성으로 이해할 수 있는 영역이다. 다만 원래의 압전효과가 고체의 부피변화(축소)를 동반한 경우라면 물분자의 압축에 의한 통전은 액체의 부피변화에 의한 경우로 다를 테지만(이 경우도 결과적으로는 부피의 축소를 야기한 외력이 통전으로 변화한 것으로 볼 수 있겠다). 침에 의한 인체의 공간변화 자체가 실제로 체내에서 어떤 전기적 작용을 할 수 있는지는 아직은 잘 알려져 있지 않다. 그러나 침의 자입은 물이 대부분인 전해질 매질에 커다란 파문(波紋: 물리적 변동)을 일으킬 수 있는 자극원일 수 있으며 또, 경우는 다르지만 경혈을 두드려 치료효과를 내는 감정자유기법(EFT; Emotional Freedom Techniques)도 피부에서 기계적 자극을 통해 전기적 자극을 유발하여 치료에 응용하는 거라면 이런 맥락에서도 이해가 가능한 측면이 있다. 또한, 수기(手技; manipulation)과정에서 압전효과와 미약한 저주파 전류가 생긴다는 마나카의 연구내용[5]도 흥미롭다.

공간의 변동차원에서만 보면 제삽보사와 염전보사의 메커니즘은 전자는 공간변동을 동반하는 수기과정이라는 점에서 후자와는 많이 다르다. 필자가 행한 침에 의한 간단한 통전 테스트 상으로도 염전과 제삽의 전류의 변동은 달랐다[6]. 이것은 물론 접촉상황이나 근섬유의 미시적인 변화 등등 다양한 작용의 결과이지만 압전효과에 연관해서도 생각해 볼 여지는 있다는 생각이다. 또 하나는 매질의 연동 작용 가능성이다. 그게 유동의 직접적 전달이든 공명의 결과이든 말이다. 수액으로 연결된 매질에서라면 텍사스에 태풍으로 나타나게 될 브라질에서의 나비의 날갯짓일 수 있는 것처럼.

(3) 공간적 잔상효과

잔상(殘像, after image)이란 어떤 이미지가 종료된 다음에도 계속 떠오르는 착시 현상을 일컫는다. 우리는 TV나 영화 등을 보면서 이런 것을 자주 경험한다.

---

5) Yoshio Manaka 외, 앞의 책, p.62.
6) 제삽의 통전효과가 훨씬 크게 나타났다.

잔상효과는 2차원적 이미지에 대한 것만 있는 것은 아닌 듯하다. 19세기에 널리 쓰인 치료법의 하나로 동종요법(同種療法; homoeopathy)이 있었다. 이는 "같은 것이 같은 것을 치료한다"는 원칙에 기초하여 당시 치료하고 있는 질병과 동일한 증상을 일으키게 될 약물이나 치료제를 환자에게 처방하는 치료법으로, 예를 들면 동종요법에서는 화상을 치료하는 데 뜨거운 찜질을 종종 사용한다. 동종요법의 특징 중 하나로 용량이론이라는 게 있다. 동종요법 전문가들은 의약품이 매우 소량 투여되어도 작용을 일으킨다고 믿는다. 심지어 특성을 발현하는 분자 하나도 들어있지 않을 만큼 극단적으로 희석돼도 소기의 특성이 발현된다는 연구결과를 제시하기도 한다. 일부 동종요법 연구자들은 이를 어떤 물질이 희석되거나 제거되기 전에 이미 용매에 자신들의 성질을 등사(stenciling)하거나 공간적인 재배열에 영향을 주는 것으로 보고 있다. 여기서 이 요법에 대한 효용성을 말하려는 것은 아니고 이것이 사실이라면 이것은 다른 면에서의 잔상효과로 볼 여지가 있다는 것을 말하려는 것이다. 이른바 성질의 잔상효과라고나 할까? 일본의 물리학자이자 침술사인 요시오 마나카(間中喜雄; 1911-1989)는 조금 더 색다른 잔상효과를 말한다. 그는 어떤 물질이 사라진 뒤에도 여전히 일정한 공간적인 영향력을 발휘하는 현상을 '사요시(Sayoshi)'라 지칭하였으며 이는 일종의 "유령작용(Fantom function)"이라 할 수 있다[7]고 하였다. 그가 말하고자 하는 공간적 잔상효과는 형태적(3차원적) 잔상작용에 관한 것이다. 그의 말대로라면 놓았던 침을 뽑으면서 침이 충전하고 있던 공간의 잔상작용이나 이전단계로의 회복과정은 압전효과에 따른 전기적 작용과는 다른 효과의 가능성을 내포하고 있는 것이다. 당장 그 작용이 무엇이냐를 논하기 이전에 침의 자입에 따라 이러한 공간효과의 잠재적 가능성을 말하려 한켠에 덧붙여 놓았다.

---

7) Yoshio Manaka 외, 앞의 책, p. 21.

2. 한열온량寒熱溫涼 자극원의 항온장 진입

앞장(4장 반응하는 기능공간, 인체)에서 반응장으로서의 인체를 말하면서 항온동물에 속하는 사람은 구조화된 온도분포 특성을 갖는 존재임을 말했었다. 우주의 온도는 절대온도로 약 2.7K(약 -270℃)라고 한다. 태양의 덕택으로 지구의 평균기온은 이보다 훨씬 높은 약 290K(15℃)를 유지하며, 사람은 그보다도 더 높은 310K가량(36.5℃)이니 지구를 우주에서보거나, 사람을 지구에서 보면 붉은(뜨거운) 존재가 아닐 수 없다. 열량의 측면에서만 보더라도 사람은 확실히 지구와의 온도 차이를 채워가기 위해서라도 끊임없이 일을 해야 하는 존재이다. 아래의 그림은 수백만 년간 살아온 지구의 체온을 도시한 것이다. 이를 보고 있노라면 제임스 러브록(James Lovelock)이 작명한 지구명인 '가이아'는 태양바라기로 근처를 맴돌며 체온을 유지해온 항온체임이 맞는듯하다. 물론 먹고 배설하면서 주위에 많은 위해를 가하며 살아가는 인류보다는 살아온 기간도 길고 보다 진화한 생명체일 것이므로 대사의 방식도 훨씬 에너지적 이겠지만 말이다.

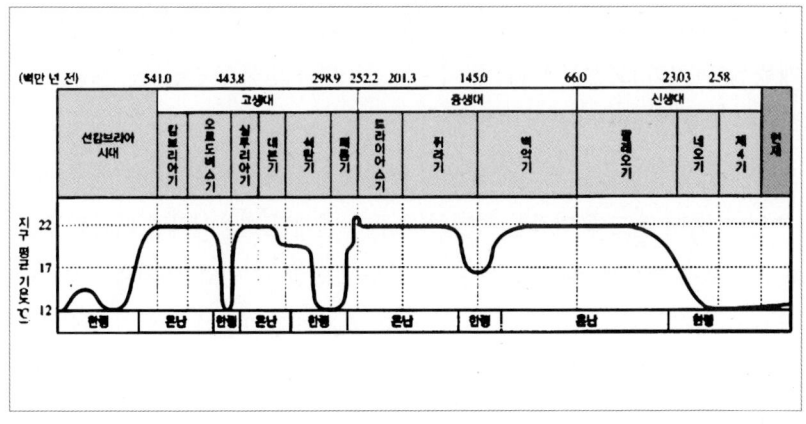

[그림 11-4] 지구 평균 기온의 변화

사람은 몸의 60% 이상(중량비)이 물로 채워져 있으면서 체온이 정상에서 5도정도만 낮거나 높아져도 생사를 넘나들어야 하는 연약한 존재다. 그러므로 한의학적 치료의 핵심영역이 체온의 문제인 한열寒熱과 물의 필요량과 분포의 문제인 조습燥濕으로 귀결되는 것이 결코 이상할 것이 없다.

한열의 관점에서 침의 자입은 외부 한열온량체寒熱溫涼體의 항온장에의 진입을 의미한다. 선의들은 두 가지 상반된 관점에서 온도를 치료와 결합하였다. 하나는 온도에의 영향을 최소화하려는 것이고 다른 하나는 온도의 영향을 연계시키는 것이었다. 입에 침을 물었던 이른바 '구온口溫'이라든가 도포속 겨드랑이에 침을 품었다가 시술시 꺼내 썼던 행동들은 자침시 침과 인체의 열적 간극을 최소화하여 침의 고유 기능의 온전하게 실현하고자함이었으리라. 온침이나 화침 아니면 쑥뜸과 같은 열자극을 직접적으로 응용한 경우는 침기능과 부가된(독립된 경우라도) 국소적인 온열작용을 통해 치료효과의 상승을 도모하기 위한 것이었을 것이다. 만약 그들이 전기적 발열과 금속침체와의 기술적 결합으로 손쉽고 정밀하게 인체에 열적 적용이 가능해진 현대에 환생한다면 그들은 당시의 기술적 행위들을 어떻게 적용하고 바꿔가려 할까 궁금하다. 생각할 수 있는 효용으로는 가열에 의한 혈행血行의 개선이나 국소적인 이열치한以熱治寒외에도 생화학적 반응의 촉진을 통한 병리적 환경의 개선이 포함되지 않을까. 생물체는 수많은 화학반응이 매우 복잡하게 연결된 대사과정에 의해서 생명을 유지하며 이러한 대사과정중 효소가 촉매로 작용하여 일어나는 반응이 매우 많다. 그리고 앞에서 효소의 작용은 온도와 긴밀히 연관된다는 점을 기술하였다. 적절한 온열작용은 그 부위(나아가서는 전체에도)의 온도경사장에 변화를 초래할 수 있고 관련된 병리적 반응의 억제와 생리적 반응의 활성화에 기여할 수 있다. 특히 온도에 민감한 특정의 효소가 연계된 반응이라면 이러한 온도 환경 변화로 대사과정에서 매우 큰 영향을 유인할 수 있다. 인체세포에는 각기 다른 최적 발현특성을 가진 수천가지의 효소가 존재한다. 동일한 맥락에서 침과 연계한 한랭자극 역시 인체에 대한 적극적인 생화학적 반응의 개입일 수 있다.

3. 화학전지(Battery) 극판의 전해질장 진입

자화된 침체의 확인을 계기로 나는 틈틈이 침의 전자기적 관점의 연구를 계속해오고 있었다. 그러다가 십이경수十二經水가 체액을 분획하여 특성화한 개념이라는 데 생각이 미치면서 침에 대한 효용의 시각이 신경전도나 근육조직의 자극 등 이른바 '건침(dry needle)'작용에서부터 전해질과 금속체의 전기화학적인 교류관점인 '습침(wet needle)'으로 넓어지게 되었다. 이것은 침이 전기화학과 연결되는 중요한 계기가 되었다. 그러던 어느 날 예기치 않은 사건을 경험하게 되었는데 그것은 침을 매개로 한 **인체내 화학전지**에 관한 것이었다. 개념적으로는 가능성이 제시된 적이 있었던 "자침과정에서 일어나는 **자생적 전류**"를 계측기기를 통해 스스로 확인하게 된 것이었다. 다음은 그 과정에 대한 내용이다.

그것은 전적으로 우연한 기회에 일어났다. 어느 날 지금의 침과 다른 금속소재를 사용하여 전기침으로 활용할 수 있을 가능성을 생각하던 중, 문득 침과 술사를 매개로 회로(loop)화된 연결고리를 떠올리게 되었다. 침을 맞는다고 하면 의례히 같은 규격의 침을 몇몇 혈처에 꽂는 것을 생각하지만 그때는 동종 소재가 아닌 이온화경향이 다른 이종 소재의 조합·활용을 통해 체내에서 자연스런 전기적 흐름을 만들어낼 수도 있겠다는 생각을 하게 된 것이었다. 자연스럽게 이러한 회로에서 실제로 전기적 흐름이 일어나는지 궁금해졌고 확인하고 싶어졌다. 그렇게 마음을 내고 며칠 후에 주말을 맞이해서 서울로 올라가 공구상들이 밀집되어 있는 청계천 주변을 돌아다니며 전류를 탐측할 수 있는 계측기기를 물색하였다. 일반적인 전류계로는 미미한 정도의 통전량을 감지하기 어려울 것이므로 정밀한 기기가 필요했지만 개인 연구인 점을 감안하여 값비싼 정밀장비를 마련할 수는 없는 노릇이었다. 일부 국책연구원에도 문의해보고 인근 대학 실험실에도 알아보고 하면서(당연히 협조적이지 않았다) 별도로 계측기기업체에 수소문한 끝에 밀리암페어(10^{-3}A)에서 마이크로암페어(10^{-6}A) 정도를 탐지(물론 디지털화된 수치로 계량은 되나 개인 연구 초기단계에서 정밀한 실측

값이 아닌 흐름의 감지만이 내게는 중요했었다)할 수 있는 초보적인 수준의 전류계를 확보할 수 있었고 드디어 탐색에 나설 수 있는 기초적인 준비를 마칠 수 있었다. 식염수를 구하고 스펀지를 구하여 배지로 사용하고 주변에서 쉽게 구할 수 있는 여러 금속선(동선, 철선, 강선 등)등을 굵기별로 구하여 실험에 착수하였다. 실험이래야 간단한 것으로 이종異種의 금속선을 전해질 용액에 담근 스펀지에 꽂아서 전류를 측정하는 것이었다. 실험은 순조로웠다. 예상대로 금속간의 이온화 경향의 차이가 클수록, 금속의 굵기가 클수록, 접촉면이 클수록 전류의 세기는 증가하였다. 그렇지만 체액을 식염수로 대신한 채 침재료를 가상하여 여러 금속을 짝지어 전기화학적 실험을 하면서도 한동안은 호침 두 개를 각각의 집게에 물려 수용액에 넣어보는 그 쉬운 동작은 차마(?) 하지 못하였다. 그러다 한참 시간이 지난 뒤에 이종의 금속 재료로 이런 저런 검류시험을 하던 중에 혹시나 하는 마음에 동일한 호침을 스펀지에 꽂아 전류계를 연결해 보았다. 결과는 '역시나'였다. 검류계의 수치는 전혀 반응을 보이지 않았다. '역시 같은 금속끼리 반응(통전)이 생길 리가 없지' 하면서 그냥 지나고 말았다. 그 즈음 머릿속에서는 '인체에 해롭지 않고 경제성이 있는 어떤 이종 금속의 조합이 침치료에 효과적일까'가 주된 테마였으며 따라서 퇴근 후 자투리 시간은 그간의 실험결과를 정리하는데 주로 쓰고 있었다. 그러던 차에 제작을 의뢰해 놓았던 보다 정밀한 미세 측정단위의 전류계가 도착하였다. 10 나노암페어 ($=10^{-8}$A)정도까지 측정이 가능한 것이었다. 전류계를 마련하고 나서 다시 여러 조합의 전류테스트를 진행하던 중 굵은 철선을 교체하는데 착오가 생기면서 실수로 같은 종의 철사끼리 전류계에 연결하는 일이 생겼다. 그리고는 착오를 인지하고 다시 집게에 다른 금속선을 물리려고 하던 순간 얼핏 검류계에서 움직이는 숫자가 눈에 들어왔다. '같은 금속끼리 연결한 게 아니었나?'하고 확인해보았으나 맞았다. 응? 이게 뭐지? 같은 소재끼리 연결했는데 전류가 흘렀다고? 이번에는 동종 소재끼리의 통전 실험을 반복하였다. 앞서 반응을 보이지 않았던 같은 가닥에서 절단한 철사와 철사, 강철과 강철 사이에서 통전이 확인되었으며 심지어 **호침과 호침사이에서도 통전이 확인**되었다. 반복된 실험을 통해 비로소 나는 '금속간의 자발적 통전은 이온화 경향이 다른 이종소재 사이에서

만 가능하다'는 그동안의 고정관념에서 벗어날 수 있었다. 앞서 두 개의 호침을 사용한 통전 실험에서의 결과는 반응이 일어나지 않은 것이 아니라 그 정도가 약한 것뿐이었다. **성긴 그물로는 모두 빠져나갔던 물고기들이 1000배나 촘촘한 그물을 쓰자 잡힌 것이었다.** 동일한 침 사이의 자생적 통전현상을 확인하기 위해 여러 번의 실험을 반복해보았고 연결하는 전류계 집게의 극성을 바꾸어도 보았다. 여러 번 시도해본 결과 0.02~0.03μA(20~30pA; $2\sim3\times10^{-8}$A)정도의 순간적인 (2~5초) 전류가 지속적으로 실측되었다. 과정과 의미에 대한 해석은 별도로 하더라도 **전해질을 매개로 침과 침사이에 자발적인 전류의 흐름이 발생한 것 자체는 사실**이었다.

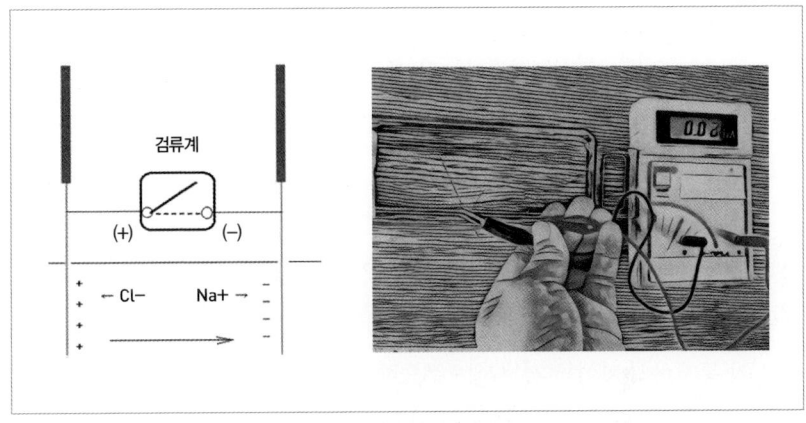

[그림 11-5] 침에 의한 전해질 전지

식염수를 채우고 실험하면서 새로 준비한 검류계가 뭐라고 반응할까 궁금했던 그날 밤 나로서는 신대륙이라도 발견한양 놀라운 사건이었다. 그러나 신대륙은 애초부터 거기 있었고 원주민들은 오래전부터 거기에서 잘 살고 있었다. 내가 몰랐을 뿐.

이게 대체 무슨 일이란 말인가? 처음에는 나도 이런 결과(동일한 두 침체 사이에서 자체로 통전이 되는 현상)가 선뜻 이해하기 어려웠다. 침은 동일 소재로 만들어져 있으므로 외부의 전원공급이 없이는 전기적 흐름은 당연히 없을 것이라 생각하였기 때문이었다. 이온화 경향의 차이가 있는 금속은 전해질용액속에서 극성이 발현된다는 점은 당연히 알고 있었다. 인체의 체액은 0.9%의 소금물과 유사한 전해질용액이고 내가 늘 사용하고 있던 침도 일정한 정도의 이온화 경향을 가지는 합금이라는 것도 잘 알고 있었다. 그럼에도 스스로가 자입된 두 침체 사이의 전기화학적 거동에 대한 상상근처에도 가지 못했던 것은 고정관념에 따른 오해의 결과였다. 나의 머릿속은 전해질 공간에서 배터리가 만들어지기 위해서는 이온화경향이 다른 넓적한 극판 모양의 이종 금속이 서로 다른 극판으로 작용해야 한다는 고정 관념으로 굳게 자리하고 있었으므로 개체 간의 차이가 없는 똑같이 생긴 동그란 가는 쇠침을 꽂으면서 둘 사이에 미약한 화학전지가 형성될 수 있다는 생각은 애초부터 불가능했다. 아니 이런 생각이 자리할 가능성도 비집고 들어갈 공간자체도 아예 없었다. 그런데 아니었다. 왜? 실제로 일어났으니까. 아무리 깊이 있는 이론적 구성이라도 실제적 현상을 이길 수는 없다. 어디서 어긋났는지 이유를 찾는 수밖에.

다음날 의료기 업체를 통해 바로 여러 종류의 침을 주문하였고 퇴근후에는 여러 가지 실험을 시도하기 시작하였다. 굵기와 길이는 물론 소재가 다른 것까지. 그리고는 다양한 조합으로 테스트를 진행하였다. 결과는 역시 예상대로였다. 식염수내에서 시행한 여러 번의 통전 실험은 금속들 간의 이온화 경향의 차이가 큰 이종 소재끼리의 조합, 굵기가 굵은 것, 접촉되는 길이, 수기자극의 강도 가 통전량의 차이를 결정짓는 주요한 요소들임이 확인되었다.

몇몇 철 기반 소재를 사용한 통전량의 실측결과[8])로는 연철, 강철, 스테인리스강의 순서로 세기가 강하게 측정되었으며 스테인리스의 강종에 따라서도 약간의 차이(ASS〈DSS〈FSS)가 있었다. 또, 동종금속간이라고 하더라도 접촉면적에 따라 통전량은 증감하였고 특히 제삽시에는 전류의 극성이 바뀌기도 하였다.

이제는 생체실험(?)과 이유를 생각해보는 일이 남았다. 즉시, 생체실험에 들어갔다. 전해질 용액이 아닌 인체를 대상으로 통전을 확인해야 했다. 당연히 그 대상은 나였다. 우선 자침한 채로 측정기를 연결할 수 있도록 다리에 있는

---

8) 생리식염수를 채운 수조에 동일한 굵기의 철선을 담그면서 일시적인 전류의 세기를 비교.

혈처穴處중에서 손이 가기 쉬운 혈자리 둘을 선택하였다. 침을 놓고 전선을 연결하고 해야 했으므로. 그렇게 오른 다리의 족삼리와 상거허에 침을 놓았다. 그리고는 조심스럽게 흑백의 전선을 침체에 연결하였다. 그리고는 전류계의 눈금을 확인하였다. 선명하게 통전을 의미하는 수치가 표시되었다(사진-좌). 물론 다리에 아무런 느낌은 없었으나 두 개의 동종의 침이 인체에 자입되는 순간의 통전을 직접 내 눈으로 처음 확인한 순간이었다. 다음으로는 좀 더 멀리 떨어진 양쪽의 삼음교에 자침하고 역시 전전을 연결하였다(사진―우). 마찬가지로 통전이 즉각적으로 확인되었다.

다음은 이유를 생각해야 했다.

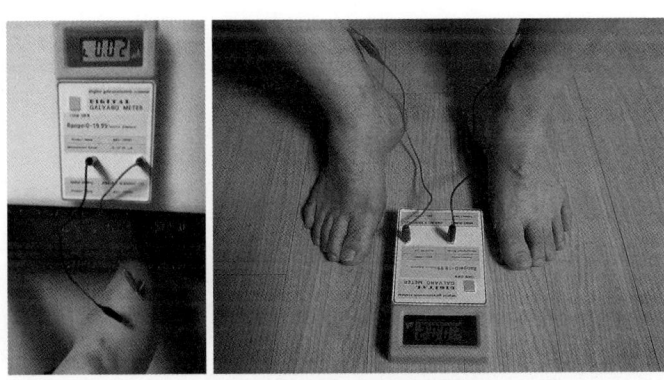

[그림 11-6] 자침에 의한 자생전지自生電池와 통전

우선적으로 이것은 두 가지 사실을 말해주고 있었다. 하나는 두 호침사이의 축전(자가발전)이고 하나는 검류계의 전선에 의한 통전(방전)이었다. 검류계의 전선은 측정을 위한 것이었지만 두 침사이의 다리가 된 셈이었다. 이 전선이 없으면 그냥 축전으로 그칠 텐데 전선으로 인해 회로가 형성되었기 때문에 전류의 흐름이 이루어진 것이었다. 순간적으로 '혹시 사람이 다리가 되어주면 안 될까?'라는데 생각이 미치자 즉시 확인작업에 들어갔다(아래 그림11-7) 역시 내 몸은 훌륭한 도체였고 내가 침병을 잡아 회로를 완성하는 순간마다 통전은 매번 확인되었다. 나는 며칠간 **두 개의 호침의 자입과 시술자의 인적 연결만으로도 환자의 몸 안(침과 침사이)에서 전기적 흐름이 생기고 변화하는 양태를 다양하게 확인**하였다.

이러한 흐름이 가지는 실질적 의미와는 별개로.

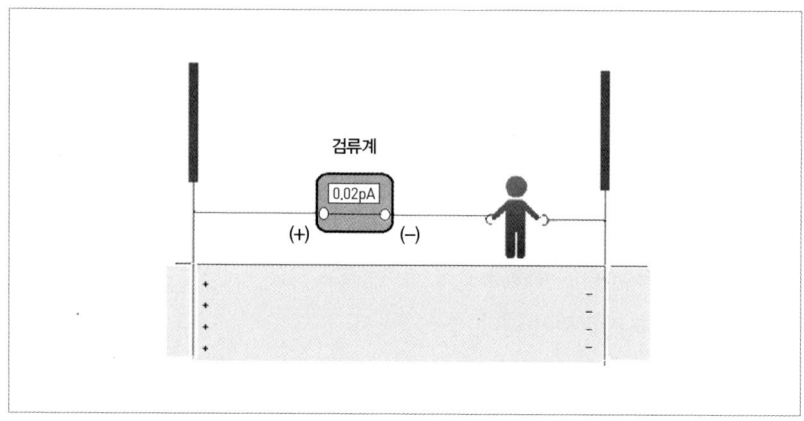

[그림 11-7] 자침에 의한 자가발전(축전)과 시술자에 의한 통전(방전)

  그동안 내가 자침을 하고 두 개의 침을 맞잡는 순간 나는 환자와 연결된 전선이었구나! 사실 환자들을 대상으로 오랜 기간 침을 시술해 오면서 환자들과의 에너지적 교감을 전혀 느끼지 못했던 것은 아니었다. 자침과정에서 환자들과의 이른바 기운의 교감이 느껴질 때가 간헐적이지만 감각적으로 느껴왔던 터였다. 그럼에도 이것이 실제적인 전기적 연결에 의한 것일 거라고는 전혀 생각하지 못했다. 그러나 내가 직접 눈으로 본 것은 전기적 배터리였고 인체전선人體電線이 매개한 회로에 의한 통전이었다.

  혹자는 전침기가 유통되어 사용되고 있는지가 언제인데 이런 맹랑한 소리를 하고 있나 할 수도 있겠다.

  그러나 지금 내가 확인한 통전 현상과 우리가 일반적으로 사용하고 있는 전침기의 경우는 결정적으로 두 가지의 근본적인 차이가 있다. 하나는 인체에 적용되는 전기의 동력원이 어디이고 다른 하나는 전류의 성격이다. 전침은 외부에서 만들어진 전력을 인체에 적용하는 것이고 초당 60번이나 성질이 바뀌는 교류인데 반해(물론 직류전침기도 있다. 그러나 대부분 설계된 파형에 의한 주파수 자극을 위주로 설계된 것이다) 이번에 확인한 것은 체내에서 두침사이의 화학적 작용으로 인해 생겨난 직류인 것이다. 엄밀히 말하면 지금 유통되는 전침기는 전류 자체의 응용이라기보다는 두 침을 매개로 한 주파수 변조에 의한 물리적 자극기라 할 수 있다.

첫 번째로 현상을 확인했으니 이제는 두 번째로 그 이면을 탐구해보는 일이 남았다.

(1) 침과 체액간 계면界面화학

이것은 침에 의한 전기화학이다. 의자醫者의 손에 있던 침 하나가 환자의 몸 속으로 들어가 전해질 체액 속에 잠긴다. 그리고 나면 딱딱한 침의 표면을 체액은 특유의 부드러움으로 따뜻하게(36.5℃) 감싼다. 그러다가 두 번째 침이 몸에 들어온다. 상황은 급변한다. 어떻게? 전하들의 감지와 이동은 즉각적으로, 하지만 일사분란하게 일어난다. 물리적 접촉이 끝나기 무섭게 둘은 곧바로 고체와 액체라는 이질적인 접촉면을 마주하고 서로 합당한 거래를 시작한다. 둘 사이에는 어떻게, 그리고 어떤 거래가 이루어지는 걸까? 안에서는 대체 무슨 일들이 벌어진 것일까? 침을 삽입하는 순간 강철침은 대략 0.9%의 소금물에 담겨지게 되는 것이며 인체는 곧바로 외부금속과의 화학반응을 시작하게 된다. 그리고 침이 두 개째 자입되는 순간 두 침은 즉시 서로를 알아보고 각각 암수가 된 채 교류를 시작한다. 이러한 침의 표면 변화에 상응하여 체액내에서도 변화가 일어난다. 많은 용매분자와 이온들이 전기적으로 분산되어 섞여 있던 체액은 두 침간의 반응으로 각각의 표면에 (+)또는 (-)의 전기적 특성이 발현되면 몸 안의 이온들은 스멀스멀 살아 움직여 어딘가를 향한다. 침에 면한 부분을 향해 반대 극성의 전하가 모여들게 된다. 이른바 침과 침사이, 침과 체액사이, 그리고 체액내의 전지화학이다. 물론 여기서의 체액은 경수經水를 의미하는 것이고.

금속과 용액사이의 경계면에 생기는 전기화학적 현상은 헬름홀츠(Helmholtz; 1821-1894)[9]가 설명한 모델(1879)이 선구라 할 수 있다. 그는 금속과 용액사이의 경계면은 (+)전하와 (-)전하의 두층이 가까운 거리를 마주하고 있는 모양이고 그 두층 사이의 전기 포텐셜은 한 층에서 다른 층으로 가는 거리에 따라 직선적으로 변한다고 하였다. 이것이 전기이중층(Electrical Double Layer) 이론으로, 본래는 대전된 물질을 전해질 속에 넣었을 때 표면에서 이온들이 어떻게 분포하는지를 시각화하기 위해 만든 모델이었다.

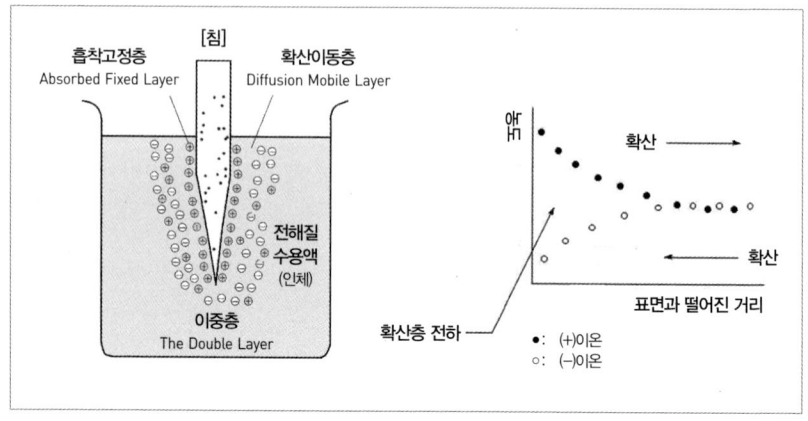

[그림 11-8] 자침과 전기이중층 및 그 모식도.

조금 더 자세히 들여다보자. 전극이 용액 중에 담겨 대전되면 전극과 용액 사이에는 콘덴서와 같은 (+)와 (-)로 대전되는 현상이 일어난다. 전극이 (-)로 대전되면 용액에서는 (+)로 대전되며 전극이 (+)로 대전되면 용액(-)로 대전된다. 이와 같이 전극과 용액 사이에 콘덴서와 같은 전기적 구조를 나타내는 것이 전기이중층이다. 말하자면 위 그림에서 금속막대의 원자가 전자를 잃어 이온화가 되면 금속 내부는 금속 원자가 잃은 전자로 인해 (-)로 대전되고, 금속의 표면은 전자를 잃은 양이온의 흡착으로 인해 (+)로 대전된다. 금속 표면에 흡착된 (+)층을 흡착고정층(Adsorbed fixed layer), 흡착고정층의 (+)값에 따라 유동적으로 확산되는 (-)층을 확산이동층(Diffusion mobile layer)이라 부르고 이 두 층을 전기이중층이라고 부르는 것이다. 위 그림에서 한쪽 침 표면의 원자가 전자를 잃어 이온화가 되면 금속의 표면은 전자를 잃은 양이온의 흡착으로 인해

---

9) 헬름홀츠는 생리학, 광학, 전기역학, 수학, 기상학 등의 발전에 중요한 기여를 했으며 에너지 보존법칙에 대한 이론으로 잘 알려진 인물이다.

(+)로 대전되고(동시에 금속의 내부는 (-)로 대전된다) 침을 감싸고 있는 외부의 체액과 반응을 시작한다.

두 침간의 화학전지형성과 전해질 체액속의 이온의 이동과 재분포에 관한 상황가설이다.

(2) 회로의 형성과 통전通電

지금 나는 한 번도 와본 적이 없는 새로운 숲속의 한가운데에 서있다. 그리고 '침과 인체 전해질의 전기적 작용'이라는 나무를 살피고 있는 중이다. 자침에 의한 전기적 효과는 특히 신경의 전도와 관련하여 그간 많이 연구되었다. 그러나 이는 역치이상의 자극에 따른 감각신경에서의 전도전류에 관한 것으로 지금의 화학전지에 의한 전류와는 전혀 다른 내용이다. 말하자면 자침은 신경이라는 널리 알려진 경로를 통한 자극 수단이라는 점 외에도 다양한 전자기효과(전도·전자기·전기화학 등)와 연관되어 있는 기술적 행위기법일 수 있는 것이다. 고대 경전에서는 심장은 군주지관君主之官으로 심경의 원혈에는 자침시 주의하라는 내용이 전해진다. 혹시 이것이 심장의 박동에 관여하는 전기적 메커니즘에 직접적인 충격이 가해질까 우려한 것은 아니었을까? 별생각이 다 든다.

앞에서 고탄소강으로 여겨지는 중세의 전통침은 전기전도성에 있어서 은이나 구리에 비해서는 7~8배 정도 떨어지지만 지금의 스테인리스강에 비해서는 5~6배 정도 우수한 소재였음을 확인[10] 한바 있었다. 과거의 침은 지금 소재보다 훨씬 양호한 전류의 통로로 기능할 수 있었으면서도 지금의 침에 비해 훨씬 굵었으므로 더욱 많은 전하·이온을 머금는것도 가능했지만 통전에 있어서도 훨씬 유리하였다. 도체의 단면적은 저항과 반비례하므로 당연히 통전량이 많았을 것이다. 물론 이는 전기적 회로가 제대로 형성되었을 때 얘기다. 앞에서 2개 이상의 침이 자입되면 그들 침은 각각 양극兩極(+, -)의 극판으로 작용하면

---

10) 은·구리 : $60 \sim 63 \times 10^6 (\mho \cdot m)^{-1}$, 탄소강 : $7.7 \times 10^6 (\mho \cdot m)^{-1}$, 스테인리스강 : $1.3 \sim 1.4 \times 10^6 (\mho \cdot m)^{-1}$.

서 체액을 매질로 하는 화학전지가 형성된다고 하였다. 둘 사이에 생성된 전기적 에너지는 전선電線에 의해 닫혀져 회로가 형성되면 즉시 흐를 수 있도록 준비를 마친 상태다. 그것이 전기를 머금은 배터리의 고유기능이기도 하다. 그런데 그 회로가 술사의 인체 전선으로 연결이 가능하다는 사실이 확인된 것이었다. 아래 그림을 보자.

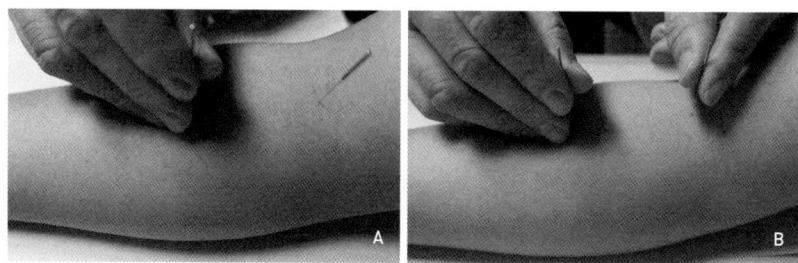

[그림 11-9] 침의 자입刺入과 통전通電의 실제

A를 보고 B를 보자. A는 두 번째 침을 자입하는 모습이고 B는 양 손으로 침 두 개를 잡고 수기하는 모습니다. 둘의 차이에서 무엇이 보이는가?

그렇다. 사진의 왼편(A)은 연결되지 않았고 오른편 (B)는 전선으로 연결되었다. 전선은 어디에 있는가? 맞다. 사람이 전선이다.

이렇게.

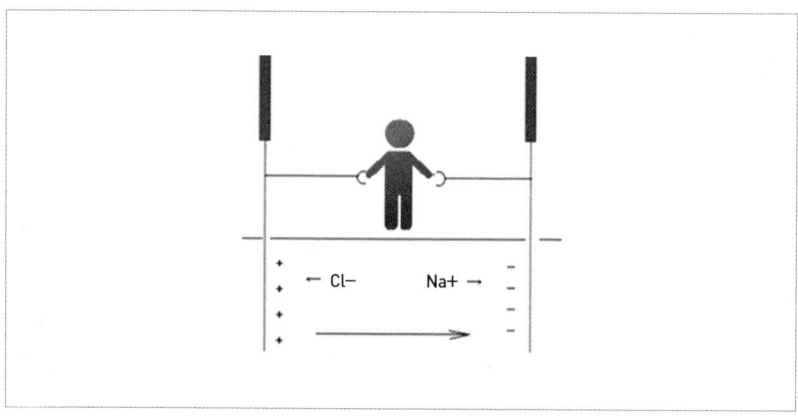

[그림 11-10] 인체 전선을 통한 전기회로의 완성

(3) 존재(通電)의 이유

먼저 동일한 호침사이의 통전通電의 이유를 생각해본다. 통전이란 전기가 흐른다는 것인데 전위차가 있는 전도로로 이루어진 폐회로에서 전기의 흐름은 당연한 현상이다. 기계나 기구에서야 말할 것도 없고 식물체에서도 사람에 있어서도 심지어는 지표면에서도. 여기에는 물론 두 가지의 반응이 함께 일어난 것일 터이다. 전해질공간에서의 합금(침체)과 체액간의 전기화학과 더불어 체액 안에 있던 극성을 띤 이온(Na^+, Cl^-)을 포함한 전해액이 개입된 반응. 이 두 가지 반응의 혼합된 결과가 검류계의 계기판에 숫자로 감지된 것일 것이다.

다만 처음에는 동일한 소재로 만들어진 두 호침 사이에 왜 이런 전위차가 생

> **전해질 용액에서 이온의 이동**
> 전해질이 포함된 수용액인 조직액에서 양이온과 음이온은 물 분자의 힘에 의해 분리되고 물 분자에 의해 둘러싸이는 '수화 현상'이 일어나며 따라서 수용액에 각각의 전극을 담그면 양이온은 (-)를 띠는 전극으로, 음이온은 (+)를 띠는 전극 쪽으로 이동할 수 있게 됩니다. 자침시의 통전과정은 이렇게 이온이 자유롭게 움직일 수 있기 때문에 수용액 안에서 생성된 전류로 볼 수 있을 것이다.
> 가령, 나트륨 이온(Na^+)과 염화 이온(Cl^-)으로 이루어진 염화나트륨(NaCl)은 물속에서 나트륨 이온은 산소 원자 쪽으로 끌리고, 염화 이온은 수소 이온 쪽으로 끌려가 각 이온이 분리된 상태에 있게 된다.
>
>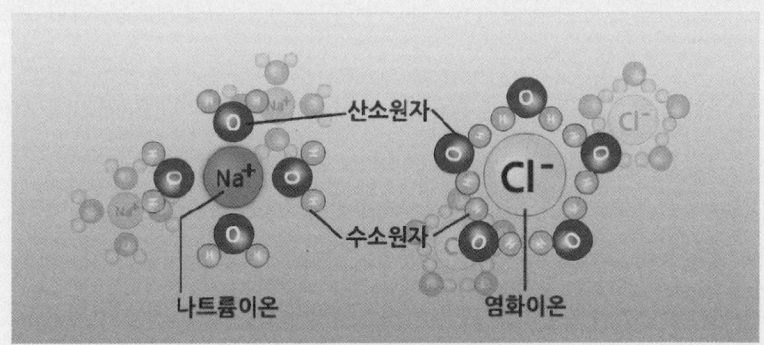
>
> ▲ 물 분자에 의해 수화되는 염화나트륨
>
> 염화나트륨 수용액에 (+), (-) 전극을 각각 넣고 전기 회로를 연결해 전압을 걸어 주면 양이온인 나트륨 이온은 (-)극으로, 음이온인 염화 이온은 (+)극으로 이동하면서 전선과 수용액을 따라 전류가 발생할 수 있다.

겨났던 것일까 선뜻 이해되지 않았다. 그러나 현실을 당장 납득할 수는 없어도 일어난 현상을 이길 수는 없는 법이다. 이유를 곰곰이 생각해 보았다. 흐름이 생겼다는 것은 둘 사이에 차이가 있었음을 의미한다. 내가 둘을 똑같다고 생각한건 나의 고정관념과 편견이 낳은 오해이지 그들이 그렇게 한건 아니었다. 그렇다면 무엇이 이들 간의 개체 차이를 유발한 것일까를 알아야 했다. 나는 우선 그것이 제조과정으로부터 기인한 소재들 간의 질적 불균일성(qualitative irregularity)에 그 원인이 있는 게 아닐까 생각하였다. 생각해보면 침체가 만들어지기까지 여러 단계의 작업공정을 거치게 될 것이므로 제조과정상 개체들 사이에 불균일한 요소가 개입될 여지가 있는 곳은 많다. 오히려 균일하게 만들어진다는 것이 불가능하다고 보아야 옳을 것이다. 특히, 정제과정이나 단련과정, 연신(延伸; elongation)과정을 통해 국소적으로 성분이나 물리적 특성, 배향(配向; orientation) 등에서 차이가 생겨날 수 있을 것이며 이는 둘레 방향의 불균형 뿐만 아니라 길이방향의 불균일도 동반할 수 있게 될 것이다. 복수개의 침이 인체에 자입되는 순간 침체의 태생적 불균일성으로 말미암아 먼저 놓아진 침과 나중에 놓은 침사이의 이온화경향성이 차이가 생기고 이로 인해 두침 사이에 하나는 양극으로 다른 하나는 음극으로 역할한 채 개별적인 배터리가 되어 각각의 화학적인 전기적 포텐셜을 형성하게 될 것이다. 결국 두 개의 침은 세액이라는 전해질 공간에 들어와 서로 마주하는 순간 남남(이종금속)처럼 작용할 수 있는 조건을 갖추게 되었던 것이다. 그리고 다음은 회로 형성에 의한 방전을 통한 전해질 공간에서의 전기적 흐름이 형성일 텐데 이 회로에 대한 것은 시술자가 전선으로 작용하면서 가능하다는 점을 이미 설명한 바 있다.

만약 그렇다면 이것은 이탈리아 출신의 화학자(갈바니)가 발견해냈다고 하는 전지의 실체적 원형일 수 있는 것이다. 재미있다. 인체에 적용한 전기화학적 침배터리가 동양에서는 이미 거의 2000년전부터 침의학적으로 응용되고 있었고 갈바니와 볼타는 1800년이나 지난 최근(18세기 후반)에 이르러서야 실험적으로 현상을 설명할 수 있게 된 셈이었으니.

그러나 정작 더 중요한 주제는 이같은 전기적 흐름이 가지는 의미이다.

"그래서 침 사이에 전류가 흘러서 뭐 어쨌다는 거야?"

우리의 몸에 전류가 흐른다는 것은 무슨 의미가 있는 것일까? 우리의 우선적인 관심은 미세전류에 의한 치유효과에 있다. 그림 [그림 11-10]을 다시 한번 보자. 나는 이 그림속에 들어있는 수기과정은 전기적 통전의 과정에서 세 가지가 동시에 일어나는 것으로 여긴다. 위에서 말한 두 가지, 즉 침 사이에 형성된 전기적 흐름과 이 과정에서 일어나는 내부적 이온의 이동, 그리고 셋은 이렇게 형성된 전류에 의한 새로운 자극원으로서의 역할이다. 말하자면, 이렇게 형성된 미세한 전류자극을 통해 내분비의 작용과 같은 반응을 가져오도록 하는 이른바 '득기유인자극' 가능성이다. 이런 일련의 작용들이 침의학의 기능면(조기치신)에서 얼마만큼의 역할을 하고 있는 것인지는 알 수 없지만 그렇다고 하더라도 체액을 통한 직접적 전기효과에 해당하는 전자의 가치는 따로 있을 것이다. 우리가 그동안 간과해온 부분이기도 하고.

15세기(1425년) 《신응경》을 편찬한 명나라의 진회陳會는 일찍이 염전捻轉을 위주로 보사를 하되 제삽, 호흡, 개합 등을 결합하여 시행하였다. 그는 자신의 책에서 이런 말을 했다. "12경을 보사할 때 **오른손과 왼손으로 동시에 침을 잡고 두 손으로 침을 움직여 좌우양측의 수혈을 찌른다**". 침이라는 양도체와 시술자의 도선화導線化를 이용한 통전회로를 형성하여 피시술자의 좌우 전기적 편차를 줄이려는 이런 맥락이 아니었다면 저 술사는 과연 무엇을 위해 저런 수기법을 기록하여 후세에 전하였을까? 1962년에 바셋(Bassett)과 베커(Becker)는 회복과정에서 전기장의 중요성을 기술한 바 있다.[11] 1964년에는 대조실험의 결과로 미세전류가 골 형성을 자극한다는 것을 입증하기도 하였다.[12] 20세기 후반(1970~1980년대)에 프랑스인 술사 모리스 무사트(maurice mussat)가 침술을 침병과 침체사이에서 발생하는 미세 전류 요법이라는 관점[13]에서 행했다는 이종 금속간 방전 시험의 결과 역시 동종 소재간의 작용에 대한 것은 아니라고 하

---

11) Bassett CAL, Becker RO: Generation of electric potentials by bone in response to mechanical stress. Science 1962;137: 1063-1064.

12) Bassett CAL, Pawluk RJ, Becker RO(1964) Effects of electric currents on bone formation in vivo. Nature(Lond) 204: 652-654.

13) Darren Starwynn, Electrophysiology And The Acupuncture Systems, Medical Acupuncture, 2003, 13(1)에서 재인용.

더라도 인체전지의 기술적 범위를 벗어나지 않았다는 의미부여가 가능하다. 이유를 설명하지 않고 '불균일 조직에 자침시 미세한 전해효과를 낸다(Needle retention in non-uniform tissue results in minute electrolytic effects)'는 메이어의 설명 [14]도 또한 이에 부합한다고 본다. 두 개의 침이 놓아지고 의자의 손으로 보듬어져 연결되는 순간 하나하나의 몸짓에 지나지 않았던 둘은 어느새 하나의 꽃(전지)이 되어선 피어 흐른다.

이런 맥락에서 체내의 전기적 흐름이 가지는 의미를 기술한 앞서의 메이어가 했던 다음의 말은 참고할 만하다.

(체내의) 전기적 흐름이 가지는 세 가지 효과는 물리적, 화학적 및 열적인 것이다. 이들은 인체에 각기 다른 층위에 영향을 미칠 수 있다. 가령, 세포나 조직은 물론 분구적인 또는 구조적인 효과 등이다. (Electrical currents have three effects : physical, chemical, and thermal. These can influence the body at different levels : cellular, tissue, segmental and systemic)[15]

4. 자성체(磁石)의 자기장 진입

돌이켜 생각해보면 나는 '제대로 된(?) 한의학을 해보리라'는 결기에 찬 마음으로 인생의 향로를 바꾼 이후, 뜯어진 사료 부대들을 앞에 둔 굶주린 닭마냥 이리저리 쪼아대느라 여념이 없었다. 그러던 중 우연히 일본화학회에서 발간한 『新しい 磁石』[16]이라는 책을 접하게 되었다. 일반적인 교재나 참고도서로 나와 있는 뻔한 『자성 재료학』류와는 결이 달라서 이론적인 소개는 물론 실생활에서의 응용, 소재별 장단 등등 흥미로운 내용을 자세히 담고 있었다. 당

---

14) David F Meyor, Eectroacupuncture, 2007, Elsevier. p.62.

15) David F Meyor, 앞의 책, p.39.

16) "새로운 자석"정도의 제의(題意)를 갖는 이 책은 일본화학회가 1993년 5월, 동경에서 발간한 일서(日書)이다. 社團法人 日本化學會, 新しい 磁石, 1993, 大日本圖書(株).

시(2000년 전후)는 한의학적 현상들이 전자기와 관련하여 부쩍 회자되던 시기였기도 해서 침의학을 전기적 현상과의 연결선상에서 관심을 갖고 있던 내게 자

> **메스머와 메스머리즘**
>
> 전해질이 포함된 수용액인 조직액에서 양이온과 음이온은 물 분자의 힘에 의해 분리되고 물 분자에 의해 둘러싸이는 '수화 현상'이 일어나며 따라서 수용액에 각각의 전극을 담그면 양이온은 (-)를 띠는 전극으로, 음이온은 (+)를 띠는 전극 쪽으로 이동할 수 있게 됩니다. 자침시의 통전과정은 이렇게 이온이 자유롭게 움직일 수 있기 때문에 수용액 안에서 생성된 전류로 볼 수 있을 것이다.
>
> 가령, 나트륨 이온프란츠 안톤 메스머(Franz Anton Mesmer, 1734~1815)는 최면술을 뜻하는 '메스머리즘'이란 용어로 잘 알려진 오스트리아 출신 의사다. 그는 '인체에 미치는 행성의 영향에 대하여'(1766)란 제목의 논문으로 오스트리아 빈 대학 의학부에서 박사학위를 받았다. 그러나 그가 주장한 건 최면술이 아니라 '동물 자기磁氣설'이었다. 즉 모든 생명체의 체내에는 자력의 영향을 받는 유체가 있으며 그 유체의 흐름에 이상이 생기면 병이 발생한다는 가설이었다. 질량을 가진 모든 물체가 지니는 보편적 힘으로서의 중력(인력)이 인체 구성 물질의 미시 구조에도 작용할 것이라는 가정, 그 원리적 흐름이 흐트러지면 병이 생기고, 그걸 온전히 되돌리면 병을 고칠 수 있을 것이라는 거였다. 그러면서 그는 자기력의 적절한 개입으로 병을 치유할 수 있다고 주장하였다. 한 정신병 환자에게 철성분의 약제를 먹이고 자석을 몸 구석구석에 대는 방식으로 행한 1774년 실험에서 환자의 히스테리 증상이 몇 시간 동안 현저히 완화되는 등 '효과'를 거둔 그는, 약제 없이 인체 자성만으로 효능을 볼 수 있는 방법을 연구했다고 한다. 당시 의료계는 그를 사기꾼이라 여겼지만, 효험을 봤다는 환자들은 줄을 이었다. 그는 1778년 프랑스 파리로 이주했고, 엄청난 부와 명성을 얻었다. 1784년, 당시 프랑스를 통치하던 루이 16세가 왕립 과학원에 지시한 '동물 자기' 이론의 진위 여부의 확인 명령에 따라 메스머 요법에 대한 과학적 검증이 시작된다. 벤자민 프랭클린, 앙투안 드 라부아지에 등 당대의 과학자들이 그 작업에 가담했다. 프랑스의 최고 석학들을 이끌 팀장에는 당시 프랑스 주재 미국 대사였던 70대 후반의 벤자민 프랭클린이 지명되었다. 첫 번째 검증 작업은 프랭클린이 살던 저택의 정원에서 진행되었다. 검증 팀은, 메스머의 제자이자 나무를 자기화하여 치료에 사용할 수 있다고 주장하던 의사인 '샤를 데스롱'에게 나무 한 그루를 자기화해줄 것을 요청한다. 그리고 환자 한 명을 불러 눈을 가린 후 자기화된 나무가 어딘가 있으니 나무 둥지를 하나씩 껴안아보라고 부탁한다. 환자는 나무와 접촉할 때마다 몸이 심하게 떨리는 격렬한 반응을 보이다가 결국 네 번째 나무를 안은 후 기절하고 말았는데 정작 데스롱이 자기화했다는 나무는 환자가 만져보지도 못한 다섯 번째 나무였다. 두 번째 검증은 자기화 되었다는 물의 맛이나 색깔, 냄새가 맹물과 전혀 다르지 않다는 점에 착안하여 진행되었다. 검증 팀이 맹물을 대접에 담아놓고 자기화된 물이라고 설명한 다음 환자에게 마시게 했더니 그녀는 마시자마자 기절해버렸다. 얼마 후 깨어난 환자에게 이번에는 자기화 되었다는 물을 맹물이라고 설명한 후 마시게 했는데, 이때는 환자가 아무런 반응도 보이지 않았다. 결국 '동물자기'를 이용한 치료는 과학적 근거가 없는 것으로 밝혀졌고, 사기꾼이 된 그는 강제 출국당해 영국과 이탈리아 등지를 떠돌다 1815년 사망했다고 한다. 다만 그 과정을 통해 약에 대한 심리적 의존 현상(위약 효과)과 최면술의 신경심리학적 가능성을 엿보게 됐다.

기적 관점과의 연관성을 환기시켜주었던 책으로 기억한다. 누구나 알듯이 전기와 자기는 일심이체一心二體와 이심동체二心同體가 반반씩 섞인 떼려야 뗄 수 없는 관계이다. 건강보조도구로 자석만큼 오래도록 사람들과 같이해온 물건도 없을 것이다. 지금이야 그 특성이 자세하게 알려져 있지만 자석은 처음에는 '흡철吸鐵하는 신비한 돌'이었다가 나중에는 뱃사람이나 밤에 길을 찾는 사람에게는 지남철指南鐵(때로는 지북철指北鐵)로, 또 어느 풍수가에게는 나경패철羅經佩鐵의 핵심으로 활용되어 온 긴요한 수단이었다. 이제 와서 허황된 메스머리즘(Mesmerism)을 말하려는 게 아니다. 인체에서 자기장은 결코 독립적으로 작용하지 않는다. 일반적으로 신경 반사 작용과 동시에 체액 조절을 통해 치료 작용을 일으키거나 체내 전자기 과정을 조절하고 미세 전류를 형성하는 등 여러 경로가 서로 연계되어 동시에 작용한다.

몇 년 전 필자가 과거침의 제조법을 연구하면서 철침에도 자석의 영향력이 개입되어 있음을 처음으로 알았을 때는 미약자기장적 특성을 가진 인체와 연계하여 사뭇 놀랍기도 하였다. 자력을 가진 인체와 자력을 부여한 침체, 보사수기의 자석체와의 상통은 침술내면에 감춰진 일맥상통한 기능성이라는 의미심장함 때문이었다. 만약 앞서 제시한 것처럼 소재의 변화를 통해 자화된 침체를 활용한 전자기적인 인체의 장특성과 잠재적 전자기 수단인 침체의 시너지적 활용은 또 다른 의학적 효용이 될 수도 있을 것이다. 필자는 논고[17]를 통하여 침체의 자화는 소재의 변화와 착자기법을 통하여 그다지 어렵지 않게 도달이 가능하다는 것을 실증한 바 있다. 따라서 이제부터는 이처럼 자화된 침체가 자입되었을 때 발현 가능한 작용들을 살펴보기로 한다.

(1) 자기장의 변화

자침과정에서 자화된 침체가 미칠 수 있는 영향은 크게 두 가지이다. 하나는 인체의 미약 정자장定磁場[18])에 미치는 직접적 효과이고 다른 하나는 전기장 내

---

[17] 홍도현, 강자성 스테인리스강 자화침의 개발. 대한침구학회지. 2014. 31(2).

에서 침체의 움직임에 의해 발생할 수 있는 유도전자기적 효과이다. 전자는 유침留鍼과정에서, 그리고 후자는 자입이나 퇴출시 또는 각종 보사 수기과정에서 작용할 수 있을 것이다.

(2) 신경의 흥분과 억제

인체의 피부는 자극에 대한 수용처로 기능하는데 자력이 감각수용기를 자극하게 되면 척수와 대뇌피질에 흥분이 전달되고 다시 중추신경에서 상응하는 작용이 발생하여 내장, 몸체, 내분비샘, 혈관 등 조직에 영향을 준다. 만약 자기장이 어떤 부위나 혈에 작용하게 되면 반사적으로 혈관이 확장되고 혈류가 빨라지거나 일부 내분비샘의 분비를 일으킬 수 있다. 일정한 강도의 자기장이 생물체를 작용시킬 때 수면이나 마취와 유사한 뇌파가 나타나 대뇌피질에 억제되어 진정작용을 일으키기도 한다.

(3) 진통효과

연구에 따르면 자기磁氣는 기혈氣穴에 작용해 뚜렷한 진통효과를 내면서 통증의 역치를 높인다고 알려져 있다. 그러나 개인적으로는 자기에 의한 진통효과는 통증의 역치를 높여 신호의 차단에 관여한다거나 자성에 의한 직접적인 치유의 결과일 수도 있지만 신경전달 과정에서 자력이 개입되어 탈분극을 저해하는 등의 교란 작용의 결과가 아닐까 생각해 본다. 자기적 관점에서 자화된 침의 입출入出은 자성체의 진입과 퇴출에 따라 자기력의 변화를 급격하게 유인하는 동작일수 있고, 수기보사과정에서는 자장의 크기와 방향에 모두 영향을 주는 작용체일 수 있으며 정자장靜磁場의 자성체로 일정기간 기능하게 되는 유침중에는 유침중 주변 조직의 움직임에 따라 완만한 자장의 변화를 유인하

---

18) 변하지 않는다는 의미의 정자장靜磁場과는 구별되는, 일정하게 설정된 자기장이라는 뜻으로 사용한 말이다.

는 작용체로 이해할 수 있다.

(4) 체액에의 영향

체액은 혈액, 림프액 및 조직액을 포함하며 체중의 약 60%이상을 차지한다. 체액에는 칼륨, 나트륨, 칼슘, 마그네슘, 염소 등과 같은 다양한 금속, 비금속 이온이 들어있으며, 철, 구리, 아연 등과 같은 미량원소 외에도 효소, 내분비 호르몬 등이 함유되어 있다. 혈액과 림프액은 끊임없이 순환하여 산소, 영양 물질 입력과 대사 폐기물의 배설을 촉진하고 일부 내분비 기관 호르몬의 분비량을 증가시키기도 한다. 체액은 자기적 영향으로 생리·생화학 반응을 일으켜 세포막의 투과성을 증강시킬 수 있다고 한다. 또한 내분비 호르몬은 자기장의 작용하에서 세포 표면 전하의 변동을 유발하고 적혈구간의 인력을 변화시켜 혈액의 점도에 영향을 미치기도 하며 혈류 속도에 영향을 주기도 한다고 한다. 자기장은 또, 여러 가지 효소의 활성을 높일 수 있다고도 알려져 있다. 가령, 자기장하에서는 과산화수소효소와 과산화물 효소의 활성 향상을 통해 체내 물질의 신진대사를 촉진한다. 전해질로 충전 되어있는 인체 조직은 양호한 도체이다. 자기장의 영향아래에서 혈관은 이완과 수축을 통하여 자기장의 자력선의 양적 조절을 하고 나아가 미세전류를 감지하여 이온의 속도와 분포에 변화를 일으킨다고 한다. 이는 세포막 전위를 변화와 세포막 투과성의 강화로 이어져 세포 내외부의 물질교환이 촉진되고 신경말단 자극에 의한 신경기능의 조절을 야기한다.

(5) 자화침의 수기와 유도전류의 형성

자기 현상은 이미 기원전 2000년 무렵 중국 문헌에 등장하며, 전기 역시 이미 기원전 700년 무렵의 고대 그리스 세계에 알려져 있었다. 그러나 전기와 자기가 사실은 전자기장을 이루며 같은 상호 작용이란 것은 19세기에 와서야 밝혀졌다. 이들은 상호간에 자기가 전기에 영향을 주기도 하고(磁電氣的:

Magnetoelectric), 또는 그 반대로 전기가 자기에 영향을 주기도 하는(電磁氣的; Electromagnetic) 관계이다. 인체가 전기장이면서 자기장인 복합구조일진댄 자화된 침(자석체)에 의한 자기장이나 전기장에의 효과(최소한 교란작용)는 가능한 물리적 작용으로 충분히 고려되어야 할 것이다.

자석의 움직임에 의한 현상으로 와전류(渦電流, 또는 맴돌이 전류; eddy current, foucault currents)라는 것이 있다. 와전류는 도체에 걸린 자기장이 시간적으로 변화할 때 전자기 유도에 의해 도체에 생기는 소용돌이 형태의 전류를 말한다. 코일에 전류를 인가하면 일차적인 자기장이 형성되고 이 도선에 흐르는 전류를 변화시키면 이 자기장의 변화를 방해하는 전류가 생기게 된다. 이 전류가 와전류이며 그 방향은 2차 자기장의 방향과 반대되는 2차 자기장이 발생되는 방향으로 흐르게 되는 것이다. 만약 코일이 아닌 자화된 침으로 대체하고 전류의 흐름을 변화시키는 대신에 침의 제삽이나 회전 등 각각의 수기 자극조건을 대입하면 이는 인력人力에 의한 시변자장時變磁場의 변화를 의미하므로 양상은 다르겠지만 역시 와전류의 발생을 기대할 수 있고 이는 인체에 상응하는 영향을 주게 될 것이다. 즉, 자화된 침(자석)이 수기과정에서 와전류를 생성할 수 있음을 의미한다. 침을 진입하거나 발침과정, 또는 자입후의 각종 수기과정에서 침체의 움직임은 이른바 자기유도에 의한 전기적 흐름에도 영향을 주게 될 것이다.

5. 인위적 손상과 회복을 통한 치유

이는 인체의 손상을 동반하는 자침술법이 그 회복과정을 통하여 일정한 치료효과를 거둘 수 있다는 잘 알려진 자침효과와 관련된 것이다. 우리가 늘 인식하고 있지는 않을지라도 인간을 포함한 포유동물의 세포는 어느 정도는 손상된 상태로 살아간다. 끊임없는 물리적 마모를 견디는 피부상피세포나 소화기관의 혈관내피세포 혹은 근육세포는 쉴 새 없이 부상에 시달리고 조직마다 상처를 입은 비율도 제각각인 것으로 알려져 있다.

[표11-2] 정상적인 생리조건에서 세포의 손상[19]

조직	세포유형	손상(%)
골격근	골격근육세포	5-30
피부	상피세포	3-6
소화	상피세포	-
심장근육	심근세포	20
대동맥	혈관내피세포	6.5
내이	청각털세포	-

 침은 인체에 손상을 주는 인위적 침해자극원일 수 있고 그 회복의 과정은 자연치유과정이다. 이는 두 가지 측면에서 이해가 가능하다. 하나는 널리 알려진 염증 반응의 유인이고, 하나는 상처가 복구되는 과정(그림)에서 손상전류의 작동에 관한 것이다. 모두 아직은 더 많은 연구가 필요한 영역이다.
 여기서 말하는 침해자극원은 이런 일상적인 손상을 벗어난 경우에 해당한다. 침이 피부를 뚫고 인체에 삽입되는 과정은 자체로는 응당 목적을 가진 물리적 손상과정이다.

(1) 인위적 손상과 복구

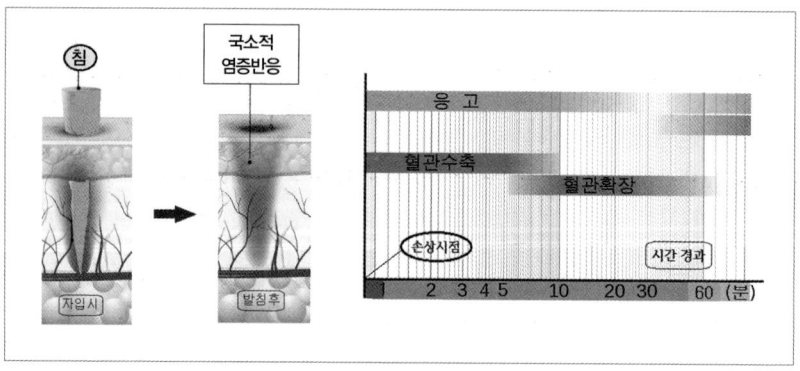

[그림 11-11] 상처의 치유과정

---

19) 제럴드 폴락, 김홍표 역, 앞의 책, pp. 49-50.

자침刺鍼은 자체로 자상刺傷의 유발과정이다. 상처의 치유는 상처의 정도에 상관없이 재생(regeneration)과 반흔조직의 형성(scar tissue formation)이라는 두 가지 기전으로 설명된다. 재생이란 초기 염증반응(홍반, 부종, 삼출물)이 일어나고 이어서 상피세포가 증식하여 상처표면으로 이동하며 정상 피부층 재복구를 통해 이전조직과 같은 조직으로 대체되는 것이다. 염증은 선천 면역에 의해 매개되는 비특이적 반응으로, 감염이나 침과 같은 자극에 대해서 면역 체계에서 가장 처음으로 보이는 반응으로 발적發赤, 발열, 부종, 통증 등을 수반한다. 발적의 과정은 칼시토닌유전자관련펩타이드(Calcitonin gene-related peptide; CGRP[20])와 물질 P(Substance P) 등이 관여되는 혈류증가의 과정이다. 침자극에 의해 분비되는 신경성장인자(nerve growth factor; NGF) 또한 상처의 치유를 촉진하는데 중요한 역할을 한다. 염증의 목적은 세포의 손상을 초기 단계에서 억제하고, 상처부분의 파괴된 조직 및 괴사된 세포를 제거하며, 동시에 조직을 재생하는 것이다. 염증이 진행되는 동안 만들어진 히스타민, 세로토닌, 프로스타글란딘 등의 화학물질은 통각 수용체를 민감하게 만들어 감염된 지역의 혈관을 확장시키고 식세포(특히 호중구)를 유인하며, 호중구는 다른 백혈구와 림프구를 유인한다. 근래에는 프롤로테라피(Prolotherapy)[21]처럼 의도적으로 염증 반응[22]을 유도하여 조직의 재생을 꾀하는데 이용하기도 한다. 반흔조직의 형성이란 상처가 생긴 부위를 결합조직으로 채우는 과정으로 그 결과는 외형이나 기능에 있어서 이전과 똑같지는 않고 흉터가 남는다. 이 과정 역시 매우 복잡한 단계와 과정으로 이루어지며 초기의 염증기, 결손부위에 새로운 결체조직(scar)이 채워지고 새 상피세포가 다시 덮이는 증식기, 육아조직이 주변조직과 비슷하

---

[20] CGRP: 칼시토닌(calcitonin), 아밀린(amylin), 아드레노메둘린(adrenomedullin)과 더불어 칼시토닌군(calcitonin family)에 속하는 신경펩타이드로 말초감각신경세포와 중추신경계의 다양한 부위에서 생산된다.

[21] 프롤로테라피(Prolotherapy): 증식(proliferation)과 요법(Theraphy)의 합성어로 손상된 인대 혹은 힘줄 부위에 새로운 세포증식을 유도하는 기법이다. 고농도 포도당 또는 콜라겐을 주입하여, 관절질환, 척추질환, 만성통증 등을 일으키는 원인을 근본적으로 치료하는 비수술적 주사요법이다.

[22] Russell FA, King R, Smillie SJ, et al. Calcitonin gene-related peptide: physiology and pathophysiology. Physiol Rev. 2014;94(4): 1099-142.

게 강화, 재조직화되는 이른바 성숙기를 거쳐 순차적으로 이루어진다.

말하자면 침술은 면역 반응과 상처 치유과정을 치료에 응용한 인위적 침해 자극 유도기법일 수 있는 것이다.

(2) 치유전류(healing current)

손상전류(injury current)라는 생체내의 전기적 흐름이 있다. 이는 일부 동물이 손상을 입었을 때 흐르는 전류를 의미한다. 이는 『Body Electric』의 저자인 로버트 베커가 1950년대 말 처음으로 사용한 용어이다. 그는 언젠가 무의식적으로 한쪽 다리를 잘라낸 도롱뇽의 부상 부위를 고감도 전류계로 측정하면서 부상 부위에서 전류가 흐른다는 것을 발견하였고, 이어 개구리 등 다른 동물들을 대상으로 같은 실험을 진행하였다. 그 결과 이들 동물의 신체 부상 부위에서도 전류가 측정되었다. 그는 동물들이 신체의 부상에 따라 전류가 발생하며 이것이 상처의 치유에 중요한 역할을 하는 것을 확인하였고 이를 '손상 전류'라고 불렀다. 그는 책에서 신체의 어느 부위에 상처가 생기면 뇌에 신호가 전달되고 치유과정에서 상응하는 손상전류가 작용한다고 썼다. 그는 동물의 세포가 손상될 때 나타나는 통증으로 인해 신경중추계가 자극되고 손상된 조직세포는 신경중추발생 명령에 따라 순서와 속도 등 손상된 부위를 복구하게 되는데 '손상 전류'가 중요한 역할을 한다고 보았다. 그는 또, 이런 식으로 명령이 전달되는 것은 손상된 부위에 혈액을 보내도록 지시하는 것이라고 하면서 혈액을 통해 영양이 공급되면 상처에 새로운 세포조직이 형성되면서 손상된 세포조직이 복원된다고 주장하였다. 후에 그는 '손상 전류'는 하등동물뿐 아니라 고등동물이 손상된 후에도 발생하는 전류라는 사실도 알아냈으며 사람도 예외가 아니라고 주장하였다. 이 때 흐르는 전류는 매우 미약한 정도로 2~3 마이크로 암페어($\mu A; 10^{-6} A$)정도였다고 하였고 그 지속시간은 48시간까지라고 하였다. 침과 전기를 연구한 메이어 역시 2007년 출간된 (『Electroacupuncture』에서 피부가 손상되면 손상전류가 흐르기 시작하며 복구기전(아래 그림)에 아주 중요하다고 썼다. 물론 이들이 말한 전류는 모두 자연발생적인 직류를 의미한다.

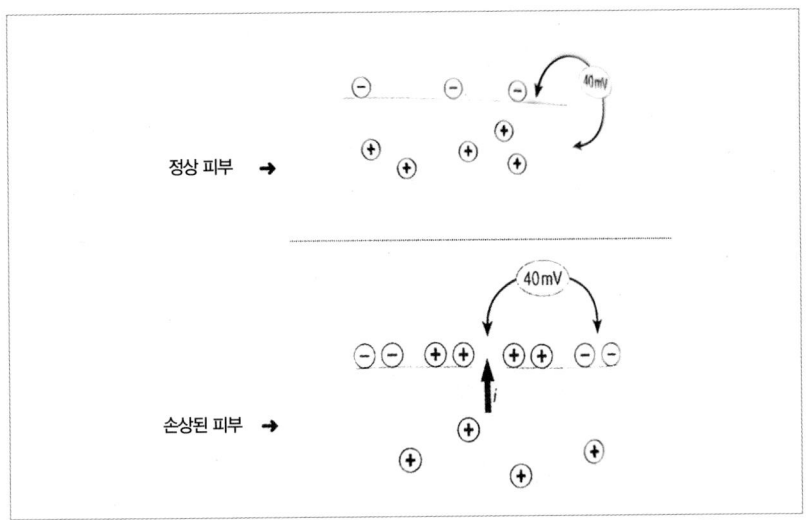

[그림 11-12] 메이어(Mayor)가 손상된(punctured) 피부의 복구기전을 설명한 개념도[23]

    필자가 앞에서 행한 침을 이용한 여러 통전실험에서의 통전량 역시 이 범위를 포함[24]하는 미약한 흐름이었다. 또, 직류는 국소적인 혈류량의 증가를 유인한다. 그 결과 국소적인 체온의 증가가 뒤따르며 이것이 손상조직이 회복에 도움이 되며 뼈와 신경의 회복에도 도움이 되는 것으로 알려져 있다.

    이렇듯 인체 내에서 자장이나 전류가 아주 작은 범위 값에서 치유효과가 있다고 하는 여러 정황들이 있는 것을 보면 향후 보다 심도 있게 연구되어야 분야라고 생각한다. 그리고 이와 관련하여 우리가 주목할 부분은 이러한 손상이 회복과정에 복수개의 자침에 의해 형성되는 전기화학적 미세전류의 형성이 영향을 주는지, 그리고 그렇다면 어떻게 개입되는지에 관한 것이다. 가령, 화상의 치료 등에 있어서 상처부위를 둥글게 자침(감염에 대한 각별한 주의가 필요하지만) 하는 기법은 효과적인 수법으로 잘 알려져 있다. 그렇다면 상처부위에 집중된 침들 사이에는 미세전류의 밀집된 흐름이 치유기전에 관여될 가능성이 있다. 특히 이렇게 형성된 전류는 '상처치유에 필요한 전류는 교류가 아닌 직류'

---

23) David F Mayor, 위의 책, p.56.
24) 외부에서 별도로 전기적 작용을 부여하지 않고 자침에 의한 전기효과만으로 측정한 전류값은 100마이크로암페어(10^{-4}A)에서 1나노암페어(10^{-9}A)정도까지 광범위하였다.

라고 한 베커의 연구와도 맞아 떨어지는 조건이다. 다만 기왕 새로운 용어를 사용하기로 한 다음에야 베커가 명명한 '손상 전류(injury current)'보다는 '**치유전류**(healing current)'가 보다 합당한 말이 아닐까 한다. 베커는 상처 등의 손상과정에서 나타나는 미세전류의 현상적인 측면을 보고 **손상전류**라 명명하였으나 그보다는 치료와 회복을 위한 역할의 관점으로 보는 것이 전류의 성격을 설명하고 규정하는 데 보다 잘 부합한다고 생각되기 때문이다. 그래서 나는 이를 **치유전류**로 부를 것이며 그러면 우리는 앞으로 침을 '치유 전류(cure current)'를 인위적으로 생성시키는 중요한 매개체로 보다 잘 소개하고 자랑할 수 있게 될 것이다.

6. 혈액의 질적·양적 변동

이는 두 가지 관점에서 접근할 필요가 있다. 하나는 초기 경맥학설의 근간이랄 수 있는 방혈(放血; 경맥에서의 사혈과 낙맥에서의 자락을 통칭)이고 다른 하나는 침자鍼刺에 의한 조혈調血이라는 관점이다. 방혈은 악혈(惡血; 한의학적 악혈은 정상적인 순환에서 벗어난 혈로 일반적으로는 유체留滯하고 있는 상태의 혈을 의미한다)의 제거를 통해 혈액의 양과 분포의 변동을 유인하는 과정이라면 조혈은 흐름의 개선과 양적 분포의 변화를 유인하는 과정이라 할 수 있다. 또한 방혈이 경락(경맥과 낙맥, 손맥)이라는 혈맥에의 직접적인 적용이라면 조혈은 경經내 비혈관조직에 자입한 결과이다.

(1) 방혈放血

사혈瀉血이나 자락刺絡은 경맥이나 낙맥에서 피를 내어 치료에 활용해오던 의료기법으로 고대침법에서 "울체되어 머무는 것은 제거하여 없앤다(宛陳則除之)"라고 한 것이 이와 관련된 내용[25]이라 할 수 있다. 이는 한의학에서 말하는 기혈소통의 문제, 즉, "아픈 것은 통하지 않아서 그런 것이고 통하지 않으면 아프게 된다(痛則不通, 不通則痛)"라는 내용 중 혈血의 불통에 대한 직접적인 해소기법이다. 흐름이 원활하지 않아 산소포화도가 떨어진 청자靑紫색에서 암흑暗黑색에 이른 상태의 어혈을 제거함으로써 혈행을 개선하고 혈액대사의 정상화를 도와줄 수 있기 때문이다. 침의학적으로 방혈요법은 사혈용 참침鑱鍼이라는 전용 도구가 있었을 만큼 아주 오래된 치료술법이었다. 용어의 활용측면에서 지금은 사혈이라는 범주에 자락을 뭉뚱그려 사용하는 경향이 있지만 구분하면 사혈이 경맥에서 피를 내는 기법이라면 자락은 낙絡에 정체된 혈血인 어락(瘀絡; 어락이란 제 기능을 하지 못한 채 말초 정맥에 정체되어 있는 피를 말한다)을 제거하는 기법으로 구분할 수 있다. 그리고 혈액의 양과 질적 관점에서 사혈과 자락의 개념적 구분은 예전에는 매우 중요한 내용이었다. 이는 맥진에 고스란히 반영되어 활용되었고 삼부구후맥진三部九侯脈診의 주된 근거였다. 시술에 있어서 이들의 결정적인 차이는 그 대상이 동맥관(완과부 박동처)이냐 정맥관(말초의 정맥혈관)이냐에 있다. 그리고 시술의 결과 전자가 혈액량의 유의한 감소를 동반한 것이라면 후자는 악혈 제거에 따른 국소적 이동에 관한 것이다. 이런 연장에서《내경》에는 방혈시 면색面色의 변화에 유의해야 됨을 지속적으로 강조하고 있다. 〈무자론편繆刺論篇〉에서는 경맥이 영향을 받은 상태의 거자巨刺와 그렇지 않은 상태의 낙병絡病의 치법(繆刺)를 엄격하게 구분하고 있기도 하다. 호남성湖南省 마왕퇴馬王堆의 3호묘에서 출토된 백서로《내경》이전의 의학적 기록을 담고 있는《오십이병방五十二病方》과《맥법脈法》에도 이에 관한 내용이 자혈刺血치료라는 이름으로 기재되어 있다. 사실《내경》에서 침자鍼刺 치료에 관한 내용 중 상당히 많은 부분은 방혈放血에 관한 것이다.《소문》과《영추》162편 중 약 40여 편이 침을 찔러 피를 내는 것과 관련된 내용을 담고 있다. 여기에는 침자방혈鍼刺放血의 원칙, 도구, 적응증, 취혈부위, 조작방법은 물론 금기증에 이르기까지 방혈치료의 전 과정이 상세히 묘사되어 있다. 전한시대에 쓰인 사마천의《사기史記》에도 춘추시대 명의였던 편작扁鵲이 제齊의 환후를 치료할 때 "병이 혈맥에

---

25)《영추》〈소침해小鍼解(第三)〉에 나오는 말로 이는 혈맥에서 방혈하는 것(宛陳則除之者, 去血脉也)이라고 하였다.

있으면 (참)침과 폄석으로 치료한다"고 말했던 내용이 기록되어 있다. 한대의 명의였던 화타華佗 역시 사혈기술이 뛰어났던 것으로 전해진다. 또, 역사적으로는 경맥혈의 발견과 치법으로의 활용도 혈맥의 박동의 부위별 차이를 바탕으로 한 것이었다. 두풍頭風을 앓았던 후한 말의 조조(曹操: 155-220)가 머리에 있는 혈위에서 방혈하여 즉각적인 진통 효과를 봤다고 한 과거의 치유기록 역시 혈류의 편성편재를 사혈기법으로 해소한 치료사례이다. 사혈요법은 지금도 어혈, 염좌, 타박상 등의 어혈증상이나 체기滯氣의 해소, 성뇌醒腦가 필요한 응급한 상황 등에 적절히 활용되고 있다. 지금은 많이 쇠퇴한 기법으로 일부에서만 별도의 침법[26)]으로 활용되고 있는 정도이다. 어혈 제거의 의미를 생각해보면 원활한 소통을 저해하는 노폐혈의 제거를 통해 새로운 혈의 생성을 유도하고 국소적으로는 주변의 혈의 이동과 재분포를 통해 혈행의 개선과 이를 통한 증상의 개선을 도모한 것으로 이해할 수 있겠다.

(2) 조혈調血

이상이 혈관을 직접 천자穿刺하는 방식으로 체내의 혈액량의 변화를 수반한 자침이었다면 이와는 다른 관점에서, 말하자면 혈관이외의 지점에 대한 자침(일반적인 호침자법)을 통하여 혈액의 국소적 또는 구역별 이동 가능성에 대해 생각해볼 필요가 있다. 우리는 혈액이 심장의 박동을 통해 폐순환과 온몸순환의 갈래로 전신을 순환한다는데만 관심을 두고 이들이 어떤 상황에서 분포의 양상이 바뀌는지에 대해서는 상대적으로 자세히 알지 못한다. 순간적으로 얼굴이 화끈거린다든지, 긴장하면서 귀가 빨개진다든지, 소화를 위해 위장관에 혈액이 몰린다든지, 벌레에 물렸을 때 발적이 된다든지, 갑작스런 기립시에 어지러움을 느낀다든지 등등은 모두 혈액의 이동과 관계된 사례들이다. 대표적인 자침 부작용으로 알려져 있는 훈침暈鍼[27)]현상도 혈액의 이동과 밀접하게 연

---

26) '곡운침법'이라고 불리는데, 정태용(곡운)이라는 사람이 동의보감을 바탕으로 정리하여 발전시켰다고 한다.

관된 현상으로 이해된다. 침훈은 심리적인 기제가 동반되어 있을 수 있겠지만 그 드러나는 현상들은 헌혈 후 간헐적으로 나타나는 현상처럼 허혈증상을 보이는 경우가 많다. 이는 결국 머리로 가는 혈액의 부족현상과 관련되는 것으로 보이며, 다만 차이는 헌혈에 의한 혈훈血暈현상이 혈액의 양적인 결손을 통해 발현된 것이라면 훈침暈鍼의 경우는 혈액의 분포에 의한 것으로 볼 수 있겠다. 이는 자침을 통해 인위적으로 혈액의 분포의 변동을 유도할 수 있는 가능성을 시사하는 대목이다. 부작용으로서가 아닌 새로운 연구의 대상으로 인식할 필요가 있다고 본다. 이들은 물론 물리적 법칙과 연관된 경우도 있겠지만 자율신경의 조절에 기인한 경우도 많다.

앞(11장-5. 인위적 손상과 회복을 통한 치유)에서도 잠깐 언급한바 있지만 침자극에 의한 국소적인 혈류 증가에 대해서는 상당부분 자세히 알려져 있다. 침을 놓은 부분이 발적發赤되는 것 역시 국소적인 혈류증가의 결과라고 하였다. 실제로 침이 피부에 자입되자마자 건강한 사람의 피부와 근육으로 가는 혈류가 증가하고 침이 피부아래근육으로 자입되면 더욱 증가하며 득기가 유발되면 훨씬 더 증가한다는 연구가 이를 증명한다.[28] 혈류의 증가는 조직의 회복을 촉진시키며 아시혈 요법에 의거한 치료작용의 주된 기작중 하나로 볼 수 있다.

이 과정에 대해서는 보통은 다음의 몇가지 기전을 종합하여 설명한다. 침을 자입하여 적절한 수기법을 통해 피부와 근육의 신경섬유가 자극되면 활동전위가 유발된다. 감각 신경들은 피부에서 신경망을 형성하고 있는데 이 활동전위가 이같은 신경망을 따라 국소적으로 퍼지게 되며 이를 축삭반사(axon reflex)라고 한다. 말하자면 신경 종말에 준 자극이 연접을 거쳐 다른 신경 세포로 이어지지 않고 그 신경 돌기의 가지를 통해 효과 기관에서 일어나는 반응인 것이

---

27) 자침시술과정에서 환자에게 발생하는 훈궐暈厥현상을 말한다. 일반적으로 두훈頭暈·오심·흉민胸悶·면색창백 등이 나타나고, 심하면 사지궐四肢厥·냉한冷汗·혈압하강 등의 쇼크나 허탈현상이 나타나기도 한다.

28) 1. Margareta Sandberg 외, Effects of acupuncture on skin and muscle blood flow in healthy subjects, Eur J Appl Physiol (2003) 90: 114-119.
2. Tsun-Cheng Kuo, Zong-Shiow Chen, Ching-Hsein Chen, Feng-Ming Ho, Chii-Wann Lin, and Yu-Jen Chen. The physiological effect of De Qi during acupuncture. Journal of Health Science. 50(4): 336-342, 2004.

다. 축삭반사의 결과 다양한 물질들이 방출되는데 그 중에는 국소혈관을 확장시켜 혈행을 촉진시키는 다양한 물질들이 포함되어 있다. 하나는 침자극이 감각신경의 활성화로 이어져 칼시토닌유전자관련펩타이드(Calcitonin gene-related peptide; CGRP)의 분비를 유도하고 이것이 혈류증가로 이어지는 경우이다. 또 하나는 스트레스에 의해 분비되는 것으로 발적반응에 관여하는 것으로 알려진 물질 P(Substance P)가 분비되는데 침이 관여하는 것이다. 또한 침자극은 다양한 국소조직에 분포해있는 아데노신의 방출을 유도하여 혈류의 증가에 기여하는 것으로도 알려져 있다. 아데노신은 산화질소(NO)의 분비를 자극하여 간접적으로 혈류증가에 영향을 주기도 하지만 직접적으로 혈관확장을 통한 혈류의 증가에 기여하기도 한다.

한편, 침은 이상과 같은 국소적 혈류증가에 작용할 뿐만 아니라 원위근육의 혈액흐름을 증가시키기도 한다. 원처遠處의 미세순환을 확인하기 위한 재미있는 동물실험도 있었다. 혈관이 잘 드러나는 토끼에서 자침에 의한 혈류변동을 현미경으로 관찰한 것이었는데, 사람의 격수혈에 해당하는 토끼의 등에 30분간 침을 놓고 혈관이 잘 보이는 귀에서 혈행을 관찰했더니 2시간 가까이 혈관의 확장과 혈류의 증가가 보이더라는 것이다[29]. 자침과 원위순환을 자율신경과의 연결관점에서 수행한 연구도 주목할 만한데, 혈관외액의 통로와 이를 조절하는 자율신경계 시상하부는 자율신경계를 지배하고 피부의 혈액운동은 자율신경계에 의하여 조절된다[30]. 쿠오(Tsun-Cheng Kuo) 등[31]은 경락(여기서는 경經의 의미로 사용)을 혈관외액의 통로로 보았고, 이곳에 대한 자침을 통하여 자율신경계를 조절하고 미세혈류과 혈관외액의 흐름을 조절할 수 있다고 생각하였다. 또한 자침을 통한 감각전파(Propagated Sensation along the Meridian ; PSM)는 이러한 흐름조절을 통하여 일어날 수 있다고 보았다. 이들은 58명을 대상으

---

29) Itaya, Kazuko; Manaka, Yoshio; Ohkubo, Chiyoji; Asano, Makishige, Effects of acupuncture needle application upon cutaneous microcirculation of rabbit ear lobe, Acupuncture & Electro-Therapeutics Research, Volume 12, Number 1, 1987, pp. 45-51.

30) Bonelli, R.M. and Koltringer, P. Autonomic nervous function assessment using thermal reactivity of microcirculation. Clin. Neurophysiol., 111: 1880-1888, 2000.

로 위팔을 고무줄로 묶어서 조직액의 흐름에 제한을 두고 시상하부를 자극하도록 양노(SI6)와 양소해(SI8)18)를 자침하여 득기감을 준 후 혈류와 체온을 자침전과 비교하였다. 그 결과 상완을 묶지 않고 자침한 군의 경우 혈액움직임과 온도는 증가하였으나 상완을 고무줄로 묶고 자침한 군에서는 전파성자극이 감소함을 확인하였다. 이러한 결과로 그들은 침 자극으로 유도된 전파성 자극이 조직액이 경락으로 들어가게 되면서 생기는 혈액의 움직임으로 볼 수 있다고 판단하였다. 요要는 혈관외의 자침을 통해 혈관내부의 영혈營血을 제어할 수 있다는 것이다.

7. 근육의 수축과 이완

이는 경經을 구성하는 여러 구조들 중에서 경근의 이상을 다루는 방법과 밀접하게 연관된다. 《내경》에는 〈경근편〉을 별도로 하여 그 병증과 치료법에 대해 써놓았을 정도로 당시에 근육에 대한 치료는 중요하고 보편화된 시술기법이었던 듯하다. 근육의 경직이나 이완은 길항근[32]의 이상을 동반하거나 연계된 골격구조에 왜곡을 초래하기도 하고 또는 자체로 통증 등 이상증상을 발현할 수도 있다.

(1) 근육의 수축

중풍후유증과 같은 마비질환의 경우 감각작용은 남아있으나 운동기능은 제한된 경우도 많다. 이는 운동신경 자체의 기능은 작동하고 있을 가능성을 의미하며 연합중추에 해당하는 뇌의 실질의 손상에 의한 처리가 막힌 경우로 이해된다. 따라서 침자극과 같은 외부적 자극(꼭 침이 아니더라도)은 뇌의 손상부위를

---

31) Tsun-Cheng Kuo, Zong-Shiow Chen, Ching-Hsein Chen, Feng-Ming Ho, Chii-Wann Lin, and Yu-Jen Chen. 앞의 논문, pp. 336-342.
32) 한 근육이 하는 작용에 대하여 반대되는 작용을 하는 근육을 말한다.

자극하여 활성화하는데 역할 할 수 있다. 실제로 외부에서 근육을 자극하는 것은 신경의 무질서로 인하여 일시적인 근육마비가 생기는 경우 정상적인 상태로 유지하기 위한 양호한 임상적 기법이다. 근육섬유는 뉴런과 동일한 방법으로 전기적인 펄스를 생성하여 전파한다. 근육섬유의 활동전위는 운동뉴런에서 오는 임펄스로 인하여 시작된다. 골격근육에서 활동전위가 근육섬유를 통과한 후에는 섬유가 수축한다[33]. 이 경우 전침은 유용한 수축의 도구이다. 두 침사 이에 미량의 전류를 흘려 운동신경섬유를 직접 탈분극할 수 있기 때문이다. 이를 이용한 마비된 근육(또는 반대쪽 근육)의 인위적 수축이 어떻게 뇌의 손상부위의 회복이나 활성화에 영향을 주고 또 얼마나 긍정적인 효과를 나타낼 수 있는지에 대한 자세한 임상연구가 기대된다.

(2) 근육의 이완(근막발통점의 비활성화)

침치료는 압통점을 해소하여 근육의 단축을 해소하며 통증을 비롯한 연관 증상을 해결할 수 있는 매우 효과적이고 효율적인 기법이다. 그 작용의 개략은 압통점에의 침의 자입과 이에 따른 근육의 이완으로 이해할 수 있다. 때문에 임상에 도입되어 널리 활용되는 근막발통점(Myofascial Trigger Point; MTrP)[34]을 응용한 근막이완요법은 전통침법상의 아시혈 침자요법의 범주로 이해할 수 있다. 근육의 손상은 보통 빠르게 회복되지만 종종 민감하고 예민한 병소(근막발통점)가 되기도 하는데 근섬유분절의 만성적인 수축에 기인하는 것으로 보고 있다. 임상에서 아시혈阿是穴이란 눌렀을 때 민감하게 통증을 호소하는 곳이자 치료혈로도 활용되는 곳이다. 말하자면 진단처이자 시술처이다. 근막발통점은 기존의 경혈과도 상당한 연관성이 있는 것으로 알려져 있으며 근막발통점에 정확하게 자침하고 근육을 가동범위까지 스트레칭하게 하면 압통점의 비활성화가 가능하다는 것이 활용상의 요점이다. 한편, 근막경선 이론에서는

---

33) D. Halliday 외 著, 고려대 교수외 譯, 인체물리, 여문각, 2017, p.254.
34) 근막발통점은 "근육조직이나 관련된 근막에 위치한 골격근의 긴장된 띠내의 지나치게 예민한 병소"로 정의된다.

동일 작용을 하는 근육의 계통적인 작용으로 설명하면서 원위취혈시의 효과를 설명하는 준거로 사용하기도 하는데 여기서 특히 눈길이 가는 대목은 침에 의한 조절 과정에서 미약한 전기적인 현상이 개입된다는 점이다.[35]

8. 자침과 신경작용

침법은 침을 통한 인체에의 피부자극을 통해 치유를 도모하는 기법이다. 이에는 자극의 수용과 작용과정에 밀접하게 작용하는 신경의 역할이 무엇보다도 중요할 것이므로[36] 그 수용과 처리 및 전달에 대해서 우리에게 필요한 정보들을 중심으로 살펴보도록 하자. 그러나 향후에는 자극과 반응을 연계한 '자극의학'이라는 넓은 관점에서 보다 열린 시각으로 고찰할 필요가 있다고 생각한다.

침자극의 신경수용

외부환경에 둘러싸인 채 전쟁하듯 살아가는 사람들은 오감(보고, 듣고, 냄새를 맡고, 맛을 알고, 피부[37]로 느끼고)을 통해 온몸으로 감각하며 살아간다. 누구는 밝혀지지 않은 또 다른 감각도 있노라고 한다. 그러면서 예감이나 수행자들이 가지는 특별한 감각적 안목 등을 말하기도 한다. 그럴 수도 있겠다. 하지만 우리의 관심은 아직은 이들을 제외한 일반적인 감각들이다. 오감에 대해서는 앞(4장-3-(1)-5)감각기계)에서 개괄하였다. 요지는 각각의 감각기관의 분포와 수용은 물론 역할이 다 다르고 특히 침과 관계된 피부감각에 있어서도 수용기의 위

---

35) Needling muscle will result in short bursts of activity at up to 2mV. Needling into warm tissue also creates a small current. David F Mayor, 앞의 책, p.62.
36) 국소마취제로 마취한 지점에 침을 자입 했을때 효과가 없었다거나 또한 자극부위에서 멀리 떨어진 신경줄기에서 신경활동전위가 유발되었다는 등의 연구결과 등을 토대로 사람들은 자침 과정이 심부 조직의 고역치 신경의 자극과 연관된다는 사실에는 의심의 여지가 없는 것으로 보고 있다.

치나 밀도는 물론 전달의 과정 등이 모두 다르다는 점이다. 다음은 잘 알려진 피부의 감각수용기를 나타낸 그림이다.

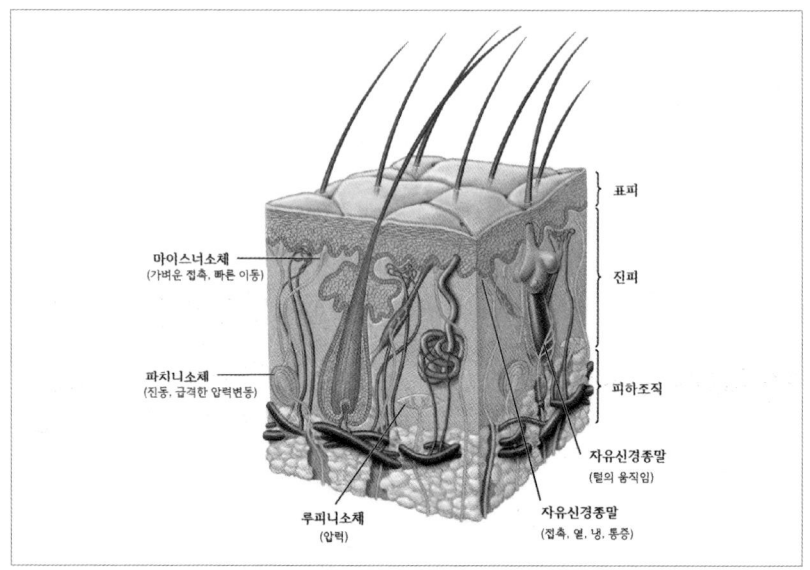

[그림 11-13] 피부에 분포하는 여러가지 감각수용기

이 그림을 보면서 전수기前手技-자침-보사수기를 떠올려보자. 자침과 수기 과정에 관여되는 자극만 보더라도 쓰다듬기(마이스너 소체), 누르기(메르켈 소체), 진동(파치니소체), 피부의 신장(루피니 종말), 냉감(크라우체 소체), 온각(루피니소체), 통각(통각수용기) 등의 다양한 신경관련 자극과 수용이 동시에 발현함을 알 수 있다. 이들 중 가장 빈번하고 중요한 감각으로는 통각(침/뜸)과 온각(화침·온침/뜸)과 냉각(침), 그리고 진동(침)이나 접촉자극(손가락/침) 등을 들 수 있겠다.

감각 수용기(sensory receptor)

외부세계에 대한 정보나 신체 내부환경에 대한 정보는 압력, 온도, 빛, 냄새,

---

37) 피부만이 아니라 감각은 온몸에 분포되어 있다.

음파, 화학물의 농도 등 다양한 형태로 존재한다. 구심성 뉴런의 말초에 있는 감각수용기에서는 이러한 정보들이 활동전위로 바뀌어 중추신경계로 전달된다. 대부분의 수용기들은 각각의 특별한 자극형태에만 정교하게 반응한다. 수용기들은 반응하는 자극의 특성에 따라 다음과 같이 나누어 볼 수 있다.

- 통각수용기(nociceptor) — 열이나 조직손상 등과 같은 다양한 고통스러운 자극에 반응하는 특수화된 뉴런의 말단이며 많은 유형의 손상 자극은 통증으로 인식된다. 고온 유해수용기는 뜨거움을 느끼는 약 43℃이상의 높은 온도에 반응하며, 저온 유해 수용기는 15℃이하의 낮은 온도에 반응한다. 또 과도한 피부 이완에 반응하는 기계적수용기로 작용하는 통각수용기도 있다. 손상 받은 세포가 칼륨이온(K+)과 다양한 효소를 포함하는 세포 내용물을 방출하면 칼륨이온은 직접적으로 많은 유해수용기를 활성화시키고 몇몇 효소는 혈액 속의 단백질을 브라디키닌(bradykinin)으로 전환시켜 이 물질이 화학적으로 인지되는 통각수용기를 활성화시킨다. 더불어 과량의 열, 산성용액 또는 특정 화학물질과 같은 여러 가지 상해 자극에 반응하는 유해수용기도 존재한다.

- 기계적 수용기(mechanoreceptor) — 피부 전체에 분포하여 촉각, 진동, 압력에 반응한다. 그리고 위, 장, 직장, 방광 등과 같은 내장기관에서는 신장수용기를 통해 주로 신전에 반응하게 되며, 팔이나 손목 등의 관절에서는 자세변화에 반응하는 수용기(위치수용체) 역할을 하게된다. 또, 근육에 있는 수용체인 근방추에서는 근육이 수축해야하는지 이완되어야 하는지, 그리고 얼마만큼 해야하는지를 뇌에 알려준다.
- 온도 수용기(thermoreceptor) — 냉, 온의 감각을 탐지
- 광 수용기(photoreceptor) — 특정한 광선의 파장영역에 반응
- 화학수용기(chemoreceptor) — 수용이 막에 결합하는 특정 화학물질에 반응

특히 침자극은 통증조절과 깊은 연관이 있으므로 통각의 수용에 관해 좀더 살펴보기로 한다. 다음은 피부와 근육에서 찾을 수 있는 주요 감각신경들을 요

약한 것이다.

피부	근육	구조특성 (굵기/수초유무)	속도	감각
Aβ	II	대/유수	빠름	가벼운 접촉, 압각, 진동
Aδ	III	중/유수	중간	심부압각, 찌르는 느낌, 냉각
C	IV	소/무수	느림	얼얼함(soreness), 통각(aching), 열감

　이번에는 이들 자극에 의해 생겨나는 여러 가지 전달경로에 대해 살펴보기로 하자. 이렇게 수용된 통증을 포함한 많은 자극은 다음과 같은 변환, 전달, 인지, 조절의 단계를 거쳐 전달되고 인식되게 된다. 말초에서 자극이 발생하면, 개별적 자극의 수용체들에 의해 전기적 신호로 바뀌게 되는데 이러한 과정을 변환(Transduction)이라고 한다. 이렇듯 전기적 신호로 변환된 자극은 신경섬유를 따라 상위중추(뇌)로 전달되게 되며 이렇게 전기적 신호가 척수를 거쳐 뇌로 가는 과정을 전달(Transmission)이라고 한다. 전달과정에서 뇌는 하행성 경로를 통해, 자극의 양이나 통증의 세기를 조정하기도 하는데 이를 조절(modulation)이라고 한다. 이러한 일련의 전도, 변환과 전달과정들을 거쳐 뇌에서는 자극을 종합적으로 인지(Perception)하게 되는 것이다.

　우리가 침자극을 생각할 때 피부를 찌르고 조작(수기手技)하는 것만 주로 생각해서 그렇지 사실 침의 술법과정속에는 이 외에도 시각이나 청각, 후각, 촉각 등 오감에 의한 자극은 물론, 공간이나 시술자에 대한 느낌, 안락함(쾌감) 등의 다양한 자극에 따른 종합적인 작용이 함께 이루어진다. 그간의 연구에 의하면 이런 여러 자극의 전달과 신경작용을 통한 연합 및 처리과정 역시 매우 복잡하고 정밀하게 이루어진다. 우리는 얼굴의 감각기관(눈, 코, 귀, 입)을 통과한 시視·후嗅·청聽·미각味覺 등의 자극들이 각각 시각로, 후각로, 청각로, 미각로를 통해 중추신경으로 전도되는 것을 잘 알고 있다. 우리의 몸은 이외에도 다양한 감각을 각각의 전달 경로를 통해, 그리고 상황에 따른 고도의 분화된 기전을 통해 수용하고 전달한다. 평형감각은 평형감각의 전도로를 통해, 몸의 위치나 자세에 대한 감각인 고유감각의 경우 후척주내측시상대로(Posterior column medial-lemniscus pathway)를 통해, 머리와 얼굴의 몸감각은 뇌신경의 몸감각전도로를 통해, 그리고 우리의 주된 관심사인 통각과 온도감각의 경우에는 외측척수시상로(Lateral Spinothalamic Tract)를 통해 자극이 전도된다. 인간은 이러한 자극들을 때론 반사하거나 때로는 보다 상위의 중추로 전달하며 중추에서는 이를 감지하고 연합하고 적절히 처리하며 삶을 영위해간다. 처리하는 방식에 있어서도 매우 다양하다. 이 단락에서는 그 중 침자극과 관련하여 중요한 경로라고 할 수 있는 통각과 냉·온각이 전달되는 외측척수시상로와 진동이나 촉각(단순촉각이 아닌 식별촉각)과 같은 기계적 자극이 전달되는 후척주내측섬유대로, 그리고 단순 촉각과 압력감각이 전달되는 앞척수시상로(anterior spinothalamic tract) 등을 살펴보기로 한다. 침자극의 목적은 효과의 발현일 것이므로 그 효과발현과 관련하여서는 국소적 신경작용(11장-8-(1)), 분절적 신경작용(11장-8-(2)), 전신적 신경작용(11장-8-(3))편에서 이어가기로 한다.

    자침에 의한 손상의 회복과정과는 별도로 침이 통증에 효과적인 대응기법이라는 것은 더 이상 논란의 대상이 아닌지 오래되었다. 그러면 침과 같은 자극에 의해 통증은 어떻게 조절되는가? 그 기전에 대해서는 잘 알려진 관문조절론외에도 몇몇 가능성들이 제시되어 있다. 신경을 자극함으로써 통증을 억제하는 기전에 관한 최초의 가설은 1965년 멜작(Melzack)과 월(Wall)이 제안한 '관문조절론(Gate control theory)'[38]이다.

    대부분의 감각이 자극의 식별과 관련한 '정보적 감각'인 반면, 아픔을 느끼는 감각인 통각은 '방어적 감각'으로 이는 인체의 보호에 있어서 매우 중요하다. 통증의 발생이나 전개양상은 원발성 요인에 따라서도 일률적이지 않다. 저산소증이나 염증, 또는 조직의 퇴행 등을 통한 통각수용성경로의 감지에 의한 통각수용성 통증(nociceptive pain)일 수도 있고 통각신호를 전달하는 직접적 주체인 신경이 손상되거나 작동이 제대로 안되어 생기는 신경병성 통증일 수도 있으며 이들은 다시 개인의 심리적인 원인에 의해 증감되기도 한다. 통

---

[38] Melzack R, Wall PD. Pain Mechanisms: A New Theory. Survey of Anesthesiology. 1967 ; 11(2) : 89-90.

증의 제어는 침술의 주요한 역할가운데 하나이다. 여기서 제어라는 말은 중의적重意的이다. 치료를 통해 통증의 원인을 제거한다는 말일 수도 있고 원인과는 상관없이 감지에 영향을 줄 수 있다는 의미이기도 하다. 통증의 구심성·원심성 전달과정은 명백히 후자와 더욱 긴밀하게 연관된다. 통각은 촉각과의 긴밀한 협력을 통해 자극을 뇌로 전달한다. 그 내용은 이렇다. 말초의 감각 종말들에서 시작된 정보들은 일련의 신경세포들을 통해 위로 전도되는데 가장 간단한 오름 경로는 3개의 신경세포(1차, 2차, 3차)들로 구성된다. 일차신경세포의 세포체는 척수신경절에 모여 있는데 그 말초가 감각수용기종말과 연결되며 중추돌기는 뒤뿌리를 통해 척수로 들어가서 2차신경세포와 연접한다. 이차신경세포에서 나온 축삭은 반대편으로 교차하여 상위의 중추신경계통으로 올라가서 삼차신경세포와 연접한다. 삼차신경세포는 대개 시상(視床; Thalmus)에 위치하며 대뇌피질의 감각 영역으로 정보를 투사한다. 통각을 전달하는 신경은 촉각이나 압각을 전달하는 신경에 비해 가늘다. 또, 가는 신경은 굵은 신경에 비해 정보를 전달하는 속도가 느리다. 촉각이나 압각이 70m/sec 정도의 빠른 속도로 뇌나 척수에 전달되는데 비해 통각은 0.5-30m/sec 정도로 늦다. 그런데 이처럼 통각이 다른 감각들보다 느리게 전달되면 인체 방어 기능을 제대로 수행하기 어렵다. 가령, 못에 찔렸을 때 아프다는 정보가 뇌에 뒤늦게 전달되면 재빨리 피하지 못해 더 많이 다칠 수 있다. 다행스럽게도 빨리 전달되는 촉각신경이 늦게 전달되는 통각신경을 보완해 준다. 피부에 가해진 자극은 항상 통각보다 촉각신경이 먼저 감지한다. 그 자극이 아픔을 느낄 정도가 아니면 촉각신경으로만 뇌로 전달되고, 아픔을 느낄 정도라면 통각신경이 이를 감지하게 된다. 통증의 전달경로 중 가장 잘 알려진 척수시상로의 전달과정을 간단히 소개하면 다음과 같다. 이 경로는 뇌간(腦幹; brain stem)에서 외측과 내측으로 나뉘며 외측은 외측척수시상로, 내측은 앞척수시상로라고 칭한다.

　외측척수시상로는 척수에서 직접 시상으로 향하고 그 후 대뇌피질의 체성감각영역(중심뒤이랑; post-central gyrus)으로 보내진다. 이 영역은 주로 통증의 위치나 강도, 성질을 느끼는 부위이며 주로 판별하기 쉬운 날카로운 통증을 전달하

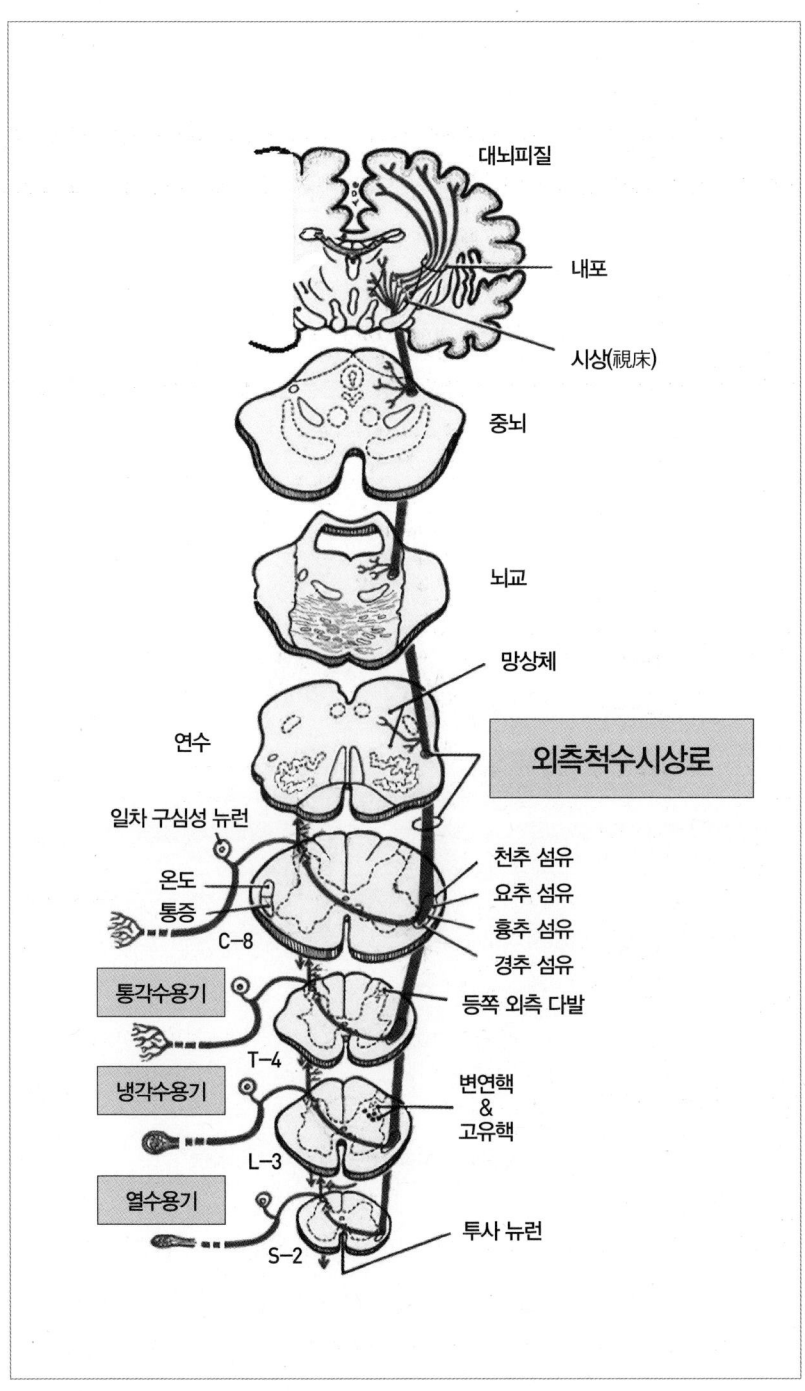

[그림 11-14] 통각과 냉·온각의 전달—외측척수시상로

는 경로이다. 반면, 앞척수시상로는 뇌간의 여러 부분을 들르면서 시상을 향하고 그 후 통증의 감정적인 부분과 깊이 관련된 대뇌변연계로 보내진다. 통증을 전달하는 경로에는 이외에도 척수시상하부로, 척수망상체로 척수중뇌로 등 여러 노선이 있다. 이들 경로들은 나중에는 대뇌변연계로 보내지므로 주로 통증의 감정적인 부분에 관여되는 것으로 여겨지고 있다.

다음은 촉각과 진동자극의 전달경로인 후척주내측시상대로이다.

그림에서 보듯이 이 경로는 외측척수시상로와는 달리 척수에서 교차하지 않고 상행한 다음 연수에서 교차하여 시상으로 올라가게 된다.

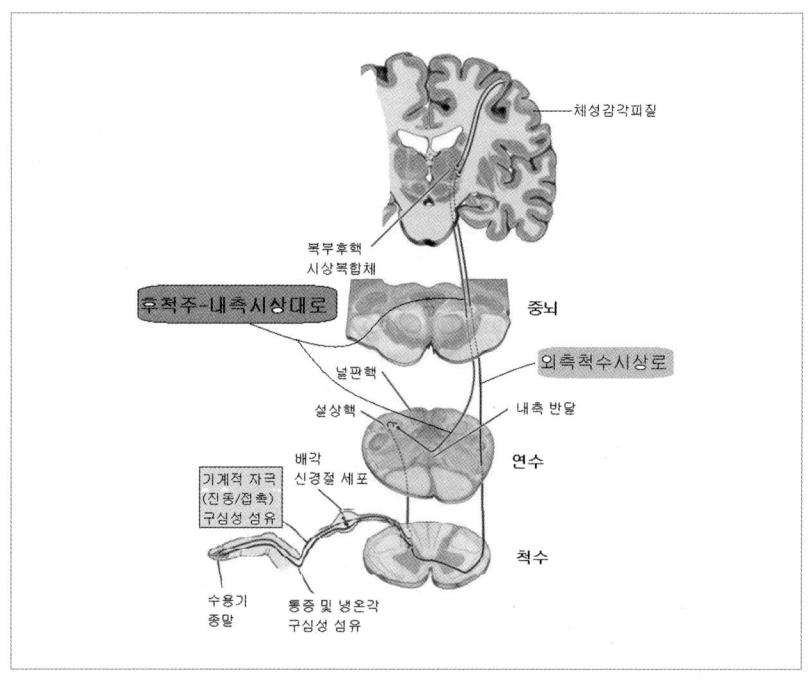

[그림 11-15] 촉각과 진동자극의 전달; 후척주내측시상대로

이상에서의 자극의 감수와 전달에 대한 고찰을 바탕으로 이제부터는 그 효과에 대한 기작을 신경의 작용과 관련한 부분만을 별도로 국소적인 작용과 분절적 작용, 그리고 전신적 작용으로 나누어 살펴보기로 한다.

(1) 자침과 국소적 신경작용

신경작용에 의한 국소적 자침효과는 침을 놓은 자리 부근에 대한 효용기작을 의미한다. 이는 크게 혈행의 개선, 상처의 치유, 근막발통점 자극을 통한 근육의 이완, 진통효과 등을 생각할 수 있다. 이 중에서 혈행의 개선, 상처의 치유나 근육문제의 개선에 대해서는 앞에서 간략히 살펴보았다. 그 요점만을 설명하고 지나자면 우선, 침자극에 의한 국소적인 혈류 증가에 대해서는 신경 종말에 준 자극이 연접을 거쳐 다른 신경 세포로 이어지지 않고 그 신경 돌기의 가지를 통해 효과 기관에서 일어나는 반응인 축삭반사(axon reflex)에 의한 것으로 설명된다고 하였다. 축삭반사의 결과 칼시토닌유전자관련펩타이드(CGRP), 물질 P(Substance P), 아데노신 등과 같은 다양한 물질들이 방출되고 이들의 복합적인 작용으로 혈관이 확장되고 혈류가 증가하여 혈행이 개선된다는 것이었다(11장-6. 혈액의 질적 양적 변동). 그리고 상처의 회복과 관련해서는 혈행의 개선과 치유전류 등의 복합적인 기전으로 이해할 수 있다고 하였다(11장-5. 인위적 손상과 회복을 통한 치유). 또, 근육의 이완에 관해서는 근섬유분절의 만성적인 수축에 기인하는 것으로 보이는 근막발통점(Myofascial Trigger Point; MTrP)에 정확하게 자침하고 근육을 가동범위까지 스트레칭하게 하면 압통점의 비활성화가 가능하다는 것이었다(11장-7. 근육의 수축과 이완). 특히 이곳은 임상에서 민감하게 통증을 호소하는 진단처이자 치료처이기도 하였다. 이들이 신경작용을 기술하는 지금의 설명에서 분리된 이유는 본 장의 기본적인 편제가 자침시 일어나는 현상들을 침이 인체와 교감하는 대상(피부, 근육, 조직액, 혈관, 신경 등)을 기준으로 이루어졌기 때문이다.

그러므로 여기서는 자침에 의한 신경작용 중 국소적 진통을 중심으로 살펴보도록 하자. 위에서 자침은 국소적인 혈행의 개선 효과가 있다고 하였다. 흥미로운 것은 이 같은 국소적인 혈류의 증가가 통증의 완화에도 도움이 된다[39]

---

[39] Jansen, G., Lundeberg, T., Kjartansson, J. and Samuelson, U.E. Acupuncture and sensory neuropeptides increase cutaneous blood flow in rats. Neurosci. Lett. 97: 305-309, 1989.

는 점이다. 앞서의 칼시토닌유전자관련펩타이드나 물질 P등에 의한 혈관 확장을 통한 진통작용은 지금은 이미 고전이 된 연구[40]라 할 수 있다. 그러나 보다 주된 통증의 기전은 자침시 분비되는 물질(아데노신)의 역할에 의한 것으로 인정된다. 이에 대한 설명은 10여년전(2010년) 미국 로체스터 대학의 메이켄(Maiken Nedergaard)등이 발표한 논문이 바탕이다. 그들은 "침의 자입과 수기시 조직에 손상이 발생하고 이로 인해 분비되는 물질이 국소적인 통증완화제로 작용"할 것이라는 가설을 세우고 인위적으로 염증이 유발되고 신경을 손상시킨 쥐를 이용한 실험을 통해 아데노신이 핵심적인 물질임을 확인(침을 놓은 주변의 체액에서 농도가 크게 증가하였고 진통에 긴밀하게 작용하더라)하였다. 조금 더 부연하자면 우선, 염증과 신경손상에 의한 두 가지의 만성통증이 유발된 쥐들에 있어서 통증 부위에 침을 꽂거나 아데노신 활성화제(CCPA: 2-chloro-N(6)-cyclopentyladenosine)를 국지적으로 주입한 마우스들의 감각은 그렇지 않은 경우에 비하여 훨씬 둔화되었다고 한다. 또, 침을 맞은 부위의 체액성분 중 아데노신의 농도가 그렇지 않은 경우에 비해 24배가 증가했음을 확인하였다. 이들은 이상의 실험 결과를 종합하여, 아데노신이 침의 효과를 매개하는 생화학적 메신저라는 결론을 내렸다. 그 과정을 그들은 "조직의 세포는 기계적·전기적 자극, 또는 열에 반응하여 ATP를 분비한다. 일단 분비된 ATP는 세포로 다시 흡수되지 않고 신속하게 분해되어 아데노신으로 된다. 그리고 이 아데노신은 아데노신 A1 수용체[41]에 결합하여 통증을 억제하는 진통제로 작용한다"고 설명한다[42].

더불어 침자극은 국소적으로 면역작용과 관계된 사이토카인[43]의 분비를 자

---

40) Kashiba, H. and Ueda, Y. Acupuncture to the skin induces release of substance P and calcitonin gene-related peptide from peripheral terminals of primary sensory neurons in the rat. Am. J. Chin. Med. 19: 189-197, 1991.
41) 아데노신 수용체의 하위 유형은 A1, A2A, A2B, A3 등이 있다.
42) Maiken Nedergaard 외, Adenosine A1 receptors mediate local anti-nociceptive effects of acupuncture, Nature Neuroscience. 2010, 13(7)
43) 사이토카인은 인체에 바이러스가 침투하여 면역체계가 가동되는 과정에서 분비되는 면역물질로 얼마전 코로나 바이러스 백신의 주사 후 면역반응의 과잉(폭풍)을 일으킨 주체로 주목받은 적도 있었다.

극할 수 있다고도 알려져 있다.

(2) 자침과 분절적 신경작용

인간은 다른 척추동물들처럼 분절적 구조를 가진 개체들이다. 분절은 인체 내의 구획화된 특성영역이다. 영역별로는 피부분절, 근육분절, 골분절, 내장분절로 세분될 수 있다. 중추신경을 이루는 척수는 30개가 넘는 많은 마디로 이루어져 있으며 마디마다에서는 가지 쳐진 신경에 의해 신체의 특정한 부분을 연결하여 정보를 주고받도록 설계되어 있다. 자침을 통한 분절의 응용은 활동전위가 신경을 따라 척수내의 특정 척수분절로 전달되고 척수후각(後角; dorsal horn)의 활동을 억제하여 통각자극에 대한 반응을 약화시키는 기전이다(이것이 구심성 관문조절이론의 핵심이다). 따라서 침치료는 해당 분절내의 통증을 줄일 수도 있고(피부·근육분절성), 해당 자율신경의 지배를 받는 기능적 역할을 촉진하거나 억제하도록 할 수도 있다(자율신경조절성). 또한 침자극은 중뇌와 피질 아래의 구조에 영향을 미쳐(하행성 조절) 분절 기능에 영향을 줄 수도 있다. 따라서 침자극은 동일한 분절에 영향을 미치는 직접적인 자극원이나 하행성 조절을 통해 분절된 신경이 연결된 기관들의 기능을 조절하는데도 유용한 치료자극이 될 수 있는 것이다. 이는 침술이 분절내 통증의 제어나 자율신경계를 통해 연결된 기관들의 기능정상화에 효과적인 수단일 수 있음을 의미한다.

피부분절은 척수신경이 지배하는 피부영역의 분포를 말한다. 펼쳐진 모양이 마치 피부를 자른 것 같아서 피부분절이라고 불리며 피부분절은 태아일 때 완성된다. 이는 단일한 척수 신경근으로부터 뻗어 나온 감각신경이 연결되는 피부 부위이며 감각 신경은 감촉, 통증, 온도, 진동 및 신체 일부의 자세 등에 대한 감각 정보를 척수에 전달하는 역할을 한다. 따라서 특정 피부분절에서 전달되는 감각 정보는 감각신경섬유를 통해 특정 척추뼈의 척수 신경근에 전달되게 된다. 경經과의 연관성으로 보면 구간이나 두면부는 연관이 거의 없어 보이고 하지부와 상지부의 경우 경의 순행과 일정부분 유사한 분포를 보인다.

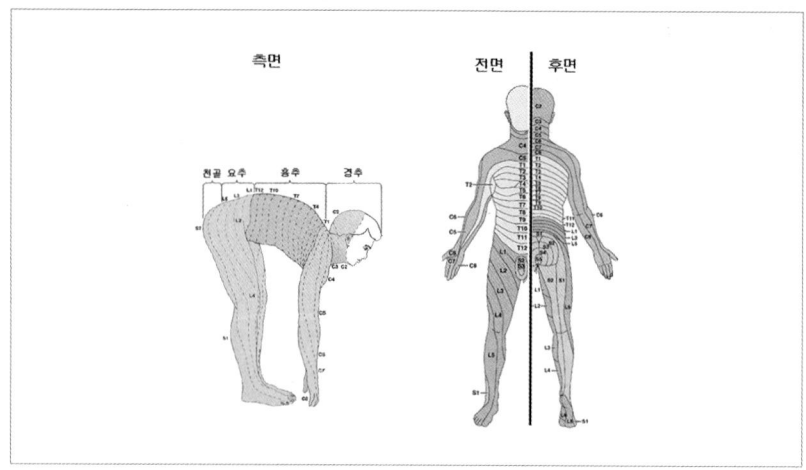

[그림 11-16] 척수신경별 피부분절(좌-측면, 우-전/후면)분포

　피부분절의 침술운용은 일반적으로 통증이나 기능이상 문제에 천자淺刺하는 방식으로 시술한다. 또 하나 가능한 응용으로는 근육분절이나 내장분절 등과의 연합적 활용도 생각해 볼 수 있다. 가령, S2에 영역에 분포하는 피부의 침자극으로 해당하는 장부(내장분절)나 근육(근육분절)에 영향을 미칠 수 있는 것이다. 반대의 경우도 마찬가지다.

　근육분절은 척수신경이 지배하는 근육영역을 말한다. 피부분절이 감각신경이 지배하는 피부영역이라면 근육분절은 운동신경 분절의 지배영역이라 할 수 있다. 근육분절은 수의근으로 발달되는 근육의 분포로 척수의 단일신경근이 지배하는 근육집단을 말한다. 해당하는 동작이 원활하지 않을 때 연관된 척수신경의 이상을 생각할 수 있다. 경근經筋의 작용과 연관하여 이해가 가능한 영역이다.

- C1-2 — 목의 굴곡
- C3 — 목의 측방 굴곡
- C4 — 어깨 으쓱거리기
- C5 — 어깨 외전
- C6 — 주관절 굴곡, 손목 신전
- C7 — 주관절 신전, 손목 굴곡
- C8 — 엄지손가락 신전
- T1 — 손가락 외전
- L1-2 — 고관절 굴곡
- L3 — 무릎 신전
- L4 — 발목 배측굴곡
- L5 — 엄지발가락 신전
- S1 — 외반, 저측굴곡, 고관절 신전
- S2 — 슬관절 굴곡

1) 통증자극의 구심성조절(관문조절론)

통증(pain)이란 실제적인 상해나 자극, 즉 인체에 대한 물리적인 손상이 없어도 느낄 수 있는 일종의 감각(perception)이다. 신경과학자들은 종종 유해감각(nociception)이라는 용어를 사용하는데, 이는 신체를 손상하는 자극이 발생된 지점으로부터 상위뇌까지 이를 이 정보를 전달하는 신경학적 처리과정이라고 정의된다[44]. 자침에 의해 통증이 조절되는 기전을 설명하는 대표적인 이론이 관문조절론이다. 이 이론의 핵심은 통증신호가 뇌로 전달되는 과정(척수)에서 차단되거나 조절될 수 있다는 것이다.

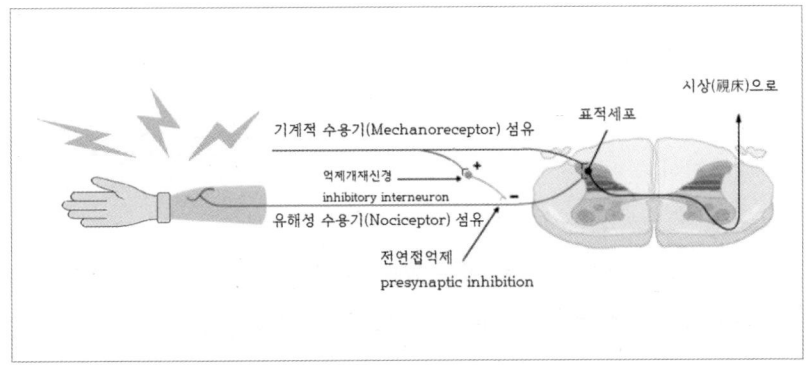

[그림 11-17] 관문 조절설 개념도 통증성 Aδ나 C섬유를 통해 통증신호가 들어올 때 비통증성 Aα나 Aβ섬유가 활성화되면 인터뉴런을 통해 신호가 억제된다.

비통증성의 자극에 의해 통증 전달의 관문이 닫히게 되고, 이로 인해 통증 감각이 뇌로 전달되는 것이 차단된다는 것이다. 멜작(Melzack)과 월(Wall)은 가설에서 관문 조절을 위해 통증 신호를 전달하는 침해수용체로 가는 신경섬유, 비통증성 감각 정보를 담당하는 굵은 신경섬유, 교양질 세포(SG)인 억제성 개재뉴런(inhibitory interneuron), 통증 정보를 뇌로 중개하는 척수전달세포(T cell)를 가정하였다. 억제성 뉴런은 굵은 신경섬유에 의해 활성화되나 가는(thin) 신

---

44) Z.H.Cho, E.K. Wong, J.H.Fallon, 조장희 외 譯, 신경침구학, 고려의학, 2001, p.115.

경섬유에 의해서는 억제되며, 척수의 통증 전달 세포의 활성을 막는 기능을 한다. 결국 굵은 신경섬유, 가는 신경섬유, 억제성 뉴런이 이루는 '통증 관문 시스템'에 의해 통증이 전달되며, 특히 통증 신호의 전달은 억제성 개재뉴런의 활성화 여부에 의해 결정적으로 조절을 받게 된다. 가는 신경섬유를 통해 통증 신호가 전달되면 억제성 뉴런이 억제되고, 척수의 통증 전달 세포가 활성화되어 통증 관문이 열려 통증이 전달된다. 그러나 비침해수용성 자극이 동시에 들어오는 경우에는 비통증성 말초감각 정보를 담당하는 굵은 감각섬유의 분지가 억제성 뉴런을 활성화 시키고, 활성화된 억제성 개재뉴런은 가는 통증 섬유에 의해 척수의 통증 전달세포의 활성화를 저해하여 통증 신호 전달 관문을 닫게 되고, 이로 인해 통증의 전달을 막게 된다. 뇌로부터 내려오는 중추성 조절도 관문 조절 기전에 영향을 줄 수 있는데, 굵은 신경섬유의 특정 시스템이 선택적인 인지 과정을 활성화시키고 하행성 섬유를 통하여 관문 조절 기전을 변동시킬 수 있다(하행성 조절).

관문조절이론은 침을 놓았을 때, 침 자극이 척수후각에서 통증의 역치를 높여 통증을 못 느끼게 하거나 줄여준다는 설명을 가능하게 한다.

이러한 관문 조절설은 후에 척수 레벨에서 비침해수용성 자극이 시냅스전 억제를 통해 척수의 침해수용성뉴런을 비활성화시켜 통증 정보의 유입을 막을 수 있다는 것을 예측했고, 이는 텐스(TENS; 경피신경자극치료기)나 척수자극술의 개발로 이어졌다. 그러나 이후 가는 신경섬유를 선택적으로 파괴했을 경우에도 다양한 통증상태가 지각된다거나 의식적인 통증의 지각에 대한 고위중추의 역할이 고려되지 않음에 대한 비판이 일게 되자 멜작은 이후 카셋(Caset)과 함께 추가적으로 밝혀진 사실들을 보강하여 처음의 가설을 수정하였다. 이 새로운 모델에서는 개재뉴런의 흥분성 및 억제성 연결뿐 아니라 뇌간으로부터의 하행성 억제 조절도 포함하고 있다. 즉, 고위중추의 변연계와 그물형성체가 통증의 지각, 정서적인 단계 그리고 운동반응에 영향을 미친다는 것인데, 신피질에 있는 고위중추는 과거의 경험과 학습된 반응들과 비교하여 말초로부터 들어오는 입력에 의해 활성되는 중추조절방아쇠(central control trigger)가 하행신경로를 통해 척수후각에 영향을 미침으로써 통증의 조절에 관여한다는

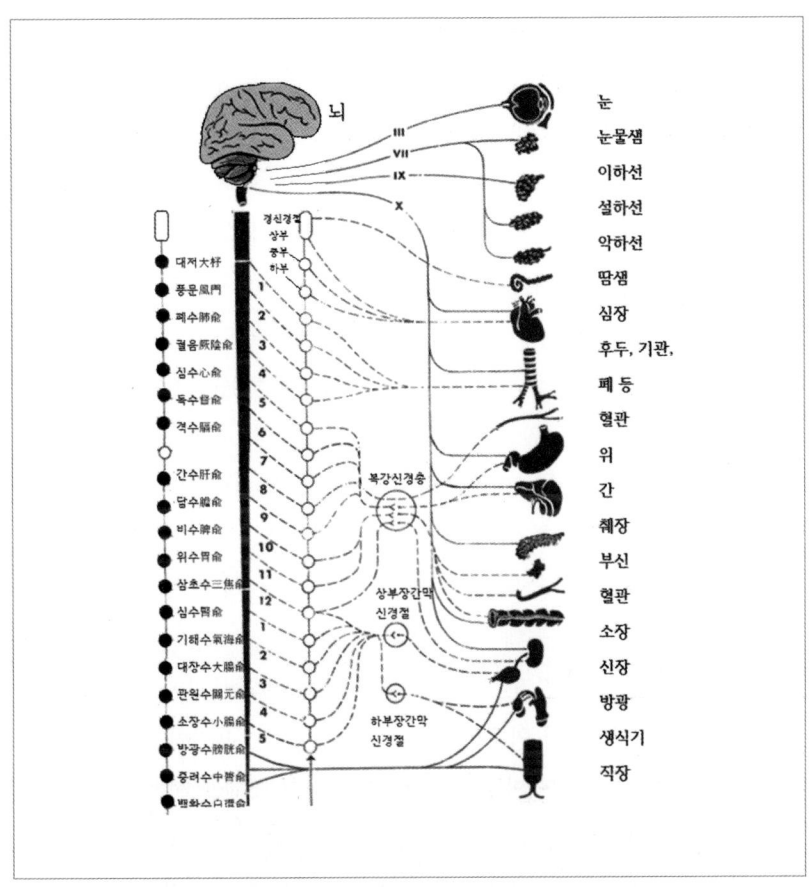

[그림 11-18] 자율신경계통의 위치와 기능(左) 및 배수혈(右; 족태양방광경)

내용이다. 명상이나 이완을 통한 통증조절은 이를 통해 설명이 가능하다.

2) 자율신경 조절—내장분절(배수혈/복모혈) 포함

자율신경계란 말초신경계의 한 부분으로 소화, 호흡, 땀 분비와 같이 의식적으로 제어할 수 없는 기능에 관여하고 있다. 자율신경계를 이루는 두 종류의 신경인 교감신경과 부교감신경은 서로 길항 작용을 한다. 교감신경은 자율신경계를 이루는 원심성 말초신경이며 혈압 상승, 혈관 수축, 괄약근의 수축 등의 역할을 한다. 부교감신경은 교감 신경과 더불어 자율 신경계를 이루는 신경으로 교감 신경이 촉진되면 억제하는 일을 하고, 신체가 흥분되면 심장의 구실을 억제하며 소화기의 작용을 촉진한다. 인체가 스트레스나 피로 등으로 상규를 벗어난 상태가 되면 자율신경계의 항상성 기능이 깨져 두통이나 현기증, 땀, 설사 등 상황에 따라 다양한 증상이 나타날 수 있다. 이렇듯 자율신경계의 조절이 실조된 경우 증상을 완화, 해소하는 데 있어서 효과가 있는 다양한 침치료 사례가 보고되었으며 임상에서도 다양하게 응용되고 있다. 자율신경계는 신체기관의 기능을 제어하여 항상성을 유지하기 위해 다양한 유출이나 근긴장을 일으킨다. 교감신경성 유출은 흉추와 요추부에 있는 측각에 잇는 신경세포에 의해 유발되며, 부교감신경성 유출은 미주신경핵(vagal nucleus)과 천골 부위 척수의 측각에 있는 신경세포에 의해 유발된다. 침치료는 척수후각에서 자율신경반사에 영향을 미칠 수 있다. 가령 비색鼻塞 증상에 영향혈迎香穴을 자침하면 코점막의 혈관이 수축되고 부종이 줄며 점액분비가 억제되어 코의 기도가 열리는 효과가 발생하는데 이는 침이 자입되는 순간 자입된 분절에서 강한 교감신경반사가 일어난 결과로 해석된다. 내장통증은 장부의 팽창으로 장벽의 기계수용기가 자극되거나 염증성화합물에 의한 화학수용기의 자극으로 인해 일어난다. 내장통증이 전달되는 구심성경로는 교감·부교감 신경과 함께 주행하는 Aδ섬유와 C섬유이다. 구심성 섬유의 일부는 후주(後柱; dorsal columns)나 미주신경을 지나 자율신경중추를 형성하는 뇌간의 핵으로 직접 이어지거나

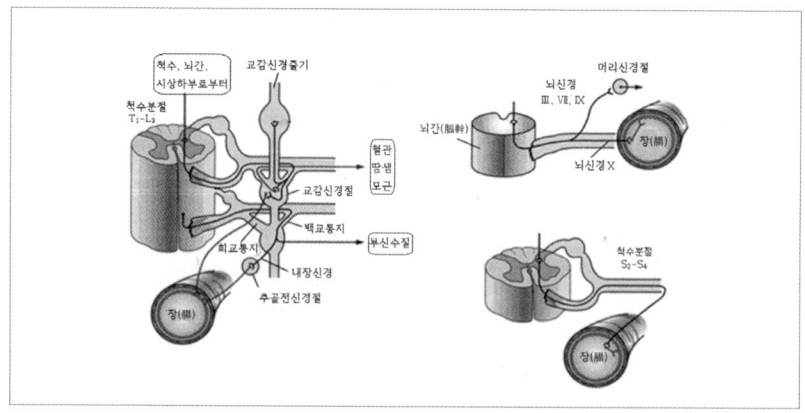

[그림 11-19] 자율신경과 척수신경의 연결—(좌)교감신경, (우)부교감신경

정서적 중추인 변연계나 감각인지에 관련된 대뇌피질에도 투사된다. 그러나 이중 일부는 척수후각(dorsal horn)에서 측각(側角; lateral horn)으로 알려진 제 VII 층에 직접적으로 투사되는 신경세포에 종착한다. 측각은 자율신경계의 운동이나 원심성세포를 포함한다.

침으로 잘 치료되는 내장장애로는 위장과 방광질환이다. 두 경우 모두 통증과 기능장애의 불편을 호소하는 경우가 많다. 적절한 분절부위에 침을 놓아 자율신경반사를 조절하면 통증과 기능장애를 줄일 수 있다. 먼저 통증조절의 경우에는 체성통각을 억제하는 것과 같은 방식으로 내장 통각의 경로를 방해하여 척수후각 신경세포의 반응을 감소시킨다. 가령, 통증이 느껴지는 흉·복부의 분절에 자침한다거나 척추옆근육주위를 치료한다든지 하는 경우이다. 이 부위들은 선인들의 복모혈(胸·腹部)이나 배수혈(腰·背部)의 임상 응용과 연관된 것으로 생각된다.

그간, 침자극과 자율신경과의 연관성과 관련한 연구는 크게 두가지 방향으로 주로 연구되었다. 하나는 특정한 혈위에 대한 자율신경의 반응연구이다. 생리적 상태에서 자율신경계에 미치는 침의 효과에 관해서는 개별적인 침혈에 대한 반응 연구가 주를 이루었다. 가령, 합곡혈의 자극은 교감신경의 활성이 나타난다거나, 극문, 내관, 심수, 사신총, 이침에서 폐첨 혹은 신문 등의 경혈 자극이 부교감 신경의 활성이 나타나더라는 연구 등이다. 다른 하나의 갈래는 경락계통과 자율신경과의 연관성을 연계한 연구이다. 가령, 근막동통은 근육수축과 허혈로 인해 통각수용기를 자극하는 화학 물질들을 분비하는 것이 원인으로 알려져 있다. 따라서 그 치료에 있어서 혈관을 확장시키고 혈류의 흐름을 빨리 함으로서 이러한 물질의 농도를 옅게 함으로써 신경계에 영향을 덜 주는 방법을 사용하는 것이 통증경감에 효과적이다[45]는 초기적 연구는 자율신경의 혈류조절을 활용한 사례이다. 또, 침자극이 체성교감신경반사(Somatosympathetic Reflex)를 통해 진통효과를 얻게 된다[46]거나 자침시의 신경

---

[45] Simons, D.G. and Travell, J.G. Myofascial trigger points, a possible explanation. Pain: 10: 106-109, 1981.

[46] Huang, C.S., Tsai, Y.F. Somatosympathetic reflex and acupuncture-related analgesia.

신호들이 자율신경계(Autonomic Nervous System)를 조절하고, 항염증 효과를 일으킨다는 근래의 연구도 흥미롭다.

최근 하버드 의대 마추푸(馬秋富; Qiufu Ma, Ph.D.) 신경생물학 교수팀 등이 공동으로 '네이처(Nature)' 10월호(2021년)에 발표한 동물실험 결과는 자극의학적 침술응용의 새로운 연구방향을 제시한 성과로 평가된다. 그것은 "침으로 경혈을 자극하면 어떤 신호 경로를 거쳐 전신적 염증이 완화되는지를 확인"하는 내용[47]이었다. 이 논문에서는 패혈증에 걸린 쥐의 뒷다리에 있는 족삼리에 해당하는 혈에 한 쌍의 침(스테인리스강; 0.16×7mm)을 놓고 약한 전류(각각 0, 0.5, 1.0 또는 3.0mA)를 15분 동안 흘려(펄스시간폭은 50 μs, 주파수는 10 Hz로 조절) 유효한 항염증 효과를 발현시켰고 그 결과 쥐들의 사망률을 낮출 수 있었다고 하였다. 이들은 쥐의 족삼리혈을 자극하면 특정 단백질(Prokr2)을 발현하는 감각신경 그룹이 활성화된다는 것을 발견하였다고 하면서 이 특정 신경섬유의 분포가 특이적(다른 곳에서는 존재하지 않음)이라고 부연하였다. 그들은 이 감각신경의 세포체부분이 척수의 아래에 위치하는데 확장된 돌출부가 뒷다리를 지배하는 좌골신경에 속해 있어 뒷다리의 감각정보를 척수를 통해 뇌의 특정 부위로 전달할 수 있다고 하였다. 더 흥미로운 점은 이 "Prokr2" 단백질을 발현하는 감각 뉴런이 다른 강도로 자극되면 다른 신경 경로를 활성화한다는 것이다. 가령 저강도 자극으로 미주 신경-부신 반사를 활성화하고 부신이 카테콜라민 항염증 물질을 방출하도록 하지만 전침 자극의 강도가 너무 세면 다른 교감 신경 반사 그룹이 활성화되어 미주 신경-부신 교감 신경 경로를 구동하는 효과를 얻지 못한다. 이는 "경혈"이 선택적이며 동일한 경혈이라도 다른 자극으로 다른 효과를 얻을 수 있음을 보여주는 매우 의미있는 결과라 할 수 있다고 하였다. 마 교수는 "이같은 기술을 통해 더 나은 치료를 이뤄야 하는 심각한 질병들

Chin J Physiol. 52(5):345-357, 2009.

47) Qiufu Ma 외, A neuroanatomical basis for electroacupuncture to drive the vagal—adrenal axis, Nature, 2021 vol. 598, pp. 641-645. 하버드 대학교 마추푸 팀, 푸단 대학교 왕옌칭(王彦靑; Yanqing Wang) 교수, 중국 중의과학원 징샹홍(景向红; Jing Xianghong) 교수 등이 공동으로 연구한 것으로 되어 있다.

이 아직 많은데, 장기의 염증이나 관절염, 그리고 면역항암치료 같은 것들"이라고 덧붙였다. 이번 연구는 비록 실험 모델이 생쥐이지만, 인간에게도 적용될 가능성을 열었다는 점에서 깊은 관심을 끌고 있다. 침술이 신종 코로나바이러스 감염증(코로나19) 위중 환자에게 많이 발생하는 급성 전신성 염증인 '사이토카인 폭풍'도 치료할 수 있을 것으로 전망[48]하면서 주목되기도 하였다.

의지와 무관하게 작동하는 그야말로 자율적인 신경의 작용을 침자극이라는 의도적 행위로 일정부분 인위적 조절이 가능할 수 있다면 이 또한 중요한 의학적 성취가 아닐까?

(3) 자침과 전신적 신경작용

신경이 개입하는 침에 의한 전신적 작용으로는 크게 하행성 진통과 중추 조절에 따른 전신효과로 나누어 살펴볼 수 있겠다. 침자극에 의한 전신적 진통작용은 두 가지로 나누어서 이해할 수 있다. 하나는 하행성 억제조절에 의한 것이고 하나는 화학물질의 분비에 의한 것이다.

1) 하행성 진통작용

우리는 앞에서 침효과와 연계한 구심성 자극의 관문조절에 대해서 살펴보았다. 이것이 상행성 전달의 통제에 의한 통증 조절이라면 뇌의 중심부에 있는 수도관주위회백질(PAG; periaqueductal gray)[49]에서의 하행성억제에 의한 통증 조절도 많이 연구되어 있다. 수도관주위회백질은 최소용량의 오피오이드로도 큰 진통효과를 내도록 하는 곳이다. 하행성 신경섬유는 세로토닌을 방출하여

---

48) "How acupuncture fights inflammation", 《The harvard gazette》 November 3, 2021. https://bit.ly/3qShCSL. 2021. 11. 15 검색.
49) 중간뇌 수도관 주위의 회색질로 자율 기능, 동기 행동 및 위험 자극에 대한 행동 반응에 중요한 역할을 하는 핵이다. 하행성 통증 조절을 위한 주요 제어 센터이기도 하다. 통증을 억제하는 엔케팔린(Enkephalin) 생성 세포를 가지고 있다.

통각수용성 경로를 억제하고 민감도를 낮추는 동시에 노르아드레날린을 방출하여 척수후각을 통해 통각 수용성 경로를 억제하게 된다. 수도관주위회백질은 전외측로에서 입력을 받아 활성화되기도 하지만 뇌의 고위중추의 활성에 의한 통제도 받는다. 변연계와 내정상태회로(default mode network; DMN)와 같은 기능적 네트워크가 대표적이며 피질 및 피질하 영역에 위치한 여러중추 역시 수도관주위회백질에 영향을 미칠 수 있다.

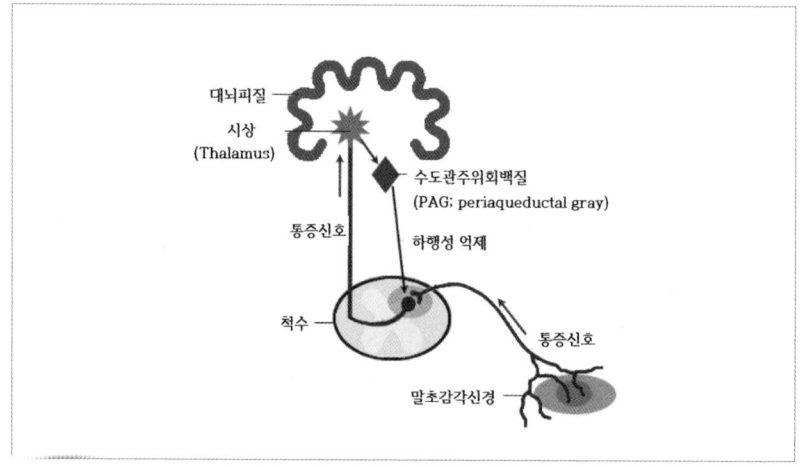

[그림 11-20] 하행성 진통작용

뇌의 영역들은 자침과 매우 분화된 상태로 긴밀하게 연관되어 있는데 대략은 다음과 같다[50]. 촉각을 감지하기 위한 가장 중요한 영역은 피질영역이다. 전방대상피질(ACC)[51]은 통증과 연계되고, 주의력, 기억력 및 정서적 처리를 지원하는 변연계의 일부 역시 침술과정에서 중요하게 관여되는 구조들이다. 뇌간(brain stem)은 내분비 작용과 통각의 인지과정과 관련되고 소뇌는 자세 반사의 조절뿐 아니라 고차적 인지 기능과도 연결되어 있다. 뇌의 중앙에 위치한 시상(視床; thalamus)은 감각 정보를 주변부로부터 피질 내에 위치한 더 높은

---

50) Rupali P. Dhond 외, Neuroimaging Acupuncture Effects in the Human Brain, The Journal of Alternative and Complementary Medicine, Vol. 13, No. 6, 2007, pp. 603–616.

영역으로 전달하는 역할을 하고 시상하부(視床下部; hypothalamus)는 신경내분비 조절을 통해 항상성을 유지하는 데 중요한 역할을 하며 정서적 반응을 담당하는 변연계의 일부인 해마와 편도체는 기억과 감정의 중추로 중요하다. 특히 뇌의 기능적 네트워크에 장애를 가진 만성 통증환자의 경우 통증이 회복되는 과정에서 네트워크의 기능적 정상화에 침치료가 도움이 되는 것으로 알려져 있다.

다음은 오피오이드 펩티드의 분비에 의한 통증의 조절이다. 그 핵심은 침에 의한 신경자극을 통해 진통을 억제하는 신경전달물질을 분비한다는 것이다. 침자극은 이같은 신경작용, 즉 신경전달물질의 분비를 통해 전신적 반응을 유도할 수 있다. 이는 신경의 분절 효과와는 달리 전신적 효과를 나타낼 수 있으므로 분절외적 진통효과라고 한다. 이같은 분절외적 효과는 아주 강한 것은 아니더라도 적정량의 자극을 통해 일정한 전신적 진통효과를 얻을 수 있다. 신경전달물질(Neurotransmitter)은 신경세포에서 분비되는 신호 물질로 예전부터 아세틸콜린 등이 잘 알려져 있으며 이 외에도 신경세포에서는 모노아민이나 뉴로펩티드(neuropeptide)를 분비하여 보다 넓은 지역의 세포에 신호를 전달할 수 있다. 신경전달물질은 신경세포의 시냅스 소포체 안에 들어있으며 이곳에 자극이 전달되면 축삭돌기 말단에서 세포외유출 방식으로 시냅스 간극으로 방출된다. 방출된 신경전달물질은 시냅스후세포막의 수용체와 결합하여 시냅스후세포의 투과성을 변화시켜 신호를 전달하게 된다. 종류로는 오피오이드 펩티드(opioid peptide)[52], 물질 P 등과 같은 신경펩티드, 세로토닌, 아드레날린, 도파민 등과 같은 모노아민, 가바(GABA; γ-aminobutyric acid)나 글루탐산 등과 같은 아미노산 등이 있다.

---

51) 전측대상피질 영역은 주의통제나 감정조절, 운동통제에 관여하는 것으로 추정되고 있다. 전방대상피질의 뒤쪽영역은 운동의 통제와 계획에 관여하는데, 특히 새로운 것이거나 더 많은 인지적 통제를 필요로 하는 운동일 때 그러하다. 전방대상피질이 손상되면 무감동, 부주의, 정서 불안, 성격 변화 같은 다양한 정서적 후유증이 발생한다. 실제로 치료되지 않는 통증을 감소시키기 위해 수술로 제거하는 경우도 있다. 이렇게 하면 환자들은 통증을 경험하면서도 예전만큼 괴롭지는 않다고 한다. 전방대상피질은 스트레스와도 관련된다. 강박장애 환자들이나 주변을 많이 의식하는 사람들이 과제를 수행할 때 뇌의 반응을 살펴보면 전방대상피질이 일반적인 경우보다 더 활성화된 것을 볼 수 있다.

그간 침자극이 척수와 뇌에서 진통성이 강한 오피오이드펩티드와 세로토닌[53]의 방출을 유발하여 진통에 관여한다는 많은 연구가 있었다[54]. 현재 베타엔돌핀(β-endorphine), 엔케팔린(Enkephaline), 다이놀핀(Dynorphin), 올파닌(Orphanin) 등 여러 개의 오피오이드 단백질이 확인되었다. 엔돌핀은 뇌하수체로부터 나노그램(10^{-9}g) 단위로 극미량 분비되는 호르몬으로 내부를 뜻하는 엔도(endo)와 몰핀(morphine)의 합성어로 뇌와 뇌하수체에서 생성되는 '내생성 아편유사물질'들을 일컫는다. 특히 베타엔돌핀은 우리 몸에서 만들어져 분비되는 몰핀의 300배에 달할 정도로 강력한 진통효과를 갖고 있다. 베타엔돌핀은 침뿐만 아니라 여러 자극에 의해 발생되며 뇌하수체에서 혈류로 직접 방출되기도 한다. 엔케팔린은 엔돌핀과 달리 다양한 곳에서 분비된다. 엔케팔린은 (뇌하수체에서 분비되기도 하지만) 척수에서 분비되어 말초의 통증을 직접적으로 억제하기도 하고, 스트레스 상황에서 부신에서 분비되어 스트레스 물질에 의한 고통을 완화하기도 한다. 또 뇌하수체와 시상하부에서 주로 분비되어 뇌에 존재하는 뇌-혈관 장벽(Brain-blood barrier)에 의해 말초로 이동하지 못하는 엘돌핀과 달리 말초에서 작용하는 것이 가능하다. 다이놀핀은 시상하부, 척추, 뇌의 해마상융기 등 뇌신경과 관련된 신경계에서 주로 생산되며 다이놀핀의 진통효과는 몰핀의 400배라는 사실이 발표되기도 하였다. 신경의 전기작용에도 관계하는 것으로 알려져 있으며 깨달음을 얻거나 감동 받을 때, 또는 감사할 때 분비된다고 한다. 재미있는 것은 이 같은 오피오이드 펩티드들이 전침자극에 의해 분비될 때 일정한 주파수 영역에 의존하더라는 내용이다.

---

52) 뇌의 오피오이드 수용체에 결합하는 펩티드로 그 효과는 아편과 유사하다. 뇌 오피오이드 펩티드 시스템은 통증에 대한 반응이나 동기 부여, 감정, 애착 행동, 스트레스 및 음식 섭취 등의 조절에 있어서 중요한 역할을 하는 것으로 알려져 있다. 오피오이드펩티드는 일정기간동안 효과를 지속하며 표적세포의 활동을 변동시키기 때문에 신경전달물질보다는 신경조절물질로 불린다.

53) 세로토닌은 행복감을 포함한 광범위한 감정을 느끼는 데에 기여한다고 보고되고 있는 신경전달물질이다. 생화학적으로는 필수아미노산중 하나인 트립토판에서 유도되며 주로 동물의 위장관, 혈소판, 중추신경계에서 볼 수 있다.

54) Han JS. Acupuncture: neuropeptide release produced by electrical stimulation of different frequencies. Trends Neurosci. 2003; 26(1): 17-22./Ji-Sheng Han. Acupuncture and Endorphins. Neuroscience Letters, 2004, 361, pp. 258-61. 등.

근래 들어 통증 조절에 관련된 뇌의 역할에 관한 내용들은 기능성자기공명영상(functional magnetic resonance imaging; fMRI)[55] 와 양전자단층촬영술(positron emission tomography; PET)[56]을 이용한 영상 연구를 통해서 다각도로 확인되고 있다.

2) 중추신경의 연합과 처리

이번에는 중추신경에 의한 통증외의 작용이다. 침자극에 의한 다양한 전신적 작용을 일일이 열거하기는 어렵다. 다음의 몇몇 경우들을 중심으로 개략적으로 소개하고 지난다.

❶ 변연계에 영향

대뇌변연계(大腦邊緣系, limbic system)는 대뇌피질과 뇌량 그리고 시상하부 사이의 경계에 위치한 부위이다. 해마(단기기억을 담당), 편도체(기억과 감정을 담당), 선조체(線條體; corpus striatum)[57], 시상앞핵, 변연엽, 후각신경구 등으로 이루어져 있어 둘레계통이라고도 하며 감정, 행동, 동기부여, 기억, 후각 등의 여러 가지 기능을 담당한다. 침치료는 변연계의 비활성화와 관계되고 비활성화가 강해질수록 이완이 더 커지는 것으로 알려져 있다.

---

55) 혈류와 관련된 변화를 감지하여 뇌 활동을 측정하는 기술이다. 뇌의 어떤 부위가 사용될 때 그 영역으로 가는 혈류의 양도 따라서 증가한다는 사실을 이용하여 어떤 부위의 신경이 활성화 되었는지를 측정하는 기술이다. 세계적인 이목을 끌었다가 스스로 취소한 조장희의 침자극에 따른 뇌의 혈류변화와 관련된 영상 논문에 활용됐던 기술이기도 하다.

56) 몸의 주요 구성 물질들을 양전자를 내는 방사성의약품으로 합성하여 정맥 주사하고, 이 약품의 몸 속 분포를 촬영하여 분석한다. 이를 통하여 몸의 어떤 조직에 기능이나 대사의 이상이 있는지를 알 수 있다. 주로 뇌, 심장 질환의 진단과 각종 암의 조기 발견이나 치료 효과를 판정하는 데에 사용된다.

57) 미상핵尾狀核과 피각被殼을 합쳐서 선조체라고 한다.

❷ 내정상태회로(內定狀態回路, DMN)에 영향

내정상태회로는 기능성자기공명영상(fMRI) 등의 발달로 알게 된 일련의 뇌영역 네트워크이다. 이는 사람이 과제를 수행할 때보다 아무 것도 안 할 때(휴지 상태-속된말로 멍때리고 있을 때) 높은 활동 수준을 보이는 뇌영역이며 그래서 내정상태회로라고 부르게 된 것이다. 이 회로는 공상에 잠기거나 곰곰이 생각하거나 타인이 아닌 자기 자신을 생각할 때, 기억을 회상하거나 할때 활성화되는 특성이 있다. 만성통증환자나 알츠하이머 환자의 경우 내정상태회로의 기능장애로 생기는데 침 자극으로 저하된 환자의 내정상태회로를 활성화시킬 수 있다고 한다.

❸ 자율신경 조절

먼저 자율신경의 조절이다. 앞 절의 자율신경 조절(11장-8-(2)-4))이 상응하는 척수분절에 연관한 분절적신경작용을 유발하는 것에 관련한 것이라면 여기서는 전신적 조절로 상위레벨에서의 자율신경 조절에 관한 것이다. 가령, 침은 고혈압이나 방광기능장애 등의 사례에서 관찰되는 만성적으로 높아진 중추 교감신경의 출력을 낮추는 역할을 한다고 한다.

❹ 시상하부에 영향

시상하부는 일반적으로 신체의 생리적인 욕구들을 만족시켜 행동을 조절하고 균형을 유지하도록 하는 역할을 한다. 즉, 자율신경계인 교감신경과 부교감신경의 균형을 조절하고, 뇌하수체의 호르몬 분비를 촉진하거나 억제함으로써 내분비계를 통제한다. 또한 추울 때 몸을 떨게 한다거나 더울 때 땀을 배출하는 등의 감각신호에 반응해 체성운동 반응을 일으킨다. 시상하부는 시상의

---

58) 이혜정 외, 통증, 침술 및 뇌영상, 감성과학, Vol. 13, No. 3, pp.551-558, September 2010.

앞쪽 끝부분 아래에 위치하고, 시상과 마찬가지로 좌우 한 쌍으로 이루어져 있다. 시상하부의 아래쪽에는 각종 호르몬 분비에 관여하는 뇌하수체가 매달려 있다. 침자극은 시상하부를 통해 뇌하수체에 영향을 미칠 수 있다. 그 결과 뇌하수체의 영향 하에 있는 부신이나 난소의 호르몬 분비에 영향을 줄 수 있다.

9. 자침과 반응속도

인체에서 수용되는[59] 자극은 다양한 속도로 전달된다. 전기적인 전도과정처럼 밀리초(10^{-3}sec)단위의 순간적인 전도로 이어지는 경우도 있지만, 음식물의 소화흡수의 촉진이나 체액의 조절에 의한 반응처럼 몇 초秒에서 몇 시간에 이르는 과정일 수 있으며 어느 경우는 몇 년에 걸친 과정일수도(가령, 후쿠시마 방사능 피폭에 의한 암의 발생처럼) 있다. 자침에 대한 반응에 있어서도 그 전달의 속도는 다양하다. 앞에서 보았듯이 자침에 따른 반응의 종류와 양상 역시 다양하다. 한편, 자극의 전도와 관련된 인체의 반응이 반드시 효과의 발현을 의미하는 것은 아니다. 그럼에도 자침을 한 시점으로부터 인체의 반응이 생기기까지의 시간은 역으로 우리에게 많은 것을 탐색할 수 있는 중요한 정보를 제공하기도 한다.

《영추》〈오십영五十營〉편에서는 특별한 설명 없이 기의 전도속도가 한 호흡에 6촌이라고 하였다(呼吸定息, 氣行六寸). 1분당 기준 호흡수가 18회라 하였으므로 1촌을 3cm로 하여 개략적으로 계산하면 기의 전달속도는 5.4cm/sec정도가 된다. 인체를 순환하는 시간을 고려하여 지금의 유침시간(20~30분)을 고려한 것도 이것이 감안된 것이다. 경經에 따라서도 달라서 위경은 1.2cm/sec, 심포경은 1.3cm/sec, 임맥은 0.9cm/sec의 전도속도를 갖는다고도 한다. 경마다 왜 이런 차이가 생기는지는 알 수 없다. 그런데 많은 임상의들은 자침즉시 원위부의 증상 소실을 일상적으로 경험한다. 이런 사례들은 5.4cm/sec가량의 옛

---

[59] 수용되지 않는 자극이 훨씬 더 많을 것이므로.

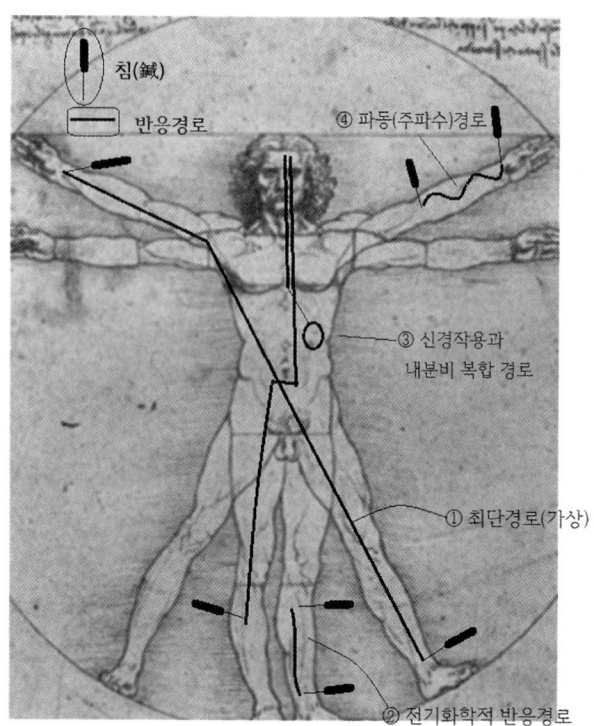

[그림 11-21] 침자극의 양태별 전달 양상(弦思)

경전속의 속도 개념으로는 설명하지 못하며 침의 작용이 이와는 다른 갈래일 가능성을 시사하는 것이다. 말하자면 일식육촌一息六寸이라는 기의 속도는 전체 침의 작용기전을 대표하지는 못한다는 뜻이다.

또, 다른 측면에서 고민해보아야 할 내용이 있는데, 바로 유침시간이다. 이는 과거의 침술과 지금의 침술이 크게 달라진 점 중의 하나로 이 역시 반응의 속도와 작용기전과의 관점에서 생각할 거리를 제공한다.《침구갑을경》의 기록에 의하면 유침시간은 대부분 1호흡~10호흡정도로 이를 시간으로 환산해보면 대부분은 30초 이내로 지금보다 훨씬 짧았다(9장 참조). 왜 이런 차이가 생기는 걸까? 우리는 어쩌면《갑을경》이 쓰이던 당시의 침의 작용과는 다른 방법의 효능을 따라하고 있을지도 모를 일이다. 반응의 속도를 여러 갈래로 나누어 고찰해보아야 할 이유가 여기서도 보인다.

체내에서 일어나는 다양한 자극반응의 전달 속도를 알아보기 위해 자극이 전달될 수 있는 경로에 관해 먼저 생각해보자. 체내에서 자극의 전달 속도는 상이한 경로특성에 따라 달라질 것이기 때문이다.

(1) 전자기적 효과에 기인한 전달

자침효과의 순간성! 전자기적 흐름의 속도는 빛의 속도(진공 속에서 300,000km/sec)에 준한다. 자화된 침체에 의한 유도된 전자기적 흐름인 경우를 포함해서 말이다. 느끼기로는 즉시이다. 자침시 이처럼 빠른 효과는 임상에서 쉽게 경험할 수 있다. 가령, 원위취혈시 손발의 말단 부위에 자침을 하고 나서 즉각적으로 멀리 떨어진 부위(머리, 어깨, 대측 부위 손발 등)의 증상이 개선되는 사례들은 임상에서는 흔한 일이다. 물론 원위부의 증상 개선 만으로 도달 속도를 직접적으로 연관시킬 수는 없다. 왜냐하면 자침부위의 가까운 부위의 저해요인의 소실로 인한 결과론일 수도 있기 때문이다. 그러나 매우 다양하고 매우 많은 경험치들이 모두 이런 경우라고 하기엔 일반적이지 않다. 빛의 속도라고는 할 수 없어도 "한호흡에 6촌을 간다(呼吸定息, 氣行六寸)"는 것과는 다르다고 할 수는 있다.

1965년에 노벨 물리학상을 수상한 양자역학의 대가(리처드 파인만)는 직접 나서서 "이 세상에서 양자역학을 이해한 사람은 한사람도 없다고 자신 있게 말할 수 있습니다"라고 했다. 리언 레더먼과 딕 테리시가 함께 쓴 『신의 입자』의 첫 페이지는 '내가 상대성 이론과 양자역학을 좋아하는 이유는 그 내용을 이해할 수 없기 때문이다'라고 하는 로렌스의 말을 인용하면서 시작한다. 그러나 위와 같은 표현들은 현대 물리학이 그렇게 어렵다는 것을 강조하고 현실세계와 우주의 이해가 난해해함을 강조하는 동시에, 그럼에도 그것의 본질을 파악하고자 하는 과학적인 시도들, 연구와 발견, 그리고 성취과정들의 지난함에 대한 역설적인 비유이기도 했을 것이다. 바로 그러한 양자세계에서 가장 주목할 만한 현상중 하나는 여러 개의 양자입자가 서로 아무리 멀리 떨어져 있어도 한 입자가 다른 입자에 즉각적으로 영향을 미칠 수 있다는 것이고 이를 양자얽힘이라고 한다. 이는 빛의 속도를 한계속도로 설정한 특수상대성이론과 분명히 모순된다('아무리 멀리 떨어져 있어도' 때문에). 하지만 거듭된 실험에서 '양자얽힘' 현상의 존재는 계속 확인되고, 이 현상에 기반을 둔 양자컴퓨터도 개발이 추진되고 있다고 하는 현실은 우리에게 또 다른 골칫거리를 제공하고 있다. 어떤 양자적 상황에서는 인체내에서 어떤 자극에 대해 시간적 소요가 없는 문자 그대로 즉각적 반응이 가능하다는 의미일 수 있기 때문이다.

(2) 체내의 전해화학반응의 영향이 반영된 속도

앞에서 나는 침이 전기화학적 극판으로 작용하여 화학전지 작용을 할 수 있음을 제시한 바 있다. 실제로 침을 전해질액속에서 통전시키면 다음과 같은 양상의 전기적 흐름이 일정시간 생성되고 유지된다.

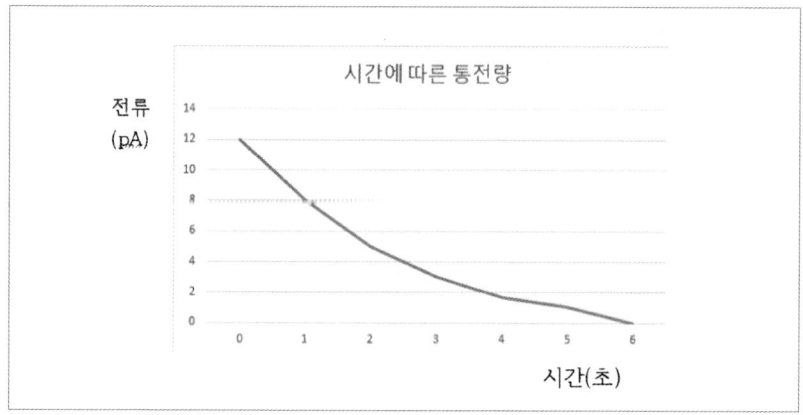

[그림 11-22] 자침과 통전시간

초기에 최대의 전류량은 시간에 따라 점차 감소하며 얼마 후에 0으로 수렴한다. 다양한 철사를 비롯한 몇몇 금속을 구하여 테스트해본 결과 금속의 종류나 굵기, 깊이 등에 따라 차이를 나타냈지만 예외 없이 일정시간 후에는 탐측이 안 되는 구간으로 감소하였다. 아마도 해리되어 수화水化상태에 있던 이온들이 자침에 의해 양극이 형성(두 침간의 이온화 경향의 상대적 차이로 말미암아)되었다가, 전기적 회로의 형성에 의해 통전상황이 되면서 각각 반대 극으로 이동하게 되는 복합 작용으로 인한 것이리라. 금속간의 이온화작용이란 각각의 금속이 전해액과의 교감(화학작용)과 금속간의 이온화 경향의 차이에 의한 것이며 이온의 이동이란 두 극을 향해 이동하는 양이온과 음이온이 물리적으로 이동의 제한을 받는 내부 상황에 기인한다. 속도를 논하고 있는 여기서 말하려고 하는 것은 이에 대한 구체적인 작용기전이 아니라 비록 전기화학적인 순간적인 현상에 기인했다고 하더라도 이로 인한 자극신호의 전달 속도가 소재나 용액의 내부여건에 따라 (통전의 내용뿐만 아니라) 시간적인 차이가 발생된다는 점이다. 다양한 소재를 구하여 측정한 바로는 당연히 지수함수적으로 감소하는 양상으로 초기 통전량(전류)이 큰 것은 오래 지속하였으며 전류가 10nA (10^{-9}ampere) 이하로 줄어드는데 1분 이상 유지되는 경우도 있었다.

(3) 신경의 전도에 의한 속도

재밌는 것은 신경에 따른 전도 속도이다. 침과 신경작용과의 상관은 오래된 주제이며 그 작용이 얼마간은 확인된 주제이기도 하다. 신경을 통한 자극의 전달 속도역시 여러 가지 요인에 따라 각기 다른 전달 속도를 나타내게 된다. 신경계에 대해 잠시 눈을 돌려보자. 신경계는 신경세포들로 구성된다. 예를 들면 사람의 뇌는 850억 개의 신경세포로 구성되어 있다고 한다. 각각의 신경세포는 세포질(세포액) 과 핵이 세포막으로 싸여 있다. 신경세포의 크기나 모양은 다양하지만 기본적으로는 항상 1개의 세포체와 세포체의 돌기인 1개의 축삭 및 보통 여러 개의 수상돌기로 구성되어 있다. 축삭은 신경세포와 다른 세포를 연락한다. 신경세포체의 직경은 5~100 μm 정도이다. 축삭은 그 신경세포와 다른 신경세포, 근육세포 또는 선세포를 연결하는 작용을 한다. 축삭종말부와 다른 세포의 접합부를 연접(Synapse)이라고 하는데 우리의 두뇌에는 150경(京; 10^4조=10^8억)개나 되는 연접이 있다[60]고 한다.

말초신경내의 각 축삭은 신경초라고 하는 특수한 신경교세포로 형성되어

---

[60] 밥버먼, 김종명 譯, ZOOM 거의 모든 것의 속도, (주)예문아카이브, 2018. p.230.

있는 일종의 관속에 있다. 축삭과 그것을 감싸는 슈반(Schwann) 세포를 합해서 신경섬유라고 한다. 신경섬유는 뉴런의 일부인 축삭돌기를 말하며, 다른 뉴런에게 신호를 전달하는 역할을 하는 부위이다. 수초를 가지고 있는지 가지고 있지 않은지에 따라 유수신경섬유와 무수신경섬유로 나뉘며, 무수신경섬유는 교감신경에서 볼 수 있으며, 유수신경섬유는 일반적으로 존재하는 신경섬유이다. 생리학적으로 유수신경섬유와 무수신경섬유의 차이는 주로 활동전류의 전도속도에 있다. 보통 무수신경은 0.6~2m/sec, 유수신경은 1~100m/sec 정도의 속도로 신경 임펄스가 전달된다. 또한 각 섬유군 중에서의 전도속도는 축삭의 직경과 관계가 있다. 즉 직경이 크면 전도속도도 증가한다. 신경섬유의 종류는 그 굵기에 따라서 A, B, C 섬유로 나누어진다. A섬유는 다시 $A\alpha$, $A\beta$, $A\gamma$, $A\delta$ 섬유로 나누어지는데, $A\alpha$에서 $A\delta$ 섬유로 갈수록 굵기는 가늘어지며, 그에 따라 전도속도 또한 느려지게 되고 역치는 높아져서 둔감해진다. $A\alpha$ 신경섬유는 가장 두꺼운 신경섬유로 속도도 매우 빠르고 역치도 낮아 아주 예민하다. 이는 고유수용기에서 체성 운동 신경을 담당하며 전도 속도는 70-120m/sec로 근방추나 힘줄방추의 정보를 뇌로 보내게 된다. 그 다음으로 두꺼운 $A\beta$ 섬유는 전도속도가 30-70m/sec로 이를 통해서 촉각과 압각이 전해진다. $A\gamma$ 신경섬유는 근방추로 가는 운동신경이며 전도 속도는 15-30m/sec이며 $A\delta$ 섬유는 통각, 온도, 촉각을 전달하는 기능을 하며 그 전도 속도는 12-30m/sec 정도이다. 그리고 B 신경섬유는 절전 자율신경의 역할을 하며 전도 속도는 3-15m/sec 이고 C신경섬유는 통각, 반사 반응의 역할을 하게 되며 전도 속도는 0.5-2m/sec 이다. 특히 통증과 관련하여서는 가장 얇은 섬유들인 $A\delta$, C 섬유를 통해 전달되는데 둘 중 $A\delta$는 빠른 속도로 통증 위치를 전달하는 역할을 하고 C 섬유는 지속적으로 느껴지는 통증을 천천히 전달한다. 한편, 교감신경의 전도 속도는 0.7-2.3m/sec 로 감각 신경에 비해 상대적으로 느리다.

이처럼 우리 몸에서는 정보의 종류에 따라 각기 다른 신경섬유를 통해 신호가 전달된다. 개별적인 신경의 전달 속도와 별개로 신경간의 전달도 중요한데 신경간에는 앞서 언급한 것처럼 시냅스라고하는 연접부가 존재한다. 시냅스는 정보전달을 위한 세포와 세포사이의 접합부위를 의미하며 크게 전기시냅

피부	근육	직경 (μm)	수초화	속도(m/s)
Aα		12-20	두꺼움	72-120
Aβ	II	6-12		35-75
Aδ	III	1-6	얇음	4-36
C	IV	0.2-1.5	얇음	0.4-2.0

스와 화학시냅스로 구분된다. 화학시냅스는 세포와 세포가 직접 연결되지 않고 시냅스전뉴런(presynaptic neuron), 시냅스간극(synaptic cleft), 시냅스후뉴런(postsynaptic neuron)이라 불리는 세 가지 구조물로 이루어져 있다(그림5-5).

전기시냅스는 세포와 세포사이에 틈새이음(gap junction)구조를 형성하여 틈새이음통로(gap juvtion channel)를 만든다. 틈새이음통로는 각각의 세포막에 6개의 코넥신(connexin)이 모여 형성한 6개의 코넥손(connexon)이 서로 연결하여 통로를 형성한다(그림5-4). 인간의 경우에는 대뇌 피질에 상당수가 분포하고 있으며 심근세포도 전기연접으로 이루어져 있다. 전기적 시냅스는 화학적 시냅스에 비해 전달 속도가 매우 빠르다. 여러 개의 뉴런이 서로 전기적으로 연결되어 있을 경우, 하나의 뉴런만 흥분해도 거의 동시에 모든 뉴런이 흥분하게 되나 화학적 시냅스에서는 물이 매개하지 않으면 아세틸콜린 등의 화합물들을 싣고 나를 수는 없는 까닭이다.

(4) 공명에 의한 파동의 전파속도

파동이란 한 지점에서 생긴 진동 상태가 매질을 통해서 퍼져 나가는 현상을 말한다. 균질하거나 단일한 구조로 이루어진 것은 아닐지라도 나는 지속적으로 우리의 경經을 경수經水라고 충전물질이 매질역할을 하고 있는 특성화된 연속체로 보아야 한다고 강조해 왔다. 이렇듯 경과 같은 충전된 매질을 통한 파동의 전달에 있어서는 매질은 이동하지 않고 제자리에서 진동하며 매질을 따라 에너지가 전달된다. 만약 자침과정이 이처럼 매질을 통한 에너지의 전달과 관련이 있는 것이라면 이 경우의 전달 속도는 일반적인 파동의 전달 속도($v=n\lambda$:주파수와 파장의 곱)에 일정하게 의존하게 될 것이다.

이상에서 침에 의한 자극과정에서 가능한 상이한 신호의 전달속도에 대해 살펴보았다. 나는 이러한 각기 다른 전달 속도의 정밀한 계측이 아니라, 동시에 일어나는 침자극(침의 자입과 보사수기)이 여러 다른 종류의 자극원(자기, 전기, 파동, 온도 등)이 될 수 있음과 따라서 각기 다른 속도의 반응 양상을 나타낼 수 있음을 주목하였다. 이 과정동안에 몸 안에서는 성질이 다른 자극이 동시다발적으로 발생하고 따라서 인체는 각기 다른 매질, 각기 다른 경로 및 각기 다른 속도로 자극에 대응하게 되는 것이고, 그 결과 반응의 양상이나 결과 또한 다를 수 밖에 없을 것이기 때문이다. 이러한 상이함의 기저에 經經이 가진 구조적 요인(경맥, 경근, 경수가 조합된 구조체)이 있는 것이며 이것이 우리가 속도를 비교하며 확인한 자침과정상 다원적 자극-다양성 반응 속에 내재된 중요한 함의인 것이다.

10. 일침다역—鍼多役

지금까지 자극의학적 관점에서 침의 다양한 역할과 작용에 대하여 살펴보았다. 위에서 고찰한 개별적 과정을 우리가 익숙한 요약된 관점에서 보자면 침은 적용의 대상에 따라서 크게 다음과 같은 5가지로 나누어 그 처치의 목적을 가늠해볼 수 있다.

[표 11-3] 經經에 자입된 침의 기능적 역할

	작용	도구 및 기법	의도와 목적
혈관	방혈	사혈도구 (침/주사기)	• 경맥의 사혈은 편재된 혈액의 양적 감소를 통해 발열과 염증 및 연관된 증상 등의 해소를 도모 • 낙맥이나 손맥의 자락은 국소적인 혈액의 정체를 해소하여 병리적 소인을 제거하고 주변의 신선한 혈액의 유입을 유도하여 건강한 생리적 환경조성 • 기저에는 혈액의 양적 항상성과 생혈生血의 인식
	수혈◆	수혈도구	• 보사의 관점에서는 응당 1차적 고려대상 이었겠으나 당시의 기술적 상황에서 실현이 불가했을 것

조직 (근육)	상처치유	국소자침효과	• 인위적 침해자극과 이에 대한 복구기전을 통해 증상의 소실과 조직의 재생(renewal)을 유도
	혈행개선	국소자침효과	• 자극 주변 국소영역의 혈류의 유입
	조혈작용	침법의 응용	• 혈액의 이동과 편재된 양적 불균형의 해소
	근육이완	MTrP	• 근육발통점의 직접자극으로 경근의 작용을 회복
신경	통증조절	신경분절	• 같은 분절내의 자극을 통한 통증의 완화
		상행성	• 구심성 자극의 관문조절작용을 통해 통증의 중추신경으로의 전달을 줄이거나 차단
		하행성	• 원심성 신호의 제어를 통한 통증 조절작용
		내분비	• 오피오이드 펩티드와 같은 내분비 작용을 통한 전신적 통증의 제어
	내장조절	자율신경	• 교감·부교감신경이나 복부의 수혈에 대한 인위적 자극을 통해 내장 기능을 조절
체액	체액변화	양적보충◆	• 경수經水의 보충을 통해 직접적으로는 근육을 비롯한 조직에 대한 윤활을 통해 조직의 개선을 도모하고 간접적으로는 자침 시의 매질기능을 강화
		질적보충◆	• 이온의 인위적 보충을 통해 경과 혈에 최적의 이온조성을 유지 시킴
		질량이동	• 삼투압이나 이온의 변동, 능동수송 등의 유인
	자극강화	침체의 기능화	• 자화를 통한 자성의 강화, 소재의 개량 등을 통한 열·전기전도 성 등을 개선
	치유전류	전기화학	• 소재의 개량이나 전기적 수단을 결합하여 전해질 체액 내에서 의 통전성을 개선
	전기소통	통즉불통 불통즉통	• 전기화학적 통전이나 이온의 이동을 통해 통증이나 증상의 개 선을 도모
기능장 (機能場)	온도	온침/냉침	• 직접적인 물리적 작용이나 간접적으로 체내환경(화학적 반응 성) 변화를 통해 증상을 개선을 유인
	자기□	자화	• 자기적 인체장에의 작용 및 전자기적 작용
	전기□	전기도구 이용	• 직류발전과 결합한 치유적 통전의 실현
	주파수□	전기도구 이용	• 전기적 진동생성기와 결합한 자극의 조절로 내분비작용의 최 적화

◆ : 과거에는 불가했던 기술
□ : 과거에는 제한적으로 가능했던 기술

물론 침이 한 번에 위에 분류된 모든 작용을 동시에 수행하는 것은 아니다. 그러나 의도된 초점이 무엇이냐에 상관없이 몇 가지 부작용(side-effect가 아닌 sub-effect)이 동시에 일어날 수 있는 것 또한 사실이고 우리가 염두에 두어야할 바다.

여기서 잠시 하고 가야 할 한마디가 있다. 언어 사용의 정당성과 기품에 관한 것이다.

지금은 세계가 하나가 된지 오래고 과학과 기술이 지역성과 무관한지도 오래다. 따라서 일부에 국한돼 있거나 지역적 특색을 띠는(가령, 아유르베다니 티벳의 학이니 하는 것처럼)경우가 아니라면 글로벌화한 학술영역에서 지역의 구분은 아무런 의미도 없다. 오세아니아 생물학이니 유럽의학이니 하는 말을 쓰는 사람이 없는 이유이다. 그런데도 침술의 경우에는 이미 세계에서 널리 쓰이는 의학으로 자리매김한지 오래인데도 아직도 동서라는 이분법으로 나누려는 일부의 이상한 시각이 남아있는 듯하다. 이는 스스로 지역, 학문 및 현실에 있어서의 인식적 한계를 극복하지 못한 사람들에 의해 주도되는데 그들은 전통의 침법을 계승한 현대의 침술을 편한대로 도려내가서는 '과학적 침술(scientific acupuncture)'이니 '현대적 서양의 침술(modern Western acupuncture)'이니 '서양의학적 침술(Western medical acupuncture)'이니 하는 표현을 거리낌 없이 말하고 쓰고 있다. 우리 주위에서도 이런 식을 표현을 무비판적으로 아무렇지도 않게 쓰는 경우를 흔하게 볼 수 있다. 나는 이런 표현들이 무분별하게 사용되는데 거부감이 있으며 차제에 그 부당함에 대해 지적하고 가려 한다.

우선 침술 앞에 놓인 '과학적(scientific)'이라는 수식어의 불편함이다. 이런 표현은 적어도 두 가지 관점에서 옳지 않다. 우선은 과학적이라는 말이 가지는 중의적 의미 때문이다. '과학'이란 합리성이 바탕인 포괄적 개념이다. 따라서 과학적이라는 말은 보통 (사회과학이나 인문과학이 아닌) 자연과학적이라는 대용어로 사용되는 경우처럼 '자연과학에 의한 방식으로'의 뜻으로 사용되는 경우가 많다. 하지만 쓰임에 따라서는 '비과학적이 아닌'이라는 합리성을 강조하는 의미로 사용되기도 한다. 즉, 이 멋진 형용사가 '자연과학'이나 '기술과학' 등처럼 분과된 용어대신에 '침술'을 직접 수식하는 용어로 사용되는 순간 그 말속에는 '우리 것은 비합리적인 아니'라는 뜻이 동치적 의미관계로 전제되게 되며, 동시에 맥락이 다른 여타의 영역은 비과학적이고 비합리적인 술법이 되고 마는 것이다. 내가 생각하기에 저런 식의 표현은 '우리가 쓰는 것만이 합리적인 침법'임이 확실할 경우에만 옳은 표현이다. 정말 그런가? 다른 하나는 용어범위의 합리성에 관한 것이다. '과학적 침술'이라며 기술한 몇몇의 서양서적(번역된 책도 몇권이 있는 것으로 안다)은 내용의 거의 전부가 '신경생리학적 일부 기전'에 대한 것이다. 어떤 책은 서문에 그렇게 인정해 놓기도 했다. 그러면서 이같은 신경생리학이 침의학의 전부를 설명하지 못한다고 써놓기도 했다. 그렇다면 과학 → 자연과학 → 생물학 → 생리학 → 신경생리학이라는 과학분류상 저 말단의 한 분야에 대한 개인적 정리물(그것도 동서양의 많은 이들이 이뤄놓은 결과물을 편집한)에 '과학적'이라는 말을 얹어 '과학적 침술'이라고 할 수는 없는 노릇이다. '올챙이의 성장'을 정리한 것을 과장하여 '척추동물의 생태연구'라 할 수 없는 것처럼. 관련된 연구를 주로 하는 학자라면 재야의 자유인들보다 더 많이 신경 써야 하지 않을까?

또, 현대적인(modern) 것은 뭐고 서양식(Western)은 또 뭔가? '현대적'이라는 말은 자기의 역사성을 스스로 비교하는 경우가 아니면 신중할 필요가 있다. 상대방과 비교하여 사용하는 경우라면 조심해야 한다는 말이다. '시대에 뒤떨어짐', '구시대', '구식'이 아니라는 의미가 담겨있기 때문이다.

또, 서양 의학적이라는 말도 그렇다. 뭐가 서양식이라는 건가? 연구자가? 연구지역이? 연구방식이? 연구방식이라면 물리가? 화학이? 동양사람이 동양에서 자연과학에 기반한 기전연구를 하면 이것도 'Western'인가? 이 역시 굳이 삐딱하게 보지 않더라도 과거 비서양적 미개함과 구별하겠다는 고약한 우월주의가 맥락속에 배어 있는 표현일 수 있다. 'Western'이란 저 배타적이고 황량한 언어속에 침의학을 태동시키고 발전시키고 무덤에 묻어가며 비기를 전승시켜온 수많은 과거의 동양의(Eastern) 의자들의 필사적인 노력에 대한 존중을 어디에서 찾을 수 있단 말인가? 내 눈에는 수천년을 일궈온 귤 밭에서 그저 나뭇가지 하나를 잘라 회수를 건너가 탱자를 얻고는 "니들이 탱자의 신맛을 알아?"하며 가시 울타리를 치는 영국의 일부 침연구자들의 뻔뻔한 모습만 두드러져 보인다[61]. 탱자를 흠모하여 퇴비를 비료로 바꾸려 삽을 든 귤밭주인들

---

61) 심지어 그들이 정리한 국소, 분절, 전신적 효용에 대한 연구는 이미 2000대 초반에 일본과

의 넥타이맨 모습을 배경삼아.

　물론 어떤 연구라도 진일보된 결과나 성취는 그 자체로 인정되고 존중되어야 한다. 그러나 그렇더라도 수천 년간 이룩해온 커다란 침법의 테두리에서 나름으로 보탠 자그마한 성과를 토대로 여타의 사람들을 구시대적, 비합리적, 비과학적인 사고와 술법으로 굴레화하는 듯한 이런 차별적 표현은 자칫 오랜 기간 명맥을 유지하기 위해 노력해온 동서고금의 수많은 사람들을 폄훼하는 것일 수 있으며 품위를 잃은 고약함의 발로일 수 있는 것이다. 오래전 동양의 술자들은 부력浮力의 계산방법이나 수리적數理的 유체역학을 자세히 설명할 수는 없었어도 훌륭한 배를 만들어 황하를 건너는데 사용하였다. 플라시보라고 폄훼하던 침술에 대한 자연과학을 바탕으로 한 실증적 기전연구에 있어서도 이러한 메커니즘 규명의 저변에는 20세기 중후반 중국이나 일본 등에서의 경락과 경혈의 실질연구 등이 있었으며 서양인들만의 노력으로 오롯이 이루어낸 것이 결코 아니다. 굳이 표현하자면 동서양의 의 많은 연구자들의 노력에 힘입은 것이다. 따라서, 이렇듯 학술적 보편성을 띤 지금의 침술을 임의로 학문적, 시대적, 지역적으로 배타적으로 열등하게 규정하고 있는 'scientific'이니 'modern'이니 'Western'이니 하는 말의 어디에서도 예의나 품위는 물론 당위성과 합리성을 찾을 수 없다. 심지어 어떤 이들은 자신들의 정리물에서 전통의 침의학을 싸잡아서 '시대착오적'이라고 소제목(Anachronistic concepts of classical acupuncture)을 달아 장황한 기술을 하기도 하였다. 이야말로 점잖지도 않고(not polite) 논리적이지도 않으며(not logical), 당치도 않(not just)을 뿐만 아니라 그야말로 시대에 뒤떨어진 사고라 하겠다.

　저 분들은 이글을 볼 수 없겠지만 이런 식의 표현에 문제의식을 가지지 않는 사람들에게 한마디를 보탠다. 그야말로 동양의 유명한 사자성어 중에 역지사지易地思之라는 말이 있다. 바꿔서 생각해보라는 말이다. 'flawless(흠 없는)', 'proper(제대로 된)', 'intact(파손되지 않은)'와 같은 형용사를 'Eastern Acupuncture'를 수식하는 용언으로 써서 표제화하면 과연 아름다운가? 역지

중국의 연구자들이 일목요연하게 정리한 자료를 쉽게 찾아 볼 수도 있다.

사지해보기 바란다.

　이상은 한 개인이 가지는 알량한 편견이 아니라 침의학적 역사성이나 학술적 정체성 차원에 있어서 본말이 전도되고 주객이 바뀐듯한 편벽되고 배타적일 수 있는 언어사용에 대한 우려스런 문제제기이다. 따라서 자칫 지역적 분열과 시대적 분파주의를 조장할 수 있는 부적절하고, 생각하기에 따라서는 무례한 표현에 대한 조심스런 지적으로 이해되길 바란다. 누군가는 한번쯤 지적해야할 최소한인 듯하여 웃음기를 빼고 췌언贅言해 본다.

〈12장〉

침술혁명

새로운 의학적 패러다임 '자극의학'의 기술적 업데이트

> 창의성이란 흔한 구성요소들의 흔치 않은 결합이다.
> ― 마빈 민스키(미국, 1937-2016)

　지금까지 과거의 술사들이 침으로 하고 싶었던 것들에 대해 당시와는 많이 달라진 환경일 지금을 살아가는 현대인의 시선으로 사유해보았다. 처음부터 변하지 않고 유지해온 관점은 있었다. 두 가지였다. 하나는 자극-반응의학적 관점에서 침의학을 이해해보자는 시도와 제안이었다. 그 속에서 놀라움으로 내가 본 건 선의들의 다원적이고 다층적인 인체에 대한 인식과 그 속에서 기능적 수단으로 침을 다각도로 이용하고 있었던 탁월함이었다. 그 열악했던 시대적 환경 속에서 그들은 침이라는 자극원을 필요에 따라 정밀한 기술적 수단으로 치료에 활용하고 있었다. 그들은 도구를 기능화하고 기능이 발현되는 경로를 인체내부에서 찾아냈으며, 수법을 통해 전자기적, 생화학적 및 구조물리학적인 복합반응을 유도해냄으로써 그것을 의학적으로 실현해온 터였다. 그들은 그러한 반응의 통로를 경락계통으로 체계화하였으며 또한 누적된 경험을 통해 최선의 효과를 발현시키는 지점(경혈)들을 찾아내고 활용하였다. 그렇다면 그들은 자신들의 선현으로부터는 또한 무엇을 받아들여 활용하였고 또 이러한 술법을 후세에 전하면서 자신들이 하지 못한 무엇을 채워가기를 바라고 있었을까? 이것이 나머지 하나였다. 그것은 아마도 아직도 제대로 받아내지 못한 그들의 뜻을 온전히 찾으려는 노력과 더불어 달라진 세상에서 이러한 의미를 새롭게 적용하라는 침묵속의 권유가 아닐까? 전자를 계승이라고 후자를 발전이라고 해두자. 과거의 열악한 환경에서 생사를 고민하던 선의들이 만약 지금과 같이 문명이 발달한 현실적 상황 하에 있게 된다면 그들은 과연 무엇을 어떻게 개선하고 증명하고 싶어 했을까?

1. 지금 알고 있는 것을 그때도 알았더라면

20세기 유명한 미래학자였던 앨빈 토플러(Alvin Toffler; 1928-2016)는 정보화 사회가 도래하기 훨씬 전인 1980년대에 이미 디지털 혁명의 도래를 예견하며 저서를 통해 이를 농업 혁명, 산업혁명에 이은 '제3의 물결(The third waves)'이라고 선언하였다. 40년도 더된 그의 예견처럼 지금의 사회는 실제로 초정보화 사회를 구가하고 있다. 이러한 혁명이 가능했던 저변에 양量·질質적인 면에서의 엄청난 기술적인 진보와 도약이 뒷받침되었음은 물론이다. 그는 미래의 눈으로 그걸 미리 보았던 것이다. 혁신적인 기술이 사회적인 변화의 흐름과 맞물려 기존의 패러다임을 송두리째 뒤바꿀 수 있을 때 구시대는 가고 새로운 시대가 도도하게 열리게 된다. 지금은 의학에 있어서 실시간 3차원 영상을 활용한 시술이 이루어지는 시대이고, 일부 가능한 영역에서는 AI의사가 인간 의사를 대신하고 있는 시대이기도 하다. 서울의 어느 병원에서는 독자적으로 개발한 인공지능기술을 환자의 영상 판독에 활용한다고 한다. 인공지능이 흉부 X-선 검사영상을 보고 폐암 또는 폐조직암으로 의심되는 점을 의사에게 알려주고 의사는 이를 참고해 자칫 놓칠 수 있는 폐암을 조기진단 할 수 있다는 것이다. '왓슨 포 온콜로지(Watson for Oncology)'라는 암을 진단하는 인공지능 프로그램은 복잡한 의료데이터를 분석하여 현재 의사가 하는 진단과 처방을 대신하는 인공 지능이다. 얼마 전의 보도 자료에 의하면 왓슨은 암과 관련된 수십만 건의 의학적 근거와 200만 페이지에 달하는 42개 의학 학술지와 임상데이터를 학습했다고 한다. 거기다 세계에서 가장 큰 사립 병원이라고 하는 메모리얼 슬로캐터링 암센터(MSKCC)의 의사들이 수행한 1500건 이상의 실제 폐암치료사례와 약 25,000건의 치료사례 시나리오, 의사들의 진료기록 등을 학습했다고도 한다. 예측하는 인공지능도 있다. 아이비엠(IBM)은 마이클 폭스재단(MJFF)과 함께 인공지능 및 머신러닝기술을 사용하여 파킨슨병이 언제 발병할지 그리고 어떻게 진행할지를 예측하는 인공지능을 개발하고 있다고 한다. 손톱센서를 붙여 손톱의 변형이나 손가락의 미세한 떨림 데이터를 활용하기도 한다. 다른 분야도 마찬가지겠지만 과학과 기술의 의학적 접목과 응용은 이처럼 획기적인 발전을 이루어낸다. 지금은 이런 시대다.

  침의학에 있어서도 마찬가지다. 우리는 그동안 2000년 전에 고인들이 만들어놓은 기술적 체계를 제대로 평가하지도 못하고, 따라서 제대로 답습조차 하지 못한 채 따라 하기 급급해왔다. 이제 우리는 엄밀하게 말해 선조들의 포괄적인 철학적 사변으로 전해진 지혜의 숲속으로 깊이 들어가, 감춰진 채 미처 전하지 못한, 또는 그들은 나름의 목소리로 전하였으나 우리가 부족해서 알아듣지 못한, 아니면 잘못 이해(오해)했던 그들의 합리적 술법을 찾아내야만 한다. 아니 수많은 분들이 그렇게 해왔고 또 해오고 있는 중이다. 그럼에도 우리는 보다 구체적인 침학체계를 정립하면서 선의들의 법도(본질)를 계승하기 위해 치열한 노력을 해야 할 것이며, 경우에 따라서는 과거의 지나친 사변적 오류로부터 대승적 단절을 해야 할지도 모른다. 나는 이런 연장선상에서 근거중심의 실증적인 접근을 위해 노력해온, 그리고 지금도 노력하고 있는 많은 분들이 있음을 잘 안다. 자극의학적 관점에서 이런 실증적인 노력이야말로 진정한 의미의 청어람靑於藍이요 과거를 죽임으로서 현재를 살리는 역설로 전통 침의학을 발전적으로 계승하는 것이 아닐까?

  나는 이러한 맥락에서 다음과 같은 네 가지 방면으로 자극의학적 패러다임에 기반을 둔 침의학 발전에 대하여 나름의 생각을 제안해보려 한다. 하나하나의 과정을 혁명이라 과장하면서. 가장 먼저는 자극과 반응의학적 체계에 맞는 새로운 인체관의 도입필요성을 말할 것이다. 다음으로는 현대의 기술적 진보를 도입한 새로운 기술적 실현(신기술혁명)을 말할 것이고, 셋째로는 관점을 달리한 도구의 확장으로 달성 가능한 패러다임의 전환과 새로운 정립(신도구혁명)을 말할 것이다. 그리고 마지막으로는 이상의 세 가지를 융·복합한 새로운 침술의 방법론(신기법혁명)을 제안할 것이다. 첫째가 새로운 생병리의 구축에 관한 것이라면 다음은 도구의 개혁을 통해 도달 가능한 부분이라 할 수 있으며, 나머지는 의식의 진일보한 확장이 전제된 새로운 기법의 도입에 관한 것이다.

2. 신新 인체관점

자고 일어나면 하루가 다르게 모든 게 바뀌는 세상이다. 시공을 초월하는 교류가 이를 촉진한다. 동서고금을 막론하고 당대의 학술적 산물들은 상호교류를 통해 공유가 이루어지면서 또 다른 발전의 전기轉機로 작용한다. 종이와 인쇄술이 주변에 전파되지 않았다면 얼마나 많은 인류의 지적 산물들이 공유되거나 축적되지 못하고 사라졌을 것인가 헤아려보는 것은 어려운 일이 아니다. 또, 동양의 나침반이 서양에 전해지지 않았으면 어떻게 대항해의 시대가 도래할 수 있었을까? 어떤 기법이나 지식이 세계적으로 확산되고 활용되기에 지금처럼 유리한 조건을 갖춘 시기는 일찍이 없었다. 지금은 바야흐로 기록과 저장 매체의 발전과 다양화로 신속하고 정확하며 다양한 대량의 정보들이 단기간에 생산 및 유통이 가능해진 시기이며, 각종 정보망과 교통, 통신 수단의 발달은 거의 실시간으로 이를 공유할 수 있게 하는 이른바 즉시성의 시대이기도 하다. 사람들의 생활 양상이 바뀌면서 지금은 과거에 비해 아주 많은 것들이 바뀌었다. 의식주환경이 바뀌었고, 질병의 양상이 바뀌었으며 과학과 기술은 비약적으로 발전하였다. 그럼에도 바뀌지 않은 것이 있다. 그것은 우리의 몸이다. 침의학적 측면에서는 다행(?)스럽게도 당시의 의학적 기술체계가 지금도 통용될 수 있는 가장 중요한 공통분모인 사람의 몸은 바뀌지 않았다. 옛날 몸이 어찌 지금과 같냐고 할 사람들도 있겠지만 본질적인 면에서 우리는 오장육부를 가지고 사지와 몸통을 움직이며 살아가는 옛날 사람과 다를 게 하나도 없는 사피엔스적 영장류이다.

그러나 이제는 사람도 바뀌어야 한다. 무엇이 바뀌어야 할까? 의학적으로 **관찰당하는 관점**이 바뀌어야 한다. 왜? 침술의 새로운 기술적 체계 확립을 위해서이다. 이러한 체계정립을 위한 대전제는 인체에 대한 진일보한 생리적 체계의 확립이다. 이를 위해서는 새로운 눈과 새로운 인식이 필요하다. 겉모습을 보려면 화질 좋은 카메라면 족하지만 뼈를 보고 내부 구조를 보기 위해서는 X-선이나 MRI와 같은 새로운 눈이 필요한 법이다. 오장육부를 보고 뼈를 보고 살을 보고 세포를 보고 DNA와 같은 구조를 보던 눈을 돌려 빛, 전기, 자기, 파동의 장(場; field; 기능공간)을 보고 경수(經水)와 같은 매질적 바탕(매트릭스)을 볼 수 있는 인식의 전환이 필요하다. 이 같은 관점의 대전환을 통해 침의학은 인체를 보는 기존의 화학과 생물학적 관점에 물리적인 시각을 접목하여 진일보된 새로운 자극의학적 술법분야로 거듭날 수 있을 것이다.

(1) 기능체(전기·자기·파동)적 인체관

지극히 실용적인 과거의 유산이 현대적인 학술적 표현으로 이루어지지 않았다고 해서 과학적이 아닌 것은 아니며 배척의 대상이 되어야하는 것 또한 아니다. 명백히 불합리한 행위요소들은 배제되어야 하겠지만. 앞에서 나는 그 이유로 과학이란 "현상에 대한 지식체계와 자연현상을 설명하려는 탐구 활동 모두를 포함하는 영역"으로 그 핵심은 사물의 현상에 관한 보편적 원리 및 법칙을 알아내고 해명하는 것에 있기 때문이라고 하였다. 가령, 자석은 당시에는 그 구체적인 물리적 속성을 지금처럼 자세히 알고 있지 않았지만 그렇다고 나침반(기원전 2세기에 이미 활용) 등으로 활용된 당시의 기술적 성취가 부정될 수는 없다. 그럼에도, 수십 세기 이전의 해석체계를 당시의 언어로 설명해내지 못한다면 그 또한 자랑할 만한 상황은 아닐 것이다. 무엇보다도 그 자체로 발전적 적용을 이루어내기가 어려울 것이기 때문이다. 자석은 이미 발현의 원리는 물론 주변 지식(자기장, 자기력, 자화, 전류와의 상관성 등)까지 체계적으로 이해됨으로써 사용상의 새로운 도약을 이룰 수 있었다. 그러나 침술은 아직 이런 경계에 있다는 생각이다. 사실 아직도 우리는 침술의 구체적인 메커니즘에 대해서 전부를 알지는 못한다. 경락과 경혈을 말하라면 "구체적인 구조적 실체는 알 수 없지만 지금도 맹렬히 연구 중"이라고 하고 근거를 말하라면 "과거의 경전에 그렇게 되어 있다"고 해야만 하는 군색한 단면을 모두 털어내진 못하였다. 보사를 말하라면 실질적 의미는 찾는 중이라고하며 이 역시 옛 경전에 근거한다고 말한다. 선혈選穴을 말하더라도 치법을 말하더라도 지금의 언어로 명확히 설명하지 못한다. 심지어는 '의사가 생각하기 나름(醫者意也)'이니 '생각대로 활용하는 것(任意用之)'이니 하는 말을 가져와 본뜻을 왜곡한 채 견강부회하면서 제멋대로의 임의성을 합리화하기도 한다.

과거의 어느 유명한 경제학자[1]는 기술혁신을 통하여 낡은 것을 버리는 변혁의 과정을 통해 창조적 파괴(creative destruction)를 이룰 수 있다고 역설하였다. 이 말은 물론 이윤 창출을 위한 기업가의 변혁을 강조하기 위해 도입한 표현이지만 아직도 '구태舊態'인 채로의 경락·경혈의 모습이나 '의연依然'한 채로의 침의학 분야에도 여전히 유효한 의미 있는 발상이라고 나는 생각한다. 유효하다기보다는 어느 때보다 절실한 지경이 아닌가 싶다.

우리는 이런 창조적 파괴의 관점에서 침의학을 변혁, 발전시킬 수 있을 것이며 그 개념적 토대는 앞서 말했던 바 자극의학이라고 나는 믿는다. 이들 분화된 각각의 구조체들을 자극과 반응의 관점에서 연구하고 정리해 나가야 한다. 그 상응함을 집계하여 통합하고 분석하고 응용의 발판으로 삼으면 된다. 자극의 대상에 있어서라면 피부는 피부대로, 혈맥은 혈맥대로 신경은 신경대로 조직액은 조직액대로. 자극의 종류에 있어서라면 온도든 통각이든, 상처자극이든, 전기든 자기든, 파동이든 이들의 혼합이든. 반응에 있어서라면 그게 화학적이든 물리학적이든 생물학적이든 아니면 그 융합이든.

그러면 그동안 우리의 눈에 잘 보이지 않았던 자극의 수단(침)의 작용이 더 넓게 보이고 이를 토대로 한 자극원의 확장이 보이고 반응의 공간인 물길(經水)이 보일 것이다. 이런 영역들이 그동안 우리가 간과해왔거나 적어도 소홀히 해온 지점들이다. 지금은 경經이 바탕이 된 전통의 침의학이 이른바 새로운 자극의학적 체계를 향한 창조적 파괴가 이루어져야할 때이다. 다만 다 부수더라도 화두처럼 마음속에 한 가지만 지침으로 놓지 말고 간직하고 있으면 된다. 그건

---

[1] 슘페터(Joseph Alois Schumpeter; 1883-1950)의 얘기다. 그는 오스트리아출신의 미국 경제학자로 창조적 파괴라는 용어를 경제학에서 널리 유통시켰다.

치료적 관점에서의 "자극과 반응"이다.

앞서 살펴본 것처럼 우리의 선인들은 인체를 시간함수적 관점에서 이미 전(電; electric)·자(磁; magnetic)·파(波; wavy)적 기능체로 인식했음이 분명하다. 특히 전자기적 관점에서 인체의 분구적 차이를 특이적으로 주시하고 있었으며 이러한 특성이 증상과 질병양상과 밀접한 연관을 가지고 있음도 알고 있었다. 가장 중요하게는 기능화한 침이나 뜸이라는 외물을 통해 이런 기능요소를 일정 부분 제어할 수 있고 또 그렇게 함으로써 원상으로의 회복을 도모할 수 있음도 체화하여 알고 있었던 것으로 보인다.

앞에서 경經은 공간적으로는 육로, 수로, 항로를 아우르는 노선에 비견된다고 하였다. 육로에는 익히 알려진 혈관, 신경 등의 노선은 물론 피육맥근골皮肉脈筋骨을 포함한 실체인 것이며, 수로는 조직액등을 포함하는 방향성이 설정된 전해질장이자 체액공간을 의미한다. 그리고 자장이나 형태장, 파동장 등의 보이지 않는 노선은 항로에 비유할 수 있겠다. 그렇다면 침술은 이 같은 육로, 수로, 항로를 활용한 전電·자磁·파波적 제어과정일 수 있다. 이 엄청난 자극기전을 매개하는 것이 침鍼이며 주재하여 지휘하는 것이 우리네 술사術士이다. 유무형의 요소를 장착한 다기능성 구조체인 침은 때로는 상처를 내거나 사혈하거나 하는 물리적 수단으로 육지전을 수행하고, 전해질 공간에서 수중전을 벌여 전하電荷나 이온의 이동을 통하여 분포나 흐름을 조절하기도 하며, 때로는 주파수나 자기적 기능을 무기로 공중전을 행하기도 하는 멀티플레이어인 것이다. 기혈氣穴은 이들 각각의 전쟁을 수행하는데 가장 유리한 공간적 요새인 것이고. 물론 유능한 조종자를 만났을 때 그 효용은 극대화될 것이지만 그 이전에 우리는 최적의 여건을 마련하기 위한 노력을 게을리하지 말아야할 것이다. 가령, 전기적 관점에서 보자면 경혈은 생체의 조직 농도가 주변보다 특이한 (specific) 지점들, 전해질들의 이합집산이 상대적으로 용이한 지점들일 것이고 전기적인 특성도 이러한 결과가 반영된 것이며 이러한 차이는 구조나 기능적 차이 속에서 특성화된 것으로 보아야 할 것이다. 침을 놓는 순간 인체는 국소적으로 전지電池가 되며 이런 관점에서의 경혈은 배터리의 성능이 가장 잘 발현되도록 하는 요소점들이라 할 수 있다. 나는 오수혈, 원혈, 낙혈, 극혈, 배수혈 등 특성혈의 위치는 일정부분 이러한 차원에서 누적된 경험이 종합적으로 반영된 곳이라고 믿어 의심치 않는다.

따라서 우리에게는 보다 구체적인 침술체계의 확립, 그리고 확장된 의미의 침술을 정립하기 위해서라도 지금의 구체화된 세밀한 기술적 관점에서 인체를 바라보는 인식의 전환이 필요하며 그 출발은 전·자·파적 인체에 대한 것이 되어야 한다고 생각하는 것이다. 나아가 자극의학의 매질차원에서 전해질 체액에 대한 깊이있는 연구의 필요성은 여기서도 담보된다. 이에는 이온의 조성은 물론, 온도, 수소이온농도(pH), 점도 등이 주된 연구의 대상이 되어야 할 것이다. 이들 기질과 기능이 그동안 많이 연구된 구조체들과의 연계 속에서 해석되고 침을 포함한 다양한 자극들과 어떤 반응의 결과를 도출해내는지가 확립된다면 우리는 머지않은 시간 안에 새롭게 탄생된 자극의학적 우산 안에서 침의학을 응용하게 될 것이다.

(2) 경經과 혈穴의 재구성

경락계통의 발견과 이를 침과 뜸이라는 외치적 도구로 치료에 응용한 오래 전 선인들의 지혜는 경이로운 기술적 성취임에 틀림이 없다. 당시의 시대적 상황이 정신문명이 물질문명을 압도하는 시대였다면 지금은 과학과 기술을 앞세운 물질문명이 겨우 존재하는 정신문명을 압도하는 시대라 할 수 있으려나. 우리는 세계 4대 성인(공자, 석가, 소크라테스, 예수)이 함께 모여서 살던[2] 영성靈性이 충만한 시대와는 동떨어져 가르침의 말단을 좇기도 버거운 시대에 살고 있으니 말이다. 그럼에도 우리는 당시에서 멀지 않은 시대의 기술적 산물을 아직도 제대로 헤아리지 못하고 있다. 여기에는 우리들의 그동안의 잘못된 태도가 한몫해왔다고 생각한다. 그중 하나는 침술속의 한 부분인 경락계통에 선인들

---

[2] 예수를 제외하면 이분들은 거의 동시대에 지구를 다녀가셨다. 석가(B.C. 566-486), 공자(B.C 551-479), 소크라테스(B.C. 469-399), 예수(B.C 7-A.D. 26). 일찍이 독일의 실존주의 철학자 야스퍼스(Karl Jaspers; 1883-1969)는 중국, 그리스, 인도 등 각기 다른 지역에서 직접적 문화교류 없이 발생한 철학과 사상의 시기를 "축의 시대(Axial Age)"라 표현하였다.

의 탁월함과 부족함이 혼재해 있음을 인정하는데 대한 주저함과 거부감이었다. 지금의 발전된 문명의 시각으로 경락과 경혈의 경이로운 특이성을 확인하면서 기와 혈의 생성과 운행의 불합리를 도외시하였다. 신비의 보물로 포장한 채 장부의 형상과 작용을 합리화하려고만 힘써왔다. 우리는 이제 '아닌 것은 아닌 것'을 드러내는데 보다 과감할 필요가 있을 것이며 우선적으로 해야 할 일은 다음과 같은 것들이어야 한다고 나는 믿는다.

1) 경락계통의 새로운 정립

우선적으로 경락과 경혈계통을 올바르게 체계화해야 한다는 생각이다.

앞(5장 여명의 기능벡터, 경락과 경혈)에서 나는 경락은 혈맥이며 계통적 경락은 경經이라고 해야 옳다고 주장하였다. 또 이 같은 경經의 구조적 실체를 구명究明하기 위해서는 인체 내에서 아직 발견해내지 못한 제3의 실체를 찾아내려하기보다는 그간 우리가 놓치고 있던 부분을 보충하여 경을 재구성하고 이러한 구조 속에 기존의 개별적 구성들을 포함할 수 있는 전향적 자세가 필요하다고 하였다. 그리고 이를 위해서는 두 가지의 인식 전환이 필요하다고 보며 경수經水를 반영한 경經의 범위 재설정이 하나이고, 다른 하나는 공간적으로 분획된 다원적 구조들의 합으로써 경락을 재인식하는 것이라고 부언하였다.

이 두 가지의 새로운 인식적 바탕 위에서라면 우리는 갈라진 손과 발끝에서 시작되고 이들이 합해진 손목에서부터는 내부적으로 6개의 세로영역으로 분할(6쪽마늘의 단면처럼)된 연속된 공간으로 경經을 받아들일 수 있게 된다. 그러면 우리는 혈관, 신경, 근육의 각각이 경락이 아니라 이들이 포함되고 아울러 체액과 전해질 등으로 충전되어 어우러진 3차원적 연속체가 구조적인 측면에서 경經의 실체임을 받아들일 수 있게 된다. 여기에 기능적 요소들을 정연하게 얹으면 경經의 본모습에 가까워질 것이라는 의미이다. 이런 전환이 이루어질 때 우리는 이미 우리 곁에 있었던, 다만 다른 곳만 바라보아 알아보지 못한 것뿐이었던 경의 실체를 새삼스레 알아보게 될 것이다. 마치 한참 전에 유행하던 가요 속 인형의 안타까움처럼[3].

그리고 나서 우리가 해야 할 일은 계통적 경락·경혈 속에 들어있는 사실과 부합하지 않는 허구적이고 관념적인 실상을 드러내는 것이다. 가령 위기와 영기의 생성만 하더라도 곡기(穀氣)가 위에서 만들어져 폐로 가고 다시 맥으로 가고 갈라져서 피부 분육간으로 가는 과정은 지금의 인체 생리와 부합하지 않는다. 영·위기의 순행을 말하면서 등장하는 주야로 오십 번을 도는 순환체계 역시 허구로 보인다. 내속과 외연으로 중시되는 장부와의 연관에 있어서도 경맥은 상당히 오랜 기간 단지 오장과만 연계되었지 육부와는 직접적으로 연계되지 않는다는 것도 빈번하게 지적되는 내용이다.[4] 실제로 해당 경맥의 진단과 치료에 대한 내용이 자세히 기록된 시동병과 소생병에서도 육부와의 연계는 잘 드러나지 않는다. 수양명대장경을 예로 들어보자. 수양명맥이 박동에는 이가 아프고 목이 붓는 증상이 연계된다. 눈이 노랗고 입이 마르고 코피가 나고 목구멍이 부어서 막히는 등의 진액으로 인한 병증과 어깨 앞쪽의 통증, 검지를 쓰지 못하게 되는 등의 증상이 주치증이다(是動則病齒痛, 頸腫, 是主津液所生病者, 目黃, 口乾, 鼽衄, 喉痺, 肩前臑痛, 大指次指痛不用, 氣有餘則當脉 所過者熱腫). 여기서 대장으로 인한 증상을 어떻게 또, 얼마나 연계할 수 있는가? 이제 우리는 차분하게 사실인 것과 사실이 아닌 것을 가르는 일을 시작해야 한다. 이름을 정리하고 구분하며 계통을 올바르게 확립하여야 한다. 12경맥 계통(경맥+경별+낙맥+손맥)은 원시적 혈관인식을 바탕으로 형성된 불완전한 혈관망이다. 따라서 혈관노선의 일관성을 벗어나는 사지를 벗어나는(심하게는 주슬肘膝을 벗어나는) 구간부터는 분획의 일관성을 상실하는 많은 사례들이 생기는 현상을 그렇지 않은 경우와 동일한 잣대로 검증하는데 소홀하지 않아야 한다. 12경맥은 경을 구성하는 일부로 일반적인 의미의 광의의 경락(meridian)과는 의미상 구분해야 한다. 그래야 순경감응이 고서의 경맥과 일치하느니 형광물질의 이동경로가 경맥과 일치하느니 하는 별 감흥 없는 이야기들이 더 이상 생기지 않는다. 경은 구조적으로는 피부, 신경, 혈관, 근육(근막) 등 구조물의 복합체로, 자극에 따라 중추신경계통

---

3) 【인형의 꿈(강현민 작사) 일기예보】중에 "그대 먼 곳만 보네요. 내가 바로 여기 있는데 조금만 고개를 돌려도 날 볼 수 있을 텐데."라는 가사가 있다.
4) 황룡상, 앞의 책(침구학술사대강), p.245.

이나 내분비계통과 긴밀하게 연계하여 반응하는 기혈수가 포함된 손발을 중심으로 6분획된 종합노선이다. 이런 출발의 단초를 우리는 경의 개념의 올바른 설계와 범주구성의 합리성에서 찾아야 한다. 이런 맥락에서 경락계통의 재정립을 강조한 것이며 앞서 제안한 내용은 이런 생각을 녹여낸 것이었다. 그런 다음에야 피부와, 혈관(경맥)과 신경과 근육(근막포함)과 조직액(경수)과 질(이온 등)이 팀으로 묶여진 이름의 경經은 비로소 자극을 받아들일 준비가 될 수 있기 때문이다.

2) 경經의 새로운 연구

경經! 경은 우리의 몸에 혈관으로, 신경으로, 근육으로, 체액으로 그대로 있었다. 그럼에도 우리는 그간 무언가 별도로 신비한 모습으로 존재하는 것처럼 허상을 만들어두고 없는 실상을 찾아 멀리 헤매고 있었는지도 모를 일이다.

계통적 경락으로서의 경經은 구조적으로는 피皮와 골骨의 사이로 조직체와 진(津—졸sol狀에 가까운)과 액(液—젤gel상狀에 가까운)이 충전된 구조공간을 의미하며, 기능적으로는 기존의 근육, 혈관, 신경 등의 역할에 부가하여 전기, 자기, 파동의 작용을 가능하게 하는 매질공간이라고 할 수 있다. 그리고 경혈은 기혈의 다소多少(전해질 구성의 양적 질적 차이)를 포함하여 물리화학적 특성발현의 잠재도가 큰 지점들이라고 할 수 있다. 따라서 경락·경혈에 대한 연구 역시 기존의 (1) 혈관분포 연관성, (2) 신경분포 연관성, (3) 체표반응 연관성, (4) 발생학적 연관성에 바탕을 둔 것뿐만 아니라 (5) 전기·자기·파동적 관점에서 보완될 필요가 있다는 생각이다. 이를 통해 (기존의 경락체계와 다르더라도) 새로운 전·자·파 지도를 작성할 수 있어야 하며 여기에는 다음과 같은 분야의 연구가 포함되어야 한다.

우선, 경에 있어서는 매질 중 주요한 근간인 경수經水에 대한 질·양적 특성 연구가 필요하다. 전기, 자기, 이온, 전자기의 상호작용, 온도 등에 대한 시간적 추이를 포함함. 다음으로는 이와 연계한 인체 매질의 탐색이다. 경의 매질연구를 위해서는 경혈을 단일한 특성체가 아닌 '개별적인 성격군의 복합'으로 보는 관점의 전환이 역시 필요하다.

3) 혈穴의 새로운 연구

경혈(광의) 역시도 기능적이고 가변적인 실상(functional, variable realities)으로 우리의 몸에 존재해 있었음에도 구조적이고 고정적인 실체(Structural, fixed entities)를 찾으려는 우리의 허황된 욕심과 집착이 말없이 침과 뜸을 기다리는 이들의 실존을 알아보지 못하도록 방해해왔을 수 있다. 관측이 되어야만 존재가 증명된다는 양자이론에서처럼, "내가 그의 이름을 불러 주었을 때 그는 내게로 와서 꽃이 되었다"던 어느 시인의 의미부여에서처럼, 경혈은 자입이 되어야만 살아 움직이는 기능적 실체로 근처를 배회하고 있었는지도 모를 일이다. 마왕퇴에 백서帛書를 묻으면서, 《내경》의 많은 문구를 죽간에 새기면서 선의들은 누군가 이름을 불러 주기를 간절히 염원하며 행간마다 그 진정한 의미들을 '암호화된 코드' 마냥 담아놓았을 터다. 그래서 장구한 시간동안 우리는 찾기가 어려웠던 것이고, "이렇게 하면 좋은데 표현할 방법이 없네"하던 TV 광고 문구처럼.

지금 우리에게 필요한 것은 경락과 경혈에 대한 '구조체'로 지레 단정하는 단편적이고 고정적인 인식에서 벗어나 상황에 따라 작용하는 '조건적 가변성'을 포용할 수 있는 유연한 사고의 확장이다. 이것이 온고하여 얻은 경락경혈을 보는 나의 새로운 인식적 바탕이다.

3. 신新기술혁명

이제부터는 자극수단의 개량이나 개혁에 관해 말하려한다. 처음부터 나는 침의학을 자극에 따른 반응의학적 관점에서 이해하고 해석하려고 노력하였으며 그 밑바닥에는 인체의 물리·화학·생물학적 특성을 전제하였다. 따라서 자극에 대응하는 이른바 반응의 매질로서의 인체에 대한 연구 못지않게 적절한 반응을 일으키는 자극수단의 중요성은 진부한 말일지라도 아무리 강조해도 지나치지 않다. 또, 치료적 목적으로 인체를 제어하는 방식에 있어서 이러한 자극원을 금속제 침만으로 제한할 이유 역시 없다. 지금과 같은 모습의 침의학은 자극-반응적 치료의학에서 극히 일부의 영역일 수 있기 때문이고, 무엇보다도 운송할 수 있는 물건도 다양해지고 수단도 달라졌는데 예전에 왕서방이 다니던 해묵은 비단길만 고집하고 있을 필요는 없을 테니까.

앞에서(7장 다기능 자극원—침) 나는 현대의 침은 전통침을 승계함에 있어서 비본질적인 겉모습만을 강화하는데 급급한 채, 훨씬 중요하고 본질적인 많은 자극원적 속성을 잃어버렸으며 그런 측면에서 지금의 침은 '죽은 것'이나 마찬가지라고 아쉬워한 바 있다. 그러나 이것이 우리의 현재의 침의학적 상황을 비하하고자 하는 의도는 당연히 아니었다. 보다 중요하게는 내가 주장한 침의 다기능화가 치료에 있어서 그토록 중요한 기능적 요인이 아닐 수도 있다. 다만, 수천 년 전의 유산으로 물려받아 쓰고 있는 소중한 침의 역할에 대한 진지한 고민 없음에 대한 아쉬움과 더불어 새로운 기능을 장착한 치료무기로서의 신침에 대한 기대감의 표출이었다. 그래서 '침을 죽인 것 역시 다름 아닌 우리'라는 낯선 표현을 했던 것이다. 우리는 이제 몇몇 군소 제조업체에서 만들어진 무미無味한 침을 그냥 주는 대로 받아쓰는 수동적인 무기력에서 벗어나 침의 기능적 역할에 대해 적극적으로 고민할 때임을 떠들어 말하고 싶었음이다. 우리는 침이 다양한 역할을 할 수 있도록 기능화된 침의 개발에 노력을 경주해야 될 때이며, 그 방편으로는 자기능磁氣能의 부여와 더불어, 열 및 전기적인 전도성의 향상을 포함한 전기화학적인 기능향상이 우선적으로 필요하다고 생각한다. 치료와 연계된 자극과 반응의학 관점에서, 필요하다면 침이라는 금속소재로 굳이 매개하지 않아도 좋다고 한 뜻은 침의 자입刺入에 의하지 않더라도 제어된 자기적 자극으로 목적한 치료효과를 얻어낼 수 있다면 굳이 통증을 감내하며 시술할 필요는 없다는 의미이다. 그게 아니라면 당연히 기존의 소재를 개량하는데 우선적 목표가 두어져야 할 것이지만.

그러니 우선 이 얘기를 이어가 보자.

여러 방면의 기술적 도구들이 주변 여건의 변화에 따라 소재나 기능 등이 달라져 왔듯이 침 또한 의학적 상황이나 기술적 진보 등에 따라 그 재질이나 소재의 다양성 등에서 많은 변화를 통해 현재에 활용되고 있다. 그러나 돌이켜

보면 현재의 술사들은 질병과의 전쟁터에서 정작 필요한 우수한 무기의 개발을 뒷전으로 하고 효과적인 작전전술의 개발에만 힘을 소진한 채 지쳐있는 것은 아닐까? 현재의 일회용 호침은 기능적으로 전통적인 보사를 통한 경기조절수단 뿐만 아니라 온열자극의 매개수단(뜸, 화침) 또는 전기 자극의 전달수단(전침)으로도 동시에 역할하고 있다. 따라서 호침은 당연히 경기조절수단에 있어서는 침체의 자기적 성능이 향상된, 온열자극이나 전기자극의 매개수단에 있어서는 향상된 전기전도성과 열전도성이 갖춰진, 나아가 전해질용액 내에서의 반응성이 향상된 전기화학적 기능체로 인식되고 자리매김 되어야 한다. 앞에서 나는 침법의 주요 수단이 돌침(편석)에서 철침으로 변화한 것은 우월한 재료로의 단순환 치환만이 아닌 기능면에서 주요한 핵심적 내용을 종합적으로 계승한 것일 수 있으며, 그 핵심은 전자기적 기능체일 가능성을 조심스럽게 제시한 바 있다. 그리고 전통침의 제조과정의 재현을 통해서는 침체에 자성磁性이 부여될 수 있음과 그 기능적 속성에 대하여 논한바 있다. 이렇듯 폄술의 기술과 효용을 철도구를 활용한 침법으로 완벽하게 이행해올 수 있었음은 도구에 있어서나 기술의 전승에 있어서나 역사적 사건이었다. 앞서 나는 과거의 기능체적 속성을 계승하지 못한 아쉬움을 담아 지금의 침은 죽은 것이나 마찬가지라 한탄하였다. 자! 그럼 이제 우리는 어떻게 죽은 침을 살려낼 것인가? 수백 년 전 과거로 회귀하자는 것은 물론 아니다. 두 가지 방면에서 다가가 보자는 제언이다. 하나는 전통침의 기능적인 부활이고, 하나는 외연의 확장이다. 우선 사라진 자기능磁氣能의 회복부터 가보자.

(1) 자기침磁氣鍼

1) 침과 자화磁化(고정자기/가변자기)

침에 자성효과를 부여하는 방식으로는 자화의 시점에 따라 두 가지가 가능하다. 침체에 미리 자력을 부여하여 자입하는 것과 자침 후에 침체를 전자석화電磁石化하는 방식이 그것이다. 전자는 직접적이고 고정자기적 방식이고 후자는 가변적인 자력의 부여가 가능한 간접적인 방식으로 자성체 소재로 만들어진 침의 자입과 별도의 코일장치를 사용하여 자입된 침체를 전자석화하는(또는 장치를 먼저 준비하고 자침을 나중에할 수도 있다) 두 가지 공정의 결합으로 이루어진다.

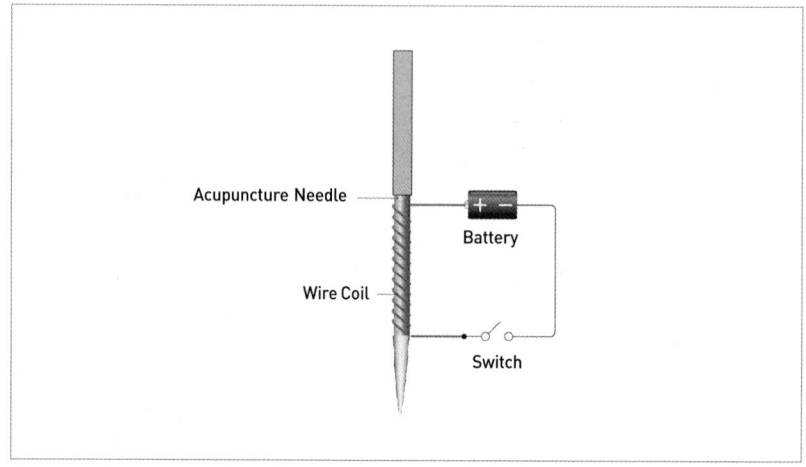

[그림 12-1] 호침 자화의 기본 원리   실제상으로는 효율적인 자동화 처리가 가능하다

삽입된 침체의 어느 정도까지 자력이 부여될지의 여부는 확인해보아야겠으나 (부분적으로라도 가능하다면) 전류를 필요한 정도나 방식으로 조절하는 방식을 통하여 침체의 자력의 극성과 세기를 제어할 수 있을 것이다. 말하자면, 자화된 침체의 상하운동(제삽)이나 회전운동(염전) 등의 아날로그적 수기방법을 전기적 설계를 통해 디지털화된 정밀한 자극으로 대체할 수 있게 되고, 이는 수기자극방식과 유사한 효과를 얻어내거나 혹은 수기로는 하기 어렵고 얻기 어려운 다양한 방식의 자극의 제어와 이에 따른 정밀한 반응효과를 얻어낼 수 있을 것이다. 이것은 더불어 자력의 변화에 의한 전류의 유도와도 직접적으로 연관되는 기법일 수 있다.[5] 또한 어떤 코일(일반 코일, Bifilar coil[6], 토리오달 코일(Torriodal coil)[7], Mobius coil 등)을 사용하느냐에 따라 다양한 전자기적 효과를

---

[5] 자성체에 자화가 되면 전류의 강약이나 방향을 제어함으로써 자화의 정도나 방향은 물론 이에 따른 유도전류효과를 얻을 수 있다.
[6] 1차 코일과 2차 코일의 권선을 인접시켜서 감은 코일.

유인할 수도 있다. 다만 이러한 모든 기술적 상상은 상응한 실효성 있는 자극으로 작용할 수 있는지와 함께 유의성 있는 치료효과로 연결될 수 있는지에 그 기술적 효용이 달려 있다 하겠다.

근간에 뇌에 직접적인 자극을 통한 중추신경활성기법들이 연구·개발되어 임상에 응용하려는 시도들이 활발한데 반복적경두개자기자극(Repetitive transcranial magnetic stimulation; rTMS), 경두개직류전기자극(Transcranial direct current stimulation; DCS)술과 기능적전기자극(Fuctional electrical stimulation) 등이 대표적[8]이다. 특히 반복적경두개자기자극은 1985년 안토니 바커(Anthony Barker)와 동료 연구자들에 의해 소개된 신경생리 기술로 비침습적인 방법으로 대뇌 피질에 자극을 가하는 기법이다. 초기에는 운동 시스템에 대한 평가 및 여러 신경정신과적 질환에 대한 생리적 연구를 위해 사용되었으나, 최근에는 부작용이 적고 안전하다는 사실을 널리 인정받아 여러 가지 치료방법으로 확대 응용되고 있다(이명, 중풍, 우울증, 통증 등 중추신경과 연관된 다양한 증상에 응용). 기술적 방법으로는 두피에 위치한 코일을 통해 강력한 전류를 흘려 순간적으로 강력한 자기장을 형성시키는데, 이때 형성된 강력한 자기장은 뇌속 전기장에 영향을 주며 유발된 전기 자극은 코일 아래 신경 세포들을 활성화시킨다[9]고 한다. 이를 반복하여 기술하는 치료기법인 반복 경두개자기자극은 자극을 준 국소적 영역의 변화뿐만이 아니라 자극이 들어간 위치와 떨어져 있는 영역의 활성도 해부학적으로 연결돼있는 신경망을 통해 일어남을 알 수 있다. 반복 경두개자기자극을 이용하여 뇌의 일부 영역이 손상된 경우에 손상되지 않은 신경망을 이용해 뇌의 기능적 회복을 이룰 수 있는 가능성이 있음을 알 수 있고 이러한 뇌의 회복을 계획하고 적용하는 것을 이용해 임상에서 기능적 회복을 유도할 수 있는 중요한 치료적 접근법이 될 수 있다[10]고 하였다. 기술을 찬찬히 들

---

7) 토로이드의 자기장-원형자기장. Halliday & Resnick, 일반물리학2, 범한서적, p.952.

8) 만성이명에 '경두개직류자극술'이 효과가 있다는 최근의 언론 기사("귀 먹먹한 만성 이명, 전기충격으로" 경향신문, 2021. 11. 19)도 나오는 것을 보면 그 실제적 효용에 대해 관심을 가질 만한 것으로 보인다.

9) 김재민, 우울증 환자의 반복적 경두개자기자극 (rTMS)의 치료 효과와 기능적 뇌 연결성의 변화의 연관성. 연세대학교 대학원 의학과 석사학위논문, 2012. pp.4-5.

여다보면 자화침의 자극기법을 현대화한 기술적 변용.[11]이 아니고 무엇일까?

2) 자기침磁氣鍼의 실현

앞에서 말했듯 자기적 효과를 인체에 적용해온 역사는 다양하고 오래되었다. 침의 자기적 기능체 관점에서 나는 그동안 인체의 자기적 특성과 연관하여 자화침의 개발과 사용의 필요성에 대해 기회가 될 때마다 문제를 제기해왔다. 1막 2장(침의 기원)에서는 폄석에서 구침으로의 변화과정에서 확인이 필요하겠지만 자성이 기능적으로 매개되었을 가능성에 대한 나름의 생각을 얘기한 바 있고, 3막 7장(다기능 자극원-침)에서는 전통침의 경우 후가공 공정에서 자화과정이 개입되어 있음을 확인하고 공정의 일단을 재현하여 확인한 바 있었다. 이는 전적으로 침체의 자화를 통한 자기적磁氣的 자극원의 확보를 염두에 둔 것이었다. 인체가 미약전자기적인 공간이라면 침습된 자성체가 어떤 치료효과를 내는지에 대한 검증은 당연히 확인되어야한다. 그간 자화된 침을 사용하지 못한 우리는 침이 가진 기능의 많은 부분을 잃은 것이며 그 결과 자성의 성질에 기인한 수많은 효용을 얻지 못해왔음을 의미한다.

호침과 같은 침습형 자화침의 개발은 두 가지 관점에서 다뤄질 필요가 있다. 하나는 침소재중 다양한 정도의 자력을 가질 수 있는 소재의 개발이고 다른 하나는 지금의 비자성 소재를 대체할 수 있는 유사 소재를 바탕으로 한 현실적인 접근이다. 전자는 광범위한 검증연구가 뒷받침되어야할 장기적으로 도달 가능한 과제라면 후자는 일정정도의 노력으로 어렵지 않게 도달 가능한 영역이다. 이것이 스테인리스강 자화침을 스스로 개발하고자 했던 시발이었고 이에 대해서는 이미 필자가 학계에 보고[12]한 바 있으며 아래에 간략히 그 과정을 요약

---

10) 유우경, 반복 경두개자기자극을 통한 신경망 조절(Review article), Brain & NeuroRehabilitation, 2015, 8(2), pp. 86-88.
11) 천연 자석을 이명에 응용한 선의들의 치료기법의 현대화에 다름 아닐 것이며 침체를 자석화된 물체로 치환하여 생각한다면 선의들은 이미 이 같은 비침습형 자기자극에 훨씬 앞서 침습형 자기자극의 활용을 하고 있었던 것으로 보인다.

하여 기술한다.

● 자화침 소재의 탐색

침체에 자력을 부여하는 자화침의 개발은 자극의학적 측면에서 두 가지 자극원의 확보를 의미한다. 하나는 자력 자체의 증보增補나 감쇄減殺이고 하나는 자석체의 수기에 따른 유도전자기적인 효과발현이다. 자화된 침은 실제 임상에서 향상된 치료효과를 발현할 수 있다면 자체로 큰 의미가 있을 것이며, 더불어 전통침의 제침 과정상의 자성의 강화, 《황제내경》 보사수기법의 전자기적 상관성 및 인체 경맥, 경혈의 미약 전자기적 특성의 연계에서 얻어진 전통침법의 계승이라는 점에서도 또 다른 의미부여가 가능할 것이다.

치료적 관점에서 또는 증상의 개선과 관련하여 자성을 인체에 적용하는 방식 또한 혈에 정자장靜磁場을 부여하여 그 영향을 고려하거나, 맥동자장(Pulsed magnetic field; PMF)에 의한 자화방식에 의한 자극효과를 연구한 사례도 있지만, 이들은 기술적으로 자화된 침체鍼體에 의한 침습자극과는 다른 경우이며, 이러한 방법으로는 침체의 염전이나 제삽 등을 통한 수기효과를 부여하지도 못하며, 이에 상응한 전자기적 효과를 유도해 내지도 못한다. 또한 침습된 침체에 자장을 부여하여 그 영향을 고려한 몇몇의 실험 연구에 있어서도 침소재의 전자기적 특이성을 고려한 경우는 없었으며, 심지어 비자성 침체를 코일내의 코어로 사용하여 자기磁氣를 인가認可한 방식으로 실험이 설계된 예도 있었다. 이 경우 비자성 침체가 자화되지 않음은 물론 침체에 의한 작용과 혼재된 영향을 구별해 내지도 못하게 된다.

침을 자화하는 기술적 수단은 비교적 단순하다. 자성소재인 침체가 준비되었다면 자력을 부여하기만 하면 된다. 자력을 부여하는 방법 역시 간단하다. 예전에야 천연자석이나 자화된 도기 등을 활용하여야 했을 터이지만 지금은 전기적 장치에 전류를 흘리는 방법만으로 순간적인 착자着磁가 가능하다.

---

12) 홍도현, 강자성 스테인리스강 자화침의 개발. 대한침구학회지. 2014. 31(2).

[표 12-1] 스테인리스 강종별 조성과 특성

Type		Composition	ρ^*	$R^\dagger$	$K^\ddagger$	Magnetiic Property
ASS§	304	18Cr-8Ni	8.0	73	15	Non-magnetic
	316	18Cr-12Ni-2Mo	8.0	74	15	
	316L	18Cr-12Ni-2Mo-LC	8.0	74	15	
FSS‖	409L	11Cr-0.2Ti-LCN	7.8	57	25	Ferromagnetic
	430	17Cr-0.05C	7.8	60	25	
	436L	18Cr-1Mo-0.3Ti-LCN	7.8	60	25	
MSS¶	410	13Cr-0.04C	7.8	57	30	Ferromagnetic
	420	13Cr-0.2C	7.8	55	30	
DSS**	329J3L	22Cr-5Ni-3Mo-0.15N	7.8	75	15	Magnetic
	329LD	20Cr-2.5Ni-1.4Mo-N	7.8	75	15	

* Density (mg/cm^3)
† Electrical resistivity (μΩ-cm) (20℃)
‡ Thermal conductivity (W/m-K) (20℃)
§ Austenitic stainless steel
‖ Ferritic stainless steel
¶ Martensitic stainless steel
** Duplex stainless steel

방법은 현재의 호침소재인 비자성 스테인리스강을 강자성 소재로 치환하는 것이다. 따라서 자화침의 개발은 여타의 자성소재의 탐색에서 시작되어야 하는데, 실용성 측면에서 일회용 침은 이러한 기능 특성뿐만 아니라 적절한 기계적, 물리적, 화학적 및 생물학적 적합성 또한 갖추고 있어야 한다. 그런데 주지하듯이 스테인리스강은 우수한 내부식성 뿐만 아니라 상기의 여러 가지 요구 특성을 충족시킬 수 있는 소재이므로, 만약 철의 강자성을 갖고 있는 강종鋼種이 있다면 우선적으로 고려될 필요성이 있다. 다행히, 몇몇 스테인리스 강종은 이러한 강자성 속성을 보유하고 있었다. 그렇다면 이는 생산과정 등을 포함한 생산성 자체에 큰 변화를 주지 않으면서도 기존의 스테인리스강 소재가 가진 장점들을 살릴 수 있는 훌륭한 선택이 될 수 있다.

다행스럽게도 자성적 관점에서 보면 페라이트계(FSS)나 마르텐사이트계(MSS) 스테인리스강소재는 모두 높은 포화자속밀도(Saturated flux density, Bs), 잔류자속밀도(Residual flux density, Br)값을 가지고 있는 강자성 소재이다.

[표 12-2] 스테인리스 강종별 자기적 특성

Type		Permeability(R)* μ/μ0	Magnetic Flux(S)† (10³G)	Magnetic Flux(R)‡ (10³G)	Cohesive Force (A/m)	Magnetic Property
ASS	304	1.004	–	–	–	Non-magnetic
	316	1.003	–	–	–	
MSS	410	750	14–15	5.5–6.5	480	Ferromagnetic
	420	950	14–15	7.5–8.5	800	
FSS	430	1800	14.5–15.5	7.0–8.0	160	
Iron (99.8%)		5000	6.0–7.0	1.3	12	

* Relative permeability
† Saturation magnetic flux
‡ Residual magnetic flux

또, 현재의 침소재인 오스테나이트계 스테인리스강에 비해 1000배 내외의 상대자화용이성(Relative permeability)을 나타내고 포화자력이 1.5T(테슬라; 10⁴가우스) 잔류자력도 각각 0.5, 0.8T에 이를 정도로 강자성속성을 유지하고 있다. 다음은 스테인리스강 대표소재 몇몇 종의 자기이력곡선이다[13].

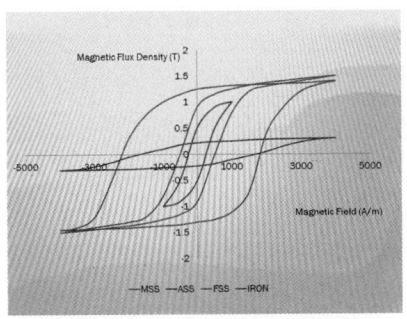

[그림 12-2] 스테인리스 강종별 자기이력곡선

---

13) 윤종규, 심재동, 철강공학, 2004, 대웅, p. 14-6.

두 소재의 비교에 있어서는 페라이트계는 마르텐사이트계에 비하여 쉽게 자화되고 항자력(Coercive force, Hc)이 작아 자화안정성이 떨어지며 상대적으로 연자성적인 특성을 보인다. 페라이트계의 항자력은 상대적으로 크지 않지만 잔류자력에 영향을 미칠 정도의 외부의 자기적 영향 하에 직접 노출되는 경우가 아니라면 사용상 문제가 되지는 않을 것이다. 한편, 조직상으로 오스테나이트계와 페라이트계가 절반정도씩 배합된 이상계(듀플렉스)의 경우에도 일정한 자성 특성을 갖고 있지만 오스테나이트계가 혼재된 조직 특성상 페라이트계나 마르텐사이트계에 비해 떨어진다.

여타의 기계적 및 물리적 특성에서도 큰 차이가 없고 호침 소재로 사용하는 데 크게 문제가 될 만 한 점은 보이지 않는다. 다음에 스테인리스 강종별 기계적 특성을 나타내었다. 페라이트계나 마르텐사이트계는 작업성과 관련한 신장율이 약간 떨어지는 것을 제외하면 오스테나이트계에 비해 의미 있는 물성 차이는 보이지 않는다.

● 호침 시제품 제작

자화를 위해서는 자성소재를 구해야 했다. 스테인리스강선鋼線은 KS 규격 범위 내에서 제조업체별로 자사별 공정 특성에 맞도록 약간씩 다른 규격으로 생산되는데, 가장 널리 유통되는 호침의 외형 규격으로 0.30mm직경의 400계열 강선을 찾아야 했다. 큰업체 작은업체 모두 주류소재인 300계열(특히 현재의 침소재인 304강종)강종만을 취급할뿐 400계열 소재를 취급하는 업체는 참으로 찾기 힘들었다. 그것도 가는 강선을 소량으로 구하는 데는 상당히 애를 먹었다. 여러 곳에 부탁을 해놓은 한 참 후에 김해의 한 곳으로부터 20kg짜리 430강선 한 롤(Roll)을 입수할 수 있었다.

스테인리스강선소재는 일반적으로 KS 규격 범위 내에서 제조업체별로 자사별 공정 특성에 맞도록 약간씩 다른 규격으로 생산된다. 0.30mm직경의 소재는 가장 널리 유통되는 호침의 외형 규격으로, 동일한 규격의 페라이트계 강선을 어렵게 입수하였다.

- 강종鋼種: 페라이트계 STS 430 Stainless steel wire (Lot No. 11401024)

  : 직경 0.30mm, 중량 20.8kg 규격 1 Roll.

- 조성 (숫자는 wt% ; 괄호 안에 밑줄로 표시한 수치는 KS규격)

  : Cr17(16~18)-C0.05(≤0.12)-Si0.5(≤0.75)-Mn0.5(≤1.0)-P0.04

  (≤0.04)-S0.03(≤0.3)

- 생산업체 : Shine Co. LTD. (경남 김해시 소재)

다음은 침을 만드는 실제작업이 남았다.

현재 국내에서 유통되는 호침은 제강업체로부터 입수한 스테인리스강선을 침선鍼線 재료로 하여 제침 업체에서 제작되는데, 그 과정이 간단치 않다. 세부적으로는 앞에서 살펴본 바와 같이 원자재의 입고, 수입收入검사, 저장, 반출, 침병鍼柄의 준비, 침체의 절단, 세척, 코팅, 침병작업, 침첨의 연마 등 여러 공정을 거쳐 만들어지며 세척 후에 단위 포장된 침은 멸균 처리를 통하여 최종적으로 사용 준비된다. 어렵게 구한 신규 소재를 사용하여 시제품을 소량 생산하기 위해서는 별도의 시험용 시설이 필요하다. 국내의 제침업체들을 여러 곳 찾아서 연락하여 취지를 설명하고 부탁해본다. 그러나 비용도 비용이지만 여러 가지 외적인 문제로 쉽지 않다. 영세한 업체들이 많고 업체마다 별도의 연구용 Pilot 설비를 갖춘 곳이 없으므로 이를 위해서는 본 생산 설비의 생산 라인을 중지한 채 작업해야 하므로 진행 과정에서 어려움이 많았다. 그러다 ㈜KMS(충남 천안시 소재)의 호의적인 협조로 본 생산 설비에서 표준적 생산 공정에 따라 얼마간의 호침을 제작할 수 있었다. 입수한지 두 달 만이었다. 고마운 마음에 따로 감사인사를 드렸다.

● 착자업체를 찾아서

이제는 침체에 자성을 머금게 할 차례다. 미리 준비해둔 간이 코일 착자기着磁器를 이용하여 자화를 진행하였다. 착자는 순조롭게 진행되었다. 자화된 침의 극성과 표면 자화 특성을 표면 자력 측정기[KANETEC社의 TESLA METER TM-701]를 사용하여 확인하였다. 그런데 표면 자력이 예상보다 낮았다. 포화자력에 가

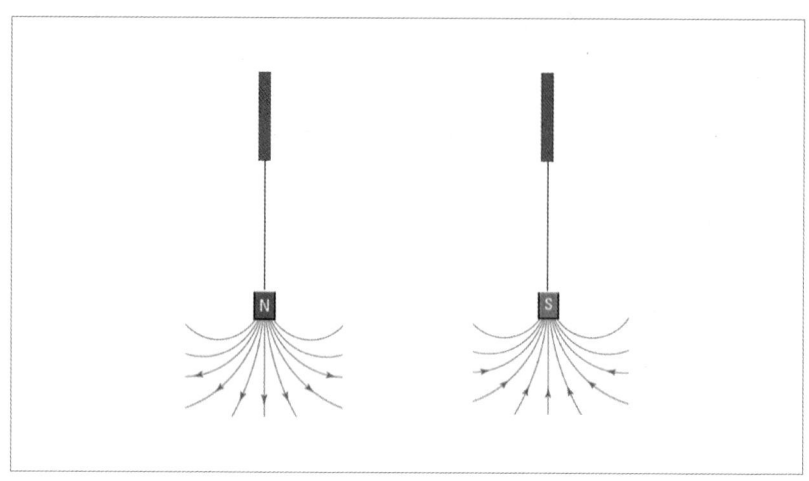

[그림 12-3] N 또는 S 극으로 착자磁된 호침(이미지)

깜게 자화가 제대로 되지 않는 것이 간이 착자기의 문제인 듯하여 전문 착자업체를 찾아 시험해보아야겠다고 생각하였다.

　자화가 가능한 업체를 탐색하였다. 청계천 일대의 자석업체를 찾아서 연락하여 상황설명을 하고 부탁하였다. 그러나 이번에도 번번이 거절당하기 일쑤였다. 자석을 판매하는 업체입장에서 득 될게 전혀 없는 일이었으므로 이들이 난색을 표하는 것은 어찌 보면 당연하였다. 우여곡절 끝에 한 업체의 양해로 주말에 시간을 내어 자석업체가 모여 있는 청계천변으로 향했다.

　자화는 극성별로 요크착자하되 착자기의 내부 코일에 인가된 전류에 의해 형성된 자장공간에 자성체를 적절한 방향에 위치시켜 임의의 극성을 부여하는 방식으로 이루어지는데, 작업하기로 한 업체가 보유한 착자설비 자체가 가늘고 긴 침선을 위한 장치가 아니었고 작업자도 이런 걸 해본 적이 없어서 착자하는데 애를 먹었다. 보조 작업을 위해 얼마간의 우여곡절 끝에 결국 작업을 마칠 수 있었다. 유통되는 포장단위와 상응하도록 각각 10매씩 비닐 포장된 상태로 자화 공정을 진행하였다. 그 결과 침첨이 각각 N, S극을 선택적으로 부여된 자화침을 얻을 수 있었다. 시제품 호침을 N, S 극성별로 요크 착자하였고, 착자된 침첨의 자극磁極에 따라 N침과 S침으로 구분하였다. 작업을 마치고 해질무렵에서야 한줌의 호침 40매를 새로 입양한 반려동물인양 조심스레 품에 넣은 채 대전행 열차에 몸을 실었다.

● 자력의 확인

자화된 침의 극성과 표면 자화 특성을 표면 자력 측정기를 사용하여 확인하였다. 자력 측정 결과 N극 또는 S극으로 착자된 자화침磁化鍼의 표면 자력을 측정한 결과, 침첨의 둘레 방향으로 균일하지는 않지만, 착자전에 비해 현저한 자력의 향상을 확인 할 수 있었다.

[표 12-4] 자화된 호침의 표면 자력

	STS 304 (Non-magnetic)	STS 430 (N Needle)		STS 430 (S Needle)	
		Before Treated	Magnetized	Before Treated	Magnetized
Surface flux (Gauss)	N0.5	N0.5	N50~N25	N0.5	S20~S45

몇몇 장애도 있었지만 필자는 결국 기존침의 자기능적磁氣能的 한계를 극복한 스테인리스강 호침의 개발을 실현하였다. 본 주제의 기술 내용인 침체에 대한 자성의 부여(착자)는 다음과 같은 두 가지 기술적 장점을 포함하고 있다. 하나는 필요에 따라 N침과 S침의 선택적 부여가 가능하다는 점이며, 다른 하나는 포화잔류자력의 범위 내에서 적절한 잔류자력의 부여가 기술적으로 가능함을 의미한다. 이것은 과거에는 기술적 제약 등으로 실현이 어려웠던 부분이었다. 문제는 효과의 검증이겠지만 이는 또 다른 문제[14]이다. 만약 다양한 검증연구를 통하여 자화침이 유의성 있는 효과의 발현[15]으로 이어질 수 있다면 이는 자체로 의미 있는 의학적 성과가 될 뿐만 아니라, 나아가 침법과 침술의 도약을 위한 중요한 단초가 될 것이라고 생각한다. 지금으로써는 향후, 자기자

---

14) 효과의 검증을 위해서는 여러 면에서 개인이 할 수 있는 영역은 아니어서 한의학연구원을 비롯한 몇몇 공공기관과 협회 등의 협조를 구하였으나 여러 사정상 진행되지는 못하였다.
15) 일부에서 사암침법에 소형 자석을 사용하여 치유효과를 거두는 몇몇 사례들에 대해 들은 바 있다.

극에 의한 신호의 전달과정 및 이에 따른 인체의 반응, 치료효과에 대한 검증 등에 대한 상세한 검증연구와 더불어, 침 자체의 기계적 요구 물성의 구비, 물리적, 화학적, 생물학적 안정성, 생체 적합성에 대한 검증을 통하여 그 실제적 응용이 가능해질 수 있기를 또한 기대할 뿐이다.

● 덧붙임

한편, 침소재와 관련한 우리나라의 호침의 재료에 관하여서는 의료기기술심의회[16] 의결을 통과한 한국산업표준 KS P 3007 에서 규정한 일회용 멸균 호침(Sterile Filiform Acupuncture Needles for Single Use) 규정이 있는데 이에 따르면 침체는 "KS D3703에 규정된 STS 316, STS 304를 사용한다. 단 STS 304는 가공 후 전해처리(안정화)하여 사용한다."고 되어있다. 동일한 규정이랄 수 있는 일본의 표준규격(JICST 9301)에서는 '回使用ごうしん毫鍼'(Acupuncture needle for single use)에서 일회용 침의 소재를 위의 두 가지 소재(304, 316)를 포함함은 물론, 영구자석소재, 경강선, 스테인리스강선재, 스테인리스강선, 스프링용 스테인리스강선등으로 침체의 소재의 다양성을 확보하고 있다. 기술적 진보에 따른 침에 새로운 기능부여의 필요성이나, 소재의 다양성 확보 차원에서 JICST 9301에 포함된 소재를 포함하는 개정이 필요하다고 본다.

이번 개발 연구의 초점은 사실 기존 호침의 생산 시스템에 영향을 최소화 하는 조건의 가능성 탐색에 있었다. 생산과정에 있어서는 소재의 변화와 최후의 자화공정의 추가공정으로 요약할 수 있다. 경제적 측면에서도 자화공정의 추가는 별도의 번잡한 준비가 필요한 곳이 아니라 포장 후 자외선소독을 마친 완제품인 상태에서 순간적인 전류인가에 의해 가능하기 때문에 비용의 추가가 크지 않으며 소재의 변화는 오히려 비용의 절감을 의미하므로 충분히 가능성이 있는 상황이었다. 다만 소재의 변화에 따른 절단, 직선화, 코팅 등의 제반

---

[16] 2009/08/20. 한의학계, 의학계, 생산자, 정부실무부서 담당자등이 포함된 표준선정위원들이 제정(간사1인, 회장1인, 위원10인—지식경제부 기술표준원 KS P3007열람자료)

과정에서나 특히 가는 강선을 연마하여 침첨을 만드는 과정에서의 작업성 등에 대한 검토가 현실화 측면에서 매우 중요했기 때문이었다. 그러나 다행히 제반 공정은 원만하게 대체가 가능한 수준이었다. 본 개발 연구에 있어서 개인적인 연구의 한계로 인하여 연구의 범위나 장비 활용 등에서 여러 제약이 있었던 점은 다소나마 아쉬운 부분으로 남아 있다. 그럼에도 소재의 확보에 어려움이 있었던 페라이트계 강선의 확보에 적극적으로 도움을 주었던 제강업체 관계자나 호침의 시작試作과정에 있어서 본 생산 공정에서 샘플을 제작해야함에도 선뜻 협조해주었던 제침업체의 관계자에게는 다시 한 번 고마운 마음을 전한다.

또한 침의 기능적 역할범위와 관련하여 현대의 침이 본 글에서 언급한 자기적, 전기전도나 열전도적 역할뿐만 아니라 자극의학적 관점 속에서 종합적으로 규정되고, 해석되고, 설계되고, 체계화될 수 있는 다양한 연구를 기대한다. 이러한 노력이야말로 침의 종류를 달리하여 구침九鍼으로 활용했던 고인들의 뜻을 이어 '신구침新九鍼'의 시대를 열어가는, 이른바 전통적 침법에 대한 올바른 계승이라 할 것이다. 끝으로, 향후, 자기자극에 의한 신호의 전달과정 및 이에 따른 인체의 반응, 치료효과에 대한 검증 등에 대한 상세한 검증연구와 더불어, 침 자체의 기계적 요구 물성의 구비, 물리적, 화학적, 생물학적 안정성, 생체 적합성에 대한 검증을 통하여 그 실제적 응용이 가능해질 수 있기를 기대해본다.

(2) 전기침電氣鍼

1) 침과 전기자극

침에 외부 전기를 결합하여 임상에 활용하는 것은 새삼스러운 기술적 행위는 아니다. 이러한 방식은 이미 오래전부터 임상에서 전침이라 불리며 널리 활용되고 있다. 이는 18세기 일본[17], 19세기 프랑스, 1930년대 중국과 1950년대 프랑스에서의 용법재발견, 그리고 독일, 일본을 거쳐 1970년대에 이르러서는 동서양에서 널리 쓰이는 기법이 되었다. 수기침手技鍼에 비해서 주된 이득으로 다음 등을 들 수 있다[18].

- 수기침보다 조작이 효과적이고 효율적이다.
- 효과가 신속하고 지속적인 자극이 가능하다.
- 통증, 이완, 순환, 근육 등에 적용하기가 용이하고 효과적이다.
- 수기침에 비해 일관성 있는 정량적인 조절이 가능하다.
- 수기자극시 발생가능성이 있는 조직손상의 위험을 줄이면서 강하고 지속적인 자극이 가능하다.
- 유아나 자침에 공포감이 있는 사람들에 대한 비침습적 자극이 가능하다.

2) 직류전침直流電鍼—고전적 전해침電解鍼의 현대적 활용

그러나 지금 우리가 사용하는 전침은 두 침 사이에 소량의 전류를 흐르게 하여 신경섬유를 직접 탈분극하는 수단이기는 하나 전선용 집게를 사용하여 침병에 전달 다양하게 변조된 교류파형(60Hz)을 주된 자극원으로 활용한다는 측면에서 사실상 파동침에 가깝다[19]. 많은 사용자들은 공급업자들이 제공해주는 기기의 매뉴얼에 따라 침병에 집게를 물리고 모드를 맞추고 시간을 맞추어 근육을 꿈틀거리게 하고 있다. 전류의 인체에의 작용은 크게 세 가지 기능적 분야로 나누어 살펴볼 수 있다. 화학적, 물리적 및 열적 작용이 그것이다. 전해와 염분에서의 부식작용, 이온의 이동 등이 화학적 효과에 해당할 것이고, 고주파 온열침에 개입된 전류의 작용이 열적 효용에 해당할 것이다. 이에 비해 우리가 흔히 사용하는 전침은 실용면에서 파동자극을 통한 침체의 진동 유

---

17) 히라가 겐나이(平賀源内: 1728-1779)가 마비, 근육경련에 정전기를 사용했다고 한다. David F Mayor, 앞의 책, p. 11.
18) David F. Mayor, 위의 책, pp3-4.
19) 아직 전침기에 대한 표준은 없다. 최대 허용전류는 FDA에서 권장하는 흉강을 통과하는 최대전류의 약 1/6정도인 20mA이다. 교류를 사용하여 저(2-4Hz), 중(10-15Hz), 고(80-100Hz)의 진동수와 여러 가지 패턴의 변조파형을 조합하여 사용한다.

발 효과에 초점이 맞추어진 것으로 강약과 빈도를 조합한 파형의 다양성을 위주로 한 물리적 기법이라 할 것이다. 한편, 이러한 교류에 의한 통전기법은 직류로 형성된 미약전류의 생산과 제어라는 의미에서 구분될 필요가 있다. 인체의 조직들에서는 애초에 오직 직류전류만이 흐르고 있으며 침에 의한 전지효과로 생성되고 흐르는 전기적 특성 역시 직류이다. 물론, 교류의 특성을 활용한 통제된 자극 방식(방향이 바뀌는 전기적 흐름이나 단방향이라도 시간적 단속이 개입된 복합적 흐름 패턴 등)도 나름의 반응을 유도해 낼 수 있겠지만 그럼에도 직류 방식의 전침 연구가 선행되거나 최소한 깊이 있게 병행되어야 할 것이다. 19세기에 처음 생체전기를 연구하던 초기의 생화학자들이 본 것도 직류였으며, 『Body Electric』을 쓴 로버트 베커가 여러 효과들을 얻어낸 결과들도 모두 직류에 의한 것들이었다. 피부, 근육, 신경, 체액을 자극의 대상으로 하는 통전에 의한 생·병리적 설계와 연구는 온고지신적 기술실현이며 침술의 자극의학적 체계화의 주요한 부분이 될 것이다.

미세전류의 치유적 효능중에 상처 회복시의 작용을 들 수 있다. 그러나 이에 대해서는 앞에서 자세히 살펴보았으므로 여기서는 재론하지 않는다.

이외에도 근간에 많이 연구되고 임상에 적용하고 있는 기술인 경두개직류전기자극술과 기능적전기자극은 이런 관점의 기술적 적용이라 할 수 있을 것이다. 먼저 경두개직류전기자극은 뇌를 직접적으로 자극하여 뇌 세포의 흥분성을 변화시킬 수 있는 가장 대표적인 비침습적 장비로서, 살아있는 인간에서 뇌세포의 흥분성을 촉진 또는 억제하여 뇌의 영역별 신경생리학적 기능을 밝혀내거나 뇌질환으로 인한 손상된 기능을 회복하기 위해 새롭게 시도되고 있다. 그 주된 효용으로는 인지 및 감각운동기능을 촉진하고, 뇌손상으로 인한 여러 운동학적 및 정신 의학적 문제를 해결 할 수 있는 점을 들 수 있다. 또한 우울증이나 정신분열증이 있는 환자에게 적용하여 그 증상이 호전되었다는 연구도 있고, 특히 뇌졸중 환자에게 적용하여 유창성 실어증(fluent aphasia)이 개선되었거나 상지 또는 하지의 운동 기능이 향상되었다고 연구도 보고되어 있다. 현재 각 대학들의 연구 그룹이 경두개직류전기를 활발하게 연구하고 있

으며, 주된 테마로는 그 효과와 적용, 안정성에 관한 것들이다.[20]

● 전통적 전해침

나는 앞서 체액이라는 전해질장에 자입된 침체들 사이에는 복잡한 전기화학적 작용들이 일어남과 그들 사이의 전기적 흐름이 확인된다고 하였다. 특히 수화(水化; hydration)[21] 과정, 화학전지 형성과 술사에 의한 통전 등의 전기화학적 현상은 선의들의 침의학적 기법중 하나였을 수 있음을 추론하였다. 동종 금속간의 통전은 생각하기 어려웠으나 실제로는 일어나는 전기화학적 반응으로 두 개의 침이 전해질장에 놓인 채 **전기적 회로가 형성되는 순간 예외 없이 통전됨**을 확인(미세 전류의 검출)할 수 있었다. 필자는 이것이 단계별 제조과정에서 발생할 수 있는 두 침체사이의 불균일성(Irregularities)에 기인한 부분적 이온화 경향의 차이에 기인한 것이 아닐까 추론하였다. 물론 이러한 과정은 침이 꽂혀있는 전해질(체액)의 상태(농도, 온도, 이온조성, 점도 등)에 따라 다르겠지만 두 침 사이에 순간적인 미약한 직류의 흐름이 생성되는 것은 명백하게 확인되는 사실이었다.

● 현대적 응용

이 단락의 주제는 물론 보다 좋은 전해침을 개발하자는 것은 아니다. 전해침의 기술적 본질은 미약한 전류의 인체 내 생성과 그 치유적 기대효과에 있으므로 이를 적절하게 활용할 수 있는 직류전기를 기술적으로 실현할 수 있으면

---

20) 권용현, 경두개직류전기의 적용 프로토콜 개발과 재활 영역에서의 임상적 활용에 관한 연구, 2012. 과기부 신진연구지원사업 결과보고서.
21) 수화란 물에 용해된 용질분자나 이온을 물 분자가 둘러싸 상호작용하여 하나의 분자처럼 되는 것을 뜻한다. 물 분자는 부분적으로 양전하의 성질과 음전하의 성질을 모두 가지고 있어 분자가 녹았을 때 양이온이나 음이온으로 잘 분해시킬 수 있다. 분해된 이온을 물 분자가 둘러싸고 용액 전체로 잘 분산시킨다. 예를 들어 NaCl을 수화시키면 Na+는 물분자 중 -성질을 나타내는 O 부분이 둘러싸고 Cl-는 +성질을 가지는 H부분이 둘러싸 수화된다.

되는 것이다. 물론 보다 더 적합한 소재의 개발연구는 필요하겠지만 그 기술적 핵심요소(자침에 의한 직류전기의 인체 적용시 중요한 기술적 요소)는 다음과 같은 것들이 될 것이다.

전류의 방향

전류의 방향과 관련해서는 고전적 침법에서와 같은 임의 자침(극성에 대한 고려 없이 진행되는 자침)인 경우 어느 쪽이 양극陽極이 되고 어느 쪽이 음극陰極이 되는지를 미리 알 수 없으므로 필요한 경우 전류의 방향을 가늠하기가 어려운 문제가 있다. 그러나 선의들이 이온화 경향이 다른 금속침을 조합하여 해결했는지, 동종 소재인 경우라면 침체의 제선製線조건을 적절히 조절한다든지 가공조건을 달리하여 표면의 반응성에 차이를 두는[22] 등의 방식으로 극성을 선택할 수 있는 전해질 침을 만들어 썼는지는 알 수는 없다. 아마도 그렇게까지는 하지 못했을 것이다. 그러나 현대화된 기술사회에 사는 우리들은 침과 침사이에 직류장치를 도입하여 전극의 방향, 전류의 세기, 전류의 패턴, 통전의 시간 등을 적용하는 것은 아무런 문제가 되지 않는다. 다만, 적용의 조건에 대한 정밀한 연구가 필요할 뿐. 옛날 사람들은 침으로 아마도 이런 것은 해보고 싶어 했을 듯싶다.

전류의 양태

이것은 전류인가認可의 세기나 주기, 그리고 이들의 적합한 조합과 관련된 문제일 수도 있지만 부여하는 범위와 관련된 문제일 수도 있다. 가령 조금은 기술적이고 협소한 이야기일 수도 있겠지만 아래 그림에서 (a), (b), (c)와 같은 패턴의 전류인가는 피자극부위가 전혀 다르게 될 것이며 인체의 반응양상 역시 상이할 것이다.

---

22) 가령 표면 처리한 것과 안한 것의 조합이 일정부분 방향의 제어에 도움이 될 수 있을 것이다.

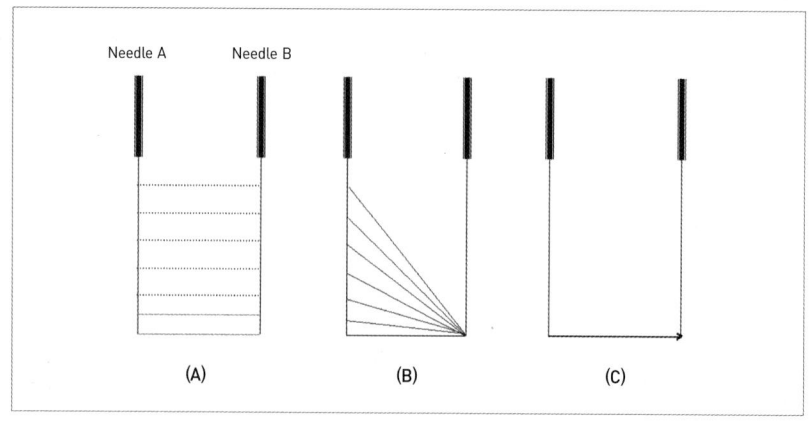

[그림 12-4] 두 침 사이의 가능한 전류패턴

이 책의 부제는 "옛날 사람들은 침으로 무얼 하고 싶어 했을까?"이고 앞 단락의 주제는 "지금 알고 있었던 것을 그때도 알았더라면"이다. 나는 과거의 선의들이 행해온 전해에 의한 직류전류의 유도를 전기적인 기술의 도입으로 정밀하게 실현해낼 수 있다고 생각한다. 이것 역시 그들이 실현하고 싶었거나 적어도 우리들 후손들이 실현하여 치료에 응용하기를 간절히 바랐던 기술이 아니었을까? 다만, 선행되어야 할 것은 어떤 종류의 미세 전류를 어떻게 통전하여 어떤 치유적 작용을 낼 수 있는지에 대한 체계적인 연구이다.

(3) 열침熱鍼

1) 침과 온도자극

오래전 문헌상에서 볼 수 있는 침과 온도자극의 복합(또는 혼용)은 몇가지 기초적인 방식이었다. 우선, 자침과정 중 침을 입에 머금어 체온에 가깝게 유지(口溫)한다는 내용이 있고, 침병에 쑥을 올려서 불을 붙여 침체를 통해서 열을 전달하는 방식(온침)도 있었으며, 침체를 불에 달구어 순간적으로 찌르고 빼는 방법(火鍼)도 있었다. 물론 뜸시술을 별도로 침시술과 병행하는 경우(침을 뽑아낸 다음 뜸 시술을 하거나 그 반대의 방식)도 있었다. 본 글에서는 뜸에 대한내용을 다루지 않았지만 뜸은 침과 그 적용영역이 조금 다르다고 할 수 있다. 뜸에도 보법이 있고 사법이 있으며 양(量: 장[23]) 수壯數)이나 시간간격 등 여러 가지 사용상의 격식이 있다. 다만 기본적으로 온열 요법에 해당하는 것이니 침과의 적절한 조합은 조기調氣와 온열작용의 병합에 의한 시너지 효과를 내는데 도움이 되리라 생각한다. 다만 열을 가하는 효율을 제고하기 위해서는 현대적인 소재나 기술의 적절한 응용이 필요할 것이다. 뜸봉을 침병에 올려 침체를 통해 심부로 열전달을 도모하는 경우에는 열손실이 적고 열전도율이 우수한 소재의 채용이 도움이 될 것이며 앞서(7장 다기능 자극원—침) 살펴본 것처럼 지금의 소재는 이런 면에서 덜 우수한 소재이다. 또한 전열을 활용한 고주파 온열치료기의 경우 국소적인 온도의 변화를 치료에 활용한다는 면에서 뜸의 원리를 현대적으로 응용한 것이라고 볼 수 있다. 실제로 침체를 가열하여 침과 온열효과를 가미한 의료기기가 개발되어 임상에서 활용중인 것으로 안다. 이는 고주파에 의한 유도가열 기법으로 수천 년 전의 온침과 화침을 현대적으로 활용·계승하는 것이며 공자님이 지금으로 환생하신다면 온고지신의 좋은 사례라 칭찬하지 않으셨을까?

2) 전도성, 전열성을 개선한 새로운 침소재

현재의 일회용 호침은 수기보사手技補瀉를 통한 경기조절수단 뿐만 아니라, 기능적으로 온열 자극의 매개(뜸, 화침)나 전기 자극의 전달 수단(전침)으로도 동시에 역할하고 있다. 따라서 전기 및 열전도성은 중시해야할 주요한 기능 요소들이다. 앞에서 살펴본바와 같이 침은 다양한 자극을 매개하는데, 여기에는 전기나 뜸을 이용한 온열은 물론 전기적 자극을 직접적으로 전달하는 기능적 역할이 포함되어 있다. 스테인리스 소재에만 국한하지 말고 범위를 넓혀 소재에 따른 전기적, 온열적 작용을 정밀하게 검증한 후에 치료용 소재로의 가능성을 타진하고 관련한 자료를 확보하는 것은 향후 침술의 기술주도권 확보를 위해

---

[23] 장壯은 뜸을 뜨는 횟수단위.

서도 필요한 작업이라 생각한다. 앞(7장 다기능 자극원—침)에서 현대의 주류 침소재인 스테인리스강 침선鍼線은 전기전도성이나 열전도성측면에서 강종의 대체 등을 통하여 개선의 여지가 있는 것으로 확인한 바 있었다. 전도성의 척도가 되는 전기전도도(Electrical conductivity)는 비저항比抵抗의 역수로 표현되는데 이는 전류를 잘 통과시키는 정도를 말하며 일반적으로 열전도도와 비례한다. 따라서 전기전도성, 열전도성을 고려한 새로운 소재의 개발이나 우수한 소재로의 교체도 필요할 수 있다. 현재 전세계에서 사용되는 침선소재는 대부분 304 스테인리스강이다. 전기전도도와 열전도도는 각각 1.39×10^6 (S/m), 14Kcal/℃로 전기전도성 측면에서는 전통침의 주류소재였던 탄소강에 비해 각각 5.0배, 3.3배나 열악하며 동종 소재와 비교해서도 마르텐사이트계나 페라이트계 소재보다도 열등한 소재이다.

우선, 전기전도성과 관련하여, 현재의 호침은 전침장치에 연결되어 골근격

[표 12-5] 몇몇 금속의 전기전도성과 열전도성

Material		전기전도율, σ, at 20℃ (S/m)×10^6	Material		열전도율 Kcal/℃
Platinum		9.4	Silver		360
Silver		63.0	Copper		338
Carbon Steel		7.0	Gold		254
Copper		59.6	Aluminium		196
Gold		41.1	Zinc		113
Lead		4.6	Nickel		77
Aluminium		37.7	Iron		62
Zinc		16.9	Platinum		60
Nickel		14.3	Carbon Steel		46
Iron		10.0	Lead		30
Stainless steel	ASS 304	1.4	Stainless steel	ASS 304	14
	MSS 410	1.8		MSS 410	30
	FSS 430	1.7		FSS 430	25

계 각종 질환이나 통증, 비만 등 다양한 질환이나 증상에 통전通電의 매개로 다양하게 활용되고 있다. 그럼에도 불구하고 정작 그 자극의 전달체인 침에 대한 전도특성을 고려한 연구사례는 찾아볼 수 없다. 다음 그림은 몇몇 스테인리스에 대한 강종별 전기저항의 비교곡선이다.

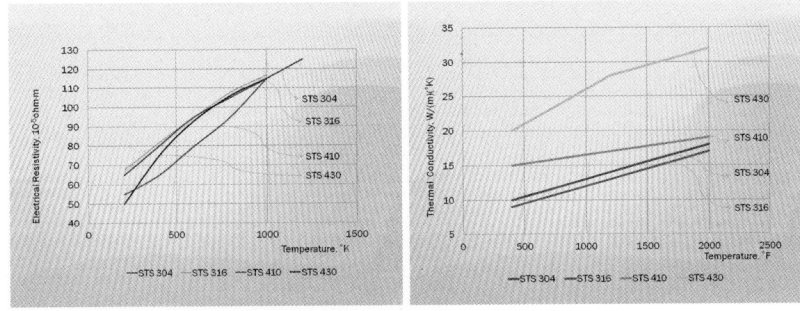

[그림 12-5] 몇몇 스테인리스 강종별 전기저항(좌)과 열전도성(우)

마르텐사이트계나 페라이트계 소재는 오스테나이트계 소재에 비해 상온에서 각각 25%, 30%이상의 우수한 전기전도도 값을 나타낸다. 이는 침체의 전기저항에 의한 열손실을 줄여 필요한 전기적인 신호 자극을 더욱 효율적으로 인체의 내부로 전달할 수 있음을 의미한다.

다음으로 열전도성이다. 열전도도(Thermal conductivity)는 어떤 재료가 열을 전달할 수 있는 능력을 나타내는데 고체 내에서는 격자진동파와 자유전자에 의하여 전달된다.

침과 뜸을 결합한 치료법 중에서 뜸을 침체에 부착하여 열전달을 도모하는 방식인 온침溫鍼이나 침체를 직접 가열하는 방식인 심부가열요법의 경우, 침체의 열전도특성은 온열 작용에 있어서 매우 중요한데, 경혈에 삽입된 침을 통한 인체로의 열전달은 뜸이나 기타의 열원에 의한 전도와 고주파 열침과 같이 침체의 전기저항에 따른 발열을 이용하는 방식 등으로 임상에 활용되고 있다. 침을 통한 열전도는 침의 재질이나 길이, 굵기 및 뜸의 크기 등이 주요한 변수가되며, 침체의 재질과 관련하여서는 일회용 호침의 점화부위에 따른 온도분포를 연구나 스테인리스소재를 포함한 금, 은침에 대한 비저항, 열전달 속도 등

[표 12-6] 몇몇 스테인리스 강종별 열적 특성

		Melting Point (℃)	Specific Heat (cal/g/℃)	C* ($\alpha \times 10^5$)(m²/s)	K† W/(m.K)(20℃)
Cooper		1084	0.092	11.70	401
Iron		1530	0.11	2.28	80
Carbon Steel		1425–1530	0.12	1.54	54
ASS	304	1399–1454	0.12	0.395	15
FSS	316	1485–1535	0.12	0.348	15
	430	1427–1510	0.11	0.732	25

* Thermal diffusion coefficient
† Thermal conductivity

을 측정하여 보고한 내용 등의 연구 등에서 확인할 수 있는 바와 같이 비저항 값이 낮을수록 열전달속도나 열전도도가 높아진다. 열전도도에서 페라이트계나 마르텐사이트계 스테인리스는 오스테나이트계에 비해 60%~100% 정도 우수하다. 위 그림은 페라이트계(STS 430)나 마르텐사이트계(STS 410, 420)소재가 기존 침소재인 오스테나이트계(STS 304, 316)에 비해 각각 60%, 100% 이상 우수한 열전도 특성을 가지고 있음을 보여주고 있다. 이는 이들 소재로 만들어진 침을 통해 동일한 열원으로 쉽게 체내로의 온도전달이 가능하다는 뜻으로, 전기전도의 경우와 마찬가지로 특정의 에너지를 침체로 유실하지 않은 채 의도한 혈처穴處에 더욱 효과적으로 전달할 수 있음을 의미한다. 그리고 여타의 물성 측면에서도 본 연구의 호침 소재로 사용된 페라이트계(STS 430) 강선의 경우, 연신율에서만 상대적으로 약간 낮은 값을 보일뿐 기계적 성질에 있어서는 기존 침 소재(STS 304, 316)에 비해 강도, 경도나 탄성계수 등에서 큰 차이가 없다. 다만, 니켈이 거의 포함되지 않은 조성 특성상, 가혹한 조건에서 내부식성이 약간 저하될 가능성이 있다. 그러나 호침의 경우, 가혹한 조건에서 장시간 노출되는 환경에서 사용되는 것이 아니므로 실제 사용상에서 큰 문제가 되지는 않을 것이다. 물론 식약청의 멸균침의 규격이나 관리범위에 적합한 부식(전기적인, 화학적인)이나 여타의 생체안정성 등에 대한 검증은 추가적으로 필요할 것으로 생각된다. 한편, 인체적합성 측면에서 마르텐사이트계나 페라이트계 스테인리스 호침의 경우 전기화학적 부식과정에서 그동안 금속 침착에 따른 알레르기 유발물질로 지속적으로 제기되어온 오스테나이트계 스테인리스 호침(Ni이 8~12wt% 함유)의 니켈 금속 문제가 없는 점은 오히려 장점이 될 수 있을 것이다. 물론 현실적인 측면에서 제침과정상의 작업성이나 경제성의 고려 등과 같은 다각도의 상찰이 있어야겠지만 우리는 이런 기능적 활용에 대해 그간 너무 소홀히 해왔다.

(4) 침과 전기화학(이온교환/이온이동)

이것은 전해질환경에서의 침의 활용과 연관된 것이다. 침의학적으로 표현하자면 경수침經水鍼의 범주에 해당하는 기법으로 이 장의 네번째 주제인 침의 외연확장과 관련된 내용이다. 그간 간과되어 온 경수침의 활용은 두 가지 관점에서 체계화할 필요가 있다고 생각한다. 하나는 경수액의 양적 보충에 관한 것이고 하나는 질적 변동에 관한 것이다. 전자는 또 양적 부족을 표상하는 한의학적 '음허陰虛'변증에 대한 침의학적 대응일 수 있으며 국소적 불균형의 해소차원에서 접근 가능한 영역이라 생각한다. 이에 대해서는 뒤쪽(4. 신도구혁명 중 (2) 액침)에서 다시 살펴볼 것이다. 후자는 다시 두 가지 관점에서 살펴볼 필요가 있다. 하나는 체액공간내에서의 질적 이동이며 다른 하나는 체액공간 밖으로의(또는 밖으로부터의) 이동이다. 체내의 다양한 병리적 환경은 상당부분이 혈액과 조직액의 질과 양의 과부족으로 인해 발생한다고 생각한다. 우선 이를 개선하기 위해서는 4가지 영역의 개념적인 접근이 가능하다. 혈액의 보충과 혈구의 보충, 조직액의 보충과 성분의 보충이 그것이다. 앞의 두 가지는 의학적으로 이미 널리 활용되는 술법이며 뒤의 영역은 약침 등의 활용을 통해 점차 영역을 넓혀가는 상태이다. 그런데 여기서 빠진 부분이 있다. 그건 질적 재배치에 관한 것과 불필요하거나 잉여의 산물의 제거에 관한 것이다. 앞의 4가지 영역이 보법補法에 해당하는 것이라면 빠진 영역은 사법瀉法에 관한 것이다. 그리고 적절한 이동을 통한 질적 재배치를 도모하는 것은 적절한 체내 수액환경을 조성을 위해 중요하며 이들은 과거의 의료환경에서는 행하기 어려웠을 기술영역이기도 하다. 이 역시 옛날 사람들이 하고 싶었을 기술 내용이라 생각해본다.

전기영동

실험실이나 산업현장 등에서 활용되는 전기영동(electrophoresis, EP)이라는 기법이 있다. 이는 대전입자가 전기장하에서 그 극성과 반대의 전극으로 이동하는 현상을 가리킨다. 경수의학經水醫學적 차원에서 이를 전해질 공간인 인체 내에서 활용하면 어떨까? 일반적으로 이온전하의 이동은 전자보다 크기나 질량이 훨씬 크기 때문에 전도 매질 속에서 힘들게 움직이며 이온 전류는 짧은 거리를 가는 동안에 곧 소멸된다. 전하의 이동은 농도와 전위차에 기인하는데, 체액과 같은 전해질에서의 전하의 이동은 일반적으로 농도효과보다는 전기적 효과에 주로 의존한다. 조직액 속에는 여러 가지 극성을 띄는 이온들이 산재해 있으므로 침을 자입하여 전기회로가 형성되면 두 침간에는 서로 다른 극성이 형성되어 극성을 띤 이온의 이동을 통한 전류의 흐름을 유발시킬 수 있다.

[표 12-7] 25℃ 수용액에서 몇몇 이온들의 이동도

양이온	이동성, μ(cm^2/V·s)	음이온	이동성, μ(cm^2/V·s)
H+(H3O+)	36.3×10^{-4}	OH−	20.5×10^{-4}
K+	7.62×10^{-4}	Br−	8.13×10^{-4}
Ag+	6.40×10^{-4}	I−	7.96×10^{-4}
Na+	5.19×10^{-4}	Cl−	7.91×10^{-4}
Li+	4.01×10^{-4}	HCO3−	4.61×10^{-4}

체액중의 가벼운 전하들은 자침 중 일정시간동안, 또는 외부의 전기적 인가에 의해 전기영동 작용이 일어날 수 있는 것이다. 전해질 속에는 여러 질환의

원인이 되는 병리적 산물로서의 이온도 있을 것이며 병리적 산물의 생성과 소멸 기전에 영향을 주는 이온도 있을 것이다. 침을 매개로한 통전을 통해 이들 이온의 이동을 도모하고 그 결과 병리적 상태에 직간접적으로 영향을 미쳐 증상의 개선에 도움을 줄 수 있는 새로운 연구의 시도가 필요하다는 생각이다. 여기에는 온도요건도 매우 큰 전기적 변동을 유발할 수 있는 인자이므로 침이나 화침과의 복합적 치료효과와 연계하여 고려할 필요가 있을 것이다.

침과 이온교환

침의학에 도입할 만한 기술로 아주 옛날에는 생각도 할 수 없었을 만한 전기화학적 성과로는 이온교환기법이 있다. 이것은 경수액 내부의 질적 재구성과 관계된 것이다. 우리가 만약 생리적으로 필요한 특정 이온을 선별적으로 주입할 수 있거나 나아가 병리적으로 좋지 않은 영향을 미치는 이온을 제거할 수 있다면 이는 또 하나의 의학적 성과가 될 것이다. 예측하기 어려운 광범위하고 오랜 시간의 노력이 필요한, 거기다 불확실한 과제일 수 있겠지만 기초적인 기술적 토대는 이미 갖추어져 있다고 할 수 있다. 이른바 '이온교환' 기법이다. 이온 교환은 어떤 물질이 전해질 수용액과 접촉할 때 그 물질 중의 이온이 방출되고 대신 용액 중의 이온이 물질에 흡착하는 현상이다. 당장은 아니더라도 차후에 이를 의학적으로 응용하는 기술이 확립된다면 이는 그 자체로 수단의 확장을 통해 침의학의 저변을 확대하는 일이 될 것이다.

(5) 침과 파동(주파수)자극

침과 주파수 자극은 두 가지 관점에서 시도될 필요가 있다. 하나는 침에 물리적 진동자극을 부여하는 것이며 다른 하나는 침에 고주파 전기자극을 통하여 열효과를 얻어서 치료에 응용하는 방법이다. 후자는 앞의 발열침 단락에서 이미 서술한바 있다. 또, 영상의학적(초음파나 X-ray 등도 주파수 대역에 따른 영상기법이다) 관점에서 논할 수도 있지만 이 역시 치료자극의 자극원에 대한 내용이므로 이곳에서 다룰 주제는 아니다. 앞에서 나는 전침자극시 주파수에 따라 각기 다른 내분비작용이 나타나더라는 연구결과를 소개한바 있다. 또, 침의 보사중 특정 염전 보사(가령 96보사)의 경우 자침에 의한 주파수 자극을 의미할 수도 있음을 가정한바도 있었다. 그렇다면 이는 침과 파동자극을 결합한 오래전의 시도였으며 설령 그렇지 않더라도 이같은 복합 자극의 시도는 적절한 목표 설계를 통하여 시험해볼 가치가 있다는 생각이다. 가령 제반 중주파(간섭파)는 근육의 수축과 이완을 반복하여 치료 응용이 가능하며, 초음파는 초음파 진동에 의한 마찰열로 치료하는 예가 이에 해당한다고 볼 수 있다. 말하자면 초음파를 영상해석 수단이 아닌 자극요법의 수단으로 활용하는 것이다. 후자와 관련하여서는 앞에서 언급하였다.

4. 신新도구 혁명 — 삼태침三態鍼

다시 원점으로 돌아가 자극의학적 관점에서 침술을 바라보자. 그러면서 침을 보고 몸을 보고 그 안에서 이루어지는 둘의 교감을 보자. 앞서의 기술혁명이 기존침의 혁신에 관한 것이라면 지금 제기하려는 것은 도구의 확장과 관련한 것이면서 침술 영역의 외연확장을 말하려는 것이다. 이제까지 우리의 목적은 침이라는 자극수단을 통해 인체와의 효율적 교감을 유도하여 보다 균형적인 상태로의 회귀를 도모하여 건강을 회복시키는 것이었다. 조금만 뒤로 떨어져 이 모습을 보노라면 이제는 교감이 일어나는 흐르는 물줄기가 보이고 그 사이를 각기 다른 모습으로 바삐 움직이는 물질들이 보인다. 자극의학적 관점에서의 '체액의 양과 조성의 조절'이 눈에 들어온다. 이것은 기존의 의학적 범주인 '혈관을 통한 수액의 주입'과는 다른 것이다. 방식으로 본다면 지금의 '약침[24]'과 같은 것이다. 그러나 지금의 약침의 개념과는 '의미나 의도'가 모두 다른

---

[24] 중국에서는 약침이라는 용어 외에 같은 맥락에서 간헐적으로 '액침液鍼'이란 용어가 쓰이기도 한다.

것이다. 필자는 이 새로운 관점의 치료 기법을 세 가지 물리적 상태(고체, 액체 기체)에 빗대어 삼태침三態鍼이라 명명하고 논의를 이어가보기로 한다. 지금의 호침은 고정된 형태의 것이라고 간주하여 고침이라 세워두고 전해질과 전해액의 조절기법은 액침液鍼으로, 그리고 열이나 자기, 파동과 같은 무형의 자극원에 의한 반응 유도는 기침氣鍼으로 말이다. 성격과 기능이 다른 이들을 동일한 틀 안에서 삼태침으로 범주화하여 논하는 게 적절한가 생각할 수도 있다. 그렇지만, 뾰족해야 침이라는 고정관념만 버릴 수 있다면 우리는 물줄기와 그 안의 구성원들을 침의학적 수단으로 포함하는데 그렇게 주저할 필요는 없을 것이다. 고침이 방향이나 회전을 포함한 각종 자극에 의해 자극량을 상보, 상쇄하는 개념으로 보사를 수행했다면, 액침이나 기침의 경우 직접적인 물질을 주입(또는 제거)함으로써 보사를 할 수 있게 된다. '조기치신'이라고 하는 침의학적 핵심가치에서 보더라도 액침과 기침을 고침과 나란히 세우는데 문제는 없어 보인다. 다른 방면에 더 큰 의미와 가치를 부여하며 살았을 수 있는 옛사람들이 지금과 같은 기술적 환경에 있었다면 정립했음직한 추론적 기술들이다. 부항 요법으로 발전한 오래된 흡각요법도 이러한 관점으로 보자면 자락을 부가한 습식의 부항은 사법에 해당하는 액침으로, 단지 음압만을 부여한 건부항은 사법에 해당하는 기침의 사례 중 하나라고 할 만하지 않을까?

(1) 고침(固鍼; Solid Acupuncture)

지금까지 논한 물리화학적 매개인 침자 수단을 고침이라고 규정하고 다른 두 축인 기침과 액침에 대한 논의를 이어가보자. 주사기(wet needle)와 상대적인 용어로서의 건침(dry needle)이라는 용어는 그리 적당해 보이지 않는다.

(2) 액침(液鍼; Liquid Acupuncture)

경수經水란 경을 따라 채워 흐르는 수액을 말한다고 하였다. 지금은 체액이나 전해액에 상당한 용어라 할 수 있을 것이다. 혈액을 혈장과 혈액으로 나누어 살펴볼 수 있는 것처럼 경수도 경수액과 경수질로 나누어 침의학적 관점에서 자세히 연구할 필요가 있다.

비슷하거나 같은 역할을 가지고 있는 여러 개의 세포들이 모이고, 세포들을 연결하고 보조하는 기질 등이 모여 생물체 내에서 통일된 기능을 담당할 수 있도록 한 단위를 조직이라고 한다. 조직액이란 이 조직 내부의 기질 중에서 조직들이 가지고 있는 액체 성분을 말한다. 이 조직액은 세포들의 생활환경이 되어 세포들의 활성을 도우며, 영양분을 공급하고 노폐물 등을 받아오는 역할을 한다.

고경古經에서는 12경을 충전하고 있는 경수經水를 옛 중국의 청淸, 위渭, 해海, 호湖, 여汝, 승澠, 준淮, 탑漯, 강江, 하河, 제濟, 장漳 등 12개의 강줄기에 비유하였다. 이러한 강줄기의 수량과 수질의 변동은 이에 연결되거나 의존하는 조직에 병리적 상황을 유발하게 된다. 따라서 경수액침이란 진액을 국소적으로 직접 공급한다거나 필요한 전해질을 비혈관적 방법으로 국소에 주입하는 방법론이라 하겠다. 수혈이 액상성분과 고혈성분으로 나누어 생각되듯이 이것도 두 가지의 방식으로 접근이 가능하다. 양적인 공급을 염두에 둔 수액침(가칭)과 필요한 전해질 성분을 보충해주는 (전해)액침 차원이 그것이다. 두 가지 방식 모두 외부에서 일종의 도구를 피부를 통해 자입하여 경을 구성하는 성분을 보충한다는 측면에서 확장된 침의 범주로 생각할 수 있다. 그리고 주입의 대상이 액상이라는 면에서 액침이라는 새로운 용어로 개념화하고 범주화할 수 있다는 생각이다. 경수액침은 자극의학적 관점에서 반응장인 경수액의 불균형에 대한 대응, 또는 침의학적 반응(전해질 반응을 돕는 바탕 작용)효과를 상승시키기 위한 개입을 목적으로 인체내에 주입하는 비혈관적 수액자극을 의미한다. 이런 면에서 액상의 물질을 자입도구에 수용하여 인체에 주입한다는 면에서는 같으나 경락의 기혈특성과 한약(본초)의 특성을 결합하여 효과를 내고자 하는 기존의 약침과는 그 의도나 성격이 다른 것이다. 잠시 약침에 대해 살펴보도록 하자.

경수액침의 경우 생리적으로는 조습의 조절과도 긴밀하다. 이는 수분대사의 조절 이상에 의한 급성적이고 전신적인 탈수나 부종상태에 대한 것도 포함할 수 있지만 그보다는 점진적이고 국소적인 체액조절 기능의 약화에 기인한 것을 주로 조절 대상으로 한다 하겠다.

뱃사공이 노를 저어 사람을 나르고 짐을 나른다. 장마가 져서 물이 불고 물결이 거세게 흐르는 강줄기일 때와 가뭄이 계속되어 가는 물줄기가 숨차하며 겨우 흐르는 강에서 노련한 사공은 배를 똑같이 부리지 않는다. 사람도 짐도

약침의 효용

- 약침요법은 경혈이나 체표의 특정 반응점에 조제된 약침액을 주입하여 질병을 치료하는 방법이다[25]. 다양한 방법에 의해 제조된 약침 액을 질환과 연관된 경혈과 체표 촉진에 의해 얻어진 양성반응점陽性反應點에 약침주입용 주사기를 사용하여 시술하는 방법이다. 침구요법과 약물요법을 결합하여 생체의 기능을 조정하고 병리 상태를 개선시켜 질병을 치료하는 새로운 침 기법이다.

- 약침의 특징은 경혈의 자극 수단으로 한약 제제를 사용하는 것이다. 침을 놓는 부위인 경혈에 한약의 한의학적 성분(氣 味)을 주사액으로 추출하여 직접 주입하면 침과 한약의 효과가 동시에 나타나서 인체의 불균형을 빠른 시간 내에 조절하여 질병을 치료한다.

- 약침은 침을 놓는 부위를 연구하는 경혈학, 경락 이론을 바탕으로 질병을 치료하는 침구학과 한약의 이론인 본초학本草學, 방제학方濟學을 기본으로 종합 운용한다. 한의학적 변증, 진단 또는 경락장 진단에 따라, 한약재 등에서 추출, 정제, 희석, 혼합, 분리, 증식 또는 융합한 각종 약액을 경혈, 아시혈, 경피, 경근, 관절내, 각종강내, 혈맥, 종양 등에 약물자입기 또는 약물을 코팅한 특수침 등을 사용하여 자입, 투입, 흡입, 또는 매몰 등을 하는 한방 의료행위이다.

- 경혈은 장부의 기능이 체표로 발현되는 반응점이며 이 경혈을 여러 가지 방법으로 자극하여 오장육부의 질병을 치료한다. 본초학은 한약의 유효성분인 기미氣味의 작용을 연구하는 학문으로서 임상적으로 치료 효율을 극대화하고 약물을 인체의 기관이나 병소에 접근, 작용시키는 기전을 연구한다. 방제학은 본초학을 근거로 약물을 서로 배합하여 질병을 치료하는 데 적합한 처방을 구성하는 방법을 연구하는 학문이다.

- 약침은 본초학을 토대로 한 가지의 한약이나 방제학에 의하여 처방된 복합 처방을 한약의 전통적인 전탕법과 알코올 수침법 등을 이용하여 정제 과정을 거친 후 약침 액으로 만든 후 이것을 경혈에 주입하여 경락의 자극과 한약의 효과를 극대화하는 한의학적 의료행위이다. 그러나 같은 약이라도 어느 경혈에 주입하느냐에 따라 효과가 전혀 다르게 나타날 수 있다. 약침 요법은 질병에 상응하는 경혈을 찾아 적합한 약리 작용을 할 약물을 선택하여 약물을 해당 경혈에 직접 주입함으로써 종합적인 작용을 통해 질병을 치료하는 방법이다.

- 약침은 경혈, 침, 약물 등 3가지가 조화롭게 작용하여 여러 가지의 유효한 효과를 거둔다. 약침은 특이한 혈위 자극을 제공할 뿐 아니라 효과적인 약물 투여의 지름길을 제공함으로써 약물 사용량을 줄이면서도 치료 효과를 높일 수 있다.

똑같이 나르지 않는다. 우리들은 그동안 물을 헤집는 노를 보고 이마에 맺힌 사공의 땀을 보느라 정작 도도히 흐르는 강물의 차고 마름과 흐름의 지속을 보지 못하고 있었던 것은 아닐까. 지금도 경수經水는 생로병사의 기후에 장단을 맞춰 경經속을 흐르고 있다. 우리는 경수를 외부에서 채울 수 있는 기술을 가진 시대에 살고 있다.

(3) 기침(氣鍼; Energy Acupuncture)

원래 기침氣鍼이라는 말은 고대의서중에서는 기를 조절調氣한다는 뜻에서 호침毫針의 별칭으로 쓰이기도 하고 현대적으로는 소독된 공기나 산소를 혈위에 주입하는 방법을 지칭하는 용어(Needles used for gases)로 쓰이기도 하는 말이다. 여기서 말하는 기침은 무형의 에너지가 치료적 자극원인 반응유발기법을 말한다. 자극원의 질적 차이라는 측면에서 고침이나 액침에 상대적인 의미를 가진다는 것을 표현하기 위해 기침이라고 이름하였다. 즉, 공기나 기체보다는 힘이나 에너지를 대신한 말로 기氣를 인용하였다. 따라서 기침의 자극원으로는 무형의 다양한 에너지가 사용될 수 있다. 레이저, 자장, 또는 파장에 따른 자극(초음파, 적외선, 자외선 등)과 같은 물리적 무형에너지들이 모두 해당될 수 있다. 초음파가 진단기기로도 사용할 수 있지만 물리적 자극기로도 활용할 수 있는 것처럼 MRI나 MRA기기 등과 같은 영상 장치도 강한 자기적 자극원일 수 있으므로 기침을 위한 장치일 수 있다는 뜻이다.

5. 신新 기법혁명

마지막은 시너지 효과를 기대하면서 위에서 제시한 방법들을 조합하여 융·복합을 실행하는 일이다. 새로운 인체의 기능적 해석을 바탕으로 신소재와 신기술(자기침/전기침/발열침/파동침)과 신도구(고침/액침/기침)의 창조적 종합을 통한 새로운 침술 표준의 정립을 실현하는 것이다.

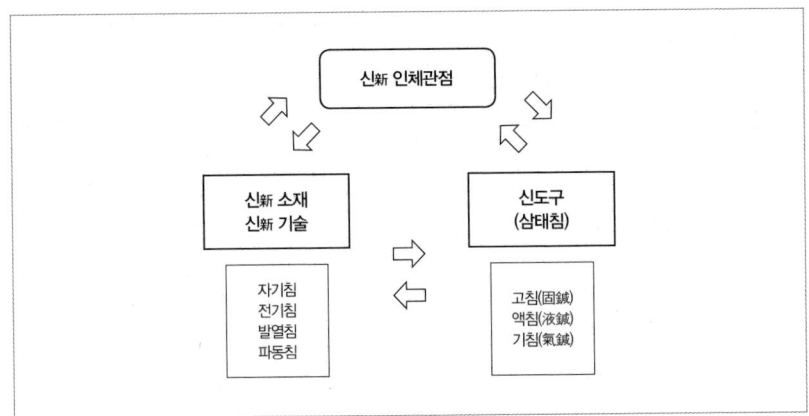

[그림 12-6] 신新 기법혁명

가령, 경수액침을 이용하여 체액의 양과 질을 개선하고 여기에 전침을 시행하는 것은 신도구(액침)와 신기술(전기화학)의 조합일 것이고, 여기에 주사도구의 재질을 개선하여 중공침(中空鍼; hollow needle)을 만들어 사용하는 것은 이에 대한 진일보한 활용일 수 있다.

여기에 이런 방법들을 효율적으로 활용하기 위해서는 서로 다른 성질의 침을 조합한 이른바 짝침기법(Pair-acupuncturing or Conjugated Acupuncturing)의 활용도 적극적인 신 기법 활용의 예가 될 것이다. 상반된 기능을 가진, 또는 차별적 성능을 가진 침끼리의 조합이다. 가령 N침(N극으로 착자된 침)과 S침과의 짝침, 또는 동일 극성끼리의 조합도 짝침[25]이나, 전해침의 경우 이온화 경향을 달리하여 전류의 량과 방향을 의도한 바에 따라 수행한다든지 하는 경우 등이다.

---

25) 자가 이종(heterogeneous) 짝침이라면, 후자는 동종(homogeneous) 짝침이라 할 수 있는데 두 경우 모두 두 개가 쌍을 이루어 사용된다는 면에서 짝침이라 할 수 있다.

6. 고도를 기다리며

혁명!

격동의 20세기를 치열하게 살다간 사회운동가 함석헌(1901-1989)은 혁명을 일컬어 "그릇을 바꿔서 통째로 내용물까지 변화시키는 것", "달라지되 어느 한 부분만 아니라 전체를 온통 뜯어 고치는 일", 그리하여 "새 출발을 하는 일" 이라고 규정하였다. 그는 또 "혁명의 목적은 공公을 살리기 위해 사私를 죽이는 데" 있으며 "먼저 개인을 다시-만드는 일(재-형성, re-form)에서부터 시작되어야 한다", "혁명은 언제나 민중을 위한 것"이라고[26] 말을 이었다. 사용한 의미는 다를지라도 우리가 침의학을 그 대상으로 삼았을 때에도 문장 하나하나가 의미를 담아내기에 적당한 듯하여 차용해본다.

침의학의 질적 정체停滯에 공감하는 내가 만난 이들은 모두가 혁명가였다. 책을 통해 만난 사람이었든 같은 시대공간에서 만난 사람이든. 나도 다만 그들 중 하나이고 싶었다.

책을 만든 사람들 또한 그래왔을 터이고 또 그렇게 우리에게 전해주려는 숭고한 의도를 내용 속에 담았을 것이다. 어쩌면 그들은 이런 우리의 혁신을 위한 노력을 간절히 바라며 그들의 소중한 유산을 넘겨주었는지도 모를 일이다. 나는 그들의 기술적 제반환경이 이를 구현할 만한 여건에 있지 않았음이 늘 안타까웠다. 이 책의 부제로 「옛날 사람들은 침으로 무얼 하고 싶어 했을까」라고 하였으면서도 담아내지 못한 애틋함이었으며 내가 장황하게 이글을 쓴 이유이기도 하다. 나는 지금도 그 혁명과업가운데 하나는 침의학을 자극과 반응이라는 의학적 체계로 올곧게 받아내는 것이라는 생각에 변함이 없다.

그렇게 하는 것이 죽간竹簡에 새기고 백서帛書에 한자 한자 기록하며 무덤에 묻어두고 끊임없이 전수해온 옛사람들의 뜻을 올바로 계승하는 것이라 생각한다. 나는 그렇게 알고 처음부터 지금까지 이글을 써왔다. 곳곳에 산재할 오류와 무지에 기인한 허황함에 대한 도피처로 삼아서. 그러나 그럼에도 깊이 있

---

[26] 함석헌, 1983, 함석헌전집 인간혁명의 철학2, 한길사, pp.25-30.

게 알아냈다고는 할 수 없어도 많이 생각하고 오래 고민했다고 말할 수는 있다. 그 오래된 생각 중 하나는 "침을 사용하여~"로 시작되는 침의학적 정의가 구체화될 필요가 있다는 것이다. "자극원적 작용체인 침을 사용하여~"라고 말이다. 그간 간과되어온 수단에 대한 의미와 중요성을 담고 싶기 때문이다. 침에 수식어가 붙으면 침의 수단적 범위를 제한할 수 있다고 생각할 수도 있지만 오히려 자극원적 작용체가 될 수 있는 다양한 소재나 기능적 작용기들을 포괄할 수 있다는 의미에서는 의미의 확장일 수 있다.

어려서 접했던 침술과 다시 인연이 닿은 이후 지난 20여년을 돌아보자니 나 역시 어느 유럽의 극작가(베케트—프랑스)가 지어낸 희곡 『고도를 기다리며(1952)』에 나오는 블라디미르(Vladimir)와 에스트라공(Estragon)과 같은 처지가 되는 건 아닌가 싶기도 하다. 그들은 둘이 함께 언제 올지 모를 고도(Godot)를 향해 짧지 않은 시간을 기다렸지만 수많은 고도의 심부름꾼인 양치기들만 만났을 뿐 여전히 고도를 만나지 못하였다. 어쩌면 나도 백마를 타고 오는 초인을 간절히 기다리는 후인들에게 고도가 곧 올거라면서 떠벌리는 또 다른 양치기중 하나인 건 아닌가 싶기도 하다.

전통은 복원하고 보존하는데만 의미가 있는 것은 아니다. 특히 치료적 술기로서의 침의학의 경우는 더욱 그러하다. 글의 마지막에 줄곧 마음에 담아왔던 말을 해야겠다. 우리가 가져왔던 과거의 의술적 유산에 과도한 의미부여와 신성시하는 태도는 실상에 대한 비판적 접근을 어렵게 하였고, 전통의 침의학을 완전체적 대상으로 보는 시각적 부당성은 실체에 대한 냉정한 상황인식을 하지 못하게 하였다. 수천 년 전에 생겨났고 또 수많은 민중들의 거친 삶속에서 고락을 함께해온 침의학도 털끝하나 건드리면 안 될 완성된 체계로 가둬놓을 필요는 없다. 아니 그래서는 안 된다. 그들이 전한 진정한 의미는 내재된 기술적 특성을 알아내고 이를 현재의 상황에 제대로 접목해서 실현해내는 것이라고 나는 믿는다. 그리고 나는 그것만을 혁명이라고 부를 것이다.

이제 정리할 시간이다. 우리는 앞에서 선인들이 지키고 행하고 전해준 침술에 대해 도구, 인체, 치료기법으로 구분하여 그 과정과 속에 스며든 의미에 대해 하나하나 살펴보았다. 서두에 밝혔듯이 이 글의 목적은 크게 세 가지였다.

우선, 온고지신을 통해 전통의 침술을 보다 깊이 이해하는 것이 하나였으며 이 것은 단절된 침학을 올바로 계승하는 노력의 일환이었다. 이를 토대로 현대적 인 기술적 방법론으로 적용하여 응용하는 것이 그 다음이었다. 마지막 셋째로 는 지금처럼 침술 체계를 편협하게 답습할 것이 아니라 발상의 전환을 통해 침 술의 체계(도구에 대한 것은 물론 인체에 대한 관점 등을 포함하여)를 발전적으로 보완하 고 확립함은 물론 외연을 확장하는데 있어서도 단초가 되는 것이었다. 이것이 야말로 2000여 년 전에 치료의학으로 자리매김해온 그간 무임승차하듯 답습 해온 우리에게 주어진 당연한 사명일 것이기에. 이제 우리가 해야 할 일을 정 리해보면서 그간의 여정을 마무리하기로 한다.

침—멀티 플레이어

스위스의 명물로 군용 칼인 맥가이버칼이 있다. 그 특징은 멀티 툴이다. 필 요에 따라 쓰임을 달리하는 것이다. 자극-반응 의학적 관점에서 살펴본 바로 는 침 역시 복합적 자극 수단이었다. 따라서 이런 다기능원적 수단인 침을 역 시 목적에 따라 그 기능을 달리 적용하여 쓰는 제대로 된 매뉴얼을 만드는 것 이 우리가 해야 할 일이다. 그간 동서고금을 통하여 침으로 행해진 모든 실험 또는 시험연구가 침에 의한 변수가 무시되고 차단당하지 않고 다양하게 기능 화된 자극 수단으로 무장되어 수행되었다면 우리는 지금과는 전혀 다른 **살아있 는 침과 침술의 사회**에서 살고 있을지도 모를 일이다.

경락·경혈

경經은 혈맥, 경근, 경수를 포괄하는 날줄의 강물이었고 혈穴은 여러 기능 이 가장 잘 구비된 항구였다. 신식으로 길을 만들고 시설을 만들어 활용할 때 이다.

자극의 방식

자침은 땅을 헤집고 흔들며 물결을 일으키고 전기를 보내고 전파를 보내는 일사다역一事多役의 기술적 행위였다. 그러므로 침자극은 전기, 화학, 자기, 파동, 시간을 주요독립변인으로 하는 자극함수[27]로 규정할 수 있을 것이다.

선의들은 침이라는 기능적 치료도구를 다루면서 이상과 같은 구체적이고 치밀한 기술적 요인과 작용공간 및 행위요소들을 포함한 내부적 왜곡歪의 회복을 위한 수단으로 종합적으로 활용했던 것이며 이를 "조기調氣"라는 말로 뭉뚱그렸던 것이다.

효용

침의 효과(가설)는 전기적, 자기적, 파동적 자극을 적절히 조합하여 영향을 주는 자극과 항상성에 의존하여 이에 따른 인체의 반응을 이끌어 내어 왜곡된 체내의 비정상을 정상화하는 술법체계이다. 치료적 반응이란 결국 주관과 객관요소의 합작효과인 것이며 앞의 것이 마음가짐과 믿음에 의한 것이라면 뒤엣것은 술사의 통찰과 술기가 핵심이다.

연구지도가 필요

새로운 침의학의 정립을 위해서는 개별적이고 산발적인 연구도 중요하겠지만 체계적이고 전반적인 연구 Mapping이 필요할 것이며 거기에는 기존의 자침효과 임상연구, 경락경혈특성연구, 자침기전 연구 등뿐만 아니라 자극의학적(특히 전자파적 인체) 관점에서 인체를 새롭게 해석하고, 이러한 토대아래에서 자극-반응 의학으로 새롭게 침의학을 정립해 나갈 수 있는 새로운 도약의 전

---

[27] 가령, E(acu)=F(c, e, m, f, t) 이런식. (c—chemical, e—electric, m—magnetic, f—frequency, t—time).

기가 필요한 때이다. 지금은. 그러기에 우리는 이 과정에서 마주하게 될지도 모를 기존 체계와의 거대한 충돌상황마저도 두렵더라도 용기있게 극복해가야 하는 것이다. 마음을 열고 행간의 의미를 곰곰이 생각해보기 바란다.

우리는 선조들이 남긴 침술이란 '기능화된 침과 설계된 발현수법을 통해 내부를 조절하여 치료에 응용하는' 거대한 기술적 담론임을 알 수 있었다. 계승과 발전의 사명이 부여된 채 각각의 밀알로서 이를 감당할 위치에 있는 우리들은, 그리고 새로운 의학적 패러다임으로의 전환과 발전의 기회를 가지게 된 우리들은 참으로 운이 좋은 사람들이다.

참고문헌

국내서 國內書

1. 강정호, 오세원, 생리학, 펴냄홍 출판사, 2001.
2. 국립문화재연구소, 유적발굴과 물리탐사, 2006.
3. 국립문화재연구소 유적조사연구실. 韓國考古學專門辭典. 國立文化財硏究所. 2004.
4. 김경수, 출토문헌을 통해서 본 중국 고대 사상, 심산출판사, 2008.
5. 김두종, 한국의학사, 탐구당, 1981.
6. 박성욱, 약침의 정석, 우리의학서적, 2020.
7. 서울대학교 동양사학 연구실 편, 강좌중국사(Ⅲ), 지식산업사, 서울, 1989.
8. 손준호, 靑銅器時代 磨製石器硏究, 도서출판서경문화사, 2006.
9. 윤동석, 三國時代鐵器遺物의 金屬學的 硏究, 高麗大學校出版部, 1990.
10. 윤종규, 심재동, 철강공학, 대웅, 2004.
11. 이재동, 김남일, 중국 침뜸의학의 역사, 집문당, 1997.
12. 전국한의과대학·한의학전문대학원경락경혈학 교재편찬위원회, 대학경락경혈학총론, (도)종려나무, 2015.
13. 지제근, 지제근 의학용어사전, 아카데미아, 2014.
14. 채우석, 한의학개론, 大星文化社, 1997.
15. 최용태 외. 鍼灸學. 집문당. 1998.
16. 한국정신문화연구원. 韓國民族文化大百科辭典. 1993.
17. 한국정신문화연구원, 한국민족문화대백과사전, 1997.

번역서 飜譯書

1. 가노우 요시미츠(加納喜光) 저, 동의과학연구소 옮김, 몸으로 본 중국사상, 조합

공동체 소나무, 1999.
2. 강쇄빈(康鎖彬) 저, 최용태외 譯, 경전침구학, 일중사, 2001.
3. 고가 다이스케(甲賀大輔) 외 저, 강금희 역,《뉴턴하이라이트》세포의 모든 것, 뉴턴코리아, 2001.
4. 구리야마 시게히사(栗山茂久) 저, 정우진, 권상옥 역, 몸의 노래: 동양의 몸과 서양의 몸, 이음, 2016.
5. 그렉 브레이든(Gregg Braden) 저, 김시현 역. 디바인 매트릭스, 굿모닝미디어, 2012.
6. 니시죠 카즈시(西條一止) 저, 쿠마자와 타카오 저, 조기호, 이재동역, 과학적인 침구임상, 군자출판사, 2005.
7. 다이앤 애커먼(Diane Ackerman) 저, 백영미 역, 감각의 박물학, 작가정신, 2007.
8. 로버트 베커(Robert O. Becker) 저, 공동철 역, 생명과 전기, 정신세계사, 1995.
9. 밥버먼(Bob Berman) 저, 김종명 역, Zoom 거의 모든 것의 속도, (주)예문아카이브, 2018.
10. 셔윈 널랜드(Sherwin Nuland) 저, 김학현 역. 몸의 지혜, (주)사이언스북스, 2002.
11. 아드리안 화이트(Adrian White) 외 저, 이승훈 역, 침의 과학적 접근과 이해, 한미의학, 2021.
12. 아드리안 화이트(Adrian White) 외 저, 한국한의학연구원 침구경락센터, 침의 서양의학적 접근과 임상, 엘스비어코리아(유), 2010.
13. 야마다 게이지(山田慶兒) 저, 중국의학은 어떻게 시작되었는가, 사이언스북스, 2010.
14. 야부우치 기요시(藪內淸) 저, 전상운 역, 중국의 과학문명, 민음사, 1997.
15. 양계주(楊繼洲) 저, 홍도현 역, 주해완역 침구대성, 일취월장, 2016.
16. 양관(楊寬) 저, 노봉천, 김영수 역, 中國古代冶鐵技術發展史, (주)대한교과서, 1992.
17. 와고 하루히사(和合治久) 저, 송수영 역, 모차르트 테라피, 넥서스books, 2007.
18. 용백견(龍伯堅) 저, 백정의, 최일남 역, 황제내경 개론, 논장출판사, 1988.
19. 웨난(岳南) 저, 이익희 역, 마왕퇴의 귀부인 1, 일빛, 2001.
20. 이천(李梴) 저, 채인식 외 역, 國譯編註醫學入門, 남산당, 1988.

21. 장개빈(張介賓) 저, 유경번역추진회 역, 譯注 類經, 해동의학사, 2001.
22. 재러드 다이아몬드(Jared Diamond) 저, 김진준 역, 총, 균, 쇠Guns, Germs and Steel, 문학사상, 2013.
23. (저자 미상), 정재서 역, 山海經, 민음사, 1993.
24. 제럴드 폴락(Gerald H. Pollack) 저, 김홍표 역. 진화하는 물, 지식을 만드는 지식, 2017.
25. 재클린 필시(Jacquelline Filshie), 아드리안 화이트(Adrian White) 저, 김지훈 외 譯, 침의 과학적 접근과 임상, 대한추나학회출판사, 2001.
26. 제임스 오슈만(James Oschuman) 저, 김영설 역, 에너지 의학, 군자출판사, 2007.
27. Z.H. Cho, E.K. Wong, J.H. Fallon, 조장희 외 譯, 신경침구학, 고려의학, 2001.
27. 주일모(周一謀) 저, 김남일 외 譯, 고대 중국의학의 재발견, 법인문화사, 2000.
28. 할리데이(D. Halliday) 외 저, 고려대 교수외 譯, 인체물리, 여문각, 2017.
29. 황보밀(皇甫謐) 저, 홍도현 역, 주해 한글 침구갑을경, 서울, 의성당, 2012.
30. 황룡상(黃龍祥) 저, 박현국외 역, 중국침구학술사대강, 법인문화사, 2005.
31. 황제(黃帝) 外 저, 김달호, 이종형 편역, 황제내경 소문, 의성당, 2001.
32. 황제(黃帝) 外 저, 김달호, 이종형 편역, 황제내경 영추, 의성당, 2001.
33. 황제(黃帝) 外 저, 이경우 역, 譯解編注 黃帝內經素問, 여강출판사, 1997.
34. 후쿠다 데쓰유키(福田哲之) 저, 김경호·하영미 역, 문자의 발견 역사를 흔들다, 너머북스, 2016.

일서日書

1. 社團法人 日本化學會, 新しい 磁石, 大日本圖書(株), 1993.
2. 水野淸一, (圖解)考古學辭典, 東京. 東京創元社, 1959.
3. 山田慶兒, 中國醫學の起源, 東京: 岩波書店, 1999,

중서中書

1. 康鎖彬, 鍼法灸法學, 河北科學技術出版社, 1995.
2. 高忻洙, 胡玲主編. 中國針灸學詞典, 江蘇科學技術出版社, 2010.
3. 登良月, 黃龍祥, 中國鍼灸證治通鑒, 靑島出版社, 1994.
4. 孟競璧, 孟子敬. 砭石學. 北京:中醫古籍出版社. 2007.
5. 駢宇騫, 漢字字源, 沈陽:萬卷出版公司, 2009.
6. 辭海編輯委員會 編纂, 辭海, 上海辭書出版社, 1999.
7. 王德深, 中國鍼灸穴位通鑑, 靑島出版社, 1994.
8. 王雪苔, 中國鍼灸學略史(東洋醫學 第五卷), 서울: 도서출판 디딤돌, 1999.
9. 吳紹德 等 整理, 陸瘦燕鍼灸論著醫案選, 人民衛生出版社
10. 程寶書, 新編鍼灸大辭典, 華夏出版社出版, 1995.
11. 平世芸, 中國學術史, 北京:一中社. 1991.
12. 黃龍祥, 中國鍼灸史圖鑑, 靑島出版社, 2005.
13. 黃龍祥, 黃幼民, 鍼灸腧穴通考, 人民衛生出版社, 2011.

영시英書

1. Bryant A. Meyers, PEMP The 5th Element of Health, Balboa Press, 2014.
2. Darren Starwynn, Electrophysiology And The Acupuncture Systems, Medical Acupuncture, 2003.
3. David F Mayor, Electroacupuncture, Elsevier, 2007.
4. Jeung Ho Choi, Essentials of Electroacupuncture(3rd ed.), 2016.
5. Lu Gwei-Djen, Joseph Needham. Celestial lancets: A history and rationale of acupuncture and moxa, 2012.
6. Yoshio Manaka, Kazuko Itaya, Stephen Birch, Chasing the Dragon's tail, Paradigm Publications (U.S.A), 2014.

침학원전鍼學原典

1. 高武, 鍼灸聚英, 天津科學技術出版社, 1999.
2. 南京中医藥大學, 黃帝內經靈樞校釋, 上海科學技術出版社, 2006.
3. 馬蒔, 新編黃帝內經素問注證發微, 大星文化社, 1994
4. 楊上善 撰注, 日本仁和寺原鈔古卷子本《黃帝內經太素》新校正, 學苑出版社, 2006.
5. 孫思邈, 備急千金要方校釋, 人民衛生出版社, 1998.
6. 孫思邈, 千金翼方校釋, 人民衛生出版社, 1998.
7. 王冰 編註, 新編 黃帝內經素問(影印本), 大星文化社, 1994.
8. 王叔和, 脈經校釋, 人民衛生出版社, 2009.
9. 王惟一, 黃龍祥, 黃幼民 校注, 銅人輸穴鍼灸圖經, 2000.
10. 王執中, 針灸資生經, 人民衛生出版社, 2007.
11. 陳會, 劉瑾 輯, 神應經. 醫聖堂, 1994.
12. 李梴, 新校編註醫學入門, 大星文化社, 1996.
13. 楊繼洲, 鍼灸大成校釋, 醫聖堂, 1993.
14. 李時珍, (圖解)本草綱目, 高文社, 1987,
15. 張介賓, 類經 上(影印本), 大星文化社, 1990.
16. 陳夢雷(淸)等 編, 古今圖書集成 醫部全錄 醫經注釋(券47-券70) 下, 人民衛生出版社, 1988.
17. (宋) 太宗 命撰, 太平聖惠方, 翰成社, 1979.
18. (漢) 許愼 撰 (淸) 段玉裁 注,《說文解字注》, 上海古籍出版社, 2018.
19. 滑壽, 十四經發揮, 中國醫藥科技出版社, 2011.
20. 黃龍祥, 黃帝明堂經輯校, 中國醫藥科技出版社, 1988.
21. 皇甫謐, 鍼灸甲乙經校釋, 醫聖堂, 1993.

논문

강인욱·이준정·양시은 등 (2009), 박물관 소장 두만강 유역 선사시대 유물 연구: 연길 소영자유적을 중심으로, 서울대학교 박물관.

강인욱, 차웅석 (2017), 연길 소영자 출토 유물로 본 동아시아 침구류(鍼具類)의 기원, 대한의사학회지, 제26권 제3호(통권 제57호).

권용현 (2012), 과기부 신진연구지원사업 결과보고서, 경두개직류전기의 적용 프로토콜 개발과 재활 영역에서의 임상적 활용에 관한 연구.

김기욱, 박현국 (2008), 銅人腧穴鍼灸圖經의 침구 문헌적 특징에 관한 연구, 대한한의학원전학회지, 21(4).

김재민 (2012), 우울증 환자의 반복적 경두개자기자극 (rTMS)의 치료 효과와 기능적 뇌 연결성의 변화의 연관성. 연세대학교 대학원 의학과 석사학위논문.

오준호, 안상우 (2005), 전통침구기법의 복원을 위한 문헌조사, 한국의사학회지, 18(1).

손성철, 김갑성, 윤종화 (2003). 황제명당경에 관한 문헌 고찰. 대한침구학회지. 20(2).

유우경 (2015), 반복 경두개자기자극을 통한 신경망 조절(Review article), Brain & NeuroRehabilitation, 8(2).

윤동석 (1990), 三國時代鐵器遺物의 金屬學的 研究, 高麗大學校出版部.

이재철, 김동수, 장은수 (2013). 현지 기술 조사활동을 통한 중국의 미병 정책 및 의료서비스 최신 동향 보고. 대한예방한의학회지. 17(1).

이혜정 외, (2010) 통증, 침술 및 뇌영상, 간성간학, 13(3).

정진희, 한기호 (2008), 혈액 세포의 고유자성을 이용한 마이크로 자기영동 세포분리기, 대한기계학회논문집 856 B권, 제32권 제11호.

채윤병 (2016), 경락시스템 실질에 대한 이해: 과거와 현재 그리고 미래, Journal of Physiology & Pathology in Korean Medicine, 30(6).

한희진 (2010), 폴-조제프 바르테즈(1734~1806)의 생기론, 의사학 제 19권 제 1호.

홍도현 (2014), 강자성 스테인리스강 자화침의 개발. 대한침구학회지, 31(2).

홍도현 (2013), 전통침의 製法 특성과 전자기적 상관성 연구, 대한침구의학회지, 30(5).

황상익 (1993), 생기론과 기계론: 17, 8세기적 함의, 의사학 제 2권, 제 2호.

顧一煌 (1998), "是動病"與"所生病"析, 江蘇中醫, 第 19卷第 4期.

天津市南开区炮台庄卫生院, 经络上的温度特性, Tianjin Medical Journal. 1975(12).

Ai-Hui Li, Jun-Ming Zhang, Yi-Kuan Xie (2004), Human acupuncture points mapped in rats are associated with excitable muscle/skin-nerve complexes with enriched nerve endings, Brain Research 1012.

Bassett CAL, Becker RO (1962), Generation of electric potentials by bone in response to mechanical stress. Science.

Bassett CAL, Pawluk RJ, Becker RO (1964), Effects of electric currents on bone formation in vivo. Nature (Lond) 204.

Becker RO (2004). Exploring New Horizons in Electromedicine. J Altern Complement Med. 10.

Becker RO, Reichmanis M, Manno AA et al (1976). Electro-Physiological Correlations of Accupuncture Points and Merridians. Psychoenergetic Systems, 1.

Bonelli, R.M. and Koltringer (2000), P. Autonomic nervous function assessment using thermal reactivity of microcirculation. Clin. Neurophysiol., 111.

C.M. He, J.S. Han (1990), Attenuation of low rather than high frequency electroacupuncture analgesia following microinjection of b-endorphin antiserum into the periaqueductal gray in rats, Acupunct. Sci. Int. J. 1.

Darren Starwynn (2003), Electrophysiology and the Acupuncture Systems, Medical Acupuncture, 13(1).

Han JS (2003). Acupuncture: neuropeptide release produced by electrical stimulation of different frequencies. Trends Neurosci. 26(1).

Huang, C.S., Tsai, Y.F (2009), Somatosympathetic reflex and acupuncture-related analgesia. Chin J Physiol. 52(5).

Ionescu-Tirgoviste, Pruna (1990), The acu-point potential, electroreception and bio-electrical homeostasis of the human body. Am. J. Acupuncture. 18(1).

Itaya, Kazuko; Manaka, Yoshio; Ohkubo, Chiyoji; Asano, Makishige (1987), Effects of acupuncture needle application upon cutaneous microcirculation of rabbit ear lobe, Acupuncture & Electro-Therapeutics Research, Volume 12, Number 1.

Jansen, G., Lundeberg, T., Kjartansson, J. and Samuelson, U.E. (1989), Acupuncture and sensory neuropeptides increase cutaneous blood flow in rats. Neurosci. Lett. 97.

Ji-Sheng Han (2004). Acupuncture and Endorphins. Neuroscience Letters, 361.

Kathleen KS Hui et al. (2007), Characterization of the "deqi" response in acupuncture, BMC Complementary and Alternative Medicine, vol. 7, No. 33.

Kashiba, H. and Ueda, Y (1991). Acupuncture to the skin induces release of substance P and calcitonin gene-related peptide from peripheral terminals of primary sensory neurons in the rat. Am. J. Chin. Med. 19.

Kim SB, Chung KY, Jeon MS, et al (2014). Body Composition Factor Comparisons of the Intracellular Fluid(ICW), Extracellular Fluid(ECW) and Cell Membrane at Acupuncture Points and Non-Acupuncture Points by Inducing Multiple Ionic Changes. Kor J Acupunct. 31(2).

K. M. Wang et al. (1985), A study on the receptive field of acupoints and the relationship between characteristics of needling sensation and groups of afferent fibres, Scientia Sinica B, vol. 28, no. 9.

Lee MS, Jeong SY, Lee YH et al (2005). Differences in Electrical Conduction Properties between Meridians and Non-meridians. Am J Chin Med. 33.

Ling Zhao 외 (2012), A Review of Acupoint Specificity Research in China: Status Quo and Prospects, Evidence-Based Complementary and Alternative Medicine, Volume 2012.

Maiken Nedergaard 외 (2010), Adenosine A1 receptors mediate local antinociceptive effects of acupuncture, Nature Neuroscience.13(7).

Margareta Sandberg 외 (2003), Effects of acupuncture on skin and muscle blood flow in healthy subjects, Eur J Appl Physiol. 90.

Melzack R, Stillwell DM, Fox EJ. (1977), Trigger points and acupuncture points for pain: correlations and implications. Pain. 3(1).

Melzack R, Wall PD. (1967), Pain Mechanisms: A New Theory. Survey of Anesthesiology. 11(2).

Podschibjakin, A. K (1958). Active cutaneous spots and acupuncture. New Chin Med No. 4.

Procacci P, Maresca M (1999). Referred pain from somatic and visceral structures. Curr Rev Pain. 3(2).

P. Rong, B. Zhu Y, X. Li, H. Gao, L. Ben, Li et al. (2011), "Mechanism of acupuncture regulating visceral sensation and mobility," Frontiers of Medicine, vol. 5, no. 2.

Qiufu Ma 외 (2021), A neuroanatomical basis for electroacupuncture to drive the vagal-adrenal axis, Nature, vol. 598.

R. Chang, B. Pomeranz (1979), Electroacupuncture analgesia could be mediated by at least two pain-relieving mechanisms: endorphin and non-endorphin systems, Life Science. 25.

Royal FF (1990). Understanding homeopathy, acupuncture and electrodiagnosis: clinical applications of quantum mechanics. Am J Acupuncture. 18(1).

Rupali P. Dhond 외 (2007), Neuroimaging Acupuncture Effects in the Human Brain, The Journal of Alternative and Complementary Medicine, Vol. 13, No. 6.

Russell FA, King R, Smillie SJ, et al (2014), Calcitonin gene-related peptide: physiology and pathophysiology. Physiol Rev. 94(4).

Samuel H. H. Chan (1984), What Is Being Stimulated in Acupuncture: Evaluation of the Existence of a Specific Substrate, Neuroscience & Biobehavioral Reviews, Vol. 8.

Shuo Zhang 외 (2013), Is Deqi an Indicator of Clinical Efficacy of Acupuncture? A Systematic Review, Evidence-Based Complementary and Alternative Medicine, Vol. 2013.

Simons, D.G. and Travell, J.G. (1981), Myofascial trigger points, a possible explanation. Pain. 10.

Tseng, H. L. et al. (1958), Electrical conductance and temperature of the cutaneous acupuncture points: a study of their normal readings and bodily distributions. J Trad Chin Med, No. 12.

Tsun-Cheng Kuo, Zong-Shiow Chen, Ching-Hsein Chen, et al. (2004). The physiological effect of De Qi during acupunture. Journal of Health Science. 50(4).

Thomas Lundeberg (2013), To be or not to Be: The Needling Sensation (de qi) in acupuncture, Acupuncture in Medicine, 31(2).

Wei-Bo Zhang 외 (2008), A Discovery of Low Hydraulic Resistance Channel Along Meridians, J Acupunct Meridian Stud 1(1).

Xiaoke Wu 외 (2012), Biophysical Characteristics of Meridians and Acupoints: A Systematic Review, Evidence-Based Complementary and Alternative Medicine 2012.

Y. She, C. Qi, L. Ma et al. (2011), "A comparative study on skin temperature response to menstruation at uterine-related acupoint," Zhong Hua Zhong Yi Yao Za Zhi, vol. 26, no. 5.

Z. Han, Y.H. Jiang, Y. Wan, Y. Wang, J.K. Chang, J.S. Han (1999), Endomorphin-1 mediates 2 Hz but not 100 Hz electroacupuncture analgesia in the rat, Neurosci. Lett. 274.

Zhang, W.T., Jin, Z., Cui, G.H., Zhang, et al. (2003), Relations between brain network activation and analgesic effect induced by low vs. high frequency electrical acupoints stimulation in different subjects: a functional magnetic resonance imaging study. Brain Res. 982.

에필로그

어느 유명한 과학자(리처드 필립스 파인만)가 그랬다.

'모순'이란 결국 현실이 '마땅히 그래야만 할 것'이라는 당신의 느낌이 현실과 일으키는 마찰이다(The 'paradox' is only a conflict between reality and your feeling of what reality 'ought to be')

옛날 사람들은 침으로 무엇을 하고 싶어 했을까?

나는 이 말을 화두삼아 꽤 단단한 욕심으로 예정보다 훨씬 오랜 기간을 부여잡고 있었다. 이 명제 앞에 놓인 고금古今이라는 시간적 모순! 그리고 이를 해결하기 위한 과정이자 방법론으로서의 온고지신! 누군가의 표현을 빌면 나를 붙잡은 8할은 이 말이었다. 그런데 사실 거기엔 많은 부분 오해가 스며있었다. 그것도 아주 오래된. 말 그대로 올바르게 이해(understanding)하지 못함(mis-)이 오해(誤解; misunderstanding)라고 배웠다. 침에 대한 오해, 경락에 대한 오해, 경經에 대한 오해, 그리고 혈穴에 대한 오해. 오해를 하는 순간 진실은 거짓이 되고 거짓은 또 다른 오해를 낳는다. 침의학은 그렇게 구부러져온 것일 게다.

침의학적 치료의 근거를 찾아 따라가다 보면 경락과 경혈을 만나게 되고 이천년이나 된 또는 그 이상의 희미한 근원에서 원전의 기록을 만나게 된다. 그러나 그동안 많은 책들을 만나면서 들었던 가장 큰 아쉬움은 왜 그런지에 대한 설명이 자세하지 않은 것이었다. "효과가 없었으면 지금까지 왔겠어"라고 하면서 지나기에는 지나친 군색이었다. 아니 어떤 면에서는 참 면목이 없는 일이었다. 물론 수많은 사람들의 노력으로 과거와 현재의 간극은 많이 메워지고 좁혀진 건 맞지만 그럼에도 이 같은 단절된 높은 장벽은 이 낯선 체계를 공부하는 많은 동학同學들에게 거대한 통곡의 벽으로 되어 왔음을 부인할 수 없다. 나도 그들 중 하나였다. 나 역시 당시의 어쩌면 열악하기 이를 데 없었던 의료 환경 속에서 환자들을 살리려고 고군분투하며 절박한 심정으로 기록을 남겼던 선의들의 다양한 목소리들을 제대로 듣지 못하고 있었으므로.

지금까지 드높이 쌓아올린 침의학 융성의 기저에는 굉장한 옛날식 구조물들이 자리해 있었다. 이를 현대에 어울리게 재현하는 일은 하나하나 조심스레 발굴하고 복원하고 이물異物은 솎아내야 하는 지난한 과업이다. 그리고 그 길은 바다를 메워 길을 만드는 것과 같은 험난한 과정이다. 지상에서 지하로 연결되는 통로를 이어주는 이 과정은 열정이 아니면 그리고 정교하고 섬세한 노력들이 아니라면 언감생심이다. 지상과 지하의 계면을 따라 살펴보아야 하는 과정이기도 하고 남들이 만들어놓는 길을 따라가 보아야 하는 여정이기도 하며, 개중에는 살짝 헐어보아야만 확인가능한 길이기도 하다. 또, 이러한 작업이 늘 같은 시간과 속도로 진행되지도 않는다. 계란의 껍데기가 처음 벗겨지고 나면 어느 순간 한꺼번에 벗겨지는 때가 다가오듯이 침의학도 우리 앞에 전체의 모습을 드러낼 때가 멀지 않았다고 생각한다. 아직은 한밤중이고 동이 트기전이지만 새벽은 멀지 않았다. 많은 오류나 착각이 있을 수 있겠지만 연구의 자극제로서 나는 그곳에 지금 막 자그마한 돌멩이 하나를 던져 넣고 온 것이라 생각한다. 설령 세찬 조류에 휩쓸려 내려갈지언정 오랜 시간 뒤에 이렇게 쏘아 올린 작은 공이 자그마한 밀알이 되어 자극 의학적 관점에서 침의학이 재정립되고 침이 개선되고 원리에 의해 다양화되어 궁극적으로 많은 사람들의 치료에 보탬이 되는 단초가 된다면 나에게 더 이상의 바람은 없다.

우리는 이제 오해를 풀고 새로운 관계로 나아가야 한다. 그래서 지금 우리에게 필요한건 화해다. 앞서간 침의鍼醫들이 전한 진실과의 화해, 그리고 다음은 오랫동안 오해해온 시간과의 화해다. 이것만이 그들의 맺힌 마음을 풀고 진실로 화해할 수 있는 길이다. 옛날 사람들이 온 맘으로 하고 싶었던 말없는 말은 이 같은 화해를 위한 본질에의 다가섬이라고 나는 믿는다. 그러다보면 오래된 과거는 어느새 우리가 가야할 미래와 맞닿아 있을 테다.

글을 마무리하며 원래의 글을 쓰게 된 의미를 돌아다본다. 그들이 비인非人이면 부전不傳이라고까지 말하며 전하고자 했던 그 신비의 술법은 과연 무엇에 가까웠는가? 나는 그들이 전하고자 하는 코드를 "병리적 상황에 대처하는 분획화된 사혈의학"이라는 한 축과 "시간적 변동거동을 보이는 전電·자磁·파波적 인체를 침이라는 자극도구를 사용하여 양적, 질적 분포를 조절하는 기능의학"이라는 또 다른 한 축으로 읽었다. 그들은 그러기 위한 방편으로 최적화된 침을 만들었고 기능화 하였으며, 보사라고 하는 술기적 방법론을 고안하고 적용한 것으로 보았다. 그들은 침도를 통해 "자극 의학적 관점에서 자극에 따른 인체의 반응을 연구하여 치료에 응용"하라는 메시지를 전해주고자 했던 것이며 우리에게 이를 위해 자극원을 개발하고 기전을 연구하여 발전적인 외치의학으로의 승화를 이루어 인류의 건강을 위해 기여해야 한다는 사명을 준 것이라고, 그들이 악보로 전해주고 소리없이 연주해준 화음속 코드들을 나는 그렇게 들었다.

아무리 사소한 결과물일지라도 지나고 보면 모두가 감사한 일들뿐이다. 연구 환경에 오롯이 속해있는 전문적인 연구자는 아니었지만 시간적 여유가 있는 근무환경에 속해 있는 상황이라 가능했던 이번 책의 발간과정 역시 마찬가지였다. 돌이켜보면 책을 읽고 생각하고 하기에는 좋았지만 반대로 생각을 확인하고 나누고 하는 데는 어려움이 있는 여건이었다. 이런 연유로 중간 중간 생각을 확인하는 과정에서 도움이 필요한 때 공적 연구기관이나 협회 등으로부터 사적인 도움을 받기는 어려웠었다. 오히려 순수한 의미를 알아주는 주변 사람들이나 업체들의 도움을 많이 받았다. 소재 연구에서 돈이 목적이었으면 쳐다보지도 않았을 구하기 어려운 소량의 강선을 조달해주신 제강업체 부장님도 계셨고, 최소한의 비용으로 생산 라인을 부분적으로 멈추면서까지 새로운 소재를 사용한 시험용 샘플을 선뜻 제작해준 분도 계셨으며, 취급하지 않는 물성 측정에 필요한 거친 연구 장비를 손수 만들어 주신 측정기 제작 사장님도 계셨다. 모두가 감사할 따름이다. 그리고, 책을 만드는 과정에서 한자도 많고 내용도 복잡하며 손봐야 할 사진이나 그림도 많은 거친 원고를 선뜻 맡아서 장시간 세심하고 정교하게 편집하고 꾸며주신 페이퍼컷 장상호 디자이너에게 특별히 고마운 마음을 전한다.

오랜 시간을 다져오며 배운 게 하나 있다. 그건 희망 및 사명에 대한 동반자적 신뢰감이다.

희망! 이는 현실적인 모순에 직면해 있더라도 스스로 마음을 닫아두지 않은 채 정성으로 다가가다 보면 어느 순간 해법의 실마리를 눈에 보여주는 마법이다. 주위에 아무도 없는 길을 갈 때, 혹은 물을 끼얹으며 샤워하는 중이기도 하고 언제나처럼 잠자리에 들거나 아니면 잠에서 깨어난 때이기도 하다. 전통을 계승해 가는 데 작은 밀알이나마 될 수 있음은 참 감사한 일이다. 그러나 언제나 희망이란 두 글자를 가슴 깊이 품고 있어야만 가능한 고단한 일이기도 하다.

사명감! 이는 나태한 나를 쉴 새 없이 독려하던 마음속의 죽비였다. 시간의 이랑을 일구고 또 그 의미를 가꿔가려 스스로를 채근하는데 이 말보다 더 좋은 해법은 없을 터. 이렇게 난 한동안 희망을 당근삼아 사명을 채찍삼아 보냈다. 요즘 지구는 팬데믹을 떨쳐내느라 몸부림중이다. 참사랑이 필요한 시간이다.

가던 길을 돌려 한의학에 새롭게 발을 디딘 후로 지금까지, 침술의 실상에 대한 호기심만은 변함없이 유지해왔음을 감히 자부해본다. 나는 이 글을 통해 원류(Up-stream)에서 하류(Down-stream)까지 시간적 흐름을 이어온 침의 기술적 함의에 대한 나름의 생각을 개괄적으로 드러내고자 하였다. 이것이 설령 역설적으로 스스로의 오해와 편견을 드러내는 증거가 될지라도, 오류도 많고 어느 부분에는 사실과 의견이 두리뭉실하게 기술된 부분도 있을 것이다. 지나치게 과장된 몸짓으로 허황함을 토해낸 건 아닌지도 반성해본다. 조금이나마 더 강조하고자 했던 저자의 욕심으로 이해해 준다면 그 자체로 고마울 따름이다. 다만, 그럼에도 그것으로 인해 초심자의 침술에 대한 이해의 관점을 조금이나마 넓히는데 기여하고자 했던 저자의 원래의 취지가 퇴색되지는 않았으면 하는 바람이다. 혹시 잘못된 부분들은 선인들이나 고명한 학자들의 탓일 리가 없다. 편협하고 조악한 필자의 천학비재로 인한 허물일 뿐이다. 비인부전非人不傳속의 그 비인非人이 마치 나를 두고 한 말씀인양 비수처럼 가슴에 박힌다. 다시 한 번 현명한 분들이 꾸짖어 바로잡아 주시길 기대한다. 탁월한 아둔함으로 인해 선인들의 본뜻을 우려내지 못하고 아직도 소를 찾아 산속을 헤매며 손에든 밧줄은 점차 견고함을 잃어가고 있지만 아직도 어리석은 나는 한 조각 붉은 마음을 가슴속에 간직한 채 기우귀가騎牛歸家를 꿈꾸며 피리를 배운다.

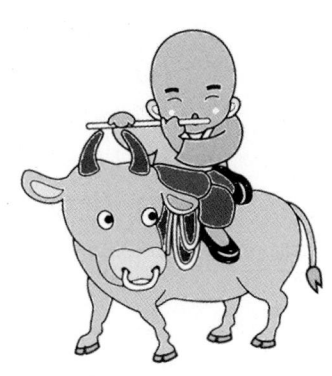

찾아보기

A
Aα 692, 709
Aβ 692, 709
Aγ 709
Aδ 709

C
C신경섬유 709

E
EFT 647

H
holism 170

M
matrix 177, 294

N
Needling sensation 578

P
Piezoelectric effect 255, 634
Piezoelectricity 255

S
SQUID 242, 378
Substance P 671, 678, 688

T
Trigger Point 680, 688

ㄱ
가바(GABA) 700
가변자기 731
가이아 175, 649
간돌김 94
간질액 247, 294, 372
감각수용기 682
감정자유기법 647
강鋼 70, 481
강선 738
강자성체 483
강체 624
개합開闔 594, 596, 620
개합보사 620, 633
갭연접 293
거자법 539
건침(dry needle) 651
검류계 653

겔gel 728
견권 149
결結 274
경經 60, 261, 285, 726, 728
경근經筋 319
경근병증 443
경기 164
경두개직류전기자극 733
경락 40, 260, 265
경락계통 279
경락변증 451
경맥 261, 268, 285
경맥병증 423
경맥혈 268
경수經水 245, 284
경수經隧 285
경수의학 754
경외기혈 359
경혈經穴 263
계면화학 637
고무高武 470
고정자기 731
고침固鍼 757
골도분촌법 146, 565
골회 541
공간효과 648
공명 231, 628, 710
공혈孔穴 263
관문조절론 390, 685, 692
관자關刺 550

괄법刮法 602
광명 315
교감신경 217, 388, 632, 694
교신장 177
구규 209
구온口溫 561
구육보사 605, 625
구침 107, 743
구희법오장도 186
그렉 브레이든(Gregg Braden) 177
극혈 363
근根 274
근筋 134, 208, 541
근결根結 274
근막경선 385
근막발통점 680
근육분절 392, 690
근현 474
근회筋會 541
기氣 179, 191
기경팔맥 280, 309
기구氣口 449
기능성자기공명영상(fMRI) 701
기부 263, 327
기시起始 274
기실氣實 453
기체氣滯 454
기침氣鍼 760
기허 453
기혈氣穴 203, 327, 724

기혈다소 289
기혈수 209, 282, 299, 517, 728
김두종 88, 98
김봉한 369

ㄴ

낙絡 261, 314
낙맥 212, 280, 314
낙자絡刺 550
낙혈 362, 542
납기법納氣法 616
내경도 185
내인 411
내장분절 691
내정상태회로(DMN) 702
뇌간(brain stem) 686
뉴로펩티드(neuropeptide) 700

ㄷ

다이놀핀 700
단자短刺 550
대뇌변연계 702
대사자大瀉刺 551
대측취혈 217, 538
대침 112
도파민 700
동신촌법 147, 564
동인수혈침구도경 151
동적평형 410
두한경 590, 618

득기 225, 578
등전선 239, 397
디팩 쵸프라 250

ㄹ

라뽀(rapport) 559
레오나르도 다 빈치 183
로버트 베커 234, 672, 745
루퍼트 셸드레이크 230

ㅁ

마시馬蒔 229, 286, 428
마왕퇴 79, 85, 124, 128, 507, 675
마함철 470, 478, 479, 496
망문문절 36, 418
망진望診 36, 420
매길 245, 255, 284, 371
매트릭스 177, 294, 722
맥경 145
맥구처 268
맥동자장(PMF) 734
맥동처 269, 362, 427
맥회脈會 541
메스머리즘 665
메이어(Mayor) 664, 672
멜작(Melzack) 390, 685
명해命咳 596
모노아민 700
모자毛刺 549
무자법 538

무지동신촌법 564
문진問診 36, 422
문진聞診 36, 422
물질 P 671, 688, 700
미세전류 631, 663, 673, 745

ㅂ

반법盤法 603
반복적경두개자기자극 733
반응공간 55, 59, 210
반응속도 704
반자半刺 549
발전소 490
방침자旁針刺 551
방혈放血 77, 674
배수혈 366, 544, 694
백호요두白虎搖頭 613
베살리우스 180
베타엔돌핀 700
변연계 222, 687, 698, 702
변증 39, 544
병기 416
보자報刺 551
복모혈 364, 544, 694
볼타전지 489
봉침 110
봉황전시鳳凰展翅 617
부교감신경 632, 694
부락浮絡 212, 261, 282
부자浮刺 550

부회 541
분자分刺 550
불내외인 416
비급천금요방 146
비인부전 43
뼈분절(sclerotome) 389

ㅅ

사요시(Sayoshi) 648
사이토카인 690
사자斜刺 571, 624
사진四診 418
사혈瀉血 81, 515, 560, 674
산마중창酸麻重脹 225, 578
삼보 190
삼초변증 461
삼태침三態鍼 756
생기론 168
서질보사 619, 632
섭법攝法 595, 601
성제총록 152
세로토닌 671, 698
소산병 508
소산화 606
소생병所生病 423, 429, 508
손락孫絡 261, 281
손사막 146
손상전류 670, 672
수도관주위회백질(PAG) 698
수로 724

수자輸刺 550
수화(hydration) 746
수회髓會 541
순循 594
순경감전 291
순법循法 601
쉬자焠刺 551
스테인리스강 70, 378, 481, 495, 500, 736
습침(wet needle) 651
시간분화장 236
시냅스 293
시동병 130, 423, 508
시상 686
시상하부 700, 703
시침 110
신神 31, 198
신경세 215
신경전달물질(Neurotransmitter) 700
신성공교神聖工巧 419, 560
신응경 156
신형장부도 163
심신상관 171
십오락맥 363
십오락혈絡 542
십육극혈 542
십이경근 318
십이경맥 280, 300
십이경별 314
십이경수 245, 284, 318, 651
십이원혈 361

십이피부 324

ㅇ

아데노신 678, 688
아드레날린 698
아마요령餓馬搖鈴 618
안법按法 596, 602
알프레드 토마티스 251
압전효과 255, 387, 487, 644
압통점 680
앞척수시상로 684
액침液鍼 757
앨빈 토플러 719
약침 756, 759
양계주 158, 474
양도락 397
양상신 148, 149, 523
양자揚刺 551
양자역학 706
양전자단층촬영술(PET) 701
양중은음陽中隱陰 609
에너지장 177
엔케팔린 700
여침지석厲針砥石 98
연관통 360, 388
연기화신 168
연신환허 168
연정화기 168
열전도도 750
염전보사 624, 647

염증반응 671
영구팔법 547
영기 197
영수보사 597, 622
영혈 283, 679
오겸 476
오수혈 275, 360, 540
오피오이드 698, 700
오행침법 546
온도경사장 252
왕공포의王公布衣 531
왕빙 523
왕숙화 135
왕유일 151
왕집중 153
왕회은 151
외인 411
외측척수시상로 684
요시오 마나카 232, 244, 380, 624, 647
용호교전龍虎交戰 608
용호승강龍虎升降 612
원리침 111
원침 110
원혈 542, 544
위기 194, 283, 375, 563
위약僞藥 559
위중 310
유경類經 158
유기법留氣法 616
유도전자기 378, 625, 667

유령작용(Fantom function) 648
유침留鍼 582
육부하합혈 541
음양십일맥구경 130
음자陰刺 551
음중은양陰中隱陽 610
의종금감 476
의학입문 157, 472
이경취지以經取之 4519, 522
이온화경향 490, 651
이천李梴 157, 422
인체도 182
인체자기장 241
인체전선 656
일침이구삼약 515

ㅈ

자가발전 234, 655
자극의학 46, 256, 756
자기장 241, 664, 731
자기침磁氣鍼 731
자력 112, 241, 482, 497, 630, 664, 731
자석인간 243
자성체 483
자오도구子午搗臼 611
자오유주침법 546
자입刺入 571
자침煮鍼 482
자화침 668, 734, 740
잔상효과 647

잠석　66, 74, 83, 104, 115, 295
장가산　124, 132
장경악　45, 158, 159, 286, 523
장부도　163, 201
장부변증　459
장상론　200
장지총　524
장침　111
장회　541
재러드 다이아몬드　167
재생　627
적봉영원赤鳳迎源　615
전기영동　754
전기이중층　658
전기인간　240
전기장　237
전기적 시냅스　293, 710
전기침電氣鍼　743
전도전류　659
전류계　651
전방대상피질(ACC)　699
전외측로　698
전일론　170
전자기유도　625
전통침　468, 469
전파속도　710
전해질장　244, 651, 746
전해침電解鍼　744
전해화학　707
전해효과　664

절切　595
절개배농　113
절법切法　600
절진切診　36, 418, 448
정精　191
정기　38
정기신　190
정서자극　53
정자장靜磁場　666
제기법提氣法　616
제법提法　603
제삽보사　597, 629
제임스 러브록　175, 649
제자齊刺　551
제침법　470
조기치신　30
조법爪法　601
조지프 니덤　28, 284
조혈調血　674, 676
족비십일맥구경　129
존사도　187
존진도　186
졸sol　728
종기宗氣　193
종시終始　274
종지終止　274
주파수　379, 625
주해완역 침구대성　158
중공침中空鍼　761
중배엽　391

중지동신촌법 565
지구자기장 241, 378
지석 78, 98
직류 237, 376, 656, 673, 745
직류발전 401, 712
직류전침直流電鍼 744
직침자直針刺 551
진기 193
진기법進氣法 616
진법進法 602
진수법進水法 617
진액 179, 209, 414, 455
진월인 133
진침進鍼 571
진통작용 667, 687, 698
진화법進火法 616
진회 156

ㅊ

차법搓法 602
착자 739
찬자贊刺 573
참석 66, 74, 81, 295
참침 109
창구탐혈蒼龜探穴 614
천공개물 481
천금요방 146
천금익방 146
천인상응 174
천자淺刺 573

청룡파미靑龍擺尾 612
체액공간 244, 631, 753
체표온도 384
초전도양자간섭소자 242, 378
촌구寸口 448
최기催氣 577
추법推法 596
축삭반사 677, 688
축전 399, 655
치미병 526
치신治神 16
치유전류 672
칠정내상 412
침경지남針經指南 590
침구갑을경 143
침구대성 158
침구자생경 153
침구취영 187, 470
침선 494
침전지 490
침해자극원 670
침훈 677

ㅋ

카(E. H. Carr) 122
칼시토닌유전자관련펩타이드(CGRP)
    671, 688

ㅌ

탄노법彈努法 596

탄법彈法　602
탄소강　70, 479, 496, 659
태평성혜방　151
통전　239, 400, 488, 651, 659
퇴법退法　619
투천량透天凉　608

ㅍ

파동자극　252, 756
파동장　250
파인만　706
팔강변증　459
팔회혈　541
패러다임　720
편도체　702
편작　20, 133, 526
편새　451
폄석　24, 63, 71, 295
평보평사平補平瀉　618
표문자豹文刺　550
표본　271
플라시보(Placebo)　559
피부분절　389, 690
피시술자변수　559
피침　110

ㅎ

하행성 억제조절　698
합곡자合谷刺　550
항상성　175, 233, 407

항온장　649
해부　180
행기行氣　600
허실虛實　38
현대침　468, 493
혈穴　263, 325, 725
혈血　31, 198, 208, 291, 675
혈락　282
혈류증가　671, 678
혈액　198, 212
혈어血瘀　455
혈열血熱　455
혈허血虛　454
혈회　541
혈훈血暈　677
형태공명　231
형태발생장　231
형태장　230
형태형성장　230
호침　104, 111
호흡기계　225
호흡보사　599
홀로그램　178
화학적 시냅스　294
화학전지　400, 489, 651
확산이동층　658
환허합도　168
황룡상　142, 427, 523
황제내경　135
황제내경태소　148

황제명당경　142
황제침구갑을경　143
회로　625
회자恢刺　550
회전자극　624

횡자　571
후기候氣　576
후척주내측시상대로　687
훈침暈鍼　677

침과 침술 —아주 오래된 오해
— Acupuncture and the Needle
— The ancient codes hidden —

초판 1쇄 인쇄	2022년 7월 14일
초판 1쇄 발행	2022년 7월 21일
지은이	홍도현
디자인	페이퍼컷 장상호
인쇄	(주)열림씨앤피
펴낸곳	일취월장
출판등록	제2016-9호 (2016. 5)
주소	대전시 서구 둔산로 201, 204-406
대표전화	042-488-0721
팩스번호	0502-708-0721
이메일	bihong11@hanmail.net
ISBN	979-11-957634-1-2
가격	35,000원

※이 책의 내용에 대한 무단 복제 및 전재를 금하며 저자 및 출판사의 허락없이는 어떠한 방식의 2차적 저작물을 출판하거나 유포할 수 없습니다.
※잘못된 책은 당연히 교환하여 드립니다.